DIAGNOSTIC ET TRAITEMENT

DES

MALADIES DU CŒUR

PARIS. — TYPOGRAPHIE A. HENNUYER, RUE DARCET, 7.

DIAGNOSTIC ET TRAITEMENT

DES

MALADIES DU CŒUR

PAR

CONSTANTIN PAUL

MEMBRE DE L'ACADÉMIE DE MÉDECINE
MÉDECIN DE L'HOPITAL LARIBOISIÈRE
PROFESSEUR AGRÉGÉ A LA FACULTÉ DE MÉDECINE

OUVRAGE COURONNÉ PAR L'ACADÉMIE DES SCIENCES
(Prix Monthyon, 5 mai 1884)

ET PAR LA FACULTÉ DE MÉDECINE DE PARIS
(Prix Chateauvillard, 15 janvier 1885)

DEUXIÈME ÉDITION, REVUE ET CORRIGÉE

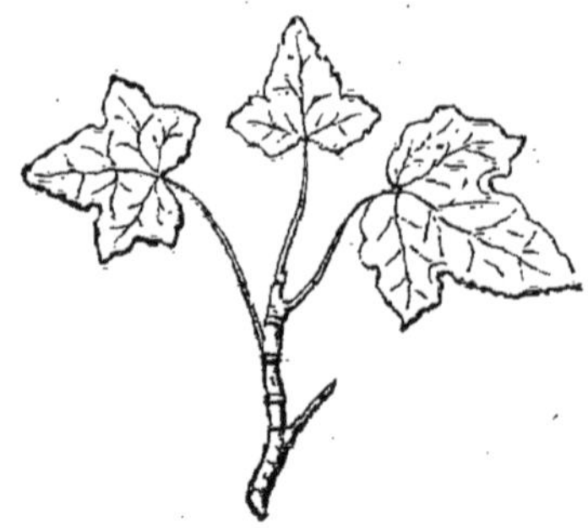

Natura facit facilem, ars habilem, usus potentem.

PARIS
ASSELIN ET HOUZEAU
LIBRAIRES DE LA FACULTÉ DE MÉDECINE
PLACE DE L'ÉCOLE-DE-MÉDECINE

1887

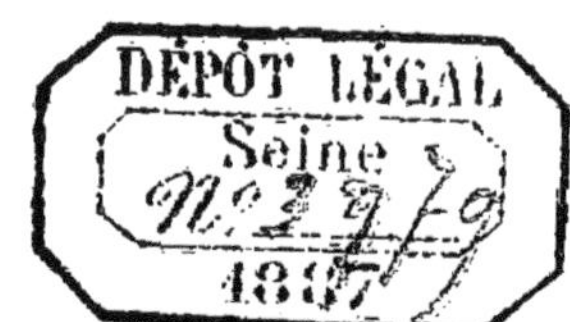

A LA MÉMOIRE DE MON MAITRE

JEAN-JOSEPH BOULEY

UN MAITRE IGNORÉ

Le dix-neuvième siècle a vu disparaître le dernier des savants encyclopédistes, j'entends par là ces savants qui réunissaient dans leur vaste intelligence tout ce que les lettres, les sciences et les arts avaient acquis de leur temps. S'ils ne possédaient toutes ces connaissances dans leurs détails, ils avaient, du moins, des idées nettes sur leurs principes, leurs vérités fondamentales et leurs méthodes.

Ils ne les cultivaient pas toutes également ; les uns étaient plus lettrés que savants, les autres plus savants qu'artistes, mais tous, au lieu de se confiner dans une seule branche, les embrassaient toutes, et chaque découverte particulière était mise à sa place dans un ensemble régi par des conceptions supérieures ou métaphysiques.

Ces géants, dont Cuvier nous racontait les hauts faits pour le siècle dernier et Flourens pour nos contemporains, nous rappelaient à nous autres, simples étudiants, ce temps dont parle le poète :

> ... Où le ciel sur la terre
> Marchait et respirait dans un peuple de dieux.

Si ces hommes universels ont disparu, ce n'est pas que la génération actuelle leur soit inférieure. Mais on a découvert tant et tant de pays, que, si haut que l'on monte, l'œil humain ne peut plus tout regarder d'ensemble.

En effet, c'est le propre de la science que, plus elle grandit, plus elle éloigne du savant l'horizon qu'il peut entrevoir.

On disait que Biot, au commencement de ce siècle, avait été le dernier représentant de cette classe de savants; on aurait pu aller jusqu'au milieu du siècle et dire que la race n'en était pas éteinte tant que J.-J. Bouley vivait encore.

J.-J. Bouley, fils de Jean-François Bouley, vétérinaire distingué, membre de l'Académie de médecine, et frère de M. H. Bouley, inspecteur général des écoles vétérinaires et membre de l'Institut, est né à Paris, le 20 mars 1813; il fit ses études au collège Rollin.

Une fois élève en médecine, en 1832, puis interne des hôpitaux, il donna libre carrière à son goût pour l'érudition et en fournit une première preuve éclatante dans sa thèse inaugurale intitulée : *De la nature de la goutte*, soutenue le 17 juillet 1841.

J.-J. Bouley fut d'abord un lettré : il possédait à fond la littérature ancienne et les langues classiques ; il lisait le grec dans tous ses dialectes et connaissait même le sanscrit.

Il cultivait également les langues contemporaines et parlait volontiers des littératures anglaise et allemande. Cette dernière langue, il la possédait à fond; il y suivait avec intérêt l'exégèse et, sur les derniers temps de sa vie, désireux de connaître par lui-même la valeur de cette critique théologique, nous lui vîmes apprendre l'hébreu.

L'archéologie l'intéressait vivement, et constamment il nous parlait des travaux de Burnouf et de la lecture des inscriptions.

Il aimait beaucoup les arts, surtout l'architecture, la peinture et la sculpture.

—

Il possédait le Louvre à fond et, sans sortir de son cabinet, sans avoir jamais voyagé, il connaissait toutes les œuvres remarquables que l'Europe renferme, et il étonnait ses amis quand, au retour de leurs voyages, il leur parlait, comme s'il les avait vues lui-même, des œuvres qu'ils avaient été admirer et des lieux où ils les avaient trouvées (1).

Il avait joué du violon autrefois, avait, pendant longtemps, cultivé la musique italienne et française, et suivait assidûment les concerts du Conservatoire, qui lui faisaient connaître la musique symphonique allemande. Aucun art ne lui était étranger : il avait étudié jusqu'aux règles de la danse et avait même un certain respect pour l'art de la cuisine.

Dans les sciences, il avait suivi Stourm jusqu'à ses dernières découvertes et, de temps en temps, il se reprenait d'une passion pour les mathématiques et s'enfonçait pendant plusieurs mois dans le calcul intégral et différentiel.

Il suivait avec intérêt les progrès de la physique, admirait Regnault et profitait de l'amitié de Berthelot pour se faire tenir au courant des derniers progrès de la chimie.

Son ami le plus intime était Claude Bernard, dont il admirait la méthode rigoureuse et l'habileté opératoire si ingénieuse et si sûre. A chacune de ses découvertes, Claude Bernard le conviait à venir au Collège de France, où il répétait l'expérience devant lui, très préoccupé de ce qu'il en penserait. A chaque invitation, je l'entendais dire : Il faut que nous allions voir ça ; et j'avais souvent l'honneur et le bonheur de l'accompagner. Je le vois encore assis devant la table d'expérience, les mains appuyées sur sa canne à bec-de-corbin, attentif et ardent comme un jeune homme. Et Claude Bernard lui demandant, après la réussite de l'expérience, ce qu'en penseraient les philosophes, je l'entendis répondre : « Certain philosophe commencerait par dire : Je reconnais le fait comme

(1) Noël Gueneau de Mussy, Discours prononcé sur la tombe.

exact; mais, après tout, il n'est pas en contradiction avec mon système : je dirai même qu'il y est implicitement contenu, et ce n'en est même qu'une conséquence logique. »

En histoire naturelle, il nous ramenait toujours à Lamarck et nous initiait ainsi, en précurseur, à comprendre et à accepter les grandes vues de Darwin sur l'évolution et la lutte pour l'existence. Il nous mit de même au courant, dès les premiers jours, de cette grande loi de physique, la plus grande du siècle, la transformation des forces physiques en forces équivalentes.

Je viens de parler de son admiration pour l'idée de la marche des phénomènes, du développement et de l'*évolution*. C'est qu'en effet, J.-J. Bouley, très admirateur d'Aristote et de Kant, était, au fond, hégelien.

De même qu'il m'avait forcé à étudier à nouveau la *Critique de la raison pure,* il m'avait fait lire en entier l'*Esthétique* d'Hégel.

Cette idée de l'évolution était pour lui fondamentale, et lorsque, en 1843, il fut nommé médecin des hôpitaux, il entreprit d'écrire un traité de pathologie générale dans lequel le caractère fondamental des maladies était leur évolution, leur génie propre, comme il l'appelait. C'était, en effet, une grande conception, bien supérieure à celle de l'école organicienne ou de la Société médicale d'observation, qui n'établissait qu'un inventaire et une sorte de protocole immobilisant les phénomènes; tandis que l'idée d'évolution, comprenant à la fois l'idée de cause, par suite, la marche fatale de chaque espèce morbide, devançait ainsi le déterminisme actuel et donnait à la pathologie une vie nouvelle que personne n'avait encore entrevue.

Cette étude de l'évolution de la maladie lui permettait de donner à chaque affection particulière sa place dans l'évolution des maladies chroniques, et son regard profond et sûr nous montrait la marche de la maladie chronique là où Piorry et l'école organicienne ne voyaient que des affections successives sans aucun lien entre elles.

Aussi, en pathologie, ses études de prédilection se portaient surtout sur les maladies constitutionnelles qui, tout en changeant, dans leur évolution, de siège organique et de processus pathologique, n'en avaient pas moins une unité qu'il savait retrouver.

Au lit du malade, J.-J. Bouley avait une sûreté de coup d'œil remarquable, il savait immédiatement saisir le caractère dominant.

Le premier, certainement, il comprit l'importance des travaux de Traube sur la température.

En 1858, alors que j'étais son interne, il m'apporta un thermomètre pour prendre les observations; et pour avoir des températures rigoureuses, il avait choisi un thermomètre-étalon; mais cet instrument, long et fragile, se déplaçait constamment et ne nous donnait que des résultats inexacts. Il fallait le tenir à la main pendant vingt minutes pour avoir un chiffre vrai. Ce n'était pas pratique, il fallut y renoncer. Quelques années après, j'allai en Allemagne, je vis la méthode de Traube largement mise en pratique, à Leipzig, par Wunderlich : je rapportai les travaux de ce clinicien. Nous fîmes venir des thermomètres de Leyser, construits pour cet usage spécial, et nous nous mîmes à relever les températures.

Bien que tout le monde ignore, en France, que c'est ainsi que l'étude de la température s'est introduite, il en reste un témoignage. C'est que la feuille que je fis lithographier, en 1864, pour y inscrire les courbes, a été reproduite depuis par tout le monde, et que c'est ce modèle qui est adopté aujourd'hui dans tous les hôpitaux.

J.-J. Bouley, longtemps collaborateur de Bazin, s'associa un des premiers à la réforme des classifications des maladies de la peau. Ils substituèrent tous deux une classification clinique à une classification empruntée à l'histoire naturelle. C'est dans cet esprit qu'il publia, avec le docteur Caillaud, un traité des maladies de la peau chez les enfants.

Il est un de ceux qui ont des premiers montré la contagion des accidents secondaires de la syphilis.

Le premier, il diagnostiqua un abcès situé dans la cavité prépéritonéale de Retzius, il décida le chirurgien à faire l'opération et guérit son malade.

J.-J. Bouley, malgré son immense érudition, relisait toujours les grands maîtres dans leurs traités originaux. Doué d'une mémoire prodigieuse, il représentait, pour ses élèves, l'image vivante de la tradition médicale. Il excellait surtout à donner la généalogie des doctrines.

Prenant une idée à son origine, la personnifiant dans celui qui l'avait émise, il la montrait se développant à travers les siècles, faisant son évolution au moyen de modifications qu'y apportaient ceux qu'il appelait les ouvriers de l'œuvre médicale, et il terminait en montrant comment elle s'éclairait des dernières découvertes de la science moderne, qu'il connaissait mieux que personne.

En thérapeutique, J.-J. Bouley, grand admirateur d'Hippocrate, de van Helmont, de Paracelse et de Barthez, avait conservé les grandes traditions. C'est lui qui m'a fourni les éléments qui m'ont permis de formuler les caractères de la thérapeutique traditionnelle, qu'on trouvera au commencement de la partie thérapeutique de ce livre.

En pratique, il saisissait l'indication avec un rare bonheur, attendait le moment opportun et frappait juste. Je dois dire qu'il frappait en général assez fort, mais juste, et sa thérapeutique était promptement efficace.

Il possédait comme peu de médecins l'art de régler le régime dans les maladies aiguës et dans la convalescence. Il saisissait à merveille le moment de commencer l'alimentation, et nous l'avons vu bien souvent faire cesser le délire de certaines pyrexies en alimentant ses malades.

Sa thérapeutique, limitée aux grands médicaments, nous paraissait des plus hardies. La saignée habituelle dans la pneumonie, le sulfate de quinine à la dose de 2 grammes dès le début dans le rhumatisme articulaire aigu, l'hydrothérapie dans les fièvres typhoïdes et même les fièvres éruptives et le choléra, le tartre stibié à dose rasorienne contre la chorée, etc., ne font plus peur aujourd'hui.

J.-J. Bouley n'était pas communicatif : il avait surtout horreur de la discussion. Il parlait peu au lit du malade et se bornait à prononcer le mot juste caractérisant soit le diagnostic, soit le pronostic, soit l'indication thérapeutique.

Mais, à la fin de sa visite, alors qu'il venait de donner les signatures nécessaires au service, il reprenait les problèmes de la matinée, les développait, cherchait surtout à nous donner des idées nettes et précises, les appuyait de sa vaste érudition et de son expérience, les comparait avec les dernières découvertes qui pouvaient les éclairer et, quand il se sentait entouré par un petit auditoire sympathique, il développait volontiers ses idées. Mais si quelque malencontreux venait alors lui faire quelque objection indiquant qu'il ignorait les grandes lois de la pathologie, il s'arrêtait et, en se retirant, nous montrait en souriant le creux de certaine science solennelle en cravate blanche.

J.-J. Bouley restait un savant pur et ne pratiquait pas la médecine : il vivait retiré au milieu de ses livres, dans la petite maison que M. Blanche lui avait fait construire dans le parc de son établissement, où il faisait les fonctions de médecin résidant ; et, en effet, jamais médecin ne fut plus résidant.

Après l'hôpital, où il avait conservé les grandes traditions d'exactitude et d'enseignement, puis la visite presque quotidienne au libraire, J.-J. Bouley rentrait chez lui et, après déjeuner, commençait des lectures qui ne finissaient que tard dans la nuit. Il s'était ainsi retiré seul pour tenir compagnie à sa mère, atteinte d'une maladie du cœur, ne voulant pas se séparer d'elle jusqu'à son dernier moment.

Là, assis dans son fauteuil, la tête penchée sur le lutrin qui portait ses gros volumes, il vivait au milieu des grands penseurs de toutes les époques, recevant quelques amis : Claude Bernard, Armand Moreau, Berthelot, Blanche, A. Deschamps, Peisse, Renouvier, et agitant avec eux les grandes questions du jour concernant les lettres, les sciences et les arts.

J.-J. Bouley, aussi ardent pour acquérir des connaissances, n'avait pas d'entrain pour l'action. Son extrême timidité l'empêcha de rien produire. Son grand traité de pathologie générale, pour lequel il avait recueilli des notes dans tous les auteurs classiques, est resté à l'état de projet.

Quoi que j'aie fait pour le décider à l'écrire, me mettant à sa disposition pour lui ôter toute fatigue de rédaction ou d'écriture, il ne l'a pas mis à exécution.

Il en donnait pour raison que le microscope avait tout remis en question, qu'il n'avait pu se faire histologiste, et que son traité resterait par là une sorte d'œuvre scolastique abstraite à laquelle manqueraient l'incarnation et la forme vivante que seul pourrait donner l'anatomiste armé du microscope : si bien qu'en somme il est resté un maître à la manière d'autrefois (1), se bornant à faire des disciples auxquels il confiait ses trésors, les inscrivant, comme dit l'Ecriture, *in tabulis cordis* (2).

J.-J. Bouley, ainsi retiré et sans goût pour l'exercice, ne tarda pas à devenir goutteux : les accès, d'abord légers, sont devenus plus tenaces et plus étendus. Il a été emporté le 30 septembre 1867, après quelques jours d'une anurie provoquée par un petit calcul siégeant dans le rein droit.

(1) Lasègue, Discours prononcé sur la tombe.
(2) Prov. III, 3; VII, 3; IIe Corinth., III, 3.

J.-J. Bouley est donc resté dans un petit cercle, qu'il ne cherchait pas à étendre, et par là peu connu ; mais admiré et hautement estimé par ceux qui l'ont approché.

Tel a été le maître dont j'ai eu l'honneur et le bonheur de suivre les leçons pendant quinze ans. Puisse le lecteur retrouver dans ce livre la trace de la sûreté de ses principes, de la sévérité de sa méthode et de la clarté de son exposition !

CONSTANTIN PAUL.

4 octobre 1882.

TABLE MÉTHODIQUE DES MATIÈRES

THÉRAPEUTIQUE.

DIAGNOSTIC ET TRAITEMENT

DES

MALADIES DU CŒUR

CHAPITRE I

CONSIDÉRATIONS GÉNÉRALES SUR LA TOPOGRAPHIE DU CŒUR.

Tout médecin qui veut faire le diagnostic d'une maladie, de manière à satisfaire aux exigences de la clinique moderne et surtout de la clinique française, doit résoudre successivement les quatre problèmes suivants :

1° Reconnaître les symptômes ;

2° Reconnaître l'affection ;

3° Reconnaître la maladie ;

4° Reconnaître l'individualité du malade.

Au temps de Galien, le diagnostic se bornait aux symptômes, il consistait à reconnaître les manifestations morbides, qu'on classait en trois catégories : les troubles fonctionnels (*actio læsa*) ; les altérations dans les produits des organes (*excretorum vitia*) ; enfin les altérations dans la forme et l'apparence des organes (*qualitatum externarum mutationes*).

L'école anatomopathologiste a fait un pas de plus, elle a exigé qu'on déterminât les organes malades et le processus pathologique ; c'est le second diagnostic, celui de l'affection, mais elle s'est arrêtée là.

L'école vitaliste a été plus loin ; elle a voulu qu'on recherchât la maladie dont cette affection est la manifestation, et cette exigence a été surtout reconnue légitime pour les maladies chroniques.

Cette recherche est surtout nécessaire dans les maladies du cœur, qui sont ordinairement des manifestations de la scrofule, du rhumatisme, de la goutte, de la syphilis ou de l'alcoolisme.

Enfin, l'école contemporaine, ou tout simplement l'école du bon sens, exige qu'on aille plus loin encore et qu'on détermine les conditions individuelles du malade : son tempérament, sa constitution, ses idiosyncrasies, son passé pathologique, son milieu hygiénique, etc. Ce n'est qu'à partir de ce moment que le diagnostic est complet et permet de résoudre les deux problèmes définitifs : le pronostic et le traitement.

A chaque époque de la médecine, quoi qu'on en dise, les cliniciens ont demandé à l'anatomie, à la physiologie et aux sciences auxiliaires tout ce que ces sciences pouvaient leur donner. Je ne manquerai pas à ce devoir et je demanderai aux progrès contemporains des sciences médicales tout ce qu'ils peuvent nous fournir de connaissances et d'instruments ; or, toutes les méthodes qui permettent de s'éclairer dans l'étude des maladies du cœur sont des méthodes nouvelles, elles exigent donc d'être exposées avec le plus grand soin pour qu'on puisse en tirer parti dans la clinique.

Pour donner à cette étude clinique des maladies du cœur, une base solide, je dois reprendre ici l'étude des conditions anatomiques de l'organe principal et de ses dépendances, pour montrer la corrélation intime, immédiate, qui existe entre les connaissances anatomiques servant de point de repère et l'étude des symptômes des différentes maladies du cœur.

L'affection d'un organe et de ses fonctions n'étant qu'une déviation du type normal, il faut bien, pour juger ces déviations, connaître à fond le type normal non seulement à l'état parfait, mais encore avec toutes les variétés du type normal.

Il me paraît donc nécessaire, au début de chacun des chapitres de la pathologie cardiaque, de rappeler d'une manière exacte et précise les points de repère anatomiques et physiologiques qui doivent guider le médecin.

TOPOGRAPHIE CARDIAQUE GÉNÉRALE.

La région cardiaque, comprenant le cœur, l'origine des gros vaisseaux et la séreuse péricardique, est tout entière comprise dans le sac fibreux du péricarde.

Ce sac fibreux, dont les limites sont très précises, forme, au milieu du thorax de l'homme, une cage de forme pyramidale à trois pans, d'une fixité aussi absolue que possible. Le sac péricardique est, après le bassin, la région la moins mobile du corps humain.

Cette pyramide triangulaire est fixée, par sa base, au centre aponévrotique du diaphragme et indirectement à la colonne vertébrale par l'intermédiaire de cordons tendineux.

Le sommet de cette pyramide est fixé de même au squelette, c'est-à-dire à la colonne vertébrale, à l'os hyoïde et au sternum, par des fibres aponévrotiques très solides. Tous ces ligaments n'ayant qu'une extensibilité très réduite, cette loge fibreuse forme, au milieu du thorax, une région aussi fixe que possible. Cette stabilité et cette protection étaient nécessaires pour un organe aussi important que le cœur, puisqu'il est le seul organe qui ne se repose jamais.

Situation. — Fixons d'abord la position exacte du sac péricardique.

Le sac péricardique est situé dans la poitrine, sur la ligne médiane, dont il occupe presque toute la hauteur. Il est placé entre les deux poumons et les deux plèvres.

En arrière, il est en rapport avec le médiastin postérieur, c'est-à-dire qu'il est séparé de la colonne vertébrale par du tissu conjonctif contenant la trachée, l'aorte descendante, les artères et veines intercostales, la grande veine azygos, le canal thoracique, des ganglions lymphatiques, l'œsophage, les deux nerfs pneumogastriques et les deux cordons du grand nerf sympathique.

En avant, le sac péricardique n'est séparé du sternum que par du tissu conjonctif et le bord antérieur des deux plèvres.

Forme. — Le sac péricardique a très exactement la forme d'une pyramide triangulaire dont le sommet est situé sur la ligne médiane et correspond, en hauteur, à la première pièce du sternum à 15 ou 20 millimètres du bord supérieur de cet os, appelé fourchette sternale.

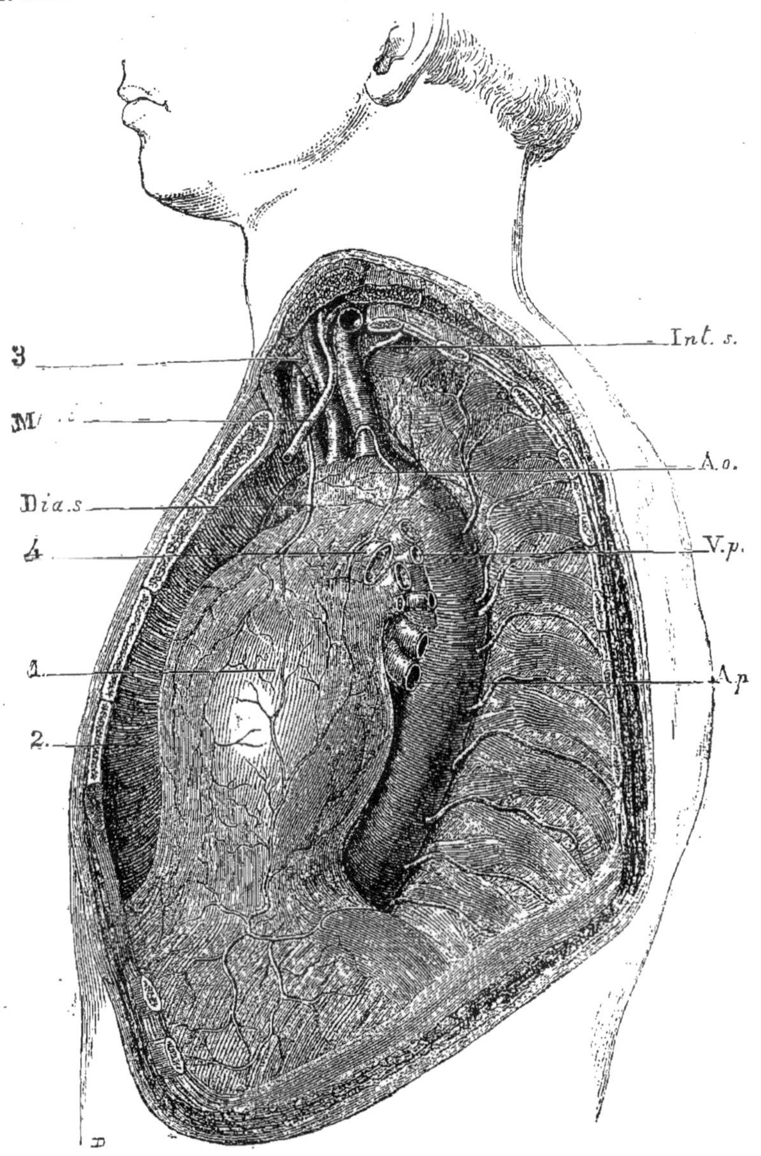

Fig. 1 (17 de Cruveilhier).

La base de ce sac péricardique est triangulaire, elle est attachée très solidement au centre fibreux du diaphragme par l'entre-croisement de ses fibres avec celles de l'aponévrose diaphragmatique. Le sommet de ce triangle, situé en arrière, correspond à la veine cave inférieure derrière laquelle il se trouve situé. Je puis dire dès maintenant que la veine cave inférieure est absolument rectiligne et verticale et ne fait aucun angle pour pénétrer dans l'oreillette droite.

La base de ce triangle est en avant, derrière le sternum, le débordant à droite de 3 centimètres à partir de la ligne médiane, et à gauche de 8 à 10 centimètres selon les sujets, c'est-à-dire qu'elle a de 11 à 13 centimètres. Le bord droit de la base péricardique va directement d'avant en arrière, presque parallèlement au plan médian du corps ; le bord gauche est oblique et va du côté droit de la colonne vertébrale derrière la veine cave à la pointe du cœur.

Enfin, disons que cette base du sac péricardique forme, au bas de la partie moyenne du thorax, une surface plate, presque horizontale, un peu oblique d'arrière en avant et en même temps de droite à gauche.

L'angle droit de ce triangle est plus élevé que l'angle gauche de 2 centimètres en moyenne. Nous verrons plus tard toute l'importance de ces points de repère lorsqu'il s'agira de faire la mensuration du cœur et quels renseignements précieux ils nous donneront pour le diagnostic des changements de position ou de volume du cœur.

Moyens de fixité du sac aponévrotique du péricarde. — Le sommet de ce sac péricardique est fixé au squelette par trois ligaments très importants :

1° Il est fixé à la colonne vertébrale par le ligament de Béraud (1), ou ligament suspenseur du péricarde.

Ce premier ligament supérieur du péricarde est situé un peu au-devant et à gauche de l'aorte. Il naît du péricarde au niveau de la crosse et va s'implanter sur la partie moyenne et latérale gauche de la troisième vertèbre cervicale et se confondre avec le ligament intervertébral. Ce ligament regarde donc en avant et à gauche, il a 3 centimètres en hauteur et

(1) *Gazette médicale*, 1862, p. 162.

2 en largeur. Son bord interne, ou droit, correspond à l'origine de l'artère sous-clavière gauche et son bord externe, ou gauche, est recouvert par la plèvre gauche.

2° Le second ligament supérieur du péricarde est la pseudo-aponévrose cervico-péricardique de M. Richet, qui se confond avec l'aponévrose moyenne du cou et va s'insérer à l'os hyoïde (1).

Le troisième ligament supérieur, qui fixe le péricarde au squelette, se porte en avant et a été décrit d'abord par Luschka sous le nom de ligament sterno-péricardique (2), puis par MM. Lannelongue et Le Dentu, sons le nom de ligament costo-péricardique (3).

On voit donc par là que le sac aponévrotique du péricarde est fixé solidement au squelette et que c'est sur ces ligaments que les vaisseaux qui émanent du cœur ou qui s'y rendent prennent leurs points d'appui, et il ne faut pas dire, comme on l'entend quelquefois, que le sac péricardique est fixé aux vaisseaux.

La base du sac aponévrotique est fixée au centre phrénique, qu'elle déborde de 3 centimètres en avant vers la gauche, à l'état normal, et souvent beaucoup plus dans les cas d'hypertrophie. Par l'intermédiaire du diaphragme, ce sac aponévrotique va se fixer, en arrière à la colonne vertébrale, sur les trois premières vertèbres lombaires par le pilier droit, et à la seconde et à la troisième vertèbre lombaire par le pilier gauche.

En avant, les fibres vont se fixer à la partie postérieure de l'appendice xiphoïde.

Mais il est important de rectifier ici une erreur physiologique. On dit généralement dans les traités classiques que le diaphragme s'abaisse dans l'inspiration. C'est là une erreur. Si le diaphragme s'abaissait à chaque inspiration, le cœur, qui repose absolument sur le centre phrénique, devrait descendre à chaque inspiration tout comme le corps thyroïde suit les mouvements de la trachée ; or, il n'en est rien. Je dirai plus : non seulement le diaphragme ne s'abaisse pas au niveau du centre phrénique, mais il ne

(1) Richet, *Traité d'anatomie médico-chirurgicale.*
(2) Luschka, *Anatomie des Menschen*, I. Tubingen, 1863.
(3) Lannelongue et Le Dentu, *Archives de physiologie*, I, p. 448, 1868.

s'abaisse même pas sur les côtés au niveau de sa partie musculaire, sans quoi la pointe du cœur, et surtout la pointe des cœurs hypertrophiés, s'abaisserait à chaque inspiration.

Il y a, du reste, d'autres phénomènes qui prouvent ce que j'avance. Dans l'inspiration, la poussée abdominale produite par la contraction du diaphragme ne se fait pas verticalement vers la région hypogastrique, mais, au contraire, dans la région épigastrique ; il n'y a rien de plus facile à constater. Si la résultante des pressions diaphragmatiques se fait en avant et à l'épigastre, c'est que les fibres du diaphragme en se raccourcissant ramènent les insertions costales vers le centre en les élevant légèrement; ce sont ensuite les muscles intercostaux externes qui, en élevant les côtes, élargissent la cavité thoracique, comme l'a montré M. le professeur Sappey (1). (Voir la figure 2.)

Si l'on veut bien se rendre compte de ce fait, il suffit d'observer un enfant rachitique dont les côtes supérieures sont dilatées et les côtes inférieures refoulées par le gonflement de l'estomac, alors que la poitrine paraît étranglée par les insertions diaphragmatiques et que le tronc prend ainsi la forme d'un violon.

Les expériences sur les animaux ne peuvent pas servir pour cette détermination, parce que l'homme est le seul être de la création dont le cœur repose sur le diaphragme par suite de sa station bipède.

Pour compléter ce jeu de la respiration, il faut se rappeler que les muscles intercostaux externes sont inspirateurs et les muscles intercostaux internes sont expirateurs. L'obliquité des fibres des premiers est telle, qu'ils vont en fin de compte se fixer à la colonne cervicale, et celle des derniers, qui est en sens inverse, va les fixer finalement à la colonne lombaire.

Cette théorie, défendue par Hamberger contre Haller, est évidente pour moi comme pour M. Béclard.

Il résulte de toutes ces données anatomiques que, comme je le disais au commencement de ce chapitre, le sac aponévrotique du péricarde, qui enferme la région cardiaque, est solidement et directement fixé au squelette et qu'il est fixe presque

(1) Sappey, *Traité d'anatomie descriptive*, 3e édit., t. II, p. 257, 1876.

autant que le bassin. Il ne s'abaisse nullement au moment de l'inspiration, et il résulte de là que, dans l'état normal, on peut examiner indifféremment le patient assis ou couché ; ce n'est que dans certains cas pathologiques où le poids du cœur a considérablement augmenté et qu'il a vaincu peu à peu la résistance de ses ligaments, qu'on peut observer des faibles déplacements.

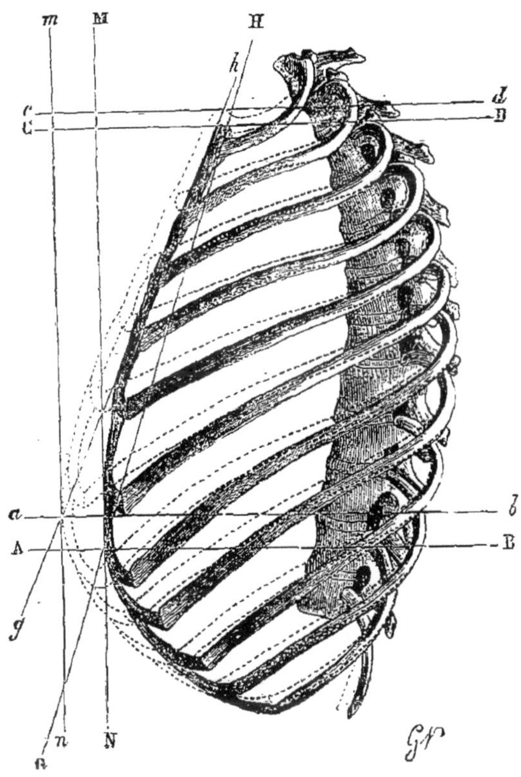

Fig. 2, empruntée à la *Physiologie* de Béclard.

C'est dans ces cas exceptionnels seulement que M. le docteur Duroziez a pu voir le cœur s'abaisser légèrement dans la position assise et dans l'inspiration (1).

Au contraire, on voit le cœur se déplacer transversalement dans le décubitus gauche et même le décubitus droit.

(1) Duroziez, *Des rapports du cœur avec les côtes et les poumons* (*Gazette des hôpitaux,* 2 aoû 1873).

RAPPORTS GÉNÉRAUX DU CŒUR AVEC LA PAROI ANTÉRIEURE DE LA POITRINE.

Si l'on veut se rendre un compte exact de la forme, de la grandeur et des rapports du cœur, il faut avoir soin d'examiner le cœur à sa place et dans la cavité thoracique. Le nombre des erreurs qui ont été commises pour avoir voulu décrire la forme et la grandeur du cœur après l'avoir retiré de la poitrine, est considérable et j'aurai, chemin faisant, à les redresser.

Pour bien voir le cœur en place, il faut faire une fenêtre à la paroi antérieure de la poitrine, en ayant bien soin de ne pas ouvrir la cavité abdominale. On fait une section transversale du sternum au niveau de l'insertion des cinquièmes cartilages droit et gauche, on fait ensuite la section des cartilages costaux à leur extrémité externe, au niveau de la soudure avec les côtes. On coupe ensuite le sternum une seconde fois en haut, au-dessous de l'attache des cartilages des premières côtes. Cette pièce une fois enlevée on se trouve en face du péricarde et des deux plèvres séparées par du tissu conjonctif.

Une fois le péricarde ouvert, on aperçoit directement le cœur, que l'on trouve couché transversalement sur le diaphragme, tandis que presque toutes les planches anatomiques, depuis celles de Bourgery et Jacob, le représentent la pointe en bas et la base en haut, comme un cœur de carte à jouer.

Ce n'est pas pour la première fois qu'il faut remettre le cœur à sa place couché sur le diaphragme, Sénac le faisait déjà observer dans les termes les plus précis, que je suis heureux de citer :

« La position de cet organe ne paraît pas difficile à saisir et cependant elle a partagé les anatomistes. Les uns ont cru qu'il était suspendu aux vaisseaux qui en sortent, les autres ont prétendu qu'il était couché transversalement sur le diaphragme, comme sur un soutien nécessaire. La suspension a été adoptée par le plus grand nombre. Il a fallu attendre que quelques anatomistes plus exacts eussent, pour ainsi dire, remis le cœur en sa place. Ç'a été une découverte pour un écrivain fort récent (Eustachi), mais d'autres l'avaient prévenu.

« Casserius, Bartholin, Diemerbrock, Lower, Bidloo, Vieussens, Verheyen n'avaient pu éviter l'erreur grossière que toutes leurs dissections devaient leur reprocher ; c'est apparemment le cœur des animaux qui est la source de cette erreur si générale. Dans les bœufs, dans les moutons, etc., l'axe du cœur est presque parallèle au grand axe de la poitrine ; la pointe des ventricules est attachée au diaphragme. La position du corps de ces animaux sur les quatre jambes demandait, pour leur cœur, une situation différente de celle du corps humain.

« Des observateurs plus exacts n'ont pas cherché dans les animaux la situation du cœur de l'homme. Eustachi représente le cœur humain dans sa véritable position. Vésale avait donné l'exemple à cet anatomiste célèbre. Ruysch a marché sur ses traces. Il a corrigé ceux que l'erreur ou l'exemple avait égarés dans ces derniers temps.

« Suivant les descriptions de ces anatomistes, ou plutôt suivant ce que les yeux les plus grossiers peuvent observer, le cœur est couché sur le diaphragme. Ce muscle transversal leur forme une sorte de plancher (1). »

Et plus loin Sénac ajoute :

« Suivant les anciens, la forme du cœur est pyramidale ; des modernes, qui ont raffiné sans avoir raison, ont dit qu'elle était irrégulièrement conique. Cette irrégularité n'est pas douteuse, car les segments parallèles à la base ne sont pas circulaires. Le cœur est aplati à sa face inférieure, c'est-à-dire dans la surface qui regarde le diaphragme (2). »

Je fais donc comme Sénac, et depuis dix ans je décris le cœur sous la forme d'une pyramide triangulaire. Cette figure, qui se rapproche beaucoup plus que les autres de la vérité, donne les facilités les plus grandes pour se rendre un compte exact des rapports du cœur (3).

Le cœur, considéré comme une pyramide, présente donc trois faces et trois bords :

1° Une face antérieure verticale, correspondant à la paroi

(1) Sénac, *Traité de la structure du cœur, de son action et de ses maladies*, t. Ier, chap. IX, p. 182, 2e édit., Paris, 1783.

(2) Sénac, *loc. cit.*, p. 185.

(3) Voyez mon mémoire intitulé : *Du rétrécissement des orifices de l'artère pulmonaire*, lu à la Société médicale des hôpitaux le 11 août 1871.

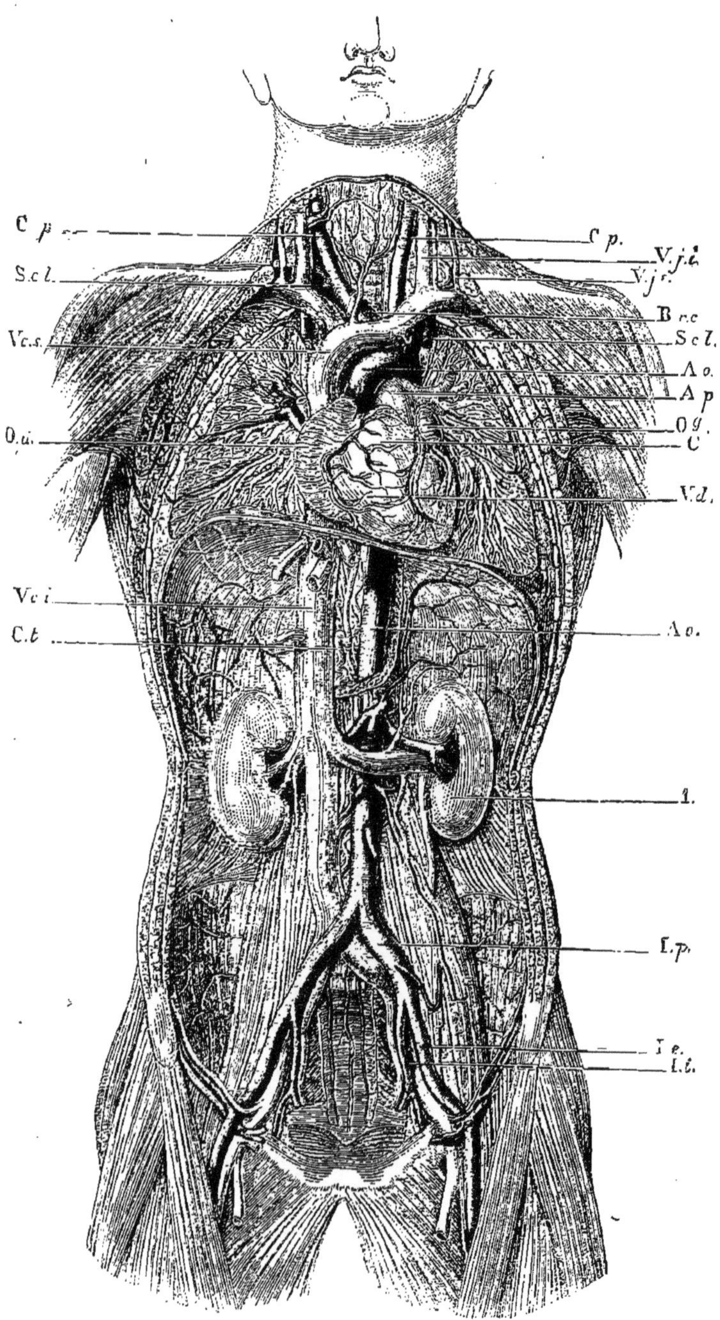

Fig. 3, empruntée à l'*Anatomie* de Cruveilhier.

postérieure du sternum et des cartilages costaux; cette face est triangulaire.

Le sommet du triangle est formé par la pointe du cœur, c'est-à-dire par le sommet du ventricule gauche. La base est formée par le bord vertical (convexe vers la droite) de l'oreillette droite, car l'oreillette droite est allongée verticalement, comme un fuseau, recevant directement la veine cave supérieure et la veine cave inférieure.

La veine cave supérieure descend verticalement et pénètre dans l'oreillette droite au niveau du deuxième espace intercostal, à 1 centimètre et demi du bord droit du sternum et, mieux encore, à 3 centimètres de la ligne médiane. L'angle inférieur est droit ou presque droit; il est formé par la veine cave inférieure, qui, normalement, est située le long du bord droit de la colonne vertébrale, à une hauteur qui correspond à l'insertion du cinquième cartilage droit au sternum.

Il faut encore redresser ici une erreur commise par presque tous les anatomistes, qui ne considèrent au cœur que deux faces et le décrivent comme suspendu par sa base aux gros vaisseaux. Ils enseignent presque tous, même les plus modernes, que la veine cave, après son entrée dans le diaphragme, fait un coude, en se portant horizontalement en avant, pour pénétrer dans l'oreillette droite par l'orifice d'Eustachi.

La veine cave inférieure, au contraire, après avoir traversé le diaphragme, continue sa marche ascendante verticale, jusqu'à son entrée dans l'oreillette droite, traversant alors la face inférieure ou diaphragmatique du cœur, qui est horizontale ou presque horizontale. Comme le diaphragme est un peu plus haut en arrière qu'en avant, de 1 centimètre environ, la face antérieure de la veine cave a 1 centimètre et demi de longueur, tandis que la face postérieure n'a qu'un demi-centimètre tout au plus.

Les deux veines caves prolongent donc les deux angles de la base, comme deux gonds d'une porte.

Le bord inférieur du triangle va de la pointe du cœur à l'insertion de la veine cave inférieure. Ce bord est très anguleux, indiqué tout particulièrement par une bandelette graisseuse.

Le bord gauche est oblique ; il part de l'insertion de la veine cave supérieure, passe au-devant de l'aorte et de l'origine de l'artère pulmonaire et suit assez exactement le bord antérieur de la cloison interventriculaire ; il correspond au sillon que suivent les vaisseaux et nerfs cardiaques, sauf à la pointe, où le ventricule gauche vient faire une légère saillie.

2° La face inférieure du cœur est plate, sensiblement horizontale, faiblement inclinée de droite à gauche et d'arrière en avant ; elle repose sur le diaphragme ; elle est formée par la base de l'oreillette droite et la face inférieure des deux ventricules. La cloison interventriculaire sépare cette face en deux parties égales, si bien que ces deux ventricules, droit et gauche, reposent sur le diaphragme par une surface égale. Cette face diaphragmatique du cœur n'appartient qu'à l'homme ; elle est la preuve de la station bipède.

3° La face gauche de la pyramide cardiaque est convexe ; elle est formée par la face pulmonaire du ventricule gauche ; elle est un peu moindre que les deux autres. Elle est oblique de droite à gauche, de haut en bas et d'arrière en avant.

La base de la pyramide cardiaque est formée par les deux oreillettes. L'oreillette droite forme la base de la face antérieure ; elle a la forme d'un fuseau vertical, sorte de renflement des deux veines caves supérieure et inférieure.

L'oreillette gauche, au contraire, est située plus en arrière, et à gauche elle est étendue transversalement, pour recevoir le sang rouge des deux séries de veines pulmonaires. Elle est située immédiatement au-dessous de la bifurcation de la trachée, qui la sépare des ramifications de l'artère pulmonaire. Elle correspond à la hauteur de la sixième vertèbre dorsale.

En arrière, l'oreillette gauche est séparée de la colonne vertébrale par le médiastin postérieur, contenant le plexus cardiaque provenant des deux nerfs pneumogastriques, le plexus cardiaque provenant des rameaux du grand sympathique, l'œsophage, l'aorte, le canal thoracique et la veine azygos.

CHAPITRE II

EXAMEN CLINIQUE DU CŒUR NORMAL. DIAGNOSTIC DE LA FORME ET DE LA POSITION DU CŒUR. MENSURATION CLINIQUE DU CŒUR.

Lorsqu'on est bien pénétré des notions anatomiques que j'ai établies dans le chapitre précédent, le problème de l'examen du cœur devient beaucoup plus facile, et cependant, je dois le dire, aucun des médecins qui s'étaient occupés spécialement de la clinique des maladies du cœur n'avait pu donner un moyen de mesurer exactement le cœur sur le vivant. On pouvait bien dire d'une manière approximative si le cœur était gros ou petit, mais il était impossible de mesurer si d'une année à l'autre le cœur avait grandi ou diminué ; aussi se bornait-on à dire cœur petit, moyen ou gros, sans pouvoir déterminer cette grandeur en centimètres, bien qu'on appelât à son aide tous les procédés d'exploration, vue, palpation, percussion et auscultation (1).

Déjà au siècle dernier, en 1761, Avenbrugger, ou, plus exactement, Léopold d'Auenbrug, avait publié à Vienne son traité de percussion (2), où il indiquait déjà que la percussion pouvait donner une idée de la grandeur du cœur.

§ XXV, 8°. « Locum, quem cor occupat, carnis percussæ sonum in magna circumferentia edere exitiosum. »

Et plus loin :

§ XLIII. « Signa anevrismatis cordis.—Signum pathognomonicum hujus mali est, quod locus ubi cor situm obtinet, percussus in magna circumferentia, carnis percussæ sonitum exacte referat. »

Bien que cet ouvrage ait été traduit en français en 1770 par

(1) Laennec, *Traité de l'auscultation médiate*, 1826, t. II, p. 501.

(2) *Inventum novum ex percussione thoracis humani, ut signo, abstrusos interni pectoris morbos detegendi.*

Rozière de la Chassagne, il avait été laissé de côté et ne devint classique que près de quarante ans plus tard, avec la nouvelle traduction qu'en donna Corvisart en 1808.

Corvisart avait gardé d'Avenbrugger ce fait que dans l'hypertrophie cardiaque le son donné par la percussion est ordinairement nul et souvent dans une étendue remarquable (1).

Laennec n'avait pas d'autre moyen de mesurer l'hypertrophie du cœur que l'absence ou la diminution du son donné par la percussion sur la région du cœur, mais il se contentait d'un à peu près.

Piorry (2), qui voulut donner à la percussion une précision géométrique, est le premier qui ait tenté de mesurer le cœur sur le vivant. Il eut pourtant conscience de la difficulté de ce problème, car il observe que « chez beaucoup de sujets la matité cardiaque se confond avec celle du foie. » Pour pouvoir séparer le cœur du foie, Piorry eut la bonne idée d'aller percuter à droite pour rechercher « ce point où le foie commence et est en contact avec le poumon, » mais au lieu de prendre la pointe du cœur comme point de repère pour l'autre extrémité de la ligne de séparation, il se contente de tirer une ligne horizontale et perpendiculaire à l'axe du corps en suivant la direction du bord supérieur du foie. Il donne cette ligne comme le *point probable* où finit le cœur et où commence le foie. Cela ne se présente à l'état normal que rarement, et plus rarement encore à l'état pathologique, car cette horizontalité du bord inférieur ne se rencontre guère que chez les emphysémateux et les bossus, comme je le montrerai plus loin.

Piorry reconnaît cependant un fait qui a été méconnu après lui et qu'il semble avoir oublié lui-même, c'est que pour obtenir par la percussion plessimétrique le siège et les dimensions du cœur il est de toute nécessité de dessiner le foie avant toute recherche. « Ce fait dans la diagnose du cœur est de premier ordre (3). »

(1) Corvisart, *Essai sur les maladies du cœur*, 3e édit., p. 61, 1818.

(2) Piorry, *Percussion médiate*, p. 127 et suiv.

(3) *Traité de plessimétrisme et d'organographisme*, 1866.

Ainsi donc, et il faut le répéter, puisque cela a été oublié, les lignes de percussion du cœur indiquées par Piorry ne doivent être tracées qu'après qu'on a délimité préalablement le siège du foie.

Bien que les lignes de percussion de Piorry soient très connues, je les rappellerai pour préciser le problème, car c'est Piorry qui a le premier tenté de mesurer le cœur par la percussion, et ceux qui sont venus après lui n'ont fait qu'y ajouter bien peu de chose.

Ces quatre lignes, les voici :

1° La première est tracée depuis 2 centimètres au-dessus du bord supérieur du foie reconnu par la percussion et vient passer par la pointe du cœur ; elle mesure 10 à 12 centimètres ;

2° La deuxième ligne est tracée parallèlement à la première à 3 centimètres au-dessus ;

3° La troisième ligne plessimétrique est oblique en sens opposé. Elle part de l'apophyse caracoïde gauche et vient se terminer sur le foie ;

4° La quatrième ligne est verticale ; elle part de la clavicule gauche, près de l'articulation sterno-claviculaire.

Ce procédé est loin d'avoir en réalité la précision à laquelle il prétend. La première ligne seule donne un résultat positif. Elle correspond au bord inférieur du cœur, mais elle exige au préalable la percussion du foie, ce que je n'ai jamais vu faire ni à Piorry ni à ses imitateurs. La seconde indique bien plus la limite des poumons sur le cœur que les limites véritables du cœur. Quant aux deux autres, elles ne peuvent distinguer la matité cardiaque de la matité hépatique.

M. le professeur Bouillaud a reconnu immédiatement le côté faible de ce procédé (1) et il pensait que le procédé de Piorry ne permet de mesurer que « la région du cœur au-devant de laquelle ne passe pas de chaque côté une lame de la partie inférieure de chaque poumon. Mais la précision avec laquelle on détermine l'étendue de la portion du cœur qui n'est pas masquée,

(1) Bouillaud, *Traité clinique des maladies du cœur*, 1835, t. Ier, p. 82, 83.

pour ainsi dire, par les poumons est vraiment admirable. »

M. Bouillaud établit que cette matité fournie par la partie découverte du cœur est d'environ 1 pouce et demi à 2 pouces carrément et que dans les cas de péricardite ou d'hypertrophie elle peut couvrir une surface dont les bords sont de 4 à 5 centimètres d'étendue.

C'est à M. Gendrin qu'il faut arriver pour avoir des points de repère plus exacts pris sur le malade.

D'abord M. Gendrin donne comme premier point de repère à rechercher l'endroit où bat la pointe du cœur ; et il nous donne à cet égard un exemple précieux. C'est qu'il faut prendre comme point de repère le squelette, c'est-à-dire les côtes et les espaces intercostaux, qui sont les organes les plus fixes du thorax et non pas, comme on le fait ordinairement, le mamelon.

Le mamelon est un des organes les moins fixes.

Chez la femme, il varie avec l'embonpoint, le développement des seins, l'état de grossesse et de lactation, l'amaigrissement des sujets, l'âge, etc.

Mais même chez l'homme ce point, qui paraît plus fixe, varie encore considérablement non seulement en hauteur, mais en largeur.

En hauteur, le mamelon gauche peut se trouver au niveau de la troisième côte, et dans d'autres cas il se montre dans le cinquième espace intercostal.

En largeur, il peut être distant chez l'adulte de 8 centimètres de la ligne médiane et cette distance peut aller à 14 centimètres.

C'est donc une variation de 6 centimètres en largeur.

De sorte que chez un malade la pointe pourra se trouver à 5 centimètres au-dessous du mamelon et chez un autre sujet à cœur également normal sur la même ligne, immédiatement au-dessous.

Si l'on se rappelle que normalement la pointe du cœur se trouve écartée de la ligne médiane de 8 à 10 centimètres, elle pourra donc se trouver à 2 centimètres en dehors du mamelon ou à 6 centimètres en dedans.

Voici, du reste, ces chiffres, que j'ai fait relever sur 100 malades, hommes et adultes, pris au hasard.

Hauteur de la ligne bimamelonnaire, examinée sur cent hommes.

Troisième côte.	2 fois.
Troisième espace intercostal.	9 —
Quatrième côte.	28 —
Quatrième espace.	41 —
Cinquième côte.	18 —
Cinquième espace.	2 —
	100 fois.

Distance du mamelon gauche à la ligne médiane, mesurée sur cent hommes.

8 centimètres.	0	*Report.* . .	71
8 1/2.	2	11 1/2.	10
9.	9	12.	8
9 1/2.	9	12 1/2.	6
10.	17	13.	3
10 1/2.	15	13 1/2	2
11.	19	14.	0
Report. . . .	71		100

Voici donc la première règle de M. Gendrin que nous garderons : « Nous faisons un précepte absolu de commencer toujours l'exploration de l'état du cœur par la fixation du lieu où se perçoit l'impulsion de la pointe du cœur. Ce lieu correspond à l'extrémité du cœur dans la systole (1). »

Malheureusement cette tendance à la précision n'a pas été suivie par MM. Barth et Roger (2) et nous les voyons encore dans leur plus récente édition se contenter de l'approximation d'Avenbrugger et de Piorry. « La matité que l'on obtient à la région précordiale par une percussion modérée ne donne point la mesure réelle des dimensions du cœur, elle est en rapport seulement avec l'étendue dans laquelle l'organe touche immédiatement les parois de la poitrine. Il faut une percussion plus forte, plus profonde, pour reconnaître les parties cachées par le poumon, et le son obscur s'étend alors au-delà des limites pré-

(1) Gendrin, *Leçons sur les maladies du cœur et des grosses artères* faites à l'hôpital de la Pitié pendant les années 1840 et 1841 ; Paris, 1841-1842, p. 26.

(2) Barth et Roger, *Traité pratique d'auscultation, suivi d'un précis de percussion*, 10e édit., 1880, p. 709.

citées, dans une étendue qui varie, en raison des différences de volume du cœur, suivant les âges et suivant les individus. »

Avec Friedreich nous voyons reparaître un nouvel effort pour arriver à la précision des rapports et à la mensuration du cœur.

Friedreich réduit encore la région de matité absolue admise par ses prédécesseurs. Il remarque avec raison que la percussion de la face antérieure du sternum donne un son clair. Par conséquent, la partie du ventricule droit qui est située sous cet os, ne donne pas de matité, bien qu'elle ne soit pas recouverte par le poumon. Cette observation de Friedreich est très juste, et le conduit à ne pas trop compter sur la percussion pour mesurer la grandeur du cœur, puisque c'est la percussion de la matité relative qui donne les dimensions les plus approximatives de la réalité.

Friedreich trouve un procédé qui donne une mesure plus vraie par le moyen suivant (1) : « S'il n'y a pas d'autres signes d'une anomalie spéciale de cœur, la limite du cœur peut être complétée approximativement, en figurant une ligne qui partirait du point d'insertion sternale du sixième cartilage costal droit, et se dirigerait à gauche et un peu en bas vers le point de la sixième côte qui est situé juste au-dessous de la pointe du cœur. »

Cette mesure est très ingénieuse, mais elle ne constitue pas un procédé clinique, elle ne provient pas d'une mensuration prise sur le malade lui-même.

L'un des deux points, le choc du cœur, est bien déterminé par le choc du cœur du malade. Mais le point pris à droite est un point impersonnel. Il n'est acceptable, comme dit Friedreich, que si le cœur est sain, sans quoi la mesure ne serait plus juste. Si le cœur a baissé, s'il est déplacé vers la droite, s'il a été refoulé en haut, etc., cette mesure n'en tient pas compte (2).

On verra plus tard que je suis arrivé, par mon procédé, à rectifier cette cause d'erreur et à trouver un point de repère exact pris sur le malade lui-même.

(1) Friedreich, *Traité des maladies du cœur*, traduction Lorber et Doyon, 1873, p. 108 et suiv.

(2) Idem, *loc. cit.*, p. 115.

Niemeyer, ne cherchant que dans la percussion la mesure du cœur, se heurte aussi aux mêmes obstacles que ses prédécesseurs, mais il fait une remarque importante fort juste, dont il sera tenu compte et qui est la suivante (1) : « Dans les conditions normales, la pointe du cœur bat constamment dans le cinquième espace intercostal ; dans le quatrième, lorsque ces espaces sont très larges et quand le ventre a pris un grand développement ; dans le sixième, quand les espaces intercostaux sont très étroits. »

Le professeur Burresi, de Rome (2), suivant la trace de Friedreich, cherche à déterminer l'angle droit du triangle cardiaque, en percutant non plus seulement le cœur et les poumons, mais en y ajoutant la percussion du foie ; mais il prétend l'obtenir en entendant une différence entre la matité cardiaque et la matité hépatique : c'est là une subtilité d'observation que l'expérience de chaque jour ne permet pas d'accepter.

Son collègue le professeur Concato renchérit encore sur cette nuance, en disant qu'il obtient par cette percussion une ligne différente suivant que l'hypertrophie porte sur le ventricule droit ou sur le ventricule gauche. « Lorsque c'est le ventricule droit qui augmente de volume, le bord inférieur du cœur décrit une courbe à concavité inférieure, tandis que dans l'hypertrophie du ventricule gauche la courbe existe encore, mais elle est devenue convexe supérieurement. »

C'est ici le cas de dire :

Fortis imaginatio generat casum.

Le docteur Barety, de Nice (3), qui a adopté les conclusions du docteur Burresi, ne va pas plus loin.

M. le professeur Jaccoud et M. Racle acceptent le procédé des deux zones de M. le professeur Bouillaud.

M. Raynaud (4), reprenant l'idée première de Piorry, pense qu'il faut commencer par établir par la percussion le bord

(1) Niemeyer, *Éléments de pathologie interne et de thérapeutique*, traduction L. Culmann et Ch. Sengel, annotée par Cornil, 1865, t. Ier, p. 321.

(2) Burresi, *Leçon clinique*, in *Sperimentale di Firenze*, 1871.

(3) *Topographie des organes thoraciques*, 1878.

(4) Raynaud, art. Cœur, dans le *Nouveau Dictionnaire de médecine et de chirurgie*, t. VIII, p. 385.

supérieur du foie ; il recherche ensuite la place de la pointe du cœur et, en rejoignant par une ligne ces deux points de repère, établit, pour la première fois, la ligne de séparation du foie et du cœur. Pour le reste, M. Raynaud recherche par la percussion les deux zones de matité absolue et relative, comme tous ses prédécesseurs.

Il a eu cependant le mérite d'établir plus positivement que ne l'avait fait Piorry, la séparation du foie et du cœur.

M. le professeur Peter, appelant à son aide son plessigraphe (1), ne fait que répéter le procédé de Piorry.

Le professeur Baccelli, de Rome (2), qui donne une très bonne figure de la topographie cardiaque, prend le procédé de Friedreich pour obtenir le triangle cardiaque. Il part du siège habituel de la veine cave inférieure sans la pouvoir préciser sur le malade, car le procédé de percussion dont il dit se servir ne peut le conduire à un pareil résultat.

Enfin, pour terminer cette longue liste, je dirai que Rosenstein (3) et Schrœtter (4) n'emploient que la percussion pour mesurer le cœur.

Si nous jetons un coup d'œil d'ensemble et que nous recueillions peu à peu ce qu'il y a de précis dans toutes les recherches précédentes, nous arrivons à ceci :

1° Piorry déclare que la première condition pour mesurer le cœur est de commencer par la percussion du foie ; mais, en pratique, il néglige entièrement cette précaution, et tous ses imitateurs en font autant ;

2° M. Gendrin indique très justement qu'il faut déterminer d'abord la place de la pointe du cœur et qu'il faut prendre pour points de repère non pas le mamelon, mais les espaces intercostaux ; il indique que la pointe du cœur bat à 8 ou 10 centimètres de la ligne médiane, dans le cinquième espace intercostal ;

(1) Peter, *Leçons de clinique médicale*, 1877.

(2) Baccelli, *Prolegomeni alla Patologia del cuore e del aorte*, Roma, 1859, p. 39.

(3) Rosenstein, *Einleitung zu den Krankheiten des Herzens* (*Handbuch der speciellen Pathologie und Therapie*, 1879, t. V).

(4) Schrœtter, même ouvrage, *Die Lageveränderungen des Herzens*.

3° M. Raynaud donne le premier le moyen de séparer la matité cardiaque de la matité hépatique et de reconnaître la place du bord inférieur du cœur.

Avec ces procédés, on peut reconnaître si le cœur est gros, moyen ou petit ; mais il est impossible de savoir si, d'une année à l'autre, le cœur a réellement augmenté de volume et de combien il a augmenté. J'espère montrer que toutes ces difficultés peuvent être surmontées par un procédé nouveau.

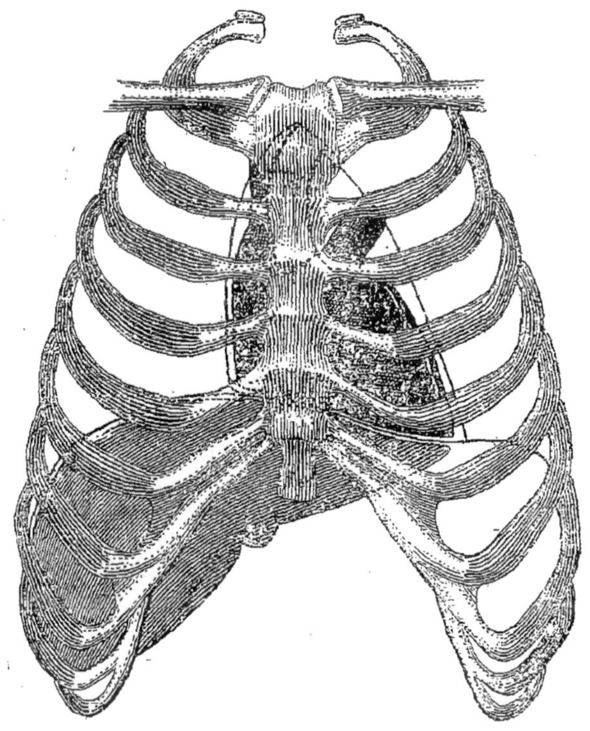

Fig. 4.

Nouveau procédé de mensuration du cœur (1). — Depuis mon séjour à l'hospice de Bicêtre en 1872, j'ai adopté un procédé de mensuration du cœur qui m'a permis de me rendre un compte assez exact des dimensions du cœur.

(1) C. Paul, *Sur un nouveau procédé clinique de mensuration du cœur*. Association française pour l'avancement des sciences. Congrès de Paris, séance du 28 août 1878.

Il suffit de jeter un coup d'œil sur la figure où j'ai représenté les rapports normaux du cœur et de la paroi thoracique pour s'en rendre facilement compte, après les développements que j'ai donnés plus haut à la topographie normale du cœur.

Le premier point consiste à aller à la recherche de la pointe du cœur par la vue, la palpation et l'auscultation.

En effet, en mettant la poitrine à nu, — et il faut bien le dire tout haut, on ne peut faire un examen sérieux du cœur qu'en mettant la poitrine à nu, — on voit, en général, le soulèvement de la paroi thoracique par la pointe du cœur au moment de la systole. On place ensuite la main sur cette région et l'on arrive à déterminer presque toujours facilement, par la palpation, le point où se fait le choc de la pointe. Enfin, en complétant cet examen par l'auscultation et surtout par l'auscultation médiate, avec un stéthoscope flexible muni d'un petit pavillon, on arrive à déterminer avec une grande précision le point exact où se fait ce choc de la pointe pendant la systole. On indique ce point sur la peau avec un crayon dermographique.

Je dirai en passant que le meilleur crayon dermographique est un crayon formé de violet de méthylaniline ou violet de Paris, qui donne sur le papier sec des traits grisâtres, mais sur les corps mouillés des traits d'un beau violet. Or, la peau est constamment mouillée par une petite quantité de sueur qui suffit pour déterminer des lignes violettes d'une belle couleur, qui persistent tout le temps de l'examen et disparaissent facilement ensuite par le moindre lavage et même souvent par la simple sécrétion de la sueur.

Le point du cœur ainsi marqué, on compte l'espace intercostal dans lequel il se trouve. Cette recherche demande certaines précautions qu'il est bon de rappeler ici. On sait que la première côte vient se joindre au sternum au-dessous de la clavicule et qu'il existe souvent entre ces deux os une dépression assez grande pour que les élèves ou des médecins inexpérimentés la prennent pour le premier espace intercostal.

Il faut donc suivre le bord du sternum, en se rappelant que le premier espace intercostal ne commence qu'après ces deux os ; il faut suivre le bord du sternum pour éviter les masses charnues du muscle grand pectoral et du sein chez la femme.

On détermine donc dans quel espace intercostal bat la pointe ; c'est ordinairement le cinquième et, comme nous l'avons dit, exceptionnellement le quatrième ou le sixième, lorsque le thorax est trop grand ou trop petit. Dans le cas où l'on suppose une semblable cause d'erreur, on prendra la mesure du sternum et l'on verra si elle diffère beaucoup de la moyenne, qui est de 21 centimètres mesurée de la fourchette à la base de l'appendice xiphoïde chez l'adulte.

On prend ensuite la distance de la pointe à la ligne médiane, dont la moyenne est pour l'adulte de 8 à 10 centimètres.

Pour habituer les élèves à faire un diagnostic méthodique, j'exige d'eux non seulement qu'ils commencent leur examen par la détermination de la place et de la forme du cœur, mais qu'ils reportent les résultats de leur examen sur un schéma où sont figurés les rapports normaux du cœur. Cela les force à établir d'une manière exacte la topographie du cœur soumis à l'examen et permettra ensuite de mettre une grande précision dans la topographie des bruits pathologiques qni pourront être constatés.

Après avoir établi le siège de la pointe du cœur, le deuxième point de repère que je recherche est le bord supérieur du foie au-dessous du poumon. Ici la percussion suffit à donner un renseignement précis : le poumon donnant un son clair et le foie un son mat, il est facile de déterminer la ligne où finit la sonorité et la ligne où commence la matité. Pour tenir compte de la légère convexité du foie et de la pénétration du bord inférieur du poumon, je trace ma limite au bord supérieur du doigt qui sert de plessimètre dans la percussion. J'arrive ainsi à une précision très suffisante. Pour indiquer dans l'observation le niveau du bord supérieur du foie, je pourrais dire à quel espace intercostal ou à quelle côte correspond cette hauteur dans la ligne mamelonnaire, mais j'ai montré plus haut que le mamelon est un organe trop sujet à variations pour servir de point de repère.

C'est donc sur le squelette que j'ai dû me fixer. Je n'ai pas choisi la côte correspondante, qui est généralement la cinquième, parce que du sternum à la ligne mamelonnaire elle décrit une ligne courbe beaucoup trop descendante. J'ai préféré prendre un point de repère sur le bord du sternum. Je prolonge donc ma ligne dermographique du bord supérieur du foie jusqu'au bord du sternum et je compte à l'insertion de quel cartilage elle correspond. C'est en général chez l'adulte à l'insertion du cinquième cartilage droit.

En réunissant cette ligne à la pointe du cœur, j'obtiens ainsi d'une manière rigoureuse le bord inférieur du cœur, puisque ce cœur repose sur le foie par un plan sur un plan, en raison de la station bipède de l'homme, et que de plus, comme je l'ai rappelé dans le chapitre précédent, le centre phrénique fixe le cœur par la pesanteur, le foie par les ligaments, et qu'il forme une cloison immobile.

Pour avoir maintenant la longueur du bord inférieur, dont une des extrémités est déterminée déjà par la pointe du cœur, il suffit d'établir la ligne verticale qui représente le bord externe de l'oreillette droite.

Ce bord est donné par la percussion, il est indiqué par un changement de timbre dans la sonorité pulmonaire. En effet, si l'on percute par exemple de droite à gauche au niveau de la quatrième côte à gauche, on rencontre d'abord le son pulmonaire qui est clair, puis le son fourni par la percussion du sternum qui est encore clair, puis, à gauche du sternum, le son cardiaque qui est mat. Or, on sait déjà que le bord antérieur du poumon droit est plus obtus que celui du poumon gauche et empiète peu sur l'oreillette droite. J'ai fait remarquer en outre dans la partie topographique que la partie du cœur la plus fixe, la moins sujette aux déplacements, était la veine cave inférieure et surtout l'orifice d'entrée de la veine cave inférieure dans l'oreillette droite. Cette oreillette est donc presque immobile, transversalement elle n'est sujette qu'à des dilatations plus ou moins grandes, et son bord droit, qui est normalement à 3 centimètres de la ligne médiane et à 1 centimètre et demi du bord droit du sternum, varie peu.

On fait donc la percussion en allant du poumon au sternum, et en arrivant environ à 1 centimètre et demi du sternum on trouve non pas un son mat, mais un changement de timbre avec obscurité du son clair, qui indique le bord externe de cette oreillette. On trace cette ligne verticalement et parallèlement au sternum jusqu'à sa rencontre avec la ligne hépatique ; on a ainsi déterminé l'angle inférieur droit du triangle cardiaque, dont on reporte l'indication sur le schéma. La longueur mesurée de cet angle à la pointe du cœur donne exactement la longueur du bord inférieur du cœur.

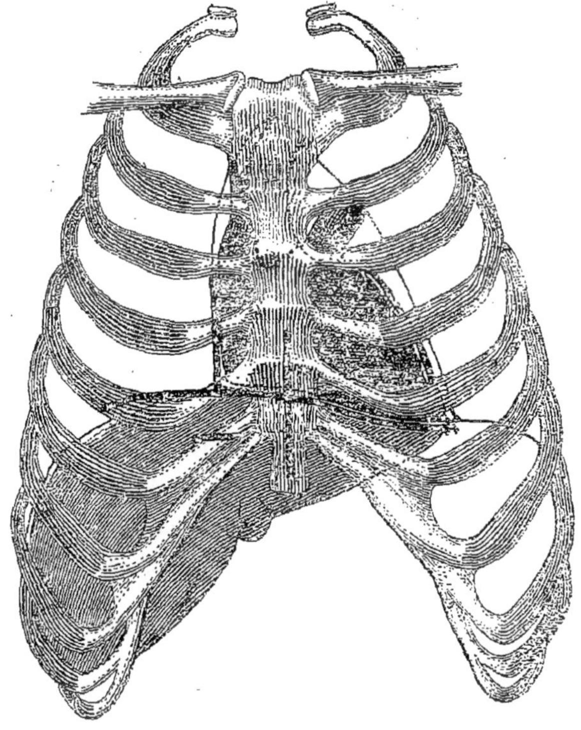

Fig. 5.

Un troisième point de repère consiste à indiquer l'obliquité du bord inférieur du cœur. A l'état normal, la pointe du cœur est située plus bas que l'angle qui correspond à l'oreillette droite, avec une différence de niveau de 1 centimètre et demi à 2 centimètres. On trace donc sur la région du foie au-dessous de cet angle le niveau de la hauteur de la pointe du cœur et l'on mesure la distance entre ces deux points, distance qui représente l'abaissement de la pointe du cœur.

Contrôle cadavérique de mon procédé de mensuration du cœur. — J'ai entrepris à plusieurs reprises de contrôler sur le cadavre les dimensions que j'avais assignées au cœur pendant la vie à l'aide de mon procédé de mensuration ; j'ai lieu de dire que cette épreuve lui a été généralement favorable. Il ne faut pas oublier toutefois que la situation du cœur après la mort n'est pas absolument celle qu'il avait pendant la vie. Les ventricules sont souvent rétractés et, par là, la pointe un peu relevée ; l'oreillette droite est souvent trouvée distendue par du sang noir, surtout chez les malades qui succombent à une maladie du cœur.

D'autre part, le procédé de contrôle est susceptible de certaines erreurs. Ce procédé consiste à marquer sur le cadavre les points délimités pendant la vie et à enfoncer à ce niveau de très longues aiguilles d'acier, longues de 10 à 15 centimètres. Si les points de repère se trouvent sur les parties molles, il suffit de pousser les aiguilles soit avec la main, soit avec le marteau. Si le point de repère correspond à un cartilage ou à un os, on y fait au moyen d'un vilebrequin un trou suffisant pour y passer l'aiguille. Or il arrive souvent, en plantant ces dites aiguilles, de ne pas toujours les enfoncer dans une direction exactement perpendiculaire au plan général du corps, et la déviation peut être telle que la pointe de l'aiguille soit déviée de 1 centimètre ou de 1 centimètre et demi soit en haut ou en bas, soit à droite ou à gauche.

Quoi qu'il en soit, lorsqu'il y a une différence entre les points marqués et le siège des organes qu'on a voulu désigner, voici dans quel sens ces erreurs ont lieu le plus souvent :

En général, il n'y a guère d'erreur pour la pointe, et l'aiguille enfoncée à ce niveau embroche cette pointe à son extrémité ou la rase de très près.

L'aiguille qui indique le bord supérieur du foie se trouve de temps en temps traverser la partie superficielle de la face convexe du foie ; cette ligne est donc quelquefois dessinée un peu trop bas, mais il s'en faut en général de moins de 1 centimètre. Il est bien rare que cette limite soit signalée trop haut.

L'aiguille qui indique le niveau du bord externe de l'oreillette droite est souvent juste au bord de cet organe ; quand elle en dévie, c'est presque toujours sur la gauche, c'est-à-dire qu'elle traverse l'oreillette droite. Cette limitation serait donc indiquée de temps en temps un peu trop en dedans ; cependant il faut tenir compte de la dilatation de l'oreillette droite par le sang au moment de l'agonie, circonstance qui indiquerait une tendance à l'erreur en moins.

J'ai prié l'un de mes internes, M. Letulle, de faire ce contrôle sur plusieurs cadavres par la méthode de Hope et de Gendrin, et voici les résultats qu'il a obtenus :

Expérience I. — *Tuberculose sénile. Cavernes.* — H..., soixante-cinq ans. Cœur normal : pointe, dans le cinquième espace à 8 centimètres du sternum ; bord supérieur du foie, cinquième cartilage costal droit (à son insertion) ; bord droit du cœur, 1 centimètre environ du bord droit du sternum ; matité transversale (aux troisièmes espaces intercostaux), 6 centimètres et demi.

La longueur du bord inférieur du cœur, mesurée de l'angle hépato-cardiaque à la pointe, est de 11 centimètres.

Mort huit jours après cet examen.

Quatre aiguilles sont enfoncées jusqu'à la paroi postérieure du thorax :

La première aiguille pénètre obliquement dans le cinquième espace à 8 centimètres à droite en haut et en arrière pour traverser la pointe du cœur et l'embrocher suivant l'axe du ventricule gauche.

Nous trouvons qu'elle s'est enfoncée un peu en arrière de la pointe du cœur dans le ventricule gauche.

L'inclinaison que nous lui avons donnée a soulevé la pointe avant de la perforer. D'ailleurs, cette pointe du cœur correspond exactement au cinquième espace intercostal.

Une deuxième aiguille est enfoncée dans l'épaisseur même du cinquième cartilage costal droit, à 5 millimètres au plus de son insertion sternale. Elle correspond à l'angle hépato-cardiaque. En ouvrant le thorax, nous voyons qu'elle rase exactement le bord supérieur du foie.

Mais elle pénètre plus profondément dans l'épaisseur du parenchyme hépatique, en sorte qu'elle se trouve à 1 centimètre au-dessous de la veine cave inférieure.

Nous avions essayé, sur le vivant, de déterminer la matité transversale du cœur, en percutant sur une ligne horizontale passant par les troisièmes espaces.

Nous enfonçons deux aiguilles qui correspondent aux extrémités de la ligne constatée.

L'une pénètre à 1 centimètre du bord droit du sternum. Elle perfore le cœur à 1 centimètre environ au-dessus du sillon auriculo-ventriculaire droit, laissant ainsi une notable surface de l'oreillette à droite en dehors d'elle.

Il faut noter ici que l'oreillette est gorgée de caillots cruoriques qui ont modifié nécessairement ses dimensions.

L'autre (la quatrième), enfoncée à 6 centimètres et demi de la première, dans le troisième espace intercostal gauche, est implantée dans le ventricule gauche. Elle est à une distance de 14 millimètres du sillon interventriculaire.

EXPÉRIENCE II. — *Tuberculose pulmonaire. Cavernes au sommet.* — F..., vingt ans. Mensuration du cœur : pointe, dans le quatrième espace à 8 centimètres; bord droit, bord droit du sternum; foie, cinquième cartilage intercostal droit (à son insertion) ; souffle anémique rude au deuxième espace intercostal gauche.

Mort quelques jours après cette mensuration.

Trois aiguilles sont enfoncées :

Première aiguille : à 8 centimètres dans le quatrième espace, est enfoncée perpendiculairement dans cet espace. Elle glisse immédiatement au-dessus de la pointe qu'elle touche.

Deuxième aiguille : sur le bord droit du sternum, dans le troisième espace. Elle rase exactement le bord droit de l'oreillette droite, qu'elle entame un peu à la partie profonde.

Troisième aiguille : a été enfoncée, par erreur, dans le cinquième cartilage costal droit, à 2 centimètres de son insertion sternale. Elle a pénétré dans le foie à 2 centimètres au-dessous du bord convexe.

EXPÉRIENCE III. — *Hémorrhagie méningée.* — F..., trente-cinq ans. Mensuration du cœur, trois heures avant la mort : pointe, cinquième espace à 8 centimètres et demi ; bord vertical, bord droit du sternum ; foie, cinquième cartilage costal.

A l'autopsie, le cœur est gorgé de sang.

Première aiguille : a pénétré dans la pointe même du cœur.

Deuxième aiguille : enfoncée dans le troisième espace intercostal, à 8 centimètres et demi, s'implante en pleine oreillette droite, en ne laissant cependant à droite d'elle que 1 centimètre et demi environ de l'oreillette, qui est remplie de sang.

Troisième aiguille : sur le cinquième cartilage costal à son insertion, embroche littéralement la veine cave inférieure, ainsi qu'on peut s'en assurer après avoir ouvert l'oreillette droite, en enfonçant le doigt dans l'orifice de la veine cave inférieure.

EXPÉRIENCE IV. — *Insuffisance et rétrécissement aortiques. Endaortite chronique. Angine de poitrine.* — Gallot (Jeanne), trente-huit ans. — Pointe : sixième espace, à 8 centimètres ; foie, sixième cartilage costal ; bord droit, 1 centimètre du bord droit du sternum.

La malade meurt subitement dans une attaque d'angine de poitrine.

Trois aiguilles sont enfoncées dans la poitrine :

1° A la pointe : l'aiguille a pénétré au sommet du ventricule gauche ;

2° Au sixième cartilage costal, à son insertion sternale : l'aiguille s'implante dans le foie, à quelques millimètres du bord convexe, au voisinage de la veine cave inférieure ;

3° A 1 centimètre du bord droit du sternum, troisième espace : l'aiguille traverse l'oreillette droite.

Expérience V. — *Athérome des sigmoïdes aortiques. Endaortite chronique. Hypertrophie considérable du cœur.*

Nous renvoyons également pour les détails cliniques de cette observation au chapitre : *Maladie de Hodgson.*

Nous relaterons seulement la mensuration du cœur, considérablement hypertrophié :

Pointe, sixième espace à 11 centimètres ; bord droit, un demi-centimètre du bord droit sternal ; foie, septième cartilage costal à son insertion sternale.

Il existe donc une hypertrophie très notable, caractérisée surtout par l'abaissement en masse du cœur et du foie.

A l'autopsie, trois aiguilles sont implantées dans la poitrine.

1° A la pointe : l'aiguille traverse obliquement le ventricule gauche, qui forme une pointe du cœur très arrondie ;

2° Au septième cartilage costal : nous pénétrons dans l'épaisseur du foie, en rasant sa partie la plus convexe ; l'aiguille reste distante du cœur de quelques millimètres ;

3° Sur le bord droit du sternum ; tenant compte de l'abaissement total du cœur hypertrophié, nous enfonçons l'aiguille, non pas dans le troisième espace, mais bien dans le quatrième, à un demi-centimètre du bord droit. L'aiguille se trouve fixée en pleine oreillette distendue par les caillots agoniques extrêmement abondants.

Expérience VI. — *Athérome cardio-vasculaire. Lésions mitrales et aortiques. Hypertrophie du cœur. Péricardite sèche.* — Vanderwinkel (Pierre), cinquante-quatre ans (voir plus loin les détails de l'observation). — Pointe : sixième espace, à 12 centimètres ; foie, cinquième cartilage costal ; bord vertical (?), ne peut être obtenu à cause de l'emphysème considérable des deux poumons.

A l'autopsie, la première aiguille, enfoncée par mégarde dans le sixième espace à 10 centimètres, au lieu de 12, a traversé le ventricule gauche au voisinage du sillon interventriculaire, à 2 centimètres environ de la pointe.

La deuxième aiguille, enfoncée à tout-hasard dans le troisième espace intercostal droit, sur le bord droit du sternum, a pénétré dans l'oreillette droite, près du sillon ventriculaire droit.

Enfin la troisième aiguille est implantée dans le cinquième cartilage costal droit à son insertion sternale, après constatation sur le cadavre de la matité très nette à ce niveau. En ouvrant le thorax, nous constatons avec surprise que l'aiguille se trouve traverser une poche liquide de pleurésie enkystée, médiastino-diphragmatique droite. Cette pleurésie enkystée, du volume des deux poings, avait donné lieu à la matité sur le cinquième cartilage costal droit. Voilà une cause d'erreur qu'il était bien difficile d'éviter. Le bord du foie était notablement abaissé, correspondant à l'insertion du septième cartilage costal environ.

Expérience VII. — *Insuffisance aortique. Endaortite chronique.* — Maurice (Annette), cinquante-quatre ans (voir l'observation plus loin). — Pointe : sixième espace, à 12 centimètres ; foie, sixième cartilage costal ; bord vertical, à 1 centimètre et demi du bord droit du sternum ; abaissement de la pointe, 5 centimètres.

La première aiguille pénètre directement dans le ventricule gauche au voisinage de la pointe.

La deuxième aiguille est enfoncée dans le troisième espace intercostal droit à 1 centimètre et demi du bord droit du sternum ; elle perfore l'oreillette droite, extrêmement dilatée par les caillots de l'agonie.

La troisième aiguille, enfoncée au niveau du sommet de l'angle hépato-cardiaque, traverse le foie immédiatement au-dessous du bord convexe, très près de l'embouchure de la veine cave inférieure.

On voit par ces différentes expériences de contrôle que les points de repère donnés pendant la vie sont réellement exacts.

Il suffit donc, pour corriger les erreurs habituelles, de marquer le niveau du foie sur le bord supérieur du doigt qui sert de plessimètre, et de tracer le bord vertical sur le bord externe du doigt. L'épaisseur du doigt percuté compense ainsi la convexité des organes.

CHAPITRE III

DIAGNOSTIC DES DÉPLACEMENTS DU CŒUR. ECTOCARDIES. — ECTOPIES (1).

Les données que j'ai réunies dans les deux premiers chapitres nous permettent d'apprécier dès maintenant quels sont les changements survenus dans la position, la grandeur et la forme du cœur. Je ne traiterai actuellement que des déplacements. Je réserve le diagnostic de la grandeur et de la forme du cœur pour les chapitres où il sera traité des hypertrophies totales ou partielles, ainsi que des dilatations.

Pour ce qui concerne les déplacements du cœur, il faut comprendre ici, avant tout, le déplacement congénital qu'on nomme l'*inversion du cœur*. J'aborderai ensuite les déplacements en haut, en bas, les déplacements latéraux et les déplacements suivant les axes.

Diagnostic de l'inversion du cœur (*situs inversus*, *dexiocardie* de Bouillaud, *cardianastrophie* de Hoffmann) (2).

Le diagnostic de l'*inversion du cœur* a toujours été facile, puisqu'il a suffi de sentir que la pointe du cœur battait dans le côté droit de la poitrine au lieu de battre dans le côté gauche. Mais, avec le nouveau procédé de mensuration du cœur que j'ai indiqué dans le chapitre précédent, ce diagnostic prend une précision nouvelle, puisqu'il permet de mesurer d'une manière exacte la forme et la position de ce cœur particulier. J'ai eu l'occasion d'en observer deux cas : l'un chez une femme, à

(1) Ectocardies : de ἐκτὸς, hors ; καρδία, cœur. — Costa Alvarenga, *Leçons cliniques sur les maladies du cœur*, traduites par Bertherand, Lisbonne, 1878. Ectopies : de ἐκ, hors ; τόπος, région (Breschet). Ce dernier mot est plus ordinairement appliqué aux vices de situation congénitaux.

(2) Hoffmann, *Cardianastrophia admiranda*, Leipzig, 1671.

l'hôpital Saint-Antoine; l'autre chez un jeune homme de ma clientèle.

Observation I. — La femme Donathilde, âgée de trente-cinq ans, se présente à ma consultation à l'hôpital Saint-Antoine au mois d'avril 1878.

Cette femme nous montre un arrêt de développement du côté gauche, qu'on ne retrouve pas dans sa famille, car seule de dix enfants elle est mal conformée.

La pointe du cœur bat dans le cinquième espace intercostal *droit* à 10 centimètres de la ligne médiane du sternum. Mais il faut dire que le thorax est asymétrique et qu'il y a du côté gauche un vice de conformation, sans perte de substance, qui rétrécit singulièrement la capacité du côté gauche de son thorax. En effet, la deuxième côte gauche cesse à partir de 3 centimètres du sternum; il en est de même de la troisième côte, si bien que le sternum est oblique en bas et à gauche et que si l'on prenait la distance de la pointe du cœur à une ligne verticale passant par la fourchette du sternum, la pointe du cœur ne serait distante de cette ligne médiane que de 8 centimètres. Du côté opposé à la pointe du cœur on ne trouve pas le foie, cet organe n'est pas inversé.

L'angle droit du cœur et l'entrée de la veine cave inférieure se trouvent au niveau de l'insertion du quatrième cartilage gauche, autant qu'on peut le supposer, les insertions de ces cartilages gauches étant très vicieuses, le bord vertical correspondant au bord externe de l'oreillette verticale ou droite paraissant suivre le bord gauche du sternum. On compte ainsi que le bord inférieur du cœur a une longueur totale de 12 centimètres environ. La pointe est abaissée de 3 centimètres et demi.

Ce cœur est donc de grandeur normale, avec une légère hypertrophie gauche. Il n'y a ni bruit de souffle, ni irrégularité de rythme.

Le foie n'est pas déplacé, il est reconnu par la percussion et ne déborde pas les fausses côtes.

L'atrophie du côté gauche du corps est manifeste, le sein gauche est beaucoup moins développé que le sein droit.

Les deux bras sont égaux en longueur, ils ont 28 centimètres de long. Il n'en est plus de même pour les avant-bras.

Le cubitus droit a 25 centimètres de longueur, le gauche 23 centimètres et demi; le poignet droit a 15 centimètres et demi de circonférence, le gauche 14 centimètres.

Pour les mains on trouve, du sommet des métacarpiens à la ligne qui joint les deux apophyses styloïdes du radius et du cubitus : à droite 9 centimètres, à gauche 8 centimètres et demi. La longueur totale de la main est de 19 centimètres à droite, 13 centimètres à gauche.

La circonférence du pli du coude donne : à droite 23 centimètres, à gauche 21 centimètres et demi.

OBSERVATION II. — M. Maurice M..., âgé de quinze ans au 3 janvier prochain (nous sommes le 30 décembre 1879), a un développement incomplet; il a 146 centimètres de taille alors que la moyenne de son âge est de 155 centimètres. Cependant il semble que le retard dans la croissance diminue et que l'enfant se développe plus rapidement.

Santé très bonne, caractère très gai.

Le cœur bat dans le côté droit de la poitrine. La poitrine bat dans le cinquième espace intercostal droit, à 7 centimètres de la ligne médiane.

Le bord du foie correspond à gauche à l'insertion du sixième cartilage.

Le bord vertical du cœur se trouve du côté gauche à 1 centimètre et demi du bord du sternum.

L'abaissement de la pointe sur le bord du foie est de 1 centimètre et demi.

Auscultation normale (siège inverse).

Le foie se trouve à gauche avec un volume normal. La rate est à droite et paraît petite.

Le sujet n'est pas absolument gaucher. Il écrit et dessine de la main droite. Il coupe avec un couteau de la main droite; mais s'il veut lancer une balle ou faire un exercice de force, il le fait de la main gauche. Quand il se bat, il frappe de la main gauche. Le testicule droit descend au-dessous du gauche.

Je revois le sujet dix-huit mois plus tard ; il a peu grandi, s'est élargi des épaules. Le cœur s'est développé, il présente les mêmes rapports avec les côtes, mais la pointe est éloignée maintenant de la ligne médiane de 8 centimètres et demi; l'allongement du cœur a donc été en dix-huit mois (de quinze ans à seize ans et demi) de près de 2 centimètres.

On voit que, dans la première de ces deux observations, l'inversion du cœur n'est pas accompagnée de l'inversion des autres viscères, tandis que, dans la deuxième observation, l'inversion paraît complète jusqu'au cerveau exclusivement. L'inversion des viscères ne produit en général aucun effet fâcheux, et les sujets qui en sont atteints pourraient, à la rigueur, l'ignorer toute la vie. Cependant il est bon qu'elle ne passe pas inaperçue.

Il en est tout autrement des autres vices de position du cœur, vices congénitaux, en général peu compatibles avec la vie, et relevant beaucoup plus de la tératologie que de la médecine. Je veux parler des ectopies, dans lesquelles le cœur est placé soit dans la cavité abdominale, soit dans la région pharyngienne ou crânienne, ou bien en avant du sternum, hors de la poitrine. Le médecin n'a que rarement à s'en occuper ; la vie de ces malades se prolongeant rarement.

Dans un cas que j'ai observé avec M. F. Franck, il y avait un cœur sous la peau, dans la région épigastrique.

Déplacements du cœur. — Les déplacements que peut subir le cœur sont de deux ordres : il peut se déplacer en totalité dans un sens, soit en bas, soit en haut, soit à droite, soit à gauche, ou bien il peut être déplacé suivant ses axes principaux. Dans ce dernier cas, il y a toujours, en même temps, un déplacement relatif suivant l'un des sens désignés plus haut.

A. *Déplacement en bas, abaissement du cœur.* — Le cœur peut être abaissé soit par des lésions qui entraînent une augmentation dans son poids, soit par des pressions de haut en bas qu'il vient à subir.

Dans le premier cas, le cœur s'abaisse parce qu'il s'est alourdi ; il s'est hypertrophié ou dilaté, et le septum du diaphragme finit par céder sous l'action de la pesanteur.

On se rappelle que j'ai établi plus haut que le bord inférieur du cœur était légèrement oblique, avec une différence de hauteur de 2 centimètres entre l'angle hépatique qui correspond à l'insertion du cinquième cartilage intercostal droit et la pointe du cœur, qui se trouve au-dessous de la cinquième côte, dans le cinquième espace intercostal gauche, à 8 ou 10 centimètres de la ligne médiane.

Lorsque le cœur gauche vient à s'hypertrophier, la partie gauche du cœur, devenue plus lourde que la partie droite, descend, et alors l'obliquité du bord inférieur augmente ; la pointe, au lieu de se trouver à 2 centimètres plus bas que l'angle hépatique, descend à 3, 4 et même 5 centimètres plus bas et se trouve alors dans le sixième espace intercostal; en même temps le ventricule s'allonge, et, comme le cœur est fixé à droite par la veine cave, cet allongement ne peut se faire que vers la gauche, et, par suite, la pointe s'écarte de plus en plus de la ligne médiane du corps, de 1, 2, 3, 4, 5 et même 10 centimètres, à mesure que le bord inférieur du cœur s'allonge de la même quantité.

Cette descente de la pointe du cœur avec augmentation de l'obliquité du bord inférieur est des plus faciles à reconnaître, grâce au procédé de mensuration du cœur que j'ai donné.

Si c'est, au contraire, le côté droit du cœur (oreillette et ventricule) qui vient à augmenter de volume par hypertrophie ou dilatation, c'est l'angle droit du cœur qui s'abaisse, et le bord inférieur devient horizontal. Cela se présente dans les cas de rétrécissement de l'artère pulmonaire et dans l'emphysème.

Enfin, si le cœur est hypertrophié dans ses deux moitiés par hypertrophie générale soit primitive, soit consécutive à une lésion aortique, ce sont les deux angles qui s'abaissent, et le cœur change d'espace intercostal, sans modifier son obliquité (*cor bovinum*).

Dans l'emphysème pulmonaire, le cas est complexe. Selon Skoda, dans l'emphysème le cœur augmente de volume et descend ; mais il descend plus à gauche qu'à droite, et sa pointe se rapproche de la ligne médiane ; il peut même arriver à la ligne médiane.

Bamberger et Schrötter sont d'un avis différent, que je partage entièrement. Ils disent, avec raison, que ce qui a trompé Skoda, c'est que le choc du cœur, qu'on sent sous le sternum et sous l'appendice xiphoïde, n'est pas dû au choc de la pointe, mais au choc de la partie la plus gonflée, qui est le ventricule droit. Pour s'en convaincre, il suffit de chercher avec soin le lieu où bat la pointe, en se servant, pour le déterminer, non plus seulement de la percussion, mais de l'auscultation. On s'en rend compte exactement avec le stéthoscope flexible que j'ai adopté, et qui est jusqu'à présent le meilleur instrument pour localiser les bruits du cœur.

On peut en établir, comme Schrötter, le contrôle sur le cadavre, en enfonçant, peu de temps après la mort, de longues aiguilles, selon la méthode de Hope et de Gendrin. Ce qui est remarquable, selon moi, c'est que l'angle droit du cœur descend en même temps que la pointe et que le bord du cœur devient horizontal. La pression du cœur sur le diaphragme est telle, que la systole cardiaque s'indique par un choc à l'épigastre, dont le soulèvement est plus grand que dans les cas d'hypertrophie des cavités droites.

Dans ce cas, l'horizontalité du bord inférieur du cœur tient non seulement à ce que le cœur est entraîné par son poids, mais encore à l'hypertrophie des poumons et surtout du poumon droit, qui refoule le foie en bas.

Enfin, dans le cas d'emphysème, le cœur subit un certain mouvement de torsion autour de son axe vertical. En effet, le poumon gauche, en venant se placer au-devant de la pointe du cœur, l'éloigne de la paroi costale. Il en résulte un mouvement de rotation du cœur autour de la veine cave inférieure, mouvement qui porte en avant l'oreillette droite et le ventricule droit dilatés et augmente leur contact avec la paroi antérieure de la poitrine.

Enfin, il faut citer les cas où l'abaissement du cœur par augmentation de poids est dû à un épanchement péricardique abondant et ceux, beaucoup plus rares, où l'augmentation de poids est due à une néoplasie.

L'abaissement du cœur peut encore avoir pour cause une traction du centre phrénique, dans le cas où le foie est hypertrophié (dans la cirrhose hypertrophique, par exemple), où le poids du foie entraîne en bas le diaphragme et par suite le péricarde et le cœur.

B. *Déplacement et refoulement vers la gauche.* — Le cœur est toujours entraîné vers la gauche dans les cas d'augmentation de volume, à cause de la fixité de la veine cave inférieure ; mais il ne s'agit pas, en réalité, ici d'un déplacement.

D'autre part, quand on fait coucher le malade sur le côté gauche, la pointe s'abaisse de ce côté de 1 à 2 centimètres, et d'autant plus que le cœur est plus lourd ; mais il ne s'agit pas encore là d'un déplacement pathologique : ce terme ne convient qu'aux cas où, le malade étant dans l'une des positions recommandées pour l'exploration du cœur, c'est-à-dire debout, assis ou couché, le cœur est refoulé ou attiré vers la gauche.

Lorsqu'il existe dans la cavité droite de la poitrine un épanchement de liquide ou de gaz (pleurésie séreuse ou purulente, pyopneumothorax, anévrysme), le cœur peut être refoulé vers la gauche de plusieurs centimètres, quelques-uns même prétendent que le refoulement peut être tel que la pointe aille battre sur le trajet de la ligne axillaire, dans le sixième ou le septième espace intercostal. Ceci est exceptionnel ; mais une augmentation de 2 à 4 centimètres dans l'éloignement de la pointe à partir de la ligne médiane est assez fréquente.

Dans d'autres cas, c'est la rétraction du poumon après une pleurésie qui entraîne à gauche le péricarde et même le cœur. Cet entraînement est plus rare et en général de moindre proportion.

C. *Déplacement par refoulement vers la droite.* — Le déplacement par refoulement vers la droite n'atteint jamais les mêmes proportions que vers la gauche ; cela tient à ce que, dès qu'une pression part de la cavité gauche (épanchement liquide ou gazeux), l'effort porte surtout sur la pointe du cœur et que le cœur tourne autour de son point fixe, la veine cave inférieure.

La preuve que cette action se montre même sur le vivant, c'est qu'à mesure que l'on voit la pointe du cœur se rapprocher de 2, 4, 6 et même 8 centimètres de la ligne médiane, on voit en conséquence la largeur du cœur diminuer et atteindre son minimum lorsque la pointe du cœur vient à être refoulée jusque derrière le sternum et que le cœur se présente pour ainsi dire de champ.

Dans ce cas, la pulsation cardiaque se montre la plus forte à droite du sternum ; mais jamais, en pareil cas, cette pulsation ne peut assez s'éloigner de la ligne médiane pour donner l'apparence d'une inversion du cœur.

Enfin, dans certains cas rares de hernie diaphragmatique, on a vu le cœur refoulé en masse dans la cavité droite de la poitrine.

Déplacement par traction vers la droite. — Dans la plupart des cas précédents, le cœur a été refoulé dans un sens ou dans l'autre, c'est-à-dire déplacé par pression. Le déplacement en bas par traction n'a été décrit que dans les augmentations de volume du foie.

Le déplacement par traction vers la droite n'est que signalé par les auteurs, il semble qu'il ne se fasse que sur une petite échelle ; c'est, en effet, l'ordinaire. Cependant ce déplacement par traction vers la droite peut atteindre des proportions considérables, bien que rarement. Je puis même rapporter l'observation d'un malade chez lequel la traction du cœur avait tellement entraîné le cœur vers la droite, qu'au premier abord, ce malade semblait avoir une inversion. Dans ce cas, il n'y a pas, comme dans le refoulement, de torsion cardiaque qui entraîne la diminution du triangle cardiaque. On en pourra mieux juger par l'observation suivante :

OBSERVATION III. *Déplacement du cœur à droite par traction.* — J'ai eu à examiner un malade qui m'a été adressé par mon ami Dujardin-Beaumetz, et qui présentait un exemple remarquable de cette sorte de déplacement.

Un ingénieur, âgé de quarante-sept ans, et qui s'était bien porté jusqu'à l'âge de quarante-cinq ans, fut pris à un moment de palpitations et alla consulter un des premiers médecins de Paris, qui constata que le cœur n'était pas atteint et qu'il ne présentait que des palpitations nerveuses. Il est donc bien certain qu'à cette époque l'organe n'était pas déplacé.

Peu de temps après, le malade fut pris d'une pleurésie droite des plus graves, qui le retint trois mois au lit et exigea une convalescence de plusieurs mois. La pleurésie guérit, mais elle entraîna des déformations thoraciques considérables.

Le côté droit de la poitrine est aujourd'hui aplati ; au lieu de présenter un diamètre antéro-postérieur de 18 centimètres comme le côté sain, il n'en a que 16, c'est-à-dire qu'il présente un affaissement de 2 centimètres. Le périmètre n'est réduit que d'un centimètre (37 pour le côté droit malade, 38 pour le côté sain). Les côtes sont très inclinées et l'épaule du côté malade est abaissée.

Les muscles grand et petit pectoral ainsi que les muscles intercostaux sont excessivement atrophiés ; si bien que, du côté droit de la poitrine, on aperçoit des mouvements dus à l'appareil circulatoire.

Si l'on cherche à déterminer la place et le volume du cœur, on est frappé de ce fait qu'au lieu d'occuper surtout la moitié gauche du thorax, cet organe occupe surtout la moitié droite.

Le poumon gauche est sonore en avant et en arrière comme s'il y avait une inversion du cœur. En y regardant de plus près, on constate que la pointe du cœur bat dans le quatrième espace intercostal du côté gauche à 6 centimètres de la ligne médiane. Le bord supérieur du foie correspond à l'insertion du quatrième cartilage costal droit, ce qui donne pour la pointe du cœur un abaissement de 2 centimètres. Il s'ensuit que, par suite de la rétraction des adhérences, le cœur a suivi un mouvement d'entraînement vers la droite, dans lequel la pointe a été rapprochée de 3 centimètres de la ligne médiane. De l'autre côté, la pleurésie a entraîné l'adhérence de la plèvre avec le poumon et le péricarde.

Le poumon droit est réduit au tiers de son volume, la partie qui reste utile pour la respiration correspond à peu près au tiers de sa capacité. C'est le bord postérieur qui reste perméable à l'air, et dans lequel on entend une respiration un peu plus faible qu'à l'état normal.

Le poumon gauche est, au contraire, augmenté de volume ; il est probablement atteint d'un peu d'emphysème, et donne à l'auscultation les symptômes de la respiration supplémentaire, surtout dans l'inspiration.

Le foie a sa position et sa grandeur normales.

On voit donc, dans ce fait, un exemple de déplacement du cœur vers la droite produit par traction. On comprendra que, dans ce cas, la surface du triangle cardiaque n'a pas diminué d'étendue, tandis que dans le même déplacement par refoulement, à mesure que l'épanchement refoule la face gauche de la pyramide cardiaque, la pointe se rapproche de la ligne médiane. En même temps l'oreillette droite tourne autour de l'insertion de la veine cave inférieure et, finalement, à mesure que la surface du cœur en rapport avec la paroi antérieure diminue du côté gauche, elle n'augmente pas de la même quantité vers la droite ; et la surface appréciable du triangle cardiaque diminue à mesure. Il y a donc dans ce cas refoulement vers la droite et torsion sur l'axe vertical. Rien de semblable ne se produit dans le déplacement par traction, qui ressemble, au contraire, au déplacement vers la gauche par augmentation du poids dans le cas de décubitus sur le côté gauche.

Le malade n'éprouve au repos aucun trouble fonctionnel ; mais, quand il veut faire un effort, il est pris de dyspnée et d'une sorte de fatigue thoracique. Il ne présente qu'un peu d'emphysème et pas de tubercules.

D. *Déplacement en haut.* — Le cœur peut être refoulé en haut dans certains cas de météorisme, d'ascite, de tumeur de l'abdomen, dans des cas de hernie diaphragmatique, et ce refoulement peut être tel que la pointe vienne battre dans le troisième espace intercostal. Bouillaud, Stokes et Cruveilhier ont vu en pareil cas l'estomac et le côlon pénétrer dans la cavité thoracique ; Sennert y a vu l'estomac. Mais ces derniers cas sont aussi exceptionnels que les précédents sont fréquents et vulgaires. Je veux y ajouter deux cas moins connus : d'abord le cas de scoliose, où le diaphragme tendu par la pression perd sa courbure et donne au bord inférieur du cœur une direction horizontale, que nous étudierons plus loin lorsque nous nous occuperons des dilatations du cœur droit et plus particulièrement du cœur des bossus.

L'autre cas, rare, il est vrai, se montre dans la paralysie du diaphragme, quand cette paralysie est isolée ; dans la paralysie *a frigore* par exemple, le diaphragme qui a perdu sa tonicité se laisse refouler par la pression des viscères abdominaux. Mais cela est tout particulièrement marqué après les repas. La fermentation des matières alimentaires dans l'estomac donne lieu à des gaz qui, n'étant plus maintenus par la tonicité du diaphragme, produisent du météorisme stomacal et par suite de la dyspnée par diminution du champ respiratoire, et finalement poussent le malade à faire de profonds soupirs (1).

La dyspepsie flatulente et la dilatation de l'estomac refoulent souvent en haut le diaphragme et le cœur et occasionnent des tiraillements du diaphragme, que les malades prennent pour des douleurs de cœur. En même temps la pointe du cœur bat sur l'estomac comme sur un tambour et donne lieu à des palpitations.

Les malades, qui se croient atteints d'une maladie du cœur, vont trouver leur médecin, qui leur affirme qu'il n'y a pas de maladie du cœur. Ces malades ne sont pas convaincus et se rendent alors, sur l'avis de leur médecin, chez un consultant familier avec l'examen des cœurs malades et on reconnaît alors qu'ils sont atteints d'une dyspepsie qu'ils arrivent à reconnaître eux-mêmes.

Je ne saurais dire combien j'ai déjà vu de semblables malades venant chercher un diagnostic et un traitement de maladie du cœur, et que j'ai renvoyés avec un diagnostic et un traitement de dyspepsie flatulente : *c'est la dyspepsie flatulente avec douleur du diaphragme ou phrénalgie.*

E. *Déplacement du cœur en arrière.* — Les déplacements du cœur en arrière sont rares et ont pour cause les maladies du médiastin antérieur et plus particulièrement les anévrysmes.

F. *Déplacements du cœur suivant les axes; torsions du cœur* (*trochocardie* de Costa Alvarenga). — Nous avons déjà vu que les torsions du cœur suivant l'axe vertical viennent presque toutes du côté gauche de la poitrine. L'emphysème du poumon gauche repousse la pointe en arrière et tend à décroiser les artères pulmonaire et aorte.

(1) C. Paul, *Paralysie rhumatismale du diaphragme guérie par les courants continus* (Société de thérapeutique, séance du 21 octobre 1870).

Les épanchements de la cavité gauche (pleurésies, pneumothorax, anévrysmes) portent la pointe en avant et refoulent en arrière l'oreillette droite, le cœur pivotant sur son axe formé par la veine cave inférieure, véritable pivot du cœur. Dans ce cas, quand le refoulement est extrême et porte la pointe du cœur en avant, le croisement des artères pulmonaire et aorte augmente considérablement. (Chomel avait insisté sur ce point.) M. Blachez a montré que la compression du poumon gauche pouvait entraîner la formation d'une thrombose de l'artère pulmonaire, M. Labric a signalé la présence de caillots dans le cœur gauche. Raynaud avait indiqué la possibilité de la dégénérescence du myocarde.

Enfin, le bord inférieur subit, dans certains cas, des mouvements de bascule sur l'axe transversal. Les épanchements pleurétiques, certaines pneumonies de tout le poumon et les anévrysmes peuvent abaisser l'angle hépatique de plus de 2 centimètres, et alors le bord inférieur du cœur ne penche plus à gauche, mais à droite, la pointe du cœur se trouvant plus élevée que le bord hépatique.

Ces faits, qui ont été constatés à l'autopsie, ne peuvent se vérifier sur le malade, attendu que la percussion de la partie droite donne de la matité partout et ne permet pas de reconnaître le bord supérieur du foie. Ce n'est que dans les cas où l'on assiste au développement de la maladie ou à sa guérison qu'on peut le constater cliniquement.

A côté des déplacements du cœur survenus pendant la vie extra-utérine, dont il vient d'être question, il faut parler des vices congénitaux du cœur (1). Il en sera question plus loin à propos des maladies congénitales du cœur.

(1) Cardiocèles de Costa Alvarenga.

CHAPITRE IV

EXPLORATION CLINIQUE DES MOUVEMENTS DU CŒUR ET DES BRUITS DU CŒUR.

L'exploration clinique des mouvements du cœur se fait non seulement dans la région du cœur, mais sur tout le trajet des artères et des veines où cette exploration est possible.

Elle se fait d'abord avec les sens, la vue, le toucher, l'ouïe, et constitue l'inspection, la palpation et l'auscultation; puis au moyen des appareils enregistreurs on obtient des mouvements qui nous fournissent des tracés graphiques.

Inspection. — A l'état normal, les deux côtés de la poitrine sont sensiblement symétriques; je dis sensiblement, car la symétrie des deux moitiés du corps (droite et gauche) n'est jamais absolue. On y constate des deux côtés le mouvement respiratoire d'expansion et de rétraction suivant que le malade exécute l'inspiration ou l'expiration, puis un petit soulèvement dans le cinquième espace intercostal gauche.

Le manque de choc de la pointe indique donc déjà que la pointe du cœur est cachée soit par l'obésité du sujet, soit par l'emphysème pulmonaire, soit par un épanchement pleural ou péricardique. Au contraire, le peu d'abondance des tissus et la contraction violente et brusque du cœur se traduisent par un mouvement non seulement au niveau de la pointe du cœur, mais dans les troisième, quatrième, cinquième et sixième espaces intercostaux.

Si ces palpitations ont pour cause l'hypertrophie et que cette hypertrophie date déjà de quelque temps, on constate un soulèvement des cartilages et des côtes qui porte le nom de *voussure*.

Dans d'autres cas, ce mouvement n'est plus un soulèvement,

mais une sorte d'aspiration vers l'intérieur ; c'est le tirage produit par l'adhérence du cœur au péricarde, c'est-à-dire la symphyse cardiaque.

Enfin, les anévrysmes se traduisent par un soulèvement d'expansion rythmique soit des côtes, soit tout simplement des parties molles, quand les pièces du squelette ont subi cette sorte d'absorption des solides que produit l'anévrysme.

Enfin, on peut encore constater à la vue le gonflement plus ou moins variqueux des veines qui indique un obstacle sur leur parcours, l'œdème, etc.

Palpation. — On doit s'habituer de bonne heure à reconnaître par le toucher la résistance que donne au doigt le choc de la pointe dans les différents cas normaux, de manière à pouvoir dire plus tard si le choc a augmenté ou perdu de son énergie. Il n'est pas d'usage de compter le pouls par le choc de la pointe. Cette constatation sera beaucoup mieux faite par l'étude du pouls radial. Cependant, on peut déjà constater bien des choses par la palpation.

On verra d'abord si le choc est fréquent ou rare, s'il est régulier ou irrégulier, s'il est égal ou inégal, s'il est brusque ou lent. On pourra savoir également s'il est simple, peu adhérent ou, au contraire, prolongé ou redoublé; s'il s'accompagne ou non de ce frémissement particulier qu'on nomme le *frémissement cataire;* si le choc, au lieu d'être simple, est double ou même triple. Ces sensations sont telles que Bouillaud a montré que par la palpation on peut souvent prévoir ce que donnera l'auscultation.

Percussion. — La plupart des ouvrages qui traitent de la clinique des maladies du cœur ne donnent pas d'autre moyen de mesurer la grandeur et la forme du cœur que de pratiquer la percussion, et surtout la percussion profonde.

C'est, à mon avis, une pratique qu'il faut abandonner, car lorsque le malade a une affection cardiaque aiguë ou une affection cardiaque avancée, cette percussion est douloureuse et peut même provoquer la syncope.

Dans le procédé que j'ai donné plus haut pour établir la topographie cardiaque, j'ai précisément évité de pratiquer la percussion du cœur. J'ai pu me borner à percuter le foie et le poumon et à peine le bord droit du cœur. Même dans les régions pulmonaires, lorsqu'on soupçonnera un anévrysme et que l'on aura recours à la percussion, il sera bon de pratiquer cette opération avec la plus grande douceur, pour qu'elle soit inoffensive.

Auscultation. — L'auscultation du cœur doit se pratiquer d'abord avec l'oreille seule, pour avoir une idée générale des bruits normaux ou pathologiques. Puis, lorsqu'on veut préciser exactement les caractères du bruit normal et pathologique, il faut déterminer d'abord la topographie précise de ce bruit, puis le moment de la révolution cardiaque pendant lequel il a lieu, et enfin le timbre; cette détermination exige l'emploi du stéthoscope. J'ai déjà indiqué plus haut quelle position il faut donner au malade pour l'ausculter convenablement. Il suffit que le malade ne soit penché ni à droite ni à gauche. On pourra mettre le malade assis, ou debout, ou couché. Mais il faut se rappeler les faits suivants :

La position qui facilite l'écoulement du sang dans l'organe qu'on ausculte est en général la plus favorable, nous verrons plus tard à déterminer ces positions pour chaque organe ainsi que les rares exceptions que cette loi peut souffrir.

Le malade une fois placé convenablement et l'auscultation à l'oreille ayant donné déjà une idée générale du fonctionnement du cœur, tant sous ce rapport que sous le rapport de la fréquence, de la force et de la régularité des bruits, ainsi que de leur altération, on vient étudier chaque bruit en particulier avec le stéthoscope.

Mais quel est le meilleur stéthoscope?

On se rappelle que le stéthoscope fut inventé par Laennec en 1816.

« Le premier instrument dont j'aie fait usage était un rouleau de papier de 15 lignes de diamètre et de 1 pied de longueur, formé de trois cahiers de papier battu, fortement serré, maintenu par du papier collé, et aplani à la lime à ses deux extrémités. Quelque serré que soit un semblable rouleau, il reste toujours au centre un conduit de 3 à 4 lignes de diamètre, dû à ce que les cahiers qui le composent ne peuvent se rouler complètement sur eux-mêmes (1). »

Il y a souvent dans les inventions des hasards heureux : si Laennec avait pris un morceau de bois au lieu de faire un rouleau de papier, il n'aurait peut-être pas eu l'idée de faire creuser un tube dans son instrument, et alors il n'aurait pas trouvé la pectoriloquie. C'est ce passage de la voix caverneuse dans le tube du stéthoscope qui avait fait donner par quelques médecins le nom de *pectoriloque* à l'instrument de Laennec.

Une fois son instrument réglé, Laennec en a fait construire d'autres en bois. J'ai eu l'heureuse chance d'avoir entre les mains un des stéthoscopes dont Laennec se servait et de pouvoir le montrer à mes cliniques. Il avait 30 centimètres de long, 5 centimètres d'épaisseur, et le diamètre du tube intérieur était de 6 millimètres. Il pouvait se diviser en deux moitiés, pour devenir plus portatif. Cet instrument était excellent au point de vue acoustique, mais bien gênant par son poids et son volume.

Depuis Laennec, le stéthoscope a subi un grand nombre de modifications, à tel point que, dans une clinique faite à l'hôpital Saint-Antoine en 1877, j'ai pu montrer aux élèves cent cinquante modèles de cet instrument. Malheureusement je dois dire que les modifications faites au stéthoscope de Laennec ont eu pour but bien rarement de le perfectionner au point de vue acoustique, mais presque toujours de le rendre plus portatif.

Notons que le stéthoscope de Laennec était muni d'un embout qu'il retirait pour ausculter les poumons et qu'il replaçait pour ausculter le cœur et les vaisseaux.

Piorry, constatant que la masse de bois était peu utile et que la partie principale était le tube central, a évidé à la partie extérieure le stéthoscope, en ne laissant que l'épaisseur nécessaire à sa solidité.

J'ai fait de très nombreuses expériences pour déterminer quelles sont les dimensions les plus convenables au stéthoscope, ainsi que la matière à employer, et je suis arrivé par l'expé-

(1) Laennec, *De l'auscultation médiate*, t. Ier, p. 9, 1819.

rience à reconnaître que le meilleur stéthoscope rigide doit présenter les conditions suivantes :

La matière doit être formée d'un corps mauvais conducteur de la chaleur, bois ou caoutchouc durci ; tout corps bon conducteur de la chaleur donnerait une sensation de froid, la température extérieure étant en général au-dessous de la température du corps humain. Du reste, la matière d'un instrument de musique n'en change ni le son ni le timbre ; tout dépend de la forme. Qu'un artiste se serve d'une flûte de bois, de cristal ou de métal, on ne trouvera pas de différence sensible.

Le ministère de la guerre a fait construire des clairons en cuivre, en papier, en bois ou en carton-pâte, le son a été identiquement le même. On s'est arrêté à la matière la moins fragile. Voilà pour la matière.

Voyons maintenant la forme et les dimensions. Le stéthoscope de Laennec ayant un tube intérieur de 6 millimètres, j'en ai fait percer de semblables avec des trous plus petits et plus grands, je n'y ai rien gagné ; j'ai donc adopté le calibre de 6 millimètres.

Pour le pavillon objectif, j'ai reconnu que la meilleure forme était celle des pavillons de trompette, mais qu'il fallait se souvenir de l'expérience de Laennec : c'est qu'il faut remettre l'embout pour ausculter le cœur et les vaisseaux. Or, le stéthoscope de Piorry supprime l'embout ; en cela il a été imité à tort par tous les Français dans la construction des nouveaux modèles. Les Anglais ont été mieux inspirés, ils n'ont conservé que le tube et un bord renversé suffisant pour ne pas en faire un bord tranchant. Cet embout n'a pas plus de 2 centimètres dans son plus grand diamètre et peut pénétrer entre les côtes dans les espaces intercostaux. Le mauvais côté de ce pavillon est qu'il donne une base insuffisamment stable pour obtenir la meilleure longueur de l'instrument.

La plupart des stéthoscopes français ont de 12 à 15 centimètres de longueur, les stéthoscopes anglais en ont en général 18 ; c'est insuffisant, et cependant Hope avait insisté sur la nécessité d'avoir un instrument plus long pour obtenir des sensations plus nettes.

J'ai fait fabriquer un stéthoscope composé de quatre tubes se vissant l'un à l'autre de manière à pouvoir former un instrument variant de 10, 15, 20, 25, 30 et 35 centimètres ; l'expérience m'a montré que, pour les stéthoscopes de bois, la longueur de 25 centimètres était la plus favorable et donnait aux ondes sonores un développement qui en augmentait la netteté.

J'ai fait une exception pour le stéthoscope qui doit servir à ausculter le fœtus dans le sein de sa mère ; celui-là gagne à être petit et large, et le modèle du professeur Pajot est certainement le meilleur.

Reste enfin à déterminer quel doit être le pavillon auriculaire. Il en a été fait de creux, de plats et de bombés ; les pavillons plats m'ont semblé les plus commodes.

Tel est, à mon avis, le stéthoscope rigide, qui est le meilleur pour l'auscultation des bruits vasculaires et cardiaques. Depuis, l'expérience m'a appris qu'il y a grand avantage à substituer aux stéthoscopes rigides des stéthoscopes flexibles (1).

En 1862, alors que je faisais partie de la Société médicale allemande de Paris, nous reçûmes la visite d'un habitant de Hambourg, nommé Groux, atteint d'une fissure longitudinale du sternum. Cette affection rendait possible presque à nu l'auscultation et la palpation du cœur.

Ce jeune homme venait pour la seconde fois à Paris (2). Il revenait de faire le tour du monde pour soumettre son cas particulier à tous les médecins en renom de l'Europe, de l'Amérique et de l'Australie, ou plutôt des cinq parties du monde. Il rapportait, avec un registre sur lequel étaient consignées les observations des médecins qui l'avaient examiné, le matériel complet de tous les instruments qui avaient servi à l'explorer. Entre autres instruments d'exploration, Groux rapportait deux stéthoscopes inventés par Marsh, de Cincinnati. L'un de ces stéthoscopes se composait d'un embout demi-sphérique muni d'un stéthoscope de caoutchouc très flexible. L'autre était un stétho-

(1) C. Paul, *les Avantages du stéthoscope flexible*, conférence faite à l'hôpital Saint-Antoine en 1874, recueillie par M. Landouzy. Voyez *France médicale*, nos des 8 et 11 mars 1876.

(2) Béhier, *Rapport sur une observation de fissure congénitale du sternum*, in *Archives de médecine*, octobre 1855.

scope en gutta-percha dont la plaque auriculaire était remplacée par un ajutage garni de deux tubes en caoutchouc perpendiculaires au tube principal ; on pouvait en outre remplacer le pavillon objectif par un autre embout portant deux tubes en caoutchouc munis à leur extrémité libre d'un petit pavillon en corne hémisphérique. Cet appareil, qui permettait d'ausculter avec les deux oreilles deux points différents du cœur et de rechercher s'il y avait en ces points synchronisme, même étendue et même timbre des bruits du cœur, était bon comme instrument d'étude et répondait à toutes les conditions recherchées par Marsh pour la solution du problème de physiologie cardiaque posé par Groux.

De ces deux stéthoscopes, celui qui ne s'adaptait qu'à une seule oreille était assez sonore pour servir d'instrument usuel ; l'autre, peu facile à manier, était réservé pour des recherches spéciales.

J'ai fait subir à ce stéthoscope flexible les mêmes épreuves de variation de longueur, de forme, etc., qu'au stéthoscope de bois, pour déterminer quelles étaient les dimensions favorables, et je suis arrivé peu à peu, après de nombreux tâtonnements, aux proportions suivantes :

Diamètre extérieur du pavillon objectif. .	20	millimètres.
Hauteur de l'embout.	40	—
Diamètre intérieur du tube.	6	—
Longueur du caoutchouc.	450	—
Épaisseur.	1 1/2	—
Diamètre extérieur.	9	—

Je demanderai à entrer dans quelques détails sur les raisons qui m'ont fait adopter ces dimensions. La longueur de 45 centimètres est suffisante pour assurer toute facilité aux mouvements du malade et au médecin toute liberté d'examen. Plus long, le tube aurait l'inconvénient d'être trop lourd, et son poids l'emporterait sur l'adhérence au conduit auditif externe ; il tomberait à chaque instant.

Le pavillon objectif a la forme d'un pavillon de trompette ; c'est la forme qui se prête le mieux à l'écoulement des ondes sonores. Son diamètre, à la base, est de 20 millimètres, pour pouvoir s'introduire entre les côtes et pénétrer dans les espaces intercostaux. Son diamètre intérieur est de 6 millimètres, comme dans le stéthoscope de bois; c'est le diamètre du tube de Laennec.

Le diamètre extérieur du tube est de 9 millimètres (1); c'est le diamètre ordinaire du conduit auditif externe et en particulier du mien. Ceux qui ont des conduits auditifs plus étroits ou plus larges doivent prendre des tubes en conséquence. Cela donne au tube une épaisseur de 1 millimètre et demi, ce qui suffit pour lui donner une rigidité convenable. Le tube peut être en caoutchouc vulcanisé; il vaut mieux le prendre en caoutchouc rouge anglais, à condition que ce caoutchouc soit lisse et non collant. Le tube se termine, à son extrémité auriculaire, par le caoutchouc simple, dont on a eu soin d'arrondir les bords pour éviter les angles. De cette manière, il s'introduit facilement dans l'oreille, se moule sur sa forme elliptique et adhère très bien.

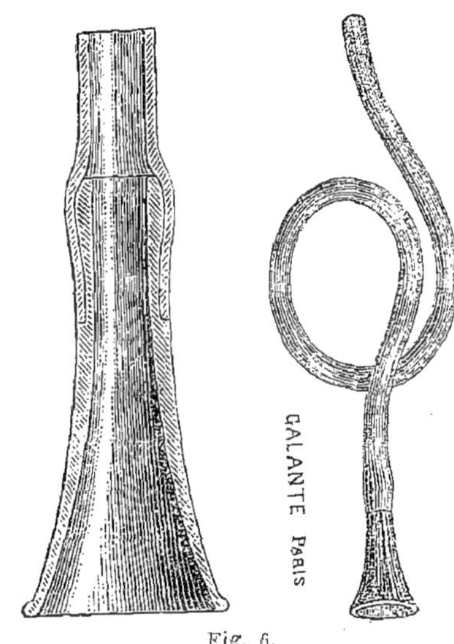

Fig. 6.

J'ai fait construire bien des embouts en ivoire de différentes formes, en ayant soin de leur faire envelopper le tube, pour ne pas le rétrécir, et de leur faire un léger rebord, pour leur donner de l'adhérence; j'ai dû y renoncer. Jamais l'adaptation n'est aussi bonne qu'avec le tube de caoutchouc.

On remarquera que, dans cet instrument, les ondes sonores ne rencontrent aucun obstacle et se meuvent dans un tube à parois parallèles ayant 6 millimètres de diamètre depuis le pavillon objectif jusqu'au tympan de l'observateur.

C'est là une observation à laquelle n'ont pas pris garde ceux

(1) Numéro 8 de l'échelle de Galante.

qui ont copié mon modèle de stéthoscope et ont fait des instruments sans valeur acoustique.

En somme, cet instrument est facile à mettre dans la poche et offre des qualités précieuses pour l'examen clinique :

1° Il évite au médecin et au malade de prendre une position vicieuse, incommode ou fatigante. Le médecin peut donc mettre à l'auscultation tout le temps nécessaire pour que les caractères du bruit qu'il ausculte deviennent nets et qu'il puisse les retenir, comme le rythme d'une mélodie musicale. Le médecin peut être debout, légèrement penché ou assis, sans se congestionner la tête ni se fatiguer les reins ;

2° La souplesse du caoutchouc permet, sans se déranger, de déplacer le pavillon et d'explorer toute la région cardiaque centimètre par centimètre, par conséquent d'examiner les bruits pathologiques dans toute leur étendue et de déterminer quelle topographie ils occupent et dans quel point ils ont soit leur maximum d'intensité, soit leur maximum de netteté ;

3° L'instrument n'altère en aucune manière le timbre du bruit.

On voit donc qu'on peut, dans ces conditions, déterminer, de la manière la plus favorable, la topographie, le temps et le timbre des bruits pathologiques. Mais ce n'est pas tout : si, pour la recherche des bruits, cet instrument est de beaucoup supérieur aux stéthoscopes rigides, il offre, pour les démonstrations cliniques, des avantages incomparables.

Lorsque j'ai, par une recherche attentive, déterminé quel est le point exact où un bruit morbide offre des caractères pathognomiques, je n'ai qu'à fixer avec la main le pavillon et laisser le tube libre. Chacun des élèves ou des confrères présents n'a qu'à prendre le tube et à le fixer dans son oreille, pour écouter exactement le même bruit que j'ai entendu moi-même, et, si l'un d'eux prétend que l'un des caractères du bruit a disparu, je puis m'assurer, en prenant le tube, de la réalité du fait ; si c'est une erreur, je m'en assure également et je la rectifie en faisant écouter l'élève de nouveau.

Dans ces conditions, je suis donc sûr que tous les auditeurs partent d'un point : l'identité d'observation, point de départ nécessaire pour arriver plus tard à l'identité d'interprétation.

Tous ces avantages, qui existent pour l'auscultation du cœur, sont bien plus marqués lorsqu'il s'agit de l'auscultation des vaisseaux et de ceux du cou en particulier. Le stéthoscope flexible permet de regarder où l'on met le pavillon pendant l'auscultation. Il permet surtout de poser le stéthoscope légèrement, pour ne pas déformer les vaisseaux, au lieu de leur faire supporter le poids de la tête, comme cela a lieu ordinairement, et de les rétrécir par la pression de l'un des bords du stéthoscope. Enfin, un dernier avantage du stéthoscope flexible est de permettre de faire, d'une manière réelle, l'auscultation *localisée* de la poitrine des nourrissons. Il suffit de mettre l'enfant au sein, pour pouvoir, sans l'effrayer, sans le déranger et sans prendre une position gênante pour lui ou pour soi, ausculter de point en point tout l'appareil pulmonaire et cardiaque.

Mais ce n'est pas tout : en appliquant au stéthoscope rigide ou au pavillon d'ivoire du stéthoscope flexible un ajutage à bifurcation, muni de deux tubes de caoutchouc, on peut pratiquer l'auscultation biauriculaire. Ici apparaît un phénomène nouveau et que j'ai été le premier à constater, c'est que l'audition des deux oreilles ne donne pas seulement le double des bruits perçus par une oreille, mais bien davantage. Il y a une association des deux oreilles dans l'audition biauriculaire, comme il y en a une dans la vision binoculaire; de là résulte une intensité considérable du son.

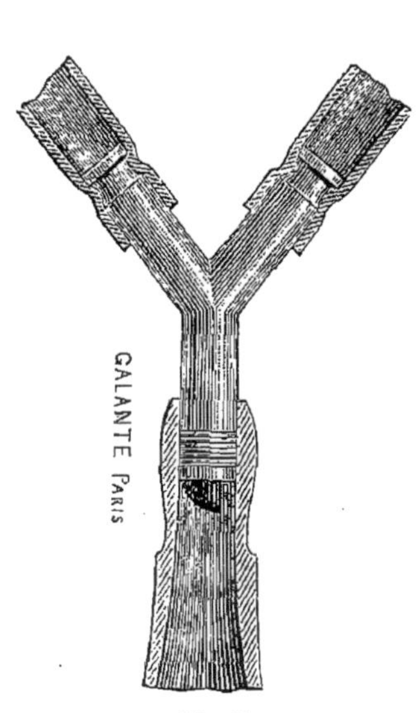

(Fig. 7.

C'est pour utiliser cette association des deux oreilles que j'ai inventé des cornets acoustiques biauriculaires, qui ont sur les anciens cornets monoauriculaires non seulement l'avantage d'utiliser les deux oreilles, mais de faire que, par l'association des deux oreilles, chacune d'elles gagne considérablement. Il se fait ici, par l'association des deux oreilles, quelque chose d'analogue à ce que fait la vision binoculaire, phénomène utilisé dans le stéréoscope (1).

Le stéthoscope biauriculaire a encore d'autres avantages : il

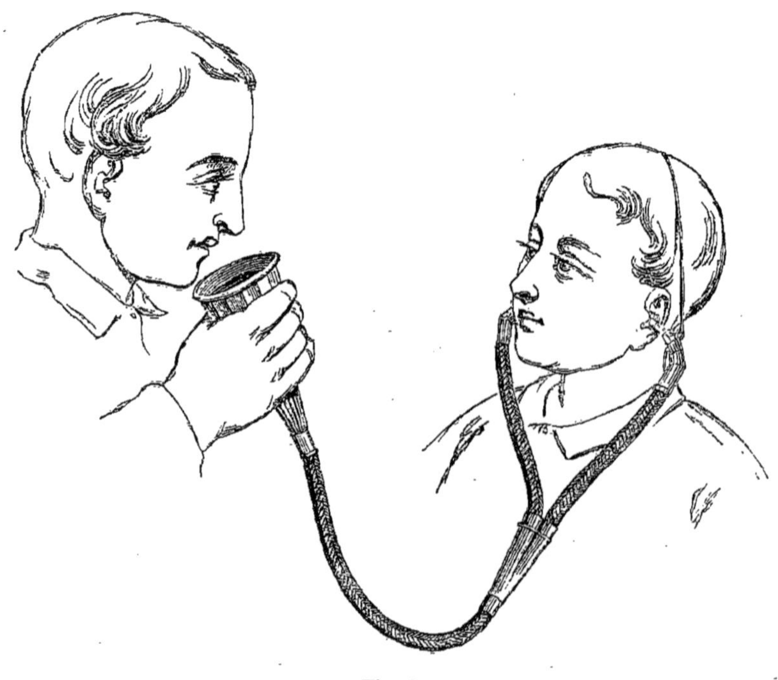

Fig. 8.

permet d'ausculter à deux ou plusieurs à la fois, et alors force bien les auditeurs à convenir d'un fait : c'est qu'ils doivent tous

(1) C. Paul, Présentation de cornets acoustiques biauriculaires (*Bulletins et Mémoires de la Société de thérapeutique*, 1874, p. 51).

J'ai communiqué ces recherches sur l'audition biauriculaire à M. Berthon, ingénieur de la Compagnie des téléphones, et il l'a appliquée à cet instrument. On a pu constater par les nombreuses auditions téléphoniques biauriculaires à l'Exposition d'électricité que, si les deux téléphones ont deux conducteurs séparés et correspondants à deux microphones, on a par cette audition biauriculaire l'*orientation*, c'est-à-dire qu'on peut se rendre compte du côté d'où vient le son, et si le corps qui fournit le son se déplace de droite à gauche ou inversement. Mais on n'a aucune idée de la distance. Le téléphone donne la sensation du rapprochement apparent du corps bruyant, tout comme la lunette de Galilée rapproche en apparence l'objet qu'on regarde. La marine a utilisé cette orientation par l'audition biauriculaire dans des appareils spéciaux.

entendre la même chose. Ce stéthoscope permet ainsi de faire cesser les discussions sur certaines constatations de fait, et, sous ce rapport, il rend quelquefois des services (1).

Enfin, un dernier avantage du stéthoscope flexible est de pouvoir ausculter les animaux, et cette auscultation, par ces instruments, est devenue si facile, que c'est souvent le meilleur moyen pour leur compter le pouls.

Au mois de novembre 1875, je suis allé en faire la démonstration, à l'Ecole d'Alfort, devant M. le professeur Trasbot et un certain nombre d'élèves. J'ai pu montrer avec quelle facilité on pouvait ausculter les chevaux, les vaches, les moutons, les chiens, les cobayes, les volatiles, etc. ; pour les chevaux, en particulier, j'ai pu montrer qu'on peut très bien, sans se baisser, les ausculter, le chapeau sur la tête et les mains dans les poches. Il suffit de faire lever le pied gauche antérieur du cheval et de porter ce pied en avant, en fléchissant le genou, pour que l'épaule se porte elle-même en avant et que le cœur se dégage. Le cornet du stéthoscope s'applique très bien sur le cœur du cheval, et, si le tube de l'instrument est assez long, on peut ausculter debout. J'avais pris, pour cette expérience, le tube acoustique biauriculaire figuré plus haut. Autrefois, quand on voulait ausculter, sans stéthoscope ou même avec un stéthoscope rigide, la position de l'observateur était si gênée, que l'on avait renoncé à cette exploration.

Les affections du cœur sont si fréquentes sur le cheval, que, sur les quatre premiers chevaux que nous avons auscultés, deux d'entre eux présentaient des dédoublements : l'un du premier, l'autre du second bruit du cœur.

Depuis que MM. Trasbot, Nocard, Weber et d'autres ont bien voulu se servir de mes instruments, la pratique de l'auscultation du cœur des animaux, et particulièrement du cheval, est devenue journalière, et ces messieurs ont pu en retirer des avantages pré-

(1) Ce n'est pas la première fois qu'on a essayé de faire un stéthoscope à plusieurs auditeurs simultanés. Landouzy père en avait fait un, en 1841, avec des tubes de bois articulés (les tubes en caoutchouc n'existaient pas encore à cette époque); il a dû y renoncer. Voyez Landouzy, *Mémoire sur les procédés de l'auscultation et sur un nouveau stéthoscope applicable aux études cliniques*. Reims, 1841.

cieux, tant pour la clinique que pour la médecine légale, en ce qui concerne le cheval. L'appréciation de l'auscultation du cœur ne pouvant être faite par les maquignons, les vétérinaires peuvent seuls prononcer si le cheval est atteint d'une affection du cœur (1).

J'ajouterai, à ce que je viens de dire, que j'ai fait construire également un stéthoscope différentiel, analogue à celui de Marsh, de Cincinnati, mais que je l'ai abandonné depuis que j'ai pu construire des stéthoscopes adhérents, qui sont infiniment supérieurs.

Je dois dire un mot des nombreuses expériences que j'ai faites sur la transfusion des bruits du cœur par des instruments nouveaux : je veux parler du logophore, du téléphone et du microphone.

1° Le logophore, ou téléphone à ficelle, transmet très bien certains bruits du cœur, sans en altérer le timbre, mais à une condition, c'est qu'on ajoute à l'embout récepteur un stéthoscope biauriculaire. Avec cet appareil, j'ai fait entendre très distinctement, à tous ceux qui sont venus dans mon service, des bruits de souffle cardiaques et aortiques au bout d'une ficelle de $8^m,50$ de longueur. C'est une expérience que tout le monde

(1) M. Pollard, ingénieur des constructions navales, ayant eu connaissance de mon stéthoscope biauriculaire, a pensé à l'appliquer à la transmission des commandements sur les navires, où le bruit de la machine et de l'artillerie rend quelquefois ces communications difficiles. Voici la note que j'ai reçue de M. Pollard :

« Amélioration des porte-voix du cuirassé *le Richelieu*, vaisseau amiral de l'escadre de la Méditerranée, par M. l'ingénieur Pollard.

« Il y avait à bord du *Richelieu* plusieurs porte-voix défectueux, les uns à cause de leur extrême longueur, les autres à cause du bruit de la machine. Je les ai améliorés et rendus extrêmement sûrs en leur appliquant le stéthoscope biauriculaire du docteur Constantin Paul. Les mécaniciens ont construit des petits modèles très grossiers et fonctionnant parfaitement. Les uns sont terminés par une embouchure s'emboîtant dans le porte-voix et qu'on retire pour parler, les autres ont un petit prolongement descendant de 5 à 6 centimètres dans le porte-voix, et laissant autour un espace libre pour parler sans retirer l'appareil. On ne peut dans une machine faire assez de bruit, en grattant et en frappant des tôles de parquet, pour empêcher d'entendre avec le numéro 1. Dans la plupart des cas où la faiblesse vient de la longueur, le numéro 2 suffit.

« (Signé) POLLARD. Pour copie conforme, E. SELLERON.

« Mars 1879. »

peut répéter, mais qui n'offre aucun résultat pour la pratique.

2° Le téléphone qui porte le nom de *Bell* ne transmet nullement les bruits du cœur de manière à les faire reconnaître, même quand on ajoute une pile dans le circuit et qu'on reçoit les bruits transmis dans deux téléphones accouplés pour profiter de l'intensité de l'audition biauriculaire.

3° Le microphone de Hughes, qui est si sensible, ne transmet pas les bruits du cœur directement; mais, si l'on se sert d'un microphone à membrane, c'est-à-dire muni d'une sorte de tympan, et qu'on apporte à ce tympan les bruits du cœur transmis par un stéthoscope flexible, on peut recevoir dans un téléphone les bruits du cœur ou de l'aorte. Malheureusement, ces bruits prennent alors, par la vibration du jeton métallique contenu dans le téléphone, un timbre égophonique qui les dénature complètement.

Il est donc possible, au moyen du microphone et du téléphone associés au stéthoscope flexible, de faire parcourir aux bruits cardiaques tout le trajet d'un télégraphe; mais, à leur arrivée, les bruits sont tellement dénaturés, que l'auscultation et l'appréciation en sont impossibles. L'expérience n'a donc qu'un intérêt purement physique, et, à ce point de vue, elle réussit; mais, au point de vue clinique, elle est sans valeur.

Dans ces derniers temps, j'ai pu faire faire un progrès considérable au stéthoscope flexible. J'avais cherché, depuis bien longtemps, à munir le stéthoscope flexible d'une caisse de renforcement ou d'un résonnateur, sans avoir pu y arriver, lorsque le hasard me l'a fait trouver, sans que je m'y attendisse. Un médecin de Genève, le docteur Roussel, est venu montrer à la Société de thérapeutique (séance du 23 mars 1881) un appareil à transfusion du sang qui présentait, entre autres dispositions intéressantes, une ventouse annulaire destinée à fixer l'appareil sur le bras du malade qui fournit le sang. J'ai eu l'idée d'appliquer cette ventouse annulaire au pavillon du stéthoscope flexible, et j'ai fait construire, par M. Galante, un nouvel instrument, qui est figuré ici, sauf la poire destinée à faire le vide, qui sera représentée plus loin.

Il suffit de presser la poire pour que la ventouse adhère à la poitrine et que le stéthoscope soit fixé automatiquement. L'adhérence est assez grande pour supporter non seulement le poids de l'instrument, mais encore celui de la poire destinée à faire le vide.

Ce nouvel instrument, indépendamment de son adhérence et de la facilité qu'il donne à l'observateur, est doué de propriétés acoustiques tout à fait exceptionnelles. L'adaptation exacte du pavillon sur les tissus, l'immobilité relative qui en résulte, et la cavité qui l'entoure, font que les vibrations sont beaucoup plus nettes. La cavité de la ventouse fait caisse de renforcement

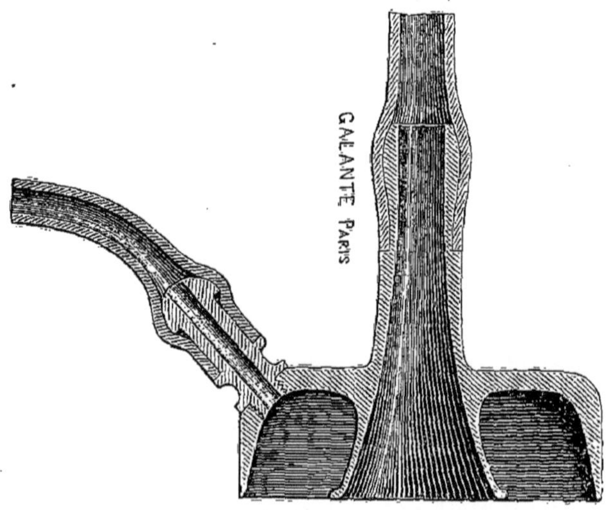

Fig. 9.

et les doigts de l'observateur ne sont plus là pour éteindre les vibrations, comme ils éteignent celles d'un verre à boire.

La ventouse circulaire a encore un autre effet. Le vide de la ventouse, ne transmettant pas les vibrations placées au-dessous, la ventouse annulaire fait, autour du stéthoscope, l'effet de l'iris autour de la pupille. Elle ne laisse pas passer les ondes sonores voisines qui viendraient troubler les ondes sonores qu'on écoute. Cette sorte d'appareil isolant dégage le son qu'on écoute d'une manière frappante. C'est une remarque qu'ont faite aussitôt ceux qui ont essayé cet instrument.

Ainsi donc, avec cet instrument une fois placé au lieu d'élection, les ondes sonores sont transmises par le stéthoscope fixé à la poitrine d'une manière intime et stable. Elles pénètrent dans le cornet du stéthoscope, qu'elles font vibrer avec sa caisse de renforcement, sans que des doigts viennent arrêter ces vibrations. La ventouse éteint les ondes voisines. Les ondes sonores arrivent enfin aux oreilles, avec le bénéfice de l'audition biauri-

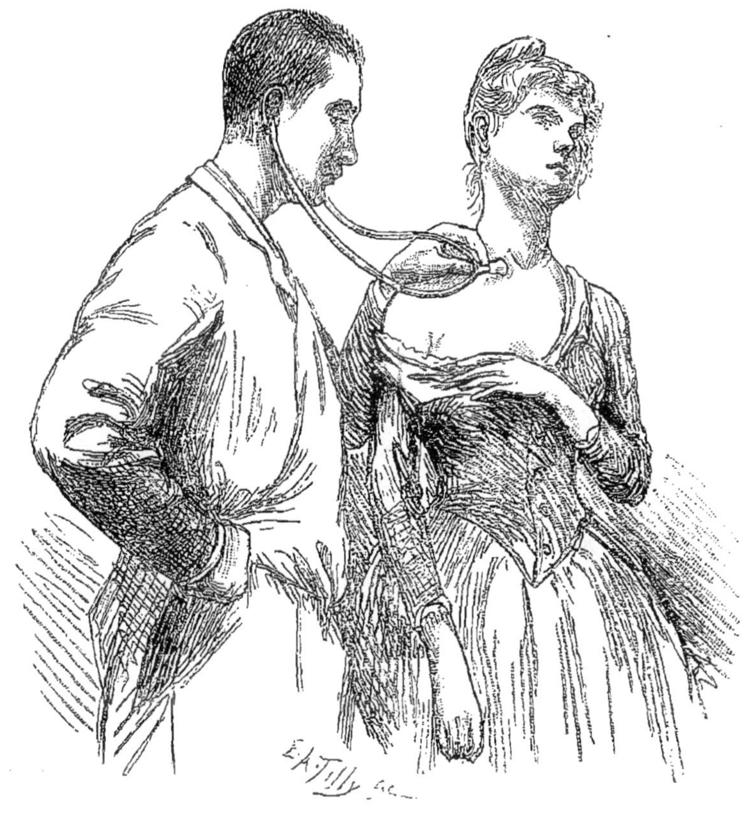

Fig. 10.

culaire, chez un auditeur isolé par cela même des autres bruits voisins. Toutes ces conditions réalisées ont fait du stéthoscope actuel un instrument complet.

Le son se dégage avec une netteté et une intensité bien supérieures à ce que donne l'oreille appliquée sur la peau ou munie d'un stéthoscope rigide ou même flexible. C'est là un avantage évident, qui a frappé tous ceux auxquels ces instruments ont été soumis.

Avec cet instrument, la possibilité de faire passer le stéthoscope de main en main ou plutôt d'oreille en oreille est des plus faciles. Si l'on vient à y fixer, comme au stéthoscope flexible ordinaire, un tube double, l'auscultation biauriculaire donne aux bruits du cœur une intensité incroyable, inconnue jusque-là dans l'auscultation du cœur et des vaisseaux.

Le tube double permet également de faire écouter deux audi-

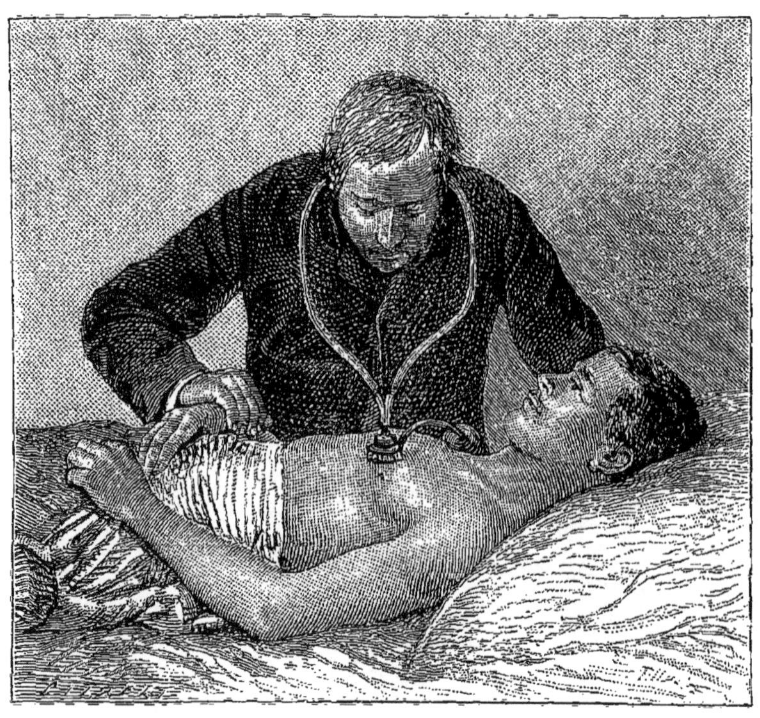

Fig. 11. — Stéthoscope adhérent avec caisse de renforcement, disposé pour l'auscultation biauriculaire.

teurs ou même quatre, en mettant à chacun des tubes un ajutage bifurqué. On peut même faire faire par deux personnes l'audition biauriculaire, ou bien encore l'auscultation biauriculaire par une personne pendant que deux autres font en même temps l'auscultation monoauriculaire.

Mais l'auscultation différentielle, qui était à peine exécutable avec les appareils ordinaires, devient au contraire des plus simples avec les stéthoscopes adhérents. Supposons, par exemple, un malade atteint de rétrécissement de l'orifice de l'aorte, avec insuffisance de valvules. Il se produit deux bruits pathologiques : le premier, systolique, ascendant et rude, a son maximum dans le deuxième espace intercostal droit, près du sternum ; le second, postsystolique, descendant et doux, a son maximum dans le quatrième espace intercostal droit, près du sternum, parce que l'affection n'est pas très ancienne. Je place un pavillon adhérent au niveau du siège maximum du premier bruit dans le deuxième espace intercostal, et un second pavillon adhérant au niveau du maximum du deuxième bruit dans le quatrième espace, et je réunis les deux tubes par un ajutage bifurqué à un tube unique. Ces deux bruits viennent, l'un après l'autre, se faire entendre dans le même tube et dans une seule oreille.

J'ai rendu témoins de ce fait plusieurs de mes collègues de l'Académie, dans la séance où j'ai présenté ces instruments (3 mai 1881).

Enfin, à ce tube récepteur de deux foyers, on peut adapter des divisions dichotomiques et réaliser les différentes combinaisons auscultatives représentées dans la planche ci-contre.

Je ne doute pas que ces nouveaux instruments, qui m'ont déjà permis de localiser plus exactement certains bruits pathologiques, par exemple le bruit du souffle anémique dans l'artère pulmonaire, ne permettent de jeter des lumières nouvelles sur les résultats de l'auscultation du cœur et surtout sur leur diffusion par l'enseignement.

Bruits du cœur normaux. — Quand on pratique l'auscultation du cœur d'un homme sain, on entend deux bruits successifs : le premier est sourd, assez grave, profond ; le second est plus clair, plus aigu, plus bref, plus superficiel ; il ressemble au claquement que forme une membrane qui se tend. Le point où le premier bruit s'entend le mieux, et cette localisation se fait surtout avec le stéthoscope, se trouve à la pointe du cœur. Le point où s'entend le mieux le second bruit se trouve dans le second espace intercostal, près du sternum, et surtout à gauche du sternum. Cela tient à ce que l'artère pulmonaire est plus superficielle que l'aorte et se trouve plus rapprochée du bord gauche du sternum que du bord droit. L'intervalle qui sépare le premier bruit du second se nomme *petit silence ;* celui qui sépare le se-

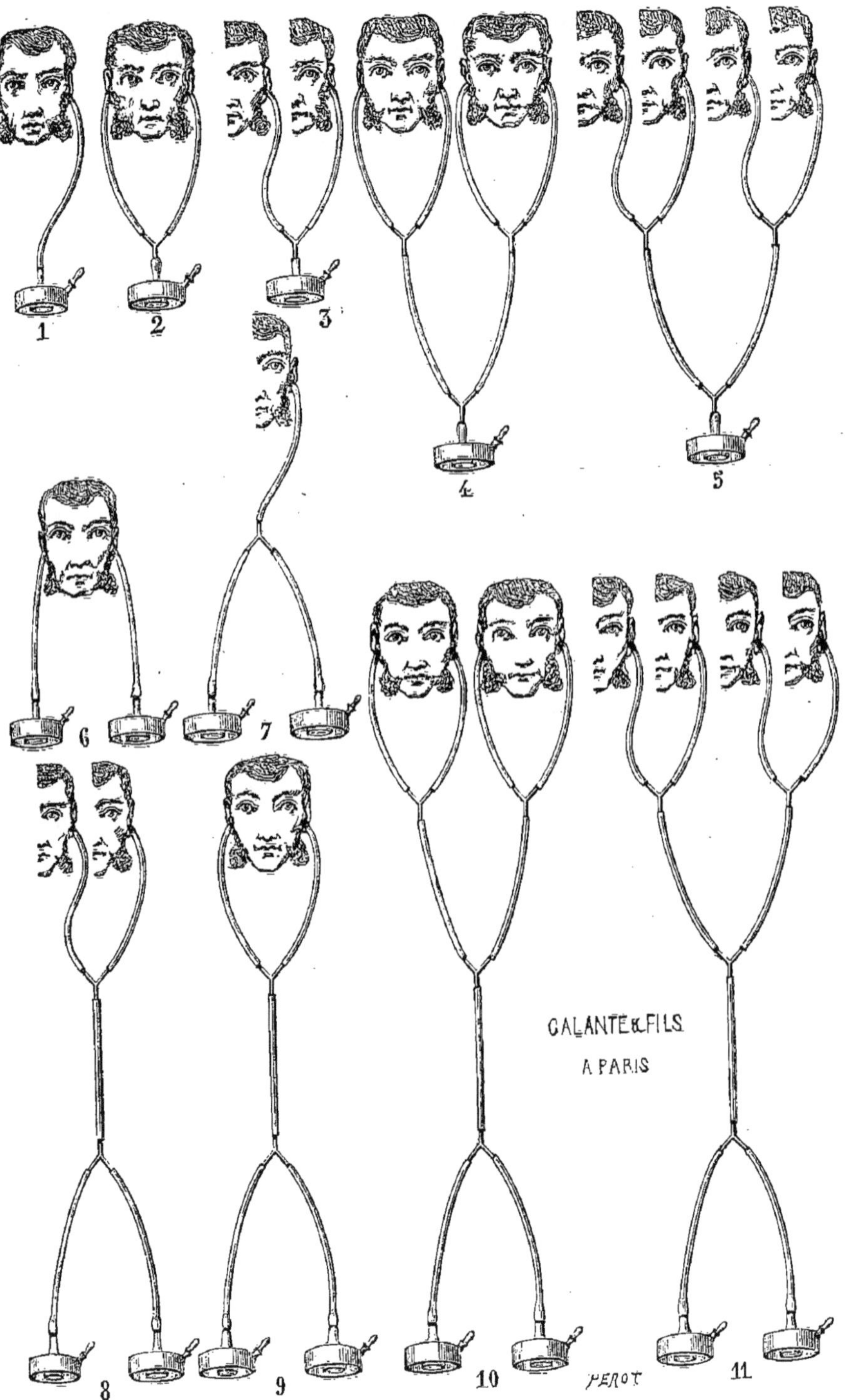

Fig. 12.

cond bruit du premier, en suivant le rythme, se nomme *grand silence*. Nous verrons plus tard quelle est la durée de chacun de ces bruits et de ces silences.

Le premier bruit paraît être la somme des bruits produits par les phénomènes suivants :

Contraction du muscle cardiaque [Laennec (1), Ludwig et Dogiel (1868), Wintrich (1873)] ;

Choc du cœur contre la paroi (Magendie, Skoda (1839), Comité de Londres, Chauveau, Faivre, Marey) ;

Vibration du sang (Gendrin) ;

Frottement du sang contre les parois et les orifices (Comité de Dublin, Pigeaux) ;

Tension des valvules auriculaires [Hope, Rouanet (1832), Williams (1835), Skoda, Comité de Philadelphie, Chauveau, Faivre, Marey, Wintrich (1873)] ;

Abaissement des valvules sigmoïdes (Bouillaud).

Le deuxième bruit parait dû au **redressement brusque des valvules sigmoïdes**. Cette théorie est adoptée par tout le monde (Hope, Rouanet d'abord (1832), les autres ensuite).

(1) Laennec, *Auscultation médiate*, 1819.

CHAPITRE V

EXPLORATION DES MOUVEMENTS DU CŒUR PAR LES APPAREILS AUTOMATIQUES.

Pour mieux apprécier les mouvements du cœur sur les malades, on s'est servi et l'on se sert encore de petits leviers simples. On fixe sur un point mobile de la poitrine un petit levier de papier ou de plume d'oie. J'ai essayé dans ces derniers temps un petit appareil, emprunté à l'horlogerie et qui m'a été gracieusement prêté par M. Redier; il consiste dans une petite plaque mobile dont les déplacements sont grandis vingt fois par une roue et indiqués par une aiguille.

On peut encore employer le mode d'Upham (de Boston), qui transmet le mouvement de la pointe du cœur et de l'aorte à une sonnerie électrique. J'ai répété cette expérience; mais elle ne donne, comme résultat, que le nombre des pulsations, elle n'indique pas même leur durée avec précision et ne donne aucune indication sur leurs autres caractères.

Un autre appareil, plus utilisable, est celui du docteur Scott Alison, qu'il nomme le *sphygmoscope;* il consiste en deux petits manomètres remplis de liquides colorés et auxquels on transmet le choc de la pointe du cœur ou d'un autre vaisseau, pour en examiner soit le synchronisme, soit la succession. Avec les nouveaux stéthoscopes adhérents, cette expérience est devenue très facile, puisqu'il suffit d'appliquer les tubes de caoutchouc de ces stéthoscopes aux tubes de verre des manomètres.

Un autre moyen, qui peut encore s'employer, consiste à implanter, dans le cœur ou les anévrysmes, des aiguilles fines. Ce procédé a été employé, en physiologie expérimentale, sur les animaux, par Jung (de Bâle) en 1836, puis par bien d'autres.

Einbrodt (de Vienne) a mis ces aiguilles en rapport avec des appareils graphiques.

J'ai pu enfoncer ainsi, dans des anévrysmes, des aiguilles à acupuncture japonaises, qui sont très fines, sans aucun inconvénient et même avec avantage, comme je le dirai en parlant du traitement des anévrysmes ; mais je n'ai pas osé en implanter dans le cœur, par crainte d'une syncope. Je crois pourtant que, sur un cœur normal, cette opération, conduite avec prudence, n'aurait aucun résultat fâcheux.

Mais tous ces procédés ne sont rien auprès de la précision et des lumières qu'ont apportées les appareils enregistreurs ou graphiques de M. Marey.

Je renverrai naturellement à ses ouvrages (1) pour tous les détails de physiologie, ainsi qu'aux volumes intitulés : *Travaux du laboratoire de M. Marey*. Je veux seulement, pour ce chapitre comme pour tous les autres, rappeler les points de repère physiologiques qui servent de base à la clinique.

Il faut donc remettre sous les yeux du lecteur le tracé fourni par la contraction du ventricule et de l'oreillette. Le tracé, ici, est celui de l'oreillette droite ; mais, comme on sait par l'expérience que le tracé des deux ventricules est sensiblement identique, un seul schéma pourra permettre de se rendre compte de la succession et de la durée de chacun des mouvements du cœur.

Le tracé comprenant plusieurs révolutions consécutives, le rythme normal se trouve ainsi représenté :

La figure 12 représente les tracés de l'oreillette droite (n° 1), du ventricule droit (n° 2) et de la pulsation cardiaque (n° 3), pris simultanément pendant quatre révolutions complètes du cœur, avec une échelle qui permet de mesurer en fractions de seconde la durée des moindres mouvements de l'organe. Au fur et à mesure que les ondulations de ces tracés sont expliquées, elles sont marquées au trait plein, au lieu de l'être au trait ponctué.

Nous aurons plus d'une fois recours à ce tracé fondamental

(1) Marey, *Physiologie médicale de la circulation du sang*, 1863. — *La circulation du sang à l'état physiologique et dans les maladies*, Paris, G. Masson, 1881.

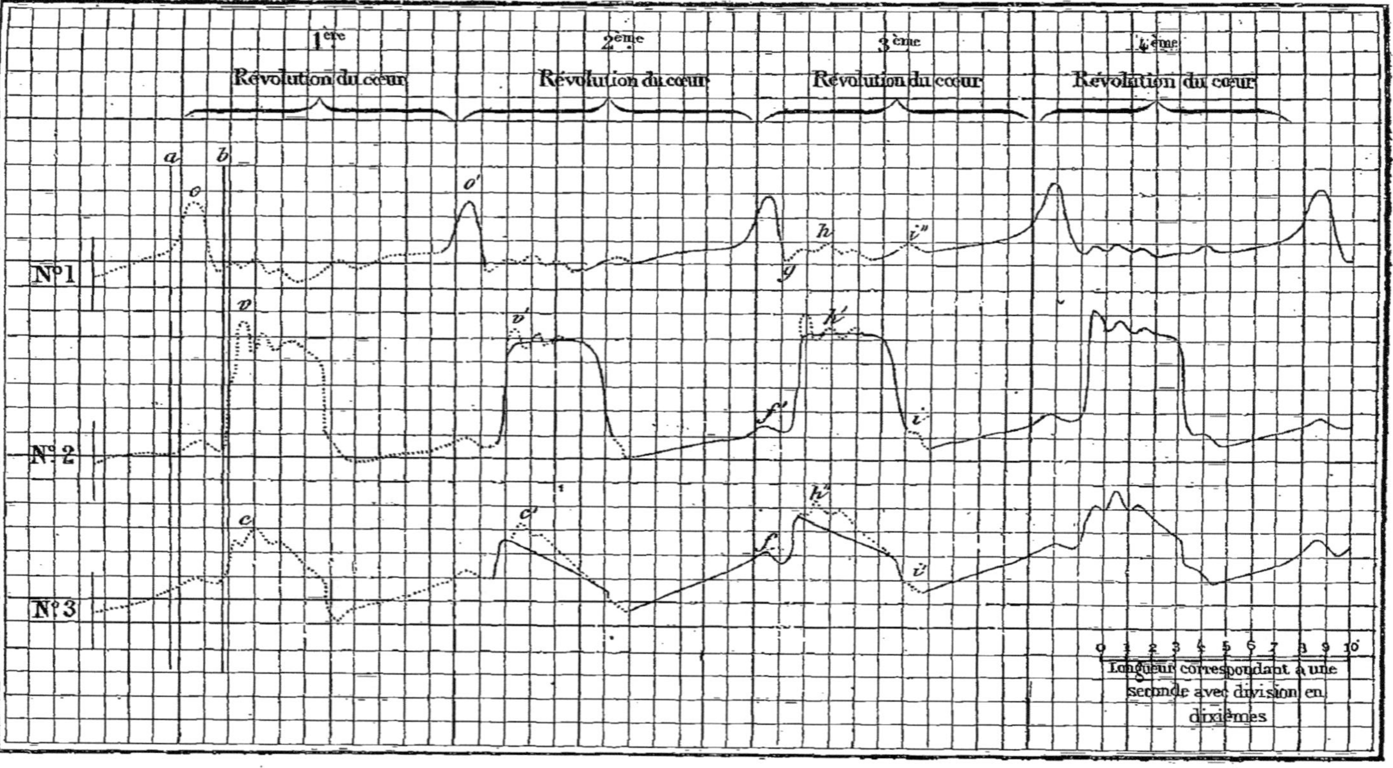

Fig. 13. — Détermination de la succession des divers mouvements du cœur. Caractères et rapports des mouvements auriculaires et ventriculaires et de la pulsation cardiaque.

pour l'interprétation des différents actes qui s'accomplissent pendant une révolution cardiaque. Bornons-nous pour le moment à calculer la durée de chacun d'eux. On savait déjà que, le pouls battant environ soixante fois par minute, une révolution cardiaque durait environ une seconde. Ici l'emploi de l'appareil enregistreur permet de décomposer avec une précision mathématique les différentes parties de cette seconde.

Le tracé en question, divisé en dixièmes de seconde, comprend, comme on voit, onze dixièmes de seconde ; il a donc été pris sur un cheval ayant de 54 à 55 pulsations par minute. Dans ce tracé on peut assigner à chaque acte la durée suivante :

Contraction des oreillettes.	2 dixièmes de seconde.
Systole ventriculaire.	4 —
Clôture des sigmoïdes.	1 —
Diastole	4 —

La diastole dure donc un peu moins que la systole.

La période d'auscultation des deux bruits peut donc se décomposer ainsi :

Le premier bruit dure.	3 dixièmes de seconde.
Le petit silence.	2 —
Le claquement sigmoïde.	1 —
Le grand silence	5 —

La totalité d'une révolution cardiaque étant de onze dixièmes de seconde, le premier bruit commence avec le début de la systole ventriculaire, dure pendant une partie de la systole, et le second bruit a lieu au moment de la fermeture des sigmoïdes et du ressaut donné par l'entrée du sang dans le ventricule, qui cesse de se contracter.

Il suit de là que le tracé schématique et l'auscultation ne font pas commencer la révolution cardiaque au même moment. La contraction des oreillettes ne produisant pas de bruit appréciable à l'oreille, le premier bruit ne commence qu'avec la systole ventriculaire, qui comprend le premier bruit et le petit silence, puis vient le second bruit et enfin le grand silence, qui comprend non seulement la diastole, mais encore le temps de contraction des oreillettes, pour se terminer au moment où commencera la contraction ventriculaire suivante.

Cette mesure de la durée d'une révolution cardiaque n'est pas absolue, elle n'est que relative; mais l'appareil de Marey lui donne une approximation et une précision que n'ont pas données les autres méthodes.

On conçoit combien il est difficile de prendre cette mesure sur l'homme. Supposons un homme dont le pouls bat soixante fois par minute, la révolution totale du cœur sera d'une seconde Or, le tracé de Marey nous montre que l'espace qui s'écoule du

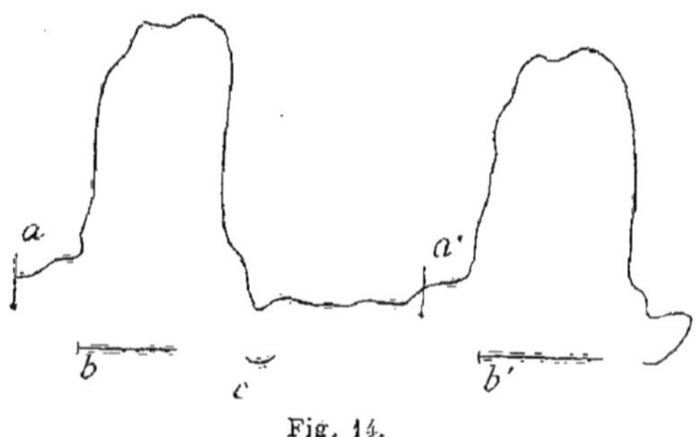

Fig. 14.

commencement du premier bruit à la fin du second étant de cinq dixièmes de seconde, le grand silence dure six dixièmes de seconde. Mais si cette période est de cinq dixièmes de seconde pour un pouls qui bat 54 fois par minute, elle n'est plus que de quatre dixièmes et demi de seconde pour un cœur qui bat 60 fois par minute.

Volkmann (1) avait essayé de mesurer ces deux intervalles avec une sorte de métronome formé de deux pendules battant la demi-seconde, et qu'on modifiait pour obtenir un rythme synchrone. Il avait trouvé que la systole ventriculaire et le grand silence étaient égaux en durée; on voit qu'il approchait de la vérité, puisque le cardiographe donne le rapport de 5 à 6.

Hayden (2) était plus près de la vérité en disant que l'observation à la montre lui indiquait que la systole ventriculaire était un peu plus courte que le grand silence.

(1) Volkmann, *Zeitsch. f. rat. Med.*, III, p. 321, 1845; *Hoëmodynamik*, p. 177. Leipzig, 185.

(2) Hayden, *Dublin Quarterl. Journ. of Med. Sc.*, XL, p. 456, 1865.

Les recherches de Donders (1) donnent encore un chiffre analogue : la durée de la systole est de 40,6 à 45,6 pour 100 de la durée d'une révolution totale, c'est-à-dire que la systole est au grand silence dans le rapport de 4,5 à 5,6.

Landois (2) a donné des chiffres analogues, obtenus par le polygraphe de Marey.

Chapman (3) a essayé de mesurer les variations de durée de la systole et de la diastole dans des conditions variées. Il a pris ses mesures avec le cardiographe de Burdon-Sanderson, qui est, comme celui de Marey, un instrument enregistreur. Il a consigné ses résultats dans le tableau suivant :

	Pouls.	Systole.	Diastole.
Au repos.	68	0″,33	0″,30
Après un long exercice. . . .	115	0 ,22	0 ,54
Dans l'étuve à 140° Fahrenheit (60° centig.).	62	0 ,33	0 ,64
Pendant la douche froide. . .	57	0 ,35	0 ,70

Travail du cœur. — Robert Mayer (1845) (4) a le premier cherché à évaluer rationnellement la somme de travail exécutée par le cœur de l'homme considéré comme moteur. Le ventricule gauche lance à chaque systole une ondée sanguine d'environ 180 grammes (1/400ᵉ du poids du corps, Volkmann, 1850) sous une pression de 250 millimètres de mercure, qui équivaut à 3ᵐ,21 de sang. Le ventricule gauche serait donc capable à chaque systole de soulever 180 grammes de sang à la hauteur de 3ᵐ,21, c'est-à-dire d'exécuter un travail représenté par 578 grammètres (on peut sans grande erreur faire abstraction de la vitesse du sang). En admettant 72 pulsations par minute, on arrive au chiffre d'environ 60 000 kilogrammètres comme représentant le travail du ventricule gauche en vingt-quatre heures. En évaluant le travail du ventricule droit au quart de cette valeur, c'est-à-dire à 15 000 kilogrammètres, le travail total du cœur serait représenté par 75 000 kilogrammètres,

(1) Donders, *Nederl. Archiv voor Genees en Naturk.*, II, p. 184, 1865.
(2) Landois, *Graph. Unters. über d. Herzschlag*, p. 55, 1876.
(3) Paul Chapmann, *On the duration of the ventricular systole in man.*
(4) R. Mayer, *Die organische Bewegung*, Heilbronn, 1845.

c'est-à-dire un peu moins du quart de la somme d'efforts déployée par un homme adulte dans une journée de huit heures de travail. (Frédéricq, *Éléments de physiologie humaine*, 1883.)

Rappelons en dernier lieu que le pouls bat, chez le fœtus à terme, de 112 à 160 ; moyenne, 135 à 140.

Chez l'enfant nouveau-né, le pouls bat de 88 à 163 pulsations ; moyenne : 130 pour les garçons, 140 pour les filles.

Chez l'homme adulte, la moyenne est de 71 à 72 ; elle s'abaisse souvent, chez le vieillard, jusqu'à 56 pulsations.

Voici comment ce nombre varie avec l'âge, d'après Quételet (1835) :

Age.	Pulsations par minute.	Age.	Pulsations par minute.
1 an.	120 à 130	10 à 15 ans.	78
2 ans.	105	15 à 20 ans.	70
3 ans.	100	20 à 25 ans.	70
4 ans.	97	25 à 50 ans.	70
5 ans.	94 à 90	60 ans.	74
10 ans.	90	80 ans.	79
		80 à 90 ans.	80

On sait, du reste, qu'à l'état physiologique ce nombre varie constamment avec le mode de station, l'état de repos ou de travail, la digestion, les émotions, les sensations douloureuses, l'élévation de la température, etc. (Voir plus loin le chapitre *Palpitations.*)

Je ne donne pas ici plus de détails sur ce chapitre, attendu qu'il y faudra revenir constamment dans l'appréciation des différents états pathologiques.

CHAPITRE VI

DES MUSCLES ET NERFS DU CŒUR. — DE L'INFLUENCE DU SYSTÈME NERVEUX SUR LE RYTHME CARDIAQUE.

Je n'ai pas l'intention de décrire ici les muscles du cœur, je renvoie pour cela aux traités d'anatomie. Je ne rappellerai que ce qui est nécessaire à l'intelligence de la pathologie et de la thérapeutique.

Le cœur est formé par un muscle compris entre deux séreuses, endocarde et péricarde. Il représente, avec un développement considérable, la couche musculaire des artères. Mais, au lieu de se composer, comme ces vaisseaux, de fibres lisses, le cœur est formé par des fibres musculaires, striées comme les muscles soumis à la volonté. Cependant le muscle cardiaque, qui n'est pas soumis à la volonté, diffère anatomiquement des autres muscles striés. On n'y trouve plus la disposition en faisceaux parallèles et isolés des muscles volontaires, mais, au contraire, des anastomoses très nombreuses qui en font une sorte de reticulum. Aux endroits où ces fibres se réunissent bout à bout, le microscope permet de constater une ligne de séparation nette. Cette séparation fait qu'une fibre du cœur venant à être blessée, la dégénérescence traumatique ne franchit pas cette limite, la fibre cardiaque meurt isolément. Mais elle ne vit pas isolément et la contraction musculaire se transmet d'une fibre à l'autre, si bien que, selon la formule d'Engelmann, « les fibres du cœur vivent ensemble et meurent isolément ».

Le myocarde diffère donc en somme des autres muscles striés par plusieurs caractères, non seulement par les caractères anatomiques que je viens d'énumérer, mais encore parce qu'il est constamment en action. On peut voir en effet, sur le tracé de

M. Marey, que le temps de repos est presque nul par rapport au temps d'action.

Le muscle cardiaque peut donc suffire à lui seul à donner des systoles régulières autant que son état de nutrition le lui permet, c'est-à-dire aussi longtemps qu'il est traversé par du sang artériel. Un animal dont le cœur n'aurait plus de liens avec le système nerveux central pourrait donc continuer à vivre. Mais la fréquence et la rapidité de ce rythme sont réglées par les excitations centrifuges qu'amènent au cœur les filets nerveux du nerf vague et du grand sympathique. Nous allons résumer l'état actuel de la science sur cette question.

NERFS DU CŒUR.

Les nerfs du cœur proviennent de deux sources : du système cérébro-spinal et du grand sympathique ; ils se réunissent au-dessous de la crosse de l'aorte, pour former un des plexus les plus importants de l'économie : le plexus cardiaque. Puis, de ce plexus partent un grand nombre de branches qui suivent les vaisseaux, pénètrent dans les tissus du cœur et s'y terminent d'une façon toute particulière. Je suivrai donc les anatomistes modernes et, en particulier, MM. Miot (1) et Reynier (2).

A. BRANCHES AFFÉRENTES.

Les branches afférentes proviennent du système cérébro-spinal et du grand sympathique. Les branches provenant du système cérébro-spinal sont fournies par le pneumogastrique.

1° **Branches fournies par le pneumogastrique.** — Le pneumogastrique provient de la partie postérieure du bulbe ; il naît du corps restiforme (en forme de corde, de Ridley), c'est-à-dire de la partie du cordon postérieur de la moelle, qui se dirige vers le cervelet et forme le pédoncule cérébelleux inférieur.

(1) Miot, *Recherches physiologiques sur l'innervation du cœur*, Bruxelles, 1876.

(2) Reynier, *Des nerfs du cœur, anatomie et physiologie* (Thèse d'agrégation, Paris, 1880).

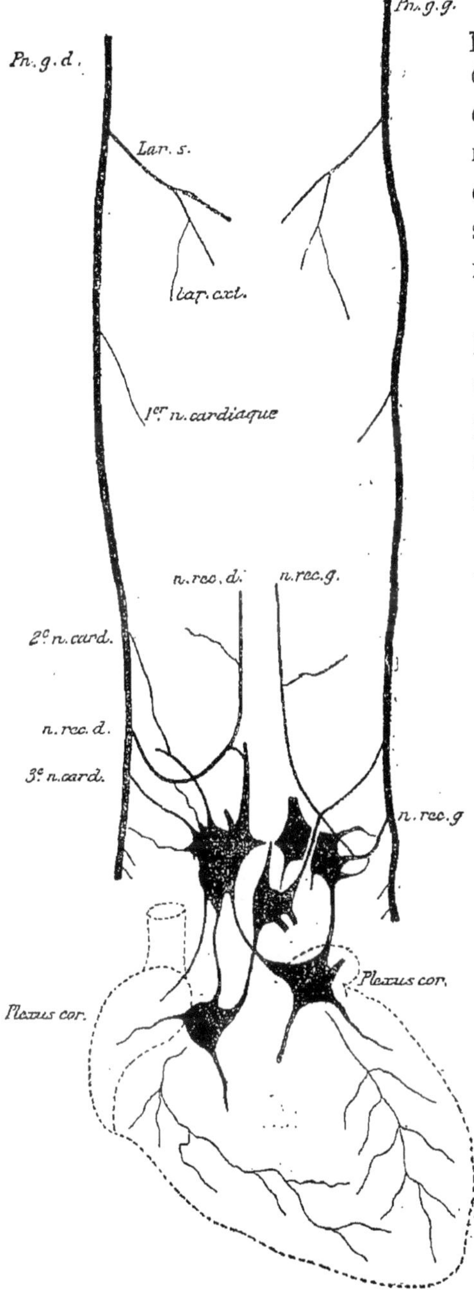

Fig. 15. (D'après Byrom Bramwell, *Diseases of the heart,* 1884.)

Le sillon d'origine du pneumogastrique est dans le domaine du cordon bulbaire postérieur, mais non pas tout à fait dans la continuation du sillon collatéral postérieur (Farabeuf).

Les racines, au nombre de six ou huit faisceaux, se rapprochent pour passer par le trou déchiré postérieur, puis forment un ganglion.

Ce ganglion s'anastomose avec le glosso-pharyngien, le facial et le grand sympathique.

Au-dessous du trou déchiré, le nerf forme le plexus gangliforme et s'anastomose avec la branche interne du spinal, le glosso-pharyngien, l'hypoglosse et le ganglion cervical du grand sympathique.

Le nerf pneumogastrique, après toutes ces anastomoses, fournit au plexus cardiaque des branches qui proviennent les unes de sa partie cervicale, d'autres de sa partie thoracique, et enfin des rameaux qui se détachent du laryngé inférieur.

Les branches qui partent de la portion cervicale du pneumogastrique pour se rendre au plexus cardiaque sont au nombre de deux ou trois.

Le **premier nerf cardiaque**, ou nerf cardiaque supérieur de Hirschfeld, se détache du pneumogastrique un peu au-dessous du laryngé supérieur, reçoit, chemin faisant, quelques rameaux du plexus intercarotidien (Valentin) et s'unit, plus bas, avec le nerf cardiaque supérieur fourni par le grand sympathique. D'après Valentin, il recevrait des rameaux du second nerf cardiaque provenant du pneumogastrique. Il vient se jeter dans le plexus cardiaque tantôt directement, tantôt après s'être anastomosé avec les autres nerfs du cœur.

Le **second nerf cardiaque** serait, d'après Valentin, plus gros que le précédent ; il s'anastomose souvent avec le troisième nerf cardiaque avant de se jeter dans le plexus cardiaque.

Le **troisième nerf cardiaque** naît au-dessous du précédent, s'anastomose avec le deuxième nerf cardiaque et se jette dans le plexus.

D'après Hirschfeld, le deuxième et le troisième nerf cardiaque ne sont pas constants.

Les **branches thoraciques provenant du pneumogastrique** sont appelées par Hirschfeld *nerfs cardiaques inférieurs*, et par Valentin, *nerfs cardiaques profonds inférieurs et supérieurs*. Ces nerfs se détachent du pneumogastrique immédiatement au-dessous de l'origine des récurrents ; ils s'anastomosent avec les branches provenant du récurrent et du grand sympathique, puis se jettent dans le plexus cardiaque.

D'après MM. Arloing et Tripier (1), on remarquerait que, sur le cheval, le pneumogastrique droit fournirait des branches plus nombreuses et plus importantes que le pneumogastrique gauche.

Les **branches provenant du laryngé inférieur**, ou nerfs cardiaques moyens de Hirschfeld, naissent de la convexité de la courbe de ces nerfs. Ceux de gauche se jettent presque directement dans le plexus ; ceux de droite s'anastomosent avec les branches cervicales du pneumogastrique et du grand sympathique avant de se jeter dans le plexus.

(1) Arloing et Tripier, *Archives de physiologie*, 1873, p. 69.

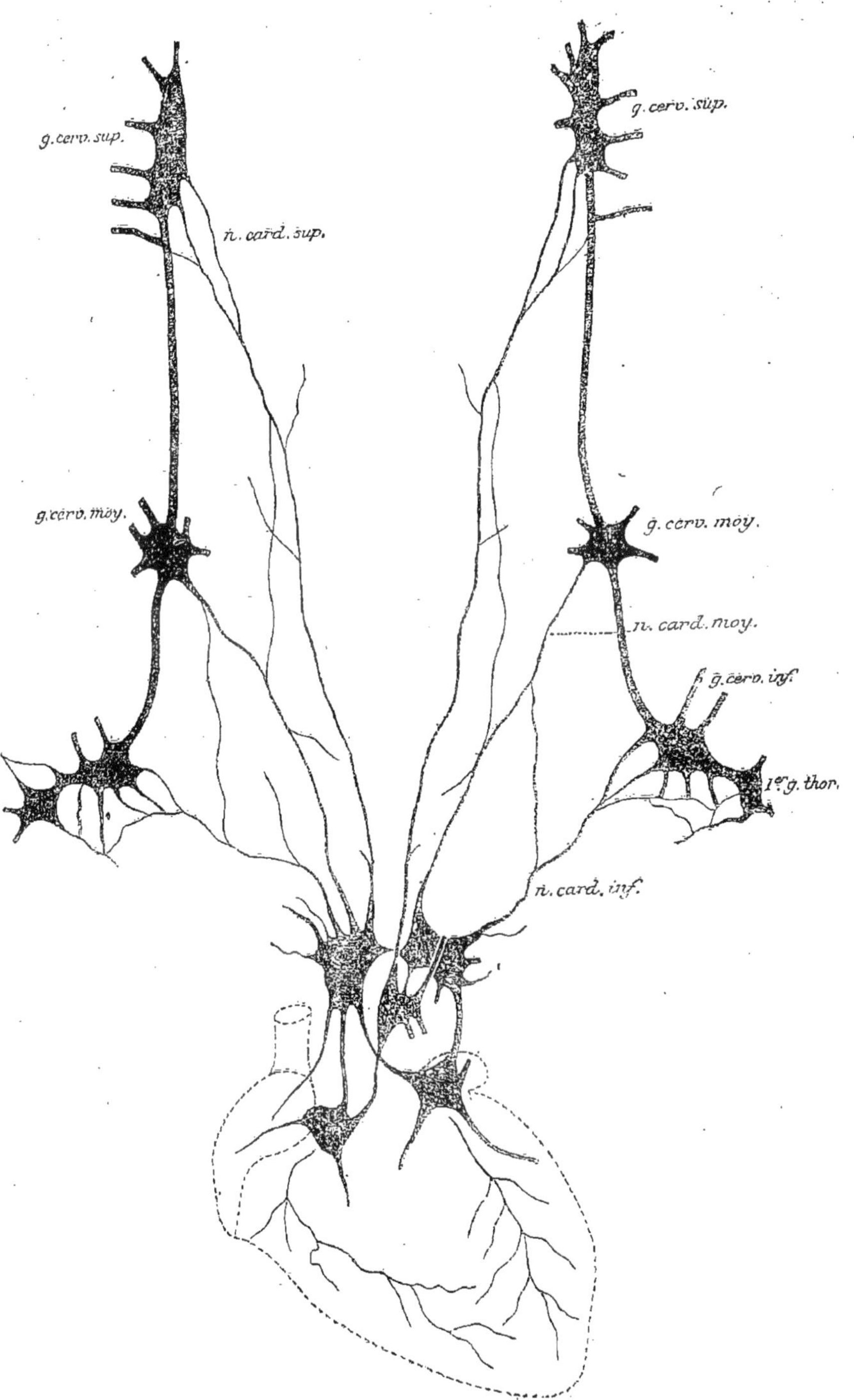

Fig. 16. (D'après Byrom Bramwell, *Diseases of the heart,* 1884.)

2° **Branches afférentes fournies par le grand sympathique.** — Ces branches, décrites avec soin par Scarpa, l'ont été de nouveau par Cruveilhier.

Les nerfs fournis par le grand sympathique proviennent surtout de ses trois ganglions cervicaux supérieur, moyen et inférieur. Hirschfeld fait remarquer qu'ils sont plus forts et plus prononcés à droite qu'à gauche, comme ceux du pneumogastrique. Mais cette disposition ne serait pas constante.

Le **nerf cardiaque supérieur sympathique** provient du ganglion cervical supérieur, s'anastomose en chemin avec le plexus laryngé, avec le nerf moyen sympathique, puis, dans la poitrine, avec les filets du récurrent et du pneumogastrique, avant de se jeter dans le plexus.

Le **nerf cardiaque moyen sympathique** naît du ganglion cervical moyen et se jette dans le plexus, à la partie supérieure et latérale.

Le **nerf cardiaque inférieur sympathique** naît du ganglion cervical inférieur, quelquefois du premier ganglion thoracique ; il s'anastomose en route avec le nerf cardiaque moyen sympathique et avec le récurrent; mais, d'après Cruveilhier, cette anastomose ne serait qu'apparente, et les nerfs ne seraient qu'accolés.

A tous ces nerfs il faut ajouter le nerf dépresseur de Cyon et le nerf accélérateur du même auteur.

Mais il vaut mieux les considérer comme branches efférentes.

PLEXUS CARDIAQUE.

Le plexus cardiaque, formé de rameaux nombreux, dont quelques-uns sont volumineux, et de ganglions nerveux, se trouve situé en avant de la bifurcation de la trachée au-dessus de la branche droite de l'artère pulmonaire, à droite du cordon qui résulte de l'oblitération du canal artériel, au-dessous et à gauche de l'angle formé par les portions ascendante et transversale de l'aorte.

Le plexus cardiaque est assez constant dans ses dispositions, plus que ne le sont ses branches afférentes. On le divise en trois groupes (Hirschfeld, Cruveilhier, Sappey, Reynier).

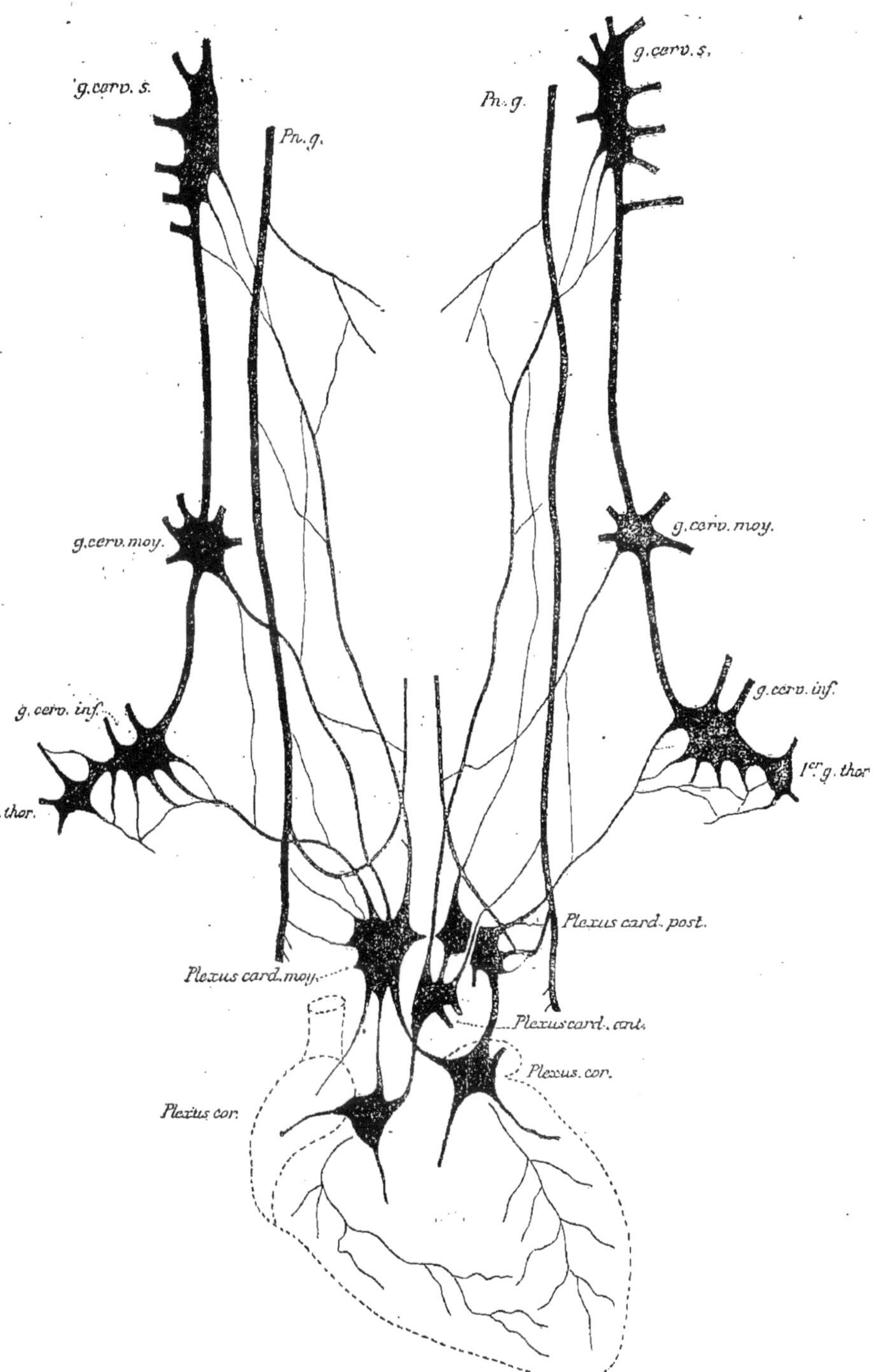

Fig. 17. (D'après Byrom Bramwell, *Diseases of the heart*, 1884.)

Le **groupe antérieur** se voit facilement, sans dissection, à travers le péricarde transparent. Il s'étend sur la face antérieure de la partie ascendante de la crosse de l'aorte, entre l'aorte et l'artère pulmonaire.

Ce groupe fournit des filets à l'aorte, à l'artère pulmonaire, à l'oreillette droite et au sillon antérieur du cœur; il fournit

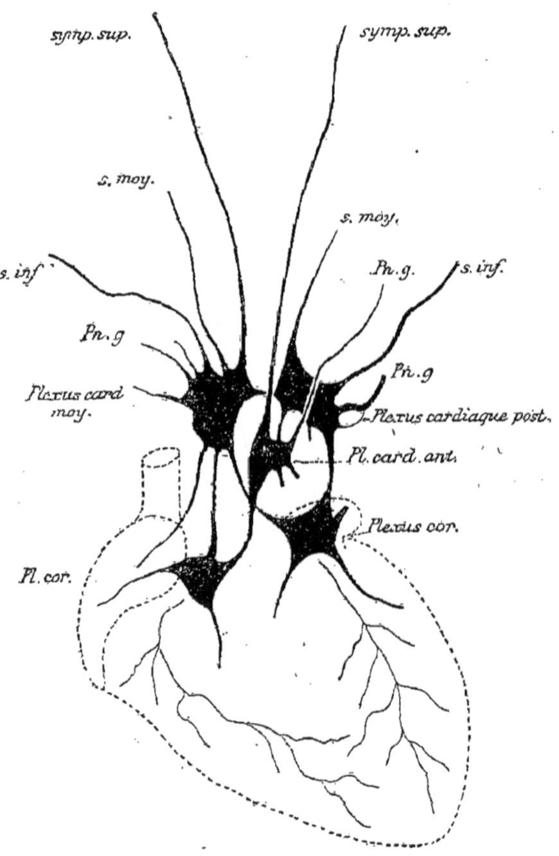

Fig. 18. (D'après Byrom Bramwell, *Diseases of the heart*, 1884.)

également des rameaux aux ganglions lymphatiques et aux débris du thymus.

A ce groupe se rapporte un petit ganglion décrit par Andersch sous le nom de *ganglion thyroïdien* et un autre plus important, celui de Wrisberg, placé entre la veine cave supérieure et la trachée-artère. Ce ganglion de Wrisberg, placé sur la ligne médiane, sert de trait d'union aux nerfs cardiaques afférents droits et gauches.

Le groupe moyen du plexus cardiaque est situé derrière la crosse de l'aorte. Ce groupe se trouve donc entre la trachée et la crosse de l'aorte, au-dessus du tronc pulmonaire droit.

Le groupe postérieur est séparé du précédent par la branche droite de l'artère pulmonaire ; il est situé au-devant de la bifurcation de la trachée. Il communique largement avec les plexus pulmonaires antérieur et postérieur, avec les plexus trachéaux et œsophagiens supérieurs.

Il fournit des rameaux à l'aorte et à l'artère pulmonaire, à leur face postérieure, et se plonge dans les tissus du cœur. Il fournit des rameaux aux oreillettes et aux ventricules.

BRANCHES EFFÉRENTES.

Du plexus cardiaque principal se détachent des branches qui vont former les plexus cardiaques antérieur et postérieur, ainsi que les plexus coronaires.

Le plexus cardiaque gauche et antérieur suit l'artère coronaire antérieure et se divise en deux branches : l'une, qui suit le sillon qui sépare les oreillettes des ventricules; l'autre, qui suit le sillon interventriculaire antérieur.

Le plexus cardiaque postérieur suit l'artère coronaire postérieure; il se divise également en deux branches : l'une qui suit le sillon qui sépare les oreillettes des ventricules, l'autre qui suit le sillon interventriculaire inférieur ou diaphragmatique et va rejoindre, à la pointe du cœur, le plexus antérieur. Ces deux plexus fournissent donc les rameaux des oreillettes et des ventricules. Ils fournissent également (selon M. Vulpian) des rameaux aux artères coronaires.

Quelques-uns de ces rameaux présentent sur leur trajet des petits ganglions décrits par Remak chez le veau et admis par Kölliker chez l'homme.

Chez les animaux, il y a plusieurs ganglions décrits, par différents auteurs, sur la grenouille.

Le ganglion de Bidder se trouve auprès de la valvule mitrale; celui de Ludwig dans la cloison interauriculaire, près de l'oreillette droite, et celui de Remak près de la veine cave.

D'après M. Ranvier (1), ces ganglions ne ressemblent pas aux ganglions spinaux. Ce sont de simples amas de cellules spéciales plus ou moins abondantes.

Ces cellules renferment un gros noyau, situé non pas au centre, comme d'ordinaire, mais à l'un des pôles; elles sont enveloppées d'une capsule renfermant des noyaux appartenant à des cellules endothéliales situées surtout près du hile du ganglion. Ces cellules, d'après Ludwig, Bidder, R. Wagner et Kölliker, ne seraient jamais multipolaires, mais seulement bipolaires ou unipolaires, mais surtout unipolaires, ayant leur prolongement dirigé vers la périphérie. Frey n'admet que des cellules unipolaires, tandis que les cellules des ganglions spinaux sont bipolaires (Robin).

Enfin, une dernière particularité a été signalée par Beale, Julius Arnold et M. Ranvier. Le noyau situé dans la cellule enfermée sous la capsule est en rapport avec une fibre nerveuse rectiligne, autour de laquelle s'enroule une autre fibre nerveuse plus grêle. Les tours formés par cette fibre seraient de plus en plus serrés, à mesure qu'ils se rapprochent de la cellule et se perdent dans la substance enveloppante.

M. Ranvier compare cette disposition à celle des solénoïdes employés pour l'électricité d'induction.

Pour les uns, ces ganglions intracardiaques sont des émanations du grand sympathique (Kölliker); pour d'autres, des émanations du nerf pneumogastrique (Beale). M. Ranvier penche pour cette dernière opinion.

Le *ganglion de Bidder*, situé auprès de la valvule mitrale, se compose de cellules centrales et de cellules périphériques. Les cellules périphériques sont à fibre spirale. Quant aux cellules centrales, il est fort difficile de les isoler et de savoir si elles ont des fibres spirales.

Terminaison des fibres cardiaques. — Tandis que les fibres nerveuses, qui se rendent aux muscles striés soumis à la volonté,

(1) Ranvier, *Gazette médicale*, 1878, nº 7, 16 février.

conservent jusqu'à la fin de leur trajet leur myéline et leur gaine médullaire, les fibres cardiaques n'ont plus de myéline bien avant d'arriver à leur terminaison.

L'absence de gaine médullaire dans la dernière partie du trajet rend ces fibres très difficiles à étudier.

Le procédé, par le chlorure d'or, de Lœvit, a fait admettre à Leo Gerlach, en 1876, et à Fischer, en 1877, que ces fibres se terminent en réseaux anastomosés. La terminaison en plaques, admise par Krause, n'est pas acceptée par les autres anatomistes.

Selon M. Ranvier (1), lorsque le nerf arrive à une travée musculaire, son diamètre est excessivement petit et mesure 1, 2 ou, au plus, 3 μ. Les fibrilles nerveuses entrent alors dans la travée musculaire, se divisent et se subdivisent dans son épaisseur, quelquefois en avant; elles pénètrent dans les cellules musculaires et passent alors au niveau des cellules du myocarde, poursuivent leur trajet et paraissent s'anastomoser les unes avec les autres, en formant un plexus dont les mailles ont à peu près la largeur des cellules musculaires elles-mêmes. Il est à remarquer que chacune des cellules qui composent ces travées musculaires ne reçoit pas directement une fibre nerveuse.

Quant à ce qui concerne le développement du cœur, on est encore bien peu avancé. Cependant, ce qu'on sait, c'est que, vers la vingt-sixième heure, le cœur, qui n'est encore composé que par un simple tube renflé, jouit déjà de mouvements rythmiques. A ce moment, le microscope n'y constate pas encore la présence de cellules nerveuses.

Tel est l'état actuel de nos connaissances sur l'anatomie des nerfs du cœur. Il y a encore beaucoup à faire. Il ne faut donc pas s'étonner si la physiologie et la pathologie sont encore pleines de lacunes.

(1) Ranvier, *Anatomie générale*, p. 153. Recherches sur la grenouille et la tortue terrestre.

PHYSIOLOGIE DES NERFS DU CŒUR.

La physiologie des nerfs du cœur est encore bien obscure.

Les anciens avaient été frappés de ce fait : c'est que, dans les sacrifices, lorsqu'on séparait complètement le cœur de l'animal, il continuait à battre. Galien et tous les auteurs après lui en avaient conclu que le cœur ne reçoit pas du cerveau sa force motrice, qu'il la possède en lui-même et que, s'il est relié au cerveau par un nerf important, le nerf pneumogastrique, ce nerf doit être un nerf de sensibilité.

Haller avait montré que le myocarde était excitable comme les autres muscles, mais avec cette différence que son véritable excitant, c'est le sang (1766).

A partir de Legallois (1808-1812), l'indépendance du cœur est battue en brèche ; il montre que, si l'on enfonce un stylet dans le canal rachidien, aussitôt les mouvements du cœur s'arrêtent ; il en tire cette conclusion : c'est que, si le cerveau n'a pas d'action sur le cœur, il n'en est pas de même de la moelle.

Une troisième période commence, en 1844, avec la découverte des ganglions intracardiaques par Remak et l'expérience de Volkmann, qui montre qu'en coupant le cœur à sa base il s'arrête. Enfin, en 1845, arrive la découverte, par Weber, du pouvoir modérateur du pneumogastrique.

ACTION DU SYSTÈME NERVEUX INTRACARDIAQUE. RÔLE DES GANGLIONS.

La première expérience qui montre l'action des ganglions est celle de Volkmann (1844). Si l'on coupe le cœur en plusieurs fragments, ceux qui ne renferment pas de ganglions cessent de battre. Ceux qui renferment un des trois ganglions (celui de Remak, au niveau du sinus de la veine cave ; celui de Bidder, à la valvule mitrale ; celui de Ludwig, dans la cloison interauriculaire) continuent, au contraire, leur mouvement rythmique.

Il faut ajouter un complément à cette expérience, c'est que, si l'on vient à exciter, par un courant faradique, ces parties immobiles, elles se contractent de nouveau (Eckard et Heidenhain), mais avec cette différence qu'on n'observe pas le mouvement rythmique, mais seulement une excitation galvanique au moment de la rupture du circuit (Ranvier).

Il y a encore un autre correctif à l'expérience de Volkmann, c'est que, si, comme l'a fait Stannius, au lieu de couper le cœur en plusieurs morceaux, on fait la ligature du sinus de la veine cave pour le séparer du cœur, le cœur s'arrête en diastole (1852).

L'expérience de Stannius étant une expérience fondamentale, je la rapporterai tout au long :

1° Stannius met à nu le cœur d'une grenouille et applique une ligature sur le sinus veineux, juste au point où il s'abouche dans l'oreillette ; le cœur s'arrête aussitôt. C'est cette expérience qu'on désigne sous le nom d'*expérience de Stannius*. Si la ligature porte, entre le sinus et le ventricule, sur les oreillettes, c'est à-dire un peu plus au-dessous, le cœur reste immobile, tandis qu'au-dessus il continue à battre ;

2° Le cœur ainsi arrêté par la ligature du sinus, si l'on place une seconde ligature sur le sillon auriculo-ventriculaire, les oreillettes restent immobiles, mais le cœur récupère son activité (1).

M. Ranvier interprète ainsi l'expérience de Stannius :

1° La ligature produit l'arrêt du cœur en agissant comme un excitant, puisqu'une excitation qui est suffisante pour amener des battements rythmiques de la pointe du cœur, laisse tout l'organisme en repos après cette ligature ;

2° Dans l'oreillette, les centres d'arrêt dominent sur les centres excitateurs. Dans le ventricule, les centres excitateurs l'emportent sur les centres d'arrêt ;

3° L'existence, dans le cœur, de deux espèces de centres nerveux se faisant équilibre a pour but de maintenir l'excitation dans des limites exactes, qui sont nécessaires pour produire la contraction rythmée du muscle cardiaque (2).

Cette hypothèse de deux centres modérateur et excitateur n'est pas acceptée par M. Vulpian, qui n'admet, dans les ganglions

(1) Stannius, *Zwei Reihen physiologischer Versuche* (*Archives de Muller*, 1852, p. 85).

(2) Ranvier, *loc. cit.* (*Gazette médicale*, 1878, n° 7, 16 février).

intracardiaques, que des ganglions excitateurs. Il y ajoute ce fait intéressant, c'est que, quelle que soit l'excitation électrique que l'on provoque, on ne peut mettre le muscle cardiaque en tétanos.

Rôle du système nerveux extracardiaque. Action des nerfs pneumogastriques sur le cœur. Nerfs modérateurs. — Le fait capital de cette action se trouve dans la découverte des frères E. et H. Weber et annoncée au congrès de Naples en 1845. Le nerf pneumogastrique est un *nerf d'arrêt*. C'est là un fait tout nouveau, en physiologie, qu'un nerf excité, au lieu de produire un mouvement, produise un arrêt. Le fait fut trouvé, d'autre part, par Budge, et peu de temps après, en France, Claude Bernard, auscultant un chien pendant qu'on galvanisait les pneumogastriques, constatait l'arrêt des battements.

Dès le début, on n'avait constaté cette propriété du pneumogastrique que sous l'influence de l'excitation électrique ; MM. Dastre et Morat ont montré que le nerf vague répond aux excitations de toute espèce, mécaniques ou chimiques, par un effet identique, l'arrêt ou le ralentissement (1).

Cette action exige seulement, pour se montrer chez les mammifères, qu'on affaiblisse le système antagoniste par la section des nerfs accélérateurs, le refroidissement de l'animal, l'état d'anémie produit par une hémorrhagie rapide, l'injection de carbonate de soude, etc.

L'action modératrice du nerf pneumogastrique n'étant plus contestable, voyons les résultats des expériences physiologiques :

1° Excitation des nerfs vagues intacts, non sectionnés.

Les frères Weber ont montré que l'excitation faradique, par un courant fort, produit : 1° le ralentissement ou l'arrêt momentané du cœur; 2° l'abaissement de la pression intracardiaque.

Les expériences de Coats, Aubert, Dastre et Morat (1877), Gaskel (1881), Heidenhain (1883) (2) arrivent à cette conséquence

(1) Dastre et Morat, Société de biologie, août 1877.

(2) Heidenhain, *Untersuchungen über den Einflus des nerven vagus auf die Herzthätigkeit* (*Archiv fur die gesammte physiologie*, vol. XXVII, p. 383).

que l'excitation du nerf vague a pour conséquence un relâchement diastolique de la musculature du cœur.

Le degré de diminution de l'amplitude systolique dépend de l'intervalle des excitations et de leur intensité. Lorsque l'intensité est grande, il suffit d'employer des courants rares pour réduire l'amplitude à son minimum. En général, les courants faibles et fréquents agissent surtout sur l'amplitude de la systole, les courants plus forts et plus rares agissent plus efficacement sur le nombre des pulsations.

2° **Effets de la section du pneumogastrique.** — On considère aujourd'hui que ces effets sont de deux ordres : d'abord l'excitation mécanique du nerf ébranlé dans sa continuité par l'action de l'instrument tranchant; ensuite la séparation du cœur d'avec les centres d'origine du nerf coupé.

Dans cette excitation première, on agit, d'une part, sur les rameaux centrifuges qui vont au cœur et, d'autre part, sur les rameaux centripètes. Or, de ces deux actions, la seconde est de beaucoup prédominante et apparaît la première.

La ligature d'un premier pneumogastrique, le second étant intact, provoque un ralentissement de deux ou trois battements. M. F. Franck admet que cette action est produite par un réflexe qui passe par l'autre pneumogastrique bien plus que par l'action directe sur le bout inférieur. En effet, si, le nerf étant lié une première fois, on fait une seconde ligature au-dessous, il ne se reproduit aucune action sur le cœur. Mais si l'on fait cette seconde ligature au-dessus de la première, le même phénomène du ralentissement passager se produit.

La seconde ligature placée au-dessous de la première pourra exceptionnellement agir, lorsque l'animal est dans des conditions telles que les battements du cœur sont déjà ralentis notablement au-dessous du nombre moyen, soit par la section des nerfs accélérateurs, soit par refroidissement, soit par anémie hémorrhagique (Dastre et Morat).

Lorsqu'un premier pneumogastrique étant coupé, on vient à lier le second, il se produit, comme dans le cas précédent, un ralentissement momentané. L'explication n'est pas commode, car on n'a plus la ressource de l'expliquer par le retour de l'excitation par le nerf opposé. On est réduit à supposer que le réflexe reviendrait par le même nerf avant que la ligature ait eu le temps de détruire la continuité des fibres ; cela est bien subtil. Tout ce qu'on peut dire, c'est que le chloroforme, le curare et l'atropine empêchent ce ralentissement de se produire.

Enfin, si l'on fait une ligature au-dessus de la précédente, on n'obtient plus rien, comme c'était facile à prévoir.

Après ce ralentissement passager, produit, dit-on, par l'excitation passagère du nerf, apparaissent les phénomènes réels de la section, c'est-à-dire l'**accélération** et la **régularisation** des battements du cœur. L'accélération avait été notée par Meyer dès 1825. La régularisation ne s'est vue que plus tard, et cela chez le chien, qui a habituellement le pouls irrégulier. L'explication de ce fait a été donnée par von Bezold, c'est la suppression de l'action modératrice produite par les pneumogastriques. En effet, si l'action modératrice de ce nerf a été probablement détruite par l'atropine ou le curare à haute dose, la section du pneumogastrique n'amène plus d'accélération.

MM. Dastre et Morat ont montré, en outre, que, dans l'asphyxie, la syncope n'est pas un phénomène d'atonie du cœur, mais le résultat de la suractivité nerveuse du pneumogastrique (1).

L'effet consécutif de cette accélération des mouvements du cœur, sans modération, amène bientôt la mort des animaux par inanition, les aliments s'accumulant dans le jabot sans pouvoir progresser. V. Aurey attribue à cette inanition, bien plus qu'au surmenage du cœur, la dégénérescence graisseuse du cœur qu'on trouve à l'autopsie.

L'excitation du bout central du nerf vague coupé, alors que l'autre nerf est intact, varie suivant l'intensité de cette excitation. Budge, qui avait produit une excitation énergique, disait, en 1856, que l'excitation du bout central laisse continuer

(1) Nous trouverons encore une autre preuve de cette interprétation dans ce fait que, dans l'emphysème avec dilatation cardiaque et tendance à l'asphyxie, la systole se prolonge et, les deux silences du cœur s'égalisant, le rythme à l'auscultation se rapproche de celui d'un pendule. M. Pidoux avait constaté le premier ce bruit en lui donnant le nom de *bruit de pendule*.

les battements cardiaques et arrête les mouvements respiratoires; puis la pression artérielle s'élève et il se produit une systole brusque et violente, suivie de ralentissement. Dans ce cas, le pneumogastrique se comporte comme un nerf sensitif ordinaire; son excitation produit l'anxiété et la souffrance.

Mais, si l'excitation est modérée et si la sensibilité de l'animal est éteinte par un narcotique ou un anesthésique, on observe un arrêt ou tout au moins un ralentissement, avec abaissement de la pression. Il y a donc une action réflexe modératrice qui suit le trajet suivant: elle remonte le bout central jusqu'au noyau bulbaire d'origine, passe de là au noyau opposé et descend par le pneumogastrique opposé qu'on a laissé intact. L'action est la même que si l'on excitait directement le nerf opposé. Aussi, cette action modératrice, produite par l'excitation du bout central, n'existe-t-elle plus si l'autre nerf pneumogastrique est coupé.

L'excitation du bout périphérique du nerf pneumogastrique coupé faite par des courants électriques produit un effet de *ralentissement*, et cet effet est plus marqué sur un nerf coupé que sur un nerf intact; aussi augmente-t-il quelque temps après que la section a été faite. Mais il faut observer que ce ralentissement ne se produit pas immédiatement; il faut attendre une ou deux secondes chez les animaux à sang chaud et vingt-cinq ou trente secondes chez les animaux à sang froid (Legros et Onimus). Tarchanof donne comme raison de la variation de ce retard le moment de la révolution cardiaque où l'on opère. L'effet est plus rapide si l'excitation se produit à la fin de la diastole ou au commencement de la systole; il est plus tardif si l'excitation se fait dans une autre période. Le retard minimum est d'une révolution cardiaque et le retard maximum de deux révolutions. Cette action modératrice est donc en retard, mais, en revanche, elle dure plus longtemps que ne dure l'irritation modératrice; puis les contractions reparaissent peu à peu, lentes d'abord, puis plus rapides.

Mais un phénomène singulier, c'est que si l'on prolonge cette excitation qui produit l'arrêt, cet arrêt ne se maintient pas et le cœur recommence à battre. Cet arrêt est donc un phénomène transitoire; il ne dure pas plus de quinze à trente secondes chez un animal à sang chaud. Après l'arrêt du cœur, les pulsations ont une amplitude extraordinaire; pourtant l'énergie de la contraction ventriculaire n'a pas augmenté (Arloing et Tripier); cela tient à ce que la résistance a diminué par ce fait que le système artériel s'est relativement vidé pendant l'arrêt du cœur.

Un dernier mot sur le pneumogastrique. Ce nerf renferme plusieurs sortes de fibres et celles qui portent le nom de *fibres modératrices* lui viennent du spinal par la branche anastomotique interne ou accessoire de Willis. Cette proposition a été démontrée par A. Waller en 1856. L'expérience a consisté en ceci : il suffit d'arracher les racines du spinal pour supprimer l'action modératrice du nerf vague. Cette expérience a été répétée bien des fois depuis, et toujours avec le même succès.

Rôle du système nerveux extracardiaque. Nerf grand sympathique. Nerfs accélérateurs. — Le premier qui ait placé dans le système du grand sympathique la cause de l'activité du cœur est Prochaska. En effet, l'excitation du grand sympathique rend les battements du cœur plus fréquents en même temps que les systoles sont plus courtes (Donders, Baxt), de sorte que, malgré le plus grand nombre des contractions cardiaques, la tension artérielle n'augmente pas ou très peu. Dans ces cas, les diastoles sont moins amples qu'à l'état normal et, par suite, la réplétion du cœur ne peut se faire complètement. Il en résulte que la quantité de sang reçue par les ventricules étant moindre, les débits du cœur par le ventricule seront moins considérables (Marey).

L'excitation portée sur le grand sympathique peut accélérer considérablement le pouls et le porter jusqu'à 500 par minute sur le lapin (Wundt), mais elle ne peut produire le tétanos, comme cela aurait lieu si l'on excitait le nerf moteur d'un autre muscle strié.

Il résulte de ces expériences qu'il est probable que le grand sympathique n'agit pas directement sur le muscle cardiaque, mais bien sur les ganglions intracardiaques.

Cette hypothèse se trouve de plus en plus s'approcher de la vérité à mesure que les expériences se multiplient.

M. F. Franck a montré, en outre, certains caractères des nerfs accélérateurs. Si l'on vient à exciter isolément l'un des nerfs accélérateurs, par exemple le nerf cardiaque, qui part du ganglion cervical inférieur (nerf cardiaque supérieur de Schmiedberg), on voit que l'excitation subit un retard qui n'est pas proportionné au court trajet du nerf; le retard est de plus d'une seconde. Puis, l'excitation ayant cessé, l'accélération du cœur se prolonge. Il faut, en outre, pour obtenir un effet, agir avec une excitation plus forte sur les nerfs accélérateurs que sur les nerfs modérateurs. En outre, l'action des accélérateurs peut, comme celle des modérateurs, être gênée par le fait d'un réflexe produit par la souffrance éprouvée par l'animal.

Nous avons vu plus haut que l'excitation d'un pneumogastrique ayant déterminé l'arrêt du cœur, l'excitation portée sur l'autre pneumogastrique ne prolonge pas cet arrêt. De même, pour les nerfs accélérateurs, l'excitation du sympathique d'un côté ayant produit une accélération, l'excitation portée sur le sympathique de l'autre côté ne vient rien ajouter (F. Franck).

Mais tandis que le pneumogastrique droit paraît avoir souvent une action modératrice plus grande que le pneumogastrique gauche, le grand sympathique d'un côté ne paraît pas avoir une action accélératrice plus grande que celle du côté opposé.

Les **effets de la section du grand sympathique** sont loin d'être aussi nets que ceux de la section du pneumogastrique, et cela se comprend bien facilement. Le grand sympathique, au lieu de former un seul faisceau, comme le pneumogastrique, forme, par ses nombreuses anastomoses, une sorte de filet dont les mailles sont assez serrées, de sorte que, quel que soit le point où l'on fasse une section sur le cordon principal, il y a au-dessus et au-dessous des anastomoses qui en rétablissent la circulation avec une bien faible dérivation. Aussi la section ne détermine-t-elle pas de ralentissement.

DU CENTRE D'ORIGINE DES NERFS CENTRIFUGES.

Les noyaux d'origine du pneumogastrique et du spinal étant dans le bulbe, c'est là que la physiologie a dû aller rechercher le *centre de l'action modératrice ;* tandis que, le nerf grand sympathique recevant tout le long de son chemin les nerfs spinaux, le *centre de l'action accélératrice* a dû être recherché de préférence dans la moelle. En effet, dès 1841, Budge avait constaté qu'en excitant la face inférieure du bulbe, ou en faisant passer un courant interrompu à travers son épaisseur, il provoquait l'arrêt du cœur. Les frères Weber et Cl. Bernard ont répété la même expérience avec le même succès. Ici, comme pour l'excitation du pneumogastrique, l'arrêt du cœur se fait en diastole et ne persiste pas, bien qu'on continue l'excitation.

D'autre part, si, pendant que l'action d'arrêt se produit, l'on vient à couper ces nerfs pneumogastriques, l'arrêt cesse d'exister et les mouvements du cœur reparaissent.

On peut, au lieu d'excitation électrique, produire de même l'arrêt du cœur par un coup porté sur le bulbe (Vulpian). D'autre part, la destruction du bulbe supprime l'action modératrice, et, les accélérateurs n'ayant plus d'antagonistes, les battements deviennent plus fréquents. Ce centre d'arrêt n'est pas encore bien délimité. Tout ce qu'on sait, c'est qu'il paraît moins limité que le centre respiratoire et correspond à la région que Budge a nommée *cilio-spinale.*

Notons que, pour produire cet arrêt du cœur par électrisation du bulbe, il faut employer des courants forts ; les courants faibles produiraient, au contraire, des battements plus fréquents, mais irréguliers (Schiff et Moleschott).

RÉFLEXES CARDIAQUES. — NERFS SENSIBLES. NERF DE LUDWIG ET DE CYON.

En opérant la section du pneumogastrique et l'excitation du bout central, on obtient un abaissement dans la tension artérielle. V. Bezold, en faisant cette expérience, pensait qu'il s'agissait, en pareil cas, d'une action réflexe sur le cœur. Ludwig et Thiry montrèrent qu'il ne s'agissait pas là d'une action sur le cœur, mais bien d'une action sur tous les vaisseaux du corps et, plus particulièrement, sur ceux de l'abdomen. Ils reconnurent que, dans les cas d'irritation de la moelle, il se produit une diminution du champ circulatoire par le resserrement des petits vaisseaux, et, par suite, une accélération du cœur. Ludwig et Cyon montrèrent que cette action est due à un nerf qui part du cœur, monte avec les pneumogastriques et se rend à la moelle allongée.

Ce nerf est très sensible ; quand on le tiraille et qu'on le pince, il détermine chez le lapin de la douleur ou des cris. Si on le coupe et qu'on excite le bout périphérique, il ne se produit rien, et si l'on excite, au contraire, le bout central, il se produit une diminution de pression. Cette dépression tient à une dilatation de tous les petits vaisseaux (Ludwig et de Cyon) et à une augmentation des mouvements respiratoires (F. Franck).

M. Vulpian expose ainsi l'action de ce nerf : « Que le cœur, par exemple, sous l'influence d'un obstacle à la circulation pulmonaire ou d'une autre cause, se trouve rempli outre mesure de sang et qu'il éprouve de la difficulté à se vider lors de chaque systole ventriculaire, il y aura encore production d'une impression spéciale sur les extrémités périphériques des nerfs cardiaques, soit dans l'endocarde, soit dans le myocarde lui-même. Cette fois, ce sont les nerfs dépresseurs qui seraient surtout mis en jeu. Ils conduiront au bulbe rachidien l'impression qu'ils ont reçue et, par l'intermédiaire du centre bulbo-spinal et des nerfs vaso-dilatateurs, il se produira une action vaso-dilatatrice généralisée, mais portant surtout, par les nerfs splanchniques, sur les vaisseaux mésentériques. Si le cœur, au contraire, reçoit moins de sang que dans les conditions normales, un effet inverse de celui que nous venons de voir aura lieu dans toute l'étendue de l'appareil vaso-moteur. Les nerfs vaso-constricteurs seront excités par une action réflexe, ayant encore pour point de départ une impression particulière subie par les extrémités périphériques des nerfs cardiaques. La plupart des petits vaisseaux se resserreront plus ou moins, et le sang, soumis ainsi dans les veines à une vis *à tergo* plus intense, affluera en plus grande abondance dans le cœur. »

Cette sensibilité de la surface interne du cœur a été prouvée encore par une expérience de Cl. Bernard (1868). En touchant l'endocarde avec un thermomètre, il a fait accélérer les mouvements du cœur.

Dans une thèse récente de M. Laffont, où se trouvent confirmés les résultats obtenus sur le nerf de Cyon, on voit que les nerfs dépresseurs auraient, dans le bulbe, de chaque côté du bulbe, deux centres distincts situés dans le plancher du quatrième ventricule, près de l'origine des pneumogastriques. Ces nerfs descendraient ensuite, en suivant les cordons nerveux, par les deux premières paires dorsales et iraient rejoindre les fibres dilatatrices des viscères abdominaux. Ce fait expliquerait comment l'excitation du bout central du nerf de Cyon produit la glycosurie.

Notons enfin d'autres fibres centripètes découvertes par M. F. Franck en 1880. Ces fibres, parties de l'endocarde, n'auraient plus leur action réflexe sur les vaisseaux, mais bien sur les organes de la respiration. En effet, une injection irritante lancée dans le cœur droit amène non seulement l'arrêt ou le ralentissement du cœur, mais encore des troubles respiratoires, caractérisés le plus souvent par l'arrêt de la respiration.

Quant à des nerfs de sensibilité ordinaire, il y en a certainement très peu dans le cœur, comme le prouve l'expérience de Harvey, qui touchait directement le cœur du jeune Montgomery sans que le blessé s'en aperçût ; en pareil cas, les excitations portées directement sur le cœur provoquent non pas la douleur, mais la syncope.

RÉFLEXES EXTRACARDIAQUES.

Dans les cas de sensibilité du cœur qui viennent d'être cités plus haut, l'excitation partie du cœur, peut-être même du péricarde (Pagliani, Ranvier), peut être réfléchie soit par les ganglions intracardiaques, soit par le bulbe, et aboutir soit au cœur, soit aux autres organes de la circulation, soit même aux organes de la respiration. Inversement, on voit, et le cas est le plus fréquent, les impressions ressenties par différents points de l'économie transportées par une action réflexe sur le cœur.

Il est encore d'autres influences qui agissent sur le centre cardiaque :

1° La vénosité du sang, qui diminue la fréquence des pulsations du cœur ;

2° L'augmentation de la tension intracranienne qui se produit dans les dépressions du crâne, les épanchements intracraniens, et lorsque des tumeurs intracraniennes s'accroissent rapidement ;

3° Les influences psychiques, la tristesse ou la joie, la crainte, la colère, etc. ;

4° Le centre cardiaque est paralysé dans l'empoisonnement par le chloral. Un faible empoisonnement par le chloral ne supprime que les réflexes d'arrêt (F. Franck) ;

5° La distension du poumon par l'air accélère le cœur en supprimant le centre d'arrêt (Hering) ;

6° Dans la fièvre, les réflexes d'arrêt ne se produisent plus, bien que l'excitation du nerf vague arrête encore le cœur (Frédéricq).

Tel est l'état actuel de nos connaissances sur l'innervation du cœur, nous aurons à en faire notre profit pour étudier la pathologie et la thérapeutique du cœur. Cet exposé est loin d'être complet ; il ne comprend que les parties fondamentales. J'ai dû laisser de côté un certain nombre d'expériences qui trouveront plus loin leur place dans chacun des chapitres de la pathologie ou de la thérapeutique.

CHAPITRE VII

DES VARIATIONS DU POULS. — DES PALPITATIONS. DES LIPOTHYMIES. — DE LA SYNCOPE.

Nous venons de voir dans le chapitre précédent que le cœur possède deux ordres de nerfs, un système de nerfs modérateurs et un système de nerfs accélérateurs.

Nous empruntons à M. F. Franck le tableau qui les résume :

NERFS CENTRIFUGES.

- **Nerfs modérateurs.** — Centre bulbaire ou mieux bulbo-spinal. — Filets du pneumogastrique (en partie fournis par le spinal).
- **Nerfs accélérateurs.**
  - Centre bulbo-médullaire (Schiff).
    - A. Filets contenus dans le pneumogastrique venant du spinal.
      - 1° Suivant le trajet du nerf (Schiff) ;
      - 2° Suivant le laryngé supérieur et l'anastomose de Galien (Schiff).
    - B. Filets contenus dans le grand sympathique venus de ses anastomoses supérieures.
  - Centre cervico-dorsal.
    - A. Filets du grand sympathique cervical.
    - B. Filets provenant des quatre ou cinq dernières paires cervicales, et qui forment le nerf vertébral de V. Bezold (Bever, Cyon).
    - C. Filets naissant des deux premières paires dorsales (Cyon, Cl. Bernard, Stricker).
    - D. Filets naissant des troisième, quatrième, cinquième paires dorsales (Albertoni, Bufaldini).

NERFS CENTRIPÈTES.

Nerf de Ludwig et Cyon, visible chez le lapin, partant du cœur, remontant vers le pneumogastrique, avec lequel il se réunit pour gagner la moelle allongée, redescendant par les deux premières paires dorsales pour rejoindre le grand sympathique et aboutir aux viscères abdominaux.

Filets centripètes de F. Franck, partant de l'endocarde, allant rejoindre la moelle allongée et se réfléchissant sur l'appareil moteur de la respiration.

Filets de Paglioni, partant du péricarde et se rendant aux ganglions intracardiaques (?).

Mais si l'organisme est muni de deux appareils, l'un modérateur et l'autre accélérateur, ces deux appareils n'ont pas un développement simultané. MM. Dastre et Morat présentent de cette manière leur développement successif :

1° Au début, pendant la vie fœtale et dans les premiers moments après la naissance, l'appareil modérateur extracardiaque ne fonctionne pas encore. A la même époque, l'appareil accélérateur l'emporterait, tant dans le cœur qu'au dehors ; l'antagonisme, en un mot, tourne au profit de l'appareil accélérateur.

2° Quelque temps après la naissance, du deuxième au septième jour, chez le chat (Anrep), le pneumogastrique commence à acquérir la faculté de modérer le cœur. On peut saisir un moment où cette faculté est, pour ainsi dire, virtuelle, c'est-à-dire où elle ne s'exerce que pour des excitations tellement fortes que le bulbe n'en transmet pas normalement de pareilles au cœur. A cette époque, une excitation électrique du vague arrête le cœur, mais la section des deux nerfs ne l'accélère pas (Ewald, Soltmann).

3° Un peu plus tard (troisième semaine chez le chat, Anrep), le modérateur pneumogastrique exerce son action. L'irritation artificielle arrête le cœur ; la section des vagues l'accélère. Mais dans ce jeune âge l'avantage est encore au système accélérateur ; de là, la fréquence des battements plus grande que dans l'âge adulte.

4° Chez l'adulte, le système modérateur, après avoir suivi une marche continuellement progressive, prend enfin la prédominance sur l'accélérateur.

Ces données récentes de la physiologie expérimentale sont tout à fait en rapport avec ce que nous donne la clinique sur la fréquence du pouls suivant les âges.

A la fin de la vie fœtale, le cœur bat 135 à 140 pulsations par minute (P. Dubois, Jacquemier, Nægele, Churchill, Depaul).

Au moment de la naissance, 120 à 130 (Elsæsser, Gorham, Lediberder, Trousseau, Mignot, Seux, Steffen, Depaul).

De dix à quinze ans, 76 à 91 (Quetelet, Guy, Vierordt, Steffen).

De vingt à vingt-cinq ans, 69 à 73.

De vingt-cinq à soixante ans, 69 à 73.

Au-dessus de soixante ans, le pouls baisse de fréquence (Hannemann et Dechambre, Rochoux); il n'est pas rare de le voir de 56 chez des vieillards de quatre-vingts ans. Richerand l'a vu descendre à 29 chez un vieillard de quatre-vingt-huit ans.

En dehors de ces moyennes, il y a des variations individuelles; on cite, par exemple, le pouls de Napoléon Ier, qui ne donnait que 40 pulsations par minute et était faible.

Le sexe aurait aussi une certaine influence. Suivant Quételet, le pouls est plus fréquent chez la femme de 1 à 4 pulsations par minute. Suivant Guy, cet excédent serait de 7 à 8 par minute.

La taille a, dit-on, une influence, et chez deux individus du même sexe et du même âge, le pouls serait moins fréquent chez les grands que chez les petits (Bryan Robinson, Volkmann). Une explication théorique a été donnée par Rameaux, Vierordt et Landois.

La station influe également sur la fréquence. Le nombre est plus élevé chez le sujet debout; il diminue chez le sujet assis et diminue encore chez le sujet couché (Nick, Guy). Guy a donné les moyennes suivantes :

Chez le sujet	couché	66	pulsations.
—	assis	71	—
—	debout	81	—

Les exercices changent le nombre des pulsations du pouls. Si l'exercice n'est pas prolongé, le pouls s'élève; si l'exercice va jusqu'à la fatigue, le pouls devient plus rare et plus lent (Lichtenfels, Frolich).

Le pouls varie encore dans la journée dans ses rapports avec les repas. Lichtenfels et Frolich ont montré que le pouls s'élève rapidement après le café du matin, puis s'abaisse jusqu'au repas de midi; puis, après ce repas, il se fait une nouvelle élévation du pouls, qui dure une heure et demie à deux heures et demie. A partir de ce moment, le chiffre du pouls descend jusqu'au repas du soir, après lequel se fait encore une troisième élévation.

L'alimentation azotée élève le pouls plus que ne le fait l'alimentation amylacée.

Si le sujet est à la diète, le pouls baisse depuis le matin jusque vers midi ; il s'élève dans l'après-midi et monte encore vers le soir ; en pareil cas, la température suit assez parallèlement la marche du pouls.

Enfin, la fréquence du pouls varie avec la fréquence de la respiration.

On distingue encore au pouls les qualités suivantes :

Il est grand ou petit, fort ou faible, vite ou lent, dur ou mou.

Au point de vue du rythme, on le divise en fréquent ou rare, régulier ou irrégulier, égal ou inégal, confus ou insensible (1).

A ces caractères du pouls, il nous faut joindre aujourd'hui ceux que nous donnent les appareils enregistreurs, et tout particulièrement le sphygmographe de M. Marey.

Le tracé du pouls normal se compose d'une ligne d'ascension se rapprochant plus ou moins de la verticale ou mieux de la courbe que décrit l'oscillation de l'aiguille pendant le repos de l'appareil, puis d'une ligne oblique interrompue par un crochet, c'est-à-dire que le pouls est normalement dicrote. Quelle est la cause de ce dicrotisme? M. Marey pense qu'il est produit par le claquement des valvules sigmoïdes. Cette petite ascension divise donc le pouls en deux parties, celle qui est à gauche correspond à la systole cardiaque et celle qui est à droite à la diastole cardiaque.

Nous examinerons ensuite, à propos de chaque maladie du cœur, la forme que prend le pouls dans chacune de ces maladies.

(1) Je préfère garder ces mots simples et clairs à ces mots peu clairs de *taxycardie, sychnosphyxie,* fréquence; *bradysphyxie,* rareté, lenteur; *sthénocardie,* force, *asthénocardie,* faiblesse; *atactocardie,* arythmie; *acrotisme,* absence du pouls, etc.

DES PALPITATIONS.

On entend par *palpitations* des battements du cœur fréquents, rapides, brusques, dont le malade a plus ou moins conscience et qui s'accompagnent d'anxiété, quelquefois même de dyspnée. M. le professeur G. Sée, qui a fait dans son livre (1) une très bonne étude des palpitations, leur assigne les caractères suivants :

1° Les battements sont plus fréquents ; c'est là le fait dominant, celui qui caractérise le plus nettement les palpitations ;

2° Souvent aussi les pulsations cardiaques sont plus rapides, c'est-à-dire que la durée de chaque battement est moindre qu'à l'état normal ;

3° Les contractions cardiaques paraissent plus intenses, et, le plus souvent, elles sont plus facilement perçues ; mais il n'est pas démontré pour cela qu'elles soient en réalité plus énergiques ;

4° Ces battements, plus accélérés, plus rapides, plus intenses en apparence, sont ordinairement accompagnés d'une modification dans le timbre des bruits perceptibles à l'auscultation ;

5° La plupart des palpitations donnent lieu à des sensations spéciales perçues par les malades ; mais, d'autres fois, ces sensations subjectives font défaut ;

6° Enfin, les palpitations peuvent coïncider avec les troubles dans le rythme, ou bien avec des intermittences dans le cœur ; mais ce dernier fait est le plus rare.

M. le professeur G. Sée ajoute qu'il y a toujours augmentation de l'activité et non pas de l'action du cœur, à moins qu'il n'y ait en même temps hypertrophie.

Les palpitations sont ordinairement perçues par les malades, qui en rendent compte d'une foule de manières. Malheureusement, leurs sensations et leurs récits ne correspondent pas à l'énergie de ces palpitations. Les palpitations s'accompagnent rarement de douleurs.

(1) G. Sée, *Du diagnostic et du traitement des maladies du cœur et en particulier de leurs formes anormales*, p. 128, 1879.

Les palpitations peuvent être continues ou intermittentes ; mais, ce qui est certain, c'est qu'elles varient constamment d'intensité à chaque instant.

Revenons sur quelques-uns des caractères. Les palpitations peuvent être tout à fait passagères et ne se montrer que pendant quelques secondes, plusieurs minutes ou plusieurs heures. Elles peuvent se montrer même pendant le sommeil ; d'autres fois, elles sont continues ; tout cela dépend des causes qui les amènent.

Elles peuvent ne donner lieu qu'à des sensations insignifiantes ; mais, d'autres fois, elles sont ressenties comme des chocs ou des coups de marteau, tantôt dans la région cardiaque, tantôt dans la région du cou ; elles s'accompagnent souvent d'anxiété ou même de dyspnée.

Aussi arrive-t-il souvent que les malades atteints de palpitations ne puissent pas se coucher sur le côté gauche sans éprouver de la dyspnée et qu'ils n'ont souvent de ressource qu'en se mettant assis ou debout.

La percussion n'indique rien ; l'auscultation seule fait reconnaître de temps en temps des bruits frappés plus brusquement ; cette brusquerie est souvent plus accusée par le second bruit et particulièrement dans la clôture des valvules sigmoïdes de l'artère pulmonaire, quand il y a, par exemple, anémie avec souffle pulmonaire anémo-spasmodique. La fréquence du pouls peut être considérable. J. Payne Cotton (1) a compté jusqu'à 240 pulsations inscrites par le sphygmographe chez un homme de quarante-deux ans, qui était atteint du ver solitaire. Le fait cessa après l'expulsion d'une quantité énorme du parasite.

La force du pouls peut être conservée, mais elle est souvent diminuée ; le pouls est faible ; il peut même devenir insensible.

Le diagnostic des palpitations est facile ; mais ce qu'il est difficile souvent d'établir, c'est de savoir si les palpitations indiquent un état pathologique du cœur et des vaisseaux, ou bien si les palpitations sont symptomatiques d'une autre affection.

En effet, les palpitations peuvent être idiopathiques, c'est-

(1) J. Payne Cotton, *Brit. Med. Journ.*, 1867, june.

à-dire qu'en dehors de tout état morbide soit des voies circulatoires, soit des autres organes, il peut exister une **émotilité** particulière du cœur qui ramène les palpitations à chaque instant. Comme cas particulier, il faut citer l'émotion produite par l'examen du malade. Cette accélération particulière est désignée habituellement sous le nom de *pouls du médecin.* Elle cesse, le plus ordinairement, au bout de cinq à dix secondes; mais, chez quelques malades émotiles, elle peut durer autant que la visite.

Le plus ordinairement, les palpitations indiquent une maladie nerveuse ou sanguine. Les palpitations qui reconnaissent pour cause une affection nerveuse dépendent, le plus ordinairement, d'une affection nerveuse générale, sans lésion. Cette affection

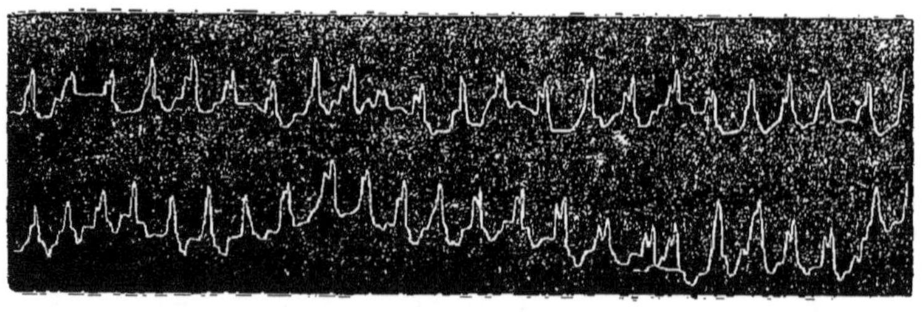

Fig. 19. Tracé de la pointe du cœur pris chez une jeune fille émotile (Alice L..., 17 ans).

nerveuse peut être très légère, car, même à l'état normal, les émotions donnent lieu, le plus souvent, à des palpitations, surtout les émotions gaies, tandis que les émotions tristes amènent bien plutôt la sidération avec modération ou même arrêt du cœur.

On peut donc ranger ainsi, par ordre de fréquence, les palpitations nerveuses. D'abord il existe une disposition congénitale qu'on nomme l'**émotilité** et qui rend les palpitations fréquentes pour la moindre émotion (fig. 19). Puis viennent l'hystérie et l'hypocondrie et les autres affections psychiques ; puis les maladies du cerveau et de la moelle épinière ou de leurs membranes, les tumeurs de la cavité crânienne ou rachidienne.

Quelques affections locales nerveuses peuvent encore les produire, comme des tumeurs sur le trajet des nerfs du cou ou de la poitrine, des névrites ou même d'autres lésions nerveuses encore. Citons le cas observé par Skoda, avec autopsie faite par Rokitanski, dans lequel le nerf phrénique droit était envahi par une dégénérescence calcaire d'un ganglion formant une tumeur bleue foncée. Le grand nerf cardiaque était également couché dans une masse semblable, et, en avant de la bronche gauche, les filets ascendants du pneumogastrique gauche étaient comprimés dans une masse bleu foncé ressemblant à des ganglions bronchiques noircis par le pigment.

Les palpitations peuvent être encore produites par des altérations du sang, en tête desquelles il faut placer l'**anémie**.

Je donne ici un tracé pris sur une jeune fille chloro-anémique, avec le cardiographe, au niveau de l'artère pulmonaire (fig. 20).

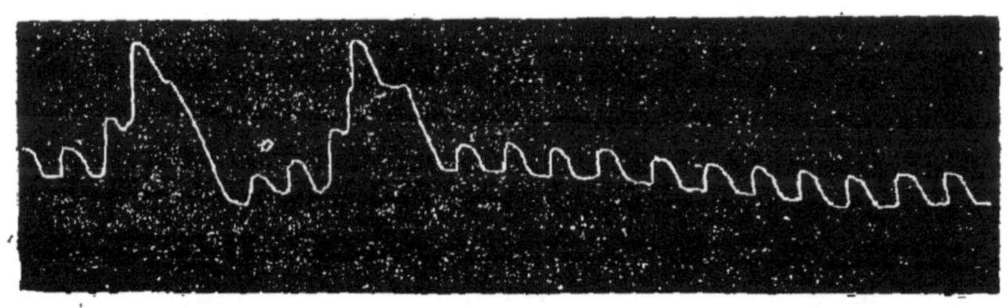

Fig. 20. Tracé fourni par l'artère pulmonaire d'une jeune fille anémique (E. L..., 22 ans).

La chloro-anémie n'est pas seule à donner des palpitations ; on en voit encore dans l'intoxication par l'**alcool**, le **café**, le **thé** et le **tabac**.

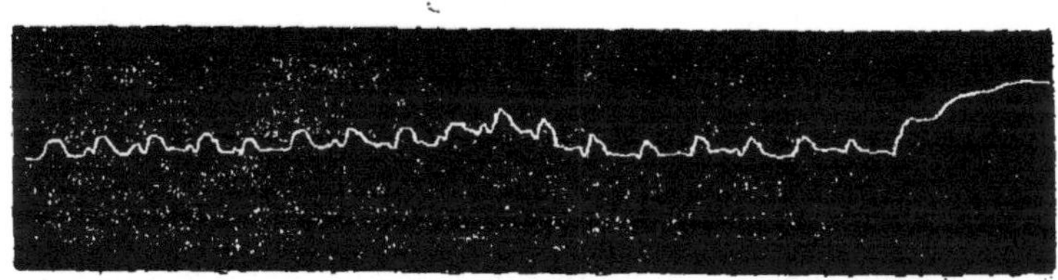

Fig. 21. Tracé fourni par l'artère pulmonaire d'une jeune fille atteinte d'une tuberculisation commençante.

Mais il est d'autres réflexes pathologiques qu'il faut indiquer. Au début de la **phthisie pulmonaire**, alors que les lésions sont à peine indiquées et à peine reconnaissables par l'auscultation, il se fait une excitation réflexe des nerfs accélérateurs et par suite des palpitations ; si bien que les malades venant consulter pour une affection du cœur, tourmentés qu'ils sont par leurs palpitations, s'en retournent avec le diagnostic *phthisie commençante*. Il existe, en outre, dans la phthisie lente avec éréthisme, des palpitations souvent très gênantes pour le malade.

Voici un exemple de ces palpitations (fig. 21 et 22), recueilli

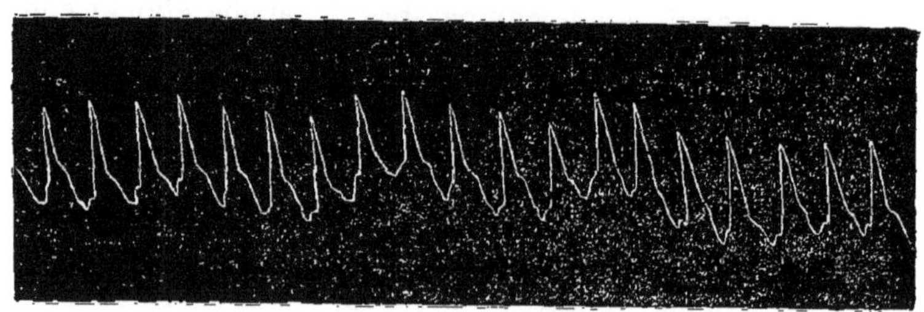

Fig. 22. Tracé de la pointe du cœur, fourni par la même malade.

chez une jeune fille présentant une tuberculisation commençante du sommet du poumon gauche et caractérisée par une bouffée de râles sous-crépitants, au sommet, dans la fosse sus-épineuse gauche.

Ces palpitations des phthisiques peuvent reconnaître une autre cause : c'est la propagation de l'inflammation pulmonaire à la région supérieure du péricarde; surtout quand la tuberculisation occupe le sommet du poumon droit. En pareil cas, le premier effet de l'inflammation du péricarde est de provoquer des adhérences avec l'aorte. Si bien que la péricardite n'a pas de symptômes locaux, la douleur quand elle existe peut aussi bien appartenir à la lésion pulmonaire ou au premier nerf intercostal. La palpation ne reconnaît aucun frémissement et l'auscultation aucun bruit de frottement. La péricardite tuberculeuse passe généralement inaperçue et n'est constatée qu'à l'autopsie (voir le chapitre PÉRICARDITE). Pendant la vie, elle ne se traduit que par de la fréquence et la faiblesse du pouls accompagnées de refroidissement. Les palpitations des phthisiques ont donc des causes multiples.

Il y a enfin des palpitations symptomatiques des **dyspepsies** et, plus souvent, des dyspepsies flatulentes, et qui sont très reconnaissables.

Les malades viennent consulter, se plaignant d'une affection du cœur. Ils accusent un point de côté, une douleur au niveau de la pointe du cœur. Ils se plaignent d'éprouver dans cette région des contractions, une sorte de crampe douloureuse dans la région de la pointe ; l'examen du cœur ne révèle rien que des palpitations, mais l'examen clinique fait reconnaître une dyspepsie, le plus ordinairement flatulente, avec dilatation du grand cul-de-sac de l'estomac, et l'on s'aperçoit alors que les palpitations sont surtout produites par l'estomac, qui vient se présenter au cœur comme un tambour sur lequel la pointe vient battre. Alors il y a des palpitations. Un examen attentif fait penser que la douleur est produite par une distension du diaphragme au point d'insertion aux côtes.

J'ai vu un grand nombre de ces malades tant en ville qu'à l'hôpital, et si je n'en donne pas les observations, c'est pour ne pas augmenter indéfiniment ce livre.

L'explication de ce fait se trouve dans l'expérience de Neumann, qui a vu sur la grenouille qu'une excitation légère de la muqueuse détermine des palpitations. D'après M. Potain, il se produirait en pareil cas une dilatation du cœur.

Une expérience de MM. Arloing et Morel tendrait à faire admettre que, sous l'influence d'une excitation de l'estomac et du foie, la tension pulmonaire augmente. D'après ces messieurs, cette augmentation de tension serait produite par une action réflexe partie de l'estomac et réfléchie sur la circulation pulmonaire (1). Ce serait donc une expérience inverse de celle de de Cyon.

La marche de ces palpitations est absolument subordonnée à celle de la maladie principale. Si la maladie principale guérit, les palpitations disparaissent.

En résumé, l'examen des tracés ci-dessus montre bien que l'effort du cœur n'est guère augmenté et que la tension artérielle est faible, tant dans le système à sang rouge que dans le système à sang noir, et il n'est pas exact de dire, comme on le faisait autrefois, que les palpitations produisent à la longue l'hypertrophie.

(1) Verlureaux, *Dilatation du cœur droit d'origine gastrique*, Thèse de Paris, 1879.

DES PALPITATIONS DE CROISSANCE.

Chez les jeunes gens et encore plus chez les jeunes filles arrivées à l'âge de l'adolescence, l'émotilité est extrême en dehors même de tout état pathologique. Les émotions morales accélèrent considérablement les battements du cœur, leur donnent de la force et de la violence, et, en un mot, produisent des palpitations. Ces palpitations peuvent-elles à la longue amener une hypertrophie du cœur? Je ne le crois pas. Le cœur n'est en somme agité que pendant des périodes plus ou moins longues, après lesquelles on retrouve le cœur absolument normal sans trouble fonctionnel et sans changement dans la mensuration du cœur.

Telle était également l'opinion de M. le professeur G. Sée, en 1883, dans la seconde édition de son livre intitulé : *Du diagnostic et du traitement des maladies du cœur.*

« On dit que les palpitations mènent à l'hypertrophie et on en donne comme raison que le cœur travaillant plus qu'à l'état normal doit se développer comme le biceps de l'ouvrier qui se sert constamment de ses bras; or, le fait n'est pas exact. Laennec et Grisolle l'ont mis en doute; quant à la théorie, elle pèche par la base; en effet, dans les palpitations, le travail effectué par le cœur n'est nullement augmenté; il est seulement réparti d'une autre façon; les impulsions sont plus nombreuses, mais chacune d'elles est moins énergique qu'à l'état normal.

« Le cœur a divisé son travail, mais n'a plus travaillé. Les phénomènes sont donc très différents de ceux qui s'observent chez l'individu soumettant ses muscles à un travail exagéré et excessif. En outre, l'augmentation d'intensité des bruits du cœur ne prouve nullement que la force d'impulsion soit plus grande, et il semble au contraire que c'est dans le cas où le cœur est le plus faible que les palpitations sont les plus fortes. C'est en effet dans la dilatation de cet organe que l'on entend le mieux les palpitations, et cependant les contractions en pareil cas ne sont pas plus énergiques. »

J'accepte volontiers, comme M. le professeur G. Sée, que souvent les palpitations ont plus de brusquerie que de force et qu'elles ne conduisent pas à l'hypertrophie. Cependant, dans certains cas, il faut le reconnaître, les contractions du cœur en pareil cas sont violentes, énergiques, repoussent violemment soit la main, soit la tête de l'observateur, donnent au pouls une force et une dureté qui prouvent bien qu'il y a là un travail musculaire augmenté. Mais cet état n'est que passager et ne conduit pas à l'hypertrophie.

Telle était l'opinion du professeur G. Sée en 1883. En 1885, deux ans plus tard, M. le professeur Sée, dans une leçon clinique faite à l'Hôtel-Dieu et reproduite par *la Semaine médicale* (n° du 7 janvier 1885), annonçait que depuis treize ans il avait constaté pendant la seconde enfance, de huit à seize ans, une hypertrophie du cœur produite par la croissance.

Dans sa seconde manière, M. le professeur Sée ajoute que cette hypertrophie cesse avec la croissance, et alors il hésite et se demande si ce n'est pas une simple dilatation du cœur. Mais sur quelles données métriques M. le professeur s'appuie-t-il pour soutenir ces affirmations? il ne l'a pas fait connaître.

Quoi qu'il en soit, le problème posé par M. le professeur G. Sée mérite qu'on l'étudie de près et nous allons donner à cet égard des documents précis.

Quel est l'accroissement du cœur? Nous possédons à cet égard un document considérable, celui de Beneke de Marbourg, qui s'appuie sur l'examen de 600 cadavres, dont 231 sujets de 0 à 23 ans.

Voici le résumé de ces mesures.

TABLE D'ACCROISSEMENT DU VOLUME DU CŒUR (BENEKE).

AGE.	GARÇONS.			FILLES.		
	Nombre des observations.	Grandeur en cent. cub.	Longueur moyenne du corps.	Nombre des observations.	Grandeur en cent. cub.	Longueur moyenne du corps.
Mort-nés.	6	22,3	50c	1	17,5	50c
De 1 à 11 jours. . .	4	25,1	50,4	4	21,0	50,2
— 11 jours à 3 mois.	17	25,8	53,7	14	24,7	55,4
— 4 mois à 1 an . .	10	33,6	65,5	14	32,2	62,3
— 1 à 2 ans. . . .	11	44,3	72,7	9	43,4	75,4
— 2 à 3 ans. . . .	12	50,2	81,2	9	51,8	83,5
— 3 à 4 ans. . . .	4	60,0	93,5	2	76,0	91,50
— 4 à 5 ans. . . .	1	62,5	100,0	4	68,5	96,25
— 5 à 6 ans. . . .	5	75,1	103,7	3	76,6	109,6
— 6 à 7 ans. . . .	6	99,0	116,1	2	77,0	104,5
— 7 à 9 ans. . . .	6	110,5	121,4	1	73,0	114,5
— 10 à 11 ans.. . .	8	111,5	122,4	1	114,0	123,0
— 11 à 13 ans.. .	1	153,0	150,0	»	»	»
— 13 à 14 ans.. . .	4	128,5	143,5	2	137,5	136,2
— 14 à 15 ans.. . .	4	130,0	144,3	3	177,0	147,3
— 15 à 16 ans.. . .	7	177,3	157,0	1	103,0	146,0
— 16 à 17 ans.. . .	1	182,0	160,0	5	165,0	152,5
— 18 ans..	7	202,4	164,3	5	174,2	159,0
— 19 ans..	5	»	166,8	2	202,5	166,6
— 20 ans..	11	259,7	168,6	1	215,0	157,0
— 21 ans..	3	258,3	172,0	3	221,0	156,7
— 22 ans..	14	241,6	171,3	6	233,7	158,4
— 23 ans..	2	231,5	160,5	»	»	»
Total des observat.	139			92		

Dans ce tableau, Beneke compare le volume du cœur au poids de l'individu et non pas à la taille ; il a raison ; si nous prenons pour comparaison les tables de Quételet, qui mettent en regard le poids et la taille pendant la croissance, nous pourrons juger si le volume du cœur s'accroît parallèlement à la longueur ou au poids du corps.

Voici la table d'accroissement de Quételet :

ACCROISSEMENT PENDANT L'ENFANCE, L'ADOLESCENCE, LA PUBERTÉ ET L'AGE ADULTE.

GARÇONS.		AGE.	FILLES.	
Poids.	Taille.		Poids.	Taille.
kil.	m.		kil.	m.
3,200	0,496	Naissance	2,910	0,483
10,000	0,696	1	9,300	0,690
12,000	0,797	2	11,400	0,780
13,210	0,860	3	12,450	0,850
15,070	0,932	4	14,180	0,910
16,700	0,990	5	15,500	0,974
18,040	1,046	6	16,740	1,032
20,160	1,112	7	18,450	1,096
22,260	1,170	8	19,820	1,139
24,090	1,227	9	22,440	1,200
26,120	1,282	10	24,240	1,248
27,850	1,327	11	26,250	1,275
31,000	1,359	12	30,540	1,327
35,320	1,403	13	34,650	1,386
40,500	1,487	14	38,100	1,447
46,410	1,559	15	41,300	1,475
53,390	1,610	16	44,440	1,500
57,400	1,670	17	49,080	1,544
61,260	1,700	18	53,100	1,562
63,320	1,706	19	—	—
65,000	1,711	20	54,460	1,570
—	—	—	—	—
68,290	1,722	25	53,080	1,577

Ces chiffres une fois connus, si l'on veut se rendre compte de leur parallélisme plus ou moins exact, il faut établir; c'est ce que j'ai fait et voici quel en est le résultat :

1° La ligne d'accroissement du volume du cœur chez les garçons est identique à celle des filles, et ce qui surprend, c'est que celle des filles est plus régulière que celle des garçons;

2° Si l'on trace sur une même feuille les lignes qui mesurent le volume du cœur, le poids et la longueur du cœur, on constate avec la plus grande facilité les faits suivants :

De zéro à dix ans, les trois lignes sont parallèles, il y a donc jusque-là un accord parfait entre l'accroissement de ces trois quantités.

A partir de dix ans, il n'en est plus de même, tandis que la ligne qui indique l'accroissement de la longueur continue à augmenter régulièrement dans les mêmes proportions, les deux lignes du poids du corps et du volume du cœur s'élèvent parallèlement. C'est-à-dire que l'accroissement du volume du cœur et du poids du corps augmentent pendant l'adolescence, alors que l'accroissement de la taille n'augmente pas et tend à diminuer faiblement tous les ans jusqu'à ce qu'il s'arrête.

Conclusion. On jugera donc mieux de la probabilité du volume du cœur par le poids du sujet que par sa taille. C'est également la conclusion de Beneke.

Recherchons maintenant quel peut être le volume du cœur chez le vivant. Le rapport du poids du corps au volume du cœur pourra donner une approximation, mais nous pouvons faire mieux.

Grâce au procédé de mensuration que j'ai adopté, on peut se rendre compte mathématiquement du volume du cœur; appliquons ces données aux jeunes gens et nous saurons si oui ou non le cœur est hypertrophié.

Il faut pour cela établir une base physiologique. C'est celle qui nous donnera pour chaque âge la mensuration clinique du cœur. N'ayant pas à ma disposition un assez grand nombre d'enfants pour le faire, j'ai chargé de ce travail mon neveu, le docteur H. Ludger, aujourd'hui médecin de première classe de la marine, qui a pu prendre ces mesures chez deux cent quarante enfants âgés de dix à quatorze ans, réunis dans l'établissement des pupilles de la marine, à Brest. Il s'est acquitté de cette tâche avec un soin et une ponctualité dont je suis heureux de le remercier ici (1).

Notons d'abord que ses chiffres ont été pris sur des sujets sains. L'institution des pupilles de la marine, fondée en 1862, est destinée à recueillir, élever et diriger vers la profession maritime les enfants légitimes des gens de mer de neuf à treize ans. Pour être admis dans l'établissement, les enfants doivent être exempts d'infirmités ou de maladies contagieuses, d'affections scrofuleuses et présenter par leur poids, leur taille et leur constitution physique une aptitude suffisante pour le service de la marine. Voici la taille exigible pour l'admission aux pupilles

(1) H. Ludger, *De la mensuration clinique du cœur chez les enfants de dix à quatorze ans*. Thèse de Paris, 1883.

telle qu'elle a été fixée par les plus récentes dépêches ministérielles :

	m
A 9 ans	1,180
— 3 mois	1,191
— 6 mois	1,202
— 9 mois	1,213
10 ans	1,225
— 3 mois	1,236
— 6 mois	1,247
— 9 mois	1,258
11 ans	1,270
— 3 mois	1,281
— 6 mois	1,292
— 9 mois	1,303
12 ans	1,315
— 3 mois	1,326
— 6 mois	1,337
— 9 mois	1,348
13 ans	1,360
— 3 mois	1,371
— 6 mois	1,382
— 9 mois	1,393

Sur deux cent dix enfants de dix à quatorze ans, M. H. Ludger a trouvé que la mensuration du cœur donnait les moyennes suivantes.

Si l'on considère les résultats généraux du docteur Ludger et qu'on les compare à ceux de Quételet, on verra que ses moyennes sont sensiblement les mêmes, toutefois un peu plus faibles.

TABLEAU RÉCAPITULATIF (H. LUDGER).

AGE.	TAILLE.	POIDS.	PÉRIMÈTRE thoracique.	POULS.	DISTANCE de la pointe.	BORD vertical du cœur.
	m	k	m		m	m
10 ans.	1,283	27,875	0,662	82	0,064	0,066
11 —	1,306	29,697	0,674	74	0,065	0,066
12 —	1,349	31,707	0,687	79	0,066	0,058
13 —	1,384	33,317	0,697	79	0,071	0,071
14 —	1,416	35,794	0,727	78	0,072	0,074

TABLES DE QUÉTELET (TAILLE ET POIDS DE L'HOMME).

AGE.	TAILLE.	POIDS.	TAILLE OBSERVÉE.		POIDS OBSERVÉ.	
			Maximum.	Minimum.	Maximum.	Minimum.
	m	k	m	m	k	k
10 ans.	1,282	26,12	1,325	1,163	32,00	22,70
11 —	1,327	27,85	1,405	1,215	33,80	25,00
12 —	1,359	31,00	1,450	1,270	36,30	25,00
13 —	1,403	35,32	1,490	1,300	39,50	34,60
14 —	1,487	40,50	1,630	1,330	45,00	37,00

Nous avons vu déjà que le volume du cœur était plus en rapport avec le poids du corps qu'avec sa longueur ou sa taille. Bizot dit que le rapport est plus exact encore entre le volume du cœur et le périmètre thoracique. M. Ludger a donc établi tous ces rapports.

MOYENNES DES DIMENSIONS DU CŒUR, DU PÉRIMÈTRE THORACIQUE ET DU POULS EN RAPPORT AVEC LA TAILLE.

TAILLE.	PÉRIMÈTRE thoracique.	POULS.	DISTANCE de la pointe du cœur.	BORD vertical du cœur.	NOMBRE d'observations
m	m		m	m	
1,20	0,660	79	0,061	0,065	1
1,25 à 1,30	0,664	77	0,064	0,066	37
1,30	0,676	77	0,063	0,068	13
1,31	0,684	82	0,069	0,070	8
1,32	0,688	79	0,066	0,065	15
1,33	0,681	78	0,068	0,068	8
1,34	0,692	79	0,067	0,067	9
1,35	0,686	78	0,068	0,079	14
1,36	0,685	78	0,068	0,071	18
1,37	0,689	76	0,069	0,075	8
1,38	0,698	75	0,070	0,076	10
1,39	0,695	80	0,073	0,078	12
1,40	0,718	77	0,073	0,075	10
1,41	0,710	79	0,071	0,069	6
1,42	0,710	75	0,070	0,075	6
1,43	0,750	80	0,073	0,071	5
1,44	0,750	78	0,072	0,072	5
1,45	0,738	78	0,072	0,074	14
1,50	0,748	82	0,073	0,083	3
1,55	0,760	73	0,080	0,080	1

MOYENNES DES DIMENSIONS DU CŒUR EN RAPPORT AVEC LE PÉRIMÈTRE THORACIQUE.

PÉRIMÈTRE thoracique.	DISTANCE de la pointe du cœur.	BORD vertical du cœur.	NOMBRE d'observations.
m	m	m	
0,595	0,045	0,045	1
0,625	0,063	0,063	4
0,635	0,058	0,068	3
0,640	0,065	0,066	13
0,650	0,063	0,066	8
0,660	0,066	0,067	25
0,670	0,066	0,070	21
0,680	0,065	0,065	24
0,690	0,065	0,066	25
0,700	0,072	0,075	25
0,710	0,070	0,074	4
0,720	0,072	0,075	0
0,730	0,075	0,076	8
0,740	0,072	0,072	2
0,750	0,075	0,075	4
0,760	0,074	0,076	5
0,770	0,072	0,082	2
0,780	0,070	0,067	2
0,790	0,060	0,060	1
0,810	0,075	0,075	1

Quant au rapport entre le périmètre et l'abaissement de la pointe il donne les résultats suivants :

PÉRIMÈTRE de la poitrine.	POINTE dans le quatrième espace.	à la cinquième côte.	au cinquième espace.
m			
0,62	2	»	2
0,63	3	»	1
0,64	3	»	8
0,65	5	1	»
0,66	13	1	12
0,67	9	2	6
0,68	12	6	6
0,69	15	5	8
0,70	11	7	7
0,71	6	5	7
0,72	5	3	2
0,73	5	»	4
0,74	10	1	1
0,75	2	»	2
0,76	3	1	»
0,77	1	»	»
0,78	2	»	»
0,79	»	»	»
0,80	1	»	»

On voit, par ce tableau, que la pointe du cœur, chez les garçons de dix à quatorze ans, varie du quatrième espace au cinquième dans la proportion suivante :

Pointe située	dans le quatrième espace. .	108,	environ	52 0/0
—	derrière la cinquième côte..	32	—	17
—	dans le cinquième espace. .	67	—	35

Voilà donc des données qui nous permettront de savoir si un enfant de dix à quatorze ans présente un cœur trop gros pour son développement et s'il est atteint en réalité d'hypertrophie du cœur.

L'hypertrophie une fois constatée, il faudra rechercher si elle est symptomatique d'une des maladies soit du cœur, soit des autres organes et dans le cas de négative si l'on peut l'attribuer à la croissance.

Depuis trois ans que M. le professeur G. Sée a appelé l'attention sur ce sujet, j'ai mis à profit ces matériaux. J'ai bien vu des enfants présenter des palpitations violentes en rapport avec une croissance rendue difficile par le nervosisme sans pouvoir constater que la croissance seule pût les conduire à l'hypertrophie, tout au plus pourrait-on admettre des dilatations passagères. Voilà pourquoi j'ai laissé la croissance dans la catégorie des troubles fonctionnels et non des maladies organiques.

PALPITATIONS DE LA MÉNOPAUSE.

Il est fréquent de voir apparaître des palpitations chez les femmes arrivées à l'époque de la ménopause et surtout chez celles qui ont une certaine tendance à l'obésité. Ces palpitations paraissent être du même ordre que ces poussées congestives que ces mêmes femmes éprouvent alors et qu'on appelle en termes vulgaires : bouffées de chaleur. Il survient encore, vers la fin de la ménopause, un phénomène analogue vers les extrémités inférieures. Aux époques correspondant à celles des règles qui ne viennent plus, on voit paraître des congestions veineuses des jambes, même chez les femmes qui n'ont pas de varices. Ces congestions des veines des jambes et surtout des veines profondes s'accompagnent d'œdème sus-malléolaire et de la partie inférieure de la jambe sans qu'on constate d'albuminurie.

Le docteur Clément (1), qui a observé quelques-uns de ces phénomènes, les a vus disparaître facilement sous l'influence de la digitale et de l'opium. Le repos et un régime d'alimentation restreinte en ont également raison, car ces phénomènes ne durent en général que quelques jours, mais ils se reproduisent facilement.

LIPOTHYMIES ET SYNCOPES.

De même que le système accélérateur du cœur peut entrer en action par différentes influences, de même le système modérateur peut être mis en jeu par d'autres influences.

J'ai déjà cité les passions tristes ; la peur, la frayeur, la crainte, la douleur physique, peuvent amener la dépression et même la sidération du cœur par une action sur le système modérateur.

Il faut citer ici, comme cause de cet ordre, l'influence de la chaleur et de la grossesse. Il est une autre maladie de ce genre que j'ai déjà décrite dans le *Traité de thérapeutique*, sous le nom de **mal de théâtre**, et qui doit trouver sa place ici.

Il s'agit presque toujours de gens étrangers à la ville, qui dînent rapidement et arrivent dans une salle de théâtre trop chauffée. Les malades, qui sont le plus souvent des femmes, mais quelquefois aussi des hommes, commencent par avoir de la dyspnée, de l'oppression ; puis, le public arrivant à combler la salle, l'influence de la chaleur se fait sentir de plus en plus ; il est vrai qu'il nous est arrivé de relever, en pareil cas, des températures de 34 degrés centigrades. Puis arrive la syncope entre neuf heures et neuf heures et demie, vers le commencement du second acte. Ce fait est tellement constant qu'il m'est arrivé, à la Comédie française, dont je suis l'un des médecins, de ne pas connaître pendant longtemps le second acte de la pièce.

Les jeunes femmes, au début d'une grossesse, y sont encore plus exposées que les autres ; aussi, lorsqu'il s'agit de jeunes ménages qui viennent passer à Paris leur lune de miel, peut-on

(1) Clément, *Cardiopathie de la ménopause* (*Lyon médical*, 3 août 1884).

leur annoncer le plus souvent le début d'une grossesse, ce qu'ils confirment presque toujours.

Il s'agit si bien ici d'une atonie cardiaque avec anémie cérébrale et syncope, qu'il suffit de mettre les malades dans la position horizontale pour que tout soit terminé au bout de dix minutes. Ce petit détail est important à connaître pour le médecin et la malade, parce que, si l'on n'a pas dix minutes à attendre pour arriver à l'entr'acte, il faut se hâter de faire transporter les malades dans une pièce isolée pour ne pas les donner en spectacle à tous les importuns.

L'hystérie et l'épilepsie ne peuvent faire croire au mal de théâtre ; on les reconnaît bien facilement. L'attaque d'hystérie avec résolution s'en distingue facilement par la conservation du pouls.

En dehors du mal de théâtre, l'abaissement du pouls peut être produit par la sénilité, la convalescence dont elle est un des signes les plus précieux et, enfin, par l'épilepsie. Pugin Thornton (1) a vu le pouls descendre chez des épileptiques à 40 et même jusqu'à 16 pulsations.

J'ai déjà cité les expériences de MM. Dastre et Morat sur l'action du sang dans l'asphyxie (2). Si l'on prolonge l'asphyxie chez un animal, on voit les battements devenir plus rares, plus faibles et la syncope survient. Dans ce cas, il s'agit si bien d'une action réflexe sur les pneumogastriques, que, si on les coupe, le cœur reprend ses battements.

Il faut encore noter comme cause de l'arrêt du cœur les anesthésiques, et en particulier le chloroforme, qui, en dehors de la douleur produite par l'opération, et avant que celle-ci soit commencée, peut brusquement amener la syncope au début. Cette syncope serait produite, d'après M. F. Franck (3), par une excitation des appareils d'arrêt du cœur. Tandis que si l'on provoque l'anesthésie progressivement, on supprime l'action de la douleur et l'excitabilité réflexe sur ces nerfs d'arrêt. Suivant

(1) Pugin Thornton, *Transact. of the Clin. Soc. of London,* vol. III, July 1875.

(2) Dastre et Morat, *Société de biologie,* mars 1880.

(3) F. Franck, *Comptes rendus du laboratoire de Marey.*

M. Arloing (1), l'éther produirait l'arrêt du cœur plus brusquement encore que le chloroforme ; aussi conseille-t-il de préférer le chloroforme à l'éther pour les opérations de longue durée.

Je noterai encore comme substance pouvant produire l'arrêt du cœur les sels à base de potasse (Cl. Bernard, Grandeau), le sulfocyanure de potassium (Cl. Bernard), les sels de mercure (A. Moreau). On a cité également les sels de baryte, de chaux et de magnésie. Il faut y ajouter la digitale, l'aconitine, l'ellébore vert, la vératrine, la muscarine, la fève de Calabar, le jaborandi, la strychnine, le chloral, l'upas antiar, le venin du crapaud, l'inée, le targuin, le poison des flèches (tels que le vao, le corowal, le poison de Malacca, de Jakun). La bile et les sels biliaires ne produisent pas l'arrêt du cœur, mais seulement le ralentissement (Traube).

Du reste, l'action de la plupart de ces substances sera étudiée à fond dans la partie thérapeutique de cet ouvrage.

Ce qu'il faut dire surtout, c'est qu'en dehors de toutes ces causes qui n'agissent, en général, qu'accidentellement, la cause la plus ordinaire, la plus commune des lipothymies et des syncopes, est une lésion du péricarde ou du cœur, et pour le cœur en particulier, c'est le plus souvent une lésion organique et, plus que toute autre, la dégénérescence graisseuse des fibres du myocarde.

(1) Arloing, Thèse inaugurale.

CHAPITRE VIII

DE L'ANÉMIE.

Dans le chapitre précédent, en traitant des palpitations et des troubles du rythme cardiaque, j'ai eu surtout en vue d'éliminer toutes les affections qui troublent le cœur, sans constituer par elle-même des maladies du cœur. On a pu voir comment la dyspepsie et la phtisie commençante peuvent donner le change et faire croire à une maladie du cœur au premier abord, mais aussi qu'un examen approfondi vient bientôt rectifier le diagnostic.

Il nous faut faire le même travail d'élimination pour l'anémie.

Il arrive souvent, en effet, chez les jeunes gens et chez les jeunes filles, que l'anémie détermine des palpitations d'une telle violence, que bien des médecins ont dû songer à l'hypertrophie. Bien plus, les bruits de souffle produits par l'anémie peuvent avoir toute la rudesse des bruits organiques, et, si leur localisation n'est pas faite avec une très grande précision, bien des anémiques passent pour avoir des maladies du cœur. L'effroi que leur procure un tel diagnostic n'est pas de nature à les guérir de leur anémie, bien au contraire.

Il importe donc de bien préciser ici les caractères des bruits de souffle anémiques. Je n'en donnerai ici que des types principaux, renvoyant, pour plus de détails, au mémoire que j'ai publié sur ce sujet (1).

Observation IV. — Blanche H..., âgée de seize ans et demi, fleuriste,

(1) C. Paul, *Sur le bruit de souffle anémo-spasmodique de l'artère pulmonaire, désigné généralement sous le nom de* bruit anémique *de la base du cœur* (Société médicale des hôpitaux, séance du 11 janvier 1878, et in *Union médicale*).

entre à l'hôpital Saint-Antoine, salle Sainte-Jeanne, n° 15, le 15 avril 1877.

Cette jeune fille a été réglée à quatorze ans. Elle a vu ses règles pendant six mois, mais très irrégulièrement. Depuis ce temps, les règles ont été supprimées et remplacées par un écoulement leucorrhéique qui persiste encore. Elle se plaint en outre de gastralgie.

A l'auscultation, on constate dans les jugulaires des deux côtés un bruit de souffle extrêmement intense. A la poitrine, on entend au niveau du deuxième espace intercostal gauche un souffle systolique intense, dur et râpeux. Ce bruit, très limité comme étendue, s'entend dans un espace grand comme une pièce de deux francs; ce bruit, qui est systolique, est suivi d'un claquement valvulaire éclatant. On constate, en outre, que l'espace intercostal est soulevé à chaque systole, et le doigt perçoit manifestement un *frémissement cataire*. Le bruit du souffle diminue considérablement lorsque la malade s'assied et reste dans la station assise.

La malade, soumise à l'arsénite de fer, s'améliore promptement. Au bout de quinze jours les règles reparaissent, les tissus se colorent, la malade prend de l'embonpoint. Elle quitte le service au bout d'un mois; elle est très améliorée, les bruits de souffle ont diminué, mais ils existent encore.

Tout bruit pathologique est déterminé par trois caractères: le lieu, le temps, le timbre. Établissons donc, d'abord, la topographie du bruit anémique.

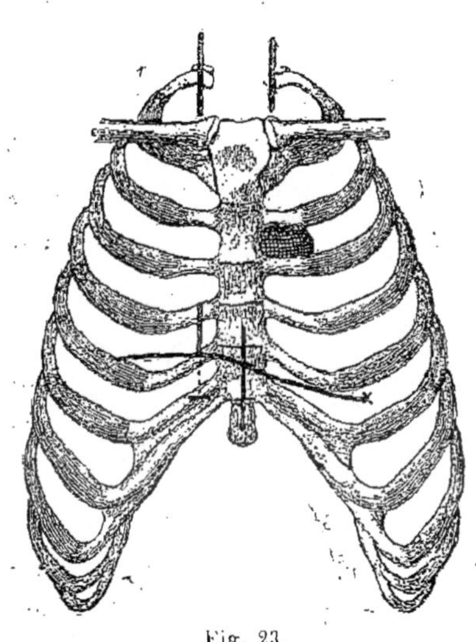

Fig. 23.

Le siège fondamental du bruit de souffle anémique est placé dans le deuxième espace intercostal gauche, près du sternum, dans le point qui correspond au tronc de l'artère pulmonaire. Il s'étend, dans cet espace, jusqu'à une distance de 5 centimètres.

Quand le bruit est réduit à ses plus minimes dimensions, c'est dans ce deuxième espace qu'on le trouve; ce fait est si constant, que personne n'y a fait d'objection (fig. 23).

Mais il arrive souvent que le bruit de souffle n'est pas limité au deuxième espace. Il peut s'étendre au troisième espace et au premier, tantôt à l'un des deux, tantôt à tous deux; mais son foyer principal et le maximum de son intensité se trouvent dans le deuxième espace (fig. 24).

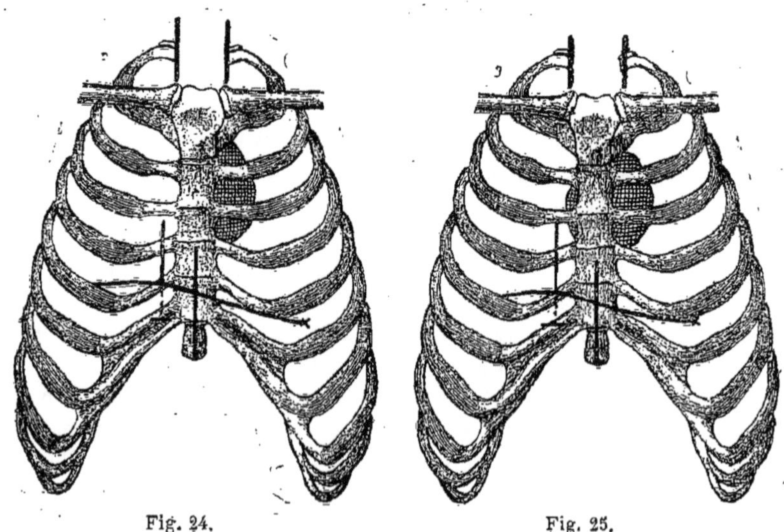

Fig. 24. Fig. 25.

Il s'agit, en général, dans ces cas, de bruits de souffle intenses, et, dans un ou deux cas, j'ai vu le bruit de souffle se faire

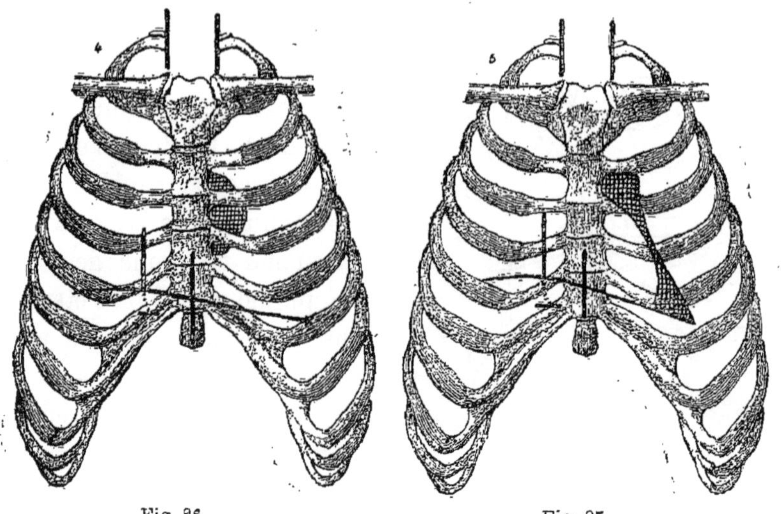

Fig. 26. Fig. 27.

entendre jusque dans le deuxième espace intercostal droit (fig. 25).

Un troisième type de localisation du bruit de souffle anémique consiste en ceci que le maximum, au lieu de se trouver dans le deuxième espace intercostal gauche, se montre dans le troisième espace; cela se rencontre chez les sujets dont le sternum est très court et le cœur situé en apparence plus bas.

Du troisième espace, il se continue dans le second, si la brièveté du sternum n'est pas très grande; mais si, au contraire, le sternum est très court, le bruit descend parfois jusque dans le quatrième espace intercostal (fig. 26).

Le quatrième type du bruit de souffle anémique consiste en ce que le bruit se propage vers la pointe, où peut se former un

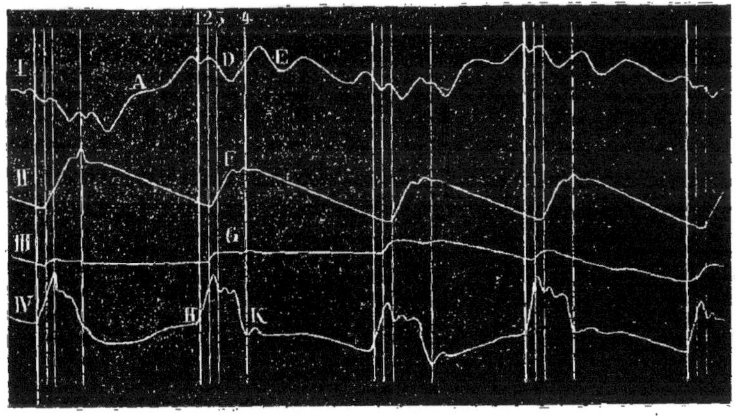

Fig. 28, empruntée à M. Potain.

I. Battements de la veine jugulaire; — II. Battements du pouls radial; — III. Battements de la carotide; — IV. Battements de la pointe du cœur.

A. Réplétion progressive de la veine; — D. Affaissement produit par la diastole de l'oreillette; — E. Affaissement produit par la diastole du ventricule; — H. Début de la systole ventriculaire; — K. Fin de la systole ventriculaire.

nouveau foyer. Ces faits sont très rares; mais je les ai rencontrés deux fois (fig. 27).

Ainsi donc, le bruit de souffle anémique est toujours situé à gauche du sternum; il siège constamment, à moins de mauvaise conformation, dans le deuxième espace intercostal, juste au point correspondant à l'artère pulmonaire. Il s'irradie souvent au-dessus et au-dessous; quelquefois même il forme un nouveau foyer à la pointe.

Le bruit de souffle de l'artère pulmonaire coïncide toujours avec un souffle cervical bilatéral, ou tout au moins un souffle cervical droit. Ce souffle cervical est situé très vraisemblablement dans les veines cervicales, comme le démontrent les tracés de M. Potain (1). (Fig. 28 et 29.)

On peut donc dire que les bruits de souffle anémiques ont trois sièges principaux :

1° Un siège cervical, qui existe plus particulièrement au côté droit ;

2° Un second foyer à l'artère pulmonaire ;

3° Un troisième foyer à la valvule mitrale.

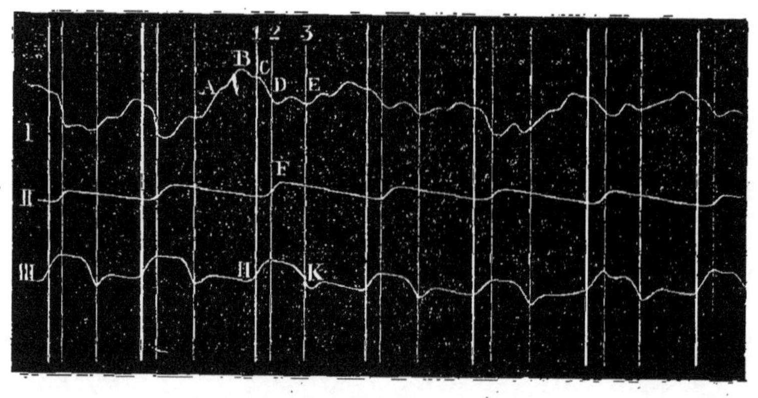

Fig. 29, empruntée à M. Potain.

I. Battements de la veine jugulaire ; — II. Pouls radial ; — III. Pointe du cœur.
A. Réplétion progressive de la veine ; — B. Contracture de l'oreillette ; — C. Contracture du ventricule ; — D. Dilatation de l'oreillette ; — E. Dilatation du ventricule.

Le second foyer n'existe jamais sans le premier ; le troisième foyer n'existe jamais sans les deux autres.

Le second caractère du bruit est le temps. Or, si l'on ausculte avec soin le foyer pulmonaire, et surtout si l'on ausculte avec le nouveau stéthoscope à ventouse, le bruit se dégage d'une manière toute particulière. On constate alors facilement que le bruit commence avec la systole et dure une partie de cette systole ; mais, en général, il dure presque tout le temps de la systole et couvre le petit silence, si bien que le bruit se termine, en général, d'une manière brusque, c'est-à-dire par le claquement des

(1) Potain, *Du mouvement et des bruits qui se passent dans les veines jugulaires* (*Mémoires de la Société médicale des hôpitaux*, p. 3, 1867).

valvules sigmoïdes. Ce claquement est, en général, superficiel et éclatant, et il indique la brusquerie du choc en rétour et, par suite, le spasme des vaisseaux.

Je viens de dire que le plus ordinairement le bruit de souffle anémique, à son foyer pulmonaire, commence avec la systole. Cependant, dans quelques cas, ce bruit de souffle retarde un peu et laisse entendre avant lui le premier bruit normal, c'est-à-dire le claquement des valvules veineuses ou auriculo-ventriculaires.

Le rythme se trouve donc, en pareil cas, composé de trois bruits : un claquement, un souffle et un claquement, dont le dernier est particulièrement éclatant.

Observation V. *Anémie à bruit tardif.* — La malade, atteinte d'une chloro-anémie très prononcée, présente la pâleur des tissus et la décoloration des muqueuses.

A l'ausculation : bruit de diable dans les vaisseaux du cou à droite, peu marqué à gauche. Au niveau de l'artère pulmonaire, on constate un bruit de souffle occupant le deuxième espace intercostal gauche, le premier et un peu le troisième. Le bruit est systolique, dure toute la systole, suivi d'un claquement valvulaire éclatant de temps en temps. Le rythme de l'artère pulmonaire est celui du bruit de galop ainsi composé :

1° Claquement suivi sans intervalle par un souffle prolongé terminé par le claquement sigmoïde.

Le bruit de souffle diminue dans la station assise, augmente dans le décubitus horizontal; 2° il est modifié également par la cessation de la respiration.

Les battements du cœur deviennent moins fréquents; de 92 ils tombent à 72. Le bruit de souffle s'allonge et devient plus net.

Dans l'arrêt de la respiration avec effort, le bruit de souffle diminue de durée et de longueur sans disparaître complètement, puis, quand l'effort cesse et que la malade fait de grandes inspirations, le bruit de souffle reprend de l'intensité et de la durée en rapport avec l'amplitude des ondées sanguines.

Le pouls bat pendant la respiration normale, 84; pendant l'effort, 80; après l'effort, 84.

En pareil cas, il s'agit d'un bruit retardé par le mode de contraction du cœur et non par un état des vaisseaux pulmonaires, parce que, dans ce dernier cas, le bruit du souffle se trouverait modifié par les mouvements respiratoires. Il ne s'agit donc pas, en réalité, ici d'un dédoublement (1), mais bien d'un bruit surajouté. Je reviendrai, du reste, sur ce sujet, à l'occasion des dédoublements des bruits dans les affections mitrales.

Le troisième caractère du bruit anémo-spasmodique est le

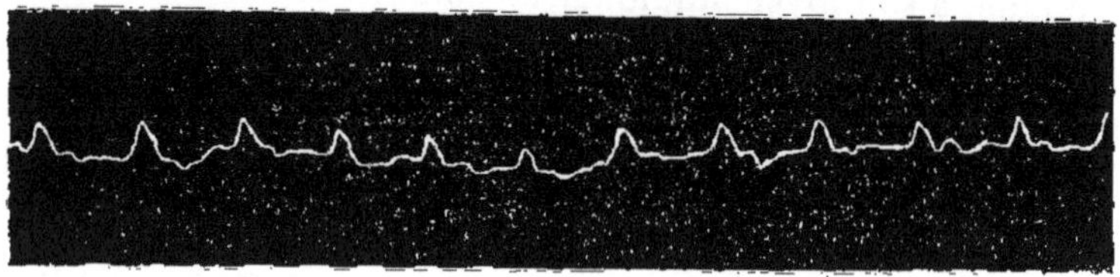

Fig. 30. Tracé de l'artère pulmonaire chez une jeune fille non chlorotique atteinte d'une bronchite légère sans fièvre.

timbre. Ce timbre est ordinairement doux, en jet de vapeur. Cependant, il prend, dans certains cas, un caractère de brusquerie qui le rapproche des bruits organiques, et même il n'est pas

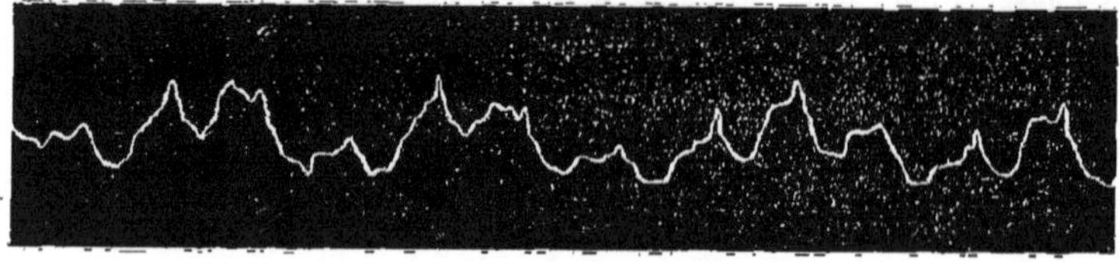

Fig. 31. Tracé de la pointe du cœur chez même personne.

rare de le trouver tout à fait rude, accompagné d'un frémissement cataire.

On ne sera donc pas étonné de voir que, puisque le doigt per-

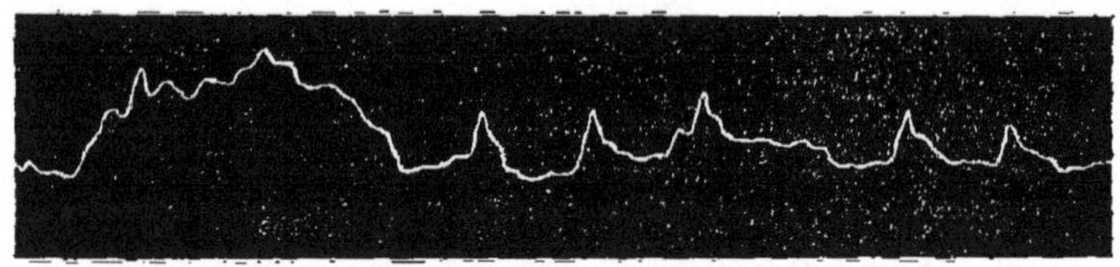

Fig. 32. Tracé de la pointe du cœur chez une anémique.

çoit le battement de l'artère, le cardiographe puisse donner le tracé. Voir fig. 32 comparée aux figures 30 et 31.

Si nous comparons maintenant le tracé pris sur l'artère pul-

(1) Potain, *Note sur les dédoublements normaux des bruits du cœur* (Société médicale des hôpitaux, séance du 22 juin 1866).

monaire chez les anémiques, nous y voyons le caractère spasmodique de la systole indiqué par la plus grande ascension de l'aiguille (fig. 33).

Le bruit de souffle anémique présente encore deux autres caractères importants : il se modifie par la position et par le mode de la respiration. La modification par la position consiste en ceci: le bruit de souffle est moindre dans la position verticale que dans le décubitus horizontal. Voici comment je dispose l'expérience : je détermine d'abord quel est le point où s'entend le mieux et avec le plus d'intensité le bruit anémique, au moyen du stéthoscope flexible ordinaire. Cette première opération indique, en général, que le maximum se trouve à 2 ou 3 centimètres d'abord du sternum. J'applique alors sur ce point un stéthoscope à ventouse, monté pour quatre observateurs. Je prends

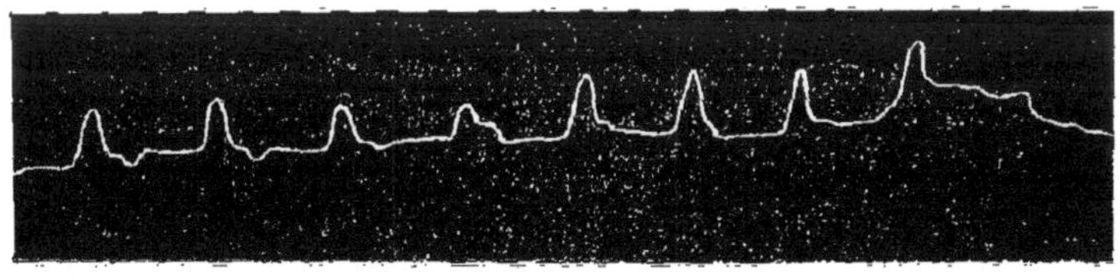

Fig. 33. Tracé de l'artère pulmonaire pris chez une anémique.

l'un des tubes et je donne les trois autres à des élèves, pour que l'expérience soit contrôlée par quatre personnes en même temps. La malade étant couchée, l'auscultation est continuée jusqu'à ce que chacun se soit bien mis dans l'oreille le rythme et le timbre; puis la malade se lève doucement sur son séant. Pour peu qu'elle ne soit pas très émotile, le mouvement, fait avec précaution, n'accélère pas les mouvements du cœur, et le bruit de souffle se réduit; dans quelques cas même, il peut disparaître. Puis on fait recoucher la malade, et, une fois la position horizontale retrouvée, le bruit de souffle regagne une amplitude remarquable.

L'explication de ce phénomène me paraît être la suivante : la tension artérielle dans l'artère pulmonaire est faible. Elle est, d'après M. Marey, le tiers seulement de celle de l'aorte. Les expériences pratiquées sur le cheval ont donné pour le ventricule droit de 24 à 30 millimètres de mercure, comme mesure de la pression, et dans le ventricule gauche de 95 à 140. On comprend que la pesanteur puisse influer notablement sur une circulation à si faible pression, tandis qu'elle agit peu sur le ventricule gauche, dont l'énergie est trois fois plus forte.

L'autre expérience consiste dans l'arrêt de la respiration. Si la malade cesse de respirer sans faire aucun effort, les premières révolutions cardiaques donnent plus de netteté au bruit de souffle; puis il reste stationnaire. Si la respiration est retenue en même temps que la malade fait un effort d'expulsion, le bruit de souffle diminue peu à peu et finit souvent par cesser tout à fait; puis, si la malade se met de nouveau à respirer, le bruit de souffle reprend peu à peu de l'intensité et, l'amplitude des ondées sanguines grandissant, devient plus accusé encore qu'il ne l'était au début de l'expérience (1).

Toutes ces conditions : siège au niveau de l'artère pulmonaire, moment systolique, état superficiel du bruit, me faisaient déjà penser que le bruit était un bruit du sang noir siégeant dans l'artère pulmonaire. L'expérience du changement par la position et par les modifications de la respiration m'a convaincu que ce bruit se passe dans l'artère pulmonaire. Je sais bien que cette interprétation n'a pas encore été acceptée par tous mes confrères; mais, quand ils y auront regardé de plus près, je suis convaincu qu'ils l'adopteront.

Pour la discussion des autres théories proposées pour l'interprétation des bruits de souffle anémique, je renverrai à mon mémoire (2), ne pouvant reproduire ici toutes les opinions que j'ai dû discuter alors.

Diagnostic différentiel des bruits anémo-spasmodiques et des bruits extracardiaques. — Depuis près de dix ans, M. le professeur Potain a attiré notre attention sur des bruits intéressants liés aux battements du cœur, mais tout à fait indépendants des

(1) Les expériences de Poiseuille, celles plus récentes de Gréhant, Quincke et Pfeiffer, Heger, d'Arsonval, montrent que la condition la plus défavorable au passage du sang est l'état d'insufflation des poumons. (F. Franck, *Recherches sur les changements de volume du cœur dans leurs rapports avec la réplétion et le débit ventriculaires.* Travaux du laboratoire de M. Marey, t. III, p. 206, 1877).

(2) C. Paul, Société médicale des hôpitaux, 11 janvier 1878.

maladies de cet organe et dus à certains rapports accidentels du cœur avec les organes voisins.

Ces bruits extracardiaques offrent avec les bruits anémo-spasmodiques des caractères communs :

1° Le souffle extracardiaque se fait entendre dans un point où le poumon se trouve placé au-devant du cœur et de l'aorte et, par conséquent, aussi de l'artère pulmonaire ;

2° Le bruit de souffle extracardiaque a un timbre doux et parfois nettement superficiel ;

3° Il ne se propage pas et s'entend dans un point limité, ce qui arrive quelquefois aussi pour le bruit de souffle de l'artère pulmonaire ;

4° La suspension des mouvements inspiratoires modifie leur intensité ;

5° Dans les deux cas, l'intensité du souffle diminue considérablement lorsque le malade passe du décubitus horizontal à la position assise ou debout. Il se peut même que le bruit de souffle disparaisse complètement, pour reparaître aussitôt que le malade est couché.

En présence de ces caractères communs, il faut faire un diagnostic différentiel, pour éviter de les confondre. Je suis convaincu, pour ma part, que plusieurs des bruits que M. Potain a considérés comme extracardiaques n'étaient que des bruits anémo-spasmodiques de l'artère pulmonaire. J'en trouve la preuve dans les citations suivantes, que j'emprunte aux travaux des élèves de M. le professeur Potain :

M. Choyau dit, dans sa thèse (1) : « Ainsi, il m'est arrivé bien des fois, dans la consultation des hôpitaux, d'ausculter des malades dont le cœur battait avec une énergie extrême, par suite d'une émotion et de la marche, et de constater chez eux un bruit de souffle qui n'existait plus après un quart d'heure ou une demi-heure de repos. Les femmes chlorotiques m'ont bien des fois présenté cette particularité, et je ne serais pas éloigné de croire que certains souffles cardiaques, dits *d'anémie*, reconnaissent les mêmes causes que les bruits qui font l'objet de cette thèse. »

(1) *Progrès médical*, 7 juillet 1877, *Des modifications des souffles extracardiaques*, p. 522.

On trouve également, dans un travail de M. Cufer (1), le passage suivant :

« D'après M. le professeur Potain, il est fort probable que bien des souffles, considérés comme anémiques et se passant dans l'artère pulmonaire, ne sont que des souffles extracardiaques. »

Nous trouvons, en outre, dans une thèse de M. Mezbourian, autre élève de M. Potain, une observation d'un malade dit atteint d'un bruit extracardiaque, et qui n'était bien probablement qu'anémique. Voici cette observation :

Observation VI (2). *Angine simple; bruit de souffle extracardiaque.* — Le 29 janvier 1874, le nommé Roger, âgé de seize ans, est entré à l'hôpital Necker, salle Saint-Louis, n° 14, souffrant depuis près de quinze jours; fatigue, malaise, courbature. Il y a cinq jours, il lui est survenu du frisson, quelques nausées, de la céphalalgie, un violent mal de gorge.

Etat actuel : Angine assez forte, les deux amygdales sont gonflées, herpès des lèvres, état fébrile assez prononcé, pouls à 100, faiblesse extrême. L'examen de la poitrine ne fait entendre aucun bruit morbide. Douleurs articulaires très prononcées, pas de rhumatisme antérieur. Bruit de souffle systolique très doux, s'entendant aussi bien à la base qu'à la pointe, paraissant plus fort du côté de la base sans se prolonger du côté des artères ni en arrière.

Bruit de souffle dans les jugulaires; ces bruits sont en rapport avec l'état anémique du malade.

30 janvier, la rougeur de la gorge est diminuée; peu de fièvre.

Bruit de souffle précordial faible; il se propage plutôt dans le sens de la clavicule gauche que de l'aorte, sans s'entendre ni en arrière ni dans le creux axillaire. M. Potain a fait le diagnostic d'un bruit de souffle extracardiaque.

15 février. Exéat; guérison; rien à noter.

Nous venons de voir comment les bruits extracardiaques ressemblent aux bruits anémo-spasmodiques et comment l'erreur était facile avant que les caractères des bruits anémo-spasmodiques fussent bien spécifiés. Voyons maintenant comment on peut les différencier :

(1) *Des bruits pleuraux et pulmonaires dus aux mouvements du cœur,* Thèse, 1877.

(2) *Du diagnostic des bruits de souffle extracardiaques,* Thèse de Paris, 1874.

1° Le bruit de souffle anémo-spasmodique de l'artère pulmonaire s'accompagne toujours d'un bruit de souffle jugulaire ;

2° Quelquefois il est étendu et se propage vers la pointe, où il peut avoir un troisième foyer ;

3° Le bruit de souffle anémo-spasmodique est toujours systolique, tandis que les bruits extracardiaques sont tantôt systoliques et tantôt diastoliques ;

4° Jamais le bruit de souffle anémo-spasmodique ne se transforme en bruit saccadé, comme cela arrive pour les bruits extracardiaques ;

5° Le bruit anémo-spasmodique se montre à toutes les révolutions cardiaques, et l'on ne voit pas, comme pour le bruit extracardiaque, le bruit manquer dans certaines révolutions cardiaques pour ne se montrer que dans celles qui coïncident avec la fin de l'inspiration et le commencement de l'expiration ;

6° Le bruit de souffle anémo-spasmodique est beaucoup moins transitoire que le bruit extracardiaque ; il est moins sujet à disparaître sous le fait de quelques modifications cardiaques légères ;

7° Le bruit de souffle anémo-spasmodique n'est jamais accompagné de râles humides ou sibilants ayant le même rythme.

En tenant compte de ces caractères, on voit que le bruit anémo-spasmodique est un bruit beaucoup plus fixe que les bruits extracardiaques, qui sont au contraire essentiellement variables et que le rythme respiratoire modifie constamment. Pour faire modifier d'une manière importante un bruit anémo-spasmodique, il faut, au contraire, arriver aux efforts énergiques. Aussi les bruits de souffle anémo-spasmodiques sont-ils beaucoup plus faciles à caractériser que les bruits extracardiaques et deviendront-ils d'un diagnostic facile, si l'on veut bien accepter les règles que j'ai posées pour en faire le diagnostic.

Le bruit de souffle anémique est le résultat de deux facteurs : l'anémie et le spasme ou la contraction cardiaque brusque et violente. De là le nom de *bruit anémo-spasmodique* que je lui ai donné. Ces deux facteurs existent pour tous les bruits du cœur. Aussi, quand les bruits pathologiques du cœur sont peu marqués, on fait marcher les malades pour leur donner des palpitations et développer les bruits anormaux.

Arrivé au terme de cette longue étude sur les caractères propres aux bruits de souffle anémiques perçus à la poitrine, et sur les caractères qui les différencient soit des bruits des autres organes de la circulation, soit des bruits organiques de l'artère pulmonaire, soit même des bruits extracardiaques, j'ai la confiance que l'étude clinique de ces bruits permettra à mes confrères d'arriver aux conclusions que je n'ai formulées qu'après les avoir contrôlées pendant quatre années.

DE L'ANÉMIE DANS LE RHUMATISME ARTICULAIRE.

Il m'a paru d'autant plus nécessaire de traiter ici à fond cette question de l'anémie, qu'il est un cas des plus fréquents où l'on confond l'anémie avec les affections du cœur : je veux parler du rhumatisme articulaire aigu. Que de fois j'ai vu prendre pour des endocardites de passage ou même pour des affections organiques du cœur des bruits de souffle anémiques qu'on ne prenait pas la peine d'examiner d'assez près!

Le cas est assez fréquent pour que j'aie pu, en quelques années, recueillir un certain nombre d'observations d'anémie certaine accompagnant le rhumatisme circulaire aigu.

Dans la première catégorie, je place les cas où le rhumatisme ne présente aucun bruit cardiaque, mais seulement des bruits jugulaires ; en pareil cas, il n'y a de doute pour personne.

RHUMATISME AVEC BRUITS ANÉMIQUES JUGULAIRES.

OBSERVATION VII. *Anémie dans le rhumatisme articulaire aigu. Souffle cervical.* — La nommée M..., âgée de vingt-quatre ans, journalière, entrée à l'hôpital Saint-Antoine, salle Sainte-Thérèse, n° 4, le 25 janvier 1876.

Cette malade, qui est accouchée il y a quatorze mois, a nourri son enfant au sein depuis cette époque.

Elle habite une chambre humide.

Le 22 janvier, trois jours avant son entrée à l'hôpital, elle a ressenti une douleur dans le genou gauche, au-devant de la rotule; cette douleur n'était accompagnée ni de gonflement ni de rougeur. Le lendemain 23, la douleur du genou a disparu; mais elle a été remplacée par une douleur dans la hanche du même côté. La pression est douloureuse à la racine du membre dans le triangle de Scarpa. La pression faite profondément dans la fosse iliaque ne détermine pas de douleur. Il n'y a ni œdème ni fourmillement. La malade, qui a une fièvre modérée, a cessé de donner le sein depuis trois jours et présente un engorgement laiteux, douloureux, surtout à gauche.

L'auscultation du cou fait entendre, dans les deux jugulaires, un bruit de souffle musical d'une intensité très grande.

Il n'y a rien au cœur.

La malade est atteinte, en outre, d'un goître caractérisé par un peu de développement des deux lobes latéraux du corps thyroïde.

Ce cas est fréquent et j'aurais pu en fournir bien des exemples. Celui-ci est suffisant.

RHUMATISME ARTICULAIRE AVEC BRUITS ANÉMIQUES JUGULAIRES ET PULMONAIRES.

J'arrive à la deuxième série où le rhumatisme s'accompagne de deux foyers de bruits anémiques, l'un dans les veines jugulaires du cou, l'autre à l'artère pulmonaire.

OBSERVATION VIII. *Rhumatisme articulaire aigu blennorrhagique. Souffle cervical et pulmonaire.* — Marie R..., âgée de dix-neuf ans, domestique, entre à l'hôpital Saint-Antoine, salle Sainte-Thérèse, n° 24, le 13 avril 1876.

Cette fille est née d'un père rhumatisant, mais elle n'a jamais été atteinte personnellement de rhumatisme : elle a été atteinte seulement d'une pleurésie dans son enfance et, plus tard, d'une fièvre typhoïde. Elle est bien nourrie et travaille dans une cuisine qui n'est pas humide. Depuis quinze jours, elle est prise de douleurs en urinant et d'un écoulement.

Douze jours après le début de cette affection, c'est-à-dire il y a trois jours, elle a été prise, au réveil, d'une douleur au mollet du côté gauche, puis l'articulation tibio-tarsienne du côté gauche s'est prise, puis le genou du même côté; rien à droite. L'articulation du poignet, du côté gauche, a été envahie presque aussitôt après.

A l'auscultation, on trouve un bruit de souffle dans les deux veines jugulaires, et à la poitrine dans le deuxième espace intercostal gauche, près du sternum, un bruit de souffle systolique identique à ceux que nous trouvons dans l'anémie.

A mesure que la maladie a marché, l'affection s'est localisée dans le poignet gauche; nous l'avons combattue par des pointes de feu.

La malade a quitté le service le 16 mai, très améliorée au point de vue de son état général; mais le poignet est encore un peu douloureux et un peu gonflé.

L'auscultation, pratiquée de nouveau à ce moment, permet de constater encore les bruits jugulaires et le bruit du souffle de l'artère pulmonaire.

OBSERVATION IX. *Rhumatisme articulaire léger avec anémie. Souffle cervical et pulmonaire.* — T..., âgé de vingt-sept ans, menuisier, entre à l'hôpital Lariboisière, salle Saint-Henri, n° 14, le 28 juin 1879.

Ce malade est atteint d'un rhumatisme articulaire généralisé. C'est la première attaque, les douleurs sont modérées. On constate un faible souffle cervical et un autre très net à l'artère pulmonaire. La fièvre est modérée et oscille autour de 38 degrés. Il sort guéri le 29 juillet, c'est-à-dire après un mois de maladie.

Il en est de même dans le rhumatisme articulaire puerpéral.

OBSERVATION X. *Rhumatisme puerpéral, phlegmatia alba dolens. Bruits anémiques, foyers cervical et pulmonaire.* — Marie H..., âgée de vingt et un ans, entre à l'hôpital Saint-Antoine le 15 janvier 1877.

Elle vient d'accoucher et présente des douleurs légères dans les membres. On constate un souffle léger dans les vaisseaux du cou et à l'artère pulmonaire. Le 30 janvier, les bruits de souffle deviennent plus forts, la malade est prise d'une *phlegmatia alba dolens.* Le 15 février, les bruits anémiques persistent.

RHUMATISME ARTICULAIRE AIGU AVEC BRUITS ANÉMIQUES DANS LES TROIS FOYERS : JUGULAIRE, PULMONAIRE ET MITRAL.

Dans une troisième série, je classerai les cas où l'anémie a ses trois foyers, cervical, pulmonaire et mitral, et où la nature anémique du bruit mitral est indiquée par ce fait qu'aussitôt que l'anémie s'amende, le bruit mitral disparaît en même temps que le bruit pulmonaire s'atténue.

OBSERVATION XI. *Rhumatisme articulaire aigu traité par le salicylate de soude. Souffle cervical, souffle de l'artère pulmonaire et souffle mitral passager.* — La nommée Marie A..., âgée de dix-huit ans, journalière, entre à l'hôpital Lariboisière, salle Sainte-Élisabeth, n° 31, le 23 juillet 1880.

Il y a cinq jours que la malade a été prise de douleurs de rhumatisme articulaire aigu. L'affection a débuté par les reins, puis la douleur a pris les articulations tibio-tarsiennes droite et gauche, le genou droit et le poignet gauche.

Les articulations malades donnent lieu à la rougeur et au gonflement de la peau qui les entoure.

Les sueurs sont abondantes.

C'est dans cet état que la malade arrive à l'hôpital. Le 24 juillet, on constate à l'auscultation du cœur un léger souffle systolique à la pointe. Dans le deuxième espace intercostal gauche se trouve près du sternum, le foyer d'un bruit de souffle systolique allant jusqu'au claquement des valvules sigmoïdes de l'artère pulmonaire. Ce bruit de souffle se propage à 3 centimètres environ autour de ce point. On entend aussi un bruit de diable dans les vaisseaux du cou. Salicylate, 4 grammes.

Le 25, diarrhée. — Les douleurs qui existaient la veille n'ont pas disparu ni même diminué. D'autres articulations, même celles de la tête et du cou, le genou gauche, sont prises. Cependant la température baisse. Salicylate, 6 grammes.

Le 26. Les douleurs du cou et des membres supérieurs ont disparu. Celles des genoux et des articulations tibio-tarsiennes persistent, et encore assez fortes; la malade a peu dormi. Il y a encore du gonflement. La température baisse.

On n'entend plus le souffle de la pointe. Celui de l'artère pulmonaire n'a subi aucun changement.

Le 27. Aucune douleur, encore un peu de gonflement. La température est normale : le matin, 37°,5, le soir, 37.

Le 29. Le gonflement est disparu. Le souffle de l'artère pulmonaire s'est un peu affaibli. Salicylate, 4 grammes.

Le 30. La malade s'est levée hier : la température est montée hier à 39, mais est redescendue pendant la nuit à 37.

Le 2 août. La dose de salicylate est baissée à 3 grammes.

Le souffle s'entend toujours, mais moins fort et sur une moins large surface.

Le 7. Le souffle s'entend encore : à peu près même intensité et même étendue de propagation.

Le 8. La malade est partie dans la journée avec ses parents, qui l'emmènent.

Observation XII. *Rhumatisme aigu, bruit de souffle anémique dans les jugulaires et à l'artère pulmonaire, bruit de souffle mitral anémique.* — Augustine B..., âgée de quinze ans et demi, entre à l'hôpital Saint-Antoine, salle Sainte-Jeanne, n° 1, le 9 septembre 1877.

La malade est atteinte de fièvre et se plaint de douleurs dans les jambes et dans les bras.

On lui donne du salicylate de soude, qui apaise ses douleurs ; mais, les jours suivants, d'autres articulations se tuméfient et deviennent douloureuses.

Le 22 septembre a lieu la première atteinte de douleurs, et, le 1er octobre, la malade commence à se lever.

Pendant l'attaque, l'auscultation donnait un souffle anémique dans les vaisseaux du cou.

Les bruits de l'artère pulmonaire sont vibrants. Léger bruit de souffle.

A la pointe du cœur, un souffle systolique peu intense qui, très net au moment de l'attaque, a rapidement diminué, pour disparaître bientôt; si bien que, au 1er octobre, il avait disparu; et alors les bruits de l'artère pulmonaire étaient encore vibrants, et il y avait encore un léger bruit de souffle dans les jugulaires.

Observation XIII. *Rhumatisme articulaire aigu accompagné d'anémie. Souffle cervical, pulmonaire et mitral.* — Caroline T..., âgée de dix-huit ans, domestique, entre dans mon service à l'hôpital Lariboisière, salle Sainte-Elisabeth, n° 1, le 18 janvier 1879.

Cette jeune fille est issue d'une famille de rhumatisants et, l'année dernière, sa sœur a été également soignée pour un rhumatisme articulaire aigu.

Elle est atteinte pour la première fois; depuis le 15 janvier, c'est-à-dire depuis trois jours avant son entrée à l'hôpital. Les douleurs ont envahi d'emblée les genoux, les pieds, les coudes et les mains sans qu'elle puisse dire quelle est l'articulation qui a été atteinte la première.

Les articulations sont douloureuses, chaudes, légèrement rouges et gonflées en même temps qu'on constate de l'épanchement dans les cavités articulaires.

L'anémie qui accompagne la fièvre s'accuse par les phénomènes suivants: la malade est pâle et l'on constate dans les vaisseaux du cou, à droite et à gauche, un bruit de souffle assez rude.

Un second foyer existe dans le deuxième espace intercostal gauche, tout près du sternum. On y constate un bruit de souffle systolique assez rude suivi d'un claquement valvulaire éclatant.

Un troisième foyer existe à la pointe du cœur. On y entend un souffle limité, systolique et de timbre assez doux.

Le cœur est petit, la pointe bat dans le cinquième espace intercostal gauche à 7 centimètres de la ligne médiane.

Il n'y a pas de doute que les bruits du cou et de l'artère pulmonaire ne soient des bruits anémiques. Quant au bruit de la pointe, l'évolution de la maladie montre qu'il ne s'agit pas d'un bruit d'endocardite, mais bien d'un bruit anémique. En effet, le 27 janvier, c'est-à-dire neuf jours après l'entrée de la malade, le bruit de souffle a disparu à la pointe ainsi qu'à l'artère pulmonaire et il ne reste plus qu'un léger bruit dans les vaisseaux du cou.

RHUMATISME ARTICULAIRE AIGU AVEC ANÉMIE ET ENDOCARDITE PROBABLES

Dans une quatrième série, je place un cas où la persistance du bruit mitral rend l'endocardite probable, mais pas absolument certaine.

Observation XIV. *Rhumatisme articulaire aigu, anémie et endocardite légère.* — Jeanne D..., âgée de vingt-huit ans, journalière, entre à l'hôpital Saint-Antoine, salle Sainte-Jeanne, n° 3, le 21 mars 1878.

La malade a été atteinte une première fois par le rhumatisme articulaire aigu à l'âge de dix-sept ans, et, depuis ce temps, elle est sujette à des palpitations fréquentes.

Le 17 mars dernier, il y a quatre jours, elle a été reprise de douleurs vives dans les poignets et les membres avec des sueurs abondantes.

L'examen du cœur donne les résultats suivants: La pointe bat dans le cinquième espace intercostal à 12 centimètres de la ligne médiane. Le bord supérieur du foie correspond à l'insertion du sixième cartilage (sternum court), le bord vertical est près du sternum. L'abaissement de la pointe est de 15 millimètres.

On entend dans les vaisseaux du cou un bruit de souffle intermittent un peu rugueux. A la poitrine on trouve dans le deuxième espace intercostal gauche un bruit de souffle systolique rude, à deux timbres, suivi d'un claquement sigmoïde éclatant. Le bruit se propage dans le deuxième espace à 5 centimètres du sternum et dans le troisième espace, à 3 centimètres seulement. Le schéma de ce bruit forme un triangle dont la base se trouve sur la deuxième côte et dont la pointe est dirigée vers la pointe du cœur. Au sommet de ce triangle est opposé un autre triangle où règne un bruit de souffle. Ce second triangle a sa base à la pointe du cœur. Le souffle de la pointe est systolique, rude, couvrant le premier bruit et le petit silence, plus intense que le souffle pulmonaire. Il s'agit de savoir si ce troisième foyer est encore un souffle anémique ou un souffle d'endocardite. Quatre jours après l'entrée, apparaît un point de côté gauche accompagné de bruit de frottement. Mais bientôt ces phénomènes s'aggravent, la dyspnée augmente, on met un vésicatoire. La dyspnée diminue un peu, mais il survient une congestion intense dans le lobe supérieur droit, avec souffle presque tubaire au niveau de la fosse sous-épineuse. Pouls, 120.

Pendant deux mois, les phénomènes varient d'intensité sans disparaître. Enfin, le 10 mai, la malade est convalescente et part pour le Vésinet. A ce moment, le souffle de la pointe a diminué, mais persiste. Les souffles du cou et de l'artère pulmonaire sont atténués.

Le 10 juillet, trois mois après sa sortie de l'hôpital, la malade revient nous voir; elle a repris des forces et de l'embonpoint. Elle ne tousse plus. Le cœur bat régulièrement et c'est à peine si l'on trouve un léger prolongement systolique à la pointe du cœur.

Dans une cinquième série, je placerai les cas où l'anémie et l'endocardite ont coïncidé. Il y a bien dans ces cas une endocardite réelle, mais une part des bruits morbides revient à l'anémie.

OBSERVATION XV. *Anémie et affection cardiaque simultanées dans le rhumatisme.* — P..., âgée de vingt ans, entre à l'hôpital Saint-Antoine, salle Sainte-Thérèse, nº 8, le 23 novembre 1877.

Au moment de l'entrée, la malade est prise dans les articulations des cous-de-pied et des genoux. Aux membres supérieurs, les articulations du coude et du poignet, ainsi que les articulations métacarpo-phalangiennes, sont atteintes. Le côté gauche a été le premier envahi, puis le côté droit s'est pris successivement. Il y a une fièvre modérée.

L'auscultation révèle dans les vaisseaux du cou, des deux côtés, un bruit de souffle. Il en existe un autre à gauche du sternum, qui est un souffle systolique de l'artère pulmonaire.

Il y a un troisième foyer à la pointe, où l'on constate un souffle systolique doux qui ne se prolonge pas vers la pointe, mais vers l'orifice mitral. — Peu à peu, tous ces bruits diminuent et la malade quitte l'hôpital au commencement de décembre.

Le 6 décembre, la malade revient nous voir à la consultation. Les bruits du cou et de l'artère pulmonaire sont très amoindris. Le bruit du souffle de la pointe, qui a diminué également, reste pourtant plus marqué.

OBSERVATION XVI. *Rhumatisme avec anémie et lésion mitrale.* — La nommée Ernestine D..., âgée de dix-sept ans, entre à l'hôpital Saint-Antoine, salle Sainte-Jeanne, nº 8, le 28 mars 1877.

La malade raconte que le dimanche précédent, en allant au cimetière, elle a eu un refroidissement, et le mardi, elle a eu une douleur de côté accompagnée de lumbago pour lequel on lui fit placer un vésicatoire à l'hypochondre droit. Aujourd'hui elle présente les symptômes suivants : douleur lombaire, un peu de dyspnée. Rien dans les poumons ni à la percussion ni à l'auscultation, si ce n'est un peu plus de sonorité qu'à l'état normal, et une égalité dans les deux temps de la respiration en arrière, en avant, un peu de sonorité exagérée.

Les battements du cœur sont énergiques, la pointe du cœur bat sous la sixième côte. Tandis qu'à l'artère pulmonaire on ne trouve pas de bruits morbides, on trouve à la pointe du cœur un bruit de souffle systolique intense ayant son maximum au niveau de la pointe. Le bord inférieur du cœur répond à la même ligne que le bord inférieur du foie, qui paraît peut-être un peu augmenté de volume.

Le cœur ne paraît pas hypertrophié sensiblement. Du reste, la malade a eu un rhumatisme articulaire généralisé il y a un an, et elle a souvent des palpitations depuis ce temps ; dans les vaisseaux du cou on trouve un bruit de souffle continu avec renforcement.

Fonctions digestives parfaites ; menstruation régulière.

Observation XVII. *Rhumatisme endocardite à foyer mitral et anémie à foyer cervical.* — Louise G..., âgée de dix-huit ans, domestique, entre à l'hôpital Saint-Antoine, salle Sainte-Thérèse, n° 1, le 20 janvier 1876.

Cette malade, qui était autrefois blanchisseuse, a eu, au mois de septembre 1873, une première attaque de rhumatisme qui a porté sur les deux membres inférieurs, et aux mains sur les articulations phalango-phalangiennes. Cette attaque a duré un mois.

La deuxième attaque a eu lieu le 8 janvier, douze jours avant son entrée à l'hôpital ; elle avait envahi d'abord le genou gauche, puis la jambe droite, puis les membres supérieurs.

Au moment de l'entrée, le genou droit est douloureux et gonflé ; il y a une hydarthrose considérable sans changement de couleur à la peau. Les articulations phalango-phalangiennes sont le siège de déformations, elles sont élargies transversalement.

L'auscultation révèle, d'une part, un bruit de souffle dans les jugulaires, et, d'autre part, un bruit de souffle systolique à la pointe, sans qu'il y ait rien à l'artère pulmonaire.

Dans ce cas, on doit admettre que le bruit des jugulaires est bien un bruit anémique, mais que le souffle de la mitrale tient à un peu d'endocardite.

Observation XVIII. *Rhumatisme accompagné d'anémie et compliqué ensuite d'endocardite.* — La malade, Pierrette M..., âgée de dix-huit ans, domestique, a été prise, le 22 décembre 1880, de frissons, de fièvre et enfin d'une amygdaline œdémateuse double. Huit jours après, l'amygdalite était guérie et remplacée par un rhumatisme polyarticulaire. Les régions prises les premières furent les articulations métatarso-phalangiennes des deux pieds, puis les genoux, les épaules et les coudes. L'auscultation permet de constater dans les vaisseaux du cou du côté droit un double bruit de souffle descendant. A la poitrine, on trouve dans le deuxième espace intercostal gauche, près du sternum, un bruit de souffle systolique occupant toute la systole et suivi immédiatement par un claquement des valvules sigmoïdes brusque et offrant le timbre métallique. Ces deux bruits indiquent nettement l'état anémique de la malade.

Cinq ou six jours après, l'auscultation révèle un troisième bruit situé à la pointe et se propageant vers la ligne axillaire. Ce bruit occupe toute la durée de la systole et se prolonge dans le grand silence. Il donne au premier abord l'apparence d'un double souffle, puisque la révolution cardiaque se termine par un bruit de souffle doux et non par un claquement net comme celui des valvules sigmoïdes. C'est le bruit systolique prolongé auquel j'ai donné le nom de *bruit paradoxal* précisément parce qu'il a l'air de remplacer le deuxième bruit alors qu'il ne remplace que le premier. Comme timbre, il est assez rude. Ce bruit appartient nettement à l'endocarde et non pas au péricarde, attendu qu'il a son maximum à la pointe et qu'il va en diminuant d'intensité et de longueur lorsqu'on se rapproche du sternum, ce qui est précisément le contraire de ce qu'on observe dans la péricardite.

Ce troisième bruit est donc un bruit d'endocardite et non pas d'anémie. Ce qui contribue encore à le prouver, c'est que, depuis le développement de cette endocardite, le bruit de l'artère pulmonaire a singulièrement diminué. Peu à peu les phénomènes articulaires diminuent et la malade rentre dans sa famille.

Enfin, dans une sixième série, je place les cas où l'anémie a accompagné un rhumatisme articulaire compliqué d'endocardite et de péricardite.

OBSERVATION XIX. *Rhumatisme articulaire aigu compliqué d'endopéricardite et d'anémie.* — La malade qui fait le sujet de cette observation, Louise B..., âgée de vingt-trois ans, journalière, est entrée à l'hôpital Saint-Antoine, salle Sainte-Jeanne, nº 8, le 10 janvier 1878 et est encore actuellement dans la salle.

Au moment de l'entrée, on constate un rhumatisme articulaire aigu sur les genoux et les cous-de-pied, avec fièvre.

L'auscultation révèle des bruits de souffle en trois endroits. D'abord, dans les veines jugulaires, surtout à droite; en second lieu, à la poitrine du côté gauche du sternum, dans le deuxième espace intercostal, un bruit de souffle systolique siégeant à l'artère pulmonaire.

Troisièmement, à la pointe du cœur un bruit systolique doux, en jet de vapeur.

Le problème consistait à établir la valeur de ces trois bruits de souffle. Les deux premiers, celui des jugulaires et celui de l'artère pulmonaire, furent considérés nettement comme anémiques. Quant au troisième, il s'agissait de savoir s'il devait être rapporté à l'anémie ou à une endocardite. Je ne crus pas pouvoir trancher la question ; mais je pensai que l'évolution de la maladie fixerait bientôt à ce sujet. En effet, une pleurésie se déclara cinq jours après, puis une péricardite, et, le 18 au matin, huit jours après l'entrée, l'auscultation était caractéristique.

Le bruit de ce souffle de l'artère pulmonaire avait disparu, laissant persister le bruit des jugulaires. Le bruit de souffle de la pointe persistait et s'accompagnait d'un bruit de frottement double, bruit de va-et-vient caractéristique occupant le tiers inférieur du triangle cardiaque et ayant son maximum derrière le sternum, au niveau de l'insertion des cinquièmes cartilages costaux. Deux jours après, l'épanchement ayant diminué, le bruit de frottement occupait tout le triangle péricardique jusqu'au sommet du péricarde, derrière la première pièce du sternum, près de la fourchette.

On a pu ainsi, en prenant le schéma du bruit de frottement, déterminer exactement la dimension du péricarde.

Voilà donc encore une observation où il a été permis de faire la part de l'anémie et celle de l'endo-péricardite, en tenant compte de la loi qui régit le bruit de souffle anémique. Si le bruit de la pointe avait été un bruit anémique, il aurait disparu avant le bruit de l'artère pulmonaire.

Le bruit de la pointe a persisté, alors que le bruit de l'artère pulmonaire avait cessé d'exister, et il s'est accompagné d'un double bruit de frottement caractéristique de la péricardite exsudative.

Observation XX. *Rhumatisme articulaire aigu. Coexistence de l'anémie et d'une endopéricardite ancienne.* — V. M..., âgée de vingt-quatre ans, entre à l'hôpital Saint-Antoine, salle Sainte-Jeanne, n° 14, le 11 avril 1878.

La première attaque de rhumatisme remonte à dix ans. Les douleurs ont duré trois mois et se sont accompagnées d'une pleurésie, si bien que la malade n'a été guérie qu'au bout de onze mois. Depuis lors la malade est restée sujette aux palpitations.

Dans l'intervalle de cette première maladie et de celle qui l'amène à l'hôpital, la malade a eu quatre grossesses.

A la seconde, il y a quatre ans, elle fut atteinte d'une pelvipéritonite qui lui fit garder le lit pendant sept semaines. Il n'y eut pas de troubles cardiaques à cette époque.

Il y a six mois, elle a eu sa quatrième grossesse sans accidents. Elle a pu nourrir tous ses enfants. Quelques jours avant son entrée, elle est allée au lavoir, et le lendemain matin, au réveil, elle s'est trouvée prise de douleurs à la plante des pieds, au genou droit et à la hanche gauche.

L'exploration du cœur donne les résultats suivants :

La pointe bat dans le quatrième espace à 8 centimètres de la ligne médiane, le bord supérieur du foie correspond à l'insertion du cinquième cartilage. L'abaissement de la pointe sur l'angle droit est de 3 centimètres. Le bord vertical est à 1 centimètre et demi du bord sternal et à 3 centimètres de la ligne médiane.

A l'auscultation, on entend à la pointe un bruit systolique rude ne couvrant pas complètement tout le petit silence, suivi d'un claquement valvulaire éclatant. Ce bruit est à deux timbres et donne presque le rythme du galop, mais il n'y a pas de bruit détaché dit *présystolique*.

Le deuxième foyer se trouve au niveau de l'artère pulmonaire. On entend dans le deuxième espace intercostal gauche un bruit de souffle qui a son maximum auprès du sternum, mais s'entend encore à 3 centimètres du bord de cet os. On l'entend également dans le troisième espace intercostal, mais dans une étendue moindre que dans le précédent, 3 centimètres seulement.

Ce bruit est nettement séparé du foyer inférieur, il disparaît pendant l'effort.

Dans les vaisseaux du cou, à droite, on entend un bruit de souffle continu avec renforcement coïncidant manifestement avec l'affaissement des vaisseaux. Rien à la jugulaire gauche.

Rien à l'aorte ni à l'appendice xiphoïde. Dans les jours qui suivent, le souffle pulmonaire s'accompagne de frottements rugueux qui augmentent par la pression ainsi que la flexion en avant. Il s'est développé une péricardite partielle dont le siège est en avant de l'artère pulmonaire.

Quatre jours après, le 15, le bruit anémique a beaucoup diminué.

Dix jours plus tard, le 26, il n'y a plus de bruits de souffle, mais seulement un dédoublement du deuxième bruit dans la région ventriculaire et un roulement systolique. Il apparaît de l'albumine dans l'anémie. Quatre jours plus tard, la malade sort sur sa demande.

Il y a donc eu là rhumatisme articulaire avec anémie et endopéricardite, puis néphrite interstitielle commençante.

En résumé, on peut donc voir dans le rhumatisme articulaire aigu l'anémie seule ou les endopéricardites seules ou bien la coïncidence de l'anémie et des inflammations aiguës du cœur.

Tant que les caractères des bruits anémiques n'étaient pas donnés avec précision, on regardait tous ces bruits comme appartenant à l'endocardite, bien que plusieurs cliniciens aient insisté sur l'anémie existant dans le rhumatisme et qu'on ait pu pour ainsi dire la mesurer par le compte-globules de MM. Malassez et Hayem.

Enfin, en dehors des attaques de rhumatisme articulaire, on peut voir coïncider l'anémie avec une sclérose mitrale ; en voici un exemple :

Observation XXI. *Anémie et sclérose mitrale.* — Jeanne Nuremberg, vingt-trois ans, salle Sainte-Elisabeth, n° 32. La malade est entrée dans le service pour une perte utérine ancienne qui continuait encore au moment de son entrée et l'avait jetée dans une anémie des plus profondes. La pâleur de la face et des muqueuses était extrême. On a constaté dans le deuxième espace intercostal gauche un bruit de souffle très intense qui présentait des caractères particuliers. Le bruit de souffle, au lieu de commencer avec la systole, laissait entendre le claquement de la tricuspide après un petit silence. Le bruit se continuait jusqu'à la fin de la systole au moment du claquement des sigmoïdes. Ce bruit était accompagné d'un bruit de diable dans les vaisseaux du cou. En prolongeant l'auscultation à la pointe du cœur, on y trouvait le même triple bruit plus fort que dans le deuxième espace intercostal. L'absence d'autres signes d'affection du cœur et de commémoratifs pouvant faire supposer une affection mitrale, le diagnostic de la présence d'une lésion mitrale était réservé et l'on attendait de l'évolution de la maladie soit la persistance, soit la disparition du bruit de la pointe pour savoir si cette anémie extrême était seule ou accompagnée de lésions mitrales. Les pulsations du cœur étaient régulières et il n'y avait pas de phénomènes secondaires pour expliquer la concordance d'une maladie du cœur. Les choses en étaient là, les pertes paraissaient supprimées au moins au dire de la malade, lorsqu'est survenue une pelvi-péritonite qui l'a emportée en deux jours. L'examen nécroscopique du cœur a montré qu'en outre de l'anémie il y avait une lésion de la mitrale. Le cœur est peu développé, il pèse 330 grammes. Le cœur gauche n'est pas très hypertrophié, la paroi mesure environ 13mm,15 au niveau de l'attache des colonnes charnues de premier ordre. La partie artérielle du ventricule est saine, les valvules aortiques un peu épaissies au niveau du nodule d'Arentius avec trois ou quatre petites plaques athéromateuses ayant moins de 5 millimètres de diamètre.

Les colonnes charnues de premier ordre ont déjà des taches jaunes.

La valvule mitrale est malade, non pas à son insertion, mais à son bord libre; il existe sur la face auriculaire de la mitrale, près du bord libre, une ligne de rugosités et d'épaississement. Les cordons fibreux de la colonne principale de la mitrale sont englobés dans un noyau d'épaississement. L'orifice de cette valvule présente encore 65 millimètres de circonférence et laisse passer la première phalange du pouce, l'oreillette est saine, peut-être un peu épaissie. L'aorte a 60 millimètres de circonférence. Le côté droit du cœur paraît sain; l'orifice de l'artériel pulmonaire a 80 millimètres de circonférence. La tricuspide est saine, peut-être un peu épaissie au bord de sa valvule antérieure.

En somme, il y a là manifestement une insuffisance mitrale verruqueuse ancienne dont l'origine ne peut être établie, et l'état de l'orifice ne permet pas de dire qu'il s'agisse d'un rétrécissement ; pourtant, si l'on s'en tenait aux symptômes classiques d'un triple bruit et d'un petit cœur, on aurait dû s'attendre à un rétrécissement réel.

Les reins sont pâles, anémiques et graisseux dans la partie corticale. Il n'y a pas de maladie de Bright apparente; il n'y a pas d'albumine dans les urines.

J'ai vu plusieurs fois dans les concours du Bureau central des bruits manifestement anémiques regardés par les juges et les candidats comme des lésions des sigmoïdes de l'aorte et à plus forte raison quand il y avait un bruit de souffle à la pointe.

Il résulte donc de cette étude que tous les malades qui présentent des bruits de souffle au cœur pendant le cours d'un rhumatisme articulaire aigu ne sont pas fatalement atteints de maladie organique du cœur, qu'une part de ces bruits de souffle revient à l'anémie.

Si les bruits de souffle se trouvent dans les jugulaires et l'artère pulmonaire, sans bruits à la pointe, il n'y a que de l'anémie. Si le bruit existe même à la pointe, mais qu'il soit passager et qu'il disparaisse avant celui de l'artère pulmonaire, ou même en même temps, on pourra encore compter sur de l'anémie. Mais si le bruit de la pointe existe sans bruit de l'artère pulmonaire, ou persiste après que ce dernier a disparu, la maladie de la mitrale est réelle. Quant au bruit péricardique, il ne peut guère être confondu avec le bruit anémique, sauf un cas où il sera question plus loin à propos de la péricardite, celui où l'artère pulmonaire et l'infundibulum donnent dans la péricardite sèche un bruit de frottement systolique qui accompagne les amplitudes du vaisseau au moment du passage du sang dans cette artère.

Si ce chapitre n'avait pour conséquence que d'empêcher d'accuser de maladie du cœur de pauvres diables qui ne sont qu'anémiques, ce résultat me payerait grandement de la peine que ces études m'ont coûté.

DES MALADIES DU CŒUR

ET DE SES ENVELOPPES

Après avoir préparé le terrain en étudiant tous les troubles cardiaques qui ne sont que l'écho ou l'aboutissant réflexe de lésions de toute nature, il nous faut maintenant étudier les troubles cardiaques qui ont pour cause des affections intrinsèques du cœur.

Je passerai ainsi en revue d'abord les affections du péricarde, puis celles de l'endocarde et enfin celles du myocarde. Ensuite viendront les affections des vaisseaux principaux de la poitrine.

CHAPITRE IX

PÉRICARDE ET PÉRICARDITE.

Points de repère anatomiques. — Suivant l'ordre que j'ai adopté dans ce livre, je commencerai tout d'abord par insister sur quelques points de l'anatomie du péricarde. Ces détails nous permettront de fixer avec plus de précision les rapports exacts que nous allons établir entre l'anatomie du péricarde et les signes de la péricardite.

Pratiquons dans la paroi thoracique d'un sujet une ouverture qui enlève la région sternale, et regardons, sans déplacer les organes, les rapports des viscères, que voyons-nous ?

Le péricarde constitue un cône creux, immobile dans la cage thoracique. C'est peut-être, comme nous allons le voir, la partie la plus fixe du corps humain. Sa *base* répond au centre phrénique, son sommet correspond au bas de la première pièce du sternum, au milieu de la région, sur la ligne médiane du corps, comme on peut le voir aisément en enfonçant le doigt jusqu'au cul-de-sac péricardique : c'est donc une pyramide triangulaire qui enveloppe le cœur (1).

Sa face antérieure ne s'accole au sternum que dans une petite étendue, sur la ligne médiane, car de chaque côté le cul-de-sac antérieur de la plèvre vient la recouvrir. Il en résulte que la paracentèse du péricarde se fait toujours au travers de la plèvre gauche, et qu'il faudra toujours se défier de ne pas traverser le poumon. Le bord inférieur de cette face triangulaire commence à droite au niveau de l'insertion du cinquième cartilage costal, puis se porte un peu obliquement à gauche dans le cinquième espace intercostal.

Les deux bords latéraux ne nous occuperont pas. Il nous suffit de savoir que le bord gauche s'incline du sommet du péricarde vers la pointe du cœur et rencontre en route les deux points où l'aorte et l'artère pulmonaire s'échappent hors de la séreuse péricardiaque.

Le bord droit descend à 1 centimètre et demi environ en dehors du sternum ; il coupe au niveau de la première côte la veine cave supérieure qui sort du péricarde à ce niveau. L'oreillette droite déborde un peu cette ligne et la veine cave inférieure pénètre verticalement dans l'oreillette, mais plus en arrière.

Deux mots sur la structure du péricarde. Rappelons que le feuillet pariétal est épais, et le feuillet viscéral mince, séparé du myocarde par un tissu conjonctif sous-séreux qui se charge souvent de graisse. On reconnaît à ces feuillets deux couches, l'une interne formée d'un épithélium pavimenteux à une seule couche; l'autre extérieure formée par des faisceaux de tissu conjonctif entre-croisés avec des réseaux de fibres élastiques fixes. Les vaisseaux du péricarde n'offrent rien de spécial, non plus que les nerfs qui, selon Luschka, lui viennent du pneumogastrique droit, du récurrent et du phrénique.

La cavité séreuse contient toujours une certaine quantité de liquide ; ce liquide, examiné par Gorup-Besanez, est alcalin, un peu coloré ; voici sa composition :

(1) Voir, pour la situation et les moyens de fixité, pages 3 et 5.

Eau	96,2 à 95,5
Parties solides	37,17 à 44,87
Albumine	21,62 à 24,68
Fibrine	0,81
Matières extractives	8,21 à 12,67
Sels	7,34 à 6,60

Points de repère anatomo-pathologiques. — Les différentes *lésions* que l'on peut rencontrer dans le péricarde sont les suivantes :

La plus commune et la plus difficile à établir, c'est l'*hydropéricarde*. En effet, on trouve constamment dans les autopsies un liquide séreux dans le péricarde. Ce liquide, examiné au microscope, se montre composé de cellules épithéliales isolées formant des lambeaux. On met trop souvent sur le compte d'une asystolie survenue à la fin de la vie cette hydropisie du péricarde. D'autre part, quelquefois des lésions pleurales très étendues ont pu faire méconnaître un épanchement péricardique très abondant.

Les *plaques laiteuses* du péricarde sont formées par du tissu conjonctif condensé, qu'elles soient ou non consécutives à des fausses membranes, car leur surface est souvent recouverte par une couche d'épithélium pavimenteux.

Enfin, l'altération la plus ordinaire consiste dans la présence d'*exsudats inflammatoires* qui caractérisent les fausses membranes de la péricardite. Ces exsudats albumino-fibrineux au début furent décrits par Corvisart, qui les compare au bonnet de la muqueuse gastrique du veau, et par Hope, qui en a donné une comparaison plus simple en disant que l'aspect des fausses membranes rappelle assez bien celui des mains recouvertes de savon et qu'on écarterait.

Quand ces fausses membranes persistent, elles s'organisent, elles forment des saillies d'apparence papillaire dont Hope a bien donné l'explication. Des vaisseaux de nouvelle formation s'y sont développés, la néo-membrane est créée.

Certaines variétés de péricardite sont tout à fait spéciales. C'est ainsi que nous voyons la péricardite tuberculeuse se caractériser par la présence de granulations tuberculeuses sur la partie supérieure du péricarde, en même temps que d'exsudats au niveau des gros vaisseaux. Ces tubercules peuvent devenir caséeux, se détacher et former des masses grises ou ocreuses capables de subir la transformation calcaire.

La péricardite purulente est très rare, sauf chez l'enfant.

Diagnostic de la péricardite. — Entrons sans plus tarder dans l'étude des symptômes de la péricardite. La péricardite a son histoire. Elle peut se diviser en deux périodes. La première commencerait dans les temps les plus reculés et s'arrêterait avant Laennec ; la deuxième date de Laennec et vient jusqu'à nous.

Avant Laennec, on connaissait déjà la péricardite, elle était déjà décrite. Sur le cadavre on avait constaté avec étonnement ces lésions péricardiaques. Mais on ne faisait que la soupçonner sur le vivant. Avec Corvisart, la question fit quelques progrès. Les grosses péricardites flagrantes furent diagnostiquées, mais il va sans dire qu'il s'agissait seulement des péricardites primitives.

Les signes admis par Corvisart étaient une *douleur* vive, la fréquence et les vacillations irrégulières du pouls, la syncope fréquente ; au troisième ou quatrième jour, l'altération des traits, la face grippée, une anxiété croissante et inexprimable, une agitation continuelle, une respiration haute, pénible, entrecoupée. Lorsqu'à ces signes venaient se joindre des palpitations, des défaillances incomplètes, un pouls petit, fréquent, concentré, irrégulier, des contractions petites du cœur, mais en même temps profondes, obscures, comme avortées, on devait soupçonner l'existence d'une péricardite. Le diagnostic restait donc assez vague.

Si bien que Laennec lui-même, malgré son admirable découverte, s'exprime encore, à l'égard de la péricardite, avec un certain découragement. Il déclare qu'il y a peu de maladies plus difficiles à reconnaître. Elle offre quelquefois des caractères très accusés, d'autres fois elle reste latente et n'est reconnue qu'à l'autopsie. Parfois encore tous les signes de la péricardite existaient, et l'on ne trouve rien à l'autopsie. « Je suis tombé, dit-il (1), dans l'une et l'autre erreur. Je l'ai vu commettre par les plus habiles praticiens ; j'ai vu quelquefois aussi deviner des péricar-

(1) Laennec, *loc. cit.*, p. 659.

dites. J'en ai deviné moi-même, car je ne crois pas qu'on puisse employer le mot *reconnaître* quand on n'a pas de signes certains et qu'il arrive aussi souvent de se tromper que de rencontrer juste. » Et plus loin, après avoir énuméré les signes fonctionnels donnés par Corvisart, Laennec ajoutait : « Je dois avouer que l'auscultation médiate ne donne pas beaucoup de signes plus sûrs de la péricardite que l'étude des symptômes généraux et locaux. »

Ce découragement de Laennec en face de la péricardite fut si grand, qu'en voici une preuve curieuse : c'est un de ses chefs de clinique, Collin, qui découvrit, dans son service, les bruits de la péricardite en 1824. Malgré cela, en 1829, dans la quatrième édition de son traité de l'auscultation, Laennec disait encore : « Nous ne sommes pas plus avancés qu'au temps de Corvisart. »

Ce n'est qu'en 1835 que Bouillaud, dans son traité des maladies du cœur, se montre beaucoup plus affirmatif. « Nous espérons démontrer, dit-il dans cet article (1), que l'on peut aujourd'hui reconnaître et diagnostiquer avec certitude la péricardite, au moins dans l'immense majorité des cas. » Bouillaud eut aussi le mérite de montrer que les bruits de frottement, de frôlement et de froissement sont les plus fréquents; ajoutés aux bruits de cuir neuf, ces signes ont donné au diagnostic une certitude relative.

Constatons donc maintenant le diagnostic de la péricardite. Nous commencerons tout d'abord par le *diagnostic des symptômes*, comme on doit le faire pour toute maladie. Et, tout d'abord, passons en revue les signes fonctionnels.

Le premier symptôme auquel nous devons nous arrêter, c'est la *douleur*.

Dans la péricardite *primitive*, éclatant violemment, la douleur occupe la région précordiale, au-dessous du mamelon ou vers l'extrémité inférieure du sternum. Elle s'irradie dans toute la région précordiale, vers le creux axillaire, dans le bras gauche, vers la région épigastrique, vers l'hypochondre gauche. Très rarement elle se porte à droite du thorax.

(1) Bouillaud, *Traité clinique des maladies du cœur*, t. Ier, p. 451.

Cette douleur est spontanée, pongitive, lancinante, déchirante, atroce quelquefois. Elle est exagérée par les différents procédés d'exploration, par la toux, par les mouvements respiratoires. Parfois la douleur spontanée n'existe pas ; elle est seulement provoquée par la pression.

Qu'est-ce donc que cette douleur? Laennec attribuait tous ces phénomènes douloureux à la pleurésie de voisinage. Je pense qu'il faut faire ici une distinction. Toutes les *irradiations douloureuses* de la péricardite siègent dans d'autres points que dans le péricarde, mais il y a des douleurs réelles dans le péricarde. J'admets donc, comme M. Peter, des douleurs *centrales* et des douleurs *périphériques*.

Pour ce qui est de ces dernières, M. Peter a noté la douleur des *phréniques*, que M. Bouillaud avait soupçonnée. Deux signes caractérisent cette douleur. Le premier se dévoile en portant le doigt entre les deux insertions du sterno-mastoïdien, immédiatement au-dessus de la clavicule, quelquefois un peu plus haut; c'est le point *cervical* du phrénique. Il ne faut pas s'exagérer la difficulté d'aller chercher ce nerf phrénique dans cette région. Je me rappelle avoir obtenu la contraction du diaphragme, dans un cas de paralysie de ce muscle, en appliquant à la région cervicale le pôle négatif d'un appareil à courant continu, en ayant soin de le placer en dedans de la partie moyenne du muscle sterno-mastoïdien, le long de la gaine des vaisseaux. Le second point douloureux, dans la névralgie phrénique, siège au niveau de la terminaison des phréniques droit et gauche, et on le trouve de chaque côté de l'appendice xiphoïde; c'est le *point costo-xiphoïdien*.

M. Peter a pu encore isoler certaines douleurs irradiées dans les *nerfs intercostaux*, au-dessous du mamelon.

Quant à la douleur *centrale péricardique* proprement dite, M. Peter, en face de l'intensité excessive de la douleur, comparable à la douleur de l'angine de poitrine, croit à l'existence d'une névrite aiguë des plexus cardiaques, qui s'accompagne de tendances aux syncopes, de troubles circulatoires et respiratoires qui paraissent bien être une extension aux pneumogastriques et au sympathique. Cette théorie de la douleur, dans la péricardite, n'a rien que de très vraisemblable, mais n'est encore qu'une hypothèse.

Toutefois, dans une question aussi délicate, le jugement est bien difficile, et il faut s'entourer de toutes les garanties les plus sûres. L'expérimentation, à laquelle on doit toujours s'adresser, est venue donner son appoint. MM. Bochefontaine et Bourceret ont fait récemment (1), dans le laboratoire de M. le professeur Vulpian, des recherches sur la sensibilité du péricarde à l'état sain et à l'état pathologique. Ils ont observé l'état du pouls et de la pression sanguine chez des chiens curarisés ; ils ont pu constater l'augmentation de la pression du sang, les modifications du pouls et la dilatation pupillaire. Aussi ont-ils pu conclure en disant que le péricarde sain est sensible et que le péricarde enflammé présente une sensibilité vive, au moins à sa face externe et dans son épaisseur.

Il n'est donc pas nécessaire d'aller chercher si loin l'explication de la douleur centrale dans des nerfs dont les fonctions nous sont mal connues. Et l'on peut se borner à dire que la douleur centrale tient à l'hyperesthésie du péricarde. C'est donc une question encore à l'étude. L'avenir jugera et dira s'il faut admettre une névrite des plexus cardiaques ou une douleur propre *parenchymateuse* dans la péricardite aiguë douloureuse.

Un autre groupe de phénomènes importants consiste dans les *troubles du rythme* du cœur. Les pulsations sont plus fréquentes, fait important ; c'est peut-être, en effet, la maladie dans laquelle on constate une augmentation aussi considérable des pulsations. Au début, le pouls est un peu fort ; bientôt, le plus souvent, il devient irrégulier, intermittent ; quelquefois on trouve un dédoublement du deuxième bruit.

Lorsqu'il existe une péricardite à forme séreuse, lorsque l'épanchement est considérable, s'il s'agit d'un sujet maigre, jeune, parfois alors le développement du péricarde deviendra apparent à la vue. *La voussure intercostale précordiale* a été signalée par Bouillaud et par Louis. Graves a même noté, chez l'enfant, le refoulement du poumon gauche, dont le

(1) Académie des sciences, 1877, 17 octobre.

sommet peut venir faire saillie dans la fosse sus-claviculaire.

En dehors de ces troubles fonctionnels locaux, les *symptômes généraux* existent et contribuent à donner à la maladie sa physionomie. La *fièvre*, dont on juge souvent l'intensité par deux symptômes : l'élévation de la température et l'élévation du pouls, ne peut se juger par la fréquence du pouls. Ici, en effet, les conditions sont spéciales ; les troubles de la circulation ne sont plus des troubles réflexes sympathiques ; le centre circulatoire est lui-même atteint.

Quant à la température, Bouillaud avait déjà signalé un fait important. Parfois, en même temps qu'une chaleur très grande de la peau, il existe un refroidissement notable des extrémités. En même temps, il y a une tendance très grande à la syncope. M. Charcot avait déjà noté l'abaissement de la température centrale dans certains cas de péricardite aiguë chez le vieillard. M. Lorain signale l'abaissement de la température dans la péricardite rhumatismale survenant dans le cours d'un rhumatisme aigu. Enfin, M. Brouardel a noté, dans deux observations que nous relevons dans un mémoire inédit de notre interne, M. Letulle, un abaissement remarquable de la température dans la fièvre typhoïde, au moment de l'apparition de la péricardite.

Il faut donc tenir compte de ces faits. Dans les péricardites secondaires, l'abaissement de la température fébrile originelle pourra quelquefois mettre sur la voie d'un diagnostic souvent difficile.

En outre, il existe encore, dans la péricardite, un certain nombre de troubles *sympathiques* que nous devons passer en revue.

La *dyspnée* est souvent extrême ; elle n'est pas toujours diaphragmatique. Dans certains cas, en effet, c'est une dyspnée nerveuse ; elle s'accompagne d'efforts intenses, de soupirs d'inspirations profondes.

Un signe important, à mon sens, c'est la *dilatation des narines*, qui est souvent aussi considérable que dans la pleurésie.

L'*orthopnée* n'a pas été notée par les auteurs. Cependant c'est un signe qui me paraît capital. Je me rappelle l'histoire d'un enfant de huit à dix ans, qui fut atteint, dans le cours d'un rhumatisme, d'une péricardite alternant, à plusieurs reprises, avec un épanchement pleural ; ce pauvre petit pleurait sitôt qu'on ne voulait pas le laisser assis sur son séant.

L'anxiété, la pâleur de la face, les sanglots, les hoquets, voilà encore des signes utiles à noter.

Enfin, en dehors de ces phénomènes nerveux, il existe habituellement une insomnie cruelle et souvent du subdélirium. Tels sont les troubles fonctionnels accusés par le malade.

Mais, dans certains cas, je devrais dire peut-être dans le plus grand nombre des cas, surtout dans les péricardites secondaires, les phénomènes fonctionnels manquent ou sont masqués par d'autres troubles, en sorte que la péricardite devient *latente*. Le mot de *péricardite latente* a une signification très précise ; il veut dire péricardite *cachée*, insidieuse, mais non pas méconnue ou méconnaissable. Le terme de *maladie latente* veut dire maladie qui ne s'accuse pas par des troubles fonctionnels de l'organe atteint, mais maladie très reconnaissable par des phénomènes physiques. Si les symptômes fonctionnels ne s'annoncent pas et que le médecin ait fait avec soin l'inventaire général de son malade, il reconnaîtra la péricardite, sans que rien dans les symptômes ne l'accuse ; si le médecin ne la reconnaît pas, l'erreur de diagnostic qu'il va commettre ne constitue pas la forme latente de la maladie.

Il faut donc demander à d'autres signes une valeur diagnostique plus grande, et c'est aux *signes physiques* que nous allons nous adresser pour cela.

Les *signes physiques* de la péricardite, qui peuvent exister seuls et constituer à eux seuls l'affection, sont fournis par les données suivantes :

I. La *palpation* de la région précordiale donne quelquefois certains renseignements ; on éprouve parfois les sensations de *frottements* rudes, que Broussais avait déjà comparés aux froissements du parchemin ; c'est au début de la péricardite qu'on peut les surprendre, alors que l'exsudat fibrineux est en voie de formation. Ils disparaîtront lorsque l'épanchement surviendra, pour reparaître à la fin, mais toujours plus faibles, ce qui constituera le *frottement de retour*. Il est de règle, pour rechercher ce signe, de laisser le malade à demi couché. En effet, s'il existe déjà un faible épanchement, le malade, en se mettant debout, déplace le liquide en avant et éteint les frottements.

II. La percussion est utile surtout dans les cas plus ou moins considérables. La matité précordiale est augmentée. Ici, la percussion de Piorry peut servir réellement; le poumon a été refoulé. La percussion n'a de valeur que chez l'enfant; chez l'adulte, elle n'a plus la même importance. Je signale seulement, en passant, les différences que l'on pourrait trouver en déplaçant le malade. Ce sont là des signes bien délicats, bien minutieux, sans importance.

J'arrive aux signes seuls qui ont une valeur considérable, car ils permettent d'affirmer l'existence de la péricardite :

III. C'est l'auscultation qui nous donnera ces précieux renseignements. En 1824, Collin (1) décrit le bruit du cuir neuf. Malheureusement, la dénomination qu'il donna aux bruits de frottement fut un obstacle à la diffusion de sa connaissance. On ne trouve pas souvent le bruit de cuir neuf. Aussi Bouillaud a-t-il eu raison de montrer la fréquence beaucoup plus grande des bruits de *frottement* ou de *frôlement*.

Le frottement péricardique, le seul signe pathognomonique de l'affection, est à la fois *systolique* et *diastolique*. Il donne même souvent la sensation de va-et-vient. Il est en outre superficiel ; il ne se propage pas et augmente par la pression.

Mais le point le plus important de l'histoire du frottement péricardique, c'est son siège, sa région. L'avantage du stéthoscope flexible est ici considérable.

Un bruit pathologique est déterminé, à l'auscultation, par trois caractères : l'espace, le temps et le timbre.

Disons d'abord que, lorsqu'il existe des douleurs, elles précèdent souvent la production des bruits pathologiques ; cela est surtout vrai des douleurs périphériques ou extrinsèques. Si l'on soupçonne de bonne heure la péricardite et qu'on l'ausculte dès le début, on pourra voir naître le bruit d'abord au bord inférieur du cœur. Il s'élèvera bientôt et envahira toute la

(1) Collin, *Des diverses méthodes d'exploration de la poitrine*, Paris, 1824.

surface péricardique et dessinera tout le triangle péricardique avec une précision remarquable. Si bien que, si l'on fait l'expérience suivante : qu'on se fasse bander les yeux et qu'on ne touche que le cornet du tube flexible, on pourra délimiter avec une rigueur mathématique ce triangle péricardique, sauf en un point.

Les deux côtés obliques descendants du péricarde seront dessinés avec la précision que j'indique. Il n'en est pas de même du bord inférieur. Si l'on a eu soin de délimiter, comme je l'ai indiqué plus haut, le bord inférieur du cœur, on verra que le bruit de frottement déborde de 1 centimètre et demi le bord inférieur du cœur. Cela tient à ce que le foie est un corps solide, bon conducteur du son. Il ne faut pas dire, en pareil cas, comme M. Peter, que la pointe du cœur est dépassée, en bas, par la matité, à cause de l'épanchement, et cela pour deux raisons : la première est que le frottement déborde en bas alors qu'il n'y a pas d'épanchement, et, en second lieu, qu'il n'y a pas de subtilité de la percussion qui permette de distinguer la matité cardiaque ou péricardique de la matité fournie par le foie.

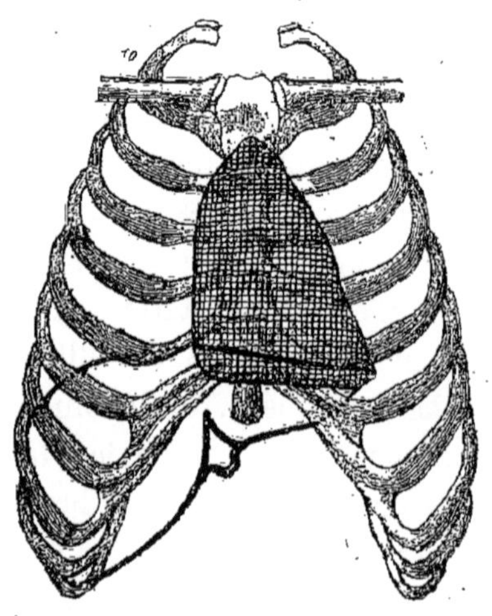

Fig. 34.

Le fait ne serait possible à constater que chez l'enfant, où le sac péricardique, indiqué par la voussure, pourrait se montrer plus bas que le choc de la pointe du cœur ; mais ce n'est plus la percussion, mais bien la vue qui guiderait en pareil cas.

Voici plusieurs exemples où le frottement péricardique, limité avec précision sur la poitrine, a donné un schéma représentant exactement le triangle péricardique, avec le prolongement inférieur dont il vient d'être question.

Observation XXII. *Péricardite aiguë généralisée. Bruit de frottement donnant exactement la forme et les dimensions du péricarde.* — Le malade entre à l'hôpital Saint-Antoine, salle Saint-Louis, en 1876, pour une bronchite chronique avec sécrétion purulente. Les crachats, soudés les uns aux autres, forment une purée.

Un examen attentif fait découvrir en outre, dans la région cardiaque, un bruit de cuir, donnant la sensation d'un frottement double.

En circonscrivant la région où s'entend ce bruit pathologique, on obtient *une figure triangulaire. Le sommet du triangle est situé sur la ligne médiane, derrière la première pièce du sternum.* Le bord droit, presque vertical, correspond au bord droit du sternum; il est situé à 1 centimètre environ de ce bord. Le bord gauche descend obliquement, suivant le bord normal du péricarde. Le bord inférieur, ou base du triangle, est sensiblement horizontal; mais il est situé 2 *ou* 3 *centimètres plus bas que le bord péricardique.* En cherchant l'interprétation de ce phénomène, on doit se rappeler d'abord que chez les emphysémateux le cœur est abaissé et refoule le diaphragme, qu'il presse fortement sur le foie. Ce dernier organe, le foie, corps solide, transmet les bruits péricardiques et permet de les entendre un peu plus bas que le bord inférieur ou diaphragmatique du péricarde. La base du triangle ainsi dessiné passe ici au niveau du bord inférieur de l'appendice xiphoïde.

Le bruit est un bruit de frottement facile à percevoir; il est double et correspond à la systole et à la diastole.

Le timbre est doux dans la moitié supérieure du triangle; plus intense et plus rude dans la moitié inférieure. Le minimum ne correspond pas à la pointe du cœur, là où les mouvements cardiaques sont les plus étendus. C'est, au contraire, à l'appendice xiphoïde que le bruit est plus intense et plus superficiel.

Le point où le bruit a son maximum d'intensité correspond au bord droit de l'appendice xiphoïde.

Notons que, sur les bords du triangle, le bruit de frottement cesse brusquement.

Le rythme de ce bruit est caractérisé par *trois bruits,* dont les deux premiers sont très rapprochés.

Le malade meurt le lendemain, et à l'autopsie on trouve une péricardite généralisée. Le péricarde viscéral et le péricarde pariétal sont couverts de végétations; il n'y a qu'un peu de liquide dans la cavité péricardique, sous les veines pulmonaires, dans la partie la plus déclive, le cadavre étant couché sur le dos. Les lésions sont uniformément répandues. Il n'y en a pas plus sur le ventricule droit, au niveau où s'étendait le maximum du bruit. Il n'y en a pas moins à la pointe, où ce bruit s'entendait beaucoup moins.

Le cœur est un peu hypertrophié et ne présente pas de lésion valvulaire.

Observation XXIII. *Péricardite aiguë dans le cours d'une affection organique du cœur.* (Hôpital Saint-Antoine, salle Sainte-Jeanne; 31 juillet 1875.) — Une malade, qui était déjà depuis longtemps dans le service pour y être traitée d'une affection organique du cœur, avec lésion mitrale, dégénérescence musculaire et anasarque, vient d'être prise depuis deux jours de péricardite.

L'affection est caractérisée par un bruit de cuir, semblable à celui que produit la neige que l'on presse dans la main, rappelant tout à fait le bruit de frottement des gaines tendineuses enflammées. Ce bruit est double ; il donne la sensation de va-et-vient, et n'a pas une intensité assez grande pour masquer les bruits pathologiques de la pointe qui se distinguent nettement.

Ce qui est remarquable dans cette observation, c'est que ce bruit s'entend dans tout le triangle cardiaque. En circonscrivant la *surface où ce bruit se fait entendre, on obtient une figure triangulaire qui correspond exactement à la face antérieure du péricarde. Le sommet de ce triangle est situé sur la ligne médiane du sternum, un peu au-dessus de l'insertion des cartilages des deuxièmes côtes. Son bord droit descend obliquement vers l'insertion du cinuqième cartilage costal droit au sternum. Le bord gauche descend vers la pointe du cœur. Le bord inférieur, ou base du triangle, correspond au bord inférieur du triangle cardiaque, mais est situé 1 centimètre au-dessous*. Voilà pour le siège. Comme temps, il correspond à la systole et à la diastole. Comme timbre, il donne nettement la sensation d'un frottement. Le maximum du bruit ne correspond pas à la pointe du cœur, mais bien à l'orifice aortique, derrière le sternum, au niveau de l'insertion des troisièmes cartilages costaux. Le diagnostic n'est pas douteux : il s'agit d'une péricardite sèche généralisée.

Observation XXIV. — Un cas de péricardite sèche s'est présenté dans le courant de l'année dans le service de mon excellent collègue Mesnet ; il a été recueilli par M. Deschamps, l'interne du service et l'un de mes anciens élèves.

Beaujot (Jean-Baptiste), âgé de soixante-quatre ans, armurier, entre à l'hôpital Saint-Antoine le 19 juin 1878, salle de M. le docteur Mesnet.

Le malade est atteint de douleurs rhumatismales, siégeant surtout sur les articulations des doigts de la main droite (deuxièmes et troisièmes métacarpo-phalangiennes).

La respiration est un peu courte ; en auscultant la région cardiaque, on trouve un double bruit de frottement très rude et superficiel, augmentant par la pression. Ce bruit est double et donne nettement la sensation de va-et-vient. Il couvre toute la surface du triangle péricardique et a son maximum à gauche du sternum, tout auprès de cet os, dans le quatrième espace intercostal.

Il n'y a rien à la pointe, où les bruits du cœur sont nets.

Les artères sont athéromateuses, douées de locomotion artérielle ; il n'y a pas de bruit d'insuffisance aortique.

Six jours après, les frottements péricardiques cessent.

Il apparaît un peu d'œdème cachectique et des taches de purpura.

OBSERVATION XXV. *Rhumatisme articulaire aigu, avec péricardite et pleurésie.* — Le sieur X... entre à l'hôpital Lariboisière, salle Saint-Henri, n° 7, le 2 janvier 1879, envoyé par mon ami le docteur Duhomme.

Cette péricardite s'est développée chez un malade qui a été atteint déjà à trois reprises différentes d'attaques de rhumatisme articulaire aigu, sans avoir laissé d'affection cardiaque. L'attaque présente s'est déclarée le 28 décembre dernier, cinq jours avant l'entrée à l'hôpital.

Au moment de l'entrée, le rhumatisme était généralisé et de moyenne intensité, sans complication cardiaque.

L'examen attentif et quotidien de la région cardiaque a permis, quelques jours après, au douzième jour de la maladie, de voir apparaître des bruits anormaux. *Le premier jour, on a constaté un double bruit de frottement occupant tout le bord diaphragmatique du cœur et s'élevant jusqu'au niveau de la troisième côte.* Ce bruit superficiel, à deux timbres, donnait la sensation de va-et-vient; il avait le caractère de la crépitation de la neige, et indiquait nettement un frottement péricardique.

Ce bruit n'était du reste pas très intense, et permettait d'entendre les bruits cardiaques présentant un rythme à trois bruits.

Le lendemain, le bruit péricardique s'est étendu à tout le triangle péricardique, remontant jusqu'au sommet du triangle, derrière la première pièce du sternum.

Au début, le maximum du bruit de frottement se trouvait au niveau de l'appendice xiphoïde; les jours suivants, il s'est élevé et s'est montré au niveau de l'infundibulum de l'artère pulmonaire. Peu à peu il a diminué, d'abord d'étendue, puis d'intensité. Le maximum supérieur a disparu le premier.

Le 26 janvier, dix-sept jours après le début de la péricardite, tous les bruits avaient disparu.

Pendant l'évolution de la péricardite, il s'est développé une pleurésie gauche qui s'est terminée en même temps que la péricardite.

Le 1er février, le malade est entré en convalescence.

On peut donc représenter ainsi la marche ascendante et descendante du frottement péricardique de la manière suivante : voir les figures 35, 36, 37.

Mais il ne suffit pas de dire quelle est l'étendue de la région occupée par le frottement péricardique, il nous faut indiquer dans quelle région il a son maximum d'intensité et dans quelle région il offre au contraire le minimum d'intensité.

Le fait le plus important et qui n'avait pas été noté est celui-ci, c'est que le point où le bruit de frottement a le moins d'intensité est la pointe du cœur. En effet, c'est le point du cœur qui a le contact le moins prolongé avec la paroi thoracique.

Stokes (1) avait déjà noté que quand le bruit de frottement commence à disparaître, c'est à la pointe que l'on commence à cesser de l'entendre. Quant aux points maxima, ils sont les suivants : c'est au bord gauche du sternum, au niveau des troisième et quatrième espace intercostal, qu'il a le plus d'intensité. Quelquefois, ce foyer descend au troisième espace. Et, en effet, quand le bruit de frottement est limité, c'est dans cette région seulement qu'on l'entend, région qui correspond au milieu du ventricule droit et à l'infundibulum de l'artère pulmonaire, c'est-à-dire aux parties du cœur qui font le plus de saillie (voir figure 38).

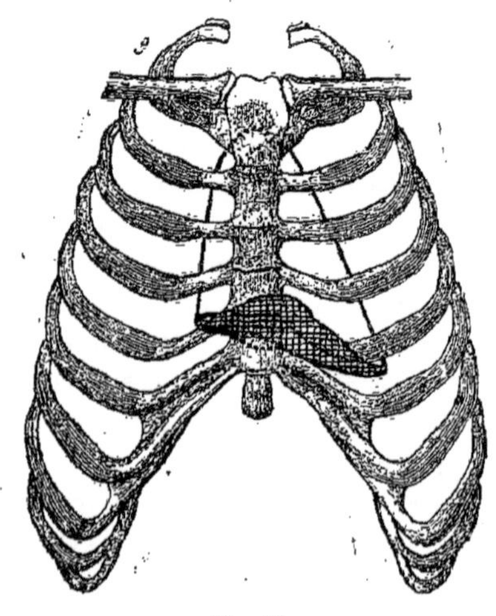

Fig. 35.

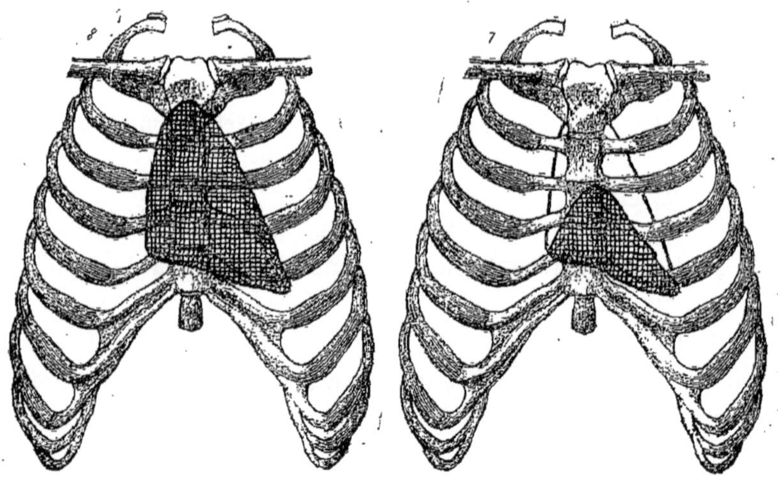

Fig. 36. Fig. 37.

A côté de ce foyer normal et l'on peut dire constant du maximum du bruit de frottement péricardique, il en existe souvent

(1) W. Stokes, *Archives gén. de méd.*, 2e série, t. IV, p. 110, 1834.

un autre isolé, qui se trouve à la partie interne du deuxième espace intercostal gauche, au niveau du passage de l'artère pulmonaire. Ce foyer supérieur, quand il existe, est très remarquable, il donne au bruit de frottement un rythme systolique tout particulier sur lequel j'insisterai tout à l'heure en parlant du moment de la révolution cardiaque où il se produit (fig. 38).

Il est remarquable de voir que l'artère pulmonaire puisse donner lieu à un bruit de frottement systolique, tandis que, quand il existe une péricardite partielle comme celle qui enveloppe la veine cave supérieure et l'aorte chez les tuberculeux, les adhérences sont bientôt telles qu'on n'y entend presque jamais de bruit de frottement. En pareil cas, où la péricardite est réellement latente et où les phénomènes locaux sont également muets, le diagnostic ne se fait pas et ce n'est que l'expérience clinique qui la fait soupçonner quelquefois. J'ai cherché bien souvent chez les tuberculeux, sans l'avoir rencontré, un bruit de frottement localisé au sommet du péricarde et permettant de diagnostiquer cette péricardite adhésive du sommet et si fréquente chez eux. Je n'ai rencontré, en pareil cas, que des bruits extracardiaques, c'est-à-dire des bruits pleuraux ou pulmonaires ayant le rythme cardiaque.

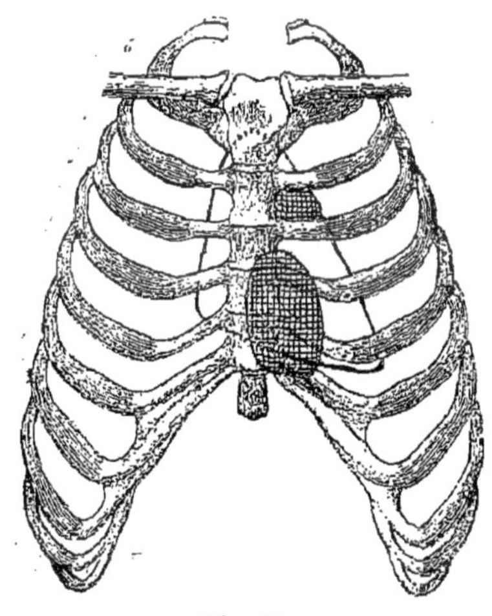

Fig. 38.

Ainsi, déjà la topographie du bruit de frottement pourrait suffire à faire reconnaître la péricardite. Les caractères vont s'accuser mieux encore par l'examen du moment de sa production.

En général, le bruit du frottement péricardique est double, il est systolique et diastolique, il donne alors la sensation d'un bruit de va-et-vient caractéristique. Mais si ce bruit vient à se raccourcir, il disparaît d'abord pendant la diastole, puis au début de la systole et finit par ne plus se trouver que pendant la seconde partie de la systole, couvrant le petit silence. Il peut arriver en pareil cas que ce bruit de frottement devenu court donne au rythme du cœur l'apparence d'un rythme à trois bruits, donnant l'idée d'un dédoublement du second bruit.

Quant au foyer supérieur, le bruit isolé n'y est jamais double, il correspond à la systole et tient à l'augmentation du volume de l'artère pulmonaire au moment de l'arrivée de l'ondée sanguine. Ce qui le prouve, c'est que ce bruit de frottement systolique ne commence pas toujours avec la systole, il ne se produit quelquefois que quand la dilatation artérielle est à son maximum ; il en résulte alors un retard dans ce bruit de frottement qui permet d'entendre auparavant le premier bruit du cœur et donne à l'oreille un bruit de souffle immédiatement précédé et immédiatement suivi d'un claquement.

Contrairement au bruit anémique, ce bruit de frottement ne diminue pas par la position assise ; et, comme lui, il est modifié par l'arrêt de la respiration et par l'effort. Mais je dois dire que ces modifications sont moins formelles que dans l'anémie, parce que l'état de dyspnée des malades et la crainte d'une syncope ne permettent pas d'insister sur l'expérience.

Le troisième caractère des bruits péricardiques est le timbre. Ce caractère est le mieux connu, il est rude, bruit de cuir neuf (Collin), frottement ou frôlement (Bouillaud), bruit de raclement, de râpe, de scie, de neige comprimée, bruit crépitant à saccades (N. Gueneau de Mussy), bruit de soufflet (Lathaus, Stokes). Il est superficiel et variable par le fait de la position ou de la pression.

La position couchée le fait augmenter si l'épanchement est peu abondant (Stokes, Corrigan), mais il augmente au contraire dans la position assise s'il n'y a que très peu ou pas d'épanchement.

Il augmente encore par la pression ou par l'expiration forcée.

Enfin, il n'y a pas de bruit vasculaire morbide qu'on modifie plus rapidement par les ventouses, les sangsues et surtout les vésicatoires.

Résumons donc les caractères si importants de ces bruits :

Le bruit de frottement péricardique n'apparaît pas au début

même de la péricardite (Mayne, Stokes), il est souvent précédé par les douleurs extrinsèques. Il se montre d'abord au bord inférieur du cœur, monte rapidement le long du sternum et peut bientôt atteindre le sommet du péricarde si la péricardite reste sèche.

Si l'épanchement se produit, il disparaît de bas en haut pour reparaître de haut en bas à mesure que l'épanchement disparaîtra.

Son foyer maximum correspond à la partie inférieure et au bord gauche du sternum. Il y a de temps en temps un second foyer au niveau de l'artère pulmonaire.

Au point de vue du temps, le bruit de frottement est souvent double, systolique et diastolique, puis, s'il se réduit de durée, il cesse d'abord dans la diastole, puis au début de la systole, pour ne plus exister que dans la seconde moitié de la systole, couvrant le petit silence.

Au niveau du foyer de l'artère pulmonaire, le bruit, quand il est isolé, est renforcé au moment de la systole. Il peut n'exister que pendant la systole et même y retarder au point de laisser entendre d'abord le premier bruit du cœur.

Au point de vue du timbre, il est plus souvent rude que doux et se modifie facilement par la position, la pression ou le traitement.

CHAPITRE X

COMPLICATIONS DE LA PÉRICARDITE, FORMES VARIÉES DE LA MALADIE, SYMPHYSE CARDIAQUE, MARCHE, TERMINAISON.

Si l'on est bien pénétré des caractères précis que je viens d'assigner à la péricardite et en particulier à l'auscultation, il sera facile de diagnostiquer la péricardite des autres affections qui présentent des caractères qui lui sont communs avec cette maladie.

J'insisterai plus tard sur les caractères de chacune de ces affections ; mais, dès à présent, il sera facile de reconnaître, par exemple, quand à la péricardite viendra s'ajouter une autre affection, ou plutôt quand la péricardite viendra se greffer sur une maladie du cœur préexistante.

Voici plusieurs observations qui montreront comment ce diagnostic peut s'effectuer.

OBSERVATION XXVI. *Rhumatisme articulaire aigu, avec endopéricardite.* — Hallet (Louis), âgé de quinze ans, entre à l'hôpital Saint-Antoine le 28 février 1878, salle Saint-Éloi, n° 27.

La maladie a débuté trois jours avant l'entrée par des sueurs abondantes et des douleurs vagues dans les membres inférieurs.

Au sixième jour, on constate un bruit de souffle anémique à l'artère pulmonaire et dans les vaisseaux du cou. En même temps apparaît à la pointe un troisième foyer, sur la nature duquel on ne peut se prononcer pour savoir s'il est anémique ou lié à une endocardite de la mitrale. Les poignets se prennent en même temps qu'un certain nombre de muscles deviennent douloureux.

Le septième jour, la respiration devient anxieuse, et le neuvième jour on constate nettement un frottement péricardique en même temps qu'un abaissement de température de 1 degré (39°,2 à 38°,2). Le soir, l'abaissement gagne encore 1°,2, à 37 degrés. Au total, on a donc observé un abaissement de plus de 2 degrés (2°,2).

Le frottement péricardique couvre tout le triangle péricardique; peut-être ne va-t-il pas jusqu'au sommet, mais au niveau du deuxième espace intercostal il est élargi.

Ce bruit est sec, à deux timbres, et donne nettement la sensation de va-et-vient. Il est renforcé en deux points. L'un de ces maxima se trouve, comme d'habitude, au niveau de l'appendice xiphoïde; le second se montre au niveau de l'artère pulmonaire. On peut constater nettement que ce second maximum est dû à ce qu'au frottement péricardique vient s'ajouter le bruit de souffle systolique de l'artère pulmonaire. A la pointe, au contraire, ce bruit de frottement a beaucoup moins d'intensité et n'est accompagné d'aucun souffle d'endocardite.

Le lendemain, tous ces bruits de frottement ont disparu.

Le onzième jour, le bruit péricardique reparaît, mais très faible; il ne s'entend avec une certaine force qu'au niveau de l'infundibulum et du tronc de l'artère pulmonaire. Ce frottement accompagne le souffle systolique et ne présente pas le double timbre du va-et-vient.

Le douzième jour, le bruit de frottement se limite au niveau de l'infundibulum de l'artère pulmonaire; il forme un rythme à trois bruits : le claquement des valvules auriculo-ventriculaires, un souffle systolique et enfin le claquement des sigmoïdes.

Le quinzième jour, tout a disparu, l'état général est bon; le vingtième jour, il part pour Vincennes.

Observation XXVII. *Rétrécissement aortique, hypertrophie du cœur, péricardite ultime.* — Léonache (Désiré), scieur de long, entre à l'hôpital Saint-Antoine, salle Saint-Éloi, n° 30, le 31 mai 1877.

L'examen du cœur permet de constater que la pointe du cœur bat dans le sixième espace intercostal gauche, à 17 centimètres de la ligne médiane. Le bord supérieur du foie est également abaissé, il se trouve à 3 centimètres et demi au-dessous de son niveau normal, c'est-à-dire l'insertion du cinquième cartilage costal droit. Le bord vertical de l'oreillette droite est éloigné du sternum de 2 centimètres et demi. Le bord inférieur du cœur est presque horizontal.

Il en résulte déjà que le cœur est augmenté de volume et de poids, et abaissé non seulement à gauche, mais à droite. C'est un *cor bovinum*. Toute la surface cardiaque est couverte par un bruit de cuir neuf, sibilant et double. Le premier bruit est plus aspiratif, le second plus prolongé et plus sibilant. Ils ont le même timbre sur toute la surface péricardique, mais leur intensité diminue au niveau de la pointe du cœur.

Le bruit couvre entièrement la surface péricardique et donne un schéma triangulaire qui correspond exactement au triangle péricardique. Il faut noter seulement que la base du triangle est située au-dessus du bord inférieur du cœur, à environ 2 ou 3centimètres plus bas.

Les bruits débordent à peine les bords droit et gauche.

Le bruit de cuir couvre toute la surface péricardique, et a son *minimum* d'intensité à la pointe et son *maximum* à l'appendice xiphoïde. Il existe encore un autre foyer, où le bruit de souffle a une intensité considérable. Ce nouveau foyer se trouve à droite du sternum, dans le deuxième et le troisième espace intercostal droit, remontant vers le tronc branchio-céphalique.

Le pouls est grand, fort, régulier, doué d'une locomotion manifeste, surtout quand l'artère n'est pas tendue et que le bras est élevé.

Le malade prétend n'être malade que depuis le mois de janvier précédent, c'est-à-dire depuis cinq mois.

Il raconte qu'un matin, par un temps très froid, il était peu vêtu, lorsqu'il a été pris d'un frisson. Quelques jours après, se sentant pris de tiraillements dans la poitrine et de frisson, il est entré à l'hôpital Necker, dans le service de M. Potain, où il a été reconnu atteint d'une péricardite pour laquelle on lui a appliqué un vésicatoire.

On diagnostique, cette seconde fois encore, une péricardite sèche généralisée. Le cœur est hypertrophié, car le triangle péricardique donne les longueurs suivantes : le bord inférieur a 20 centimètres, le bord droit 21 et le gauche 18. Il faut dire que le malade est très grand et que le sternum a 27 centimètres de long.

Les orifices du cœur sont sains, à l'exception de l'orifice aortique. L'aorte est dilatée comme les artères des membres, et le pouls est visible, bondissant, et donne au sphygmographe une ligne d'ascension brusque avec un plateau.

Le bruit rude, qui a son maximum à droite du sternum, dans le deuxième et le troisième espace intercostal, diminue au niveau du tronc brachio-céphalique.

A l'autopsie, on a trouvé une péricardite sèche généralisée, à végétations peu développées, une hypertrophie cardiaque excentrique et un rétrécissement de l'orifice aortique par soudure des valvules.

Observation XXVIII. *Rhumatisme articulaire aigu, compliqué d'anémie, puis de péricardite et de pleurésie gauche, puis de pleurésie droite.* — Louise Beaujot, âgée de vingt-trois ans, journalière, entre à l'hôpital Saint-Antoine, salle Sainte-Jeanne, n° 8, le 10 janvier 1878.

La malade est atteinte depuis sept ans, tous les hivers, de douleurs dans les jointures. Cette fois, elle a été prise, quatre jours avant son entrée à l'hôpital, de douleurs vives dans les genoux et d'une fièvre assez intense.

On constate une légère hydarthrose dans les genoux et des douleurs dans le cou-de-pied. On trouve un souffle anémique dans les vaisseaux du cou et à l'artère pulmonaire. Ce bruit est tardif et laisse entendre au début le claquement vasculaire veineux ou auriculo-ventriculaire, puis il se développe pendant la systole et est suivi par le claquement des sigmoïdes. A la pointe, il y a un petit bruit de souffle systolique doux. Les bruits, à la pointe, présentent le rythme du galop.

Il existe à la poitrine un troisième foyer, à la pointe du cœur, qui présente également le rythme du galop, c'est-à-dire un bruit court et sec, puis un souffle et enfin le claquement des sigmoïdes; c'est-à-dire qu'entre les deux bruits normaux s'est placé un souffle systolique.

Au onzième jour de la maladie, il se produit une pleurésie droite, et, le quatorzième jour, apparaissent des frottements péricardiques dont le maximum se trouve au niveau de l'appendice xiphoïde.

Le quinzième jour, l'anémie diminue, le souffle de l'artère pulmonaire disparaît, ne laissant que des doubles bruits dans les jugulaires des deux côtés du cou. A la pointe, il y a bien un souffle systolique, mais il est extracardiaque et n'apparaît qu'à chaque inspiration. Le nombre de ces respirations étant juste la moitié de celui des bruits du cœur, le souffle apparaît toutes les deux révolutions. Les bruits péricardiques ont augmenté, et l'on entend un double frottement qui occupe tout le bord inférieur du cœur et dont le sommet se trouve à l'insertion du troisième cartilage droit. Le maximum du frottement s'est élevé un peu, et il est situé sous le sternum, au niveau de l'insertion du cinquième cartilage.

Au dix-huitième jour, les bruits péricardiques diminuent d'intensité, mais ils s'étendent, ce qui fait supposer que l'épanchement diminue.

En même temps apparaît à la pointe un souffle systolique en jet de vapeur, tenant probablement à une endocardite.

La plèvre droite est débarrassée, la plèvre gauche s'est prise et il y a un épanchement moyen.

Au trente et unième jour, les frottements péricardiques sont devenus très forts et très étendus, le schéma que forme la région où ils s'étendent donne une figure triangulaire correspondant exactement au triangle péricardique.

Au quarantième jour, les bruits péricardiques ont complètement disparu; il ne reste plus qu'un bruit de souffle d'endocardite à la pointe; peu à peu ce bruit s'amende également et la malade entre en convalescence.

Je n'insisterai pas sur le diagnostic différentiel avec la pleurésie, puisqu'il suffit de faire cesser la respiration pour faire cesser les bruits pleurétiques. Ceci rentre, du reste, dans la distinction des bruits extracardiaques.

Un diagnostic plus difficile, dans certains cas, consiste dans l'existence de *bruits extracardiaques*. En faisant cesser la respiration, si les bruits anormaux ne disparaissent pas, pouvons-nous dire que ce sont des bruits cardiaques? Aucunement. Le choc du cœur peut déterminer à lui seul des bruits anormaux dans la région précordiale; que ces bruits soient des bruits de souffle pulmonaire ou des frottements pleuraux systoliques déterminés par la pointe, peu importe. Il est bien certain qu'avec ce bruit anormal nous n'obtiendrons pas le schéma du péricarde. S'il est partiel, s'il existe seulement à la pointe, nous aurons grande chance de dire vrai en n'en faisant pas un frottement péricardique.

Dans les pages qui précèdent, il a été surtout question de la péricardite pseudo-membraneuse, qui est en somme la péricardite vulgaire.

Il est une autre forme fort intéressante dont le diagnostic est souvent difficile et qui peut déterminer des accidents bien autrement redoutables : c'est la péricardite à *forme séreuse*, qui peut d'ailleurs devenir *séro-purulente*. Cette dernière variété se rencontre surtout chez l'enfant.

La péricardite avec épanchement s'annonce par une *voussure* plus ou moins accusée, pouvant même s'accompagner d'une saillie des espaces intercostaux. La matité précordiale s'est fort étendue. Le sac péricardique, distendu par le liquide, refoule le poumon. La faiblesse des bruits du cœur est considérable, ainsi que le choc de la pointe, qui peut avoir disparu. Enfin l'orthopnée est poussée à son maximum.

Le diagnostic de cette variété est souvent fait uniquement par voie d'exclusion.

Cependant un symptôme, dont on appréciera sans peine toute la gravité, vient souvent faciliter le diagnostic : c'est la *tendance* à la syncope, état lipothymique, qui peut se terminer parfois par la *mort subite*.

Quelle est donc la cause de cet accident redoutable ? Est-ce le fait de l'épanchement péricardique ? Est-ce le résultat d'une complication méconnue, telle, par exemple, que la dégénérescence des fibres musculaires du cœur ? Je soulève en ce moment un problème dont la solution est encore aujourd'hui bien difficile. Je vais, toutefois, m'efforcer de présenter l'état actuel de nos connaissances sur ce point important de la pathologie du cœur.

Depuis longtemps on a constaté la mort subite par syncope dans les péricardites avec épanchement. Aussi les théories n'ont-elles point manqué de se produire. Tant qu'on est resté dans les hypothèses, il a été absolument impossible de s'entendre.

Stokes, remarquant avec quelle facilité relative le cœur supporte les pressions exercées sur lui par les organes voisins altérés, a voulu chercher ailleurs les causes de la syncope. Les pleurésies gauches, les tumeurs du médiastin ne détermineraient pas facilement des accidents aussi redoutables que la péricardite avec épanchement. Cependant, il est bien admis aujourd'hui que, dans les cas de pleurésie gauche, on voit survenir parfois assez fréquemment la mort subite, mort que l'on peut attribuer, non sans raison, à la pression exercée par le liquide intrapleural sur la totalité du cœur.

Remarquons, d'autre part, que, dans un plus grand nombre de cas qu'on ne le croirait peut-être, soit un anévrysme, soit une tumeur quelconque du médiastin, le cœur supporte parfaitement la pression anormale exercée sur lui, et qu'en outre il subit probablement un *déplacement* réel, le plus souvent avec torsion autour de la veine cave inférieure, déplacement en vertu duquel la pointe se porte vers le sternum ou ailleurs. Ce mécanisme du déplacement du cœur lui permet d'échapper, pendant un certain temps, à une compression dangereuse.

Quoi qu'il en soit, Stokes avait recherché dans l'état du muscle cardiaque lui-même la cause de la mort subite, et il avait admis, trop théoriquement peut-être, l'existence d'une myocardite concomitante. La myo-péricardite était créée; elle seule expliquait la syncope. Disons-le sans ambages, l'hypothèse de Stokes n'était qu'une hypothèse ingénieuse, absolument théorique.

L'expérimentation est heureusement venue nous donner des faits indéniables et permettre à une théorie plus scientifique de s'établir.

Le 28 mai 1877, le docteur F. Frank communiquait à l'Académie des sciences le résultat de ses expériences sur la compression du cœur. Un tube, adapté au péricarde porte dans la cavité péricardique l'air soumis à une pression croissante, et il obtient facilement la mort de l'animal.

Il est donc parfaitement inutile d'aller chercher en dehors du péricarde la cause de la mort subite.

Cependant, il ne faudrait pas accorder à la pression intrapéricardique la cause exclusive du mécanisme de la mort subite. Il est bien certain que les nerfs du cœur ont aussi leur rôle dans la production de cet accident.

Quant à savoir s'il existe réellement des péricardites compliquées de myocardite, ces myo-péricardites de Stokes n'ont pas été fréquemment relevées, que je sache. Aussi ne peut-on à cet égard faire autre chose que poser un point d'interrogation et attendre les faits.

Jusqu'ici nous avons supposé que la péricardite est primitive ou *protopathique*; or, dans le plus grand nombre des cas, il faut bien le reconnaître, la péricardite est *secondaire* ou symptomatique. Elle a, dans ces conditions, grande chance pour nous échapper. Dans tous les cas, elle portera légitimement le nom de *péricardite latente*. Les troubles fonctionnels lui appartenant en propre sont voilés, modifiés, ou manquent même plus ou moins complètement.

Les conditions étiologiques de la péricardite latente sont des plus variables. Nous allons les passer rapidement en revue. L'*âge* tout d'abord est souvent un point important. Chez le nouveau-né, les péricardites passent le plus souvent inaperçues, tantôt parce qu'elles disparaissent au milieu des phénomènes multiples de l'athrepsie (Parrot), tantôt parce qu'elles sont englobées au milieu des troubles graves qui caractérisent le puerpérisme infectieux de Lorain. Dans son mémoire sur les péricardites latentes, notre interne, M. Letulle, en rapporte un exemple intéressant.

Chez le vieillard, l'indépendance remarquable des différents organes se retrouve à l'état pathologique, en particulier dans les cas de péricardite. Il ne faut pas être surpris quand on entend dire que des vieillards ont pu se promener avec une pleurésie ou une péricardite purulente.

D'autres fois la péricardite sera latente, parce qu'elle est voilée par d'autres phénomènes plus accusés, dus aux organes de voisinage : une affection grave des organes thoraciques, une lésion osseuse de la région précordiale, voilà autant de causes locales qui rendent latente l'inflammation péricardique.

Il est d'autres maladies où l'on doit moins facilement laisser échapper le diagnostic. En effet, il existe certaines maladies où la péricardite est tellement fréquente, qu'on doit toujours la rechercher. En premier lieu le *rhumatisme articulaire aigu ;* et même les manifestations articulaires qui accompagnent la blennorrhagie, autrement dit le rhumatisme blennorrhagique. Ce n'est pas ici le lieu d'aborder les discussions, tant de fois renouvelées, concernant l'existence d'un rhumatisme blennorrhagique. Pour ce qui a trait à notre sujet, la péricardite et l'endocardite n'y sont pas fréquemment notées. Il faut cependant y penser et les rechercher avec soin.

Puis vient la scarlatine, la rougeole, la variole, l'infection purulente, l'infection puerpérale, la fièvre typhoïde.

J'ajouterai l'érysipèle, qui se compliquerait de temps en temps, au dire de M. Jaccoud, de péricardite.

On a signalé encore la péricardite survenant dans le cours du cancer, de la tuberculose, du mal de Bright.

Il faut joindre à toutes ces causes locales ou générales la possibilité de l'extension au péricarde des lésions inflammatoires du cœur, de l'endocarde, de l'aorte.

Parfois aussi un abcès du foie peut s'ouvrir dans la cavité péricardique. Stokes, Graves, M. Dowel ont rapporté des cas de rupture d'un hydro-pneumothorax dans le péricarde. Cet accident avait donné lieu à un bruit spécial, bruit de moulin, déterminé par les contractions du cœur.

Il ne faudrait toutefois pas confondre ce bruit de rouet avec un bruit extracardiaque assez singulier, déjà signalé par Stokes et que j'ai retrouvé chez un phthisique. Ce malade était atteint de pyo-pneumothorax. A un moment, le niveau du liquide est arrivé à un point où le choc du cœur donnait lieu à un bruit systolique de succussion hippocratique.

La terminaison de la péricardite mérite de nous arrêter quelque temps. La péricardite aiguë protopathique ou secondaire peut tuer, nous l'avons vu. Mais elle peut guérir ; et la guérison sera réelle, absolue, par résolution et disparition de toute adhérence, ou bien, au contraire, elle consistera dans la persistance d'adhérences péricardiques : c'est le passage à l'état chronique.

Stokes appelait cette forme de péricardite la *péricardite oblitérante*, Bouillaud lui réservait le nom d'*ankylose du cœur*. Aujourd'hui on la désigne sous la dénomination de *symphyse cardiaque*.

SYMPHYSE CARDIAQUE.

Cette affection n'est pas très anciennement connue. Jadis on croyait à l'absence de péricarde dans les cas rares où l'on ne pouvait isoler l'enveloppe séreuse du cœur. En sorte que Morgagni, au moment où il composait son fameux traité, en connaissait une cinquantaine d'exemples, en comptant les neuf cas qu'il rapportait. Ce n'est qu'en 1578 que Baillou, dans le *Sepulchretum* de Bonnet, détermine explicitement la nature de ces prétendues absences du péricarde.

L'anatomie pathologique de la symphyse cardiaque est intéressante. Les adhérences peuvent être totales ou partielles. Andral en rapporte un cas où elles se formaient au moment de la péricardite aiguë. Elles se présentent sous trois aspects : ce sont des brides surtout tendues autour des gros vaisseaux, plus rares dans les régions inférieures du cœur. Ces brides peuvent se rompre et donner alors de grands filaments libres par une de leurs extrémités, et ne restant attachées le plus ordinairement qu'au péricarde viscéral.

D'autres fois ce sont des adhérences lamelleuses et partielles disséminées sur la surface du cœur dans une étendue variable. Ou bien enfin, il s'agit d'adhérences totales. Ces adhérences qui recouvrent toute la surface du cœur se présentent sous des aspects bien différents, suivant les cas. Tantôt on rencontre un tissu dur, épais, lardacé, pouvant atteindre jusqu'à 1 centimètre d'épaisseur, comme je me rappelle en avoir vu. La décortication du cœur est alors presque impossible. D'autres fois ce sont de minces lamelles fibro-conjonctives, lâches, qui se laissent rompre assez aisément.

Des vaisseaux sillonnent ces néo-membranes et ces adhérences souvent très vieilles, qui peuvent même subir parfois la dégénérescence calcaire, tuberculeuse et même cancéreuse (1), comme Cruveilhier l'a signalé.

Ces adhérences chroniques appartiennent à tous les âges de la vie, on a pu même chez l'enfant tout jeune les trouver, ainsi qu'il ressort d'un cas de péricardite chronique chez un enfant de onze mois, observé dans le service de Béhier, à l'Hôtel-Dieu.

Les *conséquences* de la symphyse cardiaque sont remarquables. Morgagni, Haller et, après eux, Bouillaud admettent que l'hypertrophie du cœur, avec dilatation de ses cavités, en est la conséquence. Stokes a fait des objections à cette manière de voir. Il ne comprend pas l'hypertrophie dans ces conditions. Il note un nombre considérable d'adhérences cardiaques, sans hypertrophie ni dilatation. Je me rappelle avoir vu un cas remarquable de symphyse cardiaque avec cœur petit.

Cependant il est bien certain aujourd'hui qu'il existe dans la science un certain nombre de cas de symphyse cardiaque accompagnée d'hypertrophie sans lésion concomitante des orifices du cœur, comme le voulait Stokes. M. R. Blache (2), dans sa thèse, en rapporte trois exemples remarquables.

D'autre part, la dilatation accompagnée d'hypertrophie ou la dilatation pure et simple se rattachent souvent, comme Beau l'a démontré, à l'existence de la symphyse cardiaque. D'autres fois, enfin, l'atrophie peut en être le résultat ultime, ainsi que l'admettent un certain nombre d'auteurs : Chevers, Barlow, Hermedy, Walshe. Cette atrophie est tantôt simple, tantôt elle se produirait par l'intermédiaire de la calcification du péricarde et du cœur, comme Stokes, Smith le montrent. Cependant le docteur Liouville a publié un cas remarquable de calcification avec hypertrophie.

(1) Chez une diabétique observée par M. Féréol au dernier degré de la consomption, on a trouvé à l'autopsie une symphyse cardiaque complète. Les deux feuillets péricardiques, partout confondus, étaient infiltrés par places de masses caséeuses jaunes ramollies. Il y avait de semblables noyaux entre l'aorte et l'artère pulmonaire. Le myocarde était d'une couleur feuille-morte, les valvules saines. Du reste, pneumonie caséeuse avec cavernes, ganglions bronchiques lombaires et pelviens caséeux et ramollis. (D'Olier, Société anatomique, 22 novembre 1878.)

(2) René Blache, *Essai sur les maladies du cœur chez les enfants*. Thèse de Paris, 1869.

Enfin, une conséquence ultime peut être la dilatation passive des orifices du cœur.

Cette insuffisance des orifices par dilatation a été mise en lumière par M. Jaccoud (1).

DIAGNOSTIC.

Les symptômes de la symphyse cardiaque sont très souvent méconnus, toujours obscurs, souvent inappréciables. Le premier signe que l'on ait attribué à la symphyse, c'est l'ondulation de l'épigastre, au-dessous de l'appendice xiphoïde ; ce signe a été signalé par Sanders et par Hein, sous l'influence d'idées probablement théoriques. Barth et Roger, Skoda n'ont pas craint de le considérer comme un signe pathognomonique. Il est probable qu'on a confondu souvent ce signe avec les palpitations hépatiques dues aux lésions de la valvule tricuspide. Forget, en effet, a rapporté un cas d'ondulation épigastrique, dans lequel on ne constate point de symphyse cardiaque.

Aran donne comme signe important l'élévation du cœur !

Bellingham décrit le choc violent de la paroi précordiale, perçu sans qu'on puisse trouver le choc de la pointe du cœur. Mais ce signe appartient simplement à l'hypertrophie cardiaque.

Hope décrit le double choc saccadé du cœur. A la suite de cet auteur, Skoda, Friedreich et Potain lui-même avaient rapporté des cas de dédoublement des bruits du cœur dans la symphyse cardiaque. Mais aujourd'hui que l'on connaît la fréquence des dédoublements physiologiques et pathologiques des bruits du cœur, dédoublements se produisant dans les conditions les plus variées, on ne peut plus y attacher la moindre importance pour le diagnostic de la symphyse cardiaque.

Enfin, Williams a signalé l'agitation avec rétraction systolique des espaces intercostaux, se reproduisant à chaque révolution cardiaque. On a appelé ce signe *la rétraction en godet* de la région précordiale. Mais, de l'aveu même de cet auteur, il faut, pour que ce signe existe, une double lésion, c'est-à-dire l'existence

(1) *Gazette hebdom.*, 1861.

d'une symphyse cardiaque et, de plus, d'une pleurésie voisine avec adhérences. Or la pleurésie concomitante n'est pas de règle dans la symphyse cardiaque. Friedreich a indiqué comme symptôme le *collapsus veineux diastolique*, c'est-à-dire qu'au moment du retrait diastolique de la pointe il se ferait, dans les veines du cou, un affaissement marqué, surtout dans les veines jugulaires. Ce phénomène n'est, en somme, que l'exagération d'un fait normal et n'a rien de caractéristique. Riegel (1) a constaté, en effet, que ce phénomène pouvait être très accusé, sans qu'il y eût de symphyse cardiaque.

On voit combien sont vagues les symptômes de la symphyse cardiaque et combien délicat doit en être le diagnostic.

Cependant il y a peut-être une manière assez raisonnable, à mon sens, de considérer les symptômes : lorsqu'en présence d'une hypertrophie cardiaque on trouve, avec un choc violent du cœur, une impulsion très faible de la pointe, on est en droit de soupçonner une symphyse cardiaque ; on recherchera alors les autres signes que je viens d'énumérer. Le cœur est devenu plus oblique ; les conditions du cœur sont modifiées, moins directes ; la symphyse cardiaque existe peut-être. De toute façon, il faut bien l'avouer, le diagnostic de la symphyse cardiaque n'est qu'un diagnostic hypothétique, à moins d'une maigreur prononcée du sujet.

Son pronostic mérite d'être pris en considération, puisqu'Aran a noté, sur 115 cas de mort subite, 9 fois les adhérences complètes du péricarde.

On peut donc dire que la péricardite peut causer la mort de deux façons différentes : à sa période d'acuité, par compression probable du cœur, dans la forme séreuse de la maladie, et, lorsqu'elle est passée à l'état chronique, dans les cas de symphyse cardiaque, par mort subite.

(1) Riegel, *Sur les conditions d'apparition et la valeur diagnostique du collapsus veineux diastolique de Friedreich* (*Deutsch Archiv fur klin. Medizin*, XXXIV, Heft 3, p. 233, 1883).

CHAPITRE XI

SUITE DES AFFECTIONS DU PÉRICARDE. HYDROPÉRICARDE.

Cette lésion a perdu beaucoup de son importance depuis que l'anatomie pathologique a séparé les collections séreuses des produits inflammatoires.

Il est rare que, dans une autopsie, on ne trouve pas, dans le péricarde, une quantité de liquide de 20 à 30 grammes. Cette quantité est beaucoup plus grande dans certains cas, par exemple lorsque le sujet est atteint d'emphysème pulmonaire, de phthisie, d'affection organique du cœur, de déformations thoraciques, etc., en un mot, dans tous les cas qui ont amené une stase de sang dans les veines coronaires ou l'anasarque. Mais, dans cette quantité de liquide, combien s'en est-il produit pendant la vie ? combien pendant l'agonie ? combien après la mort ?

On peut dire, d'une manière générale, que cette quantité est d'autant plus grande que l'agonie a été plus longue et que l'autopsie a été faite plus tardivement.

On ne peut dire, en réalité, qu'il y a eu hydropéricarde pendant la vie, que si on a pu en diagnostiquer l'existence (Bamberger). D'autres fois, on admet que l'hydropéricarde a existé pendant la vie, quand la quantité en est considérable et qu'elle dépasse, par exemple, un litre. A plus forte raison quand cette quantité atteint le chiffre de huit livres, c'est-à-dire près de quatre litres, comme l'a constaté Corvisart.

Le liquide consiste, en général, en une sérosité claire, jaunâtre ou verdâtre, rarement troublée par des cellules épithéliales détachées. On y voit quelquefois une petite quantité de la matière colorante du sang donner une coloration rougeâtre ou brunâtre. Du reste, le passage de quelques globules rouges dans le liquide peut se faire après la mort.

La réaction du liquide est toujours alcaline. Il n'est qu'un produit du sérum du sang, et, par conséquent, il ne contient aucune substance qui ne se trouve dans le sérum. On y rencontre peu d'albumine, comme dans le sérum sanguin.

On en possède les analyses suivantes :

	Wachsmuth.	E. Wagner.	Gorup-Besanez.
Eau	95,27 à 97,34	96,51	95,51
Albumine	1,43 à 3,01	2,01	2,46
Fibrine	» »	»	0,08
Matières extractives	» »	»	1,27
Sels inorganiques	» »	»	0,95

A côté du liquide, on ne trouve pas sur les membranes de traces d'inflammation. La surface interne a l'air macéré, et la membrane externe paraît épaissie. La cavité est distendue.

Si l'hydropisie a duré longtemps, la graisse placée sous la membrane séreuse diminue ou disparaît; le tissu cellulaire sous-séreux est œdémateux. Les cellules de l'endothélium sont altérées. Au-dessous, la substance musculaire du cœur paraît terne et flétrie.

L'hydropéricarde reconnaît pour cause des affections locales de voisinage ou des affections générales.

Les affections locales qui y donnent lieu sont celles qui entraînent une stase dans les veines ou les lymphatiques du cœur et de ses enveloppes ou des régions voisines.

Dans d'autres cas, la cause générale consiste en une hydropisie générale, la néphrite parenchymateuse, la tuberculose, le cancer et les autres cachexies.

L'hydropéricarde est toujours une affection latente ; quand elle est peu abondante, elle échappe à l'examen. Elle n'est reconnaissable que quand on rencontre un péricarde distendu par du liquide. On soupçonne alors l'hydropéricarde à ce qu'à aucun moment de son évolution on n'observe de frottement péricardique. Les battements de la pointe du cœur sont, comme dans la péricardite, cachés à la vue et tellement affaiblis à l'oreille, qu'on ne peut les entendre.

La plupart du temps, l'hydropéricarde arrive comme phénomène ultime au milieu des maladies les plus graves soit locales, soit générales, et il est difficile de faire la part des symptômes qui lui reviennent. Le plus difficile diagnostic, en pareil cas, consiste à rechercher si les phénomènes qu'on observe appartiennent à l'asystolie par dégénérescence ou épuisement musculaire, ou bien à l'hydropéricarde.

En effet, les symptômes observés en pareil cas sont les suivants : le pouls est petit ; il y a une stase veineuse accusée, de la cyanose, de la diminution de sécrétion de l'urine, de la compression des poumons et l'abaissement du diaphragme. La dyspnée va jusqu'à l'orthopnée, et les malades, pris d'anxiété, sont dans la détresse respiratoire.

La ponction du péricarde pourrait, dans quelques cas, amener une survie précieuse, bien que de courte durée.

HÉMOPÉRICARDE.

L'hémopéricarde est la conséquence d'une rupture soit du cœur, soit d'un anévrysme de la première partie de la crosse de l'aorte, soit même d'un anévrysme des artères coronaires. En général, la rapidité de la mort est en rapport avec la masse du sang rendue en un moment ; si bien que, si le péricarde met à se remplir une demi-heure ou une heure, la mort est retardée en conséquence. La mort, en pareil cas, est donc plus souvent soudaine que subite.

PNEUMOPÉRICARDE.

La présence de gaz dans le péricarde est extrêmement rare. Cependant plusieurs auteurs ont pu en constater, lorsque le péricarde renfermait des liquides sanieux, qui avaient subi la fermentation putride (Laennec, Skoda, Stokes, Rokitanski, Traube).

D'autres fois, ces gaz viennent d'autres abcès situés dans les organes plus ou moins éloignés, à la suite desquels une perforation du péricarde a eu lieu.

Dans les cas de Chambers, Beckers et Tütel, il y avait une ulcération de l'œsophage qui était venue perforer le péricarde.

Dans un cas de M. Dowel, l'ulcération venait d'une caverne; dans celui de Eisenlohr, d'un pyo-pneumothorax. Saexinger a trouvé une ulcération dans l'estomac; Graves, un abcès du foie. A ces faits il faut joindre les plaies pénétrantes de poitrine, où l'air pouvait passer à travers la blessure.

Enfin Forster remarque que, dans certains cas, les gaz du péricarde peuvent être le fait d'une décomposition cadavérique.

Les symptômes généraux de pneumopéricarde sont ceux de l'hydropéricarde, en y joignant de la fièvre et du délire.

Les symptômes locaux présentent quelques particularités. Le péricarde, distendu par les gaz, donne lieu à des saillies apparentes, si le sujet n'est ni trop gras ni trop infiltré.

La palpation peut reconnaître une sorte de gargouillement, se reproduisant d'une manière synchrone avec les bruits du cœur.

La percussion donne un son caractéristique; c'est un bruit clair, tympanique, avec timbre métallique. Ce bruit clair, occupant les parties supérieures de la cavité péricardique, se déplace avec les différentes attitudes du malade. Il s'élève quand le malade, qui était couché, vient à se dresser pour s'asseoir ou se lever. Par ce même fait, la surface occupée par la matité absolue du cœur a considérablement diminué. Feine aurait même constaté le bruit de pot fêlé, sans qu'il y eût ouverture au péricarde.

On a noté, à l'auscultation, des phénomènes curieux. Les bruits du cœur prennent une telle intensité, qu'ils sont entendus non seulement par le malade lui-même, mais par son entourage. Chez un malade observé par Stokes, le bruit était tel, que sa femme était réveillée par ces bruits pendant son sommeil.

Les bruits du cœur prennent une tonalité exceptionnellement élevée, ils prennent quelquefois un timbre métallique clair, qui rappelle le bruit des cloches (Friedreich).

Comme il y a en même temps des exsudats dans le péricarde, il se produit des bruits de souffle qui prennent également une tonalité élevée et un timbre métallique. C'est dans ces cas qu'on a entendu également des bruits de roue hydraulique ou de moulin. On a même entendu parfois le tintement métallique.

Ces cas sont très graves, comme on pense, et amènent rapidement la mort. Les seuls cas où la guérison soit survenue sont des cas traumatiques, où l'air était venu de l'extérieur.

Pour le diagnostic, il faut se défier des bruits extracardiaques et particulièrement des cavernes situées au voisinage du péricarde (1).

TUMEURS ET CORPS ÉTRANGERS DU PÉRICARDE.

Quelquefois le péricarde est le siège de tumeurs cancéreuses, qui sont des prolongements ou des propagations de cancers du médiastin ou de l'œsophage.

On a trouvé enfin dans le péricarde des corps étrangers, qu'on a nommés *cardiolithes.* C'étaient le plus souvent des corps blanchâtres, lisses, de la grosseur d'un pois ou d'une fève ; corps fibroïdes, formés de couches concentriques, et calcifiés soit dans leur totalité, soit au centre seulement. On y a vu exceptionnellement des hydatides (2).

(1) Voir Bauer, *Krankheiten des Herzbeutels.*

(2) Stein-Lein, *Diss.*, Erlangen. Hyrtl, *Sitzungsberich der kk. Academie zu Vien*, 51, bd 23, mars 1865 ; Klob, *Zeitschrift der kk. Gesellschaft der Aerzte zu Vien*, nº 49, 1860; Rokitansky, *Lehrbuch der path. Anatomie.*

CHAPITRE XII

ENDOCARDE ET ENDOCARDITE.

Points de repère anatomiques. — L'endocarde, c'est-à-dire la membrane séreuse qui recouvre la face interne des cavités du cœur, se compose ainsi :

1° D'une couche endothéliale, constituée par un épithélium pavimenteux ;

2° Une couche sous-endothéliale, formée par de grandes cellules aplaties, dirigées parallèlement à la surface interne de l'endocarde. Elles sont munies d'un noyau lenticulaire, renflé au centre, et séparées les unes des autres par une substance fondamentale hyaline ;

3° Une couche conjonctivo-élastique, la plus profonde, qui varie d'épaisseur suivant les points. C'est ainsi qu'elle est dix fois plus épaisse au niveau de l'oreillette gauche que dans la cavité du ventricule.

C'est l'endocarde qui forme par son adossement les replis valvulaires. Notons que la face ventriculaire des valvules aortiques est moins épaisse que la face aortique. Ces deux feuillets s'accolent l'un à l'autre par l'intermédiaire de tractus qui émanent des anneaux fibreux du cœur.

Les vaisseaux et nerfs de l'endocarde sont très nombreux ; ils ne pénètrent pas toutefois l'épaisseur de la membrane ; ils sont situés dans la couche la plus profonde, ou couche conjonctive. Cependant, sur les valvules auriculo-ventriculaires, on peut voir un certain nombre de vaisseaux capillaires qui dépassent leur bord adhérent et s'infiltrent entre les deux lames de l'endocarde, quelquefois même rampent à leur surface, tandis qu'on ne trouve pas de vaisseaux dans les valvules sigmoïdes.

On ne connaît pas encore les lymphatiques de l'endocarde; on n'en a trouvé que sous le péricarde.

Les nerfs proviennent du pneumo-gastrique et du sympathique; ils sont gris, possèdent une substance médullaire et des fibres de Remak. Quelques fibres nerveuses ont pu être suivies jusqu'au voisinage de l'endocarde; malheureusement on ne connaît pas encore leur terminaison. La sensibilité de l'endocarde est donc peu considérable. La présence des embolus, ou des polypes, n'y développe pas de douleur.

La sensibilité de l'endocarde est une sensibilité spéciale : c'est une sensibilité inconsciente, réflexe, appropriée à son excitant normal : le sang. En effet, si l'on arrache le cœur d'un animal et qu'on attende que les mouvements rythmiques aient disparu, un courant de sang fera reparaître les contractions rythmiques. L'excitation faradique de l'endocarde détermine également des actions réflexes.

DE L'ENDOCARDITE.

Points de repère anatomo-pathologiques. — Nos connaissances réelles sur l'endocardite ne datent en réalité que de 1824, depuis les travaux de Bertin et Bouillaud.

Ce n'est pas qu'auparavant Baillie n'ait signalé dans le cœur des concrétions fibrineuses inflammatoires (1815), et Burns (d'Edimbourg) en 1805 n'ait signalé des dépôts de lymphe plastique, et que d'autres : Boisragon, Odier, Kreysig, Rœder (de Londres), Johnson, Itard (1), Simonet (2) et d'autres n'aient signalé sur l'endocarde des traces d'inflammation. Andral reconnut qu'en réalité la découverte appartenait à Bouillaud.

Les lésions de l'endocardite sont d'abord la rougeur. Bouillaud insiste tout particulièrement sur ce caractère (3). Il montre qu'elle est tantôt rosée, tantôt écarlate, qu'elle est générale ou partielle, mais bien plus marquée sur les valvules. Bouillaud croyait d'abord qu'elle n'était pas due à une injection vasculaire, mais bien plutôt à une teinture produite par le sang.

(1) Itard, *Thèse sur le rhumatisme,* 1824, Paris.
(2) Simonet, *Thèse de Paris,* 1824.
(3) Bouillaud, *loc. cit.*, p. 171.

Laennec montra qu'un certain nombre de ces colorations violacées étaient dues tout simplement à l'imbibition cadavérique, et cela força Bouillaud à être plus difficile pour fixer les caractères. Bouillaud reconnut en effet que, chez les gens morts d'une affection typhoïde, où le sang est plus liquide, l'endocarde présente une rougeur d'imbibition.

Bouillaud insista alors sur les caractères qu'il avait donnés; il reconnut que, pour que la rougeur fût un caractère de l'inflammation, elle devait s'accompagner des circonstances suivantes : 1° il faut que le cadavre ne soit pas putréfié ; 2° que l'endocarde soit épaissie ; 3° que l'on trouve une certaine quantité de pus ; 4° ou tout au moins d'autres lésions inflammatoires, comme le ramollissement ou la friabilité de l'endocarde, des ulcérations ou des érosions. Fœrster (1) y ajoute que la rougeur d'imbibition est superficielle.

Pour ce qui concerne l'imbibition cadavérique, il est facile de remarquer que cette rougeur ne se trouve que dans les parties correspondant aux parties cruoriques du caillot contenu dans le cœur. Or, comme dans le cœur le caillot se forme comme dans une palette et présente les deux couches caractéristiques de la fibrine au-dessus et de la partie cruorique au-dessous, la limite de la rougeur est délimitée par une ligne parallèle à l'horizon, quelle que soit la position du cadavre. Si bien que, si le cadavre a été couché sur la poitrine, les parties cruoriques et fibrineuses seront placées dans le sens inverse.

Enfin, la rougeur inflammatoire diffère de la rougeur d'imbibition en ce qu'elle est plus profonde, qu'elle se voit à la coupe et que les capillaires y sont plus développés; enfin, qu'elle n'existe qu'à l'endroit où il y a d'autres lésions inflammatoires.

Le second caractère est l'épaississement de l'endocarde, accompagné de friabilité et de ramollissement.

Pour peu que la maladie ait duré huit jours, l'épaississement est notable sur les valvules, où il se caractérise par un aspect trouble, dépoli, ridé, et par une adhérence moins grande aux tissus sous-jacents. On ne rencontre jamais d'exsudat; on admet qu'il

(1) Fœrster, *Handbuch der path. Anatomie*, 1863.

a été détruit par le frottement du sang, si tant est qu'il ait existé.

Fœrster admet que cette apparence de l'endocarde est due à une prolifération des cellules du tissu conjonctif, qui donne à la membrane cet aspect mou et gélatiniforme; Virchow, Charcot, Vulpian, Lancereaux, se rangent à cette opinion.

On y trouve quelquefois des petits kystes fibrineux, produits par la désagrégation de la fibrine (Lebert, Charcot, Virchow). En général, on admet qu'il n'y a jamais de pus; cependant M. Lancereaux dit en avoir observé. En pareil cas, les petits abcès se trouvent dans la couche profonde conjonctive et sont, pour ainsi dire, sous-endocardiques. Peut-être sont-ce des petits abcès du myocarde. Dans tous les cas, ils ne sont pas le produit de l'endocardite anévrysmatique que nous décrirons plus loin.

Le troisième caractère anatomo-pathologique de l'endocardite est la production des végétations.

Elles sont quelquefois si petites, qu'il en résulte seulement un aspect dépoli et chagriné de la membrane séreuse. Elles sont souvent, sous cette forme, répandues sur une grande partie de l'oreillette et du ventricule gauches. Quelquefois elles sont beaucoup plus grosses et arrivent au volume d'un pois. J'en ai vu sur le cheval qui avaient la longueur et la grosseur du pouce. Leur forme est, en général, conique, quelquefois en plaques nummulaires, le plus ordinairement sous forme de saillies framboisées.

Leur siège le plus fréquent est sur les valvules auriculo-ventriculaires ou sigmoïdes, et plus rarement aux orifices. Celles que l'on trouve sur les valvules sigmoïdes siègent, en général, auprès du nodule d'Arantius; elles ne sont pas au bord, et suivent le réseau vasculaire.

Laennec les croyait composées de fibrine, et Bouillaud d'exsudat; mais on sait aujourd'hui que la fibrine, qui peut s'y déposer momentanément, est entraînée par le courant sanguin. Cornil et Ranvier ont montré, comme Fœrster, qu'il s'agit là d'une prolifération des cellules des couches aplaties avec infiltration d'un certain nombre de globules blancs et d'une couche hyaline de fibrine.

Si l'on en croit Klebs, on trouverait la plupart du temps dans ces végétations des parasites du genre Micrococcus (1). Nous verrons que, dans l'endocardite ulcéreuse, ces parasites jouent un rôle important.

L'endocardite aiguë qui vient d'être décrite est l'endocardite simple ou mieux symptomatique du rhumatisme articulaire aigu, mais elle peut se rencontrer encore dans la chorée, la scarlatine, la pneumonie, la blennorrhagie, la fièvre typhoïde, etc., mais, dans la pyémie et la septicémie, c'est plutôt la forme ulcéreuse qu'on rencontre. Dans la tuberculose, l'endocardite végétante bactérienne a été observée par Rindfleisch et Kundrat, et en France par MM. Cornil et Babès (2) et M. Barié (3).

Dans l'endocardite chronique, au contraire, la lésion prend surtout les caractères d'une inflammation interstitielle avec tendance à la cirrhose ou sclérose de la valvule.

Notons que, ces lésions se trouvant au passage d'un courant sanguin énergiquement poussé par les contractions du cœur, il en résulte que les lésions de la surface, qui ne sont pas très adhérentes au tissu sous-jacent, sont entraînées par le courant. C'est ainsi que la fibrine, extraite du sang par l'obstacle qu'apportent les parties saillantes, est emportée, ainsi que les végétations elles-mêmes, quand leur base n'est pas solide. Le courant entraîne même au besoin des fragments de valvule (Fœrster) et les produits de sécrétion des ulcérations.

Ces corps détachés vont former ainsi des embolus qui se rendent dans les viscères. Le partage de ces embolus est en raison de l'accès plus ou moins direct du sang.

D'après une statistique de Sperling (de Berlin), sur 84 cas d'embolie par endocardite du cœur gauche, cet observateur les a trouvées ainsi réparties :

(1) Rosenstein, *Krankheiten des Herzens*, p. 99. Leipzig, 1879.

(2) Cornil et Babès, *les Bactéries et leur rôle dans l'anatomie et l'histologie pathologiques des maladies infectieuses*, 1885.

(3) Barié, *Sur un cas d'endocardite végétante infectieuse des valvules mitrale et tricuspide, chez un tuberculeux mort de pneumonie.* Société médicale des hôpitaux, 25 juin 1886.

Rein	57 fois.
Rate	39 —
Cerveau	15 —
Peau	14 —
Foie et intestin	1 —
	126 fois.

Quand ces embolus sont gros, visibles à l'œil, ils produisent l'anémie des organes, facile à observer, par exemple, pour le cerveau et les membres, puis la nécrobiose. Si, au contraire, ces embolus sont très petits et microscopiques, ils produisent des infarctus et des abcès. Ces infarctus se reconnaissent à leur forme pyramidale représentant des départements circulatoires. Ils sont, suivant leur âge, rouges, noirs, jaunes ou caséeux.

Virchow leur a assigné, comme caractères, de ne pas se dissoudre comme les caillots dans la potasse, caractère confirmé depuis par d'autres observateurs (Charcot, Chalvet, Lancereaux, Duguet, Hayem).

L'endocardite suit comme fréquence les variétés de la circulation. Chez le fœtus où le cœur droit fonctionne plus que le cœur gauche elle y est plus fréquente ; ainsi Rauschfuss (de Saint-Pétersbourg) a noté pour 192 cas d'endocardite droite chez le fœtus, seulement 15 cas d'endocardite gauche.

Une fois que l'enfant est venu au monde et que son système circulatoire prend ses fonctions en rapport avec la vie aérienne, c'est le cœur gauche qui devient prépondérant et, par cela même, exposé aux maladies. Sperling (de Berlin), sur 300 cas d'endocardite, en a noté 287 pour le cœur gauche et 32 seulement pour le cœur droit. En comptant les cas où un seul côté est pris, il a trouvé pour le cœur gauche seul 268 cas, et, pour le cœur droit seul, rien que 3 cas.

Le rapport de l'endocardite à la péricardite indiquerait, suivant la plupart des auteurs, que la péricardite serait beaucoup plus fréquente. Bouillaud donne le chiffre de 55 pour 100, mais il est le seul ; Budd, 48 pour 100 ; Tuller, 27 pour 100 ; Wunderlich et Lebert, 23 pour 100.

On s'est livré encore à d'autres calculs. On s'est demandé, par exemple, quelle était la fréquence de l'endocardite par rapport au rhumatisme articulaire aigu. Bamberger a donné le chiffre de 20 pour 100 ; Lebert, 17 ; Wunderlich, 15.7 ; Rolle, 12.6.

M. Bouillaud est le seul qui ait proposé un chiffre beaucoup plus fort, 80 pour 100. Je suis convaincu, depuis mes recherches sur l'anémie, que M. Bouillaud a dû ranger dans les endocardites tous les bruits de souffle produits par l'anémie, et j'ai pu montrer combien cette anémie est fréquente. Qu'était-ce donc quand le rhumatisme articulaire aigu était traité par la saignée ! Le moindre bruit de souffle anémique faisait affirmer l'endocardite et insister sur la saignée.

Si l'on examine maintenant quels sont les points de l'endocarde les plus atteints, on arrive aux chiffres suivants :

Sperling, sur 300 cas d'endocardite, donne la répartition suivante : valvule mitrale, 255 ; valvules aortiques, 129 ; valvule tricuspide, 29 ; valvules de l'artère pulmonaire, 3. Ou bien encore : valvule mitrale seule, 157 ; valvules aortiques seules, 40 ; valvule tricuspide seule, 3 ; valvules pulmonaires seules, 0.

Voici encore d'autres chiffres :

Willigk (de Prague), sur 4 567 autopsies, a noté 238 lésions valvulaires, soit 5 pour 100;

Fœrster (de Wurzbourg), sur 639 autopsies, a noté 72 lésions valvulaires, soit 11 pour 100 ;

Chambers, sur 2 161 autopsies, a noté 367 lésions valvulaires, soit 17 pour 100.

Sous le rapport du sexe :

Willigk a noté, sur 238 endocardites, 86 hommes, 152 femmes;

Corson a noté, sur 41 endocardites, 28 hommes, 13 femmes;

Bamberger a noté, sur 230 endocardites, 118 hommes, 112 femmes.

On peut résumer tous ces chiffres sous la formule suivante : chez le fœtus l'endocardite atteint de préférence le cœur droit, après la vie intra-utérine c'est le cœur gauche, et ici encore une différence. Chez les jeunes sujets, c'est surtout la mitrale qui est atteinte, et, chez les vieillards, les sigmoïdes de l'aorte.

DIAGNOSTIC DE L'ENDOCARDITE.

Le début de l'endocardite est toujours insidieux et les phénomènes qu'elle produit peuvent passer assez facilement inaperçus, attendu que souvent l'endocardite est secondaire, c'est-à-dire débute alors que le malade est déjà en proie à d'autres troubles morbides sérieux. Il a cependant, en général, une douleur peu vive, plutôt un malaise ou une anxiété qu'une douleur vive. Quand, en effet, la douleur est vive, elle a presque toujours lieu de s'expliquer par une lésion concomitante, soit péricardite, soit pleurésie, soit névralgie intercostale.

A la palpation, on constate une énergie plus grande des battements du cœur, ou du moins on perçoit les battements dans une plus grande étendue. Faut-il en conclure que le cœur est augmenté de volume ? Quelques auteurs l'ont pensé ; mais il faut convenir que ce ne peut être qu'une vue théorique quand on songe au peu de précision des moyens dont ils disposaient pour mesurer le cœur. Depuis plusieurs années que j'ai trouvé le moyen de mesurer le cœur exactement, je n'ai rien constaté de semblable.

J'aurais dû, en pareil cas, trouver avec la guérison de la maladie une diminution de volume. Je ne l'ai pas observée.

Laennec avait déjà constaté, en outre, par la palpation dans certains cas, des frémissements vibratoires, et dans d'autres le frémissement cataire.

L'auscultation du cœur dans l'endocardite simple, aiguë, plastique, verruqueuse (diphthéritique des Allemands), donne les renseignements les plus précieux pour le diagnostic. Bouillaud avait noté la présence d'un bruit de souffle, mais il était mal défini, il le trouvait tantôt rude, tantôt doux, tantôt court, tantôt prolongé. Pour décrire ce bruit avec toute la précision nécessaire, je l'examinerai sous le triple rapport du lieu, du temps, du timbre ; puis j'indiquerai les conditions qui le modifient.

Sous le rapport du lieu, le bruit de souffle est en rapport avec le lieu de la lésion, et en raison de la bien plus grande fréquence des lésions de la mitrale par rapport aux autres points de l'endocarde, c'est surtout à la pointe qu'on l'entend (fig. 39 et 40).

En effet, dans ce cas le plus ordinaire, le bruit de souffle s'entend à la pointe. Si la région occupée par le bruit est très petite, c'est tout à fait à l'extrémité de la pointe du cœur, au niveau du point où se fait sentir le choc, et un peu en dehors plutôt qu'en dedans de ce point.

Si la région est un peu plus étendue, le bruit se développe alors en éventail à partir de la pointe en couvrant le ventricule droit et en se rapprochant plus ou moins de la ligne médiane, mais ne dépassant guère le milieu de l'espace qui va de la pointe à la ligne médiane.

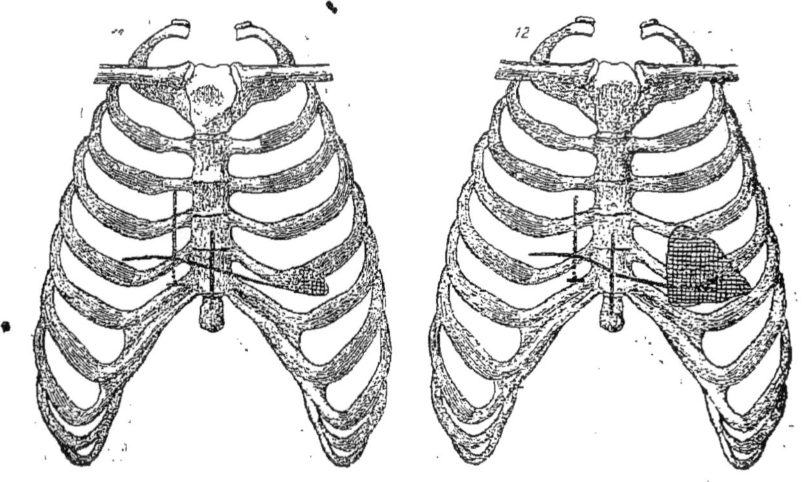

Fig. 39. Fig. 40.

Schéma du bruit de souffle de l'endocardite mitrale.

Le schéma forme alors un triangle dont le sommet s'éloigne de la pointe du cœur en se dirigeant de plus en plus vers l'aisselle, mais en s'éloignant moins de la pointe en dehors qu'en dedans. La base du triangle est verticale parallèle au bord du sternum et à la ligne médiane du corps. Le bord inférieur horizontal parallèle au bord inférieur du cœur, situé 1 centimètre plus bas, et ici, comme pour la péricardite, la densité du foie paraît être la cause de cette propagation.

Le bord supérieur du triangle suit le bord droit du cœur.

Dans ce triangle, le point où le souffle atteint son maximum d'intensité est en général la pointe du cœur. Quelquefois il se trouve à l'angle supérieur du triangle schématique.

Quant au moment où se produit ce bruit, il est très précis, il commence avec la systole et par conséquent avec le choc de la pointe du cœur. Je ne l'ai pas vu retarder de manière à laisser entendre le claquement de la tricuspide, phénomène qui a fait croire à un bruit présystolique.

Le bruit de souffle de l'endocardite est plus long que le claquement de la valvule mitrale, il dure tout le temps de la systole, par conséquent il couvre le petit silence et va rejoindre le deuxième bruit, c'est-à-dire le bruit des sigmoïdes. Mais il ne s'arrête pas toujours là, il peut se prolonger jusque pendant la diastole. Il se trouve alors que ce bruit se trouve renforcé pendant le claquement des sigmoïdes et se prolonge dans le grand silence, prenant ainsi l'apparence d'un bruit de souffle systolique suivi d'un souffle diastolique. C'est pour cette raison que j'ai donné à ce bruit de souffle systolique prolongé le nom de *bruit paradoxal*. Je m'expliquerai tout au long à son égard quand j'étudierai l'insuffisance mitrale.

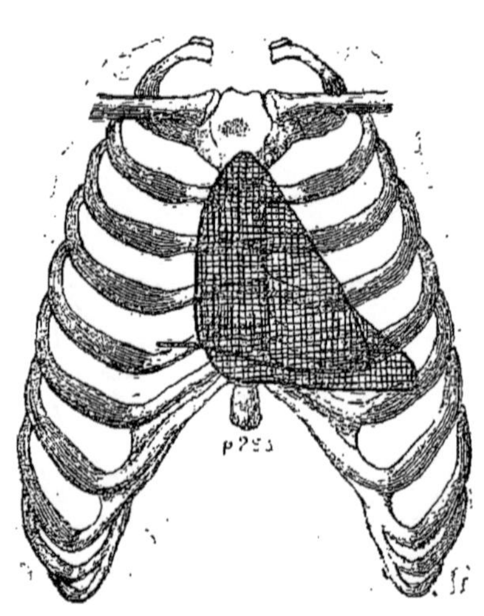

Fig. 41. Schéma du bruit de souffle de la péricardite avec endocardite mitrale.

Du reste, ce prolongement du bruit de souffle systolique jusque dans le grand silence n'existe jamais que sur un endroit très limité, et en général vers l'angle externe du triangle schématique; à mesure qu'on se dirige vers la ligne médiane, le bruit se raccourcit et bientôt devient purement systolique, suivi d'un claquement sigmoïdien très net, qui prouve bien que ces valvules sont saines.

Au point de vue du timbre, les bruits peuvent varier, tantôt le souffle est doux comme un jet de vapeur, d'autres fois plus éclatant, plus métallique.

Je ferai remarquer que ce souffle a son maximum ordinaire à la pointe, mais jamais dans l'angle interne du triangle schématique, ce qui le diffère absolument du bruit de souffle péricardique, qui a toujours son minimum à la pointe.

Lorsque les deux affections coexistent, ce qui est loin d'être rare, le triangle schématique prend alors une forme spéciale, il couvre d'abord le triangle péricardique, puis montre un prolongement vers l'aisselle tout à fait caractéristique.

Il reste à examiner un dernier caractère de ce bruit de souffle. Que devient-il dans les changements de position du malade? Sidney-Ringer, Hardy et Béhier (deuxième édition) disent qu'il augmente quand le malade s'assied. M. Cuffer prétend, au contraire, que le bruit augmente quand le malade est couché. Pour mon compte, je n'y ai pas vu grande différence. Ce que je dirai, c'est que les malades atteints de l'endocardite aiguë végétante, dont je m'occupe en ce moment, ont en général de la dyspnée, que cette dyspnée augmente par les mouvements et donne des palpitations qui troublent le rythme et gênent l'auscultation. Selon moi, rien ne vaut en pareil cas pour l'auscultation le repos du malade sur son oreiller.

Notons surtout que le pouls est fréquent et peut aller à 140 ou 160 ; moins souvent, il est vrai, que dans la péricardite. Le rythme en est irrégulier, avec des intermittences et des inégalités dans les pulsations consécutives. Il a surtout des fausses intermittences.

La température est augmentée et assez augmentée pour qu'elle vienne ajouter un excédent à la maladie fébrile pendant laquelle l'endocardite secondaire se développe. Quelquefois même on a observé du frisson.

La circulation veineuse est troublée, mais son trouble est plus en rapport avec la nature de l'obstacle apporté par les végétations qu'avec l'intensité de la maladie. On a observé alors la teinte violacée de la face, des genoux et des mains, et l'œdème des membres inférieurs. Du côté de la respiration on note de l'anxiété, de l'oppression, de l'orthopnée qui peut alors entraîner la défaillance et la lipothymie.

Lorsque l'endocardite occupe au contraire l'orifice aortique du ventricule gauche, les caractères de la maladie diffèrent singulièrement, non seulement au point de vue des symptômes locaux, mais encore des symptômes généraux.

Lorsque l'endocardite atteint les valvules sigmoïdes de l'aorte, elle se localise d'abord au niveau des nodules d'Arantius. Si les végétations y prennent une certaine importance, il se fait en réalité un rétrécissement de l'orifice, et l'on trouve un bruit de souffle dont le schéma forme une colonne ascendante le long du bord droit du sternum. Cette colonne part en général du troisième cartilage droit et monte jusqu'à la clavicule (fig. 42).

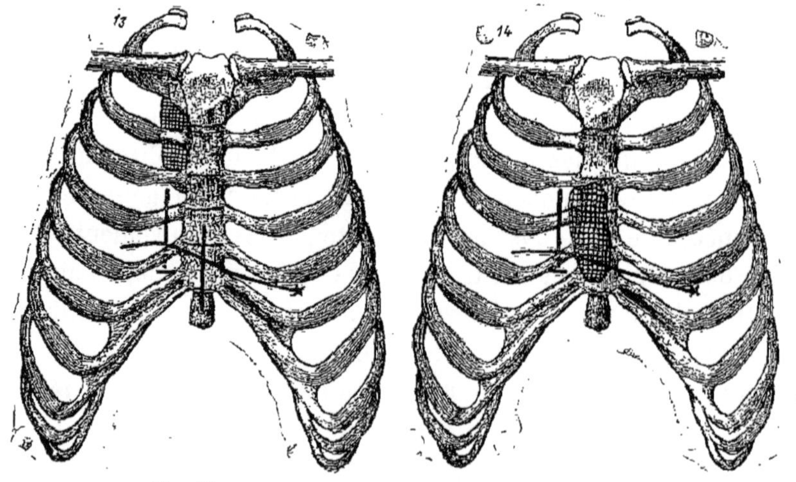

Fig. 42. Fig. 43.

Ce souffle est systolique et couvre le petit silence; il est suivi immédiatement par le claquement sigmoïdien, mais jamais il ne passe dans le grand silence. Il reste purement systolique. Au point de vue du timbre, il est en général rude et superficiel; il ne change pas dans les attitudes variées que peut prendre le malade.

Si les lésions sont telles qu'une insuffisance se produise, par exemple par l'adhérence d'une des valvules à la paroi du vaisseau ou du retrait de son bord libre, le bruit de souffle est tout autre. Son schéma forme, au contraire, une colonne descendante à partir du troisième cartilage droit; cette colonne, qui a à peu près la largeur du sternum, occupe le bord droit et la plus grande partie de cet os, elle descend souvent au-dessous du bord inférieur du cœur jusque sous l'appendice xiphoïde (fig. 43).

Ce bruit est diastolique, remplace le claquement sigmoïdien de l'aorte, mais ne se prolonge pas très longtemps dans la diastole, car il ne supprime presque jamais le grand silence d'une manière complète. Quant à son timbre, il est doux et profond. Le bruit augmente par la station debout, qui permet au sang de refluer plus complètement dans le ventricule en y ajoutant la pesanteur (1). Ce bruit exige une grande attention pour être bien apprécié, en raison de son siège profond et de sa douceur. C'est le bruit qui passe le moins bien dans les stéthoscopes ordinaires; mais le stéthoscope à caisse de renforcement le recueille très bien et permet, par l'addition de tubes, de le faire comparer à d'autres bruits systoliques en les faisant arriver successivement dans la même oreille.

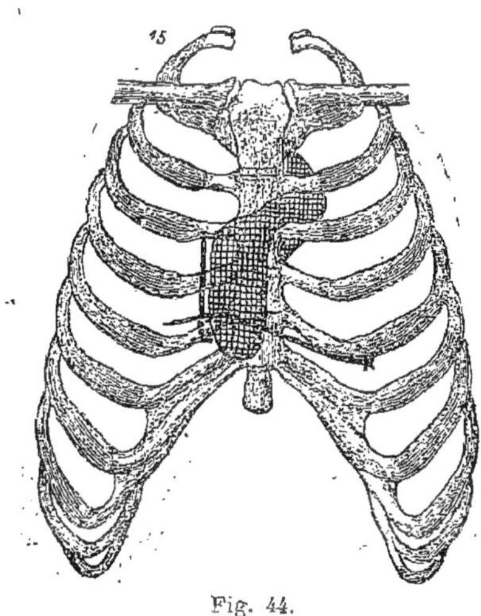
Fig. 44.

Non seulement les phénomènes locaux diffèrent, mais de même les phénomènes généraux. Nous ne sommes plus en face de l'altération d'un orifice veineux, mais bien d'un orifice artériel. Ce n'est plus la cyanose qui se produit, mais la pâleur et l'anémie, une sorte de chlorose temporaire avec anémie.

Ces deux bruits systoliques et diastoliques sont faciles à distinguer des bruits anémiques, puisqu'ils siègent de l'autre côté du sternum. Du reste, on a bien plus souvent à les entendre tous deux réunis qu'à les différencier.

(1) La position fait varier les bruits de souffle en les augmentant ou les atténuant, suivant que, dans la position déterminée, la pesanteur aide ou gêne la circulation dans l'organe qu'on explore. Ici la pesanteur aide le reflux du sang dans le ventricule, elle augmente le bruit; dans l'anémie c'est le contraire. Je ne puis donc accepter la proposition de M. Cuffer, que tous les souffles se modifient et s'atténuent quand on fait passer le malade de la position couchée à la position assise ou penchée en avant. (Cuffer, *Des causes qui peuvent modifier les bruits de souffle*, 1877, p. 10.)

La figure 45 représente le schéma que j'ai recueilli dernièrement chez une jeune fille, Mlle E. L...

On y retrouve très facilement le schéma du souffle anémo-spasmodique de l'artère pulmonaire, suivi du souffle diastolique de l'insuffisance aortique.

DIAGNOSTIC DIFFÉRENTIEL DE L'ENDOCARDITE AVEC LES MALADIES DÉJA ÉTUDIÉES : L'ANÉMIE ET LA PÉRICARDITE.

Je n'ai pas besoin d'insister longtemps sur le diagnostic différentiel de l'anémie et de l'endocardite. La localisation si nette du bruit, soit à la pointe du cœur, soit à la droite du sternum, montre que la partie atteinte n'est pas l'artère pulmonaire.

L'anémie, au contraire, donne un bruit de souffle net dans l'artère pulmonaire. Je n'ai, du reste, qu'à renvoyer au chapitre concernant l'anémie, où j'ai traité à fond et montré par de nombreux exemples qu'il est toujours possible de distinguer l'anémie de l'endocardite.

Si, en effet, le bruit de souffle n'a qu'un foyer à la pointe, il n'est pas question de l'anémie, puisque l'anémie ne donne jamais de bruit de souffle sans qu'il y ait deux autres foyers à l'artère pulmonaire et à la jugulaire droite. S'il y a trois foyers, il peut y avoir endocardite ou anémie ; or, comme l'anémie se modifie plus vite que l'endocardite, si le foyer mitral disparaît le premier, on en conclut qu'il n'y avait pas d'endocardite, mais simplement de l'anémie. Si le foyer mitral est accompagné seulement d'un foyer jugulaire, sans foyer pulmonaire, il y a évidemment coïncidence d'anémie et d'endocardite.

Si enfin, les trois foyers existant, le foyer pulmonaire disparaît le premier, il y a encore coïncidence de l'anémie et de l'endocardite.

Voici trois nouveaux exemples de ces combinaisons.

OBSERVATION XXIX. *Rhumatisme avec endocardite à foyer mitral et anémie à foyer cervical.* — Ernestine D..., âgée de dix-sept ans, entre à l'hôpital Saint-Antoine, salle Sainte-Jeanne, n° 8, le 8 mars 1877.

La malade a été atteinte, il y a un an, de rhumatisme articulaire aigu généralisé, et, depuis ce temps, elle est sujette constamment à des palpitations.

La malade s'est refroidie cinq jours avant son entrée, en se rendant au cimetière, et depuis ce temps elle souffre d'un lombago, pour lequel on lui a mis un vésicatoire à l'hypocondre droit.

A son entrée, elle se plaint encore des douleurs lombaires et de dyspnée. Les battements du cœur sont énergiques. La pointe bat derrière la sixième côte gauche. L'auscultation révèle un bruit de souffle avec renforcement dans les deux jugulaires; il n'y a rien à l'artère pulmonaire.

A la pointe du cœur on entend un bruit de souffle systolique.

OBSERVATION XXX. *Rhumatisme articulaire aigu avec anémie sans endocardite.* — Marie G... entre à l'hôpital Lariboisière, salle Sainte-Élisabeth, nº 25, pour une seconde attaque de rhumatisme articulaire aigu.

On constate un bruit de diable dans les jugulaires et un souffle notable à l'artère pulmonaire. Il n'y a rien à la pointe du cœur.

OBSERVATION XXXI. *Rhumatisme articulaire aigu avec anémie sans endocardite.* — Marie R... entre à l'hôpital Lariboisière, le 4 mars 1881, atteinte de rhumatisme monoarticulaire aigu blennorrhagique. La malade est traitée par le sulfate de quinine, le salicylate de soude agissant peu sur cette forme de rhumatisme. Dans cette première attaque, il n'y a pas d'anémie apparente. La malade paraît guérie le 15 avril. A ce moment, une nouvelle attaque se produit. Cette nouvelle attaque porte sur un grand nombre d'articulations, mais d'une manière très légère.

La malade se plaint de palpitations, on l'ausculte de nouveau, et l'on trouve deux foyers de souffle anémique, le premier dans les vaisseaux du cou à droite, et l'autre à l'artère pulmonaire. Ce dernier bruit siège dans le deuxième espace intercostal gauche; il est systolique, commence et finit avec la systole, c'est-à-dire qu'il est immédiatement suivi par le deuxième bruit ou claquement sigmoïde. Le timbre en est rude. Le bruit augmente par la cessation de la respiration.

Je ne parle pas du diagnostic d'une endocardite siégeant à l'artère pulmonaire et pouvant être confondue avec l'anémie. Le fait ne se présente guère; l'endocardite de l'artère pulmonaire est absolument exceptionnelle. Cependant Dujardin-Beaumetz en a observé un cas. Le diagnostic pourrait encore se faire. L'inflammation de l'artère pulmonaire donnerait son bruit ordinaire au deuxième espace intercostal gauche, mais ne serait pas accompagnée d'un bruit des jugulaires, comme c'est la règle pour l'anémie.

Le diagnostic d'une endocardite tricuspide et de l'anémie serait facile par la différence des foyers d'auscultation, l'endocardite de la tricuspide donnant lieu à un bruit systolique siégeant au niveau du cinquième cartilage costal gauche, près du sternum et près du bord du cœur. Je reviendrai sur ce sujet à propos de l'endocardite scléreuse de la tricuspide.

DIAGNOSTIC DIFFÉRENTIEL ENTRE L'ENDOCARDITE ET LA PÉRICARDITE.

Ces deux affections ont bien des caractères communs ; elles naissent dans les mêmes conditions, troublent toutes deux l'appareil central de la circulation, et quand l'attention est attirée par ces symptômes vers une affection aiguë du cœur, c'est sur l'auscultation que l'on compte pour les différencier ; à plus forte raison, quand l'affection est latente et qu'elle n'est révélée que par un examen complet du malade qui en rencontre les signes physiques.

Or, comme nous l'avons vu par la description de chacune de ces deux maladies, les bruits des deux affections diffèrent notablement par :

1° *La topographie.* — La topographie de chacun des foyers d'endocardite est déterminée par celui ou ceux des orifices qui sont atteints. C'est presque toujours à la périphérie du triangle cardiaque qu'ils siègent ; ils dépassent ce triangle en projetant des souffles de différents côtés : vers l'aisselle pour la pointe, vers la clavicule droite pour l'aorte, vers la clavicule gauche pour l'artère pulmonaire.

La péricardite, au contraire, limite ses bruits au triangle péricardique et a son foyer à la partie moyenne et inférieure de ce triangle, le long du bord gauche du sternum. Il n'y aurait à discuter à cet égard qu'entre la péricardite, d'une part, et une endocardite siégeant à la tricuspide. Les lésions d'endocardite tricuspide sont si rares, qu'on pourrait presque les négliger ; cependant elles existent, j'en donnerai des exemples. Donc il y a lieu à un diagnostic. Ce diagnostic s'établira alors par les autres caractères des bruits.

2° *Le temps.* — Le bruit de la péricardite est souvent systolique et diastolique, avec un sentiment de va-et-vient qui ne se rencontre pas dans l'endocardite. Quant ce bruit n'est plus que systolique, il est encore reconnaissable par son timbre et ses modifications.

3° *Le timbre.* — Le bruit de la péricardite peut être doux, en jet de vapeur, comme celui de l'endocardite ; mais c'est là une exception. Il se présente beaucoup plus souvent sous la forme d'un bruit de frottement, avec les variations de timbre que j'ai décrites, depuis le bruit de froissement de la neige jusqu'au bruit de cuir neuf de Collin.

4° *La profondeur.* — Le bruit de péricardite est bien plus superficiel, et le bruit d'endocardite plus profond.

5° *L'évolution.* — A mesure que l'épanchement se produit, le bruit de frottement s'élève, s'étend en haut, à mesure qu'il disparaît en bas, puis reparaît quand l'épanchement est résorbé, donnant le frottement de retour.

6° Rien n'est facile comme de modifier un bruit péricardique ; le seul fait d'appuyer un peu sur le sternum, de faire soulever plus ou moins le malade, l'action si rapide des ventouses et surtout des vésicatoires, tous ces moyens de modifier à volonté les bruits péricardiques n'existent pas pour l'endocardite, dont les bruits ne sont modifiés que par une action sur le rythme du cœur par la digitale, la saignée, etc.

DIAGNOSTIC DIFFÉRENTIEL ENTRE L'ENDOCARDITE, LA PLEURÉSIE ET LA PNEUMONIE.

Au premier abord, il semble puéril de poser ce diagnostic différentiel : mais on sait aujourd'hui que les organes centraux de la circulation peuvent donner lieu à des bruits dits *extracardiaques*, qui peuvent singulièrement tromper. En pareil cas, il suffit presque toujours de faire cesser la respiration pour s'y reconnaître.

Pour ne pas reprendre ici à nouveau la description des bruits extracardiaques, je renverrai le lecteur au chapitre qui traite de l'anémie, où les caractères assignés à ces bruits par M. Potain ont été donnés en détail.

DIAGNOSTIC DE L'ENDOCARDITE AVEC LA MYOCARDITE.

Pour suivre un ordre logique, je ne ferai ce diagnostic différentiel que quand je décrirai les symptômes de la myocardite. Pour le moment, je me pose une autre question.

Je suppose que le malade soumis à l'examen présente d'une manière manifeste les symptômes qui ont été attribués par tous les auteurs, et par l'auteur même de ce livre, à l'endocardite; que l'anémie, la péricardite, etc., ont dû être éliminées pour les meilleures raisons.

Eh bien ! dans ces conditions, je pose, et je me suis posé bien souvent la question suivante : En présence des symptômes les plus nets de l'endocardite, sommes-nous bien sûrs que nous observions l'endocardite ?

Ainsi donc, après avoir enlevé à l'endocardite bien des faits qui avaient trait à l'anémie, j'en arrive à dire : Est-ce encore bien l'endocardite qui est toujours en cause ?

Voici les motifs de mes réserves, que je soumets à tous ceux qui ont porté une attention réfléchie à l'étude de l'endocardite :

On rencontre très souvent, dans le cours d'un rhumatisme articulaire aigu, des palpitations avec un souffle de la pointe. Aussitôt on dit : endocardite. Mais, si ce souffle disparaît quelques jours après, sans laisser de traces non-seulement à l'auscultation, mais encore dans le fonctionnement du cœur, est-il bie sûr que ce souffle ait été produit par un exsudat? Si, de plus, ce qui m'est arrivé quelquefois, ce souffle disparaît à certains jours pour reparaître après, l'idée d'une lésion permanente, comme celle d'un exsudat, devient problématique avec une symptomatologie qui paraît et disparaît.

J'ai supposé, et, heureusement pour les malades, le contrôle cadavérique m'a toujours manqué, j'ai supposé que le souffle qui a duré si peu, qui a paru et disparu, pourrait bien être le résultat non pas d'une lésion fixe comme un exsudat, mais d'une parésie passagère des muscles cardiaques et particulièrement des colonnes charnues du premier ordre. Si bien que ces muscles, atteints par le rhumatisme, auraient des moments d'atonie ou de faiblesse de contraction entraînant des insuffisances passagères. Ce serait donc une sorte de myocardite localisée, résolutive, passagère, qui aurait produit le souffle et rendrait mieux compte de ces caractères qu'un exsudat.

J'ai soumis ce doute à mon honorable maître M. Potain, qui m'a dit qu'il avait fait la même remarque de son côté, mais qu'il avait pensé à une contracture (1).

La question en est là, le contrôle n'étant guère possible, puisqu'il s'agit d'une affection qui guérit en peu de jours sans laisser de traces.

Evolution de l'endocardite plastique aiguë ou subaiguë. — Le plus souvent, l'endocardite plastique dure un à trois septénaires, quand elle se termine par résolution. Souvent elle se transforme en endocardite chronique scléreuse.

D'autres fois, elle entraîne la mort par des complications qui ont pour siège soit le myocarde, soit les organes environnants. La myocardite, la péricardite, la pneumonie et la pleurésie, et enfin les embolies, peuvent venir terminer l'évolution. Dans ces cas, la mort peut ne survenir qu'au bout de deux ou trois mois. On peut même se demander, avec Fuller, si les végétations, une fois formées, peuvent disparaître.

Le diagnostic de l'endocardite comprend encore la cause. L'endocardite peut être primitive, *à frigore*, et n'être pas fatalement suivie d'affections articulaires ; bien qu'en pareil cas elle soit, le plus souvent, la première manifestation du rhumatisme articulaire aigu (Graves, Stokes, Trousseau, Monneret, Jaccoud, Fernet, Moutard-Martin), ce que j'ai également constaté pour ma part. On dit, à côté de cela, qu'on n'en a jamais vu de traumatique, contrairement à ce qui existe pour la péricardite.

L'endocardite est donc le plus souvent symptomatique, et surtout symptomatique du rhumatisme, et, dans cette maladie, accompagnant surtout le rhumatisme articulaire aigu.

Elle peut être symptomatique du rhumatisme blennorrhagique. Notre collègue et ami Desnos en a observé deux cas (2).

(1) Cuffer, *Des causes qui peuvent modifier les bruits de souffle intra et extracardiaques* (*Progrès médical*, 1877. Extrait, p. 8).

(2) Desnos, *Progrès médical*, 1874, et Société médicale des hôpitaux, séance du 9 novembre 1877, t. XIV, 2e série, p. 289.

D'autres ont vu l'endocardite accompagner la blennorrhagie, sans qu'il y eût de lésion articulaire (Lacassagne).

Les autres maladies qui prédisposent à l'endocardite sont la grossesse et surtout l'état puerpéral, la scarlatine, la variole, la rougeole, la diphthérie (Bouchut, Labadie-Lagrave), l'érysipèle, la néphrite albumineuse et enfin la syphilis (Ricord, Lebert, Virchow).

Telles sont les maladies où l'endocardite peut survenir, et par conséquent qui doivent faire tenir le médecin sur ses gardes.

CHAPITRE XIII

DE L'ENDOCARDITE ULCÉREUSE.

La première description de l'endocardite ulcéreuse appartient à Senhouse-Kirkes (1) et remonte à l'année 1852. Jusque-là les traces d'ulcérations de l'endocarde, qui avaient été rencontrées dans les autopsies de malades morts d'affections adynamiques ou typhoïdes, passaient pour être le résultat de ces affections et non la cause. Telle était l'opinion de Bouillaud (2), de Bonnet (3), de Charcot (4).

En 1852, Senhouse-Kirkes publia un mémoire sur « les effets principaux qui résultent des concrétions fibrineuses développées dans le cœur et de leur mélange avec le sang ». Ce mémoire renferme quatre observations ; mais une seule est afférente au sujet. Mais, en même temps, on y trouve que, sur vingt et un cas d'infarctus dans la rate ou les reins et provenant du sang lancé par le cœur gauche, on a rencontré quinze fois des lésions valvulaires.

De 1855 à 1865, les cas se multiplièrent et de nombreuses observations publiées par Charcot (1855), Virchow (5), Watson, Rokitansky, Lesouef (6), vinrent éclairer la description de l'endocardite infectieuse. Dès 1862, Charcot et Vulpian firent remarquer que cette maladie pouvait se présenter soit sous la forme d'adynamie, soit sous la forme d'infection purulente (7), formes

(1) Senhouse-Kirkes, *Edimb. med. J.*, t. XVIII, p. 119, 1852, et *Archives de médecine*, 1858, p. 305.

(2) Bouillaud, *Traité des maladies du cœur*, 1835, t. II, p. 374.

(3) Bonnet, Société anatomique, 1845.

(4) Charcot, Société de biologie, 1851.

(5) Virchow, *Note sur l'état puerpéral*, 1850.

(6) Lesouef, *Bulletin de la Société anatomique*, 1861.

(7) Charcot et Vulpian, *Gazette médicale*, 1862.

admises également par Lancereaux (1). Depuis, de nouveaux travaux, dus à Bucquoy, Fritz et Fernet (*France médicale*, mars 1885), Dupuy (1863), Hardy et Béhier (2e édition), Vast (1864), Duguet et Hayem (2), Potain (*Gazette des hôpitaux*, 13 septembre 1883), Landouzy (*id.*, 15 septembre 1883), Kalindero (de Bucharest, vinrent montrer à nouveau que la maladie pouvait être maligne d'emblée.

L'endocardite ulcéreuse est remarquable en réalité par ses pertes de substances. Elle paraît atteindre surtout les endroits où le tissu conjonctif est abondant ; par exemple, les valvules mitrale et sigmoïdes de l'aorte, même la tricuspide (3) et les sigmoïdes de l'artère pulmonaire (4). Les lésions sont plus fréquentes dans le cœur gauche que dans le cœur droit, comme pour l'endocardite plastique. Mais, dans l'endocardite ulcéreuse, la différence est moindre, et la proportion des lésions du cœur droit s'élève. Sur 35 cas relevés à l'Institut anatomique de Berlin, on a trouvé la répartition suivante :, valvules mitrales, 23; valvules aortiques, 16; valvules tricuspides, 3 ; valvules pulmonaires, 2.

Dans cette forme, la lésion est plus profonde que dans la précédente; au lieu de siéger dans les couches épithéliales, comme l'endocardite plastique, elle siège dans la couche conjonctive. C'est la division correspondant à la phlegmasie catarrhale et à la phlegmasie phlegmoneuse des membranes muqueuses.

Les ulcérations se rencontrent donc surtout sur la valvule mitrale; on les trouve au bord d'une ou des deux valvules, placées tantôt au milieu même des végétations, tantôt à la face opposée. Quelquefois, en même temps il y a des végétations sur les bords de la valvule et sur sa surface; d'autres fois, on trouve de véritables petits abcès sous l'endocarde.

Les valvules sigmoïdes de l'aorte sont en général atteintes

(1) Lancereaux, *Recherches cliniques pour servir à l'histoire de l'endocardite suppurée et de l'endocardite ulcéreuse* (*Gazette médicale*, 1862).

(2) Duguet et Hayem, Société de biologie, 1865.

(3) Whipham, *Pathol. Transact.*, 1871.

(4) Colomiatti, *Un novo caso di endocardia acquisita acuta unilaterale destra* (*Giornale della R. Acad. di med. di Torino*, septembre 1862).

par leur face supérieure. Les ulcérations y sont entourées de points végétants et elles vont quelquefois jusqu'à la perforation de la valvule, qui présente alors un orifice plus ou moins large.

D'autres fois, le travail d'ulcération s'étend en largeur, décolle les lames de la valvule et forme des cavités à orifices étroits, cavités que le sang vient remplir et qui forment de véritables petits anévrysmes (Ecker et Thiermann, Pelvet).

Des doutes se sont élevés sur le processus de ces ulcérations et l'on s'est demandé si elles sont bien le résultat d'un travail inflammatoire vrai. Le peu de vaisseaux qu'on rencontre par exemple dans les valvules sigmoïdes explique comment ce processus se rapproche de ce qui se passe dans les tissus non vasculaires, l'altération ne paraissant pas commencer par un trouble vasculaire.

Dès le début, le plasma des éléments cellulaires est atteint, il gonfle, grossit et se trouble par la présence d'un contenu granuleux. Dans les endroits altérés, l'endocarde devient opaque, grisâtre et moins lisse, sans que l'œil puisse en voir davantage. Si le travail continue à envahir les noyaux des éléments élastiques, on voit apparaître des granulations.

Le recouvrement endothélial commence à manquer par places et les corpuscules lymphatiques vont s'introduire dans les intervalles.

Bientôt, sur les parties altérées apparaissent des dépôts fibrineux qui forment corps avec le tissu sous-jacent devenu mou et friable. Les petites granulations et les dépôts qui le recouvrent se détachent, le tissu se ramollit et l'ulcération est produite; à côté de ces ulcérations, on trouve des lésions plus profondes, de véritables foyers du myocarde qui ne se sont pas encore vidés ou ont déversé leurs produits dans l'endocarde.

Le siège de l'ulcération peut se trouver sur la cloison interventriculaire, dans la partie membraneuse qui se trouve à la partie supérieure (*undefended space*). Il peut en résulter une perforation, comme cela a lieu dans la myocardite (1).

Le sang présente des lésions en rapport avec les deux formes

(1) Henri Fournier, *Étude sur les perforations de la cloison interventriculaire dans l'endocardite ulcéreuse* (thèse de Paris, 1884).

septique et suppurative admises par Charcot, Vulpian et Lancereaux.

Dans la forme septique, Virchow a retrouvé dans le sang des débris de l'endocarde, Charcot et Vulpian ont trouvé dans les infarctus de fines granulations résistant aux réactifs acides ou alcalins, puis des détritus fibrineux, des globules de pus, en somme des embolies capillaires putrides.

Dans la forme qui ressemble à l'infection purulente, le liquide n'est pas en réalité du pus (Virchow et Charcot), mais de la fibrine désagrégée, et, par suite, les abcès secondaires ne seraient pas de vrais abcès métastatiques.

Cependant Pelvet, Dupuy, Paget, Lancereaux prétendent avoir trouvé réellement du pus.

Klebs (1) a montré que dans l'endocardite ulcéreuse les valvules altérées et les bourgeons des bords des valvules présentent, au milieu de la fibrine une grande masse de bactéries qui constituent parfois la majeure partie des bourgeons. Ces bactéries de grandeur variable forment souvent des chaînettes. Ces chaînettes présentent souvent des micrococcus de un à un demi μ. On voit aussi des grains ronds et des bâtonnets courts de volume variable offrant quelquefois un étranglement en leur milieu.

Ces bactéries forment au-dessous de la surface de la fibrine une couche parallèle pouvant avoir 1 millimètre d'épaisseur. Ces bactéries pénètrent par des fentes plus ou moins larges dans l'intérieur des valvules. En même temps on trouve dans la profondeur de la valvule, autour des vaisseaux, une prolifération de cellules embryonnaires. Ces végétations se recouvrent de fibrine formant d'abord un réseau, puis à la surface des couches concentriques serrées les unes sur les autres. C'est dans les espaces réticulés formés par la fibrine que l'on trouve surtout les bactéries formant des amas arrondis.

MM. Cornil et Babès pensent que ces bactéries sont déposées de deux manières différentes. La première théorie, qui est celle de Klebs et Orth, suppose que les bactéries existent d'abord dans le sang et sont déposées avant la fibrine. L'autre théorie, émise

(1) Cornil et Babès, *les Bactéries et leur rôle dans l'anatomie et l'histologie pathologique des maladies infectieuses*. 1885, p. 305.

par Köster, est que les bactéries arrivent dans la valvule sous forme d'embolie et qu'elles quittent ces vaisseaux pour arriver à la surface.

Le myocarde est profondément altéré.

D'après MM. Duguet et Hayem, le muscle est mou et friable. Les fibres musculaires présentent par places des granulations graisseuses. Les noyaux du tissu interstitiel sont augmentés. On trouve à la surface du muscle, soit sous l'endocarde, soit sous le péricarde, des petits foyers renfermant des granulations granulo-graisseuses qui paraissent n'être que des globules blancs altérés.

La fibre musculaire dans les endroits malades a perdu sa striation transversale. Enfin, on trouve de vrais abcès du myocarde. Kussmaul m'en a montré autrefois une très belle collection, à Wurzbourg, en 1860.

Cet état se trouve dans les principales fièvres graves, typhoïde, variole, scarlatine, puerpérale, phthisie aiguë. On trouve encore quelquefois une irritation des membranes, des artères et des artérioles qui amène l'épaississement des parois ou même l'oblitération du vaisseau.

M. Hayem pense que toutes ces lésions, et surtout les myosites symptomatiques, sont produites par les altérations du sang.

Le péricarde est quelquefois recouvert de fausses membranes, qui peuvent aller presque jusqu'à oblitérer la cavité. On y trouve encore des taches ecchymotiques et des ulcérations.

En dehors de ces lésions qu'on peut appeler *centrales*, on rencontre des lésions périphériques produites par les projections emboliques des éléments détachés des lésions centrales.

Ces lésions périphériques ou infarctus ne sont pas constantes, elles peuvent manquer (Hérard, Schivardi, Caubet) (1). Quand on les rencontre, c'est dans la rate, les reins, le foie et le cerveau qu'on les trouve.

Dans ce cas, la rate est ramollie, on y constate un point d'une couleur différente du reste de la surface. Ce point correspond à un vaisseau oblitéré : au début de la lésion, on trouve une rou-

(1) Caubet, *Des affections ulcéreuses du cœur dans les maladies graves* (thèse de Paris, 1872).

geur foncée, une simple hypérémie; mais plus tard le sang entre en régression et l'on ne trouve plus qu'une masse indurée d'une couleur jaune-chamois. Plus tard, la régression continuant, le tissu peut se désagréger, devenir diffluent, mais on n'y rencontre pas du pus véritable.

Dans les reins, les infarctus occupent la couche corticale, ils forment une masse pyramidale jaune dont la base se trouve à la périphérie et le sommet vers le centre. La masse est d'un jaune pâle, entourée d'un cercle rouge ou violacé. En outre, on observe des ecchymoses disséminées. MM. Duguet et Hayem ont rencontré parfois des infarctus très petits énucléables et formés de leucocytes et de globules rouges.

Dans le cerveau, les foyers de ramollissement occupent les couches optiques et les corps striés. On trouve une fausse membrane verdâtre, épaisse, dans la scissure de Sylvius, correspondant à une obstruction de l'artère cérébrale moyenne.

Ces messieurs ont trouvé une fois au centre d'un ramollissement quatre foyers hémorrhagiques. On remarque encore un certain nombre de petits foyers puriformes, et enfin, sur les méninges, de l'épaississement des membranes et des taches ecchymotiques.

Les infarctus du foie sont rares. On trouve l'organe gros, friable, mou, jaunâtre. Les cellules hépatiques sont altérées, elles renferment des granulations graisseuses qui ont été quelquefois la cause de l'ictère.

Les poumons sont, en général, peu altérés. On y trouve de la congestion vers les bases et quelques noyaux puriformes. MM. Charcot et Vulpian y ont trouvé de véritables petits abcès.

On rencontre enfin des foyers hémorrhagiques disséminés dans le tube digestif, les muscles, les parotides, la rétine, la choroïde et enfin à la peau, soit à la surface, soit dans le derme. Enfin, dans les os, des dépôts de tyrosine et de leucine.

Pathogénie. — Senhouse-Kirkes pensait que les produits cardiaques se détachent, qu'ils vont oblitérer les petits vaisseaux et amener la mortification du département vasculaire correspondant. Virchow a appuyé cette manière de voir en démontrant l'analogie de composition chimique entre les fragments retrouvés dans les vaisseaux au centre des lésions et les altérations de l'endocarde.

MM. Charcot et Vulpian acceptent cette théorie, mais ne croient pas que ces fragments soient d'une nature septique spéciale.

MM. Jaccoud et Lancereaux regardent cette affection comme représentant tantôt l'infection putride, tantôt l'infection purulente.

Enfin, MM. Dupuy, Duguet, Hayem et Martineau croient que les lésions périphériques ne sont pas dues à des embolies, mais qu'elles peuvent se produire sous la seule influence de l'état général.

Actuellement, la théorie microbienne de l'endocardite ulcéreuse formulée par Klebs (1879) n'est plus contestée. L'endocardite infectieuse est toujours symptomatique d'une infection générale puerpérale, typhoïde, pneumonique, diphthéritique, variole, rougeole, des différentes septicémies et infections purulentes. On y rencontre alors les microbes propres à chacune de ces infections.

Diagnostic de l'endocardite ulcéreuse. — Les symptômes de l'endocardite ulcéreuse sont de deux ordres : des troubles centraux ou troubles cardiaques et des symptômes généraux produits par l'état ataxo-adynamique et enfin des symptômes produits par les lésions des différents viscères.

Les symptômes cardiaques sont souvent peu accusés, latents, perdus dans l'ensemble des phénomènes graves présentés par le malade. D'autres fois, les troubles cardiaques sont accusés, mais l'état d'anxiété du malade ne permet pas un examen méthodique.

La douleur est quelquefois très vive, mais le malade est surtout tourmenté par une très vive angoisse qui ne lui laisse pas de repos. Il y a des palpitations douloureuses que le moindre mouvement augmente. Aussi le malade reste-t-il immobile sur le dos, demandant qu'on ne le dérange pour rien au monde.

Le cœur bat irrégulièrement, tantôt avec violence et rapidité, d'autres fois il y a des périodes de lipothymie et de défaillance où l'on sent à peine le pouls. L'examen du cœur est difficile ; on arrive pourtant à déterminer la position de la pointe, ce qui donne déjà des indications. Mais la percussion est douloureuse et l'on est obligé de l'abandonner.

Le malade ne supportant aucune pression sur la région cardiaque, il est impossible d'ausculter directement à l'oreille ou avec des stéthoscopes rigides qui transmettent le poids de la tête. L'auscultation, en pareil cas, ne peut être faite qu'avec les stéthoscopes flexibles. On entend alors des bruits de souffle variant de siège et d'intensité et se rapportant les uns à l'endocardite, les autres à la péricardite. Si bien qu'on peut suivre quelquefois très nettement les organes envahis successivement. C'est ce que j'ai constaté il y a deux ans, avec le docteur Josias, chez un malade de Charenton qui a succombé à une endocardite ulcéreuse primitive. Endocardite survenue chez un sujet usé par le travail et de plus négociant en gros pour les vins fins et les alcools. Le pouls, souvent irrégulier, est petit ou grand, suivant le siège des ulcérations et la nature des destructions valvulaires.

Les symptômes généraux ont toujours un aspect grave : l'anxiété, l'orthopnée, les lipothymies, les tendances à la syncope ; un pouls fréquent accompagnant une température élevée à 40 degrés, enfin l'abattement de l'adynamie, le délire et quelquefois même des convulsions.

Dans la forme adynamique ou putride, on voit dominer l'abattement et la prostration qui accompagne une fièvre vive à température élevée. Le pouls est souvent mou et dicrote.

Le malade est dans le subdelirium, parlant presque constamment pour prononcer des phrases sans suite, mais revenant souvent sur les mêmes idées ou les mêmes sujets. La langue est sèche, noire, la face souvent ictérique, le ventre météorisé avec de la diarrhée. Les poumons sont congestionnés avec des râles crépitants disséminés.

Dans la forme pyohémique on observe tous ces mêmes symptômes, mais ils sont interrompus de temps en temps par des frissons violents et répétés, suivis de chaleur et de sueur. Enfin on observe quelquefois des retours périodiques de ces phénomènes ainsi que des crampes. Il y a presque toujours de l'ictère.

Les phénomènes viscéraux s'accusent par de la congestion des bases des poumons avec dyspnée et des râles de pneumonie, souffle tubaire avec expectoration mucoso-purulente. On trouve encore la rate douloureuse et gonflée, de l'albumine dans les urines. Le foie, gonflé, douloureux également, donne presque toujours lieu à de l'ictère et, s'il y a des embolies cérébrales, de l'hémiplégie gauche, sans convulsions ni contractures.

Les causes les plus ordinaires de l'endocardite ulcéreuse sont d'abord le surmenage, puis l'état puerpéral. O. Dür rapporte que sur 6 848 femmes accouchées, on a rencontré l'endocardite 63 fois et sur ce nombre de 63, 11 fois l'endocardite a pris sa forme ulcéreuse, c'est-à-dire 17 fois sur 100. Winge l'a vue survenir comme complication d'une déchirure de l'urèthre produite par une fausse route ; Eisenlohr, dans un cas de carie vertébrale. Virchow donne comme cause prédisposante des vaisseaux artériels petits, comme il en a trouvé dans la chlorose.

Klebs prétend qu'il s'agit, en pareil cas, de microbes qui pénètrent par les plaies, dans l'état puerpéral, par exemple ; que ces microbes, répandus de sang, arrivent à former dans ces vaisseaux capillaires des valvules, des obstructions emboligènes qui entraînent la nécrobiose de ces valvules et par suite les ulcérations et leurs conséquences.

Le diagnostic se réduit donc ici à deux points. Si l'endocardite est primitive, elle se reconnaîtra aux caractères de l'endocardite et la nature de la maladie sera établie par la nature et la gravité des phénomènes généraux. C'est ce qui m'est arrivé précisément dans un cas que j'ai observé avec le docteur Josias et que nous avons montré à M. le professeur Potain.

Dans l'autre cas, il s'agit d'une maladie grave puerpérale, éruptive, typhoïde ou autre, dans laquelle des symptômes graves et plus particulièrement des symptômes cardiaques se montrent. Il s'agit, en pareil cas, de faire un examen complet du malade, pour voir si les complications n'ont pas pour cause une lésion cardiaque grave ; c'est une surveillance active qu'il faut toujours exercer en pareil cas et qui viendra révéler la nature cardiaque de la complication.

La durée de l'endocardite ulcéreuse est de cinq à six semaines quand elle est primitive ou qu'elle est greffée sur d'anciennes lésions valvulaires. Celle qui survient dans le cours du rhumatisme articulaire aigu, n'est que de deux à quatre semaines. Enfin, celle qui survient dans le cours de l'état puerpéral ou des fièvres graves, ne dure que de quatre à six jours. La terminaison est presque toujours fatale.

CHAPITRE XIV

DE L'ENDOCARDITE CHRONIQUE OU SCLÉREUSE.

L'endocardite chronique, qui a pour processus le plus ordinaire l'induration et la rétraction du tissu conjonctif, est rarement générale. Plus encore que l'endocardite aiguë, elle a de la tendance à se localiser, et à se localiser soit sur les valvules du cœur, soit sur les orifices, soit dans leur voisinage. Ces localisations varient avec l'âge comme pour l'endocardite aiguë. Chez le fœtus, c'est le cœur droit qui est atteint le plus souvent et, dans cet organe, son orifice artériel. Dans l'adolescence et l'âge adulte, c'est la valvule mitrale qui est la plus atteinte ; chez les vieillards, ce sont les valvules sigmoïdes de l'aorte.

Les lésions de l'endocardite chronique sont constituées surtout par l'hyperplasie du tissu conjonctif, qui forme là comme dans tous les viscères une induration qui atrophie les éléments voisins, puis se rétracte pour former des corps durs sans élasticité, sans souplesse, analogues à des cicatrices, qui subissent plus tard la transformation fibreuse ou calcaire.

Si l'endocardite chronique succède à l'endocardite aiguë verruqueuse, les végétations deviennent dures, cornées et forment une espèce de scie, soit au bord de la valvule, soit un peu plus haut, près de l'orifice.

Souvent la lésion n'est pas limitée à une valvule, elle atteint les cordages tendineux et l'extrémité libre des muscles papillaires.

Si l'endocardite amène un tel processus qui a pour fin l'induration et l'immobililé des valvules, des cordages et des muscles papillaires, si elle rend les orifices à la fois étroits et sans clôture suffisante, elle n'est pas le seul processus qui puisse y conduire. Nous verrons plus loin que la myocardite peut amener, de son côté, aux mêmes résultats; mais comme elle agit plutôt auprès des orifices et des valvules que sur ces organes mêmes, nous pouvons la négliger pour le moment, sauf à faire quelques correctifs, lorsque viendra la description et le diagnostic de la myocardite.

Il est assez difficile d'établir la fréquence des lésions valvulaires par rapport aux autres maladies. Voici les chiffres que nous possédons.

Les tableaux dressés dans les instituts pathologiques de l'étranger, où toutes les lésions sont relevées avec soin, nous donnent les chiffres suivants :

Chambers.	17 pour 100.
École de Prague et Wurzbourg, 7 347 autopsies, 677.	8 à 9 —
Frommolt à Dresde, 7 870 autopsies, 277.	3,5 —

Relevés pris sur les malades :

Duchek.	2,4 pour 100.
Rosenstein	1 à 2 —

Nous sommes mieux fixés sur la fréquence de l'altération de chacune des valvules.

	Orifice mitral.	Aortique.	Tricuspide.	Pulmonaire.
Barcley	51	61	»	»
Ormerod	133	118	17	6
Bamberger	150	50	»	»
Forget	10	9	»	»
Kaulis	22	13	»	»
Sperling	255	129	29	5
Total.	621	380	46	11
	Cœur gauche. 1001		Cœur droit. 57 (1).	

Presque tous les auteurs ont fait un chapitre sur les phénomènes généraux produits par les lésions valvulaires. Je ne l'entreprendrai pas en raison de la diversité de leurs évolutions, que j'exposerai beaucoup mieux dans un résumé après avoir établi les conséquences de chacune des lésions. Toutes peuvent conduire, il est vrai, à la cachexie cardiaque lorsque tous les or-

(1) Parrot, *Dict. encyclopédique*, art. Cœur, t. XVIII, 2e série, p. 523, 1876.

ganes auxiliaires sont forcés et détruits à leur tour. Ceci sera l'objet d'un chapitre spécial.

Ce qui est commun à chacune de ces lésions, c'est qu'il est rare qu'on assiste à leur début. On peut quelquefois, dans le cours d'un rhumatisme ou d'une autre affection, constater une lésion cardiaque non soupçonnée jusque-là, mais ce n'est qu'exceptionnellement qu'on peut les surprendre certainement à leur début. J'en donnerai l'exemple suivant : Un malade vient se faire soigner pour une première attaque de rhumatisme, il sort guéri, sans qu'on puisse rien constater au cœur. Il revient une seconde fois pour une seconde attaque, cette fois on constate une lésion. On a de la tendance à croire que le début de cette affection coïncide avec cette seconde attaque ; mais s'est-on assuré que depuis la première attaque il ne s'est pas fait sourdement et peu à peu une lésion d'endocardite chronique, encore inappréciable à la première attaque ? Nous verrons plus loin, quand il sera question d'établir un diagnostic entre l'endocardite chronique et l'endocardite récente, combien ce diagnostic est difficile. Je ne m'arrêterai pas davantage sur ce sujet, bien plus préoccupé de porter la lumière sur des questions solubles que de m'appesantir sur des problèmes dont la solution n'est pas encore possible.

J'étudierai donc les lésions des valvules et des orifices dans leur ordre de fréquence.

LÉSIONS DE LA VALVULE MITRALE.

Pour bien se pénétrer du trouble qu'une lésion mitrale apporte dans les fonctions du cœur, il importe de préciser autant que possible ce que nous savons de l'anatomie et de la physiologie de cet organe, d'autant plus que quelques-uns des points de cette étude n'ont pu être éclaircis que tout dernièrement et que ces nouvelles acquisitions sont encore peu répandues dans le public médical et ne sont pas encore classiques.

Points de repère anatomiques. — Le ventricule gauche forme la moitié postérieure du cœur. Il a la forme d'une pyramide triangulaire, ayant par conséquent trois faces, trois bords, une base et un sommet. Des trois faces, l'inférieure repose à plat sur le diaphragme, tout comme la face inférieure du ventricule droit. La cloison ventriculaire du cœur arrivée à la face diaphragmatique divise cette face en deux parties égales de la base au sommet; si bien, que deux ventricules reposent sur le diaphragme par une surface de même dimension. Le ventricule gauche étant derrière le ventricule droit et le diaphragme légèrement oblique d'arrière en avant, il en résulte que le ventricule gauche descend un peu moins bas que le ventricule droit, mais la différence n'est pas d'un centimètre.

La face postérieure du ventricule gauche forme la face postérieure ou pulmonaire du cœur. La face antérieure est formée par la cloison interventriculaire.

La base est formée par les deux orifices aortique et mitral en arrière. L'orifice aortique forme une section dirigée en dehors et en haut. La section de l'orifice mitral regarde en haut, en dehors et en arrière. Mais dans les cas où il se fait une insuffisance par hypertrophie excentrique et dilatation du cœur, le bord postérieur de l'orifice mitral est entraîné de plus en plus vers la gauche et l'orifice finit par regarder directement d'avant en arrière.

L'orifice aortique est fermé par les valvules sigmoïdes, l'orifice veineux par la valvule mitrale.

La capacité du ventricule gauche a été déterminée par Legallois au moyen du poids du mercure contenu. Il a trouvé que ce poids était de 10,68 pour le ventricule gauche et de 11,72 pour le ventricule droit.

Les dimensions sont les suivantes, d'après Bizot :

Ventricule gauche : hauteur, 78 millimètres; largeur, 122 millimètres.

Ventricule droit : hauteur, 84 millimètres ; largeur, 85 millimètres.

D'après Bizot, l'âge ne change pas ces rapports, pas plus que le sexe. Mais, avec l'âge, la capacité absolue du cœur augmente. Nous reviendrons sur ce point au chapitre qui traitera de la dilatation du cœur.

Tous ces chiffres concluent à la plus grande capacité du ventricule droit par rapport au ventricule gauche ; elle était déjà admise par Hippocrate.

Lœwer, Lieutaud et Sabattier leur donnaient une capacité égale; Cruveilhier, au contraire, admettait que le gauche était plus grand.

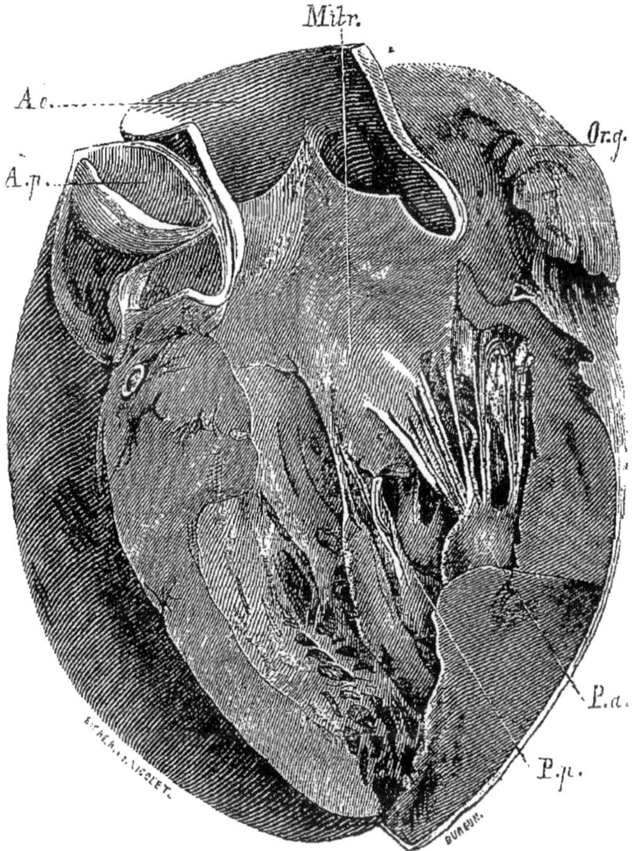

Fig. 45. Surface interne du ventricule gauche. (Cruveilhier.

La cavité du ventricule gauche est ovoïde ; il suffit, pour s'en assurer, de couper le ventricule transversalement en couches successives. Les sections faites de la pointe à la base donnent toutes une coupe circulaire qui va en augmentant de la pointe jusqu'à la partie moyenne du ventricule et va ensuite en diminuant à mesure qu'on se rapproche des orifices.

La face interne est lisse dans la région voisine de l'orifice aortique, dans sa partie artérielle ; elle est fermée en arrière dans sa partie auriculaire et vers la pointe par un treillage dont les mailles sont de plus en plus serrées à mesure qu'on se rapproche vers la pointe. Dans cette région, les mailles allongées dans le sens de la pointe forment une sorte de tissu spongieux (fig. 45).

Ces mailles sont formées par les colonnes charnues divisées en premier, deuxième et troisième ordre (fig. 46).

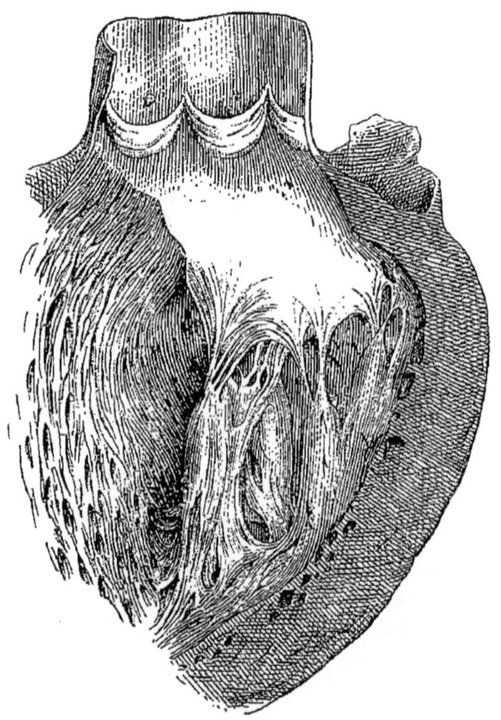

Fig. 46. Surface interne du ventricule gauche dépouillée de l'endocarde. (M. Sée.)

Le sommet du ventricule gauche forme à lui seul le ventricule de la pointe du cœur. Souvent, tout à fait à la pointe, le cœur n'est pas épaissi et le sommet de la cavité arrive très près du sommet de la face extérieure de la pointe.

La valvule mitrale est composée de deux valves : l'une, qui est antérieure, sensiblement parallèle à la face antérieure du cœur, qui est la grande valve ; deuxièmement, une postérieure, beaucoup plus petite, qui est la petite valve (fig. 47, 48, 49).

La grande valve ou antérieure divise la cavité du ventricule gauche en deux parties inégales. Une antérieure, plus grande, que nous appellerons la cavité aortique ou artérielle du ventricule, et une postérieure, plus petite, que nous appellerons la

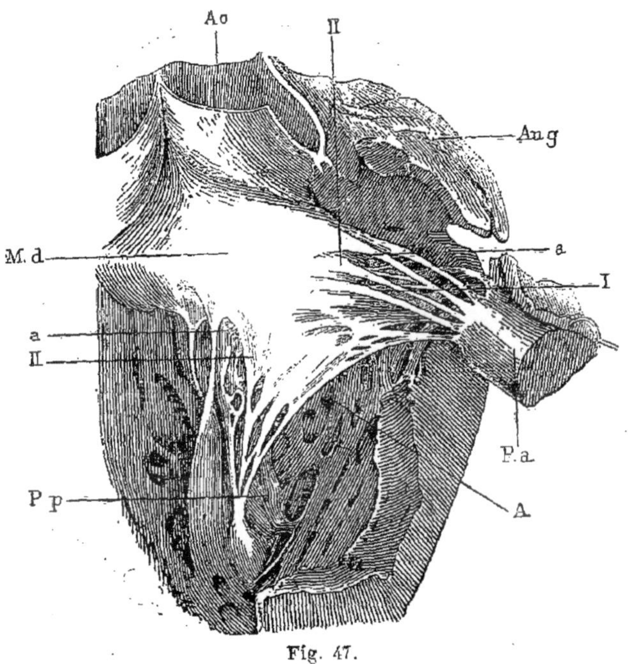

Fig. 47.

cavité veineuse. Le pilier antérieur et le pilier postérieur ne s'insèrent pas, l'un à la valve antérieure, l'autre à la valve

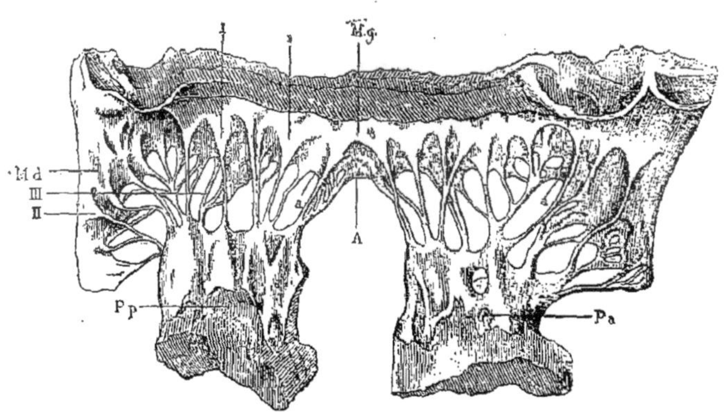

Fig. 48. Valvule mitrale déployée. (M. Sée.)

postérieure ; ils s'insèrent tous deux aux deux valves, le pilier antérieur à la partie interne des deux valves, le pilier postérieur à la partie externe des deux valves.

Ces détails sont très bien représentés dans les figures 46, 47, 48, empruntées à Marc Sée (*Archives de physiologie*, IIe série, t. Ier, pl. XXVII).

La valvule mitrale s'insère par un bord adhérent au pourtour de l'orifice mitral et à son bord libre et terminé par des cordages tendineux.

I. Les cordages tendineux de premier ordre, les plus forts, se

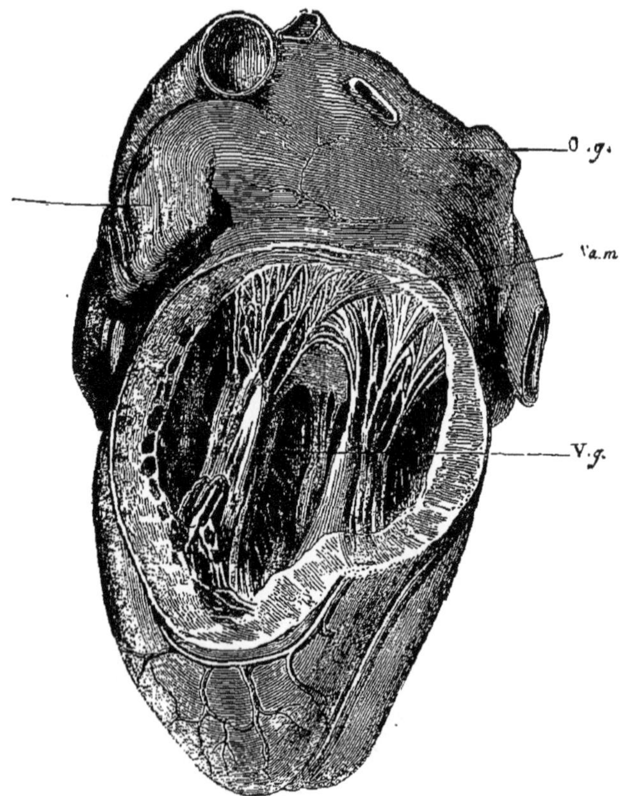

Fig. 49. Petite valvule mitrale vue par derrière. (Cruveilhier.)

continuent sur la face externe de la valvule et vont s'insérer sur l'anneau fibreux ; les uns sont libres, les autres sont adhérents.

En descendant vers leur insertion à la pointe des colonnes charnues de premier ordre, les tendons se rapprochent et se réunissent entre eux comme les cordages d'un ballon.

II. Les cordages de deuxième ordre s'arrêtent sur les côtés de la valvule, sans aller jusqu'à l'annexe fibreuse de l'orifice.

III. Les cordages de troisième ordre s'arrêtent au bord libre de la valvule ; ils naissent ordinairement des tendons et rarement des piliers.

En résumé, la grande valve mitrale divise la cavité du ventricule gauche en deux parties inégales. Celle qui est en avant, ou cavité artérielle, est lisse sur la face valvulaire, lisse sur la face antérieure formée par la cloison. Elle ne possède de colonne charnue ni de premier ni de second ordre, ne présente de colonne charnue de troisième ordre que dans la partie inférieure, de manière à ne présenter aucune rugosité qui gêne le départ du sang pendant la systole.

Derrière la grande valve mitrale qui forme cloison avec le pilier antérieur se trouve en haut le canal mitral qui va de l'orifice auriculo-valvulaire au bord valvulaire, puis le treillage des tendons qui sert de communication entre les deux parties artérielles et veineuses du ventricule, et au-dessous les piliers des colonnes charnues du premier ordre.

Points de repère physiologiques. — Comment ces organes fonctionnent-ils pendant la vie?

Il faut ici diviser la question en deux : ce qui a lieu pendant la systole et ce qui a lieu pendant la diastole.

Quant à ce qui se passe pendant la diastole, tout le monde est d'accord depuis Galien.

En effet, Galien disait que, pendant la diastole, le cœur, en se dilatant, tend les colonnes charnues et les valvules et les orifices veineux s'ouvrent. Cette théorie, formulée de nouveau en 1679 par Lower, est adoptée par tout le monde.

Il n'en est pas de même de ce qui se passe dans la systole. Un grand nombre de théories ont été émises à cet égard. Elles ont été fort bien résumées dans les derniers temps par M. Marc Sée, qui a donné de cette fonction une théorie des plus satisfaisantes.

La première théorie, qui commence à Lower, en 1679, regarde l'occlusion des orifices par les valvules comme un fait passif : c'est la pression du sang qui les soulève et les étale en les faisant se joindre par les bords. C'est la théorie du jeu des sigmoïdes appliquée aux valvules veineuses ou auriculo-ventriculaires.

Ainsi Lower, en poussant un courant d'eau par l'aorte ou en pressant le cœur rempli d'eau, voit le cœur se raccourcir ; les piliers se rapprochent de la valvule, les tendons sont relâchés et les valvules refoulées par l'eau. Il en conclut que les choses se passent ainsi dans la systole.

Vieussens (1715) adopte cette théorie, en ajoutant que les piliers charnus ont pour fonctions d'empêcher le renversement des valvules dans la cavité des oreillettes.

Winslow (1732), Haller (1757), adoptent la même théorie.

Sénac, en 1749, se range également à la même opinion, mais il ne croit pas, comme Vieussens, au maintien des valvules par les colonnes charnues ; il croit que les valvules bombent dans l'oreillette comme un couvercle. Adelon (1829), A. Béclard (1834), Magendie (1836), Valentin (1850), Ruedinger (1859), admettent la théorie de Lower et de Vieussens.

Wundt (1865) y ajoute une subtilité, il pense qu'après la systole les piliers restent contractés, au début de la diastole, pour tirer les valvules vers la cavité ventriculaire et ouvrir le passage auriculo-ventriculaire. Les expériences faites sur les animaux vivants ont semblé justifier cette théorie. M. Colin, introduisant son doigt dans l'oreillette gauche, jusque dans le ventricule, sent les valvules auriculaires se soulever (1856). La contraction des muscles papillaires est compensée et au delà par le rapprochement des parois. Plus tard (1874), M. Colin admet que les valvules ne se touchent pas par leur dentelure.

MM. Luton (1868) et Longet (1869) admettent la théorie de Lower avec cette différence que, pour eux, les valvules s'adossent par leur surface interne et par leurs bords ; elles ne font donc pas saillie dans l'oreillette.

Pour Spring (1860), les muscles papillaires se contractent un peu avant la systole ventriculaire, c'est-à-dire pendant la systole auriculaire, pour aider à faire pénétrer dans le ventricule la quantité de sang en surplus qui va déterminer la systole ventriculaire. Puis, pendant la systole ventriculaire, les muscles papillaires resteront passifs et c'est l'allongement du cœur pendant cette systole qui tendra les valvules.

MM. C.-P. Sandborg et Worm Muller, de Christiania (1), admettent la clôture passive de la valvule mitrale par pression du sang sur sa face inférieure, et comme dans leurs expériences sur le cœur du bœuf en rigidité cadavérique et congelé les valvules sont dirigées vers la pointe, ils pensent que les muscles papillaires ne contribuent pas à la clôture de la mitrale. C'est là une erreur.

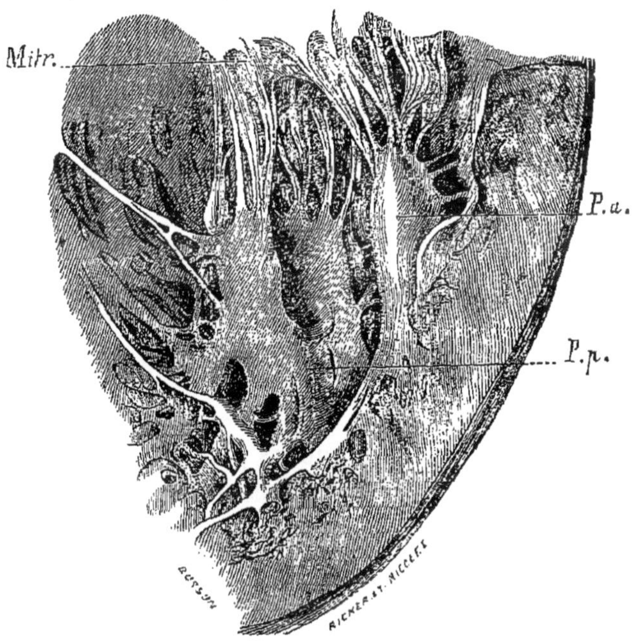

Fig. 50. Position respective des trois muscles papillaires.

Remarquons que dans toutes ces théories il manque un point capital, c'est que la systole est un acte actif par contraction musculaire, qu'une théorie passive peut bien convenir à la diastole, mais que pour la systole il faut considérer avant tout que le cœur est dans son moment de plus haute activité.

Passons maintenant à la seconde théorie ou théorie de l'*occlusion active*.

(1) C.-P. Sandborg et Worm Muller, *Études sur le mécanisme du cœur*. Christiania, 1880.

Nous allons donc nous rapprocher de plus en plus de la réalité avec les théories qui font de l'occlusion ventriculaire un phénomène actif. Déjà, en 1825, Meckel disait que les diverses parties des valvules se trouvent rapprochées et l'orifice auriculo-ventriculaire bouché avec force par l'énergie de la contraction ventriculaire. Burdach (1827) faisait observer, de son côté, que si la tension des valvules était un phénomène passif, la présence des muscles papillaires serait inutile. Selon Burdach, quand les muscles papillaires se contractent, ils tendent les valvules comme des voiles en les écartant des parois. Ils les tendent dans le sens de l'axe du ventricule. La valvule forme ainsi un entonnoir qui laisserait passer du sang, mais, selon lui, la pression du sang complète l'occlusion.

L'opinion de Bouillaud est difficile à comprendre : il appelle les piliers tenseurs ou releveurs des valvules. Mais ce qu'il dit ensuite est remarquablement juste. Pendant la systole, toute la moitié gauche ou auriculaire du ventricule gauche est à peu près complètement effacée, tandis que la moitié droite ou artérielle lance dans l'aorte la colonne de sang qu'elle avait reçue de l'oreillette gauche.

Parchappe, en 1848, pensait que les piliers en se contractant et en se rapprochant fermaient la valvule comme on fermait autrefois la bourse à coulants. Les piliers tirent sur les cordages pour les ramener de la circonférence de l'orifice au centre. Les valvules se froncent et se ferment sous l'influence du rapprochement de la traction des colonnes charnues, qui, en se contractant, se rapprochent au contact et jusqu'à l'engrénement. La colonne antérieure et la colonne postérieure, exactement appliquées l'une contre l'autre, s'engrènent par les saillies et les dépressions de leurs faces opposées. Les deux colonnes ainsi engrenées forment au centre de la cavité ventriculaire une seule colonne qui partage le ventricule en deux chambres, une moitié antérieure et une moitié postérieure.

Il y a du vrai dans cette théorie de Parchappe, que M. Marc Sée a reprise et développée d'une manière tout à fait remarquable (1).

(1) Marc Sée, *Sur le mode de fonctionnement des valvules auriculo-ventriculaires du cœur* (*Archives de physiologie*, 2e série, t. Ier, p. 381).

M. Marc Sée fait remarquer que la systole est une fonction active et que, pendant que l'ensemble des parois ventriculaires se contracte, les muscles papillaires se contractent ainsi et que l'effet de cette contraction est de produire la tension des cordages tendineux et l'abaissement des valvules, malgré le raccourcissement des piliers.

Les muscles papillaires du ventricule gauche sont disposés de façon à s'emboîter l'un dans l'autre et à combler la portion gauche de la cavité ventriculaire (fig. 50 et 51).

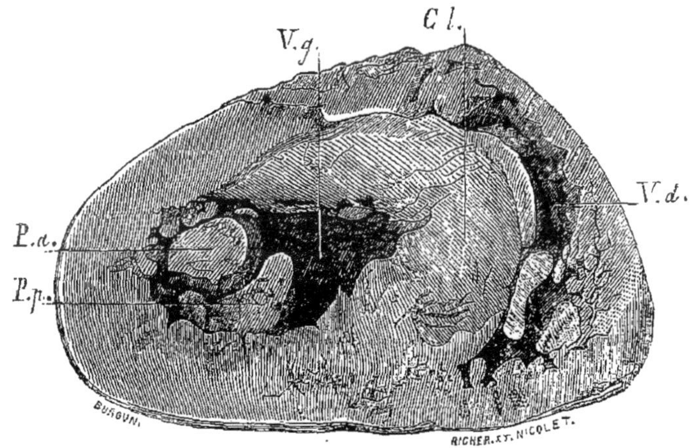

Fig. 51. Figure montrant l'engrènement des colonnes charnues.

En se contractant, ils attirent à gauche les deux valves de la valvule mitrale qu'ils appliquent l'une contre l'autre et contre la paroi ventriculaire. La valvule droite, ou grande mitrale, joue le rôle essentiel dans l'occlusion de l'orifice auriculo-ventriculaire. Mais la valvule gauche ou petite mitrale n'est pas inutile non plus que les deux languettes valvulaires accessoires. Elles empêchent le sang de refluer le long de la paroi pour rentrer dans le ventricule.

On doit donc résumer ainsi la théorie de l'*occlusion active*. Au moment de la systole, la contraction des piliers tend les valvules et les maintient dans la direction de l'axe du cœur. La pression du sang colle ces deux valvules l'une contre l'autre (Burdach).

La contraction ventriculaire, en rapprochant les colonnes charnues, comble la partie auriculaire de la cavité du ventricule gauche (Cruveilhier). Les valvules se plissent et les tendons arrivent au contact de manière à fermer l'espace qui sépare les bords valvulaires des colonnes charnues (Parchappe). Les muscles papillaires s'appliquent l'un contre l'autre et ferment la cavité auriculaire dans la région de la pointe (M. Sée) (fig. 51).

Voilà, dans l'état actuel de la science, quelle est la théorie de l'occlusion de l'orifice auriculo-ventriculaire. Je me rattache complètement à cette théorie de M. Marc Sée, qui nous permet de nous rendre beaucoup mieux compte des phénomènes produits par l'altération de cet orifice.

CHAPITRE XV

SCLÉROSE DE LA VALVULE ET DE L'ORIFICE MITRAL. RÉTRÉCISSEMENT. — INSUFFISANCE.

Points de repère anatomo-pathologiques. — Nous avons vu que l'endocardite aiguë atteint la valvule mitrale beaucoup plus souvent que les autres régions de l'endocarde. Ces lésions occupent en général la face auriculaire de la valvule, c'est-à-dire le canal mitral. Enfin on a vu encore que sur cette face la partie la plus fréquemment atteinte est le bord libre de la valvule. Si le processus est lent, il se fait une sorte de sclérose par le fait de la prolifération du tissu conjonctif de la valvule. Cette sclérose envahit en outre les tendons qu'elle raccourcit et gagne les extrémités libres des muscles papillaires, qu'elle indure et immobilise. Plus tard il se fait dans cette valvule des incrustations calcaires déjà signalées par Sénac en 1778.

Ces incrustations se font surtout au bord libre.

Enfin, dans quelques cas rares, les lésions siègent à l'orifice ; ce sont alors des végétations qui subissent également plus tard l'incrustation calcaire.

Le diagnostic de ces lésions de la valvule mitrale avait précédé l'auscultation. Corvisart, en 1811, avait déjà indiqué que le frémissement perceptible à la main pouvait servir à reconnaître le rétrécissement des orifices. Mais, en 1816, Laennec, en découvrant l'auscultation, donne des signes beaucoup plus certains et démontre l'existence d'un bruit de souffle cardiaque, et il ajoute : « S'il est dû au rétrécissement de quelques-uns des orifices du cœur, il est beaucoup plus fort. Le lieu et le temps où on le perçoit indiquent l'orifice affecté. Lorsqu'il est à gauche, on sent un frémissement qui rappelle la sensation que donne le murmure de satisfaction du chat lorsqu'on le caresse (1). »

Bertin n'admettait pas l'insuffisance mitrale, mais seulement le rétrécissement. Bien qu'il reconnaisse que les orifices participent souvent à la dilatation des cavités. « Ils sont tellement dilatés, que leurs valvules ne peuvent plus se fermer avec exactitude. » (Laennec, p. 377.)

Faut-il décrire et admettre distinctement l'insuffisance et le rétrécissement mitral ?

Nous venons de voir que Bertin n'admettait que le rétrécissement. En 1833, Filhos, s'appuyant sur la théorie de Rouanet, admet l'insuffisance. En 1834, Bouillaud, qui n'admettait d'abord que le rétrécissement, est entraîné par la théorie de Rouanet à admettre l'insuffisance et, dès ce moment, c'est l'insuffisance qui prend peu à peu la prépondérance, par rapport au rétrécissement. En 1843, M. Fauvel revint sur les rétrécissements en décrivant un bruit nouveau, qu'il appela « le bruit présystolique » ; nous verrons plus loin ce qu'il faut penser de ce bruit présystolique.

Depuis ce temps, tous les auteurs, français, anglais, allemands, italiens, décrivent à part le rétrécissement et l'insuffisance mitrale, et cependant tous avouent qu'on les trouve presque toujours ensemble.

Stokes avait proposé la classification suivante :

1° Affection mitrale, avec changement de diamètre à l'orifice ;

2° Affection mitrale avec dilatation de l'orifice.

Remarquons d'abord que l'insuffisance n'existe seule que dans les cas de dilatation du cœur, qu'alors elle n'est pas le produit de l'endocardite, qui amène toujours à la fois l'insuffisance et le rétrécissement. Remarquons également que les distinctions entre le rétrécissement et l'insuffisance ont été surtout établies pour expliquer les variétés du bruit de souffle.

Ces distinctions étaient basées sur trois faits qu'on voulait expliquer : 1° le bruit de souffle au second temps ; 2° le bruit présystolique ; 3° le dédoublement du premier et du second

(1) Laennec, *loc. cit.*, p. 217, 1819.

bruit. Or, j'espère montrer que ces trois symptômes ne sont que des variétés du souffle systolique.

Le mode de fonctionnement de la valvule mitrale que nous avons admis avec M. Marc Sée nous force à admettre que toute lésion de la mitrale entraîne forcément le rétrécissement et l'insuffisance. Mais il est vrai que plus tard l'une de ces lésions vient à prédominer : tantôt le rétrécissement, tantôt l'insuffisance.

Cette proposition demande quelques développements.

Du moment où la valvule mitrale forme un entonnoir qui s'écarte dans la diastole et se rapproche dans la systole, toute lésion qui viendra prendre place dans ce canal déterminera à la fois du rétrécissement et de l'insuffisance. Que cette lésion consiste en végétations, en anévrysmes valvulaires, en productions athéromateuses ou calcaires, ou même enfin en myomes ou autres tumeurs, si les valvules restent souples, il y aura peu de rétrécissement et d'insuffisance; si les valvules sont indurées et immobiles, il y aura autant de rétrécissement que d'insuffisance.

Dans les cas où le rétrécissement domine, si l'on vient à regarder la valvule par la face auriculaire, on constate les caractères suivants : l'adhérence du bord de la valvule rétrécit le passage du sang comme la blépharite chronique rétrécit l'orifice des paupières (Bouillaud). La rétraction des tendons empêche leur écartement. On trouve ainsi dans le canal mitral une zone dure, immobile, enfoncée dans le ventricule, laissant au fond une ligne sinueuse, souvent courbe en fer à cheval. Les bords sont indurés, rugueux avec des villosités dures et souvent calcaires. Au-dessus, l'orifice reste en général inaltéré avec ses dimensions normales.

En pareil cas, il y a rétrécissement et insuffisance et il ne faut pas dire qu'il y a rétrécissement plus qu'insuffisance. Si l'orifice est petit, il ressort peu de sang et l'on dit que c'est l'obstacle à l'arrivée qui est considérable. Mais l'orifice étant immobile, l'insuffisance est en réalité totale, puisque, l'orifice étant immobile, il ressort autant de sang qu'il en entre. En pareil cas, l'insuffisance est aussi complète que si l'on supprimait totalement la valvule chez un sujet sain.

Dans le cas où la lésion mitrale est accompagnée d'une dilatation du cœur avec ou sans hypertrophie, il en est autrement si l'on vient à regarder la lésion par la face artérielle de la grande mitrale, c'est-à-dire par la cavité ventriculaire : on constate que les muscles papillaires sont écartés les uns des autres, que le treillage formé par les cordons tendineux est à grandes mailles et que le bord inférieur de la valvule forme la section d'un orifice tubulaire.

Ainsi donc dans le premier cas, la diastole est retardée et la quantité de sang renvoyée à chaque systole est minime ; dans le second, la diastole est facile et la systole inefficace ; mais la perte étant égale par l'insuffisance, il y a encore peu de sang d'envoyé dans la circulation.

Dans le cas de dilatation du cœur, la paroi postérieure courbe devant fournir un périmètre beaucoup plus long que la cloison, le bord gauche de la valvule est entraîné en dehors et l'orifice veineux, qui regardait en dehors et à droite, finit par regarder directement en arrière, formant ainsi un orifice transversal dans lequel le doigt pénètre directement d'avant en arrière. La valve antérieure devient trop courte et la valve postérieure ne sert plus à rien. J'ai constaté bien souvent cette déformation, mais pour s'en rendre compte il faut laisser le cœur en place et le couper par des tranches transversales et verticales en allant d'avant en arrière. On sait, du reste, quelles nombreuses erreurs de topographie on a faites pour avoir décrit le cœur déplacé et déformé.

Cette insuffisance pure par dilatation que je décrirai et que j'ai pu diagnostiquer quelquefois comme je le dirai plus tard, est admise également par MM. Jaccoud, Potain et Rendu ; mais ils la regardent comme rare à cause de l'allongement de la valvule mitrale, qui se produit quelquefois en même temps.

Une fois la lésion mitrale établie, il en résulte des troubles consécutifs qui varient un peu suivant que domine le rétrécissement ou l'insuffisance.

On peut les représenter dans le tableau ci-joint :

	Rétrécissement.	Insuffisance.
Oreillette gauche. . .	Cavité agrandie.	Cavité agrandie.
	Parois hypertrophiées.	Parois hypertrophiées.
	— athéromateuses.	»
	— végétantes.	»

	Rétrécissement.	Insuffisance.
Ventricule gauche. .	Cavité diminuée.	Cavité agrandie.
	Parois amoindries.	Parois hypertrophiées.
Muscles papillaires..	Dégénérés avant les parois.	»
Aorte.	Diminuée.	»
Ventricule droit. . .	Cavité agrandie.	Cavité agrandie.
	Parois épaissies.	Parois épaissies.
Valvule tricuspide. .	Étendue.	Étendue.
	Insuffisante.	Insuffisante.

DIAGNOSTIC DE LA SCLÉROSE MITRALE.

Les symptômes généraux de la sclérose mitrale sont les symptômes ordinaires des affections cardiaques ; c'est-à-dire, d'abord la *dyspnée d'effort*, dyspnée qui s'accuse surtout lorsque le malade veut courir ou se presser, lorsqu'il veut monter un escalier, marcher sur un terrain qui monte légèrement, lorsqu'il veut faire un effort quelconque pour exécuter un acte qui demande de la force ou de la vitesse. En second lieu, ce sont les palpitations et le pouls petit et souvent irrégulier. Je reviendrai plus loin sur les caractères du pouls.

L'inspection de la poitrine ne révèle aucun symptôme, à moins qu'il n'y ait des palpitations violentes ou une hypertrophie considérable du cœur.

Mais le premier symptôme réel est donné par la mensuration du cœur, qui montre de suite une déformation et un déplacement du cœur. La déformation consiste dans un agrandissement du cœur, plus un déplacement qui montre que la pointe est abaissée, puis éloignée de la ligne médiane. Si nous nous rappelons que la pointe du cœur est placée normalement dans le cinquième espace et distante chez l'adulte de 8 à 10 centimètres de la ligne médiane, nous verrons que, dans l'affection mitrale, le plus ordinairement la pointe descend dans le sixième espace intercostal et s'éloigne de la pointe de 10, 12, 15 et même 17 centimètres. Il en résulte que le bord inférieur du cœur devient de plus en plus oblique et que l'abaissement de la pointe sur l'angle hépatique, au lieu d'être de 2 centimètres à 2 centimètres et demi, peut aller jusqu'à 5 centimètres. Cet abaissement de la pointe du cœur est en rapport avec l'augmentation de poids du cœur, c'est-à-dire avec l'hypertrophie des parois. L'éloignement de la pointe indique l'augmentation de volume du cœur.

L'angle droit reste d'abord à sa place, au niveau de l'insertion du cinquième cartilage droit et le bord vertical à 3 centimètres de la ligne médiane; mais quand survient, à la fin de la vie, la dilatation du cœur droit le bord vertical s'éloigne de 4 centimètres, l'angle descend de 1 centimètre et vient correspondre à l'insertion du sixième cartilage droit.

Le tableau suivant donnera la preuve de ce que j'avance.

MENSURATION DU CŒUR DANS L'INSUFFISANCE MITRALE.

NOMS.	POINTE.		FOIE.	ABAISSEMENT.	BORD VERTICAL.
	Espace.	Distance.			
Charrier	V	8	V	—	2 1/2
Vernet	V	8	V	oblique.	2
Jacquemette	V	10	V	4	3
Desmanches	VI	10	—	—	—
Marchand	VI	10 1/2	VI	3	2 1/2
Chemin	VI	11	V	3	3
Thillaye	V	11	—	5	2 1/2
Casenave	V	12	IV	—	2 1/2
Millot	V	12	V	4	3
Charles (Antoine)	VI	12	V	5	2 1/2
Audiat	VI	13	V	—	2 1/2
Lambert	V	13	V	—	2 1/2
Cazeau	VI	13	VI	—	2
H. Henri	VI	13	VI	—	2 1/2
Monné	VII	13 1/2	V	—	2
Vindiviolet	V	13 1/2	V	—	3 1/2
Lainé	VI	14	V	5	—
RÉTRÉCISSEMENT MITRAL.					
Friquet	V	12	V	3	3
Ribeyrolles	VI	12	V	—	3
Noiset	VI	13	V	—	3
INSUFFISANCE MITRALE ET TRICUSPIDE.					
Levault	V	—	V	0	2 1/2
Duby	V	10	V	2	3 1/2
Rousseau	VI	12 1/2	V	—	2 1/2
Béranger	VI	13	IV	—	2 1/2
Robin	VI	14	VI	—	2

Ces tableaux justifient donc bien ce que je disais plus haut au sujet du déplacement du cœur produit par les lésions mitrales. Le cœur s'hypertrophie à gauche; cette hypertrophie s'annonce par l'abaissement de la pointe, l'éloignement de cette pointe de la ligne médiane; puis, quand l'insuffisance tricuspide s'y joint, l'angle droit s'abaisse et le bord vertical s'écarte.

Ces différentes phases sont reproduites par les schémas suivants :

Le premier (fig. 52) représente l'abaissement de la pointe, le second (fig. 53) l'abaissement de la pointe et l'allongement du cœur.

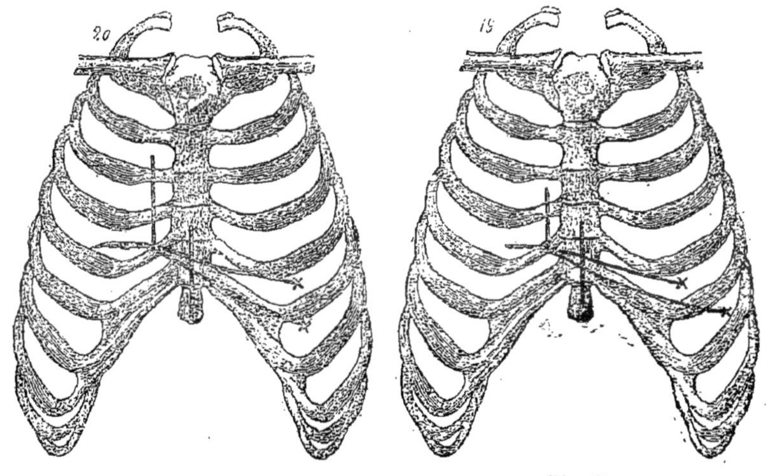

Fig. 52. Fig. 53.

Puis, lorsqu'arrive l'insuffisance tricuspide, l'angle droit s'abaisse à son tour et s'éloigne et l'obliquité du bord inférieur diminue (fig. 54).

Si l'on vient ensuite à appliquer la main sur la région précordiale, on trouve les pulsations plus larges et moins nettes, d'après MM. Potain et Rendu, et l'on y constate souvent du frémissement cataire, fait signalé par Laennec et qui faisait dire à Bouillaud que les vibrations perçues par la main indiquent souvent quels sont les bruits que percevra l'auscultation.

Ce frémissement, quand il existe, a été très bien caractérisé par MM. Potain et Rendu pour l'insuffisance. « Le frémissement de l'insuffisance ne commence jamais avant le moment de la systole ventriculaire, il prolonge donc le choc de la pointe et disparaît avant que se soit produit le choc des valvules sigmoïdes. Il se propage vers l'aisselle et n'existe pas à l'origine des gros vaisseaux. Ce qui revient à dire que le frémissement cataire de l'insuffisance commence avec la systole et dure tout le temps de la systole, couvrant le bruit systolique et le petit silence. » Quant au frémissement qui se produit dans le rétrécissement, MM. Potain et Rendu le caractérisent ainsi :

Le frémissement symptomatique du rétrécissement mitral débute au milieu de la diastole, se renforce à la présystole et cesse complètement au moment où se fait le choc précordial.

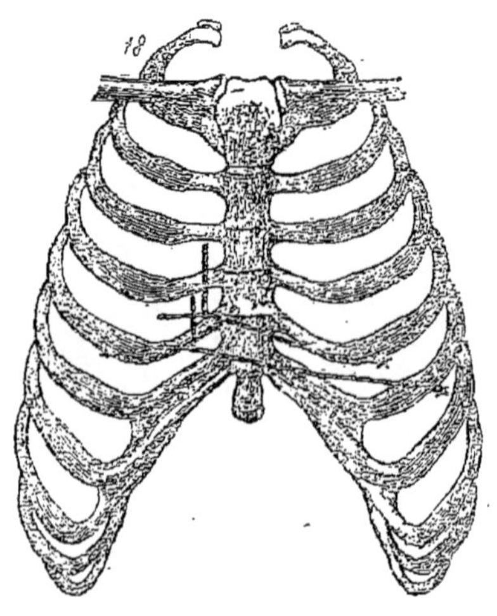

Fig. 54.

Ces messieurs sont très explicites :

« Ce frémissement a ceci de particulier qu'il se fait sentir à la fin du repos du cœur, dans la seconde moitié de la diastole et qu'il cesse brusquement au moment où survient le choc précordial. C'est donc un frémissement diastolique ou, pour parler plus exactement, présystolique ; car c'est immédiatement avant la systole ventriculaire qu'il a son maximum d'intensité. Dans les cas nets, on distingue parfaitement qu'il va se renforçant au fur et à mesure que la diastole approche de son terme et c'est au moment où se produit la contraction de l'oreillette qu'il est le plus appréciable. »

Il y a ici deux choses à distinguer : le fait et la théorie. Quant au fait il est vrai, si l'on se borne à dire que le frémissement précède le choc précordial. Mais si l'on en conclut que ce frémissement se passe pendant la contraction de l'oreillette, on est ici tout à fait dans l'erreur. Malgré tout le respect que je professe pour le talent et l'expérience de mon maître M. Potain, je ne puis accepter la théorie qu'il propose.

Il est vrai qu'à l'état normal le choc de la pointe indique le début de la systole et que ce qui précède immédiatement le choc de la pointe coïncide avec la présystole ou la contraction des oreillettes. Mais il n'en est pas de même dans le rétrécissement mitral; le choc de la pointe n'a plus lieu au commencement de la systole, il est retardé et n'apparaît plus guère qu'au

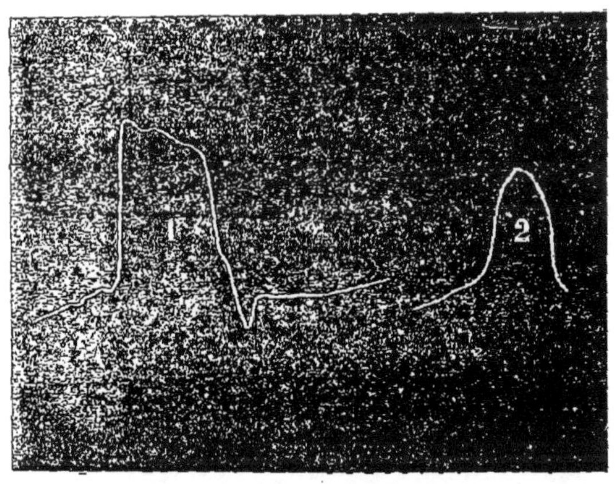

Fig. 55. 1° Tracé normal de la pointe; 2° Tracé modifié par l'insuffisance (Tridon).

milieu de la systole, sa valvule ne se ferme plus, et ne laisse non plus passer le sang facilement par son ouverture rétrécie ; c'est ce qui explique ce fait que l'ascension de l'aiguille donnée par le choc de la pointe dans le rétrécissement mitral n'est plus verticale, mais oblique (fig. 55).

Il en résulte que le sommet qui correspond au choc de la pointe n'arrive plus au début de la systole et que c'est le temps qui s'écoule entre le début de la systole et le choc de la pointe que M. Potain regarde comme appartenant à la présystole. J'en donne pour preuve les tracés obtenus par M. Tridon (1) et par moi, où l'on voit bien que le choc de la

(1) Tridon, *Essai sur le diagnostic de l'insuffisance mitrale* (Thèse de Paris, 1875).

pointe n'apparaît plus au début de la systole, mais à peu près au milieu de cette systole.

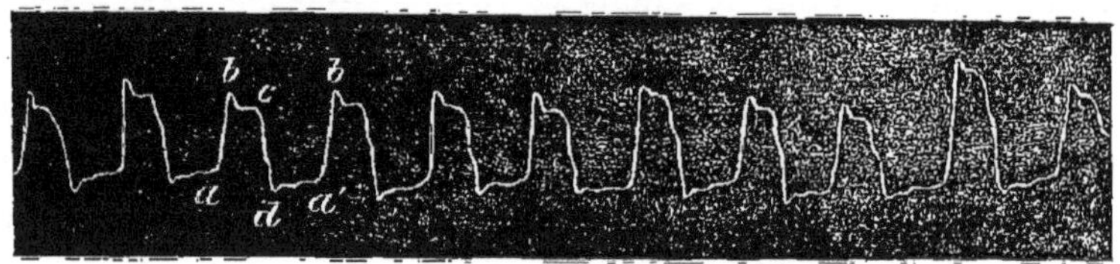

Fig. 56. Tracé normal de la pointe du cœur.

Voici trois tracés pris par M. Tridon dans un cas d'insuffisance mitrale :

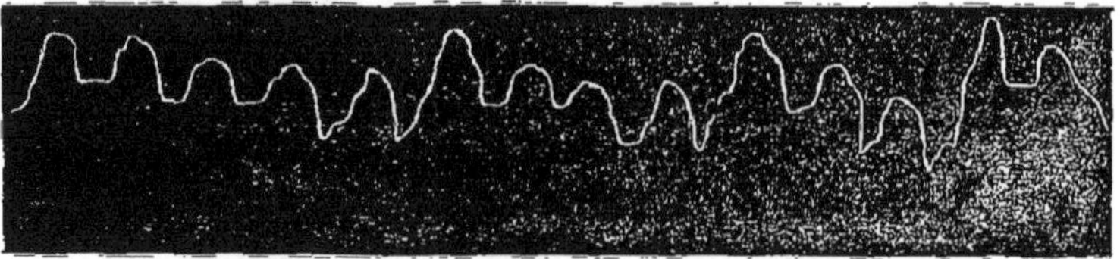

Fig. 57.

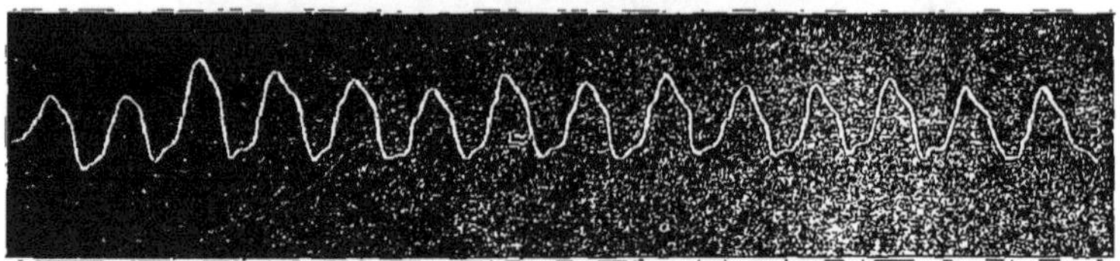

Fig. 58.

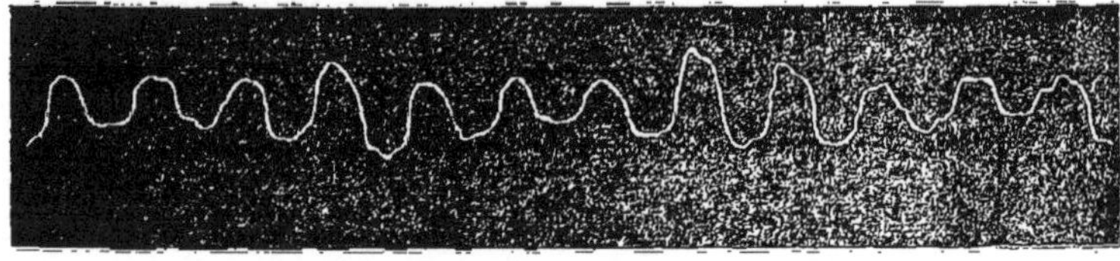

Fig. 59.

De même, le tracé suivant a été pris par M. Tridon dans le service de M. Potain, dans un cas d'insuffisance mitrale (fig. 60) :

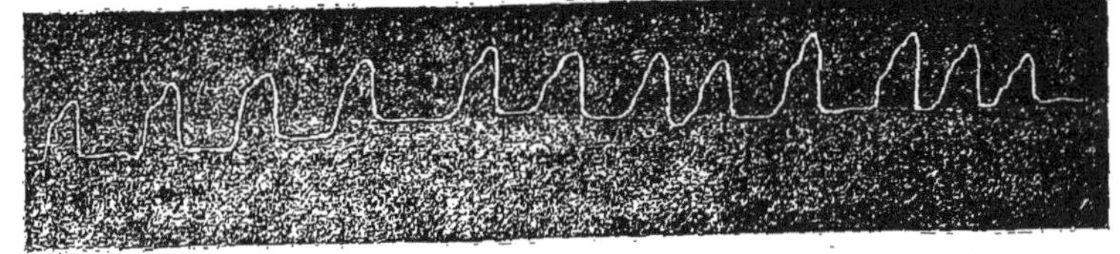

Fig. 60.

En voici deux autres où le retard du choc de la pointe est encore plus accusé (fig. 61 et 62) :

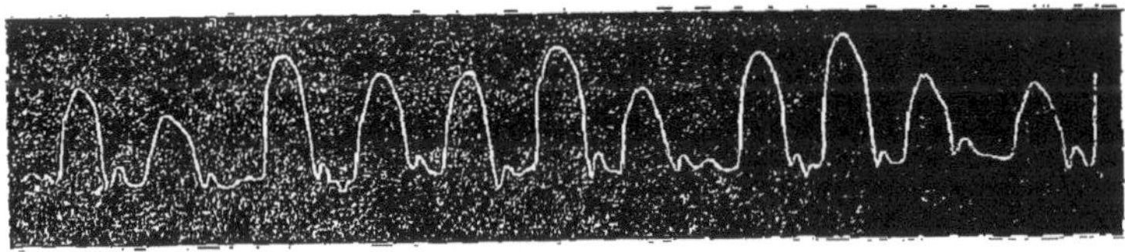

Fig. 61.

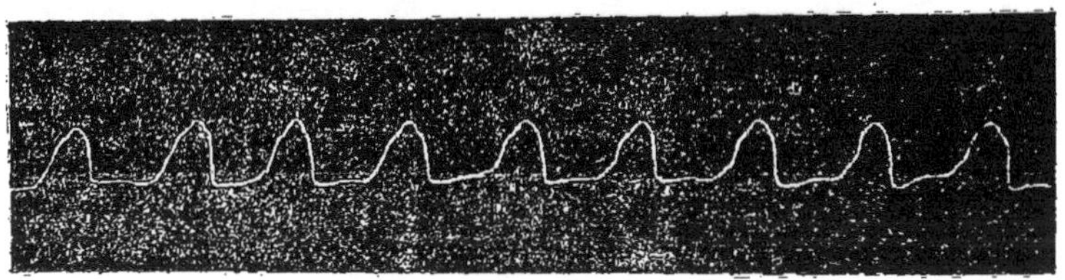

Fig. 62.

J'en apporte des exemples de mon côté. Voici d'abord un tracé correspondant à une insuffisance mitrale pure :

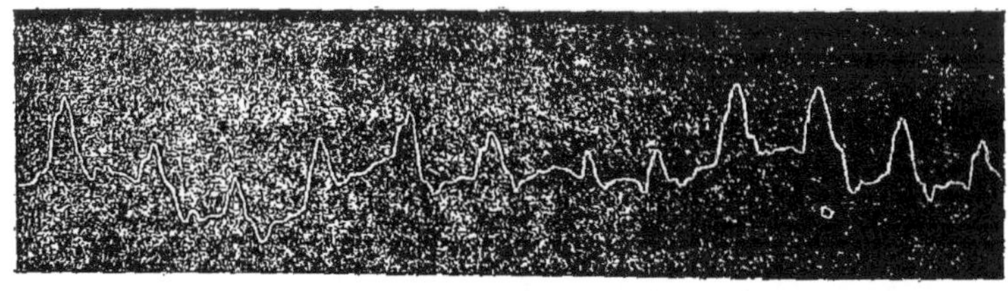

Fig. 63.

Puis un second tracé correspondant à un rétrécissement mitral. L'arc produit par l'aiguille indique ici l'étendue du retard.

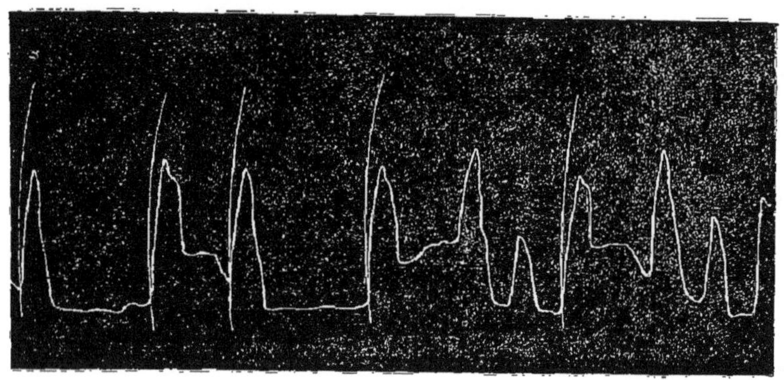

Fig. 64.

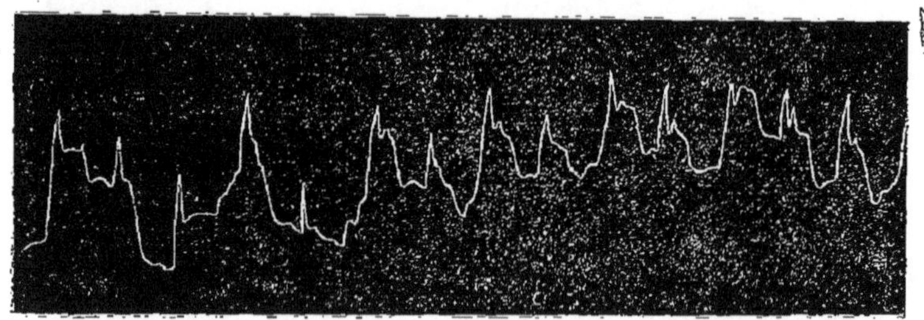

Fig. 65.

Ainsi donc il est bien démontré que dans l'insuffisance et surtout dans le rétrécissement mitral, le choc de la pointe est en retard sur le commencement de la systole et que par conséquent le moment qui précède immédiatement le choc de la pointe n'est pas la présystole, mais bien le commencement de la systole.

On ne comprendrait pas, du reste, que le frémissement de la présystole lié à un rétrécissement mitral cessât avec le début de la systole. Il en résulterait que le sang chassé par la faible contraction des oreillettes dans le canal mitral induré et verruqueux donnerait lieu à un frémissement certain, tandis que le sang refoulé dans ce même canal par l'énergique contraction du ventricule ne donnerait plus lieu à un frémissement; c'est inadmissible.

Considérons maintenant le retard apporté au choc de la pointe et le phénomène va devenir intelligible. Dans la première partie de la systole, le sang refoulé avec énergie dans le canal mitral produit un frémissement qui cesse (pas toujours) ou qui peut cesser quand la systole a acquis son maximum. Surtout si l'on remarque que le choc de la pointe dans l'insuffisance et le rétrécissement mitral ne donne après son fastigium aucun plateau et que la descente de la ligne commence tout de suite pour durer un peu plus que l'ascension.

La nouvelle théorie que je propose trouvera un appui nouveau lorsque j'étudierai plus loin le bruit qu'on appelle *présystolique.*

Auscultation. — Dès le début de l'auscultation, l'insuffisance mitrale ne fut pas caractérisée par Laennec. Bertin, en 1824, reconnut un bruit de souffle en rapport avec le rétrécissement mitral, bruit qu'il faisait coïncider avec la contraction des oreillettes et précédait la contraction des ventricules. En 1832, les belles recherches de Rouannet, en donnant une théorie des bruits du cœur, firent faire un pas à l'explication des bruits de souffle. Aussi, en 1833, Filhos indique que le souffle du premier temps correspond au refoulement du sang dans l'oreillette et par conséquent à l'insuffisance mitrale. Bouillaud (1835) admet ce bruit et indique que le bruit peut être double si, en même temps que l'insuffisance, il y a du rétrécissement ; mais Bouillaud ne s'explique pas sur le moment du bruit de souffle.

Andral, en publiant en 1836 une nouvelle édition de Laennec, indique, dans une note, une classification nouvelle donnée par M. Roger, qu'il résume ainsi : « A la pointe, au premier temps, insuffisance mitrale ; à la pointe, au deuxième temps, rétrécissement mitral. » Nous verrons plus tard ce que signifie ce bruit de souffle au deuxième temps et à la pointe. Or, il n'existe pas de bruit de souffle au deuxième temps et à la pointe sans un bruit de souffle systolique. Le bruit de souffle au deuxième temps à la pointe, quand il existe seul, n'indique pas une lésion mitrale, mais bien une lésion aortique. Ce second bruit sera, du reste, discuté tout au long.

En 1843, le problème est éclairé de nouveau par M. Fauvel dans un mémoire publié dans les *Archives de médecine*, sur le bruit présystolique qui accompagne le rétrécissement mitral. M. Fauvel l'appelle présystolique parce qu'il précède immédiatement le choc de la pointe. L'observation est des plus fines et des plus exactes en tant que rapport du bruit et du choc de la pointe et en tant que ce souffle particulier accompagne le rétrécissement mitral. Nous examinerons plus loin s'il est réellement présystolique. Conformément à notre méthode, nous allons étudier les bruits fournis par les lésions de la mitrale sous les trois conditions de l'espace de temps et du timbre.

A. *Topographie des bruits de la mitrale.* — Les bruits de souffle doux ou rudes produits par les lésions de la mitrale offrent un siège très précis. Quand leur étendue est très limitée ils siègent

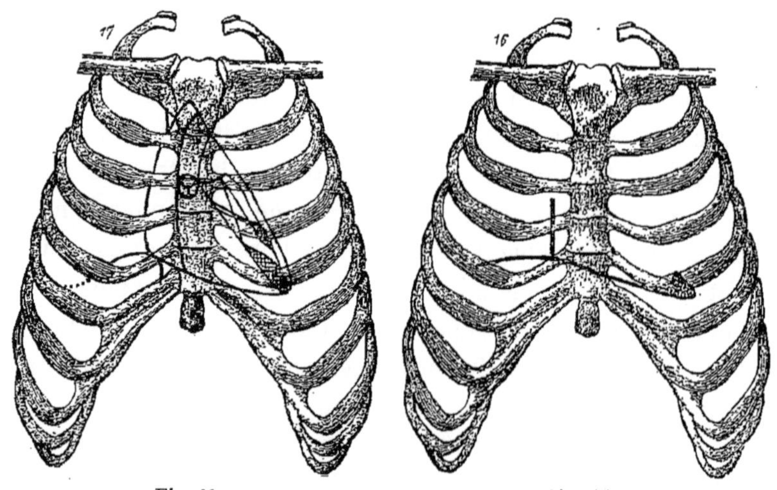

Fig. 66. Fig. 67.

au niveau de la pointe du cœur, puis, si l'espace qu'ils occupent grandit, ils s'étendent dans trois sens : en dehors de la pointe, en dedans de la pointe et en haut vers l'insertion du cartilage de la troisième côte gauche, point correspondant à l'orifice mitral.

L'orifice mitral correspond exactement à l'insertion sternale du troisième cartilage gauche, la valvule se dirige de là directement vers la pointe et correspond à la partie interne du troisième espace intercostal ; ce point de repère est représenté dans le schéma ci-dessus (fig. 66).

Ainsi, dans le premier cas, le bruit de souffle est limité à la pointe et correspond exactement à la pointe ; dans le deuxième cas, le bruit de souffle s'étend sur une surface plus grande, il forme alors un triangle parallèle au dessin fourni par la mensuration du cœur. Mais ce triangle n'est pas appliqué exactement sur le dessin formé par la mensuration. Ce triangle a son sommet plus ou moins rapproché de l'orifice mitral, l'angle inférieur droit déborde la pointe et va vers l'aisselle, l'angle inférieur interne se porte vers le sternum. Des trois côtés, le côté inférieur descend un peu au-dessous du bord du cœur; cette extension s'explique par la conductibilité pour le son que donne un corps solide comme le foie. Le bord externe est oblique, parallèle au bord du cœur et le dépasse de moins en

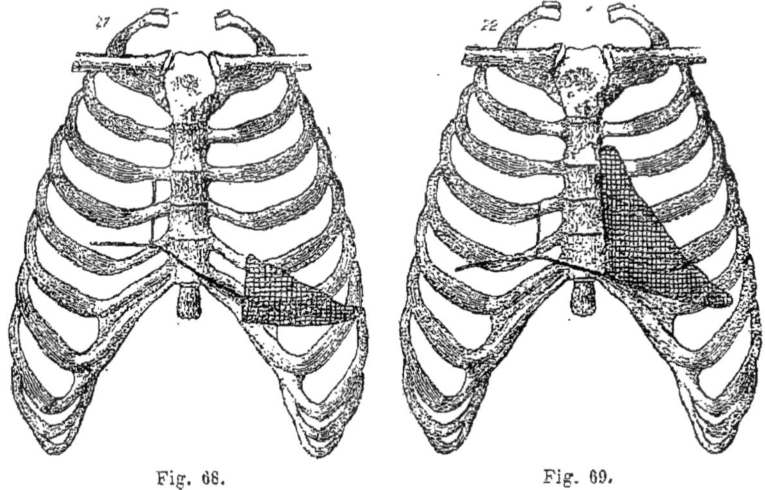

Fig. 68. Fig. 69.

moins à mesure qu'on s'élève; le bord externe, ou base, est parallèle au sternum (fig. 68).

Dans le troisième cas, le bruit s'élève davantage vers l'orifice mitral et alors le bruit déborde beaucoup moins vers l'aisselle. Il occupe alors une surface très étendue et ne déborde plus guère le bord inférieur du cœur (fig. 69).

Telle est la topographie du bruit de souffle de la mitrale, qu'il y ait, comme lésion, prédominance de l'insuffisance ou du rétrécissement.

Le point où s'entend le maximum de ce bruit varie également. Quand le bruit est peu étendu, il ne s'entend qu'à la pointe; donc c'est là qu'est son maximum. Dans le deuxième cas, où il déborde la pointe en dehors, en dehors et en haut, c'est encore à la pointe qu'est le maximum, et dans ces deux cas le bruit est doux. Mais quand le bruit augmente d'intensité, qu'il devient rude et qu'il y a un rétrécissement et des rugosités notables, le maximum s'élève de plus en plus et se trouve alors dans le quatrième, le troisième et même dans certains cas dans le deuxième espace intercostal gauche. Dans le cas où les lésions sont calcifiées on peut dire qu'en général le maximum du bruit se trouve à l'angle supérieur du triangle.

Dans certains cas tout à fait exceptionnels, comme il m'a été donné d'en rencontrer, le bruit peut se trouver limité exclusivement dans le deuxième espace intercostal. Alors, j'ai trouvé la valvule saine et des rugosités végétantes, verruqueuses au bord adhérent de la valvule, c'est-à-dire à l'orifice même.

Ici l'on doit se poser deux questions. Pourquoi le bruit de souffle s'entend-il à la pointe? et pourquoi ne s'entend-il pas à la colonne vertébrale? En effet, le son ne suit pas ici, comme d'ordinaire, le cours du sang.

Selon la loi générale, il devrait s'entendre à la colonne vertébrale vers la cinquième apophyse épineuse. Ce fait ne se présentant pas à l'observation à moins d'une hypertrophie considérable du cœur, il faut en conclure que les conditions de transmission du son par les organes du médiastin postérieur sont défectueuses. Si le son est transmis au contraire à la pointe contrairement au cours du sang, c'est qu'il trouve dans les parois hypertrophiées du cœur gauche un meilleur conducteur. Notons enfin que si le maximum du bruit doux se trouve à la pointe en cas d'insuffisance, il se rapproche de la valvule mitrale dans les cas de rétrécissement et se transmet directement aux parties les plus voisines, le troisième espace intercostal gauche et même le second.

B. *Temps*. — Les questions qui se rapportent au temps sont des plus difficiles à trancher et nous allons voir comment les auteurs les plus recommandables ont commis à ce sujet toute une série d'erreurs.

Hope, qui a étudié avec un remarquable talent les qualités des bruits de souffle, caractérise ainsi les signes des maladies de la valvule mitrale :

« Quand la valvule mitrale est insuffisante, admettant le reflux du sang, le premier bruit est accompagné d'un murmure. Il peut être dur, râpeux ou doux (bruit de soufflé), suivant la nature de la contraction. Son ton est bas, plus ou moins comme le son « uho » (ou), murmuré tout bas. En outre, ce souffle est fort et rapproché s'il est exploré à la pointe du cœur, et un peu vers le côté sternal du mamelon. Le bruit de souffle, dans beaucoup de cas, couvre le premier bruit normal. Du côté gauche, dans quelques cas, le bruit normal peut être confondu avec le commencement du souffle.

« J'ai trouvé que le frémissement cutané était produit plus fréquemment par l'insuffisance mitrale que par aucune autre lésion valvulaire, surtout quand le ventricule est hypertrophié et dilaté, car alors le courant de reflux est rendu plus fort.

« L'insuffisance est-elle considérable? le pouls est plus ou moins irrégulier, intermittent et inégal, et cela, bien que l'impulsion du cœur soit violente. » (Traduction due à l'obligeance de mon interne M. Deschamps.)

Hope caractérise ainsi le rétrécissement mitral :

« Lorsque la mitrale est considérablement rétrécie, on peut entendre un bruit de souffle au moment de la diastole ventriculaire et du second bruit. Ce bruit s'entend de préférence dans le même point que le bruit de l'insuffisance.

« Par la faiblesse du courant sanguin diastolique chassant le sang de l'oreillette, ce murmure est toujours très faible, comme un bruit de souffle et sur un ton beaucoup plus bas que le son uho (ou) murmuré à voix basse. Je ne l'ai pas trouvé dans des cas où le rétrécissement était peu considérable. Le sang trouve alors une voie suffisante. Je l'ai vu manquer également lorsque le rétrécissement était considérable, quand, par exemple, il pouvait admettre seulement le doigt ou une plume, pourvu que le courant fût entièrement affaibli par un affaiblissement ou une extrême dilatation du même dilatateur.

« Je n'ai jamais trouvé le frémissement cataire. »

Aujourd'hui cette caractéristique est plus nette et pour l'insuffisance elle ne fait pas de difficulté.

Le premier bruit du cœur est supprimé à la mitrale, il est

remplacé par un bruit de souffle. Ce bruit de souffle commence avec la systole, il couvre le bruit de la tricuspide, il couvre également le petit silence en partie ou en totalité et est suivi du second bruit ou claquement des sigmoïdes. MM. Potain et Rendu font observer que ce bruit est très fort au début, qu'il arrive d'emblée à son maximum et va en diminuant. Ce bruit n'est pas influencé par les mouvements de la respiration.

Ce bruit correspond nettement avec la systole et le reflux du sang du ventricule dans l'oreillette, et ici la théorie étant d'accord avec la clinique, il n'y a aucune contestation.

Mais il y a une observation à faire. Théoriquement ce bruit de souffle systolique doit se terminer avec la systole. Si l'on entend un autre bruit de souffle postsystolique dans le commencement de la diastole, que faut-il conclure ? Est-ce qu'il s'agit d'un rétrécissement?

Prenons d'abord les faits. Il n'est pas rare en écoutant le cœur d'un malade atteint de lésion mitrale, d'entendre d'abord un souffle doux tenant toute la durée de la systole, puis un renforcement de bruit donné par le claquement des sigmoïdes, et enfin un souffle doux qui termine la révolution et couvre ainsi une partie de la diastole.

Un observateur non prévenu soutiendra en pareil cas qu'il y a deux bruits de souffle, un systolique et un diastolique, et il admettra un rétrécissement pensant que ce bruit est dû au sang qui rentre dans le ventricule à travers un orifice rétréci et rugueux.

Cette apparence peut tromper en effet si l'on se borne à ausculter le bruit de souffle dans la région de la pointe du cœur. Mais si, comme je le montre chaque jour, on ne peut prétendre connaître un bruit de souffle que si on l'a complètement examiné dans toutes les parties où il peut s'entendre, on observe le fait suivant : à mesure qu'on approche le stéthoscope de la ligne médiane, le bruit de souffle se prolonge de moins en moins, et arrivé au milieu du bord inférieur du cœur, avant d'arriver au sternum, on constate que ce bruit se raccourcit peu à peu et reste limité à la systole. On a donc observé un bruit de souffle systolique prolongé qui prend l'apparence d'un bruit diastolique ;

c'est pourquoi je lui ai donné le nom de *souffle paradoxal,* c'est-à-dire de bruit de souffle paraissant appartenir à la diastole et appartenant en réalité à la systole.

Pour éclairer la religion du lecteur, je rapporte ici plusieurs exemples de ce bruit *paradoxal.*

Observation XXXII. — Charles A..., entre à l'hôpital Saint-Antoine, salle Saint-Éloi, n° 48, en 1877, atteint d'une affection mitrale. La mensuration du cœur donne les résultats suivants : la pointe est dans le sixième espace intercostal, donc elle est abaissée. Elle bat à 12 centimètres de la ligne médiane, c'est-à-dire que le cœur a augmenté sensiblement de 3 centimètres de longueur. L'angle du côté droit ou hépatique n'a pas bougé. Le bord supérieur du foie correspond à l'insertion du cinquième cartilage droit, le bord vertical à 1 centimètre du sternum, c'est-à-dire à 2 centimètres et demi de la ligne médiane. L'abaissement de la pointe est de 5 centimètres, c'est-à-dire 2 centimètres et demi en plus qu'à l'état normal. L'hypertrophie gauche est évidente.

Voici le résultat de l'auscultation : on entend à la pointe un bruit de souffle systolique prolongé, couvrant le premier bruit, le petit silence, le second bruit et pénétrant dans le grand silence. Ce bruit a son maximum de durée au niveau de la pointe du cœur. Il se raccourcit à mesure que l'on se rapproche de la ligne médiane en suivant le bord inférieur du cœur. Arrivé environ à la moitié de la distance qui sépare la pointe de la ligne médiane, la durée du bruit a diminué assez pour que l'on entende nettement le claquement des sigmoïdes et un peu du petit silence. Ce bruit de souffle systolique diminue encore après qu'on a passé ce point, et au niveau de la tricuspide il disparaît.

Il est évident qu'il s'agit ici d'un bruit systolique prolongé, sans quoi le bruit des sigmoïdes donnerait un bruit de souffle permanent.

En voici un second exemple.

Observation XXXIII. — La dame V..., âgée de trente-cinq ans, entre à l'hôpital Saint-Antoine, salle Sainte-Jeanne, n° 9, dans l'année 1878.

Cette femme, d'une excellente santé jusque il y a six ans, a été prise à cette époque d'une affection aiguë de poitrine qu'on a caractérisée de bronchite intense. Elle eut à peu près à la même époque deux grossesses qui se sont terminées, la première, par un accouchement prématuré, la seconde par une fausse couche. Depuis lors, elle s'est remise et ne souffre que de temps en temps de palpitations légères.

Depuis six semaines elle a maigri considérablement et commence à tousser et à rendre de temps en temps des filets de sang dans ses crachats. On trouve, en effet, au sommet droit une lésion qui paraît éteinte. En avant, il y a sous la clavicule droite de la submatité, de la rudesse du bruit respiratoire et du retentissement de la voix, mais pas de râles. Les doigts sont hippocratiques.

La mensuration du cœur donne les résultats suivants :

La pointe bat dans le cinquième espace intercostal à 11 centimètres et demi de la ligne médiane, la matité du foie remonte à l'insertion du cinquième cartilage droit. Le bord vertical est à 3 centimètres et demi de la ligne médiane.

Le schéma du bruit forme un triangle qui dépasse la pointe de beaucoup ; le sommet du triangle se trouve à 4 centimètres et demi en dehors de la pointe. La pointe du cœur est située sensiblement au milieu du triangle.

On constate un souffle systolique à deux timbres couvrant le petit silence et suivi immédiatement par le claquement sigmoïde. Pouls petit, mitral, avec de fausses intermittences. Léger œdème pulmonaire aux deux bases.

L'influence de la macération de digitale se fait bientôt sentir, le souffle devient plus net. Le double bruit de souffle se distingue dès ce moment. La malade étant tout à fait reposée, le double bruit de souffle se développe et s'allonge. Il pénètre jusque dans le grand silence, donnant l'apparence d'un double bruit de souffle systolique et diastolique. En ramenant le pavillon du stéthoscope vers la ligne médiane, on constate que le souffle se raccourcit et n'est plus que systolique.

Observation XXXIV. *Affection mitrale. Souffle paradoxal.* — Le nommé D... (Jean-Victor), âgé de vingt-sept ans, entre à l'hôpital Lariboisière, salle Saint-Henri, n° 9, en 1879.

Le malade entre dans le service, atteint d'une affection cardiaque. Cette affection n'a été précédée d'aucun rhumatisme articulaire, mais d'une chorée il y a seize ans, à l'âge de douze ans.

Examen du cœur. — La pointe bat dans le cinquième espace intercostal à 10 centimètres de la ligne médiane. Le bord supérieur du foie correspond à l'insertion du cinquième cartilage. Il s'ensuit que le bord du cœur est presque horizontal (2 centimètres d'abaissement). Le bord vertical est à 4 centimètres de la ligne médiane.

L'auscultation de la pointe donne un bruit de souffle doux, prolongé, ayant comme siège un triangle qui dépasse la pointe en dehors de 1 centimètre, et en dedans correspond presque au bord du sternum. Comme temps, le bruit de souffle commence avec la systole, dure tout le temps de la systole et pénètre dans le grand silence, avec renforcement au moment du claquement sigmoïde, donnant l'apparence de deux bruits consécutifs.

Au niveau de la tricuspide on entend un bruit de souffle qui n'est peut-être que le prolongement du bruit mitral.

Comme timbre, le bruit est doux, en jet de vapeur. En somme, il n'y a qu'un bruit de souffle dont le maximum se trouve dans le quatrième espace à 5 centimètres de la ligne médiane. Lésion mitrale avec insuffisance.

1° Il n'y a pas d'affection rénale ;

2° Les bruits ont dans le quatrième espace une rudesse très marquée, ce qui fait supposer une lésion à la valvule mitrale;

3° Œdème pulmonaire des deux côtés;

4° Foie très gros; ligne mamelonnaire, 13 centimètres; ligne axillaire, 18.

Observation XXXV. — Eugénie L..., âgée de trente-quatre ans, entre à l'hôpital Saint-Antoine en 1877, salle Sainte-Jeanne, n° 6.

La malade est atteinte de rhumatisme articulaire aigu.

L'examen du cœur donne les résultats suivants :

La pointe bat dans le cinquième espace intercostal gauche à 13 centimètres de la ligne médiane. Le bord supérieur du foie correspond à l'origine du cinquième cartilage droit. Le bord vertical est à 2 centimètres et demi de la ligne médiane. On entend à la pointe un double souffle, dont le second paraît plus prolongé que le premier. Ce double souffle s'entend sur un espace qui forme un triangle qui déborde la pointe du cœur de 3 ou 4 centimètres vers l'aisselle. Du côté de la ligne médiane, il dépasse la pointe du cœur d'une quantité égale. Lorsqu'on s'éloigne de la pointe pour se rapprocher soit de la valvule tricuspide, soit de la valvule mitrale, le bruit de souffle diminue de durée, et l'on constate alors manifestement qu'il n'y a qu'un bruit de souffle systolique qui, en se réduisant, ne dépasse plus le claquement valvulaire, et laisse même un court petit silence, montrant que le bruit valvulaire sigmoïde est nettement frappé.

Il est à peu près impossible de savoir si ce bruit tient à une lésion développée dans le présent accès de rhumatisme ou s'il s'est produit dans un accès antérieur.

Observation XXXVI. — Léontine M..., âgée de vingt-huit ans, journalière, entre à l'hôpital Lariboisière, salle Sainte-Élisabeth, n° 15, le 25 février 1881.

Cette jeune fille a beaucoup souffert dans l'enfance. Elle a été atteinte d'ophthalmie strumeuse, de gourmes et d'angines fréquentes, ainsi que de bronchites.

A dix ans, elle a eu la variole, qui a laissé des traces sur la lèvre supérieure. A quatorze ans, on lui a percé les oreilles : il en est résulté une ligne cicatricielle complète allant jusqu'au bord libre. A vingt-trois ans, les oreilles ont été percées une deuxième fois, et depuis il ne s'est pas produit de section consécutive.

La malade entre à l'hôpital pour un essoufflement qu'elle fait remonter à dix ans au moins. Elle ne se souvient pas d'avoir eu des rhumatismes, mais la scarlatine à dix-huit ans. Peut-être est-ce la cause de la maladie actuelle. Le pouls est petit (110 pulsations environ), assez régulier. L'examen du cœur donne les résultats suivants : la pointe bat dans le cinquième espace intercostal à 10 centimètres de la ligne médiane. Le bord du foie répond à l'insertion du cinquième cartilage. Le bord vertical est à 3 centimètres de la ligne médiane. La pointe est abaissée de 4 centimètres. Donc hypertrophie gauche.

L'auscultation à la pointe donne un souffle systolique dépassant le claquement sigmoïde, couvrant une partie du petit silence, donnant l'apparence d'un double souffle. La région occupée par ce souffle figure un triangle qui dépasse la pointe de 3 ou 4 centimètres, et s'élève jusqu'à la quatrième côte. L'auscultation de l'artère pulmonaire donne un bruit systolique rude formant un triangle à base placée sur le bord gauche du sternum, et à sommet situé dans le troisième espace intercostal, à 6 centimètres du bord. Le maximum de ce deuxième bruit systolique s'entend à l'origine du troisième espace intercostal, diminue par la cessation de la respiration : c'est bien un bruit pulmonaire. Il y a un murmure dans les vaisseaux du cou. Rien à l'aorte ni à la tricuspide.

On entend en arrière un bruit de souffle derrière le poumon gauche, auprès de la colonne vertébrale, entre la quatrième et la huitième dorsale.

Diagnostic : lésion mitrale caractérisée par l'hypertrophie du cœur gauche, le souffle de la pointe et la petitesse du pouls. Le bruit de souffle à apparence double qui existe à la pointe disparaît sitôt qu'on s'écarte d'un centimètre, pour devenir un bruit de souffle systolique : c'est le bruit paradoxal. Le bruit que l'on entend en arrière de la poitrine tient à l'hypertrophie du cœur et siège au niveau, où se trouve ordinairement ce bruit. Il existe, en outre, à l'artère pulmonaire, un souffle rude systolique modifiable par la respiration, accompagné par un murmure dans les vaisseaux du cou à droite, bruit probablement anémo-spasmodique. La lésion de l'artère pulmonaire est tout à fait exceptionnelle. Pas de congestion ni d'œdème pulmonaire, pas d'œdème des membres inférieurs. La malade est actuellement en convalescence de pneumonie. La lésion mitrale est à la période de tolérance.

J'ai observé encore d'autres exemples de ce fait, mais il me paraît inutile de les rapporter.

Voilà donc en résumé un fait bien net.

On ausculte un malade atteint d'insuffisance mitrale et l'on entend un double souffle, un premier qui couvre toute la systole et un second qui commence au claquement des sigmoïdes et couvre une partie du grand silence. L'observateur se hâte d'affirmer les deux bruits et leur donne une explication satisfaisante, car il n'est pas de fait vrai ou faux dont on ne donne une explication en apparence satisfaisante. Mais en étudiant de près ce double souffle, on voit qu'il n'y en a qu'un et que le souffle qui paraît diastolique est en réalité un bruit systolique. En effet, il suffit de voir ce bruit de souffle se raccourcir par le seul fait qu'on se rapproche du sternum pour s'assurer qu'il n'y a pas deux bruits, mais un bruit systolique prolongé. Du reste, à mesure que le malade va mieux, son bruit se raccourcit et devient purement systolique. C'est pour cette raison que je lui ai donné le nom de **bruit paradoxal**.

Je ne connais pas de bruit diastolique à la pointe qui appartienne à une lésion mitrale. Tout bruit diastolique perçu à la pointe est dû au bruit paradoxal ou au bruit d'insuffisance aortique transmis jusqu'à la pointe, ou enfin à un anévrysme de Corvisart.

J'ai observé l'année dernière avec mon ami Blachez un homme atteint de rétrécissement mitral avec hypertrophie considérable dont le bruit de souffle placé dans le deuxième espace intercostal commençait avec un timbre rude pendant la systole et finissait avec un timbre doux dans la diastole ; c'était un bruit paradoxal.

Il serait du reste étonnant que le passage du sang de l'oreillette dans le ventricule lancé par la faible contraction de l'oreillette ou aspiré par la diastole donnât un bruit de souffle, alors que le sang refluant dans cet orifice avec toute l'énergie que donne la contraction ventriculaire, ne donnerait pas de bruit de souffle.

Enfin, une dernière raison me paraît péremptoire. Si le bruit systolique est le bruit produit par la valvule auriculaire, l'altération de la valvule auriculaire doit altérer le bruit systolique et non pas un autre bruit qui se passe dans un autre organe et à un autre moment.

Du bruit dit présystolique. En 1843, M. Fauvel venait rendre un véritable service à la science en venant déclarer, pièces à l'appui, que le rétrécissement mitral se traduisait non par un bruit diastolique, mais par un bruit présystolique, ou plutôt un bruit précédant la systole ventriculaire et correspondant à la systole auriculaire ; systole qui, à l'état normal, ne donne pas de bruit.

Car il est bon de le répéter ici : la révolution cardiaque physiologique commence par la contraction des oreillettes et se termine par la fin de la diastole; tandis qu'en clinique le commencement de la révolution cardiaque est silencieux et le commencement apparent, c'est-à-dire le premier bruit, ne commence qu'avec la systole ventriculaire.

Une révolution cardiaque examinée cliniquement par l'auscultation commence donc par la systole ventriculaire et finit par la systole auriculaire.

Le premier bruit et le petit silence correspondent à la systole, le deuxième bruit au claquement des sigmoïdes, commencement de la diastole, et le grand silence comprend la diastole, plus la systole auriculaire.

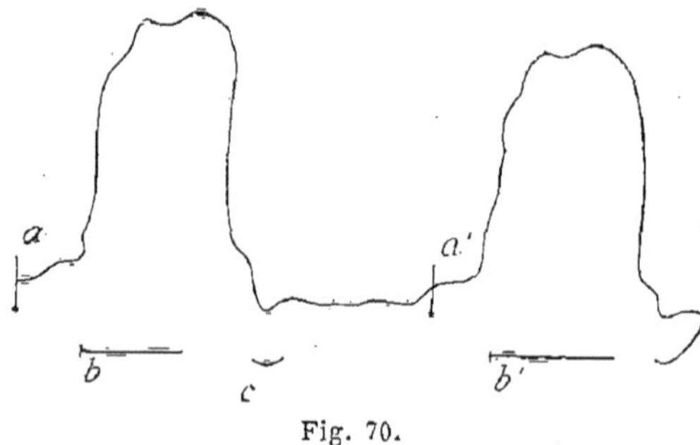

Fig. 70.

La systole ventriculaire perçue par l'oreille est donc précédée par une systole muette, la systole auriculaire.

La figure ci-dessus montre bien cette différence, la systole physiologique va de a en a', la systole clinique ou d'auscultation de b en b'. Le grand silence, qui va de c en b', comprend la diastole ventriculaire, plus la systole auriculaire. La révolution cardiaque perçue par l'oreille est donc en retard sur la systole vraie de toute la durée de la systole auriculaire.

Arrivons maintenant au bruit dit *présystolique*. M. Fauvel et tous ceux qui l'ont suivi ont dit : Ce bruit précède le choc de la pointe du cœur et le premier bruit du cœur, donc il est présystolique par rapport à la systole ventriculaire ; il correspond donc au passage du sang de l'oreillette dans le ventricule au travers de l'orifice rétréci. C'est donc tout simple.

Remarquons d'abord ce qu'il y a d'exact dans l'observation :

1° le bruit pathologique en question précède le choc de la pointe du cœur, c'est parfaitement exact; 2° quand il est détaché, il précède le bruit systolique, c'est encore vrai; 3° à l'autopsie, on trouve en rapport avec ce bruit une lésion mitrale, où domine le rétrécissement. Tout cela est parfait. Mais remarquons d'autre part: 1° que ce bruit qui précède le bruit systolique n'est jamais un souffle plus ou moins râpeux variable comme la lésion qu'il est censé représenter. C'est toujours un claquement sec; 2° qu'il ne précède pas toujours le bruit systolique, qu'il est souvent confondu avec lui, ne s'en distinguant que par une rudesse de timbre, quand le bruit systolique est doux; 3° que le tracé fourni par le cardiographe signale un fait important, c'est que le choc du cœur ne correspond plus au début de la

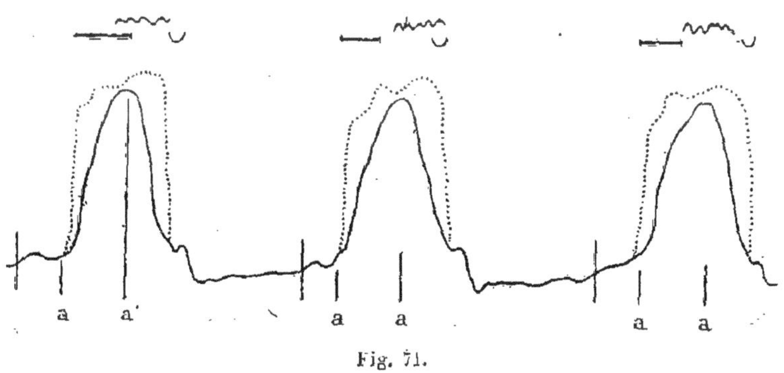

Fig. 71.

systole, mais bien au milieu de sa durée, si bien que ce qui précède immédiatement le choc de la pointe n'est pas la systole auriculaire, mais bien la systole ventriculaire, de sorte que le bruit qui précède immédiatement le choc de la pointe n'est pas un bruit présystolique par rapport à la systole ventriculaire, mais bien un bruit systolique.

Dans la figure ci-dessus qui représente la différence du tracé de la lésion mitrale avec le tracé normal de la systole ventriculaire marqué par des points, on voit le retard du choc de la pointe indiqué par les lettres *a'*, *a*.

Or, que se passe-t-il pendant ce temps? Le claquement de la tricuspide et le bruit qu'elle produit, le bruit de souffle systolique mitral vient ensuite avec le choc de la pointe et dure jusqu'au claquement des sigmoïdes.

Donc le premier bruit qu'on entend, qui précède le choc de la pointe et le bruit du souffle ou de râpe de la mitrale, n'est pas un bruit présystolique, c'est un bruit systolique, le bruit normal de la tricuspide, puis vient le bruit pathologique de la mitrale et enfin le claquement des sigmoïdes. On comprend très bien alors :

1° Pourquoi le bruit dit *présystolique* est toujours un claquement et non pas un souffle ;

2° Pourquoi ce bruit n'est pas toujours suivi d'un petit silence, le retard plus ou moins grand du choc de la pointe faisant que le bruit pathologique couvre plus ou moins le bruit de la tricuspide ;

3° Pourquoi le reflux produit par la contraction ventriculaire produit un souffle alors que le flux produit par la contraction auriculaire n'en produit pas. Tandis que la théorie classique admet que la contraction auriculaire produit un bruit de souffle, alors que la contraction ventriculaire, quatre fois plus énergique, qui fait repasser le sang par le même orifice, n'en produit pas !

Donc il n'y a pas de bruit anormal présystolique, ce qu'on entend au début de la révolution cardiaque est le **claquement de la tricuspide.** L'obstacle au reflux du sang produit par le rétrécissement fait que la systole met un certain temps à triompher de cet obstacle et par suite le choc de la pointe retarde et le bruit systolique ventriculaire en même temps.

Dédoublement des bruits. J'arrive à un autre symptôme du rétrécissement mitral : l'altération du rythme des bruits. Cette altération du rythme peut consister en deux choses différentes, soit en un redoublement, soit en un dédoublement des bruits.

Il arrive, en effet, très souvent de trouver, lorsque ces malades entrent à l'hôpital, qu'il est impossible de déterminer le rythme du cœur, tant il est confus.

Puis, à mesure que le malade se repose, la fréquence des contractions diminue et le rythme s'accuse mieux. On voit alors souvent dans le rétrécissement mitral un certain phénomène se produire. Deux révolutions cardiaques se succèdent immédiatement indiquant que la seconde révolution en a suivi une première incomplète. Or, dans le cas de rétrécissement où l'entrée du sang de l'oreillette dans le ventricule rencontre une certaine difficulté, il peut arriver que, dans la première révolution, il soit entré si peu de sang dans le ventricule, que la systole se soit pour ainsi dire faite à vide.

Un autre phénomène se montre encore très nettement au cardiographe, c'est celui-ci : après deux ou trois révolutions complètes, la révolution qui survient est faible, insuffisante, suivie d'un silence qui indique une sorte de repos du cœur, puis surviennent une série de contractions, dont la première est la plus énergique. Celles qui suivent le sont de moins en moins, jusqu'à un nouvel arrêt du cœur. En pareil cas, on peut constater facilement que, dans la première pulsation de cette série, la systole est brusque et complète dès le début, comme à l'état normal, puis, à chaque révolution suivante, le retard du choc de la pointe s'accuse de plus en plus.

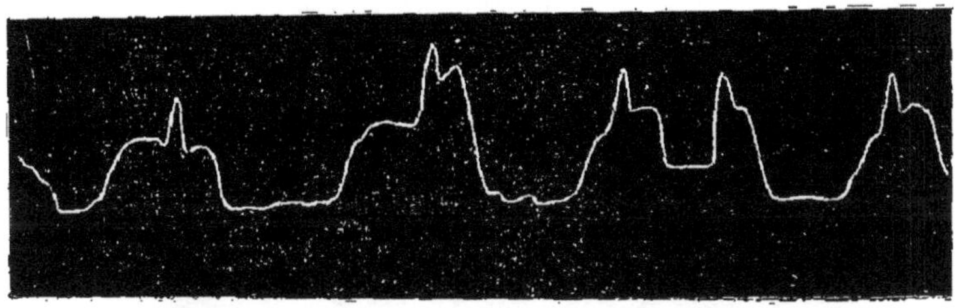

Fig. 72.

De même que, chez un jeune sujet, si l'on prend le tracé d'une simple insuffisance mitrale, on voit, au début, le cœur se contracter précipitamment et donner un tracé anormal, puis, à mesure que l'émotion se calme, le tracé perd alors le caractère de l'insuffisance.

L'auscultation, dans ces cas, peut faire entendre des bruits différents. Soit d'abord une sorte de roulement, qui dure toute la systole, roulement bien décrit par Duroziez, roulement suivi d'un dédoublement. Ou bien, au lieu d'un roulement, on peut entendre une série de un à quatre bruits. Quand il n'y a qu'un bruit de surajouté, ce bruit supplémentaire peut être plus rapproché du premier bruit et donner le rythme du galop au plus

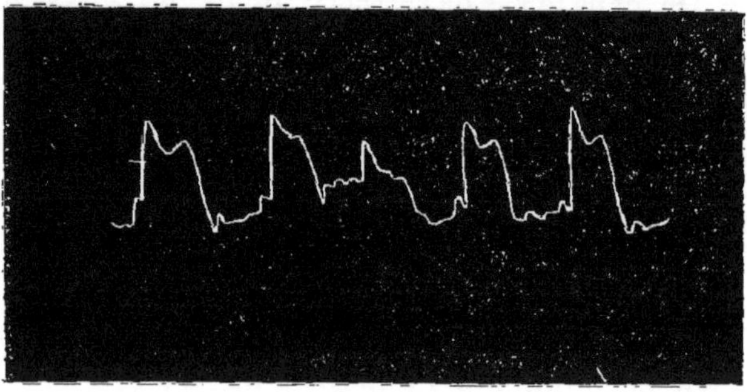

Fig. 73. Premier tracé d'insuffisance mitrale chez un jeune sujet.

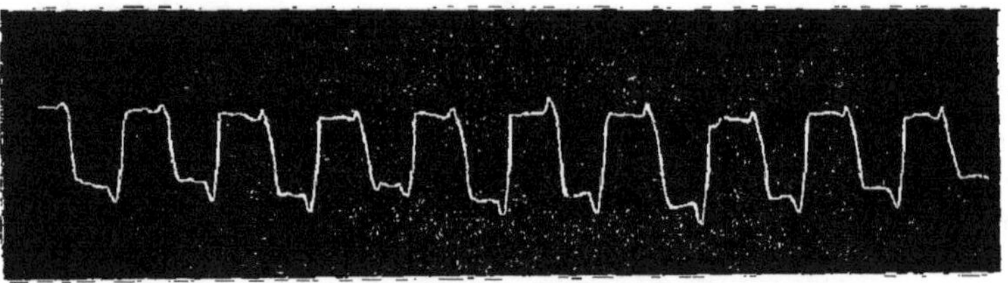

Fig. 74. Deuxième tracé après le repos.

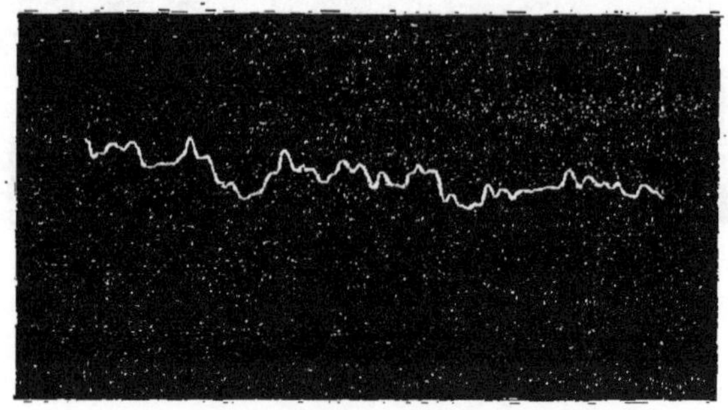

Fig. 75. Tracé de l'aorte chez le même sujet.

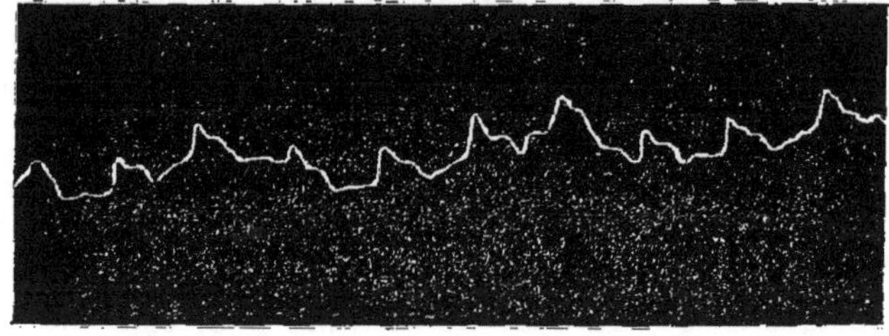

Fig. 76. Tracé de l'artère pulmonaire chez le même sujet.

rapproché du second et donner le rythme ou du rappel ou du bruit de la caille, selon qu'il est plus ou moins rapproché du second bruit.

On admet en général, en pareil cas, que si le bruit supplémentaire est plus rapproché du premier bruit, c'est ce premier bruit qui est dédoublé, et que, s'il est plus rapproché du second, c'est le second qui est dédoublé.

Examinons chacun de ces deux cas. Dans le cas de dédoublement du premier bruit, l'explication est facilement donnée par le cardiographe. Si la systole met un certain temps à se compléter et que le choc de la pointe soit tardif, on a deux bruits, dont le premier est le claquement de la tricuspide et le second le claquement de la mitrale. Or, rien de plus facile à comprendre que la mitrale, plus ou moins indurée, mette un retard à arriver à la tension complète.

Mais, dans ce cas, la lésion de la mitrale ne joue qu'un certain rôle et le mode de contraction ou plutôt l'énergie de la systole ventriculaire gauche joue un rôle prédominant. Si bien que, lorsqu'on ausculte un de ces malades avec patience, on voit ces dédoublements paraître et disparaître sous l'oreille. Or une pareille variabilité des bruits ne peut tenir à une lésion aussi permanente, mais forcément au mode de contraction, si bien qu'on peut apprécier facilement à l'oreille le retard du choc de la pointe. Si le retard est faible, le bruit pathologique mitral est bien précédé par le claquement tricuspidien, mais il ne se produit pas de silence entre ces deux bruits, et ces deux bruits ne s'accusent que par un changement de timbre, souffle à deux timbres ; puis, si le retard augmente, le bruit de la tricuspide s'entend d'abord seul, et, comme il précède le choc de la pointe, on le nomme *présystolique*. Si le bruit de souffle est court, il y a alors bruit de galop, puis, si le bruit mitral retarde et passe la moitié de la durée de la systole, il y a rythme du rappel ; s'il retarde encore et précède de peu de temps le claquement sigmoïde, il donne le rythme du bruit de caille.

En effet, alors même que le bruit de caille se produit, c'est-à-dire que le bruit surajouté précède immédiatement le claquement sigmoïdien, il n'en faut pas conclure pour cela que ce soit un dédoublement du second bruit. On pourra s'en assurer facilement.

Si le dédoublement appartient en réalité au second bruit, lorsqu'on ira porter le stéthoscope sur le point le plus rapproché des valvules sigmoïdes aortiques ou pulmonaires, on entendra le dédoublement du second bruit plus net et plus fort qu'à la pointe, où il ne sera en réalité qu'un bruit transmis. J'ausculte, en effet, tous ces jours-ci, un malade qui présente ce phénomène d'une manière très nette.

Mais, si le dédoublement qui paraît être au second bruit ne s'entend plus lorsqu'on va porter l'instrument sur les sigmoïdes, il est bien évident alors que ce dédoublement, qui paraît être un dédoublement du second bruit, ne l'est pas en réalité. Qu'est-il donc alors? Serait-il un dédoublement du premier bruit, avec un retard pareil?

Pour moi, ce fait n'est plus douteux aujourd'hui. En compulsant un certain nombre de tracés cardiaques, j'ai reconnu, et il est facile de s'en convaincre par les tracés donnés dans ce chapitre, que, dans certains cas, le choc de la pointe est tellement retardé, qu'il précède à peine le claquement des sigmoïdes (voir page 230, figures 60 et 63). Dans ces cas, le rythme est donc bien simple à comprendre par un retard plus grand du bruit mitral.

Je suis ainsi arrivé à comprendre comment, suivant la brusquerie de la contraction du ventricule, j'entendais le rythme du cœur se modifier sous l'oreille et me donner successivement soit le bruit de galop, le bruit de rappel et le bruit de caille. Ce ne sont, la plupart du temps, que des variétés dans le retard du bruit mitral, retard plus ou moins prolongé, selon la faiblesse ou l'énergie de la contraction. Ce n'est que quand on entend un dédoublement du second bruit aux orifices artériels que ce dédoublement appartient en réalité au second bruit.

Ainsi donc, pour résumer cette longue discussion sur les bruits des lésions mitrales, je dirai :

Le bruit de souffle systolique s'explique par le reflux du sang dans l'oreillette pendant la systole, c'est bien un bruit systolique, qui, par exception, se prolonge et couvre le grand silence.

Il devient alors un souffle à apparence double auquel j'ai donné le nom de bruit *paradoxal*.

Le bruit dit *présystolique* est en réalité le bruit de claquement de la tricuspide qui commence la systole ; il est suivi du bruit de souffle mitral retardé, puis du claquement des sigmoïdes. Dans ce cas, le bruit de souffle est le deuxième des trois bruits, il est précédé et suivi d'un claquement.

Le dédoublement du premier bruit tient à ce même retard que met la systole ventriculaire à se compléter.

Le dédoublement apparent du deuxième bruit peut être en effet un dédoublement du second bruit et ayant son maximum aux orifices artériels.

L'explication du dédoublement du premier bruit s'explique très facilement par le retard du choc de la pointe donné par le cardiographe. Le dédoublement du second bruit a pour cause une tension plus grande dans le système artériel qui accélère l'occlusion des orifices aortiques. Cette explication donnée par M. Potain pour le dédoublement du second bruit perçu au niveau des valvules sigmoïdes me paraît tout à fait acceptable (1).

Dans certains cas on entend un bruit de souffle suivi de deux claquements.

Si les battements du cœur sont précipités, le grand silence se raccourcira de plus en plus et il pourra arriver à durer moins que le retard du bruit de souffle mitral sur le bruit tricuspidien. Le plus grand intervalle entre les bruits étant pris alors pour le grand silence, l'oreille fait commencer la révolution par le bruit de souffle et le bruit tricuspidien qui commence en réalité la révolution paraît être un dédoublement du bruit précédent. Cette erreur se corrige à mesure que la fréquence des battements du cœur diminue et que le grand silence, en s'allongeant, vient à durer plus que le retard du souffle sur le bruit tricuspidien.

Mais si les battements du cœur sont rares et qu'on entende nettement un souffle suivi d'un double claquement, si ce cla-

(1) Potain, *loc. cit.* (Société médicale des hôpitaux, 1866). — Exchaquet, *D'un phénomène stéthoscopique propre à certaines formes d'hypertrophie simple du cœur*, 1875.

quement ne s'entend pas aux sigmoïdes, je me borne à constater le fait sans y rien comprendre. J'aime beaucoup mieux déclarer que je ne connais pas de théorie satisfaisante que d'en donner une mauvaise. Du reste, aucune des théories qui ont été proposées pour expliquer ce phénomène ne peut soutenir l'examen.

Du pouls dans la lésion mitrale. On a cru dans les premiers temps de la sphygmographie, et j'ai longtemps partagé cette idée, que chaque orifice lésé donnerait au pouls une apparence pour ainsi dire spécifique, qu'on pourrait, au premier abord, reconnaître un pouls mitral, aortique, etc. L'expérience n'a pas tardé à montrer que les choses sont loin de se passer aussi simplement.

Dans les premiers temps de la maladie, pendant la période de tolérance, si le sujet est jeune et l'appareil de la circulation

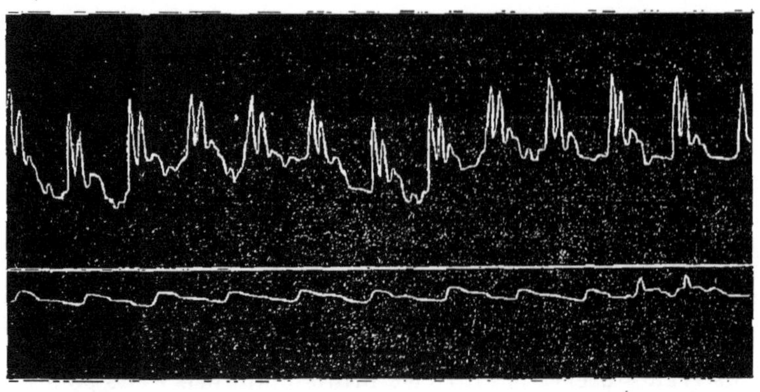

Fig. 77.

périphérique encore sain, souple et vigoureux, alors que le myocarde est sain et réagit énergiquement contre l'obstacle créé par la lésion d'orifice, le pouls cardiaque ou artériel n'est guère altéré. La pulsation cardiaque peut avoir elle-même l'aspect absolument normal, comme on peut le voir plus haut (fig. 74). Il peut même arriver que le tracé n'indique que des palpitations nerveuses, comme en voici un exemple pris sur une jeune fille de dix-huit ans, vigoureuse et atteinte d'une lésion mitrale des plus évidentes. Mais il ne faut pas s'y tromper : le tracé ici représenté tient sa forme spéciale à ce que la pointe battait derrière la cinquième côte et lui imprimait les oscillations qui sont ici destinées.

Plus tard, au contraire, quand le myocarde est altéré et que les autres organes de la circulation sont affaiblis, les contrac-

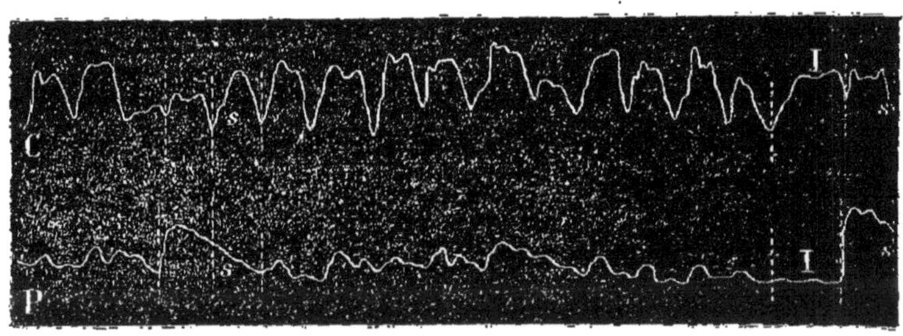

Fig. 78. Fausses intermittences en S et I. (Marey.)

tions cardiaques faiblissent, et à certains moments ne peuvent pousser l'ondée sanguine jusqu'au bout du réseau artériel ; de là les *fausses* intermittences (fig. 78).

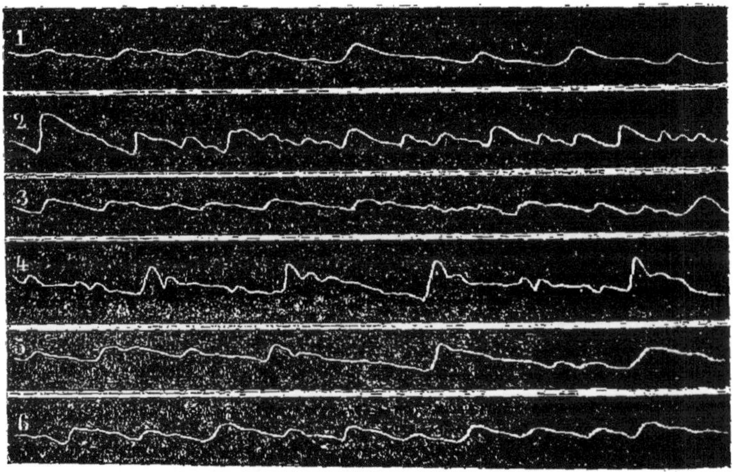

Fig. 79. Pouls radial dans l'insuffisance mitrale. (Marey.)

En dehors de ces deux cas extrêmes, on voit que dans l'insuffisance mitrale, à mesure que le myocarde s'altère, le pouls devient irrégulier dans son rythme et dans l'ampleur de ses pulsations. Il semble que le cœur soit obligé de prendre de temps en temps du repos, et que, quand il repart, la première pulsation assez énergique soit suivie d'autres dont la force va décroissant, et cela en dehors même de l'action de la digitale.

La pulsation est souvent dicrote et le dicrotisme en rapport avec l'abondance du reflux.

On pourra voir, du reste, par les tracés de la figure 79, em-

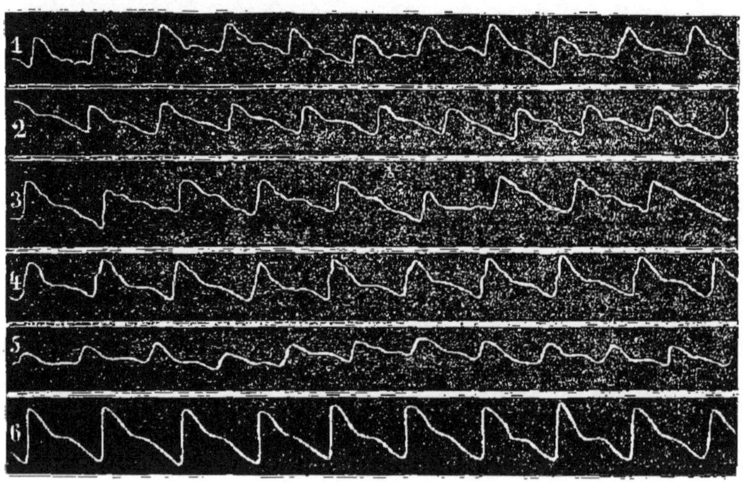

Fig. 80. Pouls radial dans le rétrécissement mitral. (Marey.)

pruntés à M. Marey (1), combien est variable la forme du pouls radial dans l'insuffisance mitrale.

Les caractères du pouls du rétrécissement mitral sont en général négatifs. Tout ce qu'on peut dire, c'est que souvent, mais pas toujours, bien loin de là, le pouls du rétrécissement est moins irrégulier que celui de l'insuffisance (fig. 80). C'est du moins ce que M. Marey donne sous toutes réserves.

(1) Marey, *la Circulation du sang*, p. 689.

CHAPITRE XVI

RÉSUMÉ DES SIGNES DE LA SCLÉROSE MITRALE. MARCHE ET PRONOSTIC DE CETTE AFFECTION.

La discussion nécessaire de certains bruits pathologiques appartenant à l'induration de la valvule mitrale nous a un peu éloigné du point de vue général de ces lésions. Il me semble nécessaire de revenir sur ces caractères pour les coordonner et les résumer de manière à les comparer à ceux d'autres affections voisines, en un mot à présenter d'une manière suivie le diagnostic direct et le diagnostic différentiel.

Disons d'abord que l'insuffisance de la valvule mitrale peut se produire subitement dans le cours d'une endocardite, soit par la destruction de l'attache d'une valvule à sa racine, soit par le fait de la rupture des tendons du muscle papillaire, soit par le fait de la soudure de deux valvules. L'insuffisance peut encore se produire par le fait d'une ulcération ou d'un de ces anévrysmes des valvules signalés par Pelvet.

Le plus ordinairement, l'insuffisance étant produite par l'endocardite verruqueuse et plus souvent encore par l'endocardite scléreuse, l'induration succède peu à peu à l'endocardite.

D'ordinaire, l'endocardite scléreuse produit une induration des valves de la mitrale, des tendons et des cônes des muscles papillaires, entraînant à la fin le rétrécissement et l'insuffisance non pas de l'orifice, mais du bord de la valvule et de cette région fenêtrée formée par les tendons qui constitue le véritable passage de l'oreillette dans le ventricule.

Donc, j'exposerai d'abord les signes de la lésion mitrale, puis les signes particuliers qui indiquent si la lésion dominante est l'insuffisance ou le rétrécissement. Je me suis longuement étendu sur le mode de fonctionnement de la mitrale. La rigidité produite par l'endocardite scléreuse l'immobilise, laisse alors l'orifice de communication béant entre la valvule et les muscles papillaires. Il y a donc par le fait de l'induration de la valvule mitrale un rétrécissement, puisque la valvule ne s'écarte plus pour laisser pénétrer le sang dans le ventricule, et une insuffisance, puisque la valvule immobilisée ne peut plus s'appliquer contre sa voisine. L'insuffisance seule n'existe que dans le cas de dilatation cardiaque; le rétrécissement seul n'existe pas.

Mais il n'en résulte pas moins certaines différences, lorsque le canal formé par la mitrale indurée laisse une large communication ou une étroite communication. Pour ne pas rompre tout à fait avec la tradition, nous dirons donc : sclérose mitrale à large ouverture où l'insuffisance domine, et sclérose à petite ouverture où le rétrécissement domine.

Les symptômes généraux de la sclérose mitrale sont donc d'abord la dyspnée cardiaque ou dyspnée d'effort qui s'accuse lorsqu'on veut, soit monter, c'est-à-dire soulever le poids du corps, ou faire effort soit pour soulever un corps pesant, soit pour se presser d'accomplir un acte avec rapidité. Puis viennent les palpitations et le pouls petit.

L'inspection de la poitrine ne révèle rien tant qu'il n'y a pas une hypertrophie considérable.

La mensuration du cœur montre bientôt l'abaissement de la pointe dans le sixième espace intercostal produit par l'augmentation de poids que donne l'hypertrophie, l'éloignement de la pointe de 9 à 14 centimètres que donne l'augmentation de volume; l'obliquité du bord inférieur du cœur avec un abaissement de l'angle gauche sur l'angle droit, au lieu d'être de 2 centimètres et demi, atteint 3 et même 4 centimètres. Tous ces caractères de la mensuration indiquent l'hypertrophie du ventricule gauche.

La palpation montre souvent un frémissement systolique qui dure toute la systole et qui, précédant dans certains cas le choc de la pointe, est déclaré présystolique; mais j'ai démontré qu'en pareil cas ce n'est pas le frémissement qui est avancé, c'est le choc du cœur qui est retardé.

Le cardiographe indique un retard dans le choc de la pointe, retard qui existe dans l'induration avec insuffisance dominante, et qui est plus accusé dans l'induration avec petit orifice où le rétrécissement domine.

L'auscultation révèle un bruit de souffle dont le siège est toujours à la pointe, dont la surface peut s'étendre assez largement autour de la pointe et dans les trois sens, c'est-à-dire vers l'aisselle, vers la ligne médiane et vers le haut, mais dont le maximum se trouve presque toujours à la pointe et dans certains cas seulement dans le troisième ou même dans le deuxième espace intercostal.

Au point de vue du temps, l'auscultation donne un bruit de souffle systolique qui présente les variétés suivantes :

1° Dans le cas où l'insuffisance prédomine, le bruit de souffle commence avec la systole. Il peut être court ; dans ce cas il ne couvre pas le petit silence, il prolonge seulement le premier bruit, couvre en partie le petit silence, mais le laisse perceptible ainsi que le claquement sigmoïde.

2° Dans d'autres cas, le souffle systolique commence encore avec la systole, mais dure tout le temps de la systole, couvre le petit silence et est limité par le claquement sigmoïde.

3° D'autres fois le souffle systolique commence avec la systole, dure tout le temps de la systole, couvre par conséquent le petit silence, mais n'est plus arrêté par le claquement sigmoïde ; il se prolonge dans le grand silence, où il est toujours doux, renforcé un peu avant sa terminaison par le claquement sigmoïde et donnant l'apparence de deux bruits de souffle consécutifs. C'est ce bruit auquel j'ai donné le nom de *paradoxal* et qui n'est, comme je l'ai montré, qu'un bruit de souffle systolique prolongé.

La preuve que tous ces bruits ne sont que des variétés du souffle systolique, c'est qu'on les voit se transformer l'un dans l'autre, selon que le malade est reposé depuis plusieurs jours ou qu'il vient à s'agiter.

Dans le cas où l'induration mitrale ne laisse qu'un petit orifice et que le rétrécissement domine, on trouve les caractères suivants :

1° Si le malade est très reposé, soumis à la digitale et que le pouls soit rare, on peut ne trouver qu'un bruit systolique rude, à peine prolongé, sans souffle suivi d'un second bruit sigmoïdien souvent dédoublé. En pareil cas, il s'agit alors d'un dédoublement réel du second bruit qu'on entend à l'orifice de l'aorte plus accusé qu'à la pointe. Ce bruit, qui indique une tension aortique élevée, s'accompagne en général d'un autre caractère, la systole est longue, prolongée, le temps qui s'écoule entre le premier bruit et le second est plus long qu'à l'état normal. Il semble que le ventricule doive prolonger son effort pour faire passer l'ondée sanguine dans l'aorte.

2° Le bruit mitral peut être retardé ; s'il l'est peu, il commence avant que le bruit tricuspidien ait eu le temps de se terminer, et alors le bruit systolique est prolongé ; il a deux timbres, comme le fait par exemple un soufflet de cheminée qui donne deux bruits, un court et un long, sans intervalle.

Dans ce souffle à deux timbres, la première partie, correspondant au claquement de la tricuspide, a un caractère de brusquerie marqué.

3° Si le bruit mitral tarde davantage, le bruit de la tricuspide est frappé d'abord et le bruit mitral vient ensuite, laissant un petit intervalle et coïncidant avec le choc du cœur ; c'est le bruit tricuspidien, improprement nommé *présystolique*, puis le souffle mitral tardif, qui peut être doux. On a alors un rythme à trois temps composé d'un claquement, d'un souffle et d'un autre claquement, et suivant que le bruit de souffle sera plus ou moins retardé, il y aura un petit silence soit avant le souffle, soit après le souffle.

Si le bruit mitral est peu retardé et arrive dans la première partie de la systole, il sera plus rapproché du premier bruit que du second et donnera le rythme du galop. Si le bruit mitral est plus retardé et n'arrive que dans la seconde moitié de la systole, il sera plus rapproché du second bruit que du premier et donnera le rythme du bruit de rappel, et enfin s'il est très tardif et n'arrive qu'à la fin de la systole, il donnera le rythme du bruit de la caille.

Pour se convaincre en pareil cas que ce n'est pas le second bruit qui est dédoublé, on n'aura qu'à faire deux recherches.

D'abord on ne trouvera pas de dédoublement du second bruit à l'origine aortique, et ensuite ce dédoublement commencera avec le choc de la pointe.

Enfin il est des cas où les deux bruits sont dédoublés et où l'on entend quatre bruits. En pareil cas on trouve toujours que le dédoublement du second bruit s'entend à l'orifice aortique.

4° Le souffle, au lieu d'être doux, peut être remplacé par un bruit de frottement dur qui pourra commencer avec la systole ou être tardif et laisser entendre d'abord le bruit de la tricuspide dit bruit *présystolique* et arriver plus ou moins près du claquement du sigmoïde dédoublé ou non. On aura alors diverses variétés de roulement représentées par M. Duroziez par cette formule : Rrroû... f... fout... tata.

Mais il ne faut pas oublier qu'avec le temps le myocarde subit diverses dégénérescences; soit l'hypertrophie avec envahissement graisseux (dégénérescence granulo-graisseuse), soit la cirrhose (paralysie pseudo-hypertrophique), et finalement l'asystolie, et que ces bruits pathologiques s'affaissent peu à peu et finissent par disparaître.

Dans la production de ces souffles le mode de contraction du cœur joue un rôle capital, si bien que suivant que le malade est reposé ou agité et par conséquent que les contractions sont souples ou brusques, les bruits varient.

Mais il faut observer qu'ils varient beaucoup plus dans le cas de rétrécissement que dans le cas d'insuffisance dominante.

Dans le cas d'insuffisance dominante, les bruits varient, il est vrai, mais lentement, peu à peu, à la longue, à mesure que l'état général du malade se modifie.

Dans le cas d'induration avec orifice étroit et rétrécissement dominant, le cœur est beaucoup plus irritable et ses bruits varient constamment, non seulement d'un jour à l'autre, mais d'un moment à l'autre, et souvent on assiste à des changements considérables qui se produisent sous l'oreille même, si l'auscultation se prolonge.

Je me suis étendu assez longuement sur les causes qui font produire le bruit à tel ou tel moment de la révolution cardiaque. Il faut maintenant aborder un autre problème. Pourquoi les bruits de l'induration mitrale se font-ils entendre ordinairement à la pointe et extraordinairement au deuxième espace intercostal, alors que l'orifice mitral se trouve au niveau du troisième cartilage gauche près du sternum? Cela tient à ce que le véritable lieu de la lésion n'est pas à l'orifice, mais bien au bord libre de la valvule et au-dessous, au niveau des tendons et des muscles papillaires, c'est-à-dire très près de la pointe du cœur, qui est un excellent conducteur à cause de l'épaisseur normale de ses parois augmentée encore par l'hypertrophie. Cette explication me semble suffisante et il ne me paraît pas nécessaire d'invoquer ce fait soulevé par M. Bergeron, que lorsqu'une veine liquide se jette sur un cône, le bruit est réfléchi.

Ce n'est que dans certaines circonstances exceptionnelles que le bruit se produit au niveau du deuxième espace intercostal. On trouve alors des indurations crétacées ou autres qui viennent toucher les cartilages et rencontrent ainsi des conducteurs directs du son.

Enfin, on peut dire que l'intensité du son tient moins à la grandeur de la lésion qu'à la dureté et à la rugosité de ces mêmes lésions.

Le pouls est en général petit, fréquent, inégal, plus tard irrégulier au sphygmographe, il se fait remarquer par une exagération du dicrotisme, qui devient alors la plupart du temps du polycrotisme.

Les irrégularités vont d'abord avec la respiration, le rythme se ralentit pendant l'inspiration et s'accélère pendant l'expiration. Plus tard les irrégularités sont dues à la dégénérescence du myocarde.

DIAGNOSTIC DE LA SCLÉROSE MITRALE.

La précision avec laquelle nous avons caractérisé les symptômes de l'induration mitrale nous permettra de les diagnostiquer d'une manière relativement facile des affections déjà décrites.

1° Le diagnostic différentiel avec l'anémie se présente dans deux conditions. Dans le premier cas, c'est qu'il y a des bruits de souffle à l'artère pulmonaire et aux jugulaires en même temps qu'à la pointe. Il faut se demander alors si l'anémie est seule ou si elle accompagne une lésion mitrale. Le diagnostic doit d'autant plus se poser que l'induration mitrale entraîne dans certains cas une véritable anémie. Le diagnostic reste alors suspendu, puis l'influence du traitement vient montrer si la lésion de la pointe survit à l'anémie. Mais si les bruits n'existent qu'à la pointe il n'y a pas de doute.

Il n'y aura d'ailleurs de confusion possible que si le bruit du souffle est nettement systolique.

Dans le cas de l'induration mitrale accompagné d'un bruit maximum au deuxième espace intercostal, les phénomènes généraux de la maladie du cœur seront très accusés et ne permettront pas l'erreur.

Le bruit anémique ne donne jamais naissance à la pointe à un bruit débordant vers l'aisselle, il a beau être rude, il ne dépasse jamais le claquement sigmoïde. Il peut être quelquefois tardif, mais jamais il ne se décompose en trois ou quatre bruits. L'anémie ne donne ni l'hypertrophie gauche ni l'arythmie. Enfin la coïncidence constante des bruits pulmonaires et des bruits jugulaires viendra aider tout comme l'évolution de la maladie tout entière.

En cas de rhumatisme, on devra être réservé.

Le diagnostic différentiel avec la *péricardite* est en général assez facile.

Le diagnostic avec la péricardite est assez facile si l'on tient compte exactement du siège, du temps, du timbre, des variations des bruits. Ce diagnostic se trouve déjà exposé à l'article *Endocardite végétante ;* je ne puis qu'y renvoyer le lecteur.

Un diagnostic différentiel des plus difficiles, et souvent impossible à résoudre, consiste à savoir si une lésion mitrale se produit au moment même ou si elle est déjà ancienne.

Dans la clientèle de la ville, lorsque le médecin connaît ses sujets, qu'il les a vus grandir et se développer, qu'il sait exactement dans quel état ils sont au moment où ils commencent une maladie, il n'y a qu'à voir les phénomènes surajoutés. Mais si, comme c'est le cas le plus ordinaire pour les hôpitaux, on a devant soi un malade qui en est à sa seconde ou troisième attaque de rhumatisme, il est impossible le plus souvent de savoir, par la constatation des phénomènes objectifs, si la lésion mitrale est actuelle ou remonte à une attaque antérieure. On n'aura guère pour se fixer que les renseignements fournis par le malade, les traces du traitement antérieur, cicatrices de sangsues, ventouses, cautères, etc., et bien rarement les troubles fonctionnels éprouvés antérieurement par les malades.

Le diagnostic restant incomplet n'a pas heureusement grand inconvénient, la conduite à tenir restant la même.

Il y a encore à établir le diagnostic avec l'hypertrophie simple, c'est-à-dire sans les lésions valvulaires et avec la dilatation du cœur pouvant entraîner l'insuffisance par dilatation. Ces deux problèmes seront abordés plus loin à l'occasion du diagnostic de ces deux affections.

MARCHE, DURÉE, PRONOSTIC, TERMINAISON.

Tout d'abord il faut dire que l'intensité des bruits de souffle n'est pas en rapport avec la gravité de la maladie.

Si la lésion est restreinte, si le sujet est jeune, si les autres organes de la circulation sont sains, on peut vivre pendant fort longtemps avec une lésion mitrale.

En pareil cas, le cœur est atteint d'une sorte de claudication bruyante qui peut laisser la vie non troublée pendant une période qui peut durer quinze, vingt, trente et même quarante ans.

Il est, en particulier, une forme de cette maladie contractée pendant le cours d'un rhumatisme articulaire aigu, dans l'adolescence ou la jeunesse, qui donne un peu d'hypertrophie avec un petit bruit de piaulement limité à la pointe, forme que j'ai rencontrée bien souvent et que la longue durée de la période de tolérance m'a fait nommer : induration mitrale stationnaire ou latente.

Cette affection peut durer jusqu'à l'âge critique chez la femme et un peu plus tard chez l'homme en restant à l'état latent; mais alors que les veines perdent de leur contractibilité, que les artères perdent leur souplesse par l'athérome, que l'embonpoint ou la pléthore abdominale surviennent, etc., les obstacles à la circulation ne sont pas facilement surmontés par le cœur malade, et la période de régression commence. C'est alors seulement que la maladie est réellement organique, c'est-à-dire qu'elle commence à détruire les organes pour ne plus s'arrêter.

Il en est un peu des rétrécissements de la mitrale comme des rétrécissements de l'urèthre : c'est pendant la jeunesse qu'on les contracte, c'est pendant l'âge mûr qu'on en souffre.

Mais si la lésion contractée est assez grave pour compromettre sérieusement les fonctions de l'organe, les suppléants ne suffisent plus, et les désordres organiques n'attendent pas comme dans le cas précédent.

On voit alors se dérouler successivement une série de troubles fonctionnels.

Le premier est l'**hypertrophie** du ventricule gauche qui s'accuse, comme on l'a vu, par l'abaissement de la pointe, l'éloignement de la pointe du cœur de la ligne médiane, l'obliquité du bord inférieur du cœur. Souvent même l'énergie augmentée de la contraction reste insuffisante, et le cœur doit y suppléer par une augmentation du nombre des battements, augmentation et brusquerie des battements qui constituent des **palpitations**. Ces palpitations n'existent pas en tout temps, mais elles sont provoquées par une excitation physique ou morale, le vin, le thé, le café.

On doit savoir, en outre, que le cœur hypertrophié est extrêmement irritable et qu'un faible obstacle y détermine des palpitations exagérées.

Le cœur hypertrophié développe ici plus de force qu'il n'en a besoin.

Irritabilité et faiblesse sont deux propriétés qui vont toujours ensemble. Peu à peu le cœur trop excitable se fatigue et sa nutrition s'altère soit par l'extension de l'endocardite scléreuse de la valvule aux piliers, soit par la diffusion de cette sclérose dans le myocarde, soit par la dégénérescence des fibres musculaires. Peu à peu, également, les autres organes de la circulation prennent moins de part à l'action commune, et l'insuffisance de l'énergie cardiaque se prononce.

La sclérose mitrale, dans ces conditions d'affaiblissement du cœur, ne permet plus à chaque révolution cardiaque de faire passer autant de sang par l'organe central : de là une tension dans les veines pulmonaires et une congestion pulmonaire et bronchique qui diminue le champ de l'hématose ; de là la dyspnée et les efforts de respiration sous forme de soupirs pour amener une plus grande quantité d'air ; de là une expectoration spumeuse, sorte de transsudation bronchique, et, à l'auscultation, d'abord la congestion du poumon et bientôt l'œdème aux deux bases avec sa matité, son silence respiratoire et ses râles sous-crépitants, perçus à la surface du niveau de l'œdème.

D'autres fois des hémoptysies. La tension du sang dans les veines pulmonaires, le rétrécissement du champ vasculaire par la congestion et l'œdème amènent peu à peu une tension plus grande du sang dans l'artère pulmonaire ; et, dans le ventricule droit, les veines caves trouvent une résistance plus grande et le ventricule se dilate, rendant la valvule insuffisante.

A ce moment, commence la tension dans la veine sus-hépatique, dans tout le système porte et les veines des membres inférieurs. L'œdème paraît aux malléoles d'abord, le soir seulement, puis toute la journée, et l'hydropisie gagne peu à peu remplissant l'abdomen, la plèvre et le péricarde.

Alors vient l'asphyxie caractérisée par la dyspnée, la congestion de la face et des yeux, la saillie des jugulaires, la cyanose des lèvres, des ongles et des genoux, puis viennent des symptômes de la congestion intestinale, souvent un peu de diarrhée et de la congestion rénale avec ou sans albuminurie. A mesure que le myocarde faiblit, le pouls perd de son ampleur et augmente de fréquence. Il devient peu à peu assez faible pour être d'abord incomptable, puis plus tard insensible.

Le sang arrivant au cerveau en quantités de moins en moins grandes, l'activité cérébrale diminue, le malade tombe dans la somnolence ; au réveil, il est pris de vertiges : de là une innervation moins vigoureuse du cœur, etc. Il devient alors difficile d'établir la part de l'asystolie, de l'œdème des viscères et de l'urémie dans l'ensemble des symptômes qui constituent la cachexie cardiaque.

Nous reviendrons en particulier sur chacun de ces symptômes, lorsque nous étudierons en détail la cachexie cardiaque. Je voulais seulement ébaucher ici la pathogénie des accidents consécutifs à l'induration mitrale, que l'insuffisance ou le rétrécissement domine ; disons encore que, lorsque l'induration ne laisse plus qu'un canal étroit à l'orifice de la mitrale, les accidents marchent plus vite ; ils vont encore plus vite si l'organisation du malade est épuisée par le rhumatisme, la goutte, l'alcool ou le tabac, etc.

CHAPITRE XVII

DE L'INSUFFISANCE AORTIQUE PRIMITIVE OU MALADIE DE CORRIGAN.

Une maladie se caractérise par son évolution plus que par ses lésions. C'est la doctrine de J. Bouley, qui inspire tout cet ouvrage. L'insuffisance aortique se rencontre dans deux conditions. Dans la première, elle est la lésion primitive qui détermine toute l'évolution de la maladie; c'est la maladie à laquelle il faut donner ce nom de Corrigan. D'autre part, l'insuffisance aortique se montre comme phénomène secondaire dans l'évolution de l'athérome de l'aorte. La dilatation de l'artère entraîne à un moment l'insuffisance des valvulves sigmoïdes. Ici l'insuffisance est tardive et change beaucoup moins les conditions de la maladie à laquelle j'ai donné le nom de maladie de Hodgson pour la bien distinguer de la maladie de Corrigan.

Les lésions de l'orifice aortique entrent pour près de moitié dans le nombre des lésions d'orifice. MM. Potain et Rendu donnent les chiffres suivants :

Barclay, 54 pour 100; Ormerod, 43; Bamberger, 40; Forget, 45; Kaulig, 37; Sperling, 31. Sur un total de 1 046 cas de lésions d'orifice, l'orifice aortique s'est trouvé altéré dans la proportion de 36 pour 100.

Cette proportion varie, du reste, suivant les âges, d'après Ormerod, qui a trouvé sur 108 cas :

De 0 à 30 ans	21	cas.
De 30 à 50 ans	49	—
De 50 ans et au delà	38	—

La moyenne serait l'âge de quarante ans; celle des lésions de la mitrale, de trente et un ans.

D'après Bamberger, le sexe ferait varier irrégulièrement la proportion. Sur 50 cas, il a trouvé 38 hommes et 12 femmes, ce qui donnerait la proportion de 72 pour 100 pour les hommes et de 24 pour 100 seulement pour les femmes.

Points de repère anatomiques. Avant d'étudier la pathologie de cet orifice, j'en rappellerai la situation exacte.

L'orifice aortique est situé derrière le sternum, au niveau de l'insertion des troisièmes cartilages costaux; il est près de la ligne médiane, un peu à gauche de cette ligne. L'orifice de l'artère pulmonaire est situé au même niveau, mais plus à gauche.

Sur une coupe horizontale faite sur un cadavre congelé, l'orifice aortique se trouve entre les deux orifices du cœur droit, un

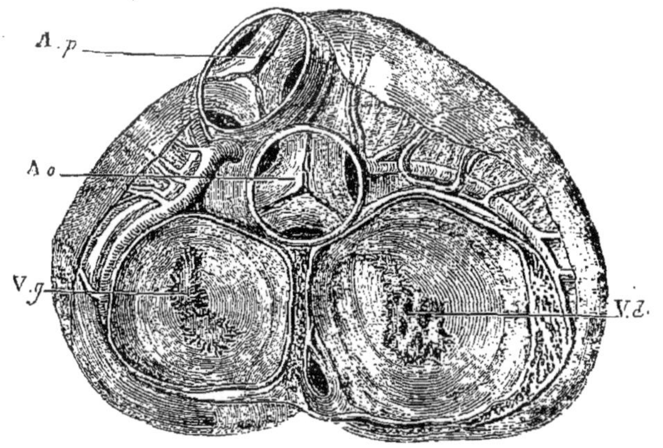

Fig. 81.

peu plus en arrière et en avant et à gauche de l'orifice mitral. Sur une coupe d'avant en arrière, on trouve l'orifice de l'artère pulmonaire, l'orifice aortique, l'orifice mitral et les veines pulmonaires.

Points de repère anatomo-pathologiques. Il est juste de faire remonter le mérite de la découverte de cette maladie à Corrigan, qui l'a signalée, en 1832, dans un mémoire resté célèbre : *Mémoire sur la maladie qui résulte du défaut d'action des valvules de l'aorte* (1). Hope avait déjà auparavant observé ce fait,

(1) Corrigan, *Journal de médecine d'Édimbourg* et *Archives de médecine*. 1re série, t. XXX, p. 538.

mais il n'en avait pas été frappé et n'en avait pas compris l'importance.

Depuis cette époque, des travaux importants ont été publiés sur ce sujet par Guyot (1) et Littré en 1834, Charcellay en 1836, Aran en 1842 (2), Costa Alvarenga en 1856 (3), Cl. Bernard, Mauriac, Duroziez, etc.

Le moyen le plus sûr pour reconnaître sur le cadavre la présence d'une insuffisance aortique consiste à verser dans l'aorte de l'eau avec une hauteur suffisante pour qu'elle détermine la tension des valvules. Cette eau doit être maintenue dans l'aorte; mais il faut s'assurer si elle ne disparaît pas par les artères coronaires, coupées auparavant. Le procédé par le mercure ne vaut pas le procédé par l'eau, attendu qu'il ne permet pas de voir le jeu des valvules par transparence.

Cette insuffisance peut être produite de plusieurs manières. Elle peut d'abord se produire brusquement, pendant un effort, par le fait d'une rupture. Le plus souvent la valvule se rompt à son bord libre, d'autres fois elle a lieu à l'insertion de cette valvule par une sorte de décollement. Cette lésion est en général unique; mais elle peut cependant se produire sur deux valvules. MM. Potain et Rendu admettent qu'en pareil cas il doit y avoir une lésion préalable de ces valvules, car on ne parvient pas à les rompre en poussant avec force une injection dans l'aorte. Il faut, pour produire expérimentalement cette insuffisance chez les animaux, crever les valvules, comme l'ont fait MM. Chauveau et Faivre, Chauveau et Marey, Klebs, Conheim, Jœger, Rosenbach (1878); on les coupe avec un instrument spécial, comme Franck m'en a rendu témoin au laboratoire du Collège de France (1882).

En dehors de ces accidents, l'insuffisance aortique est le produit habituel de l'endocardite; l'endocardite scléreuse, en particulier, endurcit le bord et en diminue le périmètre de telle manière que l'occlusion complète ne puisse plus être possible.

(1) Guyot, Thèse de Paris, 1834, nº 163 : *De l'insuffisance des valvules aortiques.*

(2) Aran, *Archives de médecine*, 3e série, t. XV, p. 265.

(3) Costa Alvarenga, *Mémoire sur l'insuffisance des valvules aortiques.*

Il en est de même de la dégénérescence graisseuse ou de l'incrustation calcaire de ces valvules. D'autres fois, l'inflammation a fait adhérer une des valvules à la paroi de l'artère et ne laisse plus que deux valvules pour fermer l'orifice. On y trouve encore, mais plus rarement, une perforation par suite d'un anévrysme local valvulaire de Pelvet. On trouve peut-être plus souvent la soudure de deux valvules voisines. Le voisinage de la valvule mitrale, si souvent éprouvée par l'endocardite, fait que, dans certains cas, l'inflammation s'étend à la partie à la circonférence aortique, qui en est voisine, et attaque la valvule semi-lunaire correspondante.

D'autres fois encore, les lésions des valvules ne sont qu'une extension de la dégénérescence athéromateuse de l'aorte, qui indure ces valvules et les immobilise en partie.

Il faut enfin signaler un fait rare, mais déjà vu par Corrigan : c'est une sorte d'atrophie produisant l'état réticulé des valvules.

Enfin l'insuffisance peut se produire sans aucune lésion des valvules, par le seul fait de la dilatation de l'aorte. Cette insuffisance n'est plus alors qu'une conséquence de cette maladie, très bien décrite par Hodgson, et que j'appellerai, pour cette raison, *maladie de Hodgson*.

Notons, du reste, avec Perls (de Kœnigsberg), que, dans la jeunesse, les valvules sigmoïdes ont plus d'étendue qu'il n'en faut pour couvrir la surface de la section de l'aorte ; mais, comme plus tard l'orifice aortique s'élargit dans la vieillesse ou du moins à partir de l'âge de vingt et un ans et que les valvules ne se développent plus, leur étendue, d'abord supérieure à la surface de section, devient égale, puis inférieure à cette surface.

Pour se rendre compte de cette dilatation progressive de l'aorte avec l'âge, Beneke a fait un très grand nombre de mensurations, dont je donnerai ici le résumé (1) :

(1) F.-W. Beneke (de Marburg), *Ueber das Volumen der Herzens*, etc. Cassel, 1879.

Dimensions du pourtour de l'aorte prises à son origine, suivant l'âge et le sexe. Rapport de cette quantité à la longueur du corps (le chiffre marqué indique le rapport de cette quantité à 100 centimètres de longueur du corps).

AGE.	SEXE MASCULIN.				SEXE FÉMININ.			
	Nombre de cas observés.	Circonf. interne de l'aorte en millimètres.	Rapport à 100 centimètres de longueur.	Long. moyenne du corps en centimètres.	Nombre de cas observés.	Circonf. interne de l'aorte en millimètres.	Rapport à 100 centimètres de longueur.	Long. moyenne du corps en millimètres.
Fœtus?......	1	9 1/2	30,6	31	—	—	—	—
Fœtus?......	1	11	29,7	37	—	—	—	—
— de 6 à 7 mois.	1	12,5	30,9	40,5	—	—	—	—
— de 7 mois. .	1	14	33,7	41,5	—	—	—	—
— de 7 à 8 mois.	1	13,5	33,7	40	—	—	....	—
— de 7 mois. .	—	—	—	—	1	11	30,5	36
Mort-nés......	6	18,7	37,5	50	1	17,5	35	50
De 1 à 11 jours...	4	20	39,8	50,4	1	19	38,1	50,2
— 11 jours à 3 mois.	17	23,7	44,2	53,7	14	23,5	42,4	55,4
— 3 mois à 1 an. .	10	36	48,6	74	14	28,3	45,4	62,3
— 1 à 2 ans... . .	11	33,9	46,9	72,7	9	33,2	44,1	75,4
— 2 à 3 ans . . .	12	40	48,8	82	9	34,6	41,5	83,5
— 3 à 4 ans... . .	4	39,3	42,5	93,1	2	39,3	42,5	93,1
— 4 à 5 ans... . .	1	38	38	100	4	40,1	41,3	97
— 5 à 6 ans... . .	5	40,3	38,9	103,7	3	40	36,4	119,6
— 6 à 7 ans... . .	6	43	37	116,1	2	39,5	40	104,5
— 7 à 9 ans... . .	6	46,6	38,3	121,4	3	43	35,9	119,5
— 10 à 11 ans. . .	8	47,3	38,8	122,4	2	44	35,1	125,5
— 11 à 13 ans. . .	5	50,8	36,9	137,4	4	48,5	34,8	139,5
— 13 à 14 ans. . .	4	46,2	32,3	143,5	5	49,6	36,3	136,9
— 14 à 15 ans. . .	7	49	33,9	144,3	3	49,6	33,7	147,3
— 15 à 16 ans. . .	9	51,9	32,2	157	3	56,3	36,9	153,6
— 16 à 17 ans. . .	3	55,1	35,3	156,6	5	49,6	32,5	152,5
— 17 à 18 ans. . .	7	53,5	33,1	161,3	5	55,4	34,9	159
— 18 à 19 ans. . .	5	57,8	34,6	166,8	3	53,3	32,3	164,6
— 19 à 20 ans. . .	11	57,8	34,3	168,6	4	53,5	34,1	156,7
— 20 à 21 ans. . .	3	62	36	172	5	56,2	36,7	156,7
— 21 à 22 ans. . .	14	60,9	35,9	171,3	—	—	—	—
— 22 à 23 ans. . .	6	60,8	35,7	170,1	6	60	37,8	153,6
— 23 à 24 ans. . .	12	59	34,7	170,3	—	—	—	—
— 24 à 25 ans. . .	9	59,8	34,9	171,5	12	56	34,8	153,6
— 26 à 27 ans. . .	14	60,7	35,5	171,6	11	57,6	37,6	154,1
— 27 à 28 ans. . .	—	—	—	—	—	—	—	—
— 28 à 29 ans. . .	15	63,6	37,3	170,2	9	67,1	38,2	159,9
— 30 à 34 ans. . .	22	63,4	37,5	169,2	17	59,4	38,4	154,7
— 35 à 40 ans. . .	24	67,2	39,4	170,6	18	59,4	38,4	154,7
— 40 à 45 ans. . .	24	71,4	42,6	167,9	9	64,8	41,1	157,6
— 45 à 50 ans. . .	29	72,6	42,9	169,5	7	67,8	43,1	157,5
— 50 à 55 ans. .	22	75	43,9	171,1	15	77	48,3	153,4
— 55 à 60 ans. . .	21	75,8	44,6	169,7	11	72,2	45,6	158,3
— 60 à 65 ans. . .	18	81,4	47,5	173,8	11	75,6	46,9	158,7
— 65 à 70 ans. . .	11	79,8	47,1	169,3				
— 70 à 80 ans. . .	16	82,7	49,2	167,8	4	98	—	—

Il résulte des chiffres contenus dans ce tableau que, de la naissance à vingt et un ans, l'orifice aortique s'accroît peu à peu, comme tout l'individu.

A vingt et un ans, quand la croissance est terminée, les dimensions du corps et de l'aorte restent stationnaires; mais, à partir de quarante à quarante-cinq ans, le rapport change. La longueur de l'individu n'augmente plus, mais l'orifice aortique continue à s'élargir. De la naissance à vingt et un ans, l'orifice aortique s'agrandit; son périmètre, qui était à la naissance de 20 millimètres, arrive à l'état adulte, à vingt et un ans, à mesurer 60 à 62 millimètres. Il reste ainsi jusqu'à quarante ans, et, de quarante à quatre-vingts ans, il augmente peu à peu de 68 à 82 millimètres.

En un mot, à partir de quarante-cinq ans, l'orifice aortique commence à perdre de sa contractilité et de son élasticité et à céder peu à peu à la pression du sang.

L'orifice aortique est fermé par les trois valvules sigmoïdes ou semi-lunaires, formant uue sorte de poche au niveau de leur insertion.

Ces valvules, comparées par Winslow à des paniers de pigeons, regardent l'infundibulum par leur paroi interne ou inférieure et la cavité artérielle par leur paroi supérieure ou externe. Le bord inférieur ou adhérent est courbe, à concavité supérieure. Leur bord supérieur ou libre est ferme, presque horizontal dans l'abaissement, plus dur et plus serré que la poche que forme chaque valvule ; à la partie moyenne du bord libre se trouve une partie plus dure, connue sous le nom de *nodules d'Arantius.*

Ces trois valvules, s'abaissant, se touchent par leur surface interne ou ventriculaire et par leur bord. Le nodule d'Arantius, qui fait saillie au milieu, sert à compléter l'occlusion en bouchant le petit espace triangulaire, qui pourrait rester béant entre les trois valvules.

Quelquefois on rencontre une anomalie qui consiste en ce qu'il n'y a que deux valvules; mais, en pareil cas, elles sont en général très amples et suffisent largement à fermer hermétiquement l'orifice aortique. M. Duvernoy (1) en a présenté, en 1879, un très bel exemple à la Société anatomique.

SYMPTOMES ET DIAGNOSTIC.

Le début de la maladie de Corrigan est quelquefois brusque. Aran a cité autrefois le fait d'un contrebandier qui, étant poursuivi, tomba tout d'un coup sans connaissance et resta pendant une heure et demie dans cet état. On cite encore le fait d'Henderson, observé en 1835 : un homme, faisant effort pour pousser une voiture sur une côte, fut pris d'une dyspnée intense, suivie de syncope.

On en cite également d'autres, dus à Peacok et à Förster.

Le plus ordinairement, la maladie débute d'une manière soudaine dans le cours d'un rhumatisme articulaire. On trouve, un beau jour, un bruit de souffle descendant, qui avertit qu'une insuffisance aortique s'est établie.

Les symptômes du début s'étudient bien surtout chez les animaux auxquels on a pratiqué cette insuffisance expérimentalement. M. J. Franck (2), qui a coupé les valvules sigmoïdes chez 75 animaux, a observé d'abord une dépression générale de la circulation. Il y a d'abord une sorte de syncope, c'est-à-dire un arrêt du cœur en diastole pendant plusieurs secondes, puis les battements reparaissent, d'abord incoordonnés, si l'animal ne meurt pas du coup. Bientôt les battements du cœur grandissent, d'abord tumultueux, puis ils se régularisent, tout en restant fréquents.

A ce moment, le cœur est distendu par le sang ; il n'en chasse qu'une partie à chaque systole. Pendant que la tension s'élève ainsi dans le cœur, elle tombe dans le système artériel.

D'autres fois, enfin, le début passe tout à fait inaperçu, et l'on ne trouve la maladie que parce qu'on observe des vertiges, de

(1) Duvernoy, *Anomalie du nombre des valvules sigmoïdes de l'aorte* (Société anatomique, séance du 7 février 1879).

(2) Franck, *Production expérimentale de l'insuffisance aortique*. Lecture à l'Académie de médecine, février 1886.

la pâleur, de l'essoufflement, dont on cherche à se rendre compte.

Le diagnostic se fait souvent voir du premier coup d'œil, parce que l'attention est attirée par un soulèvement anormal des artères, soulèvement qui se voit surtout aux carotides primitives, aux carotides externes, aux sous-clavières, puis aux artères des membres, et qu'on trouve même aux petites artères, aux temporales, radiales, cubitales, à l'arcade palmaire et jusqu'à la pédieuse.

Corrigan est le premier qui ait été frappé de ce phénomène, et il l'a décrit d'une manière saisissante sous le nom de *pouls visible*.

« Lorsqu'on a dépouillé le malade de ses vêtements, les troncs artériels de la tête, du cou et des extrémités supérieures attirent immédiatement les yeux par leurs pulsations singulières. A chaque diastole, les artères sous-clavières, carotides, temporales, humérales et quelquefois même les artères palmaires sont projetées avec force hors de leur lit et bondissent sous la peau. On observe parfois ces pulsations dans une grande étendue du trajet des artères chez des individus bien portants, surtout à la suite d'efforts ou d'exercices violents ; mais, dans l'affection qui nous occupe, le mouvement de propulsion des rameaux a une étendue excessive.

« Tout à l'heure encore, elles n'étaient pas visibles, et elles se dessinent maintenant, en formant sous la peau un relief considérable à chaque pulsation. C'est en raison de l'apparence singulière et remarquable de ce phénomène qu'on a donné à ces pulsations artérielles le nom de *pulsations visibles* (1). »

Le pouls visible de Corrigan, dû à la dilatation, à l'ampliation subite, au bondissement de l'artère, se voit surtout aux carotides, à la crosse de l'aorte et dans toutes les artères des membres jusqu'à la pédieuse. Il est encore plus accusé au membre supérieur quand on élève le bras verticalement. Il ne faut pas le confondre avec le pouls visible de l'athérome, qui est un pouls visible par déplacement transversal, phénomène que j'ai nommé la *reptation artérielle*.

Pour bien voir le phénomène du pouls visible dans son maxi-

(1) Corrigan, *Edinb. med. Journ.*, vol. XXXVIII, p. 227, 228.

mum de développement, il faut que le malade découvre un bras entièrement et tout un côté de la poitrine, le droit surtout. On fait tourner le visage légèrement à gauche et l'on écarte le bras du corps à un angle de 25 à 30 degrés. On relève l'avant-bras en le fléchissant et en le mettant en supination, de manière que la vue puisse embrasser d'un coup d'œil tout le trajet artériel depuis le tronc brachio-céphalique jusqu'à la main.

L'attitude sera la plus favorable si la lumière vient raser la face interne de l'avant-bras et du bras de manière à former des ombres à chaque saillie artérielle. On observe alors, comme le dit si bien Corrigan, qu'à chaque systole artérielle l'artère augmente considérablement de volume.

Au contraire, la *reptation artérielle* symptomatique de l'athérome, s'observe de la manière suivante : si l'on a pris soin de placer le membre comme je l'ai indiqué, dans la demi-flexion, on voit l'artère former des courbures, et à chaque diastole ces courbures augmentent tellement, qu'on assiste à une véritable locomotion artérielle avec des déplacements angulaires qui peuvent quelquefois atteindre plusieurs centimètres. Si, au contraire, on étend le bras, l'artère se tend et le mouvement est beaucoup moins marqué. Or, comme on étend presque toujours le bras en l'élevant, le phénomène diminue ; mais il ne diminue pas dans ce cas par le fait de l'élévation, mais bien par le fait du redressement et la tension de l'artère, car le bras étant maintenu étendu horizontalement, la diminution est la même. Il faut, en somme, si l'on veut bien constater ce fait, mettre le bras en demi-flexion pour raccourcir la distance qui sépare deux points donnés de l'artère et lui permettre de se déplacer plus facilement.

Mais il est une autre remarque faite par Hope, le pouls de la maladie de Corrigan est brusque, *bondissant*, et il s'élève brusquement tout d'un coup pour tomber ensuite. Cette brusquerie de la contraction du cœur est précisément l'opposé de ce que j'ai décrit dans l'induration mitrale, où le ventricule, ayant à surmonter un double effort, mettait du temps à compléter la systole et entraînait un retard du choc de la pointe. Les tracés suivants donneront une juste idée du phénomène.

Voici d'abord un tracé de la pointe du cœur obtenu par le cardiographe chez un jeune sujet âgé de dix-sept ans, atteint de la maladie de Corrigan.

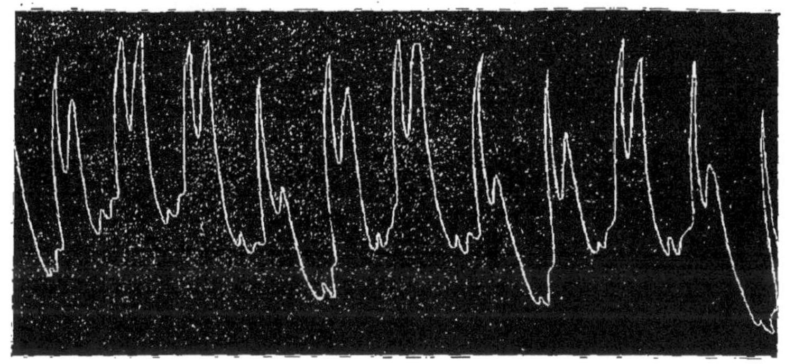

Fig. 82.

Chez des sujets moins jeunes, on voit encore l'ascension se faire brusquement, mais l'oscillation de l'aiguille, se montre moins et il se fait un plateau.

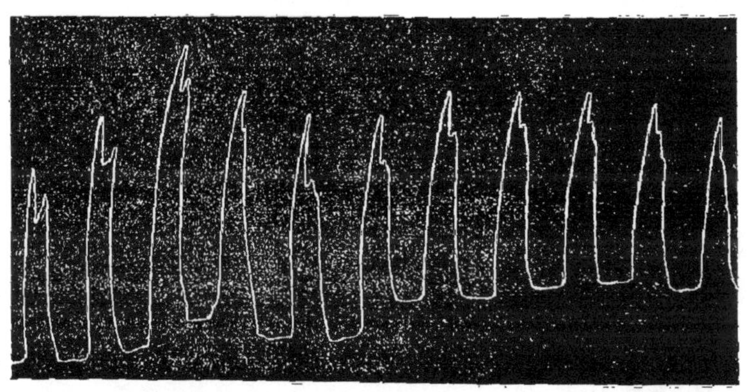

Fig. 83.

Le même caractère se retrouve dans les artères où l'on voit le tracé commencer par une ligne verticale.

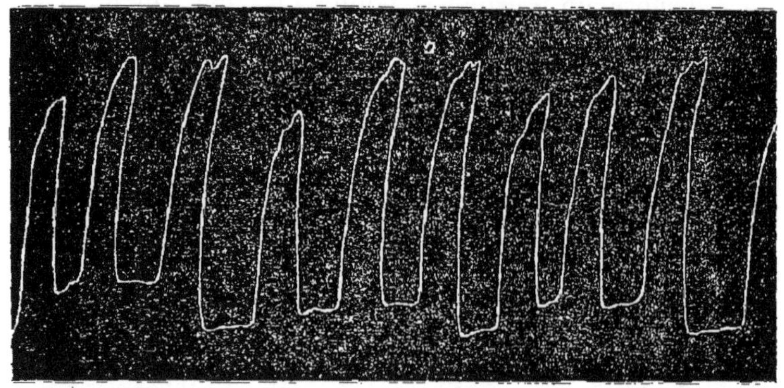

Fig. 84.

Voici le tracé pris sur l'artère crurale du même sujet.

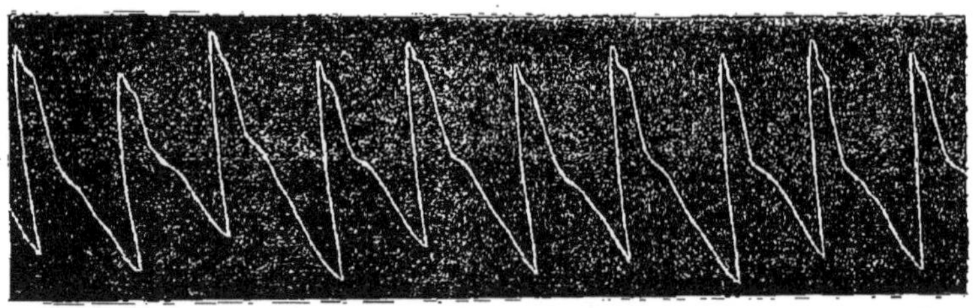

Fig. 85.

Le tracé du pouls radial au sphygmographe donne de même une ligne ascensionnelle verticale.

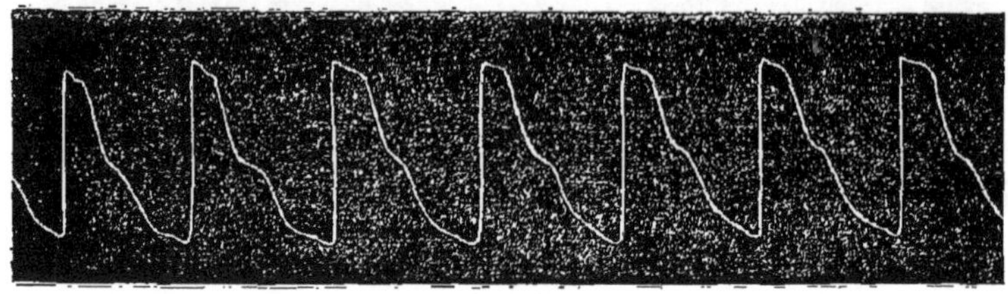

Fig. 86.

Lorsque les artères deviennent en outre athéromateuses, l'ascension devient moins brusque, comme on peut le voir dans les deux derniers tracés de la figure 82, empruntée à l'ouvrage de M. Marey.

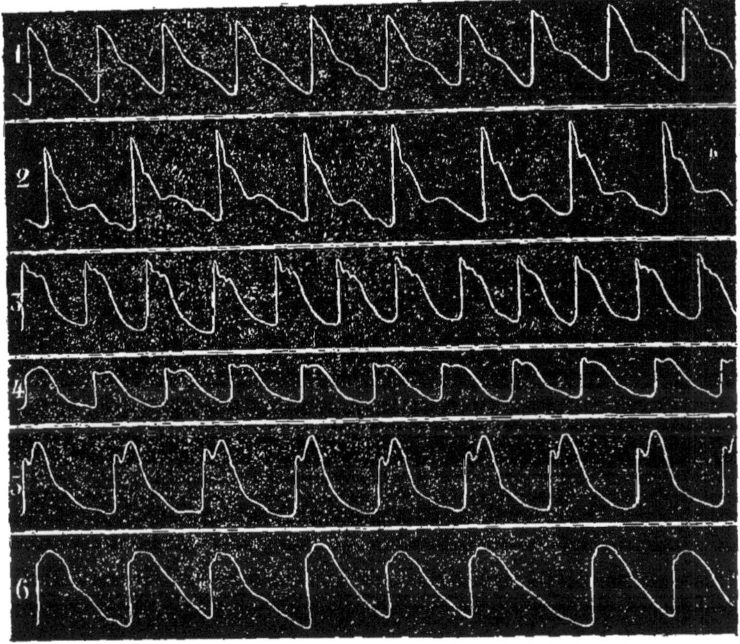

Fig. 87.

Il faut faire ici une remarque importante. Dans le pouls normal, il y a dans la descente du tracé un ressaut qu'on appelle le *dicrotisme* et qui se produit au moment du choc des valvules sigmoïdes. Il semblerait résulter au premier abord que s'il y a une grande insuffisance aortique le dicrotisme doit disparaître. Or, si nous regardons les tracés du pouls de la maladie de Corrigan, nous voyons qu'il ne disparaît pas. M. Marey en donne pour explication que la réflexion de l'onde ne se fait pas sur les valvules, mais sur le réservoir central. Le dicrotisme n'est donc que retardé du peu de temps que le sang met à aller de l'orifice aortique au fond du ventricule.

Corrigan donnait du pouls *visible*, c'est-à-dire du pouls si bien nommé par Hope le pouls *bondissant*, l'explication suivante :

« Lorsque l'appareil placé à l'orifice de l'aorte est dans un état d'intégrité parfaite, les valvules semilunaires, immédiatement après chaque contraction du ventricule, sont repoussées vers l'orifice par la pression qu'exerce le sang qui est arrivé au delà. Lorsqu'elles remplissent le rôle qui leur est dévolu, l'occlusion de l'orifice aortique, elles maintiennent ainsi dans l'aorte le sang qui y a été chassé par le ventricule, et les gros vaisseaux restent distendus. Ces vaisseaux conservent donc à peu près le même calibre pendant la systole et la diastole. Mais lorsque, par une des causes ci-dessus énumérées, les valvules ne peuvent plus fermer l'orifice de l'aorte, il arrive qu'à chaque contraction du ventricule une certaine quantité de sang, variable suivant le degré plus ou moins grand de l'insuffisance, rentre dans le ventricule; il en résulte que l'aorte ascendante et les artères qui en naissent laissent écouler, par un mouvement rétrograde, une partie du sang qu'elles contenaient, elles deviennent donc flaccides, après chaque contraction ventriculaire et leur diamètre diminue. A ce moment une nouvelle contraction du ventricule pousse rapidement dans ses vaisseaux une quantité de sang qui les dilate brusquement et avec force. La diastole artérielle est alors marquée par une augmentation si forte, si subite du calibre du vaisseau, qu'il se produit une pulsation visible qui constitue l'un des signes de la maladie.

« Plusieurs circonstances prouvent que le phénomène en question est bien réellement dû au mécanisme que nous lui assignons. Il est marqué surtout dans les artères de la tête et du cou, qui se vident plus facilement que les autres dans l'aorte et par conséquent dans le ventricule, et ne se retrouve pas au même degré dans les artères des membres inférieurs, même d'un diamètre plus considérable ; le plus souvent la *pulsation visible* y manque complètement. Au cou et à la tête elle est plus distincte lorsque le malade est debout que dans la position horizontale. »

L'explication donnée par Corrigan est des plus justes et il ne faut pas l'altérer.

Cependant, on peut faire avec Stokes la remarque que ce caractère du *pouls visible* peut exister alors que le sang ne reflue pas dans le ventricule, mais dans une autre cavité : c'est lorsqu'il existe une communication entre l'aorte et l'artère pulmonaire, entre l'aorte et l'infundibulum, entre l'aorte et le ventricule droit. Stokes l'a rencontré également dans un cas d'anévrysme de l'aorte ascendante. Stokes enfin fait remarquer qu'il vaudrait mieux insister sur la chute rapide de ce pouls et l'appeler pouls défaillant (*collapsing*). Pour moi, je crois qu'il faut d'abord garder le nom de *pouls visible* pour le pouls visible par expansion qu'on trouve dans la maladie de Corrigan et qui est le pouls *bondissant de Hope* dans la maladie de Corrigan, et le pouls *défaillant de Stokes*. Quant au pouls visible de l'athérome, visible par translation et déplacement latéral, il convient de lui donner le nom de *reptation artérielle*.

Nous remarquerons encore, avec M. F. Franck, que la réplétion du cœur se fait plus rapidement dans la diastole.

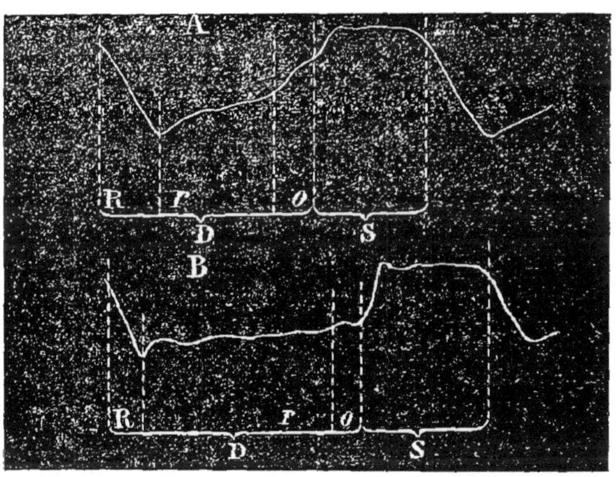

Fig. 88.

Dans cette figure le tracé normal est en bas et celui de l'insuffisance aortique est en haut (1).

Au début de la maladie il n'y a pas encore d'hypertrophie et les symptômes sont une certaine pâleur qui fait souvent croire à l'anémie, et l'accompagne souvent chez les jeunes filles et même chez les jeunes gens; c'est l'auscultation seule, au début, qui donne les symptômes caractéristiques.

Hope (2) avait déjà donné une bonne description de ce bruit. « Quand il se produit une insuffisance, un reflux à travers les valvules aortiques ouvertes d'une manière permanente, un souf-

(1). G. Debord, *Sur quelques modifications de la circulation intracardiaque et artérielle dans l'insuffisance aortique*. Thèse de Paris, 1878.

(2) Hope, *Maladies du cœur*, p. 384.

flé accompagne le second bruit, et son origine peut être reconnue par les circonstances suivantes :

« 1° Il est plus éclatant et plus superficiel au niveau des valvules aortiques qu'au niveau de la pointe du cœur; ce qui le distingue d'un souffle des valvules auriculaires au second bruit ;

« 2° Il est plus éclatant suivant le cours de l'aorte ascendante que suivant le trajet de l'artère pulmonaire, et suivant la direction du ventricule gauche que du ventricule droit; c'est ce concours de circonstances qui fait connaître que son siège est dans les valvules aortiques et non dans les valvules pulmonaires ;

« 3° Le pouls vient encore en aide au diagnostic; on le distingue du bruit de souffle systolique de l'orifice aortique en ce qu'il accompagne le second bruit et qu'il est plus facile à entendre dans la direction du ventricule que le murmure systolique, qu'il se prolonge dans toute l'étendue du silence et parce que la faiblesse du reflux du sang lui donne toujours une douceur, un timbre moins éclatant, un ton plus bas qui le rend comparable au mot *awe* (aoue) prononcé à voix basse pendant l'inspiration. Il est souvent musical. »

Selon la méthode que j'ai adoptée, je décrirai ce bruit de souffle sous ses trois conditions de l'espace, du temps et du timbre.

1° *Topographie du bruit de l'insuffisance aortique.* — Ce bruit commence au niveau de l'orifice aortique, c'est-à-dire au niveau du troisième cartilage costal droit, s'irradiant un peu autour à 1 ou 2 centimètres du bord du sternum vers la droite, dans toute la largeur du sternum vers la gauche, remontant dans le deuxième espace intercostal droit, puis descendant le long du sternum, qu'il occupe dans presque toute sa largeur, et allant dépasser en bas le bord du cœur de 1 ou 2 centimètres. Sa direction n'est pas tout à fait verticale, elle incline un peu vers la gauche en descendant. Mais ce qui est très remarquable, c'est que le siège de ce bruit se déplace avec le temps. A mesure que se fait l'hypertrophie consécutive, qui est souvent considérable, le cœur tend à s'abaisser de 1 à 3 centimètres, la pointe descend dans le sixième espace intercostal et se rapproche de plus en plus de la ligne axillaire. Le reflux du sang est alors moins vertical et devient de plus en plus oblique vers la gauche, de sorte qu'à l'obliquité formée par le schéma on peut voir du premier coup si l'on a affaire à une insuffisance récente ou à une insuffisance ancienne qui a produit la grosse hypertrophie qu'on nomme *cor bovinum*.

Cette différence sera mieux saisie par des dessins.

Le premier schéma appartient à l'observation du jeune Deremoutet dont le tracé cardiographique a été donné plus haut.

Le schéma du bruit diastolique commence à la hauteur du deuxième espace intercostal, immédiatement au-dessous du deuxième cartilage, puis descend presque verticalement en se

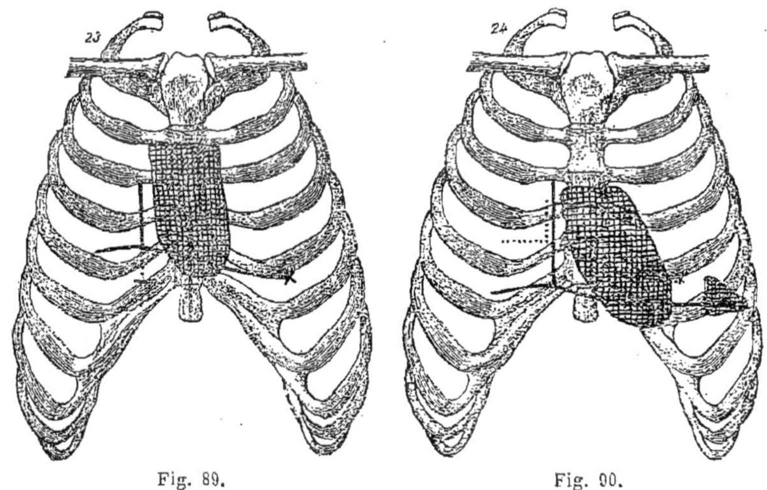

Fig. 89. Fig. 90.

portant à gauche jusqu'à 1 centimètre au-dessous du bord inférieur du cœur. Il n'y a pas de transmission à la pointe. Le cœur n'est pas abaissé, il n'est pas encore hypertrophié, on est en plein dans la période de tolérance.

Le second schéma appartient à un sujet de cinquante-neuf ans dont l'affection est ancienne.

L'hypertrophie du cœur est considérable, la pointe bat dans le sixième espace intercostal, à 13 centimètres de la ligne médio-sternale. Le poids du cœur a fait descendre l'angle droit du cœur à l'insertion du septième cartilage droit. Le schéma occupé par le souffle ne commence plus ici que dans le troisième espace intercostal et descend d'un bon centimètre au-dessous du bord inférieur du cœur. Le schéma se dirige à gauche; il y a, en outre, un bruit de souffle à la pointe sans qu'il y ait de lésion mitrale. Ce bruit, comme cela arrive souvent quand il y a une hypertrophie considérable, est dû à l'insuffisance de la valvule mitrale produite par la dilatation du cœur. On entend alors à la pointe un double souffle systolique et diastolique.

Le point maximum où l'on entend le bruit de souffle de l'insuffisance aortique correspond en général à l'appendice xiphoïde, c'est-à-dire à l'endroit où le sang refluant par le fait de la pesanteur vient choquer le plan inférieur du ventricule gauche qui repose sur le diaphragme.

Quant à l'obliquité plus grande du bruit ancien, elle correspond à la rotation de l'axe du cœur, qui devient de plus en plus horizontal à mesure que le cœur s'allonge par l'hypertrophie.

2° *Temps*. — Le bruit de souffle de l'insuffisance est un bruit diastolique; il remplace le claquement des valvules sigmoïdes, donc il commence avec la diastole. Mais on remarquera que, dans l'insuffisance aortique, la durée de la systole est moindre que dans l'état normal, que le choc systolique est brusque et rapide, mais que la chute de la systole est rapide. Aussi semble-t-il souvent que le petit silence est très court et que le bruit diastolique suit presque immédiatement le bruit systolique. Ce bruit commence avec la diastole et couvre, par conséquent, une partie du grand silence. Il se termine avec la diastole, en laissant au grand silence la durée de la systole auriculaire. Car il ne faut pas oublier que le grand silence correspond à la diastole, plus à la systole auriculaire. Il ne couvre pas le bruit systolique suivant.

Dans le cas d'hypertrophie considérable du cœur, il se propage à la pointe et couvre le second bruit et tout le grand silence; là on le voit quelquefois se prolonger et couvrir le bruit systolique suivant. Le rythme qu'on entend à la pointe donne alors l'apparence d'un double bruit de souffle, bien qu'il n'y ait pas de lésion mitrale. Je reviendrai sur ce point important du diagnostic différentiel.

Donc, l'insuffisance aortique pure, la maladie de Corrigan, n'a pour symptôme, à l'auscultation, qu'un bruit de souffle diastolique. Le premier bruit reste normal si l'insuffisance existe seule.

Comment se fait-il que des auteurs très recommandables, comme Stokes, Banks, Gendrin, Alvarenga et d'autres, admettent un double souffle ?

Stokes dit, par exemple (p. 137), qu'on entend un bruit de souffle double et rude, se propageant de l'orifice aortique sur le trajet de l'arbre artériel, et (p. 215) qu'on entend un bruit de soufflet de l'aorte ascendante et des artères carotides et sous-clavières. Enfin (p. 230), le murmure, ordinairement double, peut être quelquefois simple; il accompagne la systole ou bien alors la régurgitation du sang.

Cette erreur du double souffle tient à plusieurs circonstances. Je ne parle pas des lésions amenant une induration des valvules et un rétrécissement de l'orifice, cela est évident. Je parle des cas où l'on a entendu, pendant la vie, un double souffle et où l'on a trouvé, après la mort, des valvules parfaitement souples, mais insuffisantes. Cela tient à ce qu'en pareil cas l'insuffisance a été observée chez des vieillards qui présentaient une dilatation athéromateuse de l'aorte et des rugosités, puis une insuffisance par dilatation. Cette forme d'insuffisance aortique secondaire, produite par la dilatation aortique, sera décrite, aux maladies de cette artère, sous le nom de *maladie de Hodgson.*

J'en donnerai pour preuve l'observation de Banks (1), qui a pris pour un symptôme d'insuffisance aortique un bruit de souffle ascendant produit par *une portion de la matière athéromateuse de plus d'un pouce de long, qui s'implantait sur l'orifice par un pédicule étroit et flottant dans l'aorte.*

Enfin, au bruit de l'insuffisance aortique peuvent se joindre des bruits produits par l'extension de l'inflammation à la mitrale, ou des bruits dus à une corde valvulaire tendue au travers de l'orifice, etc. Il en résulte en somme que le bruit produit par l'insuffisance aortique est un bruit diastolique descendant. Tout bruit surajouté indique une lésion surajoutée.

Quant aux bruits trouvés dans la carotide et les sous-clavières,

(1) Banks, *Dublin Hospital Gazette*, n° 3, 1857.

ils sont le produit de la pression du stéthoscope rigide par la tête de l'observateur. La substitution des stéthoscopes flexibles aux stéthoscopes rigides met à l'abri de cette cause d'erreur.

3° *Le timbre.* — Hope l'a très bien décrit; il est doux, moelleux et aspiratif; il est quelquefois superficiel en apparence, mais le plus ordinairement profond. Il est plus fort au début et va en s'atténuant.

Pour bien l'entendre, il faut faire asseoir le malade ou mieux encore le placer dans la station debout. Dans cette position, la pesanteur augmente la chute du sang, et le cœur, pressé contre la paroi thoracique, le fait mieux entendre.

Il s'entend mieux à l'oreille qu'avec les stéthoscopes. Il perd une partie de son intensité dans le stéthoscope de bois, et il en perd davantage dans le stéthoscope ordinaire en caoutchouc. Mais, en revanche, il est très bien conduit par le stéthoscope adhérent avec caisse de renforcement et tubes biauriculaires.

On peut reconnaître, au timbre, que la direction du bruit est une direction descendante.

L'auscultation des artères a permis à M. le docteur Duroziez (1) d'entendre, dans les artères et en particulier dans l'artère crurale, un double souffle, qu'il regarde comme pathognomonique de l'insuffisance aortique. J'ai entendu ce bruit, comme M. Duroziez, avec un stéthoscope en bois, la tête appuyant sur l'instrument et le pavillon de l'instrument étant large. Mais je ferai observer qu'avec un pareil instrument on le retrouve dans la chlorose, l'anémie, l'intoxication saturnine et la fièvre typhoïde. Je suis convaincu qu'en pareil cas le bruit est dû aux déformations de l'artère par le stéthoscope. Si l'on se sert d'un stéthoscope flexible, qui permet d'appuyer légèrement sur l'artère sans la déformer, il n'y a plus de double souffle crural. Les bruits n'apparaissent qu'à mesure qu'on déforme l'artère par l'instrument.

Les phénomènes de la circulation présentent encore d'autres modifications, le pouls est souvent plus fréquent. La tension est en général abaissée, surtout dans les premiers temps, et tombe-

(1) Duroziez, *Archives de médecine*, 1861.

rait à 4 ou 5 centimètres de mercure. Mais, selon M. F. Franck, elle se relèverait dans la période de tolérance. Ce qui est certain, c'est la plus grande ampleur des oscillations du volume des vaisseaux même capillaires et par suite des tissus.

Il est une autre particularité qui a été notée par le professeur Renaut (de Lyon) sur le pouls des malades atteints de large insuffisance aortique. Elle consiste en ceci, qu'on trouve quelquefois sur le tracé sphygmographique du pouls carotidien un ressaut ou plutôt une élévation de la ligne correspondant à la systole de l'oreillette, et indiquant son hypertrophie.

Ce détail, que M. F. Franck a rencontré de son côté et que M. Marey a reproduit sur l'appareil schématique de la circulation, semble indiquer à la fois une large insuffisance et une hypertrophie de l'oreillette.

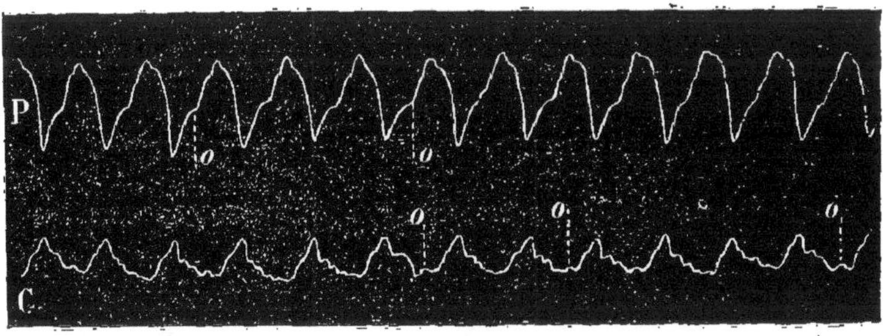

Fig. 91. La contraction de l'oreillette est marquée en O. (Renaut.)

Ainsi donc, dans la maladie de Corrigan, la systole de l'oreillette augmente de force et de durée. Nous verrons plus loin que la systole du ventricule diminue souvent de durée.

Enfin M. R. Tripier (1) a indiqué pour l'insuffisance aortique un retard du pouls artériel plus grand qu'à l'état normal. M. F. Franck, qui a cherché à constater ce phénomène avec les appareils enregisteurs, a constaté qu'il n'en est rien. J'ai pris également des tracés sphygmographiques et j'ai vu comme M. F. Franck que la pulsation était plutôt avancée que retardée, ce qui est en rapport avec la brusquerie de la systole et son peu de durée.

(1) R. Tripier (de Lyon), *Revue mensuelle de médecine et de chirurgie*, janvier 1877.

Marche de la maladie. — Dès que la maladie est constituée, il devient évident que le cœur est chargé d'un double travail ; il faut qu'à chaque révolution il enlève son rocher de Sisyphe, qui retombe toujours, n'étant plus maintenu par les valvules. Il en résulte une hypertrophie qui lance, à chaque révolution, une quantité de sang supérieure à ce que le cœur donne à l'état normal; mais, malgré cette forte impulsion, les artères ne se maintiennent pas remplies, d'où une anémie relative, caractérisée par la pâleur, les vertiges et souvent d'autres symptômes d'une anémie cérébrale relative.

Si les sujets sont jeunes, l'affection peut rester longtemps latente, c'est-à-dire sans que les malades s'en doutent, n'accusant aucun trouble fonctionnel. La maladie n'est alors caractérisée que par ses phénomènes physiques.

On voit donc de bonne heure la pointe descendre dans le sixième espace intercostal. Puis elle s'éloigne peu à peu de la ligne médio-sternale, et, de 9 centimètres, la distance va à 10, 12, 13 et même 14 centimètres.

Le foie ne tarde pas à fléchir sous le poids du cœur, et l'angle droit descend au niveau de l'insertion du sixième et même du septième cartilage. Il en résulte que l'obliquité du bord inférieur du cœur, qui avait d'abord augmenté par l'abaissement de la pointe, diminue plus tard par l'abaissement de l'angle droit.

Le bord vertical du cœur ne bouge guère que plus tard, quand il se fait une dilatation de l'oreillette droite, par insuffisance de la valvule tricuspide.

En résumé, l'insuffisance aortique est caractérisée par le pouls visible de Corrigan et par le pouls bondissant de Hope. Le pouls est grand, fréquent, régulier, n'offrant que rarement des intermittences. L'auscultation fait entendre un bruit qui, partant de l'orifice aortique, descend le long du sternum vers le ventricule droit. L'obliquité de ce bruit descendant se tourne de plus en plus à gauche à mesure que le cœur s'allonge et se porte vers la gauche, l'implantation de la veine cave inférieure ne lui permettant pas de s'allonger dans un autre sens. Le point où le bruit s'entend avec la plus grande intensité va du troisième cartilage droit à l'appendice xiphoïde.

Le bruit est diastolique, et, quand on observe sur des jeunes sujets, il ne se produit aucun bruit systolique. Quand il s'y joint un bruit systolique ascendant, il faut admettre soit une altération des valvulves sigmoïdes, soit des dépôts athéromateux et saillants à l'origine de l'aorte.

Le bruit commence avec la diastole et finit avec la diastole, laissant persister du grand silence ce qui correspond à la systole auriculaire. Le timbre du bruit est doux, moelleux, aspiratif, souvent éloigné, commençant avec une certaine force et s'atténuant avec le temps.

Le choc de la pointe n'est pas toujours considérable, bien qu'on sente à la main des contractions énergiques du cœur ; cela tient à ce que plus le cœur s'allonge, plus la partie du poumon qui recouvre la pointe prend de l'épaisseur et plus le cœur tend à devenir parallèle à la paroi antérieure de la poitrine.

On observe souvent un choc épigastrique par le fait de l'abaissement du cœur.

MM. Potain et Rendu disent avoir observé, en pareil cas, un choc épigastrique précédant le choc de la pointe et dû à la diastole. C'est la confirmation d'une remarque qu'avait faite Skoda.

Enfin les oscillations de la tension artérielle se font sentir jusque dans les capillaires. M. Ruault (1) a décrit ce phénomène sous le nom de *pouls capillaire visible*. Ce phénomène avait été observé pour la première fois par Lebert, puis en 1868 par Quincke sur les ongles des doigts de la main, l'avant-bras et le pied et même dans le fond de l'œil, où il a été constaté depuis par tous les ophthalmologistes, surtout depuis la communication d'Otto Becker, au Congrès ophthalmologique d'Heidelberg en 1871. En France, le pouls capillaire sous-unguéal a été décrit pour la première fois, par M. Gripat, en 1873. Ce pouls a ensuite été constaté en France par MM. Déjerine, Tapret, puis par M. Ruault et après lui par bien d'autres.

Ce pouls capillaire consiste dans une succession d'hyperhémie et d'anémie de la région que l'on observe, d'où une succession alternative de la rougeur et de la pâleur. Pour bien l'observer,

(1) A. Ruault, *Recherches sur le pouls capillaire visible*. Thèse de Paris, 1883.

il faut regarder les doigts par transparence. Ce même phénomène peut s'observer sur le front après une friction ou sur la face interne de la lèvre qu'on a renversée à l'extérieur. Ce pouls capillaire visible, qui du reste n'est pas absolument propre à l'insuffisance aortique diminue sous l'influence des injections sous-cutanées de morphine.

Comme troubles fonctionnels, on observe qu'au repos les malades sont calmes, mais que le moindre effort provoque de l'oppression, de la pesanteur épigastrique, de la dyspnée, de l'angoisse précordiale, des palpitations. On observe de temps en temps une douleur sternale, douleur sourde, continue, s'exaspérant par les efforts et due, selon M. Bucquoy, à l'aortite. Cette douleur manque souvent ; elle se montre, en général, tardivement et alors que sont survenues des lésions secondaires.

Les phénomènes nerveux symptomatiques peuvent se montrer sous plusieurs formes : tantôt sous la forme d'accès d'angine de poitrine, mais cela s'observe bien plutôt dans l'insuffisance symptomatique de la dilatation athéromateuse de l'aorte ou maladie de Hodgson que dans la maladie de Corrigan pure et simple. Les douleurs peuvent s'irradier dans les bras ou vers le tube digestif et former une sorte de gastralgie, avec cardialgie, pyrosis et flatulence.

En somme, MM. Potain et Rendu disent avec raison (p. 555) que l'insuffisance aortique est bien plus une maladie de l'aorte qu'une maladie du cœur proprement dite. Cela est vrai dans la maladie de Corrigan, c'est encore bien plus vrai dans la maladie de Hodgson.

Le diagnostic différentiel de l'insuffisance aortique est bien facile à faire quand on examine attentivement les différents symptômes. La confusion peut être faite, au début, chez les jeunes sujets, avec l'anémie. On s'en apercevra par la différence de lieu et de temps du bruit pathologique.

Il faudra ensuite se défier plus tard des anévrysmes. Si l'insuffisance est seule, elle sera facile à reconnaître ; mais, si elle est accompagnée d'autres lésions graves de l'aorte, elle risquera d'être méconnue, à cause de son bruit doux et lointain. Ce n'est qu'une affaire d'attention.

La marche de la maladie de Corrigan est lente, lorsqu'elle se développe chez de jeunes sujets dont les organes de la circulation, souples et actifs, peuvent supporter facilement un excès de travail. Il est remarquable même que les maladies intercurrentes ne troublent pas davantage cette maladie.

J'ai vu pendant trois ans, avec M. le docteur Mounier, professeur au Val-de-Grâce, un jeune homme qui, atteint d'insuffisance aortique à l'âge de dix-sept ans, a été pris, à vingt ans, d'une ataxie locomotrice, laquelle a parcouru toutes ses périodes et emporté le malade en trois années, sans que le cœur ait rien changé à sa claudication habituelle. Aucun trouble des organes de la circulation ne s'est montré, malgré la gravité des symptômes nerveux et la rapidité relative de l'évolution.

Cette tolérance de l'organisme fait que l'on rencontre quelquefois, dans son cabinet, un malade atteint d'insuffisance aortique, qui ne s'en doute pas le moins du monde, et auquel on est obligé de faire quelques observations au sujet des précautions à prendre.

Sous l'influence de cet excès de travail qui incombe au cœur, par suite de l'insuffisance des sigmoïdes, le cœur ne tarde pas à s'hypertrophier et grandit alors en poids et en volume en perdant sa souplesse, si bien que la valvule mitrale peut devenir insuffisante par la dilatation de l'organe.

Mais, selon M. F. Franck, ce n'est pas le reflux aortique qui provoque l'augmentation d'énergie tant du cœur que des capillaires, c'est le seul fait de l'irritation des sigmoïdes qui en est cause. Tel est le résultat de ses expériences sur les animaux.

Ce n'est que tardivement, quand l'hypertrophie et la dilatation du cœur ont amené la dégénérescence des fibres musculaires et l'asystolie, que l'on voit survenir les phénomènes de tension veineuse, avec congestion, œdème autour des veines des membres inférieurs, de la veine sus-hépatique, de la veine porte et des veines pulmonaires, puis l'apoplexie pulmonaire.

La terminaison peut se faire lentement par l'asystolie, mais aussi par la mort subite.

La mort subite peut arriver par angine de poitrine ou simplement par syncope.

La mort subite avait déjà été notée par Corrigan en 1841, puis par le docteur Law en 1845. Stokes pensait cependant que la mort subite est plus fréquente dans la lésion de la mitrale. La thèse de M. Mauriac, en 1860, est venue rappeler de nouveau l'attention sur la fréquence de la mort subite dans cette affection. En pareil cas, la mort subite paraît beaucoup plutôt produite par la lésion du myocarde que par l'insuffisance aortique. Cette opinion est également celle de M. Franck. Il faut ajouter que, dans le cas d'une phlegmasie de poitrine intercurrente, la mortalité est plus à craindre qu'avec une autre maladie du cœur.

CHAPITRE XVIII

DE L'ENDOCARDITE SCLÉREUSE DES VALVULES SIGMOIDES DE L'AORTE.
STÉNOSE OU RÉTRÉCISSEMENT DE L'ORIFICE AORTIQUE.

Les lésions qui amènent le rétrécissement des valvules sigmoïdes de l'aorte leur laissent rarement assez de souplesse pour qu'elles puissent fermer hermétiquement l'orifice aortique; aussi peut-on dire en général que le rétrécissement seul n'est pour ainsi dire qu'une période de la maladie. Cependant il est réellement des cas où le rétrécissement peut exister seul sans l'insuffisance jusqu'à la mort du malade.

Points de repère anatomo-pathologiques. — Quand les lésions sont minimes, elles se bornent à un épaississement des nodules d'Arantius, à l'hypertrophie des bords libres; quelquefois à une frange de végétation sur la face ventriculaire de la valvule, plus rarement sur la face aortique.

A un degré plus avancé, qu'on est convenu d'appeler le deuxième degré, on constate une altération des valvules consistant dans l'épaississement, la dégénérescence athéromateuse et des infiltrations calcaires. Les valvules sont en général rigides, soudées entre elles à leur base et formant alors un dôme à convexité tournée vers l'aorte, ayant à son sommet une ouverture rétrécie qui peut à peine laisser passer une plume (Heaton) ou même être réduite à une simple fente (Murray). Dans un degré plus avancé, le rétrécissement ne porte pas seulement sur la valvule, mais sur l'artère elle-même.

Il est un autre lieu d'élection de ce rétrécissement, appelé par M. Vulpian sous-aortique, et qui siège au niveau de l'orifice mitral et de la cloison, formé par une cicatrice de tissu conjonctif et consécutif à un abcès du myocarde. M. Vulpian en a décrit un cas en 1868. On en a vu d'autres depuis: M. Liouville en 1868, M. Chouppe en 1872 et MM. Budin et Décaudin en 1873.

En général, quand les lésions des valvules aortiques sont le résultat d'un état inflammatoire, elles ne sont qu'un prolongement par voisinage des lésions de la valvule mitrale.

Symptômes. — Les symptômes sont souvent peu accusés et la maladie peut rester latente.

La maladie se révèle le plus souvent par la dyspnée d'effort, l'oppression quand le terrain monte, quand il s'agit de monter des escaliers.

Le choc de la pointe est brusque, l'ascension de l'aiguille est rapide et s'accompagne d'un frémissement cataire très sensible et souvent très fort au niveau du deuxième intercostal droit, ou un peu plus bas si le cœur est descendu par le fait de son poids.

L'auscultation révèle un bruit de souffle systolique.

Le schéma formé par le bruit de rétrécissement forme une colonne ascendante qui part du deuxième espace intercostal près du sternum et se dirige comme le tronc innominé vers les carotides.

Son point maximum est au début au niveau du troisième espace intercostal; mais le cœur en s'hypertrophiant devient lourd, et, le bord inférieur du cœur étant descendu, les orifices paraissent plus bas et les bruits produits par ces valvules commencent à leur niveau, et même au-dessous des points de repère normaux de ces orifices. J'ai vu un malade de ce genre dont le bruit avait son maximum dans le quatrième espace intercostal droit.

Observation XXXVII. — Ch... (François), âgé de soixante-seize ans, ancien marchand des quatre saisons, pensionnaire de l'hospice de Bicêtre, entre à l'infirmerie le 14 juin 1872; l'examen me donne les résultats suivants :

Le malade est affecté de dyspnée; il est atteint d'une congestion pulmonaire double, plus étendue du côté droit. Le choc de la pointe du cœur est peu sensible, il bat dans le cinquième espace intercostal, immédiatement au-dessous du mamelon; le bord supérieur du foie correspond à l'insertion du cinquième cartilage.

Les bruits du cœur sont faibles à la pointe, plus forts au niveau de la tricuspide, mais sans souffle. A droite du sternum on entend un bruit systolique très bien frappé, rude et ayant son maximum au quatrième espace intercostal droit, près du sternum. Il y a un peu de reflux des veines jugulaires. Le pouls est petit, les artères dures, les mains froides et cyanosées. Il y a de l'œdème des membres inférieurs et même un peu d'œdème de la face.

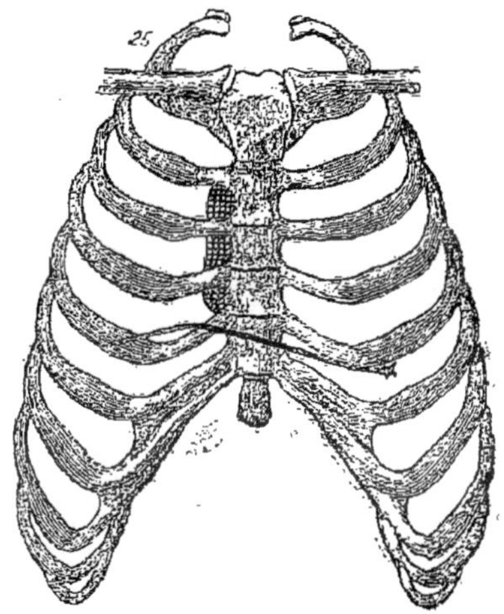

Fig. 91.

Le bruit pathologique correspond à un bruit de rétrécissement aortique, mais je ne m'expliquais pas pourquoi il avait son maximum aussi bas.

L'autopsie est venue montrer qu'il s'agissait de rugosités des valvules aortiques et d'un cœur abaissé par son poids.

Le bruit dû au rétrécissement de l'orifice aortique siège donc à droite du sternum, il a en général son maximum dans le deuxième espace intercostal, remontant dans le premier espace et dans les vaisseaux du cou. Il s'éloigne peu à droite du bord du sternum, en bas il peut se faire entendre derrière le quatrième cartilage et même dans le quatrième espace.

Il est systolique et en se prolongeant dessine souvent toute la crosse de l'aorte si elle est athéromateuse. Comme timbre, il est vibrant et plus ou moins rude, accompagné souvent de frémissement cataire. Quelquefois, il se propage à la pointe. Son intensité est moins en rapport avec le rétrécissement qu'avec la rudesse et les aspérités des lésions.

Le pouls est en général petit, dur et vibrant. Les systoles

sont longues quand le malade est reposé. Fræntzel (1) fait remarquer que le tracé du rétrécissement et de la faiblesse cardiaques ont tous deux peu d'élévation, mais que dans le rétrécissement la tension se maintient forte pendant toute la durée de la systole, tandis que dans l'affaiblissement du cœur elle tombe

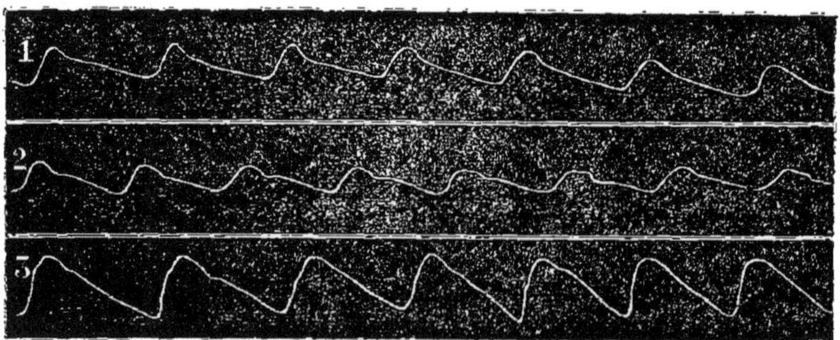

Fig. 92. Tracé du pouls du rétrécisssement aortique, d'après Marey.

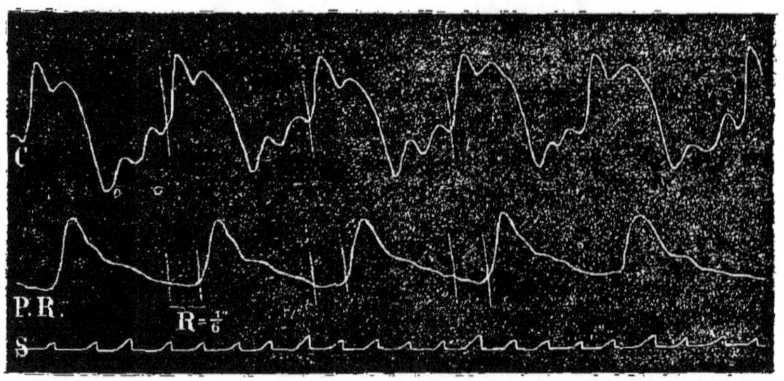

Fig. 93. Retard du pouls dans le rétrécissement aortique. (Keyt et Marey.)

tout de suite. Traube a noté le retard du pouls radial, Keyt l'a trouvé égal à un sixième de seconde; mais ce fait est bien loin d'être constant et d'ailleurs il se rencontre dans le rétrécissement mitral.

Le diagnostic direct d'un rétrécissement aortique se fait assez facilement par le fait de la situation du bruit de souffle, du temps et du timbre rude avec frémissement cataire. Le bruit de souffle suit toujours le cours du sang et se prolonge dans les

(1) Fræntzel, *Berlin. klin. Vochenschrift*, p. 49, 50, 1867. Cité par Potain et Rendu.

vaisseaux du cou. Ce caractère et l'hypertrophie qui l'accompagne débutant par le cœur gauche, puis gagnant les deux cœurs, tout cela est facile à reconnaître.

Cependant il est des cas où le diagnostic différentiel devra être fait entre un rétrécissement aortique peu prononcé et l'anémie. Cela tient à ce que, sous l'influence du rétrécissement aortique, l'irrigation cérébrale est diminuée. Il y a donc presque toujours dans ce cas une anémie cérébrale qui va s'accusant par moments quand le malade fatigue son cœur, soit par un effort, soit par une station prolongée. Il peut même arriver que ces accès d'asthénie cardiaque et par suite d'augmentation dans l'anémie amènent des syncopes, et si le sujet y est prédisposé, des attaques d'hystérie, même chez l'homme (1). Le diagnostic pourra encore se faire, grâce à la précision des signes que j'ai donnés, mais il ne laissera pas d'être embarrassant.

Voici un échantillon de cette difficulté.

Observation XXXVIII. *Rétrécissement aortique avec état anémique.* — P... (Jacques), âgé de quarante ans, marchand de vin, entré à l'hôpital Lariboisière le 5 avril 1881, avec tous les signes de l'anémie. Pâleur des tissus, inappétence, bruit de souffle *des deux côtés* du *sternum* au niveau du deuxième espace intercostal.

La recherche des causes de l'anémie ne donne aucun résultat, on est réduit à admettre une sorte d'anémie primitive.

L'examen attentif du bruit pathologique donne les résultats suivants : il existe dans le deuxième espace intercostal gauche, près du sternum, un bruit de souffle systolique suivi d'un claquement sigmoïde éclatant. L'épreuve qui consiste à faire diminuer le bruit par la position assise ne donne pas de résultat. Le bruit de souffle n'est pas limité au deuxième espace gauche, il s'entend dans le deuxième espace intercostal droit. Le souffle est synchrone avec la diastole artérielle et non pas avec la dépression veineuse. Par conséquent, ce bruit de souffle existe non seulement dans l'artère pulmonaire, mais aussi dans l'aorte; il s'entend aussi dans le premier espace intercostal, mais moins dans l'espace droit que dans le premier espace intercostal gauche.

La pointe du cœur bat dans le quatrième espace intercostal à 10 centimètres de la ligne médiane. Le bord supérieur correspond à l'insertion du quatrième cartilage. L'abaissement de la pointe est de 2 centimètres et

(1) Armaingaud, *Sur une corrélation pathogénique entre les maladies du cœur (insuffisance et rétrécissement aortiques) et l'hystérie chez l'homme.* Paris, Delahaye, 1878.

demi. Le sternum a sa longueur ordinaire, 21 centimètres. Le cœur est donc petit. Pas de bruit dans les vaisseaux du cou, ni à la mitrale, ni à la tricuspide.

On doit donc reconnaître ici une lésion légère des valvules aortiques.

L'évolution de la maladie est lente. La période de tolérance est longue comme pour la maladie de Corrigan, c'est-à-dire pour l'insuffisance primitive ; mais en général peu à peu il se produit de l'insuffisance comme dans le cas de Lhermann qui va être cité. D'ailleurs, il est beaucoup plus commun de voir les lésions des valvules sigmoïdes entraîner à la fois le rétrécissement et en même temps l'insuffisance.

En même temps que l'hypertrophie du cœur avec dilatation qui se produit ultérieurement, il est fréquent de voir se produire de l'aortite chronique avec dilatation et épaississement de l'artère.

RÉTRÉCISSEMENT ET INSUFFISANCE SIGMOÏDES DE L'AORTE.

Après les détails que j'ai donnés sur l'insuffisance et sur le rétrécissement aortiques en particulier, le diagnostic devient facile, puisque le souffle est double en nombre, double en direction, double comme succession et que chacun d'eux garde ses caractères propres.

Les deux souffles partent de l'origine de l'aorte au troisième cartilage droit ou un peu plus bas ; le premier remonte vers les vaisseaux du cou, le second descend vers le sternum, avec cette différence pour le second qu'il est d'abord vertical, puis oblique vers la gauche quand la maladie se prolonge et qu'elle a amené l'hypertrophie du cœur gauche.

On s'en rendra compte par les deux schémas ci-après (fig. 95, 96).

Le maximum des deux bruits de souffle n'est pas situé au même endroit. Tandis que le premier bruit a son maximum au niveau du deuxième espace intercostal droit, le deuxième a son maximum vers le quatrième espace intercostal, d'abord à droite et plus tard à gauche. On peut donc placer sur chacun de ces foyers le pavillon d'un stéthoscope adhérent et les observateurs peuvent écouter successivement ces deux bruits pour comparer leur mouvement et leur timbre (auscultation différentielle).

D'autre part, comme ces deux bruits se succèdent, il est possible, en réunissant les tubes des deux stéthoscopes par un y et un tube, d'amener dans une même oreille les deux bruits qu'on entend alors successivement (auscultation additionnelle) et qu'on peut comparer encore mieux. Enfin on peut ajouter à cet y des bifurcations plus ou moins nombreuses et faire, pour cette auscultation additionnelle, de l'auscultation monoauriculaire à quatre observateurs et de l'auscultation biauriculaire à deux observateurs.

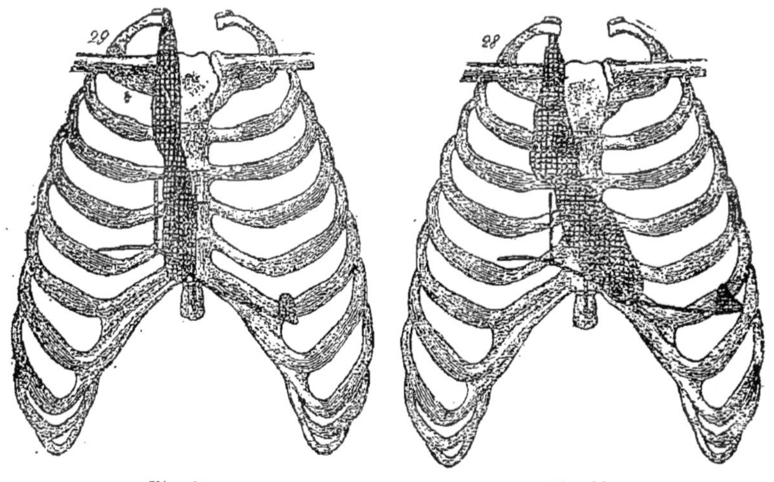

Fig. 95. Fig. 96.

L'évolution de la maladie entraîne bientôt l'hypertrophie du cœur gauche.

Voici quelques mesures prises dans ces conditions.

ANNÉE.	NOM.	AGE	ESPACE où bat la pointe.	Sa DISTANCE à la ligne médiane.	HAUTEUR du bord supérieur du foie.	ABAISSEMENT de la pointe.	DISTANCE du bord vertical droit à la ligne médiane.
1872	Laurent.. .	33	VI	13	IV	Très basse.	2
1875	Falière. . .	17	VI	11	V	Id.	2 1/2
1875	Sabouret. .	47	V	11	V	Id.	2
1877	Petiteau . .	48	VI	13	V	Id.	2 1/2
1878	Michault. .	26	V	12 1/2	V	4	2 1/2

On voit ici que le bord inférieur du cœur est très oblique, et dans un cas où il est mesuré, il donne 4 centimètres, bien que la pointe soit encore dans le cinquième espace intercostal, elle est ordinairement dans le sixième.

La longueur du cœur est ici de 15 à 15 centimètres et demi au lieu de 11, et chez le jeune homme de dix-sept ans elle est déjà de 13 centimètres et demi.

De même on voit que le bord vertical, qui est en général distant de 2 centimètres et demi à 3 centimètres de la ligne médiane, ne donne ici que 2 centimètres à 2 centimètres et demi.

Enfin je noterai que l'on observe très souvent, en outre, à la pointe, un bruit de souffle double. Ce bruit est remarquable en ce qu'il est double, limité à la pointe et ne se propage pas vers l'aisselle comme les bruits de la mitrale ; c'est un bruit de propagation ; je le retrouve noté dans la plupart de mes observations.

Le pouls qui accompagne la double lésion aortique a moins d'ampleur que dans l'insuffisance simple, mais il conserve son caractère de brusquerie (pouls bondissant) et surtout un caractère de défaillance.

Observation XXXIX. — Lh... (Joseph), âgé de trente-six ans, homme de peine dans une fabrique de produits chimiques, est tombé malade au mois d'octobre 1875. Il a été pris tout d'un coup d'un rhumatisme polyarticulaire pour lequel il est entré, à l'hôpital Beaujon, dans le service de Gubler. Le diagnostic porté a été le suivant : rhumatisme articulaire avec complication cardiaque. Il est resté deux mois à l'hôpital; quand il en est sorti, il est resté atteint de palpitations et d'étouffements. Depuis ce temps, il a traîné sans pouvoir reprendre son travail; il est entré à l'hôpital Lariboisière, salle Saint-Henri, n° 28, au commencement de 1879.

L'examen donne les résultats suivants :

La pointe bat dans le sixième espace intercostal à 12 centimètres de la ligne médiane, le bord supérieur du foie correspond à l'insertion du sixième cartilage, l'abaissement de la pointe est de 5 centimètres et demi. Le bord vertical est à 2 centimètres et demi de la ligne médiane.

La percussion cesse de donner le son pulmonaire dans le premier et le deuxième espace intercostal droit à 3 centimètres du sternum. Il n'y a pas de déformation thoracique.

Il existe un frémissement cataire intense dans le deuxième espace intercostal droit près du sternum. L'auscultation dans cette région fait entendre un bruit rude à droite du sternum, bruit qui commence dans le troisième espace intercostal et se continue dans le second et le premier. Il a son maximum dans le deuxième espace, tout près du sternum. Ce bruit se propage dans le tronc brachio-céphalique et dans la carotide droite et même dans la carotide gauche; on peut le percevoir jusque dans les sous-clavières. Le schéma qui représente la région occupée par ce bruit a la forme d'une bouteille qui recouvre la moitié supérieure du sternum et le déborde à droite (fig. 97).

Le bruit est systolique, commence avec la systole, couvre le petit silence et le second bruit, mais n'est pas suivi du bruit de souffle diastolique de l'insuffisance. Le timbre du bruit est très rude et très vibrant, au début surtout.

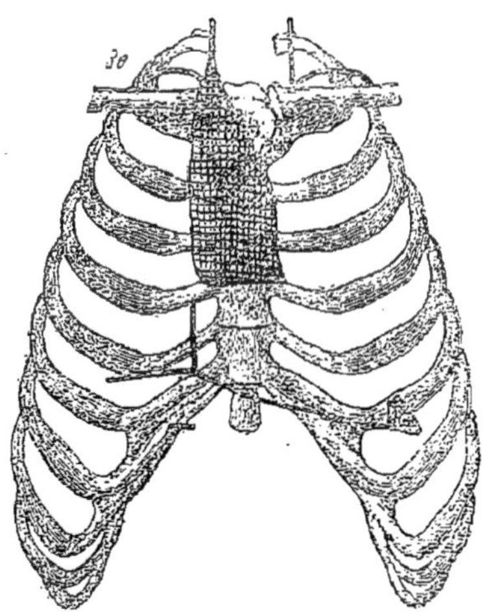

Fig. 97.

Ce bruit est si net, qu'il a servi à une foule de transmissions. Il parcourt sans rien perdre de ses qualités un tube de caoutchouc de 10 mètres de long, il se transmet très bien au moyen d'un logophore ou téléphone à ficelle de la même longueur, pourvu qu'on recueille les bruits du cornet récepteur avec un stéthoscope biauriculaire.

A la pointe, on entend un bruit lointain à la fin de la systole qui est un bruit de propagation. Il en est de même à l'appendice xiphoïde; rien à l'artère pulmonaire. Le pouls est dur, vibrant, régulier.

Pas de stase veineuse ni d'œdème, le malade est pâle.

Quelque temps après qu'il s'est reposé il demande à sortir, mais une fois au travail il perd rapidement ses forces et rentre de nouveau le 3 mai.

Au 15 juillet de la même année, une modification s'est faite dans les phénomènes perçus à l'auscultation. Le bruit systolique persiste avec ses caractères, mais il est suivi d'un bruit de souffle descendant jusqu'au-dessous de la quatrième côte, bruit doux et profond. La locomotion artérielle est peu accusée, le pouls toujours régulier, légèrement bondissant.

Pas de stase sanguine ni d'œdème, de l'anémie seulement. Depuis ce temps jusqu'à aujourd'hui (16 août 1881) le malade est à peu près dans le même état. Quand il se sent bien, il quitte l'hôpital pour aller travailler de son métier de manœuvre, puis quand il s'est fatigué et que le travail n'est plus possible, il rentre de nouveau à l'hôpital. On le met à la diète lactée, puis quelque temps après il reprend de l'appétit et, avec du repos, des aliments réparateurs et quelques légers évacuants, il revient à un état de santé satisfaisant.

En 1882, il rentre avec l'insuffisance consécutive plus accusée.

Il est mort le 9 septembre 1882. A l'autopsie, le cœur est très gros, le bord inférieur du cœur présente une très grande obliquité (5 centimètres d'abaissement de la pointe sur l'angle hépatique) en rapport avec le diagnostic établi pendant la vie.

Il y a des adhérences péricardiques sur les trois faces du cœur et, par suite, une symphyse cardiaque presque complète.

Le poids du cœur est de 950 grammes. L'aorte est souple, quoique légèrement athéromateuse. L'orifice aortique est rétréci, dur et calcifié. Les valvules sigmoïdes sont indurées et calcifiées. Il en résulte un rétrécissement considérable avec insuffisance, les caroncules valvulaires étant immobilisées.

Le ventricule gauche est extrêmement dilaté. La valvule mitrale est devenue insuffisante par le fait de cette dilatation. Cette valvule est un peu épaissie, mais elle a conservé toute sa souplesse.

Les parois du ventricule gauche mesurées à la partie moyenne ont 20 millimètres d'épaisseur.

Du côté droit, la valvule tricuspide et l'artère pulmonaire sont saines.

Voici les tracés obtenus sur ce malade, à l'aide du cardiographe.

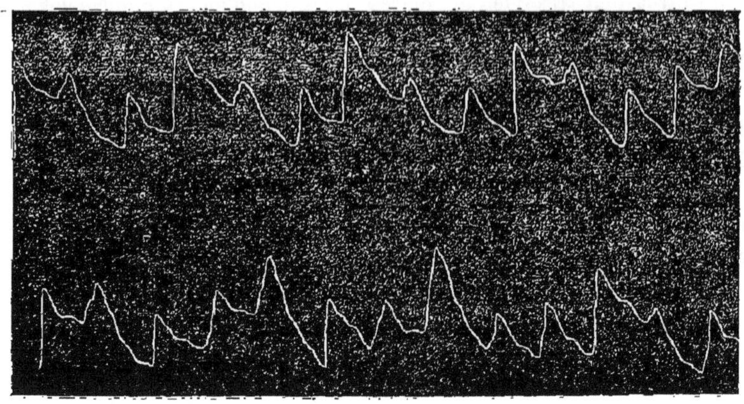

Fig. 98. Rétrécissement de l'aorte avec insuffisance commençante (aorte).

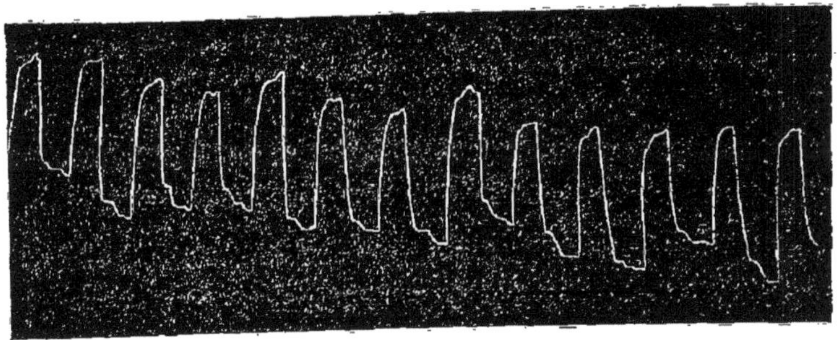

Fig. 99. Rétrécissement de l'aorte avec insuffisance commençante (pointe du cœur).

LÉSIONS MULTIPLES DU CŒUR GAUCHE.

On rencontre encore assez souvent, peut-être moins souvent qu'on ne le dit, des lésions aux deux orifices ; je dis : moins souvent qu'on ne pense, parce qu'il ne faut pas oublier que souvent des bruits anémiques accompagnant des lésions mitrales ont été pris pour des bruits aortiques et que, d'autre part, la propagation des bruits aortiques n'était pas décrite ; on a affirmé la double lésion mitrale et aortique, alors qu'il n'y avait que des lésions aortiques. Je ne puis décrire successivement toutes les combinaisons possibles.

Les schémas en donneront une idée suffisante.

Observation XL. *Rétrécissement aortique avec insuffisance mitrale.* — Emile C..., seize ans, homme de peine. Pointe sixième espace, à 14 centimètres de la ligne médiane. Bord supérieur du foie au sixième cartilage. Bord vertical à 2 centimètres et demi de la ligne médiane. Auscultation. Bruit dans le deuxième espace intercostal, couvrant tout le sternum à partir du troisième espace, se prolongeant dans les carotides, bruit systolique, rude, avec frémissement cataire, deuxième bruit normal. A la pointe, double souffle, premier bruit doux, deuxième rude dépassant la pointe en dehors d'un centimètre. Pouls mitral, œdème pulmonaire, congestion hépatique.

C'est dans ces cas qu'on voit survenir une hypertrophie du cœur avec dilatation et dégénérescence du myocarde souvent bien rapidement. L'évolution totale de la maladie, dans ces cas, ne peut pas dépasser deux ans.

Il en sera question plus loin, au chapitre *Hypertrophie avec dilatation.*

Dans d'autres cas, la complication peut être du côté du péricarde. En voici un exemple :

OBSERVATION XLI. *Insuffisance aortique avec rétrécissement et symphyse cardiaque.* — L... (Henri), cocher aux pompes funèbres, entré à l'hôpital Lariboisière le 30 janvier 1881, salle Saint-Henri, lit n° 23. Examen le 3 février.

Le malade a été pris de rhumatisme pour la première fois à l'âge de quinze ans. Depuis ce temps, il en a été atteint plusieurs fois. Dès l'âge de dix-huit à dix-neuf ans, il a été atteint de palpitations. Son affection cardiaque se révèle aujourd'hui de la manière suivante :

1° Pouls visible de Corrigan.

L'agitation cardiaque se montre dans tous les espaces intercostaux, le soulèvement des carotides et des axillaires est des plus marqués. Le pouls visible de la radiale est également très accusé. Lorsqu'on tâte le pouls des grosses artères, par exemple des axillaires, on sent un frémissement cataire.

2° Le cœur offre les dimensions suivantes :

Pointe, sixième espace, 15 centimètres de la ligne médiane.

Bord du foie, sixième cartilage, bord vertical, 2 centimètres du sternum.

Il en résulte que le cœur est hypertrophié non seulement dans sa partie gauche, mais aussi à droite, *cor bovinum.*

3° On entend, le malade étant debout et la respiration arrêtée, un souffle qui *occupe* la région sternale, commence au niveau de l'union des troisièmes cartilages et se termine à l'appendice xiphoïde. Ce souffle est précédé d'un souffle court et systolique. Comme temps, il correspond au claquement des valvules sigmoïdes et se prolonge dans le grand silence ; comme *timbre,* il est doux, lointain. Ce bruit diminue beaucoup à l'auscultation stéthoscopique, il a son *maximum* dans le deuxième espace à droite comme le sternum. Le bruit systolique qui le précède a son maximum au bord gauche du sternum, troisième espace.

Il résulte de cet examen que l'augmentation de volume et de poids du cœur a entraîné l'orifice aortique au bord gauche du sternum et l'a abaissé de près d'un espace intercostal. A la pointe, on entend un bruit de souffle couvrant le deuxième bruit, se prolongeant pendant le grand silence, c'est un bruit de propagation.

Autopsie le 21 mars.

Cœur. Symphyse sur toute la surface. Les adhérences sont fines et dures : dans beaucoup d'endroits, elles sont vasculaires. Ce sont d'anciennes adhérences.

Hypertrophie considérable. Poids avec environ 10 centimètres d'aorte, 1 000 grammes.

L'hypertrophie s'accompagne de dilatation.

Les valvules sigmoïdes de l'aorte sont rigides et ne peuvent se rapprocher. Leurs bords sont tendus, il n'y a pas d'altération mitrale. Les valvules du cœur droit sont saines.

CHAPITRE XIX

MALADIES DE L'ORIGINE DE L'AORTE.
AORTITE, ATHÉROME.
DILATATION ANÉVRYSMATIQUE OU ANÉVRYSME VRAI.
MALADIE DE HODGSON.

L'aorte est le tronc commun des artères à sang rouge. Son nom vient de ἀόρω (je suspens), d'après Littré. Ce nom, déjà employé par Hippocrate, s'appliquait autrefois à la trachée et aux bronches, auxquelles les viscères thoraciques étaient supposés suspendus. Aristote employa ce mot pour désigner notre aorte, qui, par les veines pulmonaires et le cœur, lui semblait continuer les vaisseaux aériens.

Points de repère anatomiques. — L'aorte commence à la base du ventricule gauche. Son origine est placée, comme on sait, derrière le sternum, au niveau des cartilages des troisièmes côtes, un peu à gauche de la ligne médiane. Elle se termine au niveau de la quatrième vertèbre lombaire.

Elle a la forme d'un point d'interrogation, d'une crosse de pèlerin ou d'évêque. Elle donne le sang à tous les viscères supérieurs par des artères qui se détachent d'elle perpendiculairement et normalement à sa courbe et continue ainsi pour une partie des viscères abdominaux. Ce n'est que près de sa bifurcation que les artères se détachent obliquement.

L'aorte est protégée d'une manière remarquable par la colonne vertébrale, le sternum et les côtes. Son calibre, dont j'ai donné la circonférence à tous les âges, à son origine, est le suivant :

A la naissance.	23 millimètres.
A 21 ans..	60 —

A 50 ans. . . . . 70 millimètres.
A 80 ans. . . . . 80 —

Ce calibre va en diminuant progressivement de l'origine à sa terminaison. (Voyez, du reste, le tableau page 269.)

On y distingue, à l'origine, un peu de dilatation, qui tend à lui donner un peu la forme d'un trèfle ; ce sont les trois sinus de Valsalva, bridés par l'attache des valvules sigmoïdes.

La structure de l'aorte se compose, d'après M. Ranvier, de trois tuniques : 1° une tunique interne grise ; 2° une tunique moyenne jaune ; 3° une tunique externe rouge.

1° *Tunique interne.* — La tunique interne comprend d'abord une couche épithéliale qui s'altère très vite par la putréfaction. Aussi ne la trouve-t-on jamais dans les autopsies. Pour la voir, il faut l'observer sur des animaux tués expérimentalement. On voit alors qu'elle se compose de cellules épithéliales, dont les contours sont déterminés par l'imprégnation au nitrate d'argent. Ce sont des cellules polygonales, limitées par une ligne noire à la lumière transmise ; elles sont très aplaties ; leur noyau est également aplati, circulaire ou allongé. Il s'imprègne et se colore par le picrocarminate d'ammoniaque.

La tunique interne ou grise comprend, en outre, une couche sous-épithéliale, formée par des cellules étoilées et par une substance fibrillaire à direction longitudinale. Ces éléments se révèlent également par l'imprégnation au nitrate d'argent. Cette couche paraît striée longitudinalement, mais cette apparence est produite par le resserrement de la couche élastique. Cette couche ne renferme pas de vaisseaux.

2° *Tunique moyenne ou jaune.* — Cette couche est beaucoup plus épaisse que la précédente ; elle est composée de lames et de fibres élastiques, qui forment, par leurs anastomoses, un réseau continu. Les loges qu'elles forment contiennent des *fibres musculaires lisses* à direction transversale.

(1) Les mesures données par M. Noël Guéneau de Mussy, d'après Chevers et Gairdner, s'accordent avec celles de Beneke. — N. Guéneau de Mussy, *Recherches sur la dilatation cylindrique de l'aorte ascendante et sur le caractère tympanique du second bruit cardiaque dans cette affection* (*France médicale*, 8 novembre 1876).

La partie la plus interne de la couche jaune qui touche à la tunique interne est formée par une lame élastique plus épaisse et plus réfringente. Le passage de la tunique moyenne à la tunique externe est moins tranché. On voit que les fibres élastiques se détachent de la tunique moyenne et vont se continuer entre les fibres du tissu conjonctif.

La tunique moyenne, comme la tunique interne, ne renferme pas de vaisseaux.

Cette absence de vaisseaux dans les deux tuniques internes explique comment l'inflammation n'y développe pas de rougeurs à la surface interne. La rougeur qu'on y rencontre est due à l'imbibition.

La striation des couches explique, d'autre part, la formation des anévrysmes disséquants, observés par Laennec et ses successeurs.

3° *Tunique externe.* — La tunique externe ou rouge se compose surtout de vaisseaux artériels veineux et lymphatiques reliés par du tissu conjonctif. La lumière de ces vaisseaux est représentée par des fentes sur les coupes transversales. On y trouve encore des petits troncs nerveux et des fibres nerveuses isolées.

L'aorte se divise en trois parties : la crosse, l'aorte thoracique et l'aorte abdominale.

La crosse comprend la partie qui va de l'origine au passage de la bronche gauche.

L'aorte thoracique va de la bronche gauche au diaphragme. L'aorte abdominale va du diaphragme à sa terminaison à la quatrième vertèbre lombaire.

La crosse elle-même se divise en trois parties : la portion ascendante ou intra-péricardique ; la portion transversale et la partie descendante.

La portion intra-péricardique se subdivise encore en deux parties : la première, qui va de l'origine au deuxième espace intercostal ; la seconde, ou grand sinus, qui va du deuxième espace intercostal à la première pièce du sternum. Cette division est adoptée par les anatomistes pour la facilité de la description ; mais, au point de vue de la pathologie, il n'y a pas lieu de la maintenir, car toute affection de l'origine de l'aorte s'étend à tout le territoire de la partie intra-péricardique de l'aorte.

L'aorte ascendante est, à son origine, recouverte par l'infundibulum du ventricule droit, par le péricarde et le sternum ; elle se dirige obliquement, en haut et à droite, vers le deuxième espace intercostal, où elle se met en contact avec la veine cave supérieure. Ici, le rapport important à noter est qu'à l'état normal le grand sinus ne dépasse pas le bord droit du sternum ; mais, aussitôt que l'aorte se développe, elle déborde et se trouve pour ainsi dire à découvert dans le deuxième espace intercostal.

Donc, à l'état normal, le bord externe de l'aorte suit le bord droit du sternum dans le deuxième et dans le premier espace intercostal droit.

L'aorte est sujette à une foule d'anomalies, que nous étudierons plus loin, au chapitre des maladies congénitales du cœur.

AORTITE.

L'aorte est jaune à l'état normal. Laennec, qui connaissait bien ce fait, disait qu'on ne trouvait l'aorte rouge que dans le cas d'agonie prolongée, où elle a été longtemps en contact avec du sang altéré et que le cadavre est putréfié.

Bouillaud reconnaissait également que la rougeur est due à l'imbibition, et il déclare n'avoir vu qu'une fois de la rougeur par injection. Cette coloration par imbibition est tout à la surface et va, en diminuant, de la surface interne à la surface externe.

Hodgson l'avait dit déjà, et il affirmait que la rougeur ne peut être regardée comme inflammatoire que quand elle est accompagnée d'une injection de la tunique externe.

L'histologie, de son côté, nous montre que les vaisseaux de la tunique externe ne viennent pas envahir la tunique interne, et que, si l'on trouve de la rougeur, ce n'est que de la rougeur d'imbibition. Au contraire, en cas d'inflammation, la surface interne est pâle, parce que les membranes, en se gonflant, éloignent au contraire de l'œil le réseau vasculaire.

L'inflammation se reconnaît bien mieux à l'épaississement des membranes. On trouve, sur la tunique interne, des plaques gonflées, qui ont une certaine analogie d'apparence avec l'urticaire. Ce sont des plaques saillantes, circulaires, isolées ou confluentes. Elles ont une consistance molle et gélatineuse ; elles sont, du reste, connues sous le nom de *plaques gélatiniformes*. Leur couleur est opalescente et rosée. On y trouve rarement des ulcérations.

La membrane interne paraît être le siège d'un exsudat ou tout au moins d'une infiltration.

Quand les plaques sont très petites, elles ne donnent qu'un aspect chagriné.

Si l'on vient à pratiquer une coupe sur ces plaques, on y voit se dessiner très nettement la séparation de la tunique interne et de la tunique moyenne.

En poussant plus loin l'examen anatomique, si l'on vient à dissocier ces éléments par des aiguilles, on rencontre d'abord des cellules sphériques ou ovales, ayant en moyenne un centième de millimètre, dont le noyau se gonfle par l'acide acétique ou, mieux encore, se colore par le picrocarminate. On y rencontre ensuite les grandes cellules à prolongements multiples, qui forment la couche profonde de la tunique interne.

Le travail inflammatoire est surtout accusé par des cellules embryonnaires, qui s'alignent entre les couches stratifiées des membranes et leur donnent l'aspect feuilleté. Elles forment des lignes intermédiaires plus nombreuses à la surface qu'au fond.

Le reste des lésions se voit surtout à la tunique externe et forme la périartérite.

Ici, ce sont les lésions ordinaires des phlegmons. Le tissu homogène est gélatiniforme et rosé ; de nombreuses cellules embryonnaires se développent entre les fibres du tissu conjonctif. Les vaisseaux sont gonflés et apparents.

Les lésions inflammatoires se trouvent donc aux deux parois externe et interne; la tunique moyenne est peu atteinte. C'est le contraire qui se passe dans l'athérome, où c'est la tunique moyenne qui est le siège de la dégénérescence graisseuse.

L'aortite aiguë peut être provoquée par le rhumatisme, l'état puerpéral, l'alcoolisme, mais elle est rare et dégénère le plus souvent en aortite chronique et souvent en dégénérescence graisseuse.

L'aortite peut, dit-on, être le produit de la propagation d'une inflammation voisine, la seule propagation prouvée est celle de l'endocardite aiguë à l'aortite aiguë.

Les observations d'aortite sont rares. Je ne connais que celles de C.-O. Weber (1), Heydloff (2), Mayer, Buhl (3), Gordon (4), Dujardin-Beaumetz (5), H. Léger (6).

Le diagnostic a été souvent méconnu ; attendu que la plupart du temps cette lésion était accompagnée d'autres très graves qui en ont masqué les symptômes pendant la vie et l'ont fait passer inaperçue.

Voici, d'après M. H. Léger, la symptomatologie : Un homme dans l'âge moyen de la vie accuse tout à coup une oppression extrême et une angoisse précordiale qui durent un certain temps. Les attaques se renouvellent et laissent bientôt à leur suite une dyspnée continue. Quelques palpitations sont les seuls phénomènes prémonitoires qui précèdent l'accès.

L'apparence du patient est caractéristique, son teint est plombé et terreux ou parfois d'une pâleur de cire. Les artères battent énergiquement. Le pouls est dépressible et régulier, mais nullement comparable à la radiale droite et gauche, il retombe brusquement sous le doigt. En aucun point il n'existe d'œdème. Les battements du cœur sont énergiques et sourds, un peu étouffés, sans mélange de souffle. Sur le trajet de l'aorte, l'oreille perçoit tantôt un double murmure, tantôt un souffle unique systolique, généralement assez doux de timbre. Ce souffle peut même manquer.

Plus tard, l'anxiété redouble avec des exacerbations terribles.

(1) C.-O. Weber, *Krankheiten der arterien*, in Billroth, Pitha, *Handbuch der chirurgie*, II, II, p. 139.

(2) Heydloff, *Deutsch Zeitschrift für pract. Med.*, 1876, n° 13.

(3) Mayer und Buhl, *Baier. Artz. Intelligenzblats*, 1870, n° 40.

(4) Gordon, *Dublin Quart. Journal*, 1868.

(5) Dujardin-Beaumetz, *Note sur un cas d'aortite* (Société médicale des hôpitaux, 23 février 1877).

(6) Henri Léger, *Étude sur l'aortite aiguë* (thèse de Paris, 1877).

Une sensation de brûlure permanente, de déchirure rétrosternale d'une extrême violence tourmente le malade. La poitrine est comme serrée, et, au milieu de l'un de ces paroxysmes douloureux, la mort survient brusquement.

Ce qu'on sait encore, c'est que cette aortite a déterminé rapidement la mort par embolie dans l'artère sylvienne (Heydloff), dans les artères rénales (H. Mayer et Buhl), dans l'artère iliaque (Meade) (1) et la gangrène des extrémités. Une observation de M. Bucquoy fait supposer que la guérison n'est pas impossible.

Aortite chronique et athérome. — La dégénérescence graisseuse est la sénilité ordinaire de l'aorte et cette sénilité commence de bonne heure. Dès l'âge de quarante à quarante-cinq ans cette dégénérescence s'accuse par l'élargissement de l'aorte, qui cède à la pression sanguine. Les mensurations de Beneke nous l'ont appris. L'histologie en montre la raison anatomique dans la dégénérescence graisseuse de la tunique moyenne, celle qui par ses fibres élastiques et musculaires doit supporter perpétuellement le choc de l'ondée sanguine et le réfléchir dans une partie plus éloignée du vaisseau, transformant peu à peu le mouvement intermittent du cœur en un mouvement continu dont les oscillations vont en diminuant de plus en plus pour cesser normalement dans les capillaires.

Le siège primitif de cette dégénérescence est, en effet, le point qui supporte l'effort maximum du choc sanguin, c'est l'origine de l'aorte et le grand sinus.

Cette dégénérescence graisseuse s'accuse à l'œil nu par des taches blanches opaques et striées à la face interne du vaisseau. Si l'on arrache des lambeaux de la tunique interne, on observe des amas de gouttelettes graisseuses fines dont l'agglomération a conservé le moule et la forme des cellules allongées de la couche profonde de cette tunique. En effet, si l'on pratique sur le vaisseau une coupe longitudinale, on voit que ces gouttelettes graisseuses occupent les parties profondes de la tunique interne et la superficie de la tunique moyenne. Dans la tunique interne,

(1) Meade, *Lancet*, 10 décembre 1870.

on retrouve encore quelquefois des noyaux de cellules qu'on reconnaît à leur coloration par le carmin, mais, le plus souvent, ils ont disparu.

Dans la tunique moyenne, les gouttelettes graisseuses ont pris la place des fibres musculaires lisses et se trouvent interposées entre les fibres élastiques, bien plus résistantes. Sur les bords de la tache, où la lésion est moins avancée, on trouve des fibres musculaires non détruites, mais infiltrées de granulations graisseuses.

La dégénérescence graisseuse entraîne toujours l'artérite chronique, mais quand l'altération a commencé par l'artérite, les plaques gélatiniformes de la tunique interne subissent la dégénérescence graisseuse et de transparentes deviennent opaques.

Les foyers graisseux sont d'abord microscopiques, mais en devenant confluents ils deviennent visibles à l'œil nu. Ils forment alors des foyers siégeant à la partie profonde de la tunique interne. Mais, aux bords, il se fait de l'artérite avec gonflement de la tunique interne. Ce gonflement forme autour de la plaque graisseuse un bourrelet et donne à la plaque une forme ombiliquée qui rappelle la pustule de variole.

L'incision du foyer laisse écouler une bouillie blanchâtre. Cette bouillie placée sur le porte-objet du microscope se montre composée de granulations graisseuses libres, de corps granuleux, de fragments de cholestérine et de cristaux d'acides gras en aiguilles.

Si le foyer s'est ouvert pendant la vie, on trouve une petite cavité sous forme de fente ou d'étoile avec perte de substance de la tunique interne. Si la cavité grandit et se colore par l'hémoglobine, c'est déjà un anévrysme. L'examen de cet anévrysme naissant montre au microscope la partie dégénérée en graisse de la tunique interne et de la tunique moyenne. Tandis que, sur les bords, le bourrelet dû à l'artérite montre une striation rappelant l'état velvétique du cartilage, des noyaux colorés sans capsule et une sorte de transformation chondroïde.

Plus tard, quand la dégénérescence a marché lentement, il s'y fait des infiltrations calcaires isolées d'abord, puis confluentes. Ces plaques sont donc sans élasticité, se recroquevillent souvent à leur face interne, d'où la saillie d'un des bords de la plaque. Cette saillie finit par percer la membrane interne et former à l'origine des sortes d'éperons doués d'aspérités que le courant sanguin n'arrive pas à polir. Au contraire, ces saillies représentent le balai dans le battage du sang, se couvrent de fibrine, deviennent quelquefois par les caillots qu'ils forment l'origine d'embolies que le sang entraîne soit dans le cerveau, soit dans les viscères.

Lorsque ces plaques sont nombreuses et que la membrane a fléchi et dépassé la limite de son élasticité, il en résulte une dilatation de l'aorte, dilatation cylindroïde qui, en somme, est un anévrysme réel, un *anévrysme vrai* par opposition à l'anévrysme faux qui est plus restreint sur l'aorte, mais vient former un sac. L'anévrysme vrai forme donc alors un canal dilaté, mais inégalement dilaté, dont les lésions sont le plus avancées à son origine et vont en décroissant à mesure que l'on s'éloigne de cette origine. De sorte que si l'on trouve près de l'origine des plaques calcaires plus ou moins saillantes et dénudées, on trouvera plus loin des plaques jaunes entourées d'un bourrelet et plus loin des plaques sans bourrelet.

Cette lésion, en s'irradiant à partir de l'origine de l'aorte, envahit de bonne heure les artères coronaires, le tronc brachiocéphalique, la carotide, la sous-clavière et peut même arriver à se généraliser.

Quand les plaques calcaires sont à nu, leurs rugosités fixent souvent de la fibrine et des caillots.

Enfin, la lésion peut aller plus loin et avoir déjà détruit la tunique moyenne, mais la tunique externe épaissie résistant encore, il n'y a qu'un anévrysme vrai et pas de sac. On peut voir dans ces cas les vaisseaux de la tunique externe mis à nu, comme dans les cavernes pulmonaires, tapisser le fond de la lésion.

C'est à cet ensemble de lésions commençant par la dégénérescence graisseuse et aboutissant à l'anévrysme vrai avec dilatation contiguë, insuffisance valvulaire consécutive, hypertrophie et dilatation du cœur, que j'ai cru devoir donner le nom de maladie de Hodgson, en l'honneur de celui qui l'a vue le premier. Cette dénomination a l'avantage de pouvoir convenir à toutes les périodes de cette évolution.

Hodgson, en effet, a décrit fort bien la dégénérescence athéromateuse des artères et sa description est si vraie, qu'elle a l'air d'avoir été écrite hier (1).

« La surface interne des artères est convertie aussi très souvent en une substance molle, pulpeuse, bornée à la membrane interne. Tantôt elle offre l'aspect de petits tubercules aplatis, et tantôt sa surface est irrégulière et en quelque sorte charnue, circonstance qui, je crois, a engagé Scarpa à donner à cet état morbide des artères le nom de *stéatomateux*. On le rencontre souvent chez les sujets atteints d'anévrysme. L'élasticité de la membrane interne étant détruite par cette altération de sa structure, elle se déchire par l'impulsion de la circulation et donne par là naissance à des anévrysmes. Néanmoins, je n'ai encore rencontré cette apparence dans aucune artère.

« Une des affections les plus fréquentes des tissus artériels est l'amas d'une matière athéromateuse (2) ou purulente dans le système cellulaire qui unit les membranes internes et moyennes du vaisseau. La partie malade est d'une couleur jaune, opaque, et est en général un peu élevée au-dessus de la surface environnante.

« Quelquefois, ces élévations sont considérables et très étendues, tandis que, dans d'autres cas, elles sont circonscrites et offrent une apparence tuberculeuse ou pustulaire. Si l'on y pratique une ouverture, on peut faire sortir de dessous la membrane interne, au moyen de la pression, une matière dont la consistance varie depuis celle du fromage jusqu'à celle du pus ordinaire.

« Une ulcération survient quelquefois à la surface de ces élévations, et, pénétrant le feuillet moyen de l'artère, donne lieu à la formation d'un anévrysme. Une matière calcaire est aussi très souvent déposée dans le centre de ces éminences, et quelquefois

(1) Hodgson, *Traité des maladies des artères et des veines*, traduit par G. Breschet; Paris, 1819, t. Ier, p. 19.

(2) Haller, *Opuscula pathologica* : « Mollis succus erat, pultaceus, non dissimilis ejus qui in atheromate reperitur. »

la surface de l'artère offre la même apparence que si ces élévations eussent éprouvé l'altération commune aux glandes intestinales, converties, par l'effet de la suppuration, en une matière caséeuse. Le dépôt de cette matière entre les membranes des artères peut être assez considérable pour oblitérer la cavité du vaisseau. J'ai été témoin de cette circonstance sur les artères rénales et fémorales du même sujet. »

Et plus loin (p. 22) :

« Il est fréquent de trouver les artères des sujets avancés en âge surmontées de matières calcaires, et, d'après Bichat (1), sur dix individus au-delà de soixante ans, il en est sept chez lesquels cela se rencontre, et le docteur Baillie (2) ne craint pas d'avancer qu'à cet âge cette disposition morbide est plus commune que ne l'est la structure naturelle du système artériel. L'aspect qui en résulte, pour la surface d'une artère, dépend entièrement de l'étendue dans laquelle le dépôt calcaire se fait. Quelquefois la membrane interne présente de nombreuses taches blanches, d'une grande finesse, tandis que, dans d'autres cas, la matière calcaire est entremêlée de dépôts caséeux qui y produisent une sorte de boursouflement et de gonflement. Plus généralement, elle forme une sorte de croûte ou d'écaille, qui craque sous le doigt comme la coquille d'un œuf. Ces incrustations n'affectent aucune forme particulière, mais elles sont irrégulières et disposées dans une direction longitudinale et circulaire. Quelquefois elles forment une des éminences qui s'avancent dans la cavité du vaisseau et diminuent son calibre ; et assez souvent, dans les artères des extrémités inférieures, elles occupent toute leur circonférence et forment des anneaux distincts, unis par les portions membraneuses interposées. Dans la première période de leur formation, ces incrustations sont souvent accompagnées d'un dépôt de matière athéromateuse au-dessous de la membrane interne, et fréquemment aussi elles sont entourées par une ulcération plus ou moins étendue. Chez les sujets avancés en âge, elles existent quelquefois sans aucune autre altération morbide des tissus artériels. Dans certains cas, elles sont probablement déta-

(1) Bichat, *Anatomie générale*, t. II, p. 292.

(2) Baillie, *Transact. of Society for Improvement*, etc., vol. I, p. 133.

chées du vaisseau par ulcération, et, tombant dans sa cavité, elles ont produit des calculs que plusieurs auteurs rapportent avoir trouvés dans le cœur et les artères (1). »

Ces incrustations paraissent toujours commencer dans la substance de la membrane interne et, en général, sur la surface externe de ce feuillet, etc.

La dilatation anévrysmatique de l'aorte a été fort bien décrite par Hodgson, et il a parfaitement vu l'insuffisance valvulaire qui en résultait. Je ne saurais en donner une meilleure description que la sienne, que je reproduis en entier.

« La maladie que je vais actuellement décrire (2) consiste dans un élargissement permanent et contre nature de la cavité d'une artère, et, en général, elle s'accompagne de quelque altération morbide de ses membranes.

« Son siège le plus ordinaire est dans la portion ascendante et dans la courbure de l'aorte, qui, dans quelques cas, se trouve dilatée d'une manière extraordinaire et qui forme alors une large poche de sac, commençant, en général, immédiatement au-dessus des valvules semi-lunaires. Les membranes de l'artère, épaissies d'une manière remarquable et encroûtées de matière calcaire et athéromateuse, forment l'enveloppe du sac. Il y a une sorte d'uniformité dans cette condition morbide du vaisseau, puisqu'on rencontre les mêmes altérations dans les différentes parties du sac, et cette circonstance me paraît démontrer que les membranes artérielles sont le siège de la maladie. En effet c'est dans la membrane interne que se dépose la matière calcaire, et, si l'on trouve cette matière dans toutes les parties du sac, on en pourra conclure qu'il est formé par la membrane interne, de sorte que l'identité de la maladie indique l'identité de structure. Au reste, cette membrane est très épaissie et ressemble au péritoine dans un sac herniaire ancien. Des poches ou sacs plus petits naissent souvent sur les côtés du grand kyste et sont encroûtées d'une croûte calcaire. D'autres fois, les membranes dilatées paraissent s'être ouvertes dans quelque endroit, et un anévrysme est, pour ainsi dire, enté sur l'artère dilatée. Cette

(1) Portal, *Cours d'anatomie médicale*, t. III, p. 85.

(2) Hodgson, *loc. cit.*, p. 52.

circonstance pourrait, sans doute, faire confondre cette maladie avec un anévrysme ; mais, dans ce cas, l'endroit où commence le col du sac est très manifeste, et son enveloppe ne présente pas ces apparences morbides, propres aux membranes artérielles. Une autre particularité qui distingue aussi la dilatation de la plupart des anévrysmes est qu'on n'y trouve jamais de coagulum lamelleux, comme dans ces derniers. M. Allan Burns (1) cite un cas où il a rencontré quelque couche de coagulum. Mais la dilatation avait une telle étendue, qu'elle avait produit des fentes dans les membranes du sac, où il s'était déposé de la fibrine.

« La dilatation se termine souvent brusquement à la courbure de l'aorte ; mais, d'autres fois, elle va en diminuant graduellement. Parfois la dilatation est partielle et occupe seulement un côté du vaisseau, qui forme une poche semblable à un anévrysme ; mais de telles dilatations partielles contiennent très rarement des coagulums lamelleux.

« Cette condition morbide des artères se rencontre plus fréquemment dans l'aorte descendante que dans tout autre vaisseau ; du moins, je l'y ai observée un plus grand nombre de fois que dans toute autre partie du système sanguin. Je l'ai trouvée aussi à l'aorte thoracique et abdominale et les angles où se fait la bifurcation des artères carotides et iliaques ; quelquefois cependant, quoique ce vaisseau soit fort dilaté, ses membranes ne présentent aucune altération remarquable de structure. »

Hodgson cite plusieurs observations, où il décrit très nettement l'insuffisance valvulaire consécutive quinze ans avant que Corrigan en comprît l'importance.

Observation XLII (2). — Un homme vigoureux, âgé de soixante ans, se plaignait depuis longtemps d'une difficulté de respirer, d'une grande oppression de poitrine et de palpitations fréquentes du cœur. Il était parfois sujet à des syncopes et préférait la position inclinée. Son pouls, très petit, était fréquent et intermittent, et son médecin lui soupçonnait un hydrothorax ou quelque maladie organique du cœur. Dans cet état, se promenant un jour dans sa chambre, il tomba tout à coup par terre et expira à l'instant.

(1) Burns, *On Disease of the Heart*, p. 206.

(2) Hodgson, *loc. cit.*, t. Ier, p. 57.

Le ventricule droit du cœur était mou et dilaté. L'aorte, élargie de son origine au commencement de sa portion descendante, formait un large sac qui pouvait facilement admettre ensemble les cinq doigts de la main. Cette dilatation se terminait graduellement et la membrane qui la formait était épaissie et couverte dans plusieurs endroits d'écailles calcaires et de dépôts de matières athéromateuses. Les *valvules semi-lunaires étaient épaissies et séparées l'une de l'autre.* Le ventricule gauche, plus large, paraissait sain. L'aorte et les cuticules gauches étaient gorgées d'un sang récemment coagulé ; mais il n'y avait pas de coagulum lamelleux à la surface du sac.

Voici une autre observation aussi nette :

Observation XLIII (1). — Un homme grand et mince, âgé de soixante ans, était depuis longtemps affligé de symptômes d'une maladie des poumons. Il éprouvait des syncopes fréquentes et son pouls était faible et irrégulier. Il eut des attaques soudaines de dyspnée qui simulaient les paroxysmes d'un asthme. La saignée et les purgatifs calmèrent ces symptômes ; mais, six mois avant sa mort, il ne pouvait coucher sur le côté gauche à cause du malaise extrême qu'il ressentait dans cette position. Il expectorait sans cesse une grande quantité de mucosité, et, consumé enfin par la violence du mal et la difficulté de respirer, il mourut.

On trouva les bronches et les poumons remplis de mucosités, *l'aorte ascendante extrêmement dilatée* et formant en haut un sac de 4 pouces de diamètre. La dilatation commençait à l'origine du vaisseau et se terminait brusquement au milieu de sa courbure. La membrane interne était irrégulièrement épaissie et recouverte d'écailles de matière calcaire ; dans plusieurs endroits, elle présentait des altérations et des fissures, et, précisément au-dessus des valvules semi-lunaires, se trouvaient deux petits sacs dont l'enveloppe était recouverte de croûtes épaisses de matière terreuse. *Les valvules semi-lunaires se montraient séparées par suite de la dilatation de cette partie du vaisseau*, et elles étaient épaissies et retirées sur elles-mêmes. La brusque terminaison de la maladie à la courbure de l'aorte était très remarquable et permettait de se faire une juste idée du diamètre comparatif de cette immense dilatation. Le cœur fut trouvé comme à l'ordinaire et les membranes artérielles, en général, n'offraient pas une apparence morbide prononcée. L'aorte, dilatée, empiétait sur les poumons et comprimait la division de la trachée. L'artère innominée ou brachio-céphalique et les artères carotide gauche et sous-clavière gauche provenaient de la partie supérieure du kyste.

Comme on le voit par toutes ces citations, Hodgson avait parfaitement vu le siège et le mode de formation de la dégénérescence graisseuse. Il avait montré comment l'ulcération de ces

(1) Hodgson, *loc. cit.*, t. Ier, p. 58.

plaques peut donner lieu à l'anévrysme faux ou sacciforme. Il avait vu que la dilatation progressive de l'aorte, sous l'influence de la dégénérescence graisseuse, donnait lieu à l'anévrysme vrai, qu'il distingue de l'anévrysme faux non seulement par l'absence du sac, mais par la présence des membranes et l'absence de caillots stratifiés. Il avait très bien vu que la dilatation engendre l'insuffisance aortique. Il fallut attendre, pour voir confirmer ces vues, une quinzaine d'années, jusqu'au mémoire de Corrigan (1832).

Néanmoins, j'ai cru devoir rapporter à Hodgson l'honneur d'avoir montré cette maladie dans presque tous ses détails. La description est complète au point de vue de l'anatomie pathologique. Elle ne pouvait exister au point de vue symptomatique, car il est probable que quand Hodgson écrivait son livre, vers 1815, il n'avait pas encore connaissance de la découverte de Laennec.

DIAGNOSTIC DE LA MALADIE DE HODGSON.

Voyons maintenant les symptômes et le diagnostic de cette affection.

Au début, elle est peu accusée, et si elle commence chez des sujets encore jeunes et qu'on ne pratique pas l'auscultation avec précision, il y a tout lieu de craindre qu'on laisse passer cette affection sans la voir, ou qu'on la prenne pour une anémie.

Cette confusion est d'autant plus possible que cette affection s'accompagne d'une certaine pâleur et que la connaissance du siège exact du souffle anémique dans l'artère pulmonaire n'est pas encore très répandue.

Observation XLIV. — J'observe depuis dix ans une femme encore jeune qui est atteinte depuis cette époque d'un point très légèrement douloureux parfois derrière le sternum, au niveau du deuxième espace intercostal. Elle a été pendant un certain temps pâle, mais sans bruit de souffle anémique.

Son cœur est sain, l'exploration physique et l'exploration fonctionnelle ne révèlent rien d'anormal. Mais si l'on vient à l'ausculter, on constate encore maintenant et d'une manière très nette un bruit de souffle particulier.

La région occupée par ce bruit correspond exactement au tracé de l'aorte ascendante depuis son origine jusqu'à sa sortie du péricarde. Le schéma dépasse seulement un peu l'aorte vers la droite. On sait que l'aorte ascendante a son bord externe ou droit au niveau du bord droit du sternum; ici le schéma déborde le sternum de 1 centimètre à droite.

Le bruit est systolique, débute avec la systole et se prolonge pendant toute cette systole ne laissant pas entendre en général le petit silence. Ce bruit est suivi d'un claquement sigmoïdien normal. Le timbre du bruit est assez doux, mais il est néanmoins assez fort. Il n'y a rien dans le deuxième espace gauche, au niveau de l'artère pulmonaire. En outre le bruit n'est modifié ni par le changement de position (debout ou couchée), ni par l'arrêt de la respiration ni par l'effort. Enfin, il a la fixité des bruits organiques. C'est bien un bruit lié à des rugosités de l'origine de l'aorte.

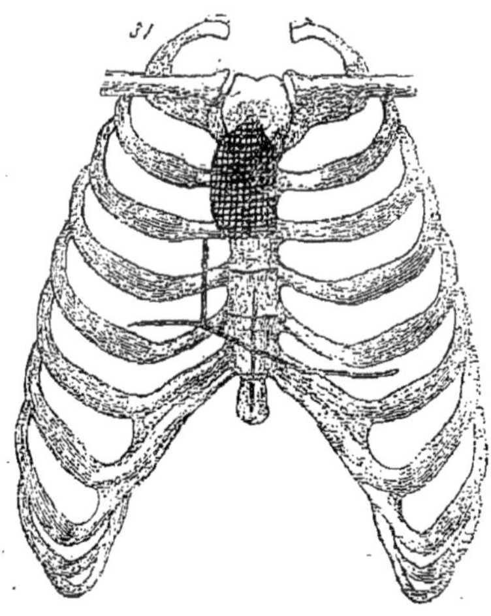

Fig. 100.

Ainsi limitée, l'endaortite, chez un jeune sujet, peut durer longtemps sans produire d'accidents. Mais il n'en est pas de même quand il s'agit de la maladie de Hodgson, c'est-à-dire de la dégénérescence graisseuse de l'aorte avec ses suites. Cette description va faire l'objet du paragraphe suivant.

CHAPITRE XX

SYMPTOMES ET DIAGNOSTIC DE LA MALADIE DE HODGSON

OU DÉGÉNÉRESCENCE GRAISSEUSE ENTRAINANT L'ANÉVRYSME VRAI DE L'ORIGINE DE L'AORTE.

La maladie de Hodgson, avant de pouvoir être précisée par le diagnostic, s'annonce ordinairement par les troubles fonctionnels des affections du cœur. D'abord la dyspnée d'effort, c'est-à-dire que les malades ne sentent rien au repos ou lorsqu'ils marchent sur un terrain plat; mais, pour peu qu'ils veuillent faire le moindre effort de force ou de vitesse, la dyspnée survient. Si le malade, marchant sur un terrain plat ou occupé à un ouvrage quelconque, veut se presser, immédiatement la dyspnée survient.

D'autres fois, sans que le malade se presse, si le terrain vient à monter légèrement, la dyspnée survient rapidement, bien que le malade n'ait pas conscience de l'effort qu'il doit faire. La dyspnée est encore plus grande si le malade doit monter un escalier un peu raide ou s'il doit gravir une montagne; il sera bientôt à bout de forces et il devra s'arrêter à chaque moment pour prendre du repos.

En outre de cette dyspnée, toute gêne respiratoire provoque de l'étouffement et la fatigue du cœur donne des vertiges par anémie cérébrale.

En dehors de ces phénomènes, l'attention est en général d'abord attirée par l'état des artères. Lorsqu'on vient à toucher la radiale, on la trouve grosse, dure, sans élasticité, peu dilatée par la pulsation cardiaque et résistant à l'affaissement sous la pression des doigts. L'artère est en outre flexueuse. Si l'on vient à découvrir complètement le cou et le thorax du malade pour constater l'état de son système artériel, on trouve que les artères sont grosses, flexueuses par l'allongement, attendu que même dans l'extension du bras elles sont déjà flexueuses. Ces flexuosités augmentent par la flexion des articulations qui raccourcissent les régions et rapprochent les extrémités des artères.

Donc nous constatons d'abord le manque d'élasticité et de contractilité des artères. En outre, nous constatons leur allongement non seulement aux membres, mais encore à la crosse de l'aorte.

En effet, à l'état normal, l'aorte ascendante ne dépasse pas le bord droit du sternum, et passe à 15 ou 20 millimètres au-dessous de la fourchette sternale. Mais quand elle se dilate, elle dépasse le bord du sternum et peut être reconnue dans le deuxième espace et le premier espace intercostal droit par la palpation, le cardiographe et la percussion, en même temps qu'elle peut arriver au niveau de la fourchette sternale et la déborder. Cette dilatation aortique entraîne des déplacements des origines des artères principales. J'ai vu un cas où l'artère sous-clavière droite ne naissait pas du tronc innominé, mais naissait directement de l'aorte et avait vu son origine reportée à gauche au-delà du sternum. J'ai vu de même la sous-clavière gauche, ayant son origine reportée à gauche, faire une courbe considérable en hauteur avant de gagner la clavicule pour devenir axillaire.

Les artères thyroïdiennes peuvent de même voir leur origine déplacée.

La dilatation en largeur contribue aux déplacements que je viens d'indiquer, elle contribue aux flexuosités en augmentant considérablement le diamètre des artères. On voit les thyroïdiennes prendre quelquefois des dimensions telles, que l'on pourrait les considérer comme des artères ayant la forme des anévrysmes cirsoïdes et ressemblant à ce développement cirsoïde des artères thyroïdiennes qu'on appelle *goître exophthalmique.*

L'aorte et les grosses artères donnent alors un frémissement comme celui des artères cirsoïdiennes ou celles du goître exophthalmique. Ce frémissement se constate non seulement sur les artères, mais encore sur les organes environnants. Ainsi, le frémissement se fait quelquefois sentir à l'origine moyenne et supérieure du sternum, et plus souvent encore au-dessus de la fourchette du sternum, où l'aorte dilatée vient faire saillie.

Hope fait observer que le frémissement cataire est souvent plus marqué dans l'anévrysme vrai que dans l'anévrysme faux sacciforme, à cause de l'absence des caillots stratifiés qui se rencontrent dans les sacs anévrysmaux, tandis qu'il n'y en a pas dans l'anévrysme vrai, ainsi que l'a remarqué Hodgson.

D'autre part, la dilatation s'arrêtant le plus souvent avant la fin de la courbure, les artères émanées de la partie droite subissent souvent la dilatation, tandis que les artères gauches ne le sont pas, d'où une première forme d'irrégularité du pouls. D'autres fois, la distribution irrégulière des plaques athéromateuses fait qu'une artère en particulier se trouve obstruée, si bien qu'on peut voir l'altération du pouls du même côté que l'anévrysme vrai ou du côté opposé.

Cette contradiction apparente des symptômes jette un peu de trouble d'abord ; mais on s'en rend bientôt compte.

La différence des deux pouls, quand elle est grande, est sensible au toucher, mais quand elle n'est pas sensible au toucher, elle reste sensible au sphygmographe.

En voici un exemple :

Observation XLV. *Maladie de Hodgson.* — Le sieur P..., âgé de soixante-six ans, entre dans mon service à l'infirmerie de l'hospice de Bicêtre, salle Saint-André, nº 18, le 20 octobre 1872.

Ce vieillard, qui a les artères athéromateuses, donne à l'examen du cœur les résultats suivants :

La pointe bat dans le cinquième espace intercostal à 10 centimètres de la ligne médiane, le bord supérieur du foie correspond au cartilage de la cinquième côte, le bord vertical du cœur est tout près du sternum à 2 centimètres de la ligne médiane. Le bord inférieur a peu d'obliquité.

L'auscultation du cœur donne à la pointe des bruits sourds. Le premier est un peu prolongé, à l'aorte les bruits sont faibles. Rien à la tricuspide ni à l'artère pulmonaire.

Les deux pouls sont inégaux. Le pouls radial gauche est plus faible que le pouls radial droit.

La percussion fait entendre de la matité derrière le sternum et dans le premier espace intercostal droit. L'auscultation pratiquée en ce point donne par moments une intensité considérable des bruits.

Ici la dilatation est bien accusée par l'athérome artériel, la différence des deux pouls et la matité dans la région supérieure du sternum et du premier espace intercostal.

Voici les deux pouls :

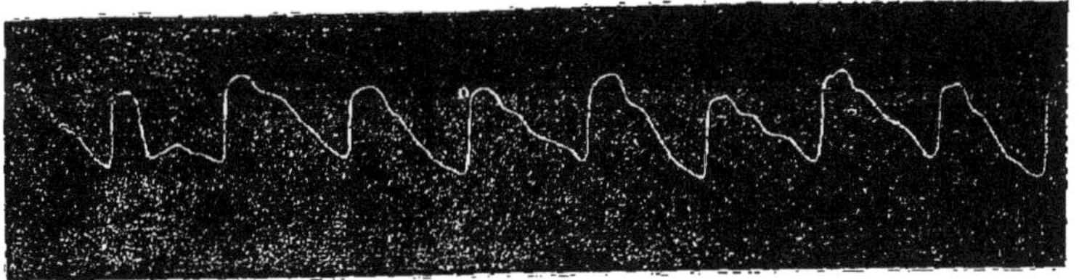

Fig. 101. Pouls radial droit.

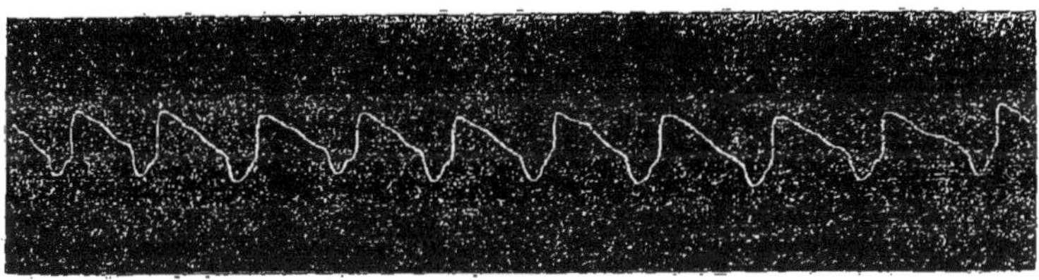

Fig. 102.

Autre exemple :

Observation XLVI. *Dilatation anévrysmatique de l'aorte. Maladie de Hodgson.* — M. le président B..., d'une constitution des plus vigoureuses et même athlétique, pouvant servir de modèle pour l'Hercule Farnèse, a joui d'une santé parfaite jusqu'à l'âge de soixante et dix ans, n'ayant été arrêté que de temps en temps par des accès de goutte dont il venait à bout facilement par des purgatifs drastiques.

L'année dernière, il a commencé à se sentir pris d'essoufflement et il est parti pour la campagne où je l'ai perdu de vue. Cette année, il revient avec une dyspnée cardiaque manifeste et de l'œdème des membres inférieurs.

L'examen du cœur donne les résultats suivants : La pointe bat dans le sixième espace intercostal à 12 centimètres de la ligne médiane, le bord du foie correspond au cinquième cartilage et le bord vertical à 3 centimètres du sternum.

L'obliquité du bord inférieur est assez grande. Il y a donc une hypertrophie du cœur portant presque exclusivement sur le cœur gauche. L'auscultation révèle à la pointe un souffle doux systolique étalé.

A l'aorte, on entend à droite du sternum un grand souffle fort qui occupe les trois premiers espaces intercostaux. Le souffle commence dès le troisième espace, il grandit de force et d'étendue dans le deuxième et conserve cette intensité dans le premier espace. C'est dans le deuxième espace intercostal droit qu'il a son maximum de force, d'intensité et d'étendue. En effet, dans le deuxième espace intercostal, le bruit s'entend encore très fort à 4 centimètres du bord droit du sternum. Le bruit se prolonge un peu dans la carotide du même côté. Le bruit reste fort derrière le sternum.

A gauche du sternum, il existe encore très fort, mais cependant atténué dans les trois premiers espaces intercostaux, puis il s'étale doux et faiblissant sur toute la surface du ventricule. A la pointe, il y a un second foyer triangulaire à sommet dirigé vers l'aisselle.

Ce bruit est systolique, commence et finit avec la systole ventriculaire ; il est suivi d'un claquement sigmoïde très bien frappé.

Il n'y a rien à la tricuspide ni aux jugulaires, rien à l'artère pulmonaire. La percussion donne de la matité dans toute l'étendue où se perçoit le souffle supérieur.

A la pointe, le souffle est également systolique.

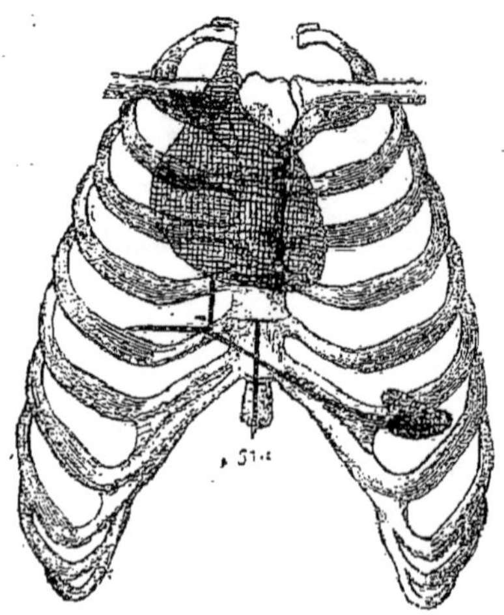

Fig. 103.

Les deux pouls sont inégaux, le droit est large, grand, aortique; le pouls du côté gauche est petit, comme mitral.

Le diagnostic ici est facile : dilatation de la partie ascendante et d'une partie de la portion transversale. Quant à la mitrale, il y a un bruit très étalé se dirigeant vers l'aisselle, qui est un bruit de la mitrale. En raison de l'hypertrophie considérable avec dilatation du cœur, il est probable qu'il s'agit d'une insuffisance mitrale par dilatation.

Le foie n'est pas gros, il n'y a ni œdème pulmonaire ni ascite, mais un œdème considérable des jambes remontant jusqu'à la verge et aux bourses, qui sont très distendues.

Le malade meurt à la fin de l'année dans la cachexie cardiaque.

Ainsi que nous venons de le voir dans les deux observations précédentes, l'affection s'accuse encore par de la matité dans la région supérieure du sternum et du poumon droit. Cette matité est très caractéristique quand il n'y a pas de lésion pulmonaire à ce niveau, ce qui peut arriver, comme on en trouvera un exemple plus loin. En pareil cas, la matité correspond exactement à la partie occupée par l'anévrysme, et elle s'accuse par conséquent plus et plus vite dans la partie qui correspond au deuxième intercostal droit.

L'auscultation est souvent assez délicate. Laennec regardait ce diagnostic comme un des plus difficiles : « Entre toutes les lésions graves des organes placés dans l'intérieur de la poitrine, trois surtout restent sans signes pathognomoniques constants pour un médecin exercé à la percussion et à l'auscultation : l'anévrysme de l'aorte, la péricardite et les concrétions sanguines du cœur, antérieures à la mort (1). »

Examinons ces bruits sous les trois conditions de l'espace, du temps et du timbre.

1° *Topographie*. L'espace où ce bruit s'entend au début est le bord droit du sternum, dans le deuxième espace intercostal. Puis, à mesure que le bruit grandit, il s'étend de plus en plus dans le deuxième espace intercostal droit. Il est remarquable que ce bruit de souffle de Hodgson a bien plus de tendance à s'étaler en largeur qu'en hauteur. On le voit souvent s'écarter de 4 centimètres du bord droit du sternum, alors qu'il ne s'entend pas encore dans le premier espace intercostal et encore moins dans la carotide droite.

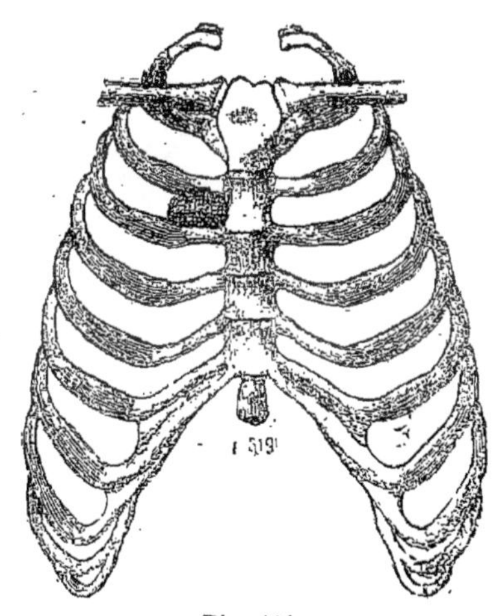

Fig. 104.

En voici trois exemples :

OBSERVATION XLVII. *Maladie de Hodgson*. — Le sieur D..., âgé de soixante et onze ans, menuisier, entre à l'infirmerie de l'hospice de Bicêtre le 12 octobre 1872.

On constate que la pointe du cœur est dans le sixième espace intercostal, à 9 centimètres de la ligne médiane. Le bord du foie ne peut être fixé à cause d'un épanchement léger qui existe dans la plèvre droite. Il en est de même du bord vertical. Les artères radiales sont sinueuses et

(1) Laennec, *loc. cit.*, t. Ier, p. 727.

athéromateuses. L'auscultation révèle à la pointe un petit prolongement du premier bruit. Mais surtout on entend dans le deuxième espace intercostal droit un bruit de souffle qui se prolonge à droite et s'accompagne de matité en cet endroit. Le souffle est systolique et un peu rude (fig. 104).

Observation XVLIII. — Le sieur G... (Jean), âgé de soixante et onze ans, journalier, entre à l'infirmerie de l'hospice de Bicêtre le 14 mars 1872.

L'examen du cœur montre le choc de la pointe dans le quatrième espace intercostal, à 12 centimètres de la ligne médiane. Le bord supérieur du foie correspond au cinquième cartilage droit, le bord inférieur du cœur est horizontal.

Les artères sont athéromateuses. On constate dans le deuxième espace intercostal droit de la matité et un souffle qui s'étend à droite du sternum dans le deuxième espace intercostal ; il commence à 1 centimètre du bord droit du sternum et cesse à 5 centimètres et demi de ce même point. Il se prolonge un peu dans le premier espace intercostal, mais pas du tout dans les vaisseaux du cou (voy. fig. 105).

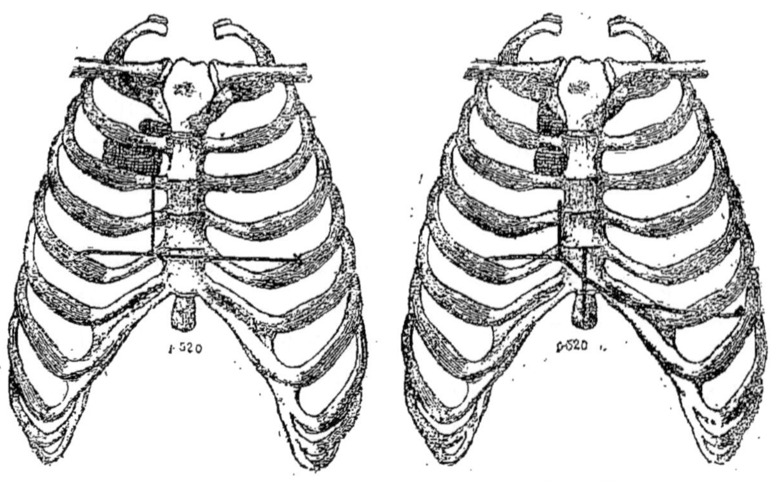

Fig. 105. Fig. 106.

Observation XLIX. *Maladie de Hodgson.* — D... (Antoine), âgé de soixante et un an, garçon boucher, entre à l'hôpital Saint-Antoine, salle Saint-Augustin, nº 15, en mars 1874.

Il se plaint d'étouffement et d'oppression.

L'examen du cœur donne les résultats suivants :

La pointe bat dans le sixième espace intercostal, à 15 centimètres de la ligne médiane. Le bord supérieur du foie correspond au bord du cinquième cartilage. Le bord vertical le long du sternum.

On trouve à l'orifice aortique un bruit de souffle demi-rude et sourd, ne couvrant pas le petit silence, mais couvrant le premier bruit. Ce bruit occupe le second et le premier espace intercostal, devient plus doux dans l'aorte ascendante, mais ne se propage pas aux carotides.

Il y a à la pointe un petit souffle court qui fait penser à une insuffisance par dilatation. Le pouls est grand et dur, les artères athéromateuses.

Le malade a été rapidement amélioré par une infusion de pariétaire nitrée qui a amené une grande diurèse et fait disparaître l'anasarque.

Observation L. *Sclérose artérielle généralisée. Dilatation aortique avec rugosités des valvules et de l'origine de l'aorte, hypertrophie considérable, insuffisance mitrale par dilatation.* — Le sieur L... (Prosper), âgé de soixante-deux ans, bourrelier, est entré dans mon service à l'hôpital Lariboisière, salle Saint-Henri, n° 19, le 18 janvier 1879.

Ce malade, qui n'a jamais eu de rhumatisme articulaire, fait remonter le début de sa maladie à deux ans auparavant, c'est-à-dire au mois de février 1877.

Il raconte qu'à cette époque, il a été pris tout d'un coup d'une suffocation qui l'a forcé à rentrer chez lui et l'a maintenu à la chambre pendant huit jours. Au bout de ce temps, il a essayé de reprendre son travail, mais sans succès, et il a dû cesser de nouveau de travailler pendant huit semaines. A ce moment, il a essayé encore de nouveau de travailler, mais il n'a pu faire que des portions de journée. Il a traîné ainsi jusqu'au 2 janvier 1879, époque où il a cessé tout travail.

Le 18 janvier suivant, il est entré à l'hôpital.

Au moment de son entrée, le malade est atteint d'une dyspnée considérable avec cyanose et de l'œdème considérable aux membres inférieurs.

La mensuration du cœur donne les résultats suivants : la pointe bat dans le sixième espace intercostal, à 16 centimètres de la ligne médiane du sternum. Le bord supérieur du foie est à son niveau normal, c'est-à-dire correspond au niveau de l'insertion sternale du cinquième cartilage costal droit. La pointe est abaissée de 6 centimètres au-dessous du bord du foie. Le bord vertical du cœur correspondant à l'oreillette droite est distant de 1 centimètre du bord droit du sternum.

Il résulte de cet examen que le cœur est hypertrophié, que l'hypertrophie porte surtout sur la partie ventriculaire et surtout sur le ventricule gauche. Le poids du cœur, augmenté surtout à gauche, a fait descendre la pointe dans le sixième espace. L'écartement de la pointe de 16 centimètres à partir de la ligne médiane montre que le cœur s'est allongé de 6 centimètres.

L'auscultation fait entendre dans la région de la pointe un bruit de souffle, qui occupe cette région et s'étend au-delà de la pointe vers l'aisselle dans une étendue de plusieurs centimètres. Ce bruit est systolique, il commence avec le choc de la pointe, dure tout le temps de la systole, couvre le second bruit et se fait entendre jusque dans le grand silence (bruit de souffle systolique paradoxal). Le timbre de ce bruit est doux en jet de vapeur. Pouls petit à 88 ; régulier.

Rien d'appréciable à la tricuspide ni aux orifices artériels.

Le foie n'est pas augmenté de volume, les poumons sont infiltrés par l'œdème, on y constate des râles crépitants, fins, serrés, en bas du côté gauche et dans toute la hauteur du côté droit. Les membres inférieurs sont infiltrés comme il a été dit.

Le malade est mis au repos et à la macération de digitale (un pot de macération de 30 centigrammes de poudre de feuilles pour un litre d'eau).

Sous l'influence de ce traitement, l'action diurétique apparaît au cinquième jour et l'urine, qui ne donnait que 30 centilitres par vingt-quatre heures, arrive, le cinquième jour, à près de 2 litres et le sixième jour à 2 litres 50 centilitres. En même temps, l'hydropisie et la dyspnée vont en diminuant, la dyspnée persiste néanmoins, le malade a encore de l'orthopnée. Il ne peut se coucher dans le décubitus horizontal et doit rester presque assis dans son lit.

Une fois le malade reposé et l'hydropisie à peu près disparue, je fais le 30 janvier un nouvel examen complet de la région cardiaque et je le trouve singulièrement modifié.

Le pouls, toujours régulier, s'est considérablement développé; il est devenu large, les artères sont grosses, flexueuses, elles présentent le phénomène du pouls visible de Corrigan, sont déplacées par chaque systole, qui en exagère les flexuosités; le pouls est en outre bondissant, comme l'a signalé Hope.

Les artères sont évidemment scléreuses et dépourvues de contractilité. Un nouvel examen de l'aorte à son origine fait reconnaître un bruit de souffle siégeant dans le deuxième espace intercostal droit et s'étendant jusqu'à 5 centimètres du bord droit du sternum.

Ce bruit est systolique et cesse au moment de la clôture des valvules sigmoïdes qui donnent un second bruit nettement frappé.

Le timbre du bruit est rude.

Le diagnostic est alors complet. Sclérose artérielle généralisée, dilatation aortique à son origine. Rugosités de la paroi interne commençant à l'orifice au niveau des valvules, sans insuffisance de ces valvules. Insuffisance mitrale.

L'état persiste de même pendant le mois de février. Au commencement de mars, la dyspnée redevient plus intense et l'œdème des jambes reparaît. Je prescris de nouveau la macération digitale à 30 centigrammes par litre, et à partir du sixième jour, la quantité des urines s'élève par vingt-quatre heures à 2 litres.

Sous l'influence de ce traitement, le malade est considérablement soulagé et, le 2 avril il demande sa sortie.

Le 3 mai, il rentre de nouveau (salle Saint-Henri, n° 13). Il revient avec une dyspnée considérable, une congestion pulmonaire intense, surtout dans la moitié inférieure du poumon droit, avec des crachats visqueux transparents et légèrement sanguinolents. Le foie n'est pas gonflé et les membres inférieurs ne sont pas œdématiés, bien qu'ils soient tous deux le siège de varices énormes.

Le cœur bat faiblement et l'asystolie paraît être la cause de la congestion pulmonaire.

Les ventouses sèches et la macération de digitale le soulagent encore une fois.

Cependant, peu à peu, l'hydropisie revient de nouveau et la digitale ne la modifie plus guère ; à la fin du mois d'août, on essaye un nouveau diurétique, le Cisampélos, sans plus de succès. A partir de ce moment la dyspnée n'est plus modifiée que par les injections sous-cutanées de chlorhydrate de morphine. On commence par une injection d'un centigramme, puis, plus tard, il faut arriver à deux, puis à trois, puis à quatre injections par jour.

A partir du 1er novembre, le malade ne peut plus tenir dans son lit, il couche dans un fauteuil et repose de moins en moins.

Il meurt le 13 novembre 1879.

L'autopsie fait reconnaître d'abord l'hypertrophie considérable du cœur, il pèse 845 grammes en comprenant l'aorte jusqu'à l'origine de l'artère sous-clavière gauche.

La pyramide ventriculaire a 14 centimètres de hauteur à sa face antérieure et 13 centimètres à sa face inférieure ou diaphragmatique. La face pulmonaire ne peut être mesurée facilement à cause de sa convexité.

L'hypertrophie des parois est considérable, surtout au ventricule gauche. Les parois du ventricule gauche ont 35 millimètres d'épaisseur et la paroi antérieure du ventricule droit a 14 millimètres à sa partie moyenne et 7 millimètres à sa partie supérieure au niveau de l'infundibulum.

L'aorte est dilatée à partir de son origine ; elle a 75 millimètres de circonférence à 1 centimètre au-dessus des valvules sigmoïdes, c'est-à-dire son périmètre normal, mais elle s'élargit bientôt. Le tronc brachiocéphalique est dilaté, il a 50 millimètres de circonférence à son origine. La carotide gauche a 25 millimètres et la sous-clavière gauche 35 millimètres à leur origine. L'artère est encore souple, mais elle présente des plaques rugueuses, saillantes, à bords un peu détachés depuis l'origine jusqu'au sinus.

Les valvules sigmoïdes sont épaissies, présentent un nodule d'Arantius considérablement grossi et dur. L'une d'elles est retenue à la face interne de l'aorte par plusieurs brides ; cependant, elle rejoint assez bien les autres. Il y a sans doute un peu d'insuffisance et cela explique que dans les derniers temps de la vie nous avions cru entendre un bruit de souffle fort systolique et descendant. Mais ce qui domine, ce sont les rugosités valvulaires et aortiques.

La cavité du cœur gauche est considérablement agrandie et la pression ne permet plus aux colonnes charnues de premier ordre de s'appliquer l'une contre l'autre, malgré leur augmentation de volume. Il est certain que l'écartement de ces piliers ne permet plus l'accolement des deux valves de la mitrale et il y a une insuffisance par dilatation.

Le cœur droit est agrandi et ses parois hypertrophiées ; les valves de la tricuspide sont saines et les valvules sigmoïdes de l'artère pulmonaire sont larges, souples et suffisantes. L'artère pulmonaire est dilatée, elle a 120 millimètres de circonférence, au lieu de 70, qui est la moyenne. Elle présente en outre ce caractère anormal d'être à soixante-deux ans plus large que l'aorte, tandis que d'ordinaire, à partir de l'âge de soixante ans, c'est l'aorte qui devient la plus large.

Le foie et les reins sont congestionnés et n'offrent rien de particulier à noter.

En somme : sclérose artérielle, rugosités de l'orifice et de l'origine de l'aorte, un peu d'insuffisance à la fin de la vie. Insuffisance mitrale par dilatation, c'est-à-dire un accord complet entre les lésions et les symptômes.

Ainsi, le bruit s'entend donc d'abord dans le deuxième espace intercostal droit, s'étend dans cet espace jusqu'à 5 centimètres et demi, avant, pour ainsi dire, de s'entendre dans le premier espace. Mais à mesure que l'aorte se dilate, le bruit s'élève dans le premier espace et monte un peu dans la carotide correspondante.

Puis, lorsque le cœur vient à s'hypertrophier et à descendre entraîné par son poids, l'origine de l'aorte entraînée baisse également et le bruit de souffle vient se faire entendre dans le troisième espace intercostal.

Observation LI. *Maladie de Hodgson.* — Le sieur G... (Philippe), âgé de quatre-vingt-trois ans, entre à l'infirmerie de l'hospice de Bicêtre le 9 août 1872.

L'examen du cœur montre la pointe dans le cinquième espace intercostal gauche, à 12 centimètres et demi de la ligne médiane. Le bord supérieur du foie au niveau de l'insertion du cinquième cartilage droit. Le bord vertical est tout près du bord droit du sternum.

L'auscultation fait entendre à la pointe du sternum un petit prolongement du premier bruit sans souffle. D'autre part, à l'aorte, l'auscultation fait entendre un bruit de souffle à droite du sternum. Les premiers jours, les limites de ce bruit sont un peu confuses, mais quelques jours après, alors que le malade est reposé, on constate que ce bruit est situé entièrement à droite du sternum, qu'il commence dans le troisième espace intercostal, bien qu'on puisse à la rigueur l'entendre un peu dans le quatrième et qu'il monte, ayant son maximum d'intensité dans le premier espace.

La sonorité à la percussion est moindre derrière le sternum. La dégénérescence athéromateuse des artères est sensible jusque dans les radiales.

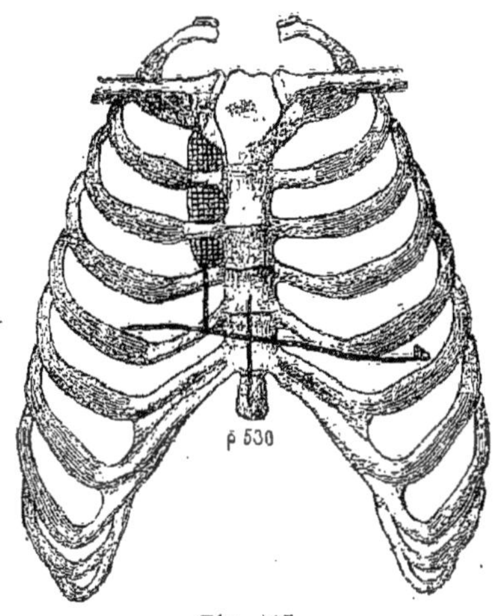

Fig. 107.

Dans d'autres cas, la dilatation est plus prononcée dans la partie transversale de l'aorte que dans sa partie ascendante. On voit alors la dilatation des artères émergentes très prononcée et souvent l'aorte sensible au-dessus de la fourchette. Les rugosités des plaques calcaires donnent alors un bruit transversal placé en haut du sternum. Ce bruit de souffle souvent simple est quelquefois double.

Enfin, quand la dilatation est considérable comme dans celle du président B... citée plus haut, et dans la suivante, le bruit peut déborder à gauche du sternum.

Observation LII. *Maladie de Hodgson.* — Le sieur B... (Joseph), âgé de soixante-six ans, entre à l'hôpital Saint-Antoine, salle Saint-Eloi, n° 22, en 1877, se plaignant d'être oppressé, de tousser beaucoup et d'avoir les jambes enflées.

Le malade, atteint de susceptibilité catarrhale des bronches, s'enrhume pour la moindre cause. L'affection actuelle remonte à quatre mois. La respiration est gênée, la toux fréquente, l'expectoration pituiteuse.

La poitrine est bombée, saillante en arrière et en avant. L'augmentation de volume est plus sensible encore du côté gauche. L'auscultation ne rencontre qu'une respiration faible et quelques râles sibilants et de la sonorité exagérée à la percussion.

Cet état emphysémateux de la poitrine rend plus difficile la recherche de la pointe du cœur. Mais on arrive par l'auscultation à pouvoir la fixer dans le sixième espace, à 14 centimètres de la ligne médiane. Le bord supérieur du foie correspond à l'insertion du cinquième cartilage droit, si bien qu'il y a une obliquité marquée du bord inférieur du cœur. Le cœur est donc très hypertrophié, surtout dans sa partie gauche. L'auscultation fait entendre au-dessus du cœur, et surtout à droite, un bruit de souffle dont le maximum se trouve dans le deuxième espace intercostal droit près du bord droit du sternum. Ce bruit se propage en haut dans le premier espace intercostal droit et au cou au-dessus de la fourchette sternale. Il descend également à gauche dans les trois premiers espaces intercostaux, mais dans une étendue un peu moindre. Le bruit est systolique, couvre tout le petit silence et laisse le deuxième bruit normal. Ce bruit se propage à peine dans la carotide droite. Le timbre en est fort et superficiel.

Le foie n'est pas augmenté de volume, les fonctions digestives sont bonnes. L'œdème des membres a disparu par le simple repos.

Comme complément, il ne reste plus à dire qu'une chose, c'est que le bruit de souffle systolique de l'aorte se propage très peu à la pointe, où il ne donne guère qu'un petit prolongement du premier bruit.

2° *Temps*. Sous le rapport du temps, le bruit commence avec la systole ventriculaire, dure pendant toute cette systole et s'arrête au moment du claquement sigmoïde, qui est en général bien frappé tant que les valvules sont suffisantes.

D'après M. Noël Guéneau de Mussy, ce deuxième bruit prendrait un éclat plus grand encore que celui que j'ai signalé à l'artère pulmonaire, lorsque se produit le bruit de souffle anémo-spasmodique de l'anémie.

Voici dans quels termes (1) : « Jamais cette exagération du bruit dans l'anémie n'égale l'intensité qu'il acquiert dans la dilatation de l'aorte ascendante : dans ce dernier cas, il a une amplitude, une redondance, une vibrance métallique caractéristiques; il est au bruit normal ce que le souffle amphorique est au souffle bronchique. J'ai quelquefois pu comparer son éclat à celui du chant du crapaud ; d'autres fois, c'est la résonnance bourdonnante d'un coup de tambour. Le mot de *tym-*

(1) Noël Guéneau de Mussy, *Sur la dilatation cylindrique de l'aorte ascendante et sur le caractère tympanique du second bruit cardiaque dans cette affection* (*France médicale*, 8 novembre 1876).

panique me paraît correspondre mieux que tout autre à la sensation que ce bruit fait entendre.

« Ce retentissement clangoreux a son maximum à l'origine de l'aorte. On l'entend très fort sur tout le trajet de cette artère jusqu'au premier espace intercostal près du sternum. »

J'ai été frappé, comme mon cher maître, M. Noel Guéneau de Mussy, du timbre éclatant de ce bruit. Cependant je ne l'ai pas rencontré avec l'intensité qu'il décrit et qui n'arrive qu'exceptionnellement à cet éclat tympanique.

Donc, le plus ordinairement le bruit subsiste et n'est pas remplacé par un souffle. Il peut disparaître dans deux conditions :

Dans la première, il peut être simplement masqué par un bruit de souffle produit par une saillie aiguë d'une plaque calcaire qui donne un bruit de souffle ascendant dans la première systole, puis un bruit de souffle quelquefois fort lorsque le sang reflue pour clore les sigmoïdes. J'ai vu du moins un cas où une semblable saillie donnait un double bruit de souffle dans l'aorte sans insuffisance sigmoïde.

La seconde condition est que la dilatation aortique ait entraîné une insuffisance de ces valvules par simple élargissement.

Si l'on suit l'évolution de la maladie, il peut même arriver qu'on assiste pour ainsi dire au début de cette insuffisance.

OBSERVATION LIII. *Maladie de Hodgson, insuffisance sigmoïde légère.* — Le sieur G..., âgé de quarante-six ans, menuisier, entre à l'hôpital Lariboisière, salle Saint-Henri, 33 *bis*, le 22 avril 1879.

Il s'agit d'un homme robuste qui n'a jamais été atteint de rhumatisme articulaire. Il n'a eu qu'autrefois une fluxion de poitrine.

Il fait remonter au commencement de l'hiver seulement la maladie pour laquelle il entre à l'hôpital.

Il se plaint d'étouffements, de vertige et d'enflure des pieds.

On est frappé tout de suite par le phénomène du pouls visible. Les artères des membres supérieurs sont grosses et agitées d'oscillations considérables lorsque le bras est relevé en demi-flexion. Le même phénomène s'observe au niveau de la sous-clavière et de l'axillaire des deux côtés, les carotides le sont également. Les artères sont grosses, dures au toucher, présentant le phénomène du pouls bondissant de Hope, sans intermittence. Le malade présente la dyspnée d'effort, soit pour monter, soit pour soulever un poids, soit pour se hâter. L'examen du cœur donne les résultats suivants : la pointe bat dans le sixième espace intercostal à 14 centimètres de la ligne médiane. Le bord du foie correspond à l'origine du cinquième cartilage. La pointe présente un abaissement de 5 centimètres. Le bord vertical est à 3 centimètres de la ligne médiane. Donc, hypertrophie considérable portant surtout sur le cœur gauche.

L'auscultation perçoit à la pointe un premier bruit hésitant sans souffle. L'auscultation de l'aorte fait entendre un bruit de souffle. Le premier bruit aortique est sourd, mais non soufflant. Le deuxième bruit est soufflant et s'entend à droite du sternum dans le deuxième et le troisième espace intercostal, mais son maximum est dans le deuxième espace droit près du sternum. L'auscultation de l'arc aortique, au-dessus de la fourchette du sternum, permet de percevoir encore ce bruit de souffle. Le foie n'est pas augmenté de volume. Il y a de l'œdème des parois abdominales et des membres inférieurs, qui sont variqueux.

3° *Timbre*. Reste à étudier maintenant le timbre des bruits de la maladie de Hodgson.

Au début, lorsque l'artère cède sans qu'il y ait de plaque d'athérome en saillie, la dilatation est plus indiquée par la matité fournie par la percussion que par les bruits d'auscultation, qui ne sont encore que sourds et sans bruit de souffle.

A mesure que l'affection se développe et que l'aorte s'incruste par la calcification, les rugosités produisent peu à peu des bruits de souffle plus ou moins rudes. Le second bruit dû à l'insuffisance a ses caractères ordinaires de douceur et de profondeur.

Peu à peu, l'évolution de la maladie continuant, l'hypertrophie gagne et l'on voit le cœur prendre des dimensions considérables ; l'hypertrophie porte sur le cœur gauche surtout et entraîne le cœur en bas d'abord, puis à gauche. La pointe arrive vite dans le sixième espace et s'éloigne beaucoup plus de la ligne médiane; l'abaissement de la pointe, qui était de 3 à 4 centimètres, n'augmente plus à partir du moment où la pointe, ayant atteint le sixième espace intercostal, ne s'abaisse plus, mais se borne à s'éloigner de plus en plus de la ligne médiane.

Cette hypertrophie est accusée dans le tableau suivant :

NUMÉROS.	ANNÉE.	NOM.	AGE	POINTE.		BORD supérieur du foie.	ABAISSEMENT de la pointe.	BORD vertical.
				Espace.	Distance.			
»	»	État normal :	»	V	9	V	2	3
1	1872	Postel.	66	V	10	V	—	2
2	1877	B.	74	VI	12	V	—	2 1/2
3	1872	Dediot.. . . .	71	VI	9	V	—	—
4	1872	Goubet	71	IV	12	V	0	—
5	1879	Legrain. . . .	62	VI	16	V	6	2 1/2
6	1872	Gautier	83	V	12 1/2	V	—	2
7	1877	Bouzon	66	VII	14	V	—	—
8	1879	Guidel.	66	VI	14	V	5	3
9	1880	Sargent	63	VI	12 1/2	V	4 1/2	2 1/2
10	1872	Jouin.	70	V	10 1/2	V	—	3 1/2
11	1872	Deaubonne.. .	61	VI	15	V	—	2
12	1877	Delarue. . . .	61	IV	12,5	V	—	—
13	1878	D'E.	60	V	9 1/2	V	—	—

Ainsi donc l'hypertrophie gauche est très accusée par l'abaissement et l'éloignement de la pointe. Mais le cœur droit est peu atteint, aussi l'angle droit n'est pas abaissé et le bord vertical est plutôt rapproché du bord sternal par le fait de l'entraînement du cœur à gauche. Le schéma suivant rendra compte de ce déplacement.

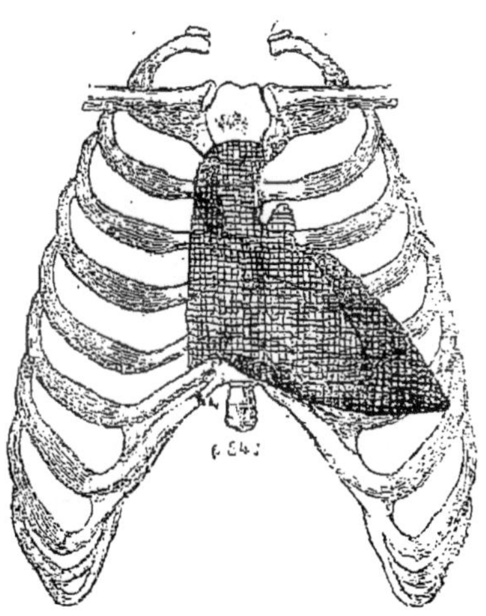

Fig. 108.

On voit que le cœur a tourné pour ainsi dire autour de l'attache de la veine cave inférieure, le point le plus fixe de la région cardiaque, comme je l'ai montré.

La rotation autour de ce point s'est faite de haut en bas, comme nous l'avons vue se faire transversalement d'avant en arrière dans l'emphysème, d'arrière en avant dans les épanchements de la plèvre gauche.

La largeur du bord inférieur du cœur, mesurée normalement par 3 centimètres de l'angle droit à la ligne médiane, plus 9 de la ligne médiane à la pointe, est augmentée considérablement, la pointe s'éloignant de 12, 13, 14, 15 centimètres. Le bord inférieur prend donc de 15 à 18 centimètres, c'est-à-dire que le cœur a augmenté en longueur de 6 centimètres, ce que nous pouvons mesurer exactement aujourd'hui, grâce au procédé que j'ai indiqué.

L'hypertrophie du cœur se faisant en pareil cas avec dilatation des cavités, il arrive un moment où la valvule mitrale, bien que saine, devient insuffisante par dilatation et qu'un bruit de souffle systolique apparaît à la pointe avec tous les caractères d'un bruit local.

Observation LIII. *Maladie de Hodgson, hypertrophie avec dilatation, insuffisance mitrale secondaire probable.* — S... (Charles), âgé de soixante-trois ans, comptable, entre à l'hôpital Lariboisière, salle Saint-Henri, n° 5, le 9 janvier 1880.

Le malade entre à l'hôpital pour une pneumonie catarrhale qui guérit bientôt et l'on s'aperçoit en le soignant qu'il est atteint d'une maladie de Hodgson.

Le 25 janvier, on constate que le malade présente le phénomène du pouls visible de Corrigan, pouls visible augmentant par la flexion du membre. On constate en même temps que le pouls est grand et régulier. Il est brusque et sans force, l'élévation du bruit n'augmente pas l'amplitude des oscillations.

L'examen du cœur donne les résultats suivants :

La pointe bat dans le sixième espace, à 125 millimètres de la ligne médiane. Le bord supérieur du foie correspond à l'insertion du cinquième cartilage ; le bord inférieur est très oblique, avec un abaissement de 125 millimètres. Le bord vertical est à 25 millimètres de la ligne médiane.

Ainsi donc, hypertrophie considérable, portant surtout sur le cœur gauche.

L'auscultation de l'aorte fait reconnaître un bruit de souffle systolique ascendant, commençant à l'angle droit du cœur, remontant tout le long du sternum, jusqu'à la carotide droite. Le schéma de la région occupée par ce bruit forme un V dont le sommet correspond à l'angle droit du cœur.

Le bord droit s'écarte du bord droit du sternum, avec un sinus de 5 centimètres pour les trois premiers espaces intercostaux, et de 3 centimètres dans le quatrième espace.

Le bord gauche du V remonte le long du bord gauche du sternum et ne le dépasse que de 1 centimètre dans le deuxième espace intercostal seulement.

Le bruit est rude et systolique, en ce sens qu'il commence avec la systole ventriculaire et finit assez brusquement à la fin de la systole. Il couvre le claquement des valvules sigmoïdes, qu'on n'entend nulle part. Au niveau de la carotide droite, et même de la gauche, ce bruit persiste avec son même timbre; il devient cependant plus rude. Le bruit s'entend d'une manière intermittente jusqu'à la région lombaire.

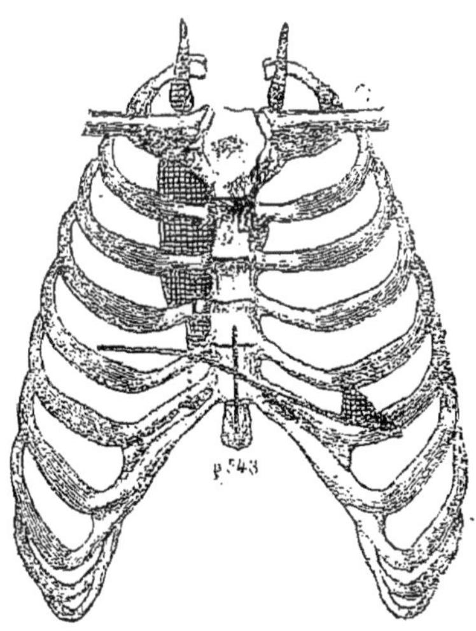

Fig. 109.

La recherche du claquement des valvules sigmoïdes mène aux constatations suivantes : le bruit de souffle systolique se termine brusquement sans laisser entendre le claquement sigmoïde ; mais sa terminaison brusque et la durée du grand silence font penser qu'il n'empiète pas sur le grand silence. Lorsqu'on ausculte le bord inférieur du cœur, on constate que le bruit de souffle systolique, au lieu de se terminer brusquement, se prolonge sous forme d'un bruit de souffle doux et profond qui occupe une grande partie du grand silence et est évidemment un souffle d'insuffisance aortique.

La grande étendue de la surface occupée par ces bruits et l'absence d'un point maximum, sternal, en même temps que le bruit d'une insuffisance aortique, font penser qu'il s'agit non pas d'un rétrécissement avec insuffisance de l'orifice aortique, mais d'une maladie de Hodgson, c'est-à-dire d'une dilatation aortique avec rugosités athéromateuses et calcaires à son origine, avec insuffisance valvulaire consécutive. Cette distinction est encore fondée sur la mollesse du pouls et le peu de vibration des carotides.

A la pointe, on entend un souffle doux qui couvre toute la révolution cardiaque. Ce bruit ne se propage pas vers l'aisselle. Il n'occupe qu'une petite partie de la région de la pointe. Il est probable que c'est un bruit de propagation pour les trois motifs suivants : 1° il est à la fois systolique et diastolique; 2° il ne se propage pas vers l'aisselle ; 3° l'état général de la circulation, examiné au pouls et dans les viscères, n'est pas en rapport avec une lésion mitrale. Le malade a bien l'aspect des maladies artérielles ; c'est-à-dire l'absence de troubles de la circulation veineuse et capillaire, absence de congestion du foie, etc.

Je reviendrai plus loin, à propos de l'hypertrophie avec dilatation, sur les caractères de l'insuffisance mitrale sans lésion suite de la dilatation du cœur.

Le pouls, dans la maladie de Hodgson, présente les caractères de l'athérome. J'ai indiqué que dans l'athérome les artères sont grosses, dures, sinueuses par l'allongement du vaisseau, tout comme les veines atteintes de varices, mais sans arriver jamais à ces labyrinthes que forment quelquefois ces dernières.

Ces artères, qui ont perdu leur élasticité, subissent passivement l'ondée systolique du cœur. Aussi le pouls est-il en général *visible*. L'artère se dessine à chaque pulsation, cela est surtout visible pour les artères principales du membre supérieur. Les courbures de l'artère s'allongent à chaque pulsation, et, pour bien juger du phénomène, on met le membre supérieur à nu dans la demi-flexion. Le trajet parcouru par l'artère se raccourcit, les flexuosités augmentent et elles deviennent à chaque pulsation le siège d'un mouvement transversal. L'artère a l'air de se mouvoir comme un petit reptile, c'est pourquoi j'ai donné à ce phénomène le nom de *reptation*. Si dans ces conditions on met le membre dans l'extension, ce phénomène diminue à mesure que l'artère se redresse et peut disparaître complètement. Ce phénomène de reptation, qui consiste dans une locomotion avec déplacement de l'artère, diffère totalement du pouls visible de Corrigan, qui est un pouls visible par ampliation.

Plus tard, quand l'artère est devenue assez large pour qu'il y ait insuffisance, les deux caractères peuvent se trouver sur la même artère. Ils indiquent alors à la fois l'athérome des artères et l'insuffisance des valvules aortiques. De plus, les deux pouls radiaux sont en général inégaux. Les caractères de l'insuffisance y sont moins accusés que dans la maladie de Corrigan.

Dans la maladie de Hodgson, le pouls n'est pas toujours augmenté de fréquence. Je vois depuis près de quatre ans un homme de soixante ans atteint d'une dilatation aortique énorme avec dilatation ampullaire du tronc brachio-céphalique au niveau de la bifurcation. L'insuffisance est énorme et le pouls ne bat que 56 pulsations par minute. Ce malade se conserve assez bien depuis ce temps par la diète sèche et l'iodure de potassium à petite dose : 50 centigrammes par jour.

CHAPITRE XXI

CONTINUATION DE L'ÉTUDE DE LA MALADIE DE HODGSON. COMPRESSION DES ORGANES VOISINS. MARCHE, DURÉE, TERMINAISON, ÉTIOLOGIE.

Le premier organe que l'aorte vient à refouler dans le développement de l'anévrysme vrai est la veine cave supérieure.

En effet, la veine cave supérieure est en rapport immédiat avec le grand sinus de l'aorte par des points les premiers atteints par la maladie de Hodgson.

Cette compression de la veine cave supérieure, ou plutôt le refoulement de cet organe, n'a pas en général grand inconvénient, les conditions anatomiques de la veine cave supérieure lui donnant une certaine facilité de déplacement qui lui permet d'échapper à la pressiou. Elle ne s'enflamme pas au contact de l'anévrysme vrai, tandis que cela a lieu avec l'anévrysme faux, qui peut amener la phlébite adhésive et l'oblitération de la veine cave supérieure, comme j'en rapporterai plus loin des exemples.

Il n'en est pas de même de la trachée. Monneret et Delaberge, dans le *Compendium de médecine* (1), indiquent que la compression de la trachée par la dilatation de l'aorte a fait croire plusieurs fois à une maladie du larynx et fait pratiquer la trachéotomie, pour remédier aux accès de suffocation.

La compression de la trachée est en effet un des accidents de la dilatation aortique. Le plan osseux formé par la colonne vertébrale ne permet pas à la trachée de reculer beaucoup devant la compression produite par la dilatation aortique.

Pendant les premiers temps, l'application de la trachée plus exactement sur la colonne vertébrale ne donne lieu à aucun

(1) *Compendium de médecine*, t. Ier, p. 182.

trouble respiratoire, et cependant le fait s'accuse par un phénomène stéthoscopique remarquable.

L'application de la trachée contre la colonne donne lieu à la transmission des bruits trachéaux à la colonne vertébrale et il en résulte un bruit de souffle trachéo-bronchique, ayant naturellement le rythme respiratoire et limité à la colonne vertébrale au niveau des premières vertèbres dorsales et surtout de la quatrième.

Je n'ai trouvé noté ce symptôme important dans aucun traité d'auscultation et pourtant je l'ai rencontré plusieurs fois. J'en rapporterai un exemple.

Observation LV. — Le sieur J... (Guillaume), âgé de soixante et dix ans, scieur de pierre, entre à l'infirmerie de l'hospice de Bicêtre, salle Saint-André, n° 24, le 6 juin 1872.

Cet homme atteint d'oppression et d'essoufflement, je procède à l'examen du cœur, qui donne les résultats suivants :

La pointe bat dans le cinquième espace intercostal à 105 millimètres de la ligne médiane. Le bord supérieur du foie correspond à l'insertion du cinquième cartilage, le bord vertical se trouve à 2 centimètres du bord droit du sternum, soit 35 millimètres de la ligne médiane. Il y a donc une hypertrophie du cœur gauche avec dilatation des cavités droites.

La percussion donne une matité étendue dans le premier et le second espace intercostal. L'auscultation de l'aorte donne à ce niveau un bruit systolique rude, très accusé dans le deuxième espace intercostal droit. Rien à l'artère pulmonaire ni à la mitrale.

Au niveau de l'appendice xiphoïde on trouve un bruit de souffle systolique couché le long du cœur à ce niveau, bruit très intense au niveau de cet appendice et accompagné par moments d'un dédoublement du deuxième bruit. Les veines cervicales dilatées en sinus sont agitées par les palpitations des oreillettes.

Ces symptômes sont ceux d'une dilatation de l'aorte ascendante, matité et souffle rude au premier bruit au deuxième espace intercostal droit, avec hypertrophie gauche et dilatation du cœur droit avec insuffisance de la tricuspide par dilatation.

La dyspnée n'est pas très intense ; cependant, bien qu'il n'y ait pas de lésions pulmonaires, je trouve en arrière, au niveau de la partie supérieure de la région dorsale de la colonne vertébrale, *un bruit de souffle trachéo-bronchique limité à la colonne vertébrale,* disparaissant des deux côtés lorsqu'on ausculte les poumons et ayant d'ailleurs le rythme respiratoire.

Il présentait en outre une inégalité des deux pouls.

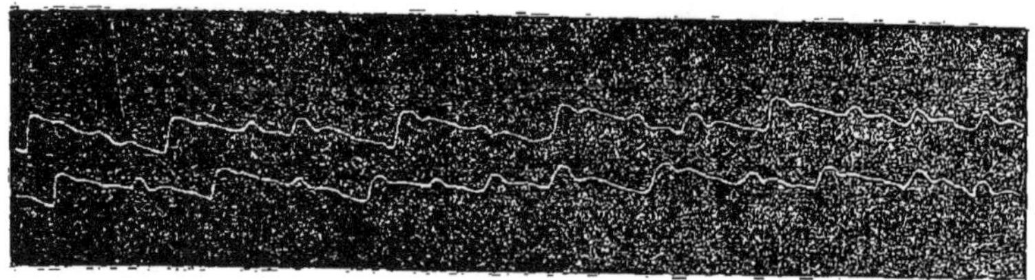

Fig. 110. Pouls radial droit.

Nous retrouverons du reste ce signe dans les cas d'anévrysmes faux sacciformes de l'aorte.

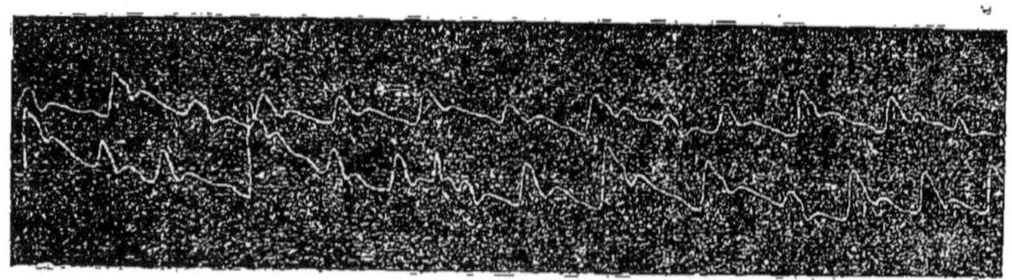

Fig. 111. Pouls radial gauche.

Dans un autre cas que j'ai rencontré à l'hôpital de la Charité en octobre 1868, alors que je remplaçais le professeur Monneret, j'ai eu occasion de voir un malade dans des conditions analogues. La dilatation portait non sur la partie ascendante, mais sur la portion transversale de la crosse et s'accusait par un double souffle transversal placé sur la fourchette sternale. En arrière, *il y avait de même le souffle trachéal sur la colonne vertébrale* au niveau des premières dorsales. Mais chez ce malade la compression de la trachée et des nerfs respiratoires était considérable. Le professeur G. Sée, auquel je remis le service quelques jours après, crut devoir faire faire la trachéotomie pour soulager le malade. Malheureusement il mourut pendant l'opération. J'allai assister à l'autopsie le lendemain et je pus constater que la compression était bien produite par une dilatation de la partie transversale de l'aorte, par conséquent au-dessous de l'endroit où l'on avait pu faire l'ouverture de la trachée.

On comprend que d'autres organes du médiastin postérieur, œsophage, nerfs de toute sorte, puissent être comprimés par la dilatation aortique, mais je n'en ai pas observé d'exemple.

Marche, durée, terminaison.—Le début de la maladie de Hodgson est presque toujours silencieux et il est bien rare d'y assister, à moins que ce ne soit en examinant un malade à un autre point de vue. Alors même que la dilatation est visible, tangible, démontrable par les faits les plus caractéristiques, elle ne donne lieu qu'à peu de dyspnée et les gens se comportent comme tous les athéromateux.

Ils peuvent rester assez longtemps dans cette période, allant et venant, faisant leurs affaires, ayant à peine l'aspect cardiaque, puis à un moment donné la cachexie cardiaque survient et marche très rapidement. Cette aggravation est due presque toujours à une albuminurie par néphrite interstitielle. Il faut donc surveiller les urines et se défier d'une urémie rapide, alors même qu'il y a peu d'hydropisie.

On peut même voir survenir la mort subite, comme dans l'insuffisance aortique primitive (maladie de Corrigan). J'en ai eu encore cette année un exemple sous les yeux, sur un malade chez lequel j'avais reconnu, quatre ans auparavant, une dilatation de la partie transversale de l'aorte avec dilatation de la sous-clavière droite.

L'étiologie de la maladie donne lieu à des réflexions toutes particulières. Le plus ordinairement l'affection reconnaît la cause la plus ordinaire de l'athérome, c'est-à-dire l'âge, la constitution goutteuse et l'alcoolisme ; il faut y joindre le tabac et la syphilis.

La question d'âge ressort même simplement des observations que j'ai fournies. Le plus jeune des sujets observés avait soixante ans, le plus âgé quatre-vingt-trois ; moyenne, soixante-huit ans.

La seconde condition est l'arthritis dans sa forme goutteuse. J'en ai rapporté plusieurs exemples, entre autres celui du président B... Chez les pauvres et à l'hôpital en particulier, l'athérome a pour facteur principal l'alcoolisme : c'est la troisième cause.

La quatrième est le tabac, qui cause tant d'angines de poitrine. En voici un exemple :

Observation LVI. *Maladie de Hodgson produite par le tabac.* — Le sieur V..., négociant au Havre, vient me consulter en 1874 pour des vertiges et de l'oppression. Je lui trouve une maladie de Hodgson avec dilatation de l'aorte ascendante et hypertrophie du cœur sans altération valvulaire. Croyant trouver la cause de cette affection dans un abus considérable qu'il avait fait et qu'il faisait encore du tabac, je le réduisis à deux cigares par jour.

Trois ans plus tard, le malade vient me consulter de nouveau. Je constate chez lui un pouls large, dur, bondissant avec locomotion artérielle et pouls visible de Corrigan.

L'examen du cœur montre un cœur hypertrophié sans altération des orifices.

On entend à peine un prolongement du bruit systolique à la pointe.

L'auscultation de l'aorte donne un bruit de souffle dur, rugueux, dont le maximum se trouve au niveau du deuxième espace intercostal le long du bord droit du sternum. Dans cet espace, le bruit s'entend depuis la ligne médiane jusqu'à 4 centimètres en dehors du bord droit du sternum. Dans le troisième espace, le bruit y est également marqué, mais seulement auprès du sternum. Dans le premier espace, on ne l'entend plus.

Il y a des vertiges et de l'oppression, de la dyspepsie flatulente, la vue baisse et devient hypermétrope. Les jambes sont gonflées le soir. Malgré cela, depuis que le malade a réduit de beaucoup sa consommation de tabac, il y a une grande amélioration. Le malade, malgré sa dyspnée de temps en temps, peut faire ses affaires, tandis qu'au début les vertiges étaient tels et les facultés cérébrales si déprimées, qu'il était question pour le malade d'abandonner toute affaire.

La cinquième cause est la syphilis.

En 1877, au congrès du Havre, mon collègue M. Lancereaux (1) vint faire une communication sur les lésions artérielles produites par la syphilis. Selon lui, ces lésions sont beaucoup plus fréquentes qu'on ne le croit.

Elles ont ceci de particulier, c'est qu'elles siègent de préférence sur les artères de la tête (vertébrales, tronc basilaire, sylviennes). Ce qui caractérise ces lésions, selon M. Lancereaux, c'est qu'elles sont circonscrites. Ainsi les îlots d'artérite produits par la syphilis ne mesurent pas plus de 1 à 2 centimètres et atteignent même rarement cette longueur. Ces lésions débutent dans la tunique interne, dans le tissu non vasculaire.

Il se forme en cet endroit une sorte de pustule semblable aux îlots d'athérome. Lorsque ces petits foyers se vident dans la cavité artérielle, il en résulte des dépressions qui forment des sortes de petits anévrysmes, comme dans l'artérite ordinaire. D'autres fois, il se fait une oblitération de l'artère.

(1) Congrès du Havre, séance du 27 août 1877.

M. Lancereaux pense que ces lésions peuvent être distinguées de l'athérome vulgaire par les caractères suivants : 1° le sujet est syphilitique ; 2° les lésions attaquent de préférence les artères encéphaliques, tandis que l'athérome vulgaire atteint les grosses artères, aorte, spléniques, mésentériques, rénales ; 3° le sujet est encore jeune, tandis que dans l'athérome le sujet a en général passé soixante ans ; 4° il existe souvent une certaine symétrie dans les lésions.

Cette possibilité de la syphilis comme lésion des artères m'avait beaucoup frappé, et je crois bien que j'ai observé depuis deux faits d'aorte syphilitique, bien que les symptômes ne correspondent pas tout à fait aux caractères donnés par M. Lancereaux.

Voici les faits :

Observation LVII. *Dilatation aortique (d'origine probablement syphilitique.* — M. D..., âgé de cinquante-neuf ans, ancien militaire, vient me trouver le 8 octobre 1878, se plaignant de palpitations et de la sensation d'une barre de fer brûlante, située au-dessus du cœur, à gauche du sternum, puis de fréquents points de côté à gauche.

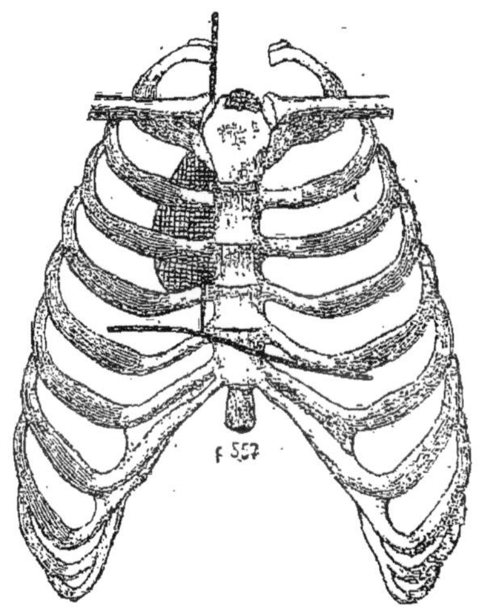

Fig. 112.

L'examen du cœur donne les résultats suivants :

La pointe est dans le cinquième espace, à 9 centimètres et demi de la ligne médiane. Le foie remonte au niveau du cinquième cartilage, le bord droit près du sternum. Le cœur est donc normal comme dimensions. L'auscultation des orifices du cœur ne donne rien d'anormal.

Je constate à droite du sternum de l'impulsion dans les trois premiers espaces intercostaux, avec de la matité et un bruit de souffle dans cette région. Dans le premier espace intercostal, le bruit s'entend jusqu'à 3 et 4 centimètres du bord du sternum ; dans le deuxième espace, il va jusqu'à 5 centimètres, et dans le troisième, de 3 à 4 centimètres.

Le souffle part du troisième espace intercostal, remonte jusqu'à la carotide droite un peu au-dessus de la fourchette du sternum et disparaît dans la carotide gauche. Le souffle est systolique et assez vibrant. Le deuxième bruit est mal frappé, un peu fuyant, un peu soufflant.

Le pouls est grand et régulier, plus développé à droite qu'à gauche ; la locomotion artérielle est visible à droite, peu marquée à gauche.

L'impulsion et les autres signes indiquent bien une dilatation aortique récente qui n'a pas encore produit l'hypertrophie du cœur.

Le malade ayant eu antérieurement la syphilis, il est traité à l'iodure de potassium à la dose de 1 gramme par jour. Sous l'influence de ce traitement, les troubles cardiaques ont été très amendés, au point de devenir méconnaissables. Le malade est mort l'année suivante d'un cancer à l'estomac avec vomissements noirs, etc.

Observation LVIII. *Anévrysme vrai de l'aorte, probablement d'origine syphilitique, très amélioré par le traitement.* — Le sieur D..., âgé de soixante et un ans, est allé autrefois, en 1846, faire la guerre à la reine Pomaré pour soumettre l'île de Taïti : il y a rencontré la syphilis et n'y pensait plus depuis longtemps, lorsqu'en 1876, trente ans plus tard, il fut pris d'ulcérations de la cloison du nez qui en amenèrent la perforation et menaçaient de tout emporter, ne cédant aucunement au traitement vulgaire. Lorsque je le vis pour la première fois, la cloison était tellement perforée, que je craignis l'affaissement prochain du nez. Je le mis à un traitement antisyphilitique rigoureux et tout fut bientôt guéri de ce côté.

Il n'en était plus question depuis un an au moins, lorsque le malade vint me retrouver au mois d'octobre 1877, se plaignant d'éprouver depuis trois mois une douleur fixe siégeant à droite du sternum et s'accompagnant de palpitations.

En examinant la poitrine, je trouve un peu de voussure au niveau du troisième cartilage droit.

La palpation y perçoit des pulsations assez fortes. En appliquant la tête pour ausculter, je me sens soulevé par un choc énorme siégeant à droite du sternum.

L'examen du cœur me donne les résultats suivants :

La pointe bat dans le quatrième espace intercostal (le thorax est très long), à 12 centimètres et demi de la ligne médiane. Le foie correspond à l'insertion du cinquième cartilage. Le bord inférieur a son obliquité normale.

Il n'y a ni bruit de souffle cardiaque ni bruit de souffle aortique.

Traitement : iodure de potassium, 50 centigrammes par jour. Teinture de digitale à l'extérieur.

Après trois semaines de ce traitement (21 mai 1878), le malade a senti une grande amélioration dans ses troubles fonctionnels. Plus de douleur, plus de palpitations. Il ne reste plus au malade qu'un peu d'essoufflement quand il doit gravir une côte ou monter un escalier.

Cependant, à l'examen direct, la voussure paraît augmentée ; elle semble vouloir soulever les deuxième, troisième et quatrième cartilages droits. Cette tuméfaction a 6 centimètres de largeur, 6 centimètres de hauteur et 1 centimètre de saillie.

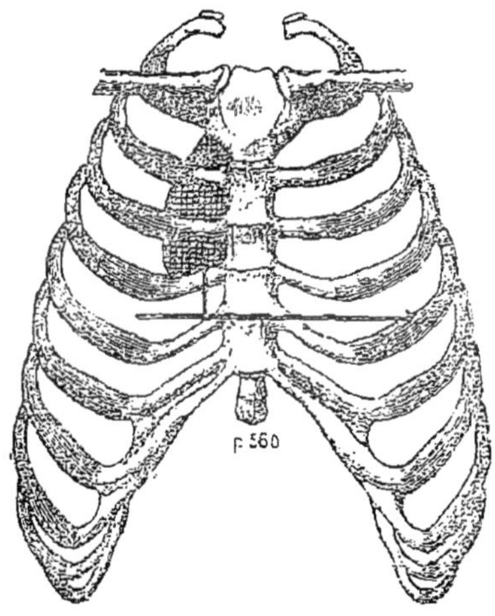

Fig. 113.

Cette même région est mate à la percussion; de plus, elle est le siège de mouvements d'expansion évidents. Il est vrai qu'ils sont beaucoup moindres qu'ils n'ont été; ils n'existent plus dans le premier espace intercostal; ils sont très faibles dans le second, mais encore marqués dans le troisième.

L'auscultation ne constate aucun bruit de souffle, mais la tête est soulevée par les battements, surtout au niveau du troisième espace intercostal, et dans une étendue qui s'écarte de 4 centimètres du bord du sternum.

Quand le malade veut se coucher, il est pris d'étouffement et de toux avec suffocation. Les secousses de la toux sont si violentes qu'elles ébranlent tout le corps. Enfin, quand le malade a beaucoup toussé et craché, il peut s'endormir.

A l'auscultation, on trouve sous la clavicule droite de la respiration faible. En arrière, cette respiration est encore faible dans la partie supérieure, mais cependant elle s'entend mieux qu'en avant. On entend, en outre, *sur la colonne vertébrale, au niveau des neuf premières vertèbres dorsales*, un bruit de souffle trachéal.

La déglutition est difficile, le passage des aliments paraît gêné au niveau de la partie inférieure du cou.

Enfin le pouls est large et bondissant, plus fort au bras gauche qu'au bras droit.

On continue le même traitement par l'iodure de potassium.

Trois semaines après (13 juin), le malade revient; l'amélioration a fait des progrès considérables, la saillie des côtes a disparu. Le malade est encore oppressé quand il est couché sur le dos, mais la déglutition est devenue facile. Il y a encore un peu de gêne au niveau du deuxième espace intercostal droit. Le pouls reste fréquent et bondissant.

Un mois plus tard (16 juillet), la saillie du côté n'est plus appréciable. Il n'y a plus que l'impression normale du cœur à gauche. Rien dans les espaces intercostaux du côté droit. Rien d'anormal à l'auscultation. Plus de gêne dans la poitrine, plus d'oppression dans le décubitus horizontal; le malade n'est tourmenté que par la toux, qui survient de temps en temps et s'accompagne de sifflement. L'appétit est devenu bon, il n'y a plus de gêne de la déglutition.

Le pouls reste large et bondissant, il n'y a plus de palpitations et le malade peut monter facilement les escaliers. On continue le traitement.

Le 1er octobre. Le malade est toujours satisfait. Pas de palpitations, pas de douleurs. On sent toujours cependant une légère pulsation le long de la crosse de l'aorte. Cette sensation est profonde et s'accuse moins par l'application de la main que par l'application de la tête qui ausculte. Pas de bruit de souffle.

Peu de gêne dans la respiration, si ce n'est dans le décubitus dorsal; le décubitus sur le côté gauche est redevenu possible. Toux fréquente, expectoration. A l'auscultation, on trouve en arrière du poumon gauche, au niveau du lobe supérieur, un bruit de souffle à l'inspiration sans aucun râle, bruit de souffle ayant le timbre aspiratif que donnent les bronches comprimées. Pas de matité. Sifflement laryngé dans l'expiration. Traitement mixte.

Depuis, il n'est jamais revenu me voir.

C'est là un fait très curieux d'une amélioration considérable, si ce n'est une guérison d'un anévrysme vrai de l'aorte. Je n'aurais certes pas obtenu un pareil résultat si je n'avais eu l'idée qu'il pouvait s'agir d'une affection syphilitique.

Il est encore un fait que je dois signaler ici, c'est la coïncidence possible d'une maladie de Hodgson et d'une lésion du sommet du poumon droit. J'en ai observé et j'en observe encore un exemple évident.

Observation LIX. *Arthritis, rétraction symétrique des deux aponévroses palmaires, nodosités d'Heberden, induration au sommet du poumon droit, dilatation anévrysmatique de la partie ascendante de la crosse de l'aorte.* —

F... (Barthélemy), âgé de soixante-deux ans, entre à l'hôpital Lariboisière, salle Saint-Henri, n° 9, le 18 octobre 1880.

L'aspect extérieur du malade est bon, le visage est coloré, il ne paraît pas trop vieux pour son âge, il vient à l'hôpital parce qu'il tousse et a de l'étouffement.

Il est atteint depuis plus de vingt ans d'une rétraction de l'aponévrose palmaire des deux mains, rétraction symétrique entraînant la flexion complète des doigts auriculaires et la flexion incomplète des annulaires. Les mains présentent, en outre, des nodosités d'Heberden.

La maladie dont il se plaint actuellement a commencé il y a deux ans et demi par une bronchite de moyenne intensité avec des hémoptysies. La maladie continuant, la perte des forces et l'amaigrissement sont survenus et le malade a dû prendre le lit définitivement. Après avoir passé neuf mois à l'hôpital Lariboisière dans le service de M. Fernet, il a voulu sortir.

Au moment de l'entrée à l'hôpital, je constate une certaine déformation de la poitrine avec saillie de la première pièce du sternum, et des deux côtés, affaissement des côtes, avec amaigrissement des muscles pectoraux. La toux est fréquente, catarrhale, n'entraînant presque jamais des vomituritions après les repas. L'expectoration est modérée, composée de crachats muqueux assez isolés les uns des autres, mais pas franchement nummulaires.

Le poumon gauche est sain et ne présente d'autres phénomènes que de l'inspiration saccadée sous la clavicule gauche.

Du côté droit, on trouve d'abord sous la clavicule des traces de cautérisations faites avec des pointes de feu et un cautère.

On y trouve de la matité à la percussion en arrière avec du souffle dans l'inspiration et l'expiration, du retentissement de la toux et de la voix et de la bronchophonie.

En avant, sous la clavicule, on trouve de la matité dans les deux premiers espaces intercostaux. On constate en même temps un peu de gargouillement et de souffle, mais on est étonné de voir ce bruit en partie couvert par un bruit de souffle vasculaire.

Ce bruit de souffle aortique se trouve dans les trois premiers espaces intercostaux, s'étendant à 4 centimètres en dehors du sternum et même un peu plus dans le deuxième espace, où il a son maximum d'intensité à 4 centimètres en dehors du bord sternal; dans le premier et le troisième espace il est moins intense. Le bruit est systolique, couvre toute la systole et est terminé par un claquement sigmoïde bien frappé. C'est là un fait évident de dilatation aortique dans la partie ascendante et surtout au niveau du grand sinus.

L'exploration du cœur donne les résultats suivants : la pointe bat dans le sixième espace à 11 centimètres et demi de la ligne médiane, le bord supérieur du foie correspond à l'insertion du sixième cartilage. L'abaissement est de 4 centimètres. Le bord vertical est à 3 centimètres de la ligne médiane. Il y a donc de l'hypertrophie surtout à gauche.

Cependant, les battements n'ont pas d'énergie, le choc de la pointe est faible, à cause du bord du poumon emphysémateux qui la dépasse. Aussi est-il impossible de prendre aucun tracé avec le cardiographe.

Les renseignements donnés dans cette observation sont pris dix mois après l'entrée. La feuille contenant l'observation prise au début indique qu'il y avait en plus, lors de l'entrée du malade, une gêne du cœur droit avec reflux des jugulaires et un peu de souffle systolique à l'appendice xiphoïde, faisant croire à une insuffisance tricuspide.

Sous l'influence du repos, du régime et du traitement, ces phénomènes ont complètement disparu, le malade a le teint frais et peut être considéré comme guéri relativement, ses lésions restant immobiles sans évolution. L'année dernière, le malade a été repris de phénomènes cachectiques et est entré dans le service de mon collègue Duguet à l'hôpital Lariboisière, où il est mort.

L'autopsie a montré l'exactitude de tous les points du diagnostic sauf un. La lésion du sommet du poumon, que nous croyions être une caverne à parois indurées ou calcaires, était formée par une masse solide d'un tissu difficile à déterminer accolée à la bronche dont elle transmettait les bruits.

Tels sont les renseignements que j'avais à donner sur la maladie de Hodgson; on voit que son étude peut être considérée comme aussi avancée que celle des lésions d'orifice. Ajoutons que la maladie de Hodgson est de beaucoup la plus fréquente de toutes les maladies étudiées dans ce livre, à part l'anémie.

Si l'on veut faire le parallèle des deux sortes d'insuffisance aortique, de l'insuffisance aortique primitive ou maladie de Corrigan, et de la maladie de Hodgson, où l'insuffisance est secondaire, on pourra faire les remarques suivantes :

MALADIE DE CORRIGAN.	MALADIE DE HODGSON.
Sujets jeunes.	*Sujets âgés de cinquante ans et plus.*
1° Insuffisance existant dès le début de la maladie.	1° Ne se produisant que longtemps après le début de la maladie.
2° Un seul bruit de souffle au moment de la tension des sigmoïdes.	2° Presque toujours deux bruits, le premier systolique, rude et court; le second, doux et prolongé.
3° Siège du bruit de souffle au-dessous de l'orifice aortique.	3° Siège du premier bruit au-dessus de l'orifice aortique, et du second au-dessous.

4° Timbre doux.	4° Timbre rude pour le premier bruit et quelquefois même pour le second.
5° Pouls large, visible et bondissant.	5° Pouls dur athéromateux, avec reptation.
6° Sujets rhumatisants.	6° Sujets goutteux, alcooliques.

CHAPITRE XXII

LÉSION DE LA PARTIE DESCENDANTE DE L'AORTE THORACIQUE.

A mesure qu'on s'éloigne de l'orifice de l'aorte, les lésions produites par l'athérome diminuent d'étendue et d'intensité. Il faut donc s'attendre à rencontrer plus rarement des maladies produites par ces lésions et mettre les plus grandes réserves dans le diagnostic.

Il n'est cependant pas impossible d'y arriver. J'en donnerai pour preuve l'observation suivante, où l'athérome dans la portion descendante a pu être diagnostiqué par l'examen attentif des symptômes, diagnostic qui a été pleinement confirmé par l'autopsie.

OBSERVATION LX. — M..., âgée de cinquante ans, vernisseuse, entre à l'hôpital Saint-Antoine, salle Sainte-Jeanne, n° 6, le 19 avril 1877.

Cette femme est encore d'une constitution robuste, elle n'a été malade qu'une seule fois, après la guerre, et il est difficile de déterminer quelle a pu être cette maladie. Il ne paraît pas qu'il s'agisse d'un rhumatisme articulaire. Dans tous les cas, la malade affirme qu'il ne lui était resté ni essoufflement ni oppression.

Elle travaille depuis douze ans à vernir les meubles, et, depuis cinq ans, elle présente des symptômes d'alcoolisme, ce qui n'est pas rare dans cette profession où l'on est exposé à respirer constamment des vapeurs alcooliques. On note chez elle un tremblement très marqué des membres supérieurs et de la tête, tremblement qui s'arrête à peine lorsque la tête repose sur l'oreiller. Elle a de temps en temps des pituites le matin et des douleurs de tête nocturnes. Ce précédent devait être établi, parce qu'il n'est pas sans importance au point de vue du développement de la maladie actuelle.

L'affection pour laquelle la malade entre à l'hôpital a débuté il y a quatre mois, au mois de janvier dernier, et, d'après elle, d'une manière subite.

La malade raconte que son patron l'avait envoyée porter des chaises en ville, et que, dans cette course elle s'est mise en nage et s'est trouvée malade le lendemain. Elle se plaignait alors d'une gêne dans la poitrine, d'un peu d'oppression et d'une toux modérée. Quoi qu'il en soit, la fièvre et les troubles fonctionnels n'ont jamais été assez intenses pour la retenir au lit. Elle s'est bornée à prendre quelques tisanes qui ont fait cesser assez rapidement la toux, mais ne l'ont pas débarrassée de la gêne qu'elle éprouvait dans la poitrine. Au contraire, il s'est développé peu à peu un véritable point douloureux siégeant à gauche du sternum et un peu au-dessus du sein. Ces phénomènes ont été en s'aggravant, et, le 19 avril, la malade s'est décidée à entrer à l'hôpital.

Voici quel est l'état actuel : La constitution paraît assez robuste, la coloration des chairs est normale. La malade ne paraît pas gênée pour respirer, mais l'inspection de la poitrine attire l'attention sur les phénomènes suivants :

Il existe un développement notable des rameaux veineux sous-cutanés au niveau des secondes côtes gauches et droites, et ces sortes de varices sont surtout marquées à gauche du sternum, au niveau du premier espace et du second espace intercostal. On observe en même temps une légère saillie des cartilages de la seconde et de la troisième côte gauche. En même temps que les deux côtés du cou sont soulevés par les battements des artères carotides, le pouls est régulier et bat 80 fois par minute. Il est dur, moins par la force de la pulsation cardiaque que par l'état des tuniques artérielles.

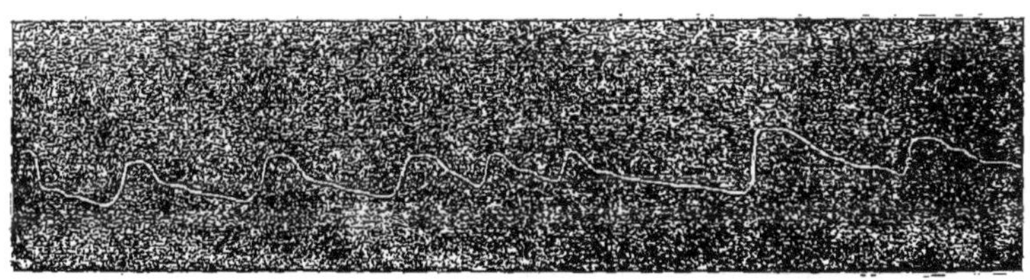

Fig. 114. Pouls radial droit (athéromateux).

La mensuration du cœur donne les résultats suivants : La pointe bat dans le cinquième espace intercostal à une distance de 10 centimètres de la ligne médiane. Le bord supérieur du foie correspond à l'origine du cinquième cartilage costal. La sonorité pulmonaire vient jusqu'au bord droit du sternum. En raison de la grande obliquité des côtes, la pointe se trouve beaucoup plus bas que le bord supérieur du foie, et l'obliquité du bord inférieur du triangle cardiaque indique une hypertrophie portant surtout sur le cœur gauche.

L'auscultation de la pointe donne deux bruits sourds frappés avec violence, à intervalles presque égaux, sans aucun bruit de souffle. L'impulsion du choc de la pointe ne s'accompagne, du reste, d'aucun frémissement, et le reste de la région précordiale en est également exempt. On peut donc penser que la valvule mitrale est saine.

Le siège des varices, le soulèvement des cartilages font penser que la lésion siège à l'origine des gros vaisseaux.

L'auscultation du deuxième espace intercostal droit, à l'origine de l'aorte, ne révèle aucun bruit. On entend seulement dans les vaisseaux du cou, du côté droit, un murmure continu un peu rude, donnant la sensation d'un bruit rotatoire.

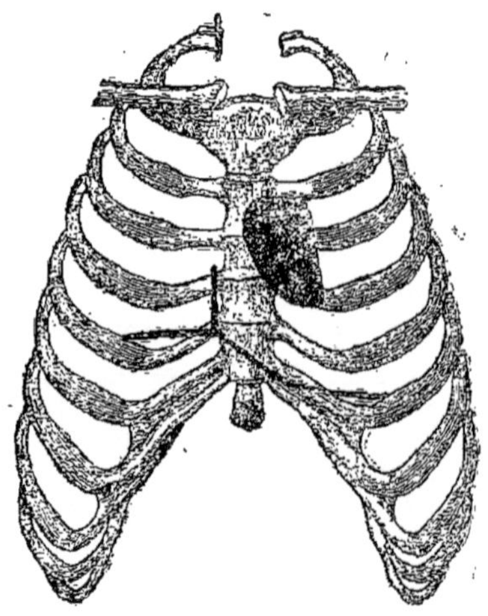

Fig. 115.

Au contraire, si l'on ausculte le deuxième espace intercostal gauche, et surtout le troisième, on entend un bruit de souffle fort qui paraît correspondre au second bruit. Ce bruit a son maximum à l'origine du quatrième cartilage du côté gauche, à son insertion sternale. On trouve, par un examen plus attentif, que le bruit est double, qu'il couvre le bruit systolique comme le bruit diastolique. Le bruit de claquement valvulaire ne s'entend pas. Le schéma qui représente la surface où s'entend ce bruit a la forme d'une poire dont la pointe serait dirigée vers la pointe du cœur, et la base serait placée dans le premier espace intercostal, de sorte que son grand axe serait sur une ligne allant de l'articulation sterno-claviculaire droite à la pointe du cœur.

Le problème diagnostique se posait donc dans les termes suivants :

1° S'agit-il d'une lésion du péricarde?

2° D'une lésion de l'orifice sigmoïde de l'aorte?

3° D'une lésion de la crosse de l'aorte?

4° D'une affection de l'artère pulmonaire?

Examinons d'abord l'hypothèse d'une lésion du péricarde. Le souffle étant double, superficiel et un peu râpeux, on doit penser à une lésion possible du péricarde. Le fait n'était pas vraisemblable, pour les raisons suivantes : 1° il faudrait admettre que la péricardite a été primitivement chronique, puisque la malade ne s'est jamais alitée ; 2° l'absence de fréquence du pouls est encore défavorable à cette hypothèse ; 3° il n'y a pas de frémissement cataire ; 4° le bruit de souffle se propage le long du sternum, en remontant vers la carotide gauche, et là où l'on entend d'ordinaire le maximum des bruits péricardiques le long du sternum, dans sa partie inférieure, le bruit décroît d'une manière notable.

S'agit-il d'une insuffisance aortique? Cette hypothèse serait la plus vraisemblable, au premier abord, puisque cette insuffisance est souvent caractérisée par un double bruit de souffle siégeant à la base du cœur sous le sternum. En outre, le second bruit est plus important, il est très prolongé et s'entend, sous le sternum, dans la région moyenne. Il n'est pas question du rétrécissement, qui donnerait un bruit ascendant vers la droite, bruit de souffle rude et vibrant.

A l'hypothèse d'une insuffisance s'opposent les raisons suivantes : il n'est pas habituel de voir dans cette affection les bruits siéger à gauche du sternum, à l'origine du quatrième cartilage ; en dernier lieu, le tracé sphygmographique est celui de l'athérome artériel et non celui de l'insuffisance. Il faut donc chercher si d'autres hypothèses ne rendraient pas mieux compte du phénomène observé.

Abordons l'hypothèse d'une affection de l'aorte. Il s'agirait non pas d'une affection du bord convexe de la crosse, mais d'une lésion de sa partie concave ou de sa partie gauche. Or, il existe précisément dans la science un certain nombre d'observations, et en particulier dans le mémoire de M. Duroziez, observations dans lesquelles la lésion placée dans cette région a donné lieu précisément à des phénomènes semblables. Le siége était à gauche du sternum et, comme ici, dans le troisième espace intercostal. Cette hypothèse expliquerait très bien le soulèvement des côtes et le développement des varices.

Quant à la dernière hypothèse, celle d'une lésion de l'artère pulmonaire, caractérisée alors par une insuffisance seule, elle peut à peine être posée. Cette affection est des plus rares, elle n'a pas encore été rencontrée isolée, et, dans les cinq faits connus, elle était liée au rétrécissement avec induration des valvules sigmoïdes de cette artère.

En résumé, le diagnostic paraît être celui-ci : lésion aortique liée à une altération, non de l'orifice, mais bien de la crosse de l'aorte, lésion siégeant probablement dans la partie gauche de cette artère.

L'autopsie est venue peu de temps après confirmer ce diagnostic. Elle a montré, en effet, que le péricarde était sain, que les quatre orifices du cœur étaient absolument intacts et que la lésion siégeait en effet dans l'aorte. Elle consistait dans une dégénérescence athéromateuse dont le maximum se trouvait au niveau de l'aorte descendante après l'émission de la sous-clavière gauche. En ce point, les plaques sont rudes, calcifiées, comprenant tout le pourtour de l'artère et formant à ce niveau un tube rigide à surface rugueuse, ne pouvant se distendre dans la diastole artérielle et ressemblant beaucoup aux indurations avec rétrécissement relatif qu'on observe quelquefois aux autres orifices du cœur.

Il y avait une ou deux plaques dans la partie ascendante de l'aorte, dont la surface assez lisse permet de comprendre qu'il n'y ait pas eu de bruit de souffle à ce niveau. Le temps nécessaire à l'ondée sanguine pour arriver à la partie descendante de l'aorte explique comment le bruit qui se produisait à ce niveau coïncidait plutôt avec la diastole qu'avec la systole.

En résumé, l'examen attentif et minutieux de la région cardiaque a permis de reconnaître qu'une hypertrophie du cœur accompagnée d'un double bruit de souffle au niveau du troisième cartilage costal gauche, c'est-à-dire au point où se manifestent les bruits de l'insuffisance mitrale et quelquefois ceux de l'aorte ou même de l'artère pulmonaire, appartenait en réalité à une affection de l'aorte descendante, et l'autopsie a prouvé que ce diagnostic était parfaitement exact.

CHAPITRE XXIII

AFFECTIONS DU CŒUR DROIT.

La pathologie du cœur droit est sous bien des rapports différente de celle du cœur gauche ; tandis que les lésions congénitales ou plutôt intra-utérines sont relativement communes dans le cœur droit, elles sont rares dans le cœur gauche. Après la naissance et surtout chez l'adulte, les lésions organiques du cœur droit deviennent très rares. Selon Bamberger, elles ne forment pas 1 pour 100 de lésions cardiaques (0,86 pour 100). Selon la plupart des auteurs, on admet en général la proportion de 2 pour 100. Fœrster la porte à 7 pour 100 (6,94) ; elle serait encore plus grande selon M. Duroziez.

A cet égard, il faut faire une distinction entre les endocardites du cœur droit qui entraînent l'insuffisance tricuspide et les dilatations du cœur droit qui amènent une insuffisance relative.

Si l'on comprend dans les lésions du cœur droit l'insuffisance tricuspide par dilatation, la proportion deviendra beaucoup plus grande, car toute affection lente du cœur amène à peu près fatalement à un certain moment la dilatation du cœur droit et l'insuffisance relative de la tricuspide.

Mais, avant d'entrer dans le travail du diagnostic de ces affections, nous devons, comme toujours, fixer nos points de repère anatomiques et physiologiques.

Points de repère anatomiques. — Le ventricule droit, chez l'homme, est appliqué transversalement au-devant du ventricule gauche.

C'est lui qui forme seul avec l'oreillette droite la face antérieure du cœur, sauf à la pointe où le ventricule déborde.

Il se continue à droite avec l'oreillette droite qui est sur la même face que lui, tandis que l'oreillette gauche est située plus à gauche, tout à fait à la partie postérieure de la base.

Le ventricule droit forme une pyramide triangulaire qui chevauche pour ainsi dire sur le cœur gauche. Le cœur gauche déborde à gauche par sa pointe. Le cœur droit déborde à droite

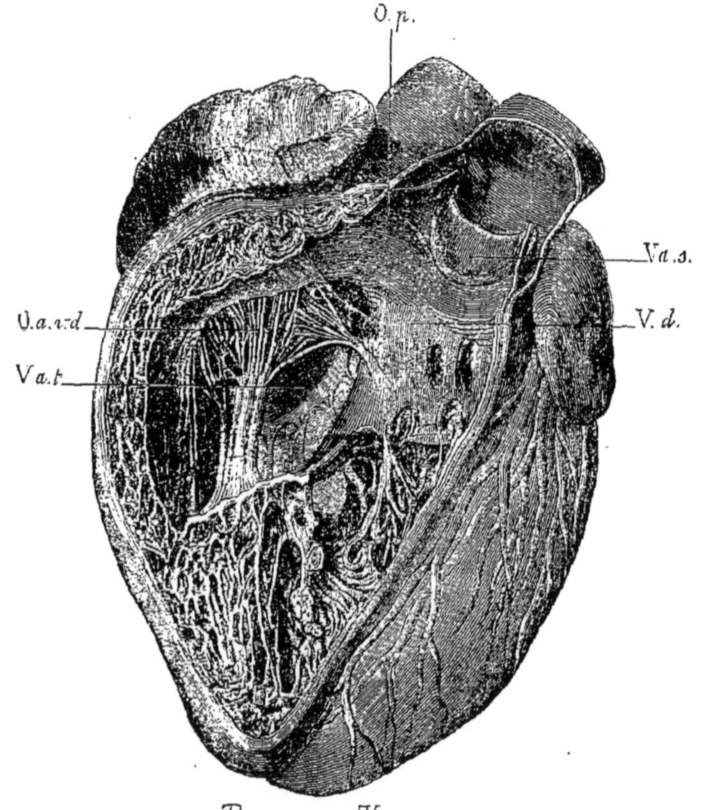

Fig. 116. Cavité du ventricule droit. (Cruveilhier.)

par son oreillette. La base du ventricule est formée par l'oreillette droite.

On peut lui considérer trois faces et trois bords. La face antérieure est verticale et comprend la face antérieure du cœur, elle comprend également l'infundibulum de l'artère pulmonaire.

La face inférieure du cœur ou diaphragmatique, face horizontale, étant divisée en deux parties égales par la cloison interventriculaire, le ventricule droit en occupe la moitié antérieure, tandis que le ventricule gauche en occupe la moitié postérieure.

La face postérieure est formée par la cloison.

Si l'on ouvre la cavité de ce ventricule droit, la forme de cette cavité ne correspond nullement à la forme extérieure. La pointe de la cavité de ce ventricule est entièrement remplie par un lacis de colonnes charnues de second ordre plus ou moins fortes, et, à y bien regarder, lorsqu'on a soulevé le grand pilier antérieur de premier ordre, on trouve que le ventricule droit a une cavité ovalaire ou plutôt pyriforme, dont la pointe correspond à l'infundibulum du canal pulmonaire et la base à la partie du ventricule qui est située au-devant de la valvule tricuspide.

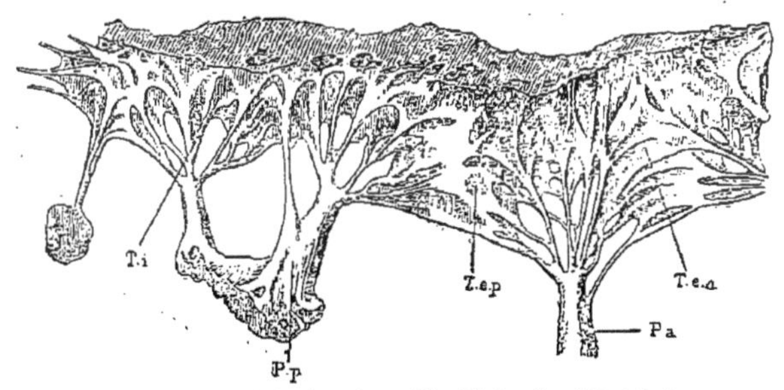

Fig. 117. Valvule tricuspide déployée. (M. Séc.)

Lorsqu'on ouvre le ventricule droit en enlevant le segment qui forme la paroi antérieure en ayant soin de respecter le pilier de premier ordre qui s'y insère, on voit, à partir de la ligne presque verticale qui forme la partie antérieure de l'orifice auriculo-ventriculaire droit, une membrane verticale disposée en éventail. Cette membrane n'est autre que la valve antérieure de la tricuspide, valve antérieure qui remplit à elle seule presque toutes les fonctions de la tricuspide. Du bord gauche ou libre de cette valve se détachent des cordons qui vont s'attacher pour la plupart en bas et à gauche au pilier de premier ordre qui les réunit. Ce pilier dont j'ai parlé s'insère à la paroi antérieure en bas, près du bord inférieur du cœur et près de la pointe, ou plutôt des colonnes charnues qui remplissent cette région (fig. 116).

En haut de cette valvule, trois ou quatre tendons se dirigent en haut et à gauche pour s'insérer sur la cloison interventriculaire en haut, de manière à fixer la partie supérieure de cette valve.

Les autres muscles papillaires sont très courts et variables de nombre et de forme. Ces piliers, au nombre de deux ou trois, se détachent de la partie inférieure de la cloison ou du plancher inférieur et vont s'attacher aux valves postérieures et inférieures.

La valve postérieure de la tricuspide est collée au-devant de la cloison; elle adhère d'un côté à la partie postérieure de l'orifice auriculo-ventriculaire droit et par l'autre bord elle reçoit les tendons des muscles papillaires postérieurs et quelques cordages qui vont s'insérer directement à la cloison. Elle reçoit en outre deux ou trois tendons du pilier principal antérieur.

Si l'on étale la valvule tricuspide, on voit qu'elle est courte et composée en grande partie par les tendons entre-croisés (fig. 117).

Ici nous voyons que, comme pour le ventricule gauche, la valve principale divise la cavité du ventricule en deux parties : une cavité ventriculaire ou antérieure et une cavité auriculaire ou postérieure.

La cavité ventriculaire ou antérieure a la forme d'une poire dont la petite extrémité correspond à l'infundibulum de l'artère pulmonaire ou canal pulmonaire, comme l'a appelé M. Marc Sée. La grosse extrémité se trouve vers la partie moyenne du ventricule, au-devant de la vulve antérieure et du pilier antérieur. On voit donc que cette cavité ventriculaire fait avec le ventricule un angle aigu; il semble que la cavité du ventricule droit, au lieu d'être parallèle au ventricule gauche, ait subi une rotation sur elle-même de telle façon que le sommet, au lieu de correspondre à la pointe du cœur, a été relevé jusqu'à la direction de l'artère pulmonaire (fig. 118).

La cavité se trouve limitée à ses deux extrémités, d'une part du côté de la pointe par des colonnes charnues de deuxième ordre qui la remplissent, puis par un faisceau musculaire très bien observé par M. Marc Sée, faisceau qui part de la base du pilier antérieur et remonte verticalement sur la cloison interventriculaire.

Du côté de la base de la cavité se trouve un faisceau musculaire considérable que M. Marc Sée indique comme très développé chez les oiseaux, où il remplace la valvule tricuspide. Il le nomme « muscle compresseur de la valvule tricuspide ». Ces deux faisceaux musculaires limitent la cavité ventriculaire en dedans

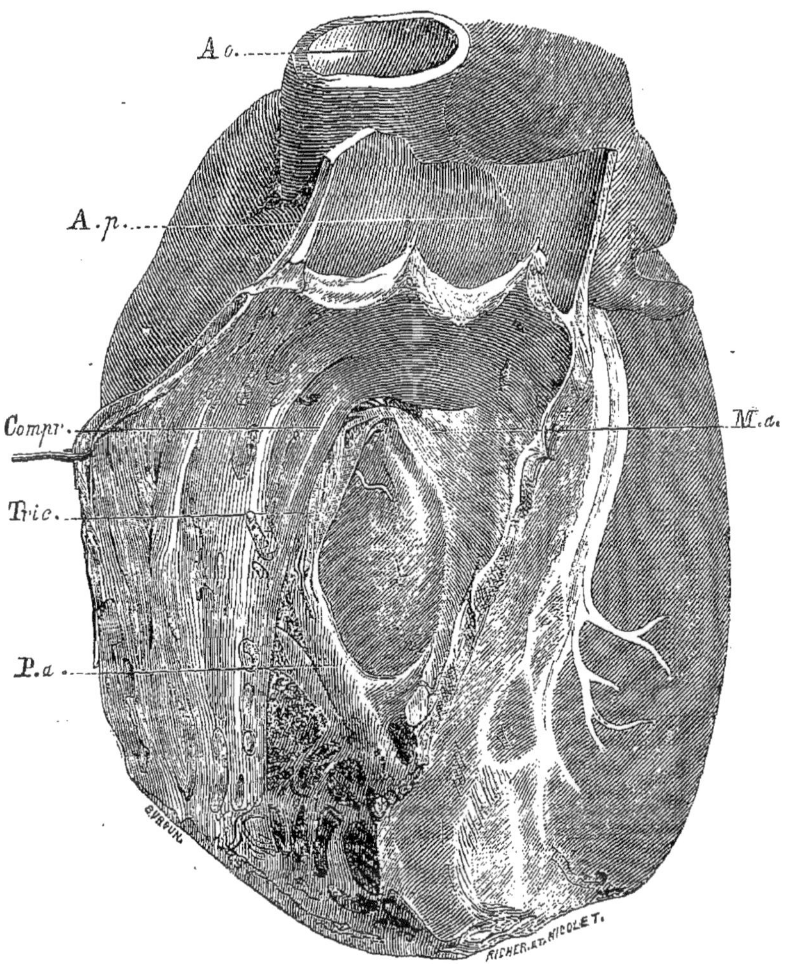

Fig. 118. Infundibulum, conus ou canal pulmonaire. (M. Sée.)

et en dehors et lui donnent sa forme presque verticale en rapport parfait avec la direction que doit suivre le sang (fig. 118).

De même que, dans le ventricule gauche, la partie auriculaire est comblée par les piliers et la valvule, de même dans le ventricule droit la partie auriculaire située en arrière de la valvule n'existe que vers la base, à droite de la partie saillante de la cloison derrière la valve antérieure, elle est remplie par les deux valves complémentaires et des colonnes charnues de premier ordre.

Le jeu de la valvule tricuspide est facile à saisir et il est indiqué presque toujours sur le cadavre par la forme des caillots qui ont moulé pour ainsi dire la forme du flot de sang lancé par la systole du ventricule droit.

En ouvrant le cœur avec précaution et sans le déplacer, on trouve toujours les caillots du ventricule droit séparés en deux couches : d'abord le caillot de la partie ventriculaire qui a en effet la forme d'une poire dont la petite extrémité s'engage dans le canal pulmonaire ; puis au-dessous de la valvule un caillot noir qui occupe l'oreillette droite, l'orifice auriculo-ventriculaire droit et la partie auriculaire du ventricule droit.

Le jeu de la valvule est ainsi pris sur le fait ; le sang noir, arrivant dans l'oreillette droite du haut par la veine cave supérieure et du bas par la veine cave inférieure, prend une direction horizontale et, au moment de la diastole, passe dans l'orifice auriculaire et se rend dans le ventricule en soulevant seulement la valve antérieure qu'il écarte de la cloison. Puis, dans la systole, cette valve antérieure tendue s'applique contre la cloison, la partie auriculaire est comblée par le rapprochement des colonnes charnues et le sang prend la direction de l'artère pulmonaire, ramené dans cette direction par la contraction des muscles que j'ai décrits plus haut.

Voilà sept ou huit ans que j'ai trouvé et enseigné ce mode de fonction du ventricule droit d'après l'examen des caillots. J'ai été heureux de le voir pleinement confirmé par les belles recherches de M. Marc Sée, qui a vu de son côté ce même fonctionnement du ventricule droit et de plus celui du ventricule gauche que je n'avais pas compris avant lui.

Pour compléter ces renseignements anatomiques, nous dirons que l'orifice de la veine cave inférieure correspond en moyenne à l'insertion du cinquième cartilage droit sur le sternum, que le bord externe de l'oreillette droite forme le bord vertical du triangle cardiaque et est situé à 1 centimètre et demi du bord droit du sternum, c'est-à-dire à 3 centimètres de la ligne médio-sternale ; que l'orifice auriculo-ventriculaire droit correspond à une ligne oblique de bas en haut et de droite à gauche partant de l'insertion du cinquième cartilage droit au sternum et aboutissant près de l'insertion du troisième cartilage costal gauche au bord gauche du sternum ; que la partie la plus saillante du cœur correspond à la partie moyenne du ventricule et à l'infundibulum de l'artère pulmonaire et que cette saillie correspond au bord gauche du sternum, allant du troisième au cinquième cartilage gauche, lieu d'élection du frottement péricardique limité.

Tout ceci dit, abordons les maladies du cœur droit.

ENDOCARDITE DU CŒUR DROIT. INSUFFISANCE ET RÉTRÉCISSEMENT DE L'ORIFICE AURICULO-VENTRICULAIRE DROIT.

Il ne sera question dans ce chapitre que des endocardites du cœur droit et de leurs suites, soit l'insuffisance, soit le rétrécissement ; je renvoie à l'article *Dilatation du cœur* l'insuffisance tricuspide par dilatation, qui est pourtant la plus commune.

L'endocardite droite est rare. Il est surtout rare de la voir isolée, car le plus souvent elle accompagne l'endocardite gauche. On y trouve cependant les deux formes ordinaires de l'endocardite : l'endocardite végétante ou verruqueuse et l'endocardite scléreuse.

L'endocardite ulcéreuse y est plus rare.

L'endocardite végétante atteint le cœur droit dans les mêmes points que le cœur gauche. C'est d'abord au bord valvulaire, puis sur la face auriculaire de la valvule. On en trouve des exemples dans le *Traité des maladies du cœur* de M. le professeur Bouillaud (1). La valvule tricuspide y est dite épaissie et comme fongueuse, tapissée de petites concrétions fibrineuses affectant la forme de granulations, les unes rougeâtres, les autres décolorées (2). J'ai eu l'occasion d'en voir un exemple à l'hôpital Saint-Antoine en 1877.

On y trouve plus souvent encore l'endocardite scléreuse. On lit dans l'observation CX de M. le professeur Bouillaud : « La

(1) Bouillaud, *Traité clinique des maladies du cœur*, t. II, p. 123, 1835.
(2) Bouillaud, *Traité clinique des maladies du cœur*, t. II, Obs. LXXXII.

valvule tricuspide est épaissie et comme fongueuse et présente vers sa pointe une induration fibro-cartilagineuse. »

Elle ne peut fermer complètement l'orifice auquel elle est adaptée. De même dans l'observation XLIV (1).

Les végétations sur la face auriculaire ont été surtout bien décrites par M. Bouyer sur un malade observé dans le service de Martin-Solon.

Voici la description de l'autopsie :

« Le volume du cœur est augmenté d'un tiers, ses cavités sont très larges, les parois de ses ventricules d'égale épaisseur, le gauche étant un peu aminci et le droit légèrement hypertrophié.

« La cloison du ventricule est augmentée d'épaisseur.

« Les orifices artériels n'offrent rien de remarquable.

« La valvule tricuspide présente sur sa face interne, entre son insertion et son bord frangé, une végétation annulaire d'une dureté fibro-cartilagineuse, de couleur blanche, de deux lignes de hauteur, dirigée vers l'oreillette et se déchirant aisément sous les efforts du doigt. Par cette disposition, la valvule forme un orifice circulaire de deux ou trois lignes de diamètre, constamment ouvert et qui, tout en empêchant l'arrivée du sang de l'oreillette dans le ventricule droit, permet aussi le reflux du sang de ce ventricule dans l'oreillette (2). »

Chez un malade atteint de dilatation anévrysmatique de l'aorte en même temps que de lésions mitrales et tricuspides, M. le professeur Bouillaud a trouvé la valvule tricuspide très développée ; ses trois lames sont séparées, mais épaissies et transformées en un tissu fibro-cartilagineux (3). Depuis cette époque, l'endocardite aiguë du ventricule droit a été étudiée par MM. Potain et Rendu (4), M. Peter (5), Concato (6), Colomiatti (7).

(1) Bouillaud, *Traité clinique des maladies du cœur*, t. II, p. 31.

(2) Martin-Solon, *Journal hebdomadaire*, 1832, t. IX, Obs. II. In Thèse de Bouyer, Paris, 1866.

(3) Bouillaud, t. II, p. 88, Obs. LX, et p. 126, Obs. LXVIII.

(4) Potain et Rendu, *Dict. des sciences médicales*, art. Cœur.

(5) Michel Peter, *Traité clinique des maladies du cœur et de la crosse de l'aorte*.

(6) Concato, *Giornale della R. Acad. di Torino*, 1879.

(7) Colomiatti, *Archives italiennes de biologie*, par Émery et Mosso, 30 juin 1882.

Voici un cas qu'on pourrait rapporter à l'endocardite ulcéreuse.

« Une jeune fille de vingt-deux ans nommée Sophie était parvenue au troisième degré de la phthisie pulmonaire lorsqu'elle entra à l'hôpital Cochin le 30 juillet 1832. Elle mourut dix-huit jours après son entrée.

« A l'autopsie, les poumons étaient entièrement désorganisés et convertis en substances tuberculeuses. Le péricarde contenait de la sérosité. Le cœur était assez ferme, un peu moins gros que le poing du sujet et assez pourvu de graisse.

« Le ventricule droit contenait un petit caillot blanchâtre rempli d'une matière liquide comme purulente et blanche. Cette sorte de végétation adhérait aux tendons d'une colonne charnue qui était rompue et flottante au milieu de la cavité ventriculaire (1). »

Voilà bien en effet une destruction qui indique la forme ulcéreuse de l'endocardite. Un autre cas a été publié par MM. Charcot et Vulpian (2).

Ainsi donc l'endocardite existe pour le ventricule droit, et, quand elle s'y développe, le processus pathologique ne paraît rien offrir de particulier.

L'endocardite scléreuse qui se termine par l'induration et l'immobilité de la valvule peut laisser en définitive cet orifice étroit ou large sans qu'on ait observé jusqu'ici une différence symptomatique entre l'induration à large ou étroite ouverture.

Les symptômes généraux de la lésion tricuspide sont la reproduction des symptômes de la lésion mitrale, avec quelque différence par suite même de la différence de fonction.

On observe la même dyspnée pour monter les escaliers et les côtes, le même effort pour quelque travail qui demande un peu de force ou de vitesse, et enfin des palpitations.

(1) Bertin, *Traité des maladies du cœur*, Obs. VI de la thèse de Bouyer, Paris, 1866.

(2) Charcot et Vulpian, *Note sur l'endocardite ulcéreuse aiguë à forme typhoïde, à propos d'une affection ulcéreuse de la valvule tricuspide avec état typhoïde et formation d'abcès multiples dans les deux poumons.* (*Mém. de la Société de biologie*, 1861, 3e sér., t. III, p. 205.)

Le pouls diffère du pouls mitral en ce sens qu'il reste régulier et assez grand.

L'inspection de la poitrine n'indique rien de particulier, mais la mensuration du cœur met déjà sur la voie du diagnostic.

En effet, en mesurant le cœur on trouve que la pointe n'est pas abaissée, mais, par contre, que c'est l'angle hépatique qui est abaissé. Par suite, l'obliquité du bord inférieur diminue, et si l'angle hépatique du triangle cardiaque a suffisamment baissé, le bord inférieur devient horizontal.

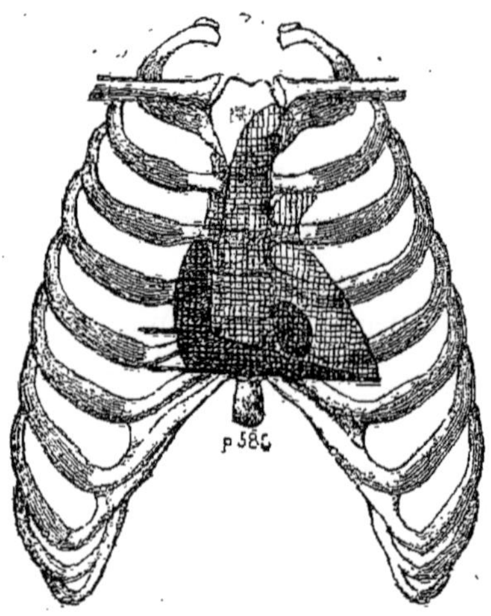

Fig. 119. Topographie du bruit tricuspidien, abaissement et éloignement de l'angle droit du triangle cardiaque.

En même temps le bord vertical paraît s'éloigner du bord du sternum.

Ces signes ont d'autant plus de valeur que la fixité de la veine cave inférieure ne permet à cette région que de se déplacer en bas par son poids et de s'agrandir par la dilatation de l'oreillette, tout déplacement transversal étant impossible.

A la palpation, on ne constate pas de frémissement cataire, si la valvule tricuspide est seule atteinte. Cela peut s'expliquer très bien par le peu d'énergie de la contraction de ce ventricule par rapport au ventricule gauche. Hope, qui a été l'un des premiers à étudier cette question spéciale, affirme positivement que le frémissement cataire n'existe pas.

Au point de vue de l'auscultation, Hope fait une très bonne

distinction : « Les signes des maladies de la tricuspide sont les mêmes que ceux de la mitrale, excepté que les souffles sont plus éclatants sous ou près du sternum, et au même niveau, que dans l'affection mitrale, à savoir aux environs ou un peu au-dessous de l'endroit où bat la pointe. » (Traduction de M. Deschamps, interne du service.)

Au point de vue de l'auscultation, j'examinerai le bruit de souffle sous les trois rapports de l'espace, du temps et du timbre.

Au point de vue de la topographie, je dirai que le bruit de souffle fourni par l'endocardite localisée à la tricuspide a son siège à la partie inférieure du sternum à gauche, sous le bord gauche de cet os à 1 centimètre de la ligne médiane, au niveau de l'insertion commune des quatrième et cinquième cartilages costaux du côté gauche, et par conséquent à la partie interne du cinquième espace intercostal gauche.

La région où s'entend le bruit est en général restreinte, elle n'est guère grande que comme une pièce de cinq francs. Il n'y a pas de propagation à la pointe. (Voir fig. 119.)

Au point de vue du temps, on constate que le bruit de souffle est systolique, qu'il commence avec la systole, il couvre le premier bruit et presque tout le petit silence, mais laisse intact le deuxième bruit.

Enfin, sous le rapport du timbre, le bruit est en général rude, et assez fort pour rappeler le frémissement cataire.

Cette localisation du bruit de souffle dans la région de la tricuspide et son absence à la pointe permettraient déjà de les distinguer. Mais il est un caractère bien plus remarquable, c'est que le bruit de souffle est parfois *intermittent*, paraît à certains jours pour disparaître ensuite, comme cela a lieu d'ordinaire dans l'insuffisance par dilatation.

En voici des exemples caractéristiques :

Observation LXI. — Une blanchisseuse, âgée de vingt-quatre ans, d'une assez forte constitution, se plaignit en même temps, et sans qu'elle en ait pu faire connaître la cause, d'un rhume, de palpitations très fortes et d'une diminution sensible dans la quantité de sang qu'elle perdait ordinairement à ses époques menstruelles. Celles-ci finirent par manquer entièrement. Cinq mois après l'invasion des premiers symptômes, le ventre commence à devenir plus volumineux, la malade se fait poser quelques sangsues à l'anus : elle n'en éprouve pas de soulagement. L'infiltration générale de son corps la détermine enfin, après dix mois de maladie, à entrer le 24 août à l'hôpital Beaujon.

Facies pâle et infiltré de sérosité ; l'infiltration a envahi le tissu cellulaire sous-cutané de toutes les parties du corps; respiration difficile, toux, expectoration muqueuse mêlée de quelques stries sanguines; thorax sonore à droite, moins à gauche inférieurement, on n'entend pas l'expansion pulmonaire dans cette partie; l'abaissement du niveau de la matité, lorsqu'on incline fortement à droite la malade, confirme l'existence d'un commencement d'épanchement dans la cavité gauche de la poitrine.

L'étendue de la matité que donne la région précordiale, le bruit éloigné et le choc assourdi, en quelque sorte, des battements du cœur, font présumer un épanchement de même nature dans le péricarde.

L'auscultation permet de reconnaître un bruit *de souffle très marqué vers la partie moyenne de la région du cœur. Ce bruit est quelquefois assez fort pour ressembler au bruit cataire.* Pouls petit, dur et serré, donnant 112 pulsations par minute, langue humide, appétit très bon. Abdomen volumineux, indolent, distendu par un épanchement que la fluctuation fait aisément reconnaître; absence de toute douleur dans la région du foie; dévoiement sérieux depuis quelques jours, diminution notable de la quantité des urines. Les divers épanchements étaient faciles à reconnaître ; leur cause existait évidemment dans une altération du cœur. La petitesse du pouls les fit rapporter à un rétrécissement de l'origine de l'aorte. Les stries sanguinolentes furent attribuées à la gêne de la circulation pulmonaire et à l'irritation bronchique. Il n'y avait pas de symptôme de pneumonie. Saignée du bras, sang séreux et couenneux; tisane pectorale, julep béchique, vermicelle.

Le lendemain, même état; on commence l'usage de la digitale à la dose d'un demi-grain matin et soir, on y associe quelques graines de limaille de fer, se proposant d'élever graduellement la dose des médicaments.

3 septembre. La malade prenait 6 grains de digitale et 18 grains de limaille de fer en trois doses dans la journée. *Le bruit de souffle s'entendait à peine,* le pouls donnant 92 pulsations. Le dévoiement était moins abondant; la quantité d'urine n'était pas augmentée et les divers épanchements ne diminuaient aucunement. On cesse la limaille de fer, on continue la digitale et on lui associe le nitrate de potasse.

Le 6, *le bruit de souffle reparaît de nouveau* et le nombre des pulsations s'élève à 112, sous l'influence de l'agitation que la malade a éprouvée pendant la nuit à cause de l'état fâcheux de l'une de ses voisines. Continuation de la prescription. Potion antispasmodique.

Le 7. *Absence presque complète du bruit de souffle,* 96 pulsations; 8 grains de digitale. Les jours suivants, l'urine augmente de quantité. Cependant le ventre devient douloureux; les sangsues placées sur l'abdomen et à l'anus diminuent les douleurs.

Le 17. Expectoration rouillée, respiration tubaire, râle crépitant, son obscur vers la fosse sous-épineuse gauche; pouls irrégulier, battements tumultueux. Saignée du bras de 10 onces (caillot dense, non couenneux, sérosité abondante). Infusion pectorale miellée, julep béchique. Le soir, oppression extrême.

Le 18. Respiration plus facile, expectoration non rouillée, bruits non tumultueux de la région du cœur, pouls toujours dur. Saignée de 4 onces, 15 sangsues au-dessous de l'aisselle gauche.

Augmentation de la gêne de la respiration; mort pendant la nuit.

A l'*autopsie* cadavérique, nous constatons l'infiltration générale du tissu cellulaire et les trois collections séreuses que nous avons reconnues pendant la vie.

Une grande partie du poumon gauche est dure et infiltrée de sérosité sanguinolente.

Quelques portions jetées dans l'eau gagnent à l'instant le fond du vase. La cachexie séreuse offerte par la maladie avait remplacé la couleur rouge que présente ordinairement l'hépatisation du poumon au deuxième degré par une teinte rosée.

Le volume du cœur est augmenté d'un tiers; ses cavités très larges, les parois de ses ventricules d'égale épaisseur; le gauche étant anémié et le droit légèrement hypertrophié. La cloison des ventricules est augmentée d'épaisseur.

Les orifices artériels n'offrent rien de remarquable; la valvule tricuspide présente sur sa face *interne, entre son insertion et son bord frangé, une végétation annulaire d'une densité fibro-cartilagineuse, de couleur blanche* de 2 lignes de hauteur, dirigée vers l'oreillette, et se déchirant aisément sous les efforts du doigt. Par cette disposition, la valvule forme une ouverture circulaire de 2 ou 3 lignes de diamètre, constamment ouverte et qui, tout en n'empêchant pas l'entrée du sang de l'oreillette dans le ventricule droit, permet aussi le reflux du sang de ce ventricule dans l'oreillette. On voit à gauche, sur la valvule mitrale, quelques végétations de même nature, de la grosseur d'un grain de chènevis, développées sur le bord frangé de la valvule, mais trop petites pour gêner d'une manière notable la circulation.

Les reins, le foie et les autres organes n'offrent rien de remarquable. (Martin-Solon, *Journal hebdomadaire*, 1832, t. IX.)

Voici un autre cas recueilli dans le service de M. le docteur Mesnet, à l'hôpital Saint-Antoine, par un de mes anciens internes, M. Deschamps.

Observation LXII. — La dame L..., âgée de trente-quatre ans, entre à l'hôpital Saint-Antoine, salle Sainte-Cécile, nº 19. On lui reconnaît les phénomènes généraux d'une maladie du cœur.

La mensuration donne les résultats suivants :

La pointe bat dans le cinquième espace intercostal gauche, à 11 centimètres de la ligne médiane.

Le bord supérieur du foie correspond au bord inférieur du cinquième cartilage droit.

L'angle hépatique du triangle cardiaque est donc abaissé de toute la hauteur du cartilage, aussi le bord inférieur du cœur est-il devenu sensiblement horizontal. Le bord vertical est près du sternum. Mais il est difficile de préciser cette mesure, car il y a de la voussure plus marquée à droite qu'à gauche et une sonorité emphysémateuse rendant très difficile la délimitation du bord droit. Il n'y a pas de frémissement cataire.

A l'auscultation, on entend un bruit de souffle ayant son maximum au niveau de l'appendice xiphoïde et se prolongeant dans la direction de la pointe sans y atteindre. Le plus ordinairement au niveau de la pointe on ne l'entend pas, et ce n'est que par moments qu'on peut le retrouver très affaibli.

Le bruit cesse, du reste, à 4 ou 5 centimètres avant d'arriver à la pointe.

Le bruit est systolique, couvrant tout le premier bruit et le petit silence.

Sous le rapport du timbre il est rude, intense, en jet de vapeur.

On constate dans le reste de la poitrine des troubles des voies respiratoires. La sonorité à la percussion, exagérée à la partie moyenne, est diminuée en haut et en bas.

On trouve des râles sous-crépitants presque partout, surtout aux bases, où ils sont variables de grosseur : ceux du côté droit sont très gros et accompagnés de souffle ; dans ce point les vibrations sont exagérées.

Aux sommets, la respiration est forte, de ce même côté et du côté opposé elle est soufflante avec des râles fins dans la fosse sus-épineuse. L'expectoration est puriforme avec une odeur fétide, les ongles sont hippocratiques.

Le foie est très augmenté de volume, il atteint presque la fosse iliaque. Il y a un peu d'ascite, de l'œdème des parois abdominales et de l'œdème considérable des membres inférieurs. Pas d'albumine dans les urines.

La malade qui, au moment de son entrée, est en état d'asystolie, souffre depuis longtemps de gêne respiratoire et d'oppression. Elle s'était bien portée jusqu'à l'âge de vingt-huit ans, mais depuis cette époque, c'est-à-dire depuis six ans, sa santé s'est altérée, elle a commencé à tousser au début d'une grossesse ; l'année suivante elle a eu une hémoptysie. Elle n'a cessé de tousser tous les hivers depuis ce temps. Son père est mort phthisique.

Le diagnostic est celui-ci : emphysème, catarrhe et tubercules au sommet, affection organique du cœur siégeant vraisemblablement sur la tricuspide avec insuffisance et troubles veineux consécutifs, œdème pulmonaire, congestion hépatique, ascite, œdème des membres inférieurs.

Traitement : lait, teinture de digitale, potion au quinquina.

Elle meurt après quelque temps de séjour à l'hôpital.

A l'autopsie on constate la sclérose des lobes supérieurs des poumons, une dilatation de presque toutes les bronches des lobes inférieurs, avec amincissement des parois et disparition du tissu pulmonaire.

Le cœur présente une *endocardite scléreuse* de la tricuspide avec insuffisance de la valvule. Foie renversé en arrière, ce qui explique l'abaissement du bord antérieur (1200 gr.). Reins congestionnés, ascite modérée.

Les deux observations suivantes me paraissent également probantes, bien qu'elles n'aient pas été suivies d'autopsies.

Observation LXIII. — Au mois de septembre 1875, j'ai été consulté par un sieur Micheletti, d'origine italienne, âgé de cinquante-quatre ans, qui avait servi pendant longtemps comme cuisinier à bord des navires.

Il déclarait n'être malade que depuis un an. Il avait bien eu à Cayenne, en 1852, la fièvre jaune et les coliques sèches, mais il lui avait suffi de vingt-neuf jours d'hôpital à la Martinique pour se guérir, et il était rentré en France bien portant.

Il m'a raconté qu'il y a un an il était occupé dans une cave à mettre du vin en bouteilles sans s'apercevoir qu'il s'était mis en nage et que son linge était trempé à tordre. Un ami survint qui lui en fit l'observation, il sortit aussitôt pour se changer. Malgré cela, il a été pris peu de temps après de battements de cœur et d'oppression qui ne l'ont plus quitté.

Au moment où j'ai vu le malade pour la première fois, il était atteint d'œdème des membres inférieurs avec bouffissure de la face et cyanose. La respiration est courte. On entend la respiration dans la partie supérieure des poumons, mais la moitié inférieure est mate, avec une respiration presque nulle et des râles sous-crépitants fins à la partie supérieure de cette zone. C'est de l'œdème pulmonaire.

L'examen du cœur donne les résultats suivants : la pointe bat dans le cinquième espace intercostal, à 15 centimètres de la ligne médiane. Le bord du foie correspond au cartilage de la quatrième côte droite. Le bord vertical, très éloigné, est à 3 centimètres du sternum, c'est-à-dire à 4 centimètres et demi de la ligne médiane.

L'auscultation de la pointe ne fait entendre aucun bruit de souffle. Je constate seulement que la systole est longue, que le deuxième bruit tarde et tend à égaliser les silences. C'est presque le bruit de pendule.

Mais il existe un bruit de souffle très net, localisé à la partie inférieure du sternum. Ce bruit occupe un espace grand comme une pièce de cinq francs. Le schéma qui représente le lieu où s'entend ce bruit a une forme circulaire. Il commence sur le sternum à 1 centimètre de la ligne médiane couvrant la partie gauche et l'insertion à cet os des quatrième et cinquième cartilages.

Le bruit est systolique, commence avec la systole ventriculaire, couvre tout le premier bruit, laisse le petit silence et le second bruit.

Ce bruit est rude, mais sans frémissement cataire.

Il n'y a pas de bruit de souffle à droite du sternum au niveau de l'oreillette droite.

Il y a, en outre, un reflux abondant dans les veines jugulaires et thyroïdiennes.

Rien à l'auscultation des autres orifices. Le pouls est régulier et grand, non mitral. Le foie est congestionné, il y a en outre de l'anasarque, de la cyanose des mains et du catarrhe pulmonaire.

Diagnostic : endocardite scléreuse avec insuffisance de la valvule tricuspide. Traitement : régime sec, vin diurétique, pilules de Bontius.

Le malade a vécu encore un an. Sous l'influence du traitement et particulièrement de la diète lactée et de la digitale, les hydropisies diminuaient pour un temps, puis, les médicaments perdant leur action, on en vint à la diète lactée exclusive avec des scarifications aux jambes. Le malade finit par mourir dans la cyanose et l'asystolie.

Observation LXIV. — Ad. L..., âgé de cinquante-trois ans, fondeur en cuivre, entre dans le service de M. le docteur Mesnet, à l'hôpital Saint-Antoine, salle Saint-Hilaire, 18 (6 juin 1878).

Au moment de l'entrée, le malade est atteint d'œdème des membres inférieurs et se plaint de dyspnée.

L'examen du cœur donne les résultats suivants : la pointe bat dans le cinquième espace, à 8 centimètres de la ligne médiane. Le bord supérieur du foie correspond à l'insertion du cinquième cartilage. Le bord vertical est distant de 1 centimètre et demi du bord droit du sternum, c'est-à-dire de 3 centimètres de la ligne médiane.

Les bruits du cœur ont une intensité modérée, ils sont assez forts avec des intermittences rares. On entend au niveau de l'appendice xiphoïde un souffle limité qui se prolonge un peu dans le sens de la pointe. Mais à la pointe on n'entend pas de bruit de souffle.

Ce bruit, qui est rude par instants, n'existe pas à toutes les révolutions cardiaques, il manque souvent pendant plusieurs révolutions consécutives. il atteint au contraire son maximum d'intensité quand on fait faire des efforts énergiques d'inspiration.

Il y a un reflux veineux dans les jugulaires. Cette affection paraît avoir été causée par un rhumatisme articulaire aigu, survenu un an auparavant et ayant maintenu le malade au lit pendant deux mois. Il y a, en outre, du catarrhe bronchique, pas d'albumine dans les urines. (Observation recueillie par M. Deschamps, dans le service de M. Mesnet.)

A côté des troubles anatomiques constatés par l'auscultation du cœur, nous avons à signaler des troubles fonctionnels.

Le premier phénomène est la congestion jugulaire et le reflux veineux du cou. Ce symptôme avait été entrevu par Galien, mais il n'a été interprété d'une manière exacte que par Lansisi. Depuis ce temps, il a été étudié de plus près par MM. Gendrin, Friedreich, Parrot. M. Potain et M. F. Franck l'ont inscrit avec des enregistreurs.

Le phénomène consiste d'abord dans la stase sanguine simple dans les veines jugulaires et thyroïdiennes. Cette stase augmente par le décubitus horizontal de manière à former de véritables sinus veineux. Aussi, pour bien observer le pouls veineux, il faut placer le thorax dans une inclinaison moyenne : horizontalement, les veines sont distendues et il n'y a pas de mouvement apparent; verticalement, la pesanteur fait résistance au reflux.

Il faut encore se défier d'une autre cause d'erreur. Dans certains cas où le malade repose sur l'oreiller, le muscle sterno-mastoïdien soulève la veine et la sépare en deux parties, comme le fait un barrage sur une rivière, et si le malade a de la dyspnée et la respiration haute, on voit dans les efforts de respiration le muscle s'élever et s'abaisser et faire une sorte de barrage intermittent. La veine s'abaissant par moments quand la contraction du muscle cesse, il en résulte une sorte d'apparence de reflux qui pourrait être prise pour le reflux véritable dont il sera parlé tout à l'heure. Il faut y prendre garde. L'embout du stéthoscope flexible porté sur ces sinus, indique qu'il ne s'y produit pas de bruit de souffle.

Plus tard arrive le pouls veineux avec reflux.

Pour être sûr que ce reflux vient du cœur, il faut vider la veine par une pression ascendante et maintenir par cette même pression l'arrivée du sang venant des parties périphériques, on constate alors un pouls veineux ascendant avec ondulations.

D'où vient ce reflux ? Ce n'est pas de l'action de l'oreillette, car la contraction de l'oreillette en temps ordinaire, malgré l'absence de valvule à l'entrée de la veine cave supérieure, ne donne pas de pouls veineux visible à l'œil; le poids de la colonne sanguine, qui n'est pourtant pas grand, suffit à contre-balancer l'action de l'oreillette aidée par l'aspiration de la diastole.

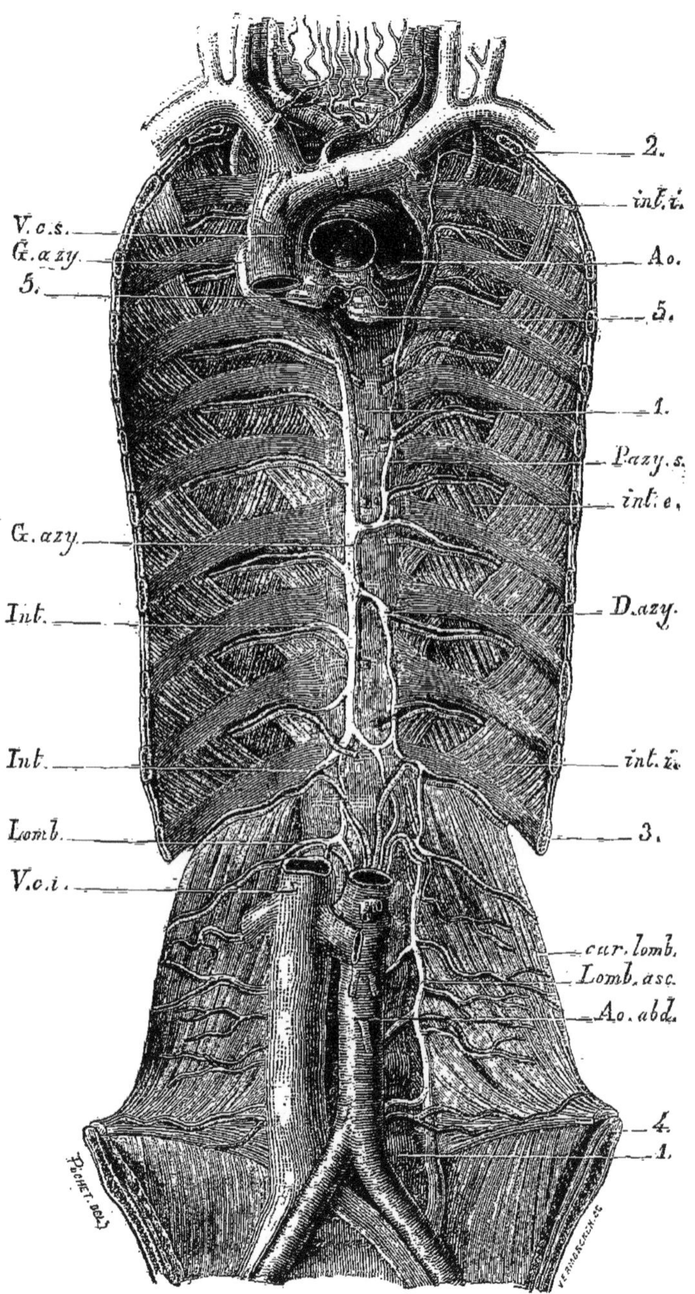

Fig. 120, empruntée à l'*Anatomie* de Cruveilhier.

Tous ces détails deviennent beaucoup plus clairs si, au lieu de se contenter de regarder à l'œil nu les mouvements de la veine jugulaire, on les enregistre avec le polygraphe de Marey.

J'ai déjà donné les tracés de M. Potain, qui indiquent fort bien l'affaissement de la veine jugulaire, d'abord au moment de la diastole de l'oreillette, puis au moment de la diastole du ventricule. Depuis cette époque, les instruments ont été perfectionnés, et M. F. Franck (1) vient de nous donner tout dernièrement des tracés plus explicites encore.

Le tracé normal du pouls de la jugulaire donné par M. F. Franck montre nettement les faits suivants :

1° Le pouls veineux jugulaire normal présente un soulèvement et un affaissement brusques au début de la courbe totale : ces deux accidents initiaux sont en rapport avec la systole et la diastole de l'oreillette.

Le premier soulèvement en rapport avec la systole de l'oreillette va de 1 à 2.

Le premier affaissement correspondant à la diastole de l'oreillette et à la systole du ventricule va de 2 à 5 ;

2° Un second soulèvement et un second affaissement surviennent à la fin de la systole ventriculaire. Le second soulèvement (5 à 6) correspond à la clôture des sigmoïdes, et le second affaissement (7) correspond à la diastole ventriculaire Dv.

Une première question se pose ici. Le premier soulèvement de la veine correspondant à la systole de l'oreillette est-il produit par un simple ralentissement dans le courant veineux, ou bien y a-t-il en plus de cet arrêt un reflux de sang de l'oreillette dans la veine cave ?

MM. F. Franck et Arloing, voulant juger cette question, ont introduit dans la veine cave d'un cheval une petite aiguille à palette ; ils ont vu cette aiguille soulevée et montrant par là qu'il y a un reflux véritable, mais toutefois très bref et très peu important (octobre 1881). Mais ce reflux qui se montre dans la veine cave ne se propage pas et n'existe pas dans la veine jugulaire.

(1) F. Franck, *Mouvements des veines du cou en rapport avec l'action de la respiration et du cœur* (*Gazette hebdomadaire de médecine et de chirurgie*, mars-avril 1882.)

En somme, si l'on considère le soulèvement de la jugulaire, on

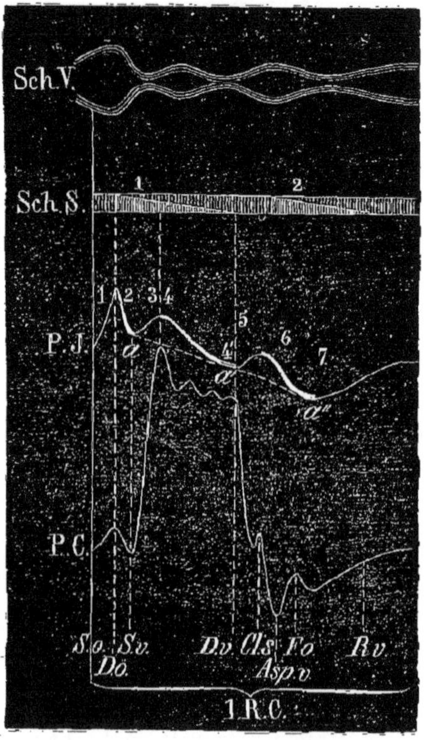

Fig. 121. Pouls veineux jugulaire normal. (F. Franck.)

ne trouve plus de reflux, mais seulement l'augmentation de pression par l'arrêt du courant sanguin.

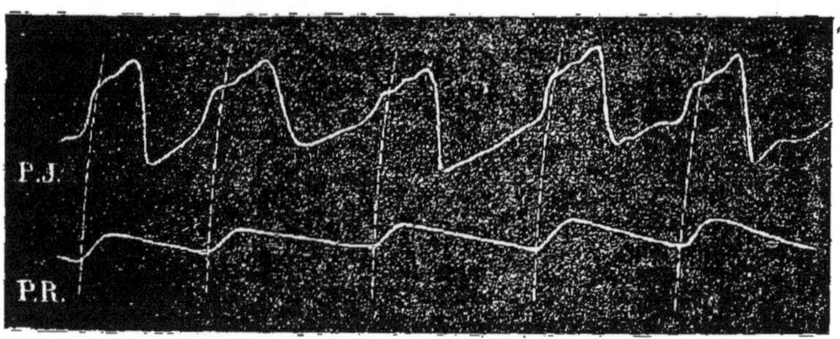

Fig. 122. Pouls jugulaire avec reflux comparé au pouls cardiaque. (Marey.)

Si maintenant nous prenons le tracé d'un pouls jugulaire avec reflux, nous voyons qu'au moment où le pouls radial est en diastole, la veine au lieu de s'affaisser s'élève, comme on peut le voir dans le tracé ci-dessus emprunté à M. Marey. Mais si nous faisons mieux encore, si nous prenons simultanément la pulsation cardiaque et la pulsation jugulaire, nous voyons qu'à chaque systole ventriculaire, la veine, au lieu de s'affaisser comme à l'état normal, donne une courbe ascendante proportionnée au reflux. Ce caractère est marqué sur le tracé suivant, que nous avons pris avec M. F. Franck sur une malade atteinte d'induration mitrale avec insuffisance et compliquée d'insuffisance tricuspide par dilatation (fig. 123).

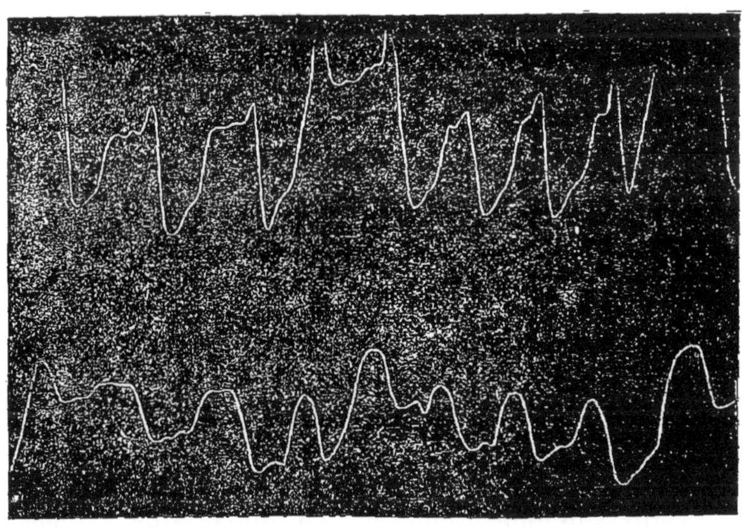

Fig. 123. Pouls veineux jugulaire avec reflux en bas, pulsation cardiaque en haut.

Je n'ai pas parlé ici de l'influence de la respiration sur le pouls veineux pour ne pas compliquer le problème. Cette influence est connue depuis longtemps.

Le reflux n'existe donc que par l'insuffisance de la valvule tricuspide, qui permet au sang lancé par le ventricule de refluer jusque dans la veine. C'est un reflux systolique ventriculaire. Friedreich ne donne pas à ce signe une semblable valeur, il croit que la pulsation veineuse du cou est loin d'être caractéristique. Il pense qu'un véritable reflux dans la veine du cou peut très bien avoir lieu alors que l'occlusion de l'orifice tricuspide se fait normalement ; d'un autre côté, il dit avoir observé qu'une insuffisance tricuspide peut exister sans pouls veineux, ce qui a lieu, dit-il, quand les valvules des veines cervicales ont conservé leur faculté normale d'occlusion. Il admet toutefois que si les battements des veines du cou présentent une intensité très marquée, au point de soulever manifestement le doigt appliqué sur la région cervicale correspondante, l'existence d'une insuffisance tricuspide sera très probable, car des battements si violents peuvent difficilement être dus à une autre cause qu'à la force d'impulsion directe du ventricule droit (1).

Je pense qu'en pareil cas Friedreich a confondu avec le véritable pouls veineux les ondulations dont je parlais plus haut. Quant à l'absence de reflux en cas d'asystolie, cela se voit, à cause de l'affaiblissement de la contraction ventriculaire qui ne peut plus soulever la colonne sanguine. Quant à l'obstacle au reflux par une clôture exacte des valvules des veines cervicales, il n'est pas impossible, puisque la veine jugulaire interne, qui possède deux belles valvules, à son embouchure dans le tronc brachio-céphalique. Mais les deux valvules que possède la jugulaire externe, l'une à sa partie moyenne et l'autre à son embouchure, n'interceptent qu'une partie de la lumière du vaisseau et ne me paraissent guère pouvoir arrêter ce reflux du sang lancé par le ventricule droit, à moins, comme je l'ai dit, qu'il n'y ait asystolie.

Un autre symptôme produit par l'insuffisance de la tricuspide est *le pouls veineux hépatique*, sur lequel l'attention vient d'être appelée de nouveau par le docteur Mahot, un des élèves de M. le professeur Potain (2).

Suivant M. Mahot, la découverte de ce symptôme est due à Kreysig (1816), qui parle de l'existence de pulsations du foie dans les cas de dilatation des cavités droites et de l'orifice auriculo-ventriculaire du même côté. Il attribue ces pulsations à un reflux qui se fait du cœur dans la veine cave inférieure à chaque systole. Depuis ce temps, ce phénomène aurait été décrit par

(1) Friedreich, *Traité des maladies du cœur*, traduit par Doyon, 1873, p. 468.
(2) Mahot, *Des battements du foie dans l'insuffisance tricuspide* (thèse de Paris, 1869).

Clarus (1), par Knabe (de Berlin) en 1853, par Seidel à Iéna en 1863, par Geigel à Wurtzbourg, en 1864, par Frerichs en 1865. Il est donné également dans l'ouvrage de Friedreich.

Voici en quoi il consiste : Le malade étant couché dans le décubitus dorsal, la tête légèrement inclinée sur les oreillers, les cuisses fléchies et portées en dehors, on constate à l'épigastre et dans l'hypochondre droit une pulsation légère plus marquée dans le lobe gauche du foie. Quelquefois cette pulsation est perceptible sur le côté et quelquefois même en arrière.

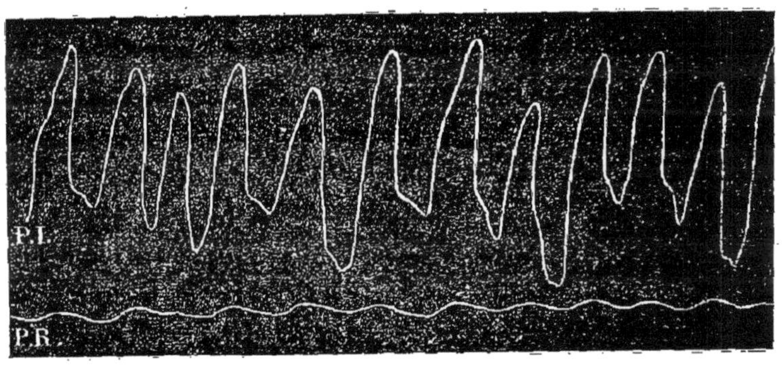

Fig. 124. Pouls veineux hépatique comparé au pouls radial.

Cette pulsation est lente et progressive. Elle est limitée au foie, et si l'on a inscrit d'abord le périmètre du foie, on voit que le battement est limité à cette région. Si les parois du ventre sont flasques et qu'on puisse saisir dans la main le bord antérieur du foie, on a la conscience d'un mouvement d'expansion bien plus que d'un soulèvement transmis.

Le moment où se fait le battement succède immédiatement au choc de la pointe ; il précède de très peu le pouls radial. On a observé quelquefois, d'après M. Mahot, qu'il était dicrote. Mais alors la première pulsation seule précédait le choc de la pointe. Ce pouls veineux hépatique est synchrone avec le pouls veineux cervical.

De plus, en examinant les tracés fournis par le cardiographe, on voit que la ligne monte dans l'inspiration et baisse pendant l'expiration. Cette modification du tracé est la même que celle

(1) Clarus, *Examen physique du cœur*, p. 90. Leipzig, 1845.

qui se présente dans les tracés cardiographiques pris sur la poitrine. Ici l'ascension de la ligne est produite par la pression du diaphragme sur le foie pendant l'inspiration, et le fait proéminer à l'épigastre, tandis que l'inverse a lieu pendant l'expiration.

On observe encore quelquefois des inflexions du tracé dans l'ascension et dans la descente. Friedreich a donné à la première le nom d'*anadicrotisme*, elle indiquerait la succession de la systole auriculaire et de la systole ventriculaire. Cette indication distincte des deux systoles se montrerait de moins en moins à mesure que l'oreillette s'affaiblit.

Selon lui, l'inflexion pendant la descente du tracé qu'il appelle *catadicrotisme*, tient à ce qu'au début de la diastole un flux de sang veineux arrive dans l'oreillette et retarde un instant l'affaissement du tracé.

Mais la cause d'affaiblissement général du tracé est l'asystolie.

Ce pouls veineux hépatique est un fait rare, je ne l'ai observé que deux fois dans les circonstances suivantes :

Observation LXV. *Insuffisance mitrale et tricuspide. Pouls veineux hépatique.* = M..., âgé de trente-cinq ans, entre dans mon service à l'hôpital Saint-Antoine, salle Saint-Éloi, n° 6, le 23 juin 1877.

Cet homme, de petite taille et de faible constitution, entre dans le service pour une ascite légère avec de l'essoufflement et des palpitations.

Depuis onze ans, il a subi cinq attaques de rhumatisme articulaire. La première attaque, qui remonte à onze années, a envahi toutes les articulations et l'a retenu au lit pendant quatre mois et demi. Les attaques suivantes ont été moins fortes.

Au moment de l'entrée à l'hôpital on constate les phénomènes suivants : le facies est un peu coloré et légèrement jaunâtre. Le visage est plombé et, sous l'influence d'une émotion ou d'un effort, la face se congestionne, les joues deviennent violettes ainsi que les lèvres, et les veines du cou sont agitées de mouvements tumultueux.

En outre, en découvrant le malade, on voit que l'abdomen est déformé, et cette augmentation de volume ne s'étale pas dans les flancs lorsque le malade se couche ; au contraire, la saillie de l'abdomen augmente. Du reste, l'examen par la percussion et les changements de position n'indiquent qu'une ascite légère. L'augmentation de volume porte surtout sur la ligne médiane, sur l'hypogastre et l'épigastre. Au niveau de l'ombilic, la paroi abdominale paraît étranglée par une corde circulaire peu serrée. La palpation et la percussion nous donnent facilement l'explication de ce phénomène. A la partie inférieure, la paroi est souple et donne une sonorité intestinale très accusée. A l'épigastre, au contraire, la palpation donne la sensation d'un corps dur et lisse, sans bosselure, occupant tout l'épigastre. La percussion donne une matité incomplète, mais très nettement accusée. Si l'on cherche à limiter cette tumeur, on voit qu'elle fait corps avec le foie, qui en est le point de départ. Elle paraît surtout formée aux dépens du lobe gauche et s'étend jusque dans l'hypochondre gauche, à plus de 10 centimètres de la ligne médiane. En bas, elle atteint l'ombilic; puis, dans le flanc droit, elle remonte à la limite naturelle du foie. De telle sorte que, tandis que dans la ligne xiphoïdienne la percussion dénote une augmentation énorme du volume du foie, cette hypertrophie est peu sensible dans la ligne axillaire. Le foie est abaissé et son bord supérieur correspond au bord inférieur du sixième cartilage. La mollesse des parois abdominales permet

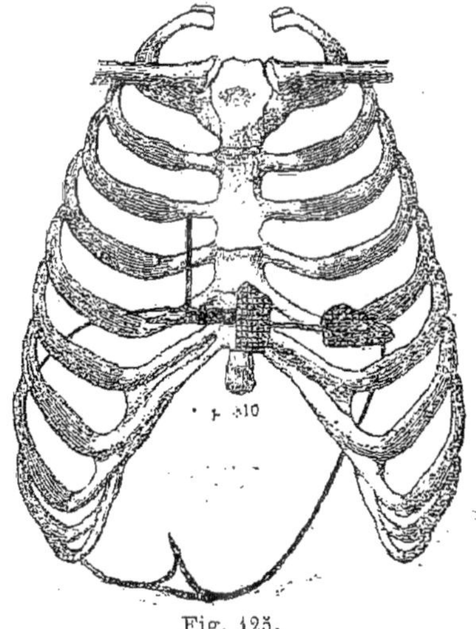

Fig. 125.

de saisir dans la main le bord antérieur du foie, et l'on constate que le pouls hépatique donne bien plus l'idée d'un mouvement d'expansion que d'un soulèvement.

L'examen du cœur donne les résultats suivants :

La pointe bat dans le huitième espace intercostal, à 10 centimètres de la ligne médio-sternale. Le choc est irrégulier, assez faible, sans frémissement. Le bord supérieur du foie correspond au bord inférieur du cinquième cartilage, de sorte que le bord inférieur du cœur est horizontal.

On trouve en outre un second centre de battement au niveau de l'appendice xiphoïde. De là, au moment du choc du cœur, part une sorte de vague qui rayonne vers l'ombilic en agitant la paroi abdominale. La tumeur du foie est soulevée par ces battements du cœur. Si l'on applique l'oreille sur la pointe du cœur, on constate que le premier bruit est remplacé par un souffle. Ce bruit de souffle, examiné avec soin, présente deux foyers, l'un à la pointe, l'autre à l'appendice xiphoïde. A la pointe, on entend un bruit de souffle systolique doux et prolongé avec un bruit de roulement. La topographie de ce bruit donne un triangle.

Le bord inférieur de ce triangle est situé à 1 centimètre au-dessous du bord inférieur du cœur; il déborde la pointe vers la gauche de 1 centimètre et demi; son angle droit est à 5 centimètres de la pointe; il a environ 5 centimètres de hauteur.

Le second foyer correspond à l'appendice xiphoïde; il a une forme ovalaire, 7 centimètres dans le sens vertical et 5 dans le sens transversal. Ce foyer n'est pas situé exactement sur la ligne médiane, mais un peu à gauche de cette ligne.

Ce bruit est également systolique et très fort.

Ce second foyer n'est pas un prolongement du premier. La netteté des bruits, les mouvements des veines jugulaires, les battements hépatiques et la congestion énorme du foie permettent d'affirmer qu'il s'agit d'une insuffisance tricuspide plus considérable que celles qu'on voit d'ordinaire.

Enfin la congestion n'est pas bornée au foie, l'œdème des jambes et la grande quantité d'albumine qui existe dans les urines indiquent que les reins sont également congestionnés.

Le pouls est petit, irrégulier, il a tous les caractères du pouls mitral.

Pendant le séjour du malade, un traitement par les diurétiques et les drastiques a fait diminuer l'œdème et les battements épigastriques.

Le malade a quitté l'hôpital quand il s'est vu soulagé.

Au commencement de l'année 1882, j'en ai observé un second cas tout semblable à celui-ci. En voici un troisième.

Observation LXVI. *Insuffisance mitrale et tricuspide. Battements hépatiques.* — Lucien Chevy, âgé de vingt et un ans, peintre en voitures, entre à l'hôpital Lariboisière, salle Saint-Henri, n° 2, le 5 décembre 1883.

Ce jeune homme entre à l'hôpital pour des hémoptysies; il fait remonter le début de sa maladie à dix-huit mois, époque où il fut pris tout d'un coup d'une gêne considérable de la respiration et d'œdème des membres inférieurs.

Bientôt le ventre s'est tuméfié, ce qui a entraîné une difficulté plus grande de la respiration. A cette époque, il toussait et crachait; il semble donc que le début ait été caractérisé par une maladie aiguë des voies respiratoires dont la nature ne peut être déterminée aujourd'hui. Au moment de son entrée à l'hôpital, le phénomène éminent est la dyspnée, et surtout la dyspnée d'effort. La poitrine est agitée par les battements du cœur, bien qu'il n'accuse aucune palpitation.

Il a donc tout à fait l'aspect d'un cardiaque, bien qu'il n'ait jamais présenté les phénomènes de rhumatisme articulaire.

La poitrine n'est pas déformée, sauf un peu de voussure du côté gauche.

La région de la pointe du cœur, ainsi que la région épigastrique, sont le siège de battements tumultueux. La recherche de la pointe du cœur donne les résultats suivants : on ne constate de choc ni par la vue ni par le palper d'une manière nette, les côtes étant soulevées par la paroi antérieure. L'auscultation indique, par le maximum d'intensité des bruits, que la pointe bat derrière la cinquième côte; on peut donc dire que la pointe est sensiblement dans le sixième espace intercostal, à 11 centimètres et demi environ de la ligne médiane. Le bord supérieur du foie a son niveau correspondant à l'insertion du cinquième cartilage, ce qui donne un abaissement de 3 centimètres pour la pointe. L'écartement vertical est distant de la ligne médiane de 4 centimètres et demi.

La mensuration du cœur donne donc :

1° L'abaissement de la pointe, l'hypertrophie;

2° L'éloignement de la pointe, c'est-à-dire la dilatation ;

3° L'écartement du diamètre vertical, c'est-à-dire la dilatation de l'oreillette droite.

L'auscultation donne les résultats suivants :

1° A la pointe, un souffle intense occupant un triangle long de 11 centimètres et haut de 6, dont la pointe du cœur est sensiblement le milieu;

2° Ce bruit de souffle couvre toute la systole et se prolonge même dans la diastole; il a un timbre assez rude;

3° Derrière la base du triangle occupé par ce bruit, se trouve, près du sternum, un renforcement du bruit systolique, faisant soupçonner une insuffisance des valvules par altération valvulaire;

4° Au niveau de l'artère pulmonaire on entend le prolongement du bruit mitral; de même dans l'aorte, ce bruit mitral pouvant être considéré à la rigueur comme couvrant toute la surface du cœur.

L'examen du cœur fait donc diagnostiquer une induration mitrale avec insuffisance tricuspide. Le début brusque de la maladie, la rapidité d'évolution de l'hypertrophie, la difficulté de retrouver la pointe du cœur, font penser que la maladie a débuté probablement par une péricardite.

L'examen ultérieur des autres troubles fonctionnels va justifier ce diagnostic. A côté de ce cœur volumineux et violent, le pouls artériel est misérable, non seulement à la carotide, mais surtout à la radiale.

Au cou, on observe bien des battements, mais ils sont veineux. La circulation veineuse est plus gênée que l'artérielle, et montre une stase veineuse générale des plus marquées, non seulement à la région cervicale, mais encore les veines de la région supérieure. Cyanose des genoux et des jambes.

Il y a de la congestion et même de l'œdème dans le tiers inférieur de la poitrine; les veines jugulaires superficielles et même les thyroïdiennes supérieures sont gonflées, mais il n'y a pas de reflux jugulaire marqué. Le phénomène le plus remarquable de cette stase veineuse est la congestion hépatique. Le foie, très développé, présente les dimensions suivantes : dans la ligne médiane, 15 centimètres; dans la ligne mamelonnaire, 16 centimètres; dans la ligne axillaire, 18 centimètres, avec un débord de 14 centimètres.

Le soulèvement produit par l'inspiration n'est plus épigastrique, mais ombilical, le foie est le siège de battements synchrones à ceux du cou, donnant plus encore la sensation de l'expansion que du déplacement. La circulation veineuse des membres est gênée, indépendamment de la teinte cyanique des genoux et des jambes. Il y a de l'œdème qui remonte jusqu'aux genoux. Couleur violacée des mains.

Les fonctions respiratoires sont gênées par la masse hépatique cardiaque, ainsi que par l'œdème; la respiration n'est pas très fréquente au repos, 30 par minute, mais elle augmente au moindre effort. Elle se fait en partie par le diaphragme. Le malade ne peut respirer dans le décubitus horizontal, il doit être demi-assis. Le sommeil, difficile, n'est pas altéré. La langue bonne, fonctions digestives conservées. Pas de constipation.

L'explication de ce pouls hépatique est en apparence facile. La veine cave et ses ramifications ne présentent pas de valvules avant les iliaques primitives. La veine cave possède, il est vrai, à son extrémité supérieure des fibres musculaires, plus marquées du reste chez le cheval que chez l'homme. On suppose qu'en pareil cas ces fibres musculaires ont été forcées. En outre, les veines sus-hépatiques n'ont pas de valvules et sont toujours béantes. On admet que la tension veineuse a commencé par les veines iliaques, qu'elle a gagné les veines rénales, puis les mésaraïques, puis les veines sus-hépatiques, et que, par suite, le reflux se fait sentir dans les veines sus-hépatiques, à la condition que les autres auront subi leur tension maximum.

Mais ce qui laisse du doute sur la valeur de cette explication, c'est que ce phénomène soit aussi exceptionnel ; car les raisons fournies plus haut seraient justes si le pouls veineux hépatique était une suite ordinaire et presque constante de l'insuffisance tricuspide.

D'autre part, si la théorie de la tension ascendante était vraie, on trouverait toujours l'albuminurie avant les battements hépatiques, ce qui n'est pas constant.

Notons que, dans tous les cas de pouls veineux hépatique, il n'y a pas seulement une insuffisance tricuspide et surtout une insuffisance par dilatation. Dans tous ces cas ou presque tous ceux où le pouls hépatique a été observé, il y avait en même temps une lésion de la mitrale. M. Mahot l'a rencontrée huit fois sur neuf, et elle existait dans les deux cas que j'ai observés.

Notons que les battements hépatiques peuvent disparaître à un moment donné.

Je n'ai pas eu l'occasion d'examiner *post mortem* des foies ayant présenté le pouls veineux. M. Mahot, qui a fait cet examen plusieurs fois, nous apprend qu'on trouve une dilatation notable des troncs veineux sus-hépatiques, et que cette dilatation s'étend jusqu'aux petites veines. Il a constaté en outre une sorte d'atrophie du tissu hépatique avec induration du tissu conjonctif. Et, en effet, il paraît que lorsqu'on fait subir au foie ce lavage complet des vaisseaux du foie que faisait toujours Monneret, le foie réduit à son parenchyme paraît alors tout petit.

Si nous résumons maintenant les caractères de l'insuffisance tricuspide par endocardite, nous trouvons d'abord les phénomènes généraux des maladies du cœur : dyspnée d'effort et palpitations. Le pouls est régulier, assez grand, non mitral, c'est-à-dire ni irrégulier ni dépressible à l'excès.

Il n'y a pas de déformation thoracique. La mensuration du cœur montre l'abaissement de l'angle hépatique, qui rend le bord inférieur du cœur horizontal, et la dilatation de l'oreillette droite, qui éloigne sensiblement le bord vertical du cœur du bord du sternum.

L'auscultation donne un bruit de souffle net et superficiel, à foyer xiphoïdien limité à la partie inférieure du sternum sur le bord gauche ; ce bruit est systolique, couvre rarement le petit silence et n'arrive pas, comme le bruit mitral, à durer jusqu'au second bruit et à empiéter sur le grand silence. Son timbre est tantôt rude, tantôt doux. Fait très remarquable, il n'est pas constant, *il est intermittent ;* il paraît certains jours pour disparaître certains autres. Quand il est faible, il n'existe que pendant les grandes inspirations et disparaît pendant l'expiration.

Ce qui domine ensuite, c'est la tension veineuse dans tous les organes et la pulsation de reflux. La stase veineuse se fait dans le foie, où elle détermine l'augmentation de volume, l'abaissement de l'organe, la teinte subictérique et enfin le pouls veineux hépatique.

La stase dans les veines mésaraïques donne l'ascite, dans les veines rénales l'albuminurie et l'anasarque, dans les veines des membres l'œdème, dans la peau la cyanose, dans les poumons l'œdème, l'hydrothorax et l'asphyxie, dans la muqueuse stomacale une sorte de catarrhe gastrique augmenté par l'urémie, puis des hémorrhagies intestinales.

Dans ces derniers temps, Friedreich (1) dit avoir trouvé dans l'insuffisance tricuspide des bruits de souffle dans la veine crurale. Selon lui, ce bruit serait tantôt simple et tantôt double. Quand il n'y en a qu'un, c'est, d'après lui, un souffle systolique. Mais quand il y en a deux, ces bruits sont l'un présystolique et l'autre systolique. Ces bruits seraient dus à la tension des valvules de la veine crurale près du ligament de Poupart, et, quand les valvules manquent, ces bruits sont dus, selon lui, à la tension subite des parois veineuses. Tout cela est de la pure fantaisie. Les bruits de souffle de la veine crurale sont très certainement des bruits de l'artère crurale dans laquelle la pression du stéthoscope produit des rétrécissements de vaisseaux. Ces bruits appartiennent donc aux conditions particulières de l'auscultation et non au reflux veineux.

Enfin à la tête, la congestion et les altérations urémiques de la rétine, la congestion cérébrale, cérébelleuse et bulbaire, c'est-à-dire l'asphyxie. On voit donc que la marche de la maladie est une véritable dyscrasie veineuse par paralysie des veines, dyscrasie veineuse augmentée de la distension des lymphatiques par suite de la stase produite dans le canal thoracique, et qui se termine par l'urémie.

Dans deux cas, M. Fabre a vu l'endocardite végétante tricuspidienne terminée par embolie pulmonaire chez deux phthisiques (2).

La reproduction expérimentale de l'insuffisance tricuspide sur le chien a été tentée par M. F. Franck (3), au moyen de la section

(1) Friedreich, *Ueber Doppelton an der Cruralarterie, sovie über Tonbildung an der Cruralvenen*, in *Deutsch Archiv für Klinische Medicin*, 1878.

(2) Fabre, *Lésions de la tricuspide dans la phthisie*, in *Fragments de clinique médicale*, p. 215, 1881.

(3) F. Franck, Société de biologie, n° 7, 1882.

de la valvule. Cette lésion expérimentale, qui n'est ni l'induration de la valvule, ni son insuffisance par dilatation à la suite de la lésion mitrale, permet pourtant de contrôler certains détails. Il y est dit par exemple que le bruit est plus aigu si la lésion est petite, et grave si la lésion est grande. C'est la confirmation d'un fait que la clinique avait permis d'affirmer. Ainsi le bruit de piaulement ou de houssine à la valvule mitrale indique une petite lésion et par suite une durée beaucoup plus grande de la période de tolérance.

Au point de vue de l'étiologie, M. Sée regarde l'endocardite droite comme symptomatique de la maladie de Bright, et Concats comme symptomatique de l'infection puerpérale. Le petit nombre des observations connues ne permet pas de justifier ces théories et montre qu'il y a d'autres causes pour l'endocardite droite des adultes.

DE L'ENDOCARDITE SCLÉREUSE DROITE AVEC RÉTRÉCISSEMENT DE L'ORIFICE.

Il n'y a pas lieu de décrire séparément l'endocardite scléreuse de la tricuspide avec rétrécissement. C'est la même maladie que celle qui s'accompagne d'insuffisance. Elle est encore plus rare que l'induration tricuspide à large ouverture. Cependant M. Duroziez, qui est un chercheur patient, en a rencontré dix cas (1). Notons que ce rétrécissement de la tricuspide ne se présente jamais seul, mais toujours lié à des lésions de la mitrale et des valvules sigmoïdes de l'aorte.

On trouve, comme dans le cas précédent, un souffle systolique xiphoïdien à foyer limité.

Mais ce qui est tout à fait remarquable, c'est qu'on n'a pas constaté de bruit diastolique ou présystolique. Ce fait vient confirmer la théorie que j'ai donnée du bruit dit *présystolique*. Car si ce bruit était dû au passage du sang dans le rétrécissement au

(1) Duroziez, *Du rétrécissement de la tricuspide* (*Gazette des hôpitaux*, 1868).

moment de la systole auriculaire, le bruit de souffle qu'on entend à l'appendice xiphoïde devrait être présystolique. Or, il ne l'est pas, et, si l'on y regarde bien, on le trouvera sans doute retardé. Si l'occasion se présente de l'observer, je ne manquerai pas de noter exactement le moment de ce bruit de souffle.

CHAPITRE XXIV

DE L'OBLITÉRATION DE LA VEINE CAVE SUPÉRIEURE.

La veine cave supérieure présente rarement des lésions, et encore, quand cela a lieu, l'affection n'est jamais primitive, mais produite par une lésion voisine. Quand une thrombose s'y développe, ce n'est presque jamais que par extension d'une thrombose cancéreuse des veines voisines, des sous-clavières, des jugulaires ou des thyroïdiennes. D'autres fois, la thrombose est le résultat d'une compression produite par une lésion voisine qui détermine, par compression, d'abord le rétrécissement, puis l'oblitération des vaisseaux (1).

Les affections capables de produire une telle compression sont d'abord les anévrysmes de l'aorte, les tumeurs du médiastin, des ganglions bronchiques, de la glande thyroïde, du poumon ou du sternum.

Dans le cas de compression par une masse cancéreuse, l'oblitération de la veine cave supérieure n'est qu'un phénomène secondaire. Mais, dans le cas où cette oblitération est le résultat d'un anévrysme, la lésion de la veine cave fait corps avec les autres troubles vasculaires. Je rapporterai ici un très bel exemple de cette affection.

Observation LVII. — *Oblitération de la veine cave supérieure, anévrysme de la crosse de l'aorte à son origine, induration inflammatoire chronique du sommet du poumon droit.* — Le sieur M. (Jean-Baptiste), âgé de

(1) Oulmont, *Des oblitérations de la veine cave supérieure* (*Mémoires de la Société médicale d'observation*, t. III). — Follin, *Oblitération de la veine cave supérieure et de ses branches par une tumeur anévrysmale* (*Société anatomique*, t. XXII, p. 368). — Raynaud, *Oblitération presque complète de la veine supérieure par suite de la présence d'un sac anévrysmal* (*Journal hebdomadaire*, t. II, p. 112). — Bailly, *Oblitération de la veine cave supérieure par*

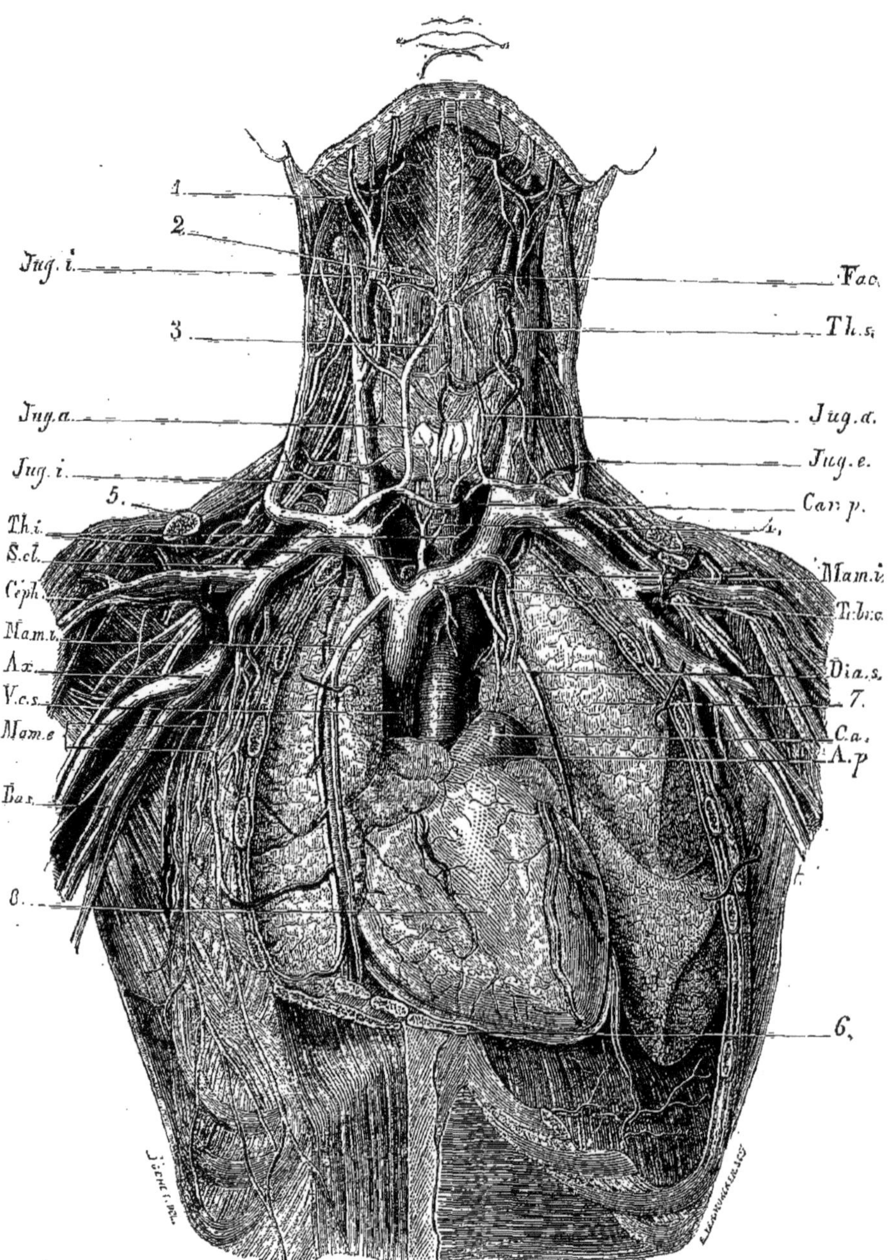

Fig. 126, empruntée à l'*Anatomie* de Cruveilhier.

soixante-deux ans, bandagiste, entre dans mon service à l'hôpital Saint-Antoine (salle Saint-Louis, n° 10), le 2 juillet 1875.

Cet homme, robuste et d'un tempérament sanguin, n'avait jamais été sérieusement malade jusqu'au mois de mai dernier. Il n'avait eu que des catarrhes pulmonaires et quelques douleurs névralgiques qui avaient cédé à l'usage des eaux d'Enghien. Il n'a d'antécédents ni alcooliques ni syphilitiques.

Il y a six semaines environ qu'il a remarqué un peu de rougeur et de gonflement des régions sous-orbitaires, envahissant peu à peu les deux paupières de chaque côté. En même temps, une oppression, intermittente depuis longtemps et attribuée par lui à son catarrhe, augmenta d'intensité vers la fin de juin et devint une dyspnée très pénible. Actuellement, cette oppression, quoique continue, n'est violente que pendant l'effort et diminue dans le décubitus dorsal, au point de permettre la respiration normale. Apyrexie complète. Le pouls, sensiblement égal à droite et à gauche, est petit. On ne sent pas d'athérome radial. Fonctions digestives normales.

A l'auscultation de la poitrine, on n'entend rien en arrière et en haut. Ce silence presque absolu de la respiration est constaté également en avant. Pas de bruit morbide dans le reste du poumon. A la percussion, matité dans le sommet du poumon droit.

L'auscultation et la percussion cardiaques révèlent des signes complexes et inattendus. Et tout d'abord, on constate que l'œdème des paupières et de la région sous-orbitaire a envahi toute la face et le cou, et si l'on découvre le malade, il apparaît également aux deux membres supérieurs, plus prononcé à droite qu'à gauche, et à toute la face antérieure de la poitrine, s'arrêtant à la base même du thorax. Rien aux membres inférieurs ni aux malléoles, sauf un peu de purpura aux cuisses. Pas d'albumine dans les urines.

Sur la poitrine encore, où la circulation veineuse est très gênée, on observe une dilatation variqueuse des veines sous-cutanées, qui sont disposées en forme de ceinture bleuâtre de 6 à 8 centimètres, occupant les deux bases du thorax. Cette ceinture, à gauche, longe les cinquième et sixième côtes; celle de droite est située un peu plus bas. Elles se terminent toutes les deux assez brusquement sur les flancs, sans se rejoindre en arrière. En avant, au contraire, elles se réunissent au-devant du sternum, le long duquel elles s'élèvent verticalement en se confondant, et en formant une bande très large de 8 à 10 centimètres sur la ligne médiane,

une tumeur squirrheuse (*Bulletins de la Société anatomique*, t. XXIX, p. 61). — Barth, *Coagulation spontanée du sang dans la veine cave supérieure chez une cancéreuse* (*Bulletins de la Société anatomique*, t. XXVIII, p. 4). — Dujardin-Beaumetz, *Arrêt brusque de la circulation de la veine cave supérieure chez un malade atteint d'anévrysme de l'aorte* (Société médicale des hôpitaux, 14 mars 1879).

plus accusée à la hauteur du quatrième cartilage que partout ailleurs. Plus haut, à la base du cou, la veine jugulaire externe droite, malgré l'œdème, soulève la peau de la région et présente des nodosités dans lesquelles la tension est de beaucoup supérieure à la normale. La circulation veineuse semble extrêmement gênée aussi à la racine des membres supérieurs. La pointe du cœur est située dans le cinquième espace intercostal gauche, à 10 centimètres de la ligne médiane. Le bord supérieur du foie correspond à l'insertion du cartilage de la sixième côte et forme avec la pointe du cœur une ligne parfaitement horizontale. Le bord vertical est situé à 1 centimètre du bord droit du sternum, c'est-à-dire à 2 centimètres et demi de la ligne médio-sternale. Il en résulte que le cœur ne paraît pas hypertrophié, tandis que la partie qui correspond à l'oreillette droite a abaissé notablement l'angle droit du bord inférieur du cœur. L'auscultation révèle à la pointe un petit bruit de souffle doux et bref qui remplace le premier bruit. Le deuxième bruit est normal. Le rythme des battements est régulier; au niveau de l'origine des artères, on remarque un silence inaccoutumé; pourtant, lorsque le malade cesse de respirer, on perçoit à gauche les bruits de l'artère pulmonaire, tandis qu'il est impossible de distinguer à droite aucun bruit aortique. Les artères émergentes semblent normales, les pouls carotidien et temporal sont normaux, et, ainsi que nous l'avons déjà dit, le pouls radial.

La grande circulation veineuse, entravée, paraît immobilisée dans la jugulaire externe, dont les battements paraissent dus à la transmission des pulsations artérielles et qui ne présente pas, après ce temps de projection, la dépression habituelle. Pas de cynaose de la face, cyanose des mains. La petite circulation est libre, puisqu'il n'y a pas d'œdème pulmonaire.

Le diagnostic porté alors est : *oblitération de la veine cave supérieure et dilatation anévrysmatique de la crosse aortique.*

Le 10 juillet. Dans les jours qui suivent, le malade s'améliore, l'œdème diminue peu à peu à la face, au tronc et aux membres. L'auscultation permet de constater au niveau du troisième espace gauche une intensité plus grande des bruits cardiaques en même temps que la présence des bruits aortiques à droite, qui restent toujours assez sourds et difficiles à percevoir. Le bruit de souffle de la pointe a diminué d'intensité. (Café, aloès.)

Cette amélioration persiste pendant six semaines à deux mois; en certains moments, les varicosités de la poitrine disparaissent presque complètement. Mais, après une série d'oscillations à différences insignifiantes, le malade, au commencement de septembre, est repris lentement de ses premiers accidents (orthopnée, œdème), puis de troubles digestifs (inappétence, constipation).

Au commencement de novembre, il ne peut se lever ; faiblesse extrême, bruits cardiaques impossibles à distinguer, à cause de l'œdème. Le malade meurt dans le collapsus le 15 novembre 1875.

Autopsie le 17 novembre. — *Cerveau et méninges.* Vaisseaux veineux gorgés de sang, pie mère injectée, pas d'épanchement ventriculaire. A la coupe de la substance blanche, suintement sanguin capillaire très abondant.

Thorax. Poumons. Le tiers supérieur du poumon droit est induré et de coloration grisâtre uniforme. Un fragment de ce tissu tombe au fond de l'eau; à la coupe, il crie sous le scalpel, sans issue d'aucun liquide. Pas de points ulcérés, pas d'adhérences pleurales. On remarque dans ce parenchyme des tractus fibreux, épais, s'entre-croisant en tous sens et se continuant à la périphérie avec le tissu pulmonaire sain. Celui-ci, dans le reste du poumon droit et dans le poumon gauche, est légèrement hyperhémié. Peu d'épanchement séreux dans les plèvres.

Cœur. Pas d'épanchement péricardique. Le tissu musculaire du cœur est normal quant à sa couleur et à sa consistance. Le ventricule gauche est un peu dilaté et hypertrophié. Le ventricule droit dilaté, ainsi que l'oreillette. Pas d'insuffisance tricuspide ou mitrale.

Vaisseaux. Énorme anévrysme aortique du volume d'une orange, commençant à 1 centimètre au-dessus des valvules sigmoïdes et se terminant assez brusquement à la partie culminante de la crosse aortique. Forme sphérique, irrégulière, avec quelques ectasies secondaires. Les tuniques artérielles, qu'on ne peut séparer, sont d'un blanc jaunâtre, soit à la coupe, soit vues par la surface interne. Cette face est recouverte en grande partie d'un épithélium pavimenteux et n'est dépolie en aucun point, incrustée de dépôts athéromateux en plaques plus ou moins larges et abondantes.

L'artère présente une épaisseur de 7 à 8 millimètres et comprime les vaisseaux voisins. Un des renflements principaux de la poche existe à droite et vient comprimer la veine cave supérieure, à laquelle elle adhère intimement. Les valvules sigmoïdes sont insuffisantes. Le reste de l'artère est normal. *Artère pulmonaire* aplatie, non lésée, sans insuffisance.

Veine cave supérieure diminuée de calibre et en partie cachée par l'artère. A 1 centimètre de son orifice auriculaire, elle s'étrangle légèrement jusqu'à sa bifurcation, point de convergence dilaté des veines brachio-céphaliques. Dans sa cavité, on trouve un caillot brun, solide, cylindrique, se moulant sur les parois altérées de la veine, adhérent dans toute son étendue au moyen de petits tractus assez faciles à rompre et laissant voir, après leur rupture, la paroi de la veine rouge, dépourvue d'endothélium et comme granuleuse. Le caillot ne dépasse pas les limites de l'étranglement extérieur de la veine. Obstruction complète de ce vaisseau. Les veines jugulaires, non altérées, sont gorgées de sang. (Observation recueillie par M. Pauffard, interne du service.)

Cet exemple peut être considéré comme un type de la description de cette lésion, et il me paraît inutile de la reprendre dans tous ses détails; j'insisterai seulement sur certains caractères.

La limite de l'œdème aux membres supérieurs, la distension

des veines se rendant à la veine cave constituent le premier phénomène de la maladie, le plus immédiat. On se rend parfaitement compte de la répartition de cet œdème et de sa prédominance au côté droit.

Un symptôme précieux dans le diagnostic, c'est la présence de la dilatation énorme des veines intercostales, indiquant la tendance à la circulation complémentaire ou supplémentaire par les azygos; dilatation qui, parfois, gagne les veines mammaires, lombaires et même épigastriques. Il en est de même des veines intra-rachidiennes.

Ce qui est particulièrement intéressant dans le cas présent, c'est que cette suppléance a pu pendant quelques semaines être presque suffisante et faire disparaître presque complètement l'œdème; mais ces vaisseaux se sont eux-mêmes fatigués, et le malade a fini par succomber au bout de six mois.

Un autre caractère intéressant est la cyanose par stagnation dans les veines cutanées, alors que la petite circulation était libre et le poumon sans œdème.

Ici la marche a été lente et l'agonie longue, mais elle est quelquefois abrégée par la formation d'une embolie qui va obstruer une des grosses branches de l'artère pulmonaire. Quincke et Kocher ont vu une semblable embolie se produire chez une femme de cinquante-huit ans atteinte d'un cancer du corps thyroïde avec thrombose des veines cervicales, du tronc innominé et de la veine cave, thrombose venant faire saillie jusque dans l'oreillette droite (1).

Je joindrai à cette exposition un fait analogue observé par mon ami le docteur Dujardin-Beaumetz.

Observation LXVIII. — G... (Philippe), âgé de quarante-trois ans, cocher de fiacre, est entré, le 29 juillet 1878, à l'hôpital Saint-Antoine, dans la salle Saint-Lazare, n° 26. Bien portant jusqu'à une époque remontant environ à sept semaines. Syphilis dans sa jeunesse.

La maladie a débuté par une sensation de point de côté à droite sous la clavicule, mais surtout sur la partie antéro-latérale de la poitrine, dans les quatrième, cinquième, sixième espaces intercostaux; de temps en temps il

(1) Quincke, *Krankheiten der Gefasse*, p. 566. Leipzig, 187.

y eut des crachats sanglants, au dire du malade. Tels sont les seuls phénomènes qui aient caractérisé cette première période. Le malade, d'ailleurs, malgré son point de côté droit, continuait de vaquer à ses occupations habituelles.

Le 29 juillet. Cyanose subite et vive oppression. Le malade entre à l'hôpital. Il ne peut rapporter à aucune cause ce changement brusque de son état : ni émotion, ni traumatisme, ni effort, etc.

Le 30. Quoique la cyanose soit un peu moins accentuée que la veille, elle est encore considérable.

Voici l'aspect du malade : son corps est, au point de vue de sa coloration, partagé en deux : d'une part, le tronc, la tête, les membres supérieurs, en un mot toute la partie qui correspond au système cave supérieur, est bleuâtre ; d'autre part, l'abdomen et les membres inférieurs sont d'une couleur normale. Les parties cyanosées sont, de plus, tuméfiées, œdématiées, principalement la face et les membres supérieurs ; les veines du cou sont gonflées. Sur la poitrine, on voit en deux points une circulation veineuse, qui se distingue, du reste, par les caractères suivants : dans les sixième, septième, huitième espaces intercostaux, du côté gauche, sont des varices capillaires très apparentes, qui remontent évidemment à une date déjà ancienne, et qui nous démontrent que depuis longtemps la circulation veineuse est gênée. A droite, à la partie supérieure de l'abdomen, se dessinent des cordons veineux, variqueux, sous-cutanés, volumineux, qui indiquent que la veine cave inférieure supplée à l'insuffisance de la veine cave supérieure.

Poitrine. Respiration fréquente ; pas de râles, pas de matité à gauche ; mais à droite on trouve dans la région sous-épineuse et au-dessous une surface assez mate, limitée, au niveau de laquelle on perçoit très bien *un souffle très intense,* si intense qu'il gêne l'auscultation de la respiration ; c'est à peine si l'on entend en ce point le murmure respiratoire. En avant, nous trouvons à droite, sous la clavicule et jusque dans le quatrième espace intercostal, une matité analogue à la précédente ; dans ces mêmes points, le souffle déjà entendu ; au contraire, plus bas, de la sonorité, qui nous indique que le poumon droit est refoulé en bas et qu'il abaisse ainsi le foie.

Le souffle entendu est dur, systolique ; on le retrouve, mais à peine marqué, à la pointe du cœur ; très net, au contraire, à la base, sur le trajet de l'aorte.

Les chiffres fournis par l'auscultation et la percussion sont les suivants : la pointe du cœur bat sous la cinquième côte, à 13 centimètres de la ligne médiane ; le bord vertical du cœur est à 2 centimètres du sternum.

Aorte. Au deuxième espace intercostal droit, bruit de souffle systolique, rude, s'écartant du sternum de 4 centimètres ; même bruit dans les premier, troisième, quatrième et même cinquième espaces intercostaux du côté droit.

Plusieurs médecins trouvent des battements et des mouvements d'expansion au niveau des deuxième, troisième, quatrième et cinquième espaces intercostaux droits.

Le 30 au soir. Le malade se plaint de douleurs dans les deux bras et avant-bras ; ils sont très tendus, volumineux, arrondis, douloureux spontanément et au toucher, d'une couleur légèrement bleuâtre, mais ne donnent pas au doigt qui les presse la sensation d'un godet.

Le 31. Nouvel accès de suffocation, pendant lequel la cyanose, qui avait diminué, a reparu dans toute son intensité du premier jour. (Ventouses sèches.) La voix est faible, enrouée. Dans l'intervalle des accès de suffocation, la respiration demeure gênée.

A la date du 3 août, nous trouvons le malade dans un état plus satisfaisant : la cyanose a beaucoup diminué ; cependant les deux parties du corps se distinguent toujours par leur coloration ; seuls, les lobules des oreilles sont aussi bleus que le premier jour. La circulation sous-cutanée abdominale est marquée par deux troncs veineux verticaux, parallèles. Les veines pectorales sont saillantes ; pas de pouls veineux dans les jugulaires, qui sont apparentes, mais non d'une manière exagérée, comme on pourrait s'y attendre s'il y avait communication entre la veine cave supérieure et l'aorte. Les bras et les avant-bras sont durs, mais d'une dureté spéciale, on dirait du sclérème ; ils sont encore plus douloureux que le lendemain de l'entrée ; les veines superficielles y sont médiocrement marquées ; on observe difficilement le pouls ; par instants, on pourrait croire que le pouls de droite et celui de gauche sont inégaux. La température des membres supérieurs est abaissée : aisselle droite, 35°,2 ; aisselle gauche, 34°,6 ; rectum, 37 degrés.

Le 4 août. Nuit bonne (chloral). Respiration moins gênée. Température : aisselle droite, 35 degrés ; aisselle gauche, 34°,6 ; rectum, 36°,6.

Le 7. La cyanose a reparu ; yeux injectés ; suffocation. — Six sangsues derrière les oreilles ; sirop de chloral.

Le 8. On a fait une saignée de la jugulaire du côté droit. On perçoit ce matin, près de la colonne vertébrale, du côté droit, dans les onzième et douzième espaces intercostaux, un signe très curieux : il s'agit d'un souffle continu, très net, avec renforcement au moment de la systole cardiaque. Ce souffle n'est pas entendu du côté gauche de la colonne vertébrale ; mais on le retrouve affaibli dans les neuvième et dixième espaces intercostaux du côté droit ; dans le huitième espace on ne l'entend plus ; nulle part ailleurs nous ne percevons ce double souffle.

Le 11. L'état du malade s'aggrave ; l'oppression redouble ; à de rares intervalles, un peu de calme. Le système de la veine cave inférieure reste intact ; pas le moindre œdème des membres inférieurs. Les signes indiqués du côté du système cave supérieur augmentent de plus en plus d'intensité (face bouffie, bleue, avec plaques rougeâtres ; lobules refroidis ; voix éteinte ; yeux injectés, larmoyants). Dans le dos, la coloration, qui était restée à peu près normale, a pris la teinte générale du tronc ; petits groupes de varices capillaires pareilles à celles de la région antérieure du thorax; mais ici, comme en avant, la coloration bleue s'arrête brusquement à la base du thorax; c'est à peine si, à droite, on voit quelques veinules empiéter sur la région lombaire; çà et là, de petites hémorrhagies veineuses sous-cutanées.

Le 12. Le malade est somnolent; il répond à peine aux questions qu'on lui pose. L'œdème de tout le tronc a augmenté, surtout dans le dos, où il s'est montré en dernier lieu. On ausculte très difficilement le malade. Quant au souffle continu, avec renforcement systolique, on ne l'entend plus. D'ailleurs, le souffle systolique, si nettement perçu dans les premiers temps à la partie antérieure du thorax, a considérablement diminué d'intensité.

Mort à deux heures de l'après-midi.

Comme on le voit, il s'agit d'un cocher de quarante-trois ans, qui, au milieu d'une bonne santé habituelle, est pris subitement, le 29 juillet, de tous les symptômes qui caractérisent l'arrêt de la circulation dans la veine cave supérieure. C'est à peine si cet homme avait éprouvé, il y a sept semaines, quelques douleurs dans le côté droit de la poitrine, au niveau des cinquième et sixième espaces intercostaux; mais ces symptômes étaient si peu accusés que, jusqu'au moment de l'accident brusque qui l'amène à l'hôpital, cet homme n'avait cessé un seul jour de vaquer à ses occupations.

Lorsque nous avons examiné ce malade pour la première fois, les phénomènes extérieurs étaient tellement caractérisés, qu'il suffisait de jeter un coup d'œil pour juger la première partie du diagnostic, c'est-à-dire pour apprécier la perturbation apportée à la circulation de la veine cave supérieure. Cet homme offrait, en effet, tous les signes classiques qui ont été donnés comme appartenant à la compression de la veine cave supérieure: coloration violacée de la partie sus-ombilicale du tronc, œdème dur et douloureux de toute cette région, gonflement considérable des veines jugulaires, bouffissure de la face; tous ces signes paraissent d'autant plus accusés que la partie sous-ombilicale du corps était parfaitement saine, n'était cependant la présence, sur la partie inférieure de l'abdomen, de varices ayant pour siège les veines sous-cutanées abdominales.

A quoi fallait-il attribuer cette compression? Notre examen

devait immédiatement se porter sur le thorax, et, il faut le dire, c'est lui qui nous a fourni la clef d'une partie du problème que nous avions à résoudre. En effet, on trouvait tous les signes qui caractérisent la présence d'un anévrysme de l'aorte : bruit de souffle, au premier temps, dans le deuxième espace intercostal droit et s'étendant dans les espaces intercostaux voisins ; battements et mouvements d'expansion en ce point, matité à la percussion ; tous ces symptômes nous permettaient d'affirmer l'existence d'un anévrysme de l'aorte dans sa portion ascendante.

Mais il nous restait à expliquer comment était survenu l'arrêt brusque de la circulation de la veine cave supérieure. Déjà l'examen attentif des phénomènes extérieurs que présentait ce malade nous avait permis d'établir deux phases dans sa maladie : en effet, en dehors de la cyanose si complète que nous observions chez notre malade, on pouvait constater, dans la région dorsale et sur la partie latérale du thorax, des paquets variqueux très abondants et qui devaient exister bien longtemps avant l'apparition de la cyanose et de l'œdème. On pouvait donc affirmer que cet homme, porteur depuis longtemps d'un anévrysme de la crosse de l'aorte qui n'avait manifesté sa présence, dans ces dernières semaines, que par quelques douleurs de névralgie intercostale, offrait depuis longtemps les symptômes de la compression de la veine cave supérieure, et que c'est au milieu de ces circonstances que s'est produit l'arrêt brusque de la circulation.

A cet égard, deux opinions furent émises par mes collègues de l'hôpital Saint-Antoine, qui voulurent bien examiner avec moi ce malade. Les uns voulurent expliquer cet arrêt brusque par l'ouverture de la poche anévrysmale dans la veine cave supérieure ; les autres, et je fus de ce nombre, pensèrent, au contraire, qu'une coagulation active s'était produite dans la veine cave supérieure comprimée par l'anévrysme, et que c'était au caillot ainsi formé que l'on devait l'apparition subite des accidents observés. Cette hypothèse de la phlébite n'était pas chose nouvelle, et dans les faits relatés par Oulmont, ce médecin n'hésite pas un seul instant à admettre, dans certains cas, une véritable phlébite circonscrite. Quoi qu'il en soit, après avoir vécu douze jours, notre malade succombait le 11 août, après avoir vu les symptômes de compression s'aggraver chaque jour. Voici la relation des lésions que nous avons trouvées à l'autopsie :

Autopsie. La paroi thoracique enlevée, on aperçoit une tumeur du volume du poing, siégeant au-dessus et à droite du cœur, le refoulant à gauche et en bas, enveloppée en grande partie dans le péricarde, considérablement épaissi, faisant complètement corps avec elle. Cette tumeur se dirige de haut en bas, de droite à gauche, et surmonte l'oreillette droite, qu'elle efface totalement. La veine cave supérieure est en arrière d'elle, refoulée vers la droite du thorax, complètement accolée à la poche. Le poumon droit s'avance sur la tumeur sous forme d'une très mince lamelle, jusque dans les troisième et quatrième espaces intercostaux, comprimant contre elle le nerf phrénique, déjeté à droite. A gauche, l'aorte ascendante apparaît intacte dans toute sa paroi gauche ; c'est aux dépens de ses parois antérieure, latérale droite et postérieure que s'est formée la poche. En haut, se voient les deux troncs veineux brachio-céphaliques ; le droit a une position à peu près normale, mais le gauche fait un coude très prononcé, déjeté qu'il est du côté droit, à son origine, et forcé de regagner brusquement le côté gauche pour aller former les veines jugulaire et sous-clavière. En arrière des troncs veineux s'aperçoivent les gros troncs artériels, qui semblent naître de la poche elle-même.

Cœur. Le cœur est à peine hypertrophié ; son grand axe est presque complètement transversal, la tumeur refoulant verticalement la base de l'organe. Poids : environ 280 grammes.

Oreillette droite. L'oreillette droite a pour ainsi dire disparu, tant elle est comprimée et effacée ; ses parois sont accolées, amincies, flasques ; sa cavité mesure environ la largeur du petit doigt. La partie supérieure de l'oreillette fait corps avec la paroi de la tumeur ; il est impossible de l'en séparer ; il en est de même de l'artère pulmonaire, au point où celle-ci passe derrière l'aorte. L'orifice auriculo-ventriculaire droit mesure environ 13 centimètres.

Veine cave supérieure. La veine cave supérieure a une longueur de 6 centimètres, 2 centimètres de circonférence ; son tissu est d'une minceur extrême ; elle fait complètement partie de la paroi droite de la tumeur par ses côtés postérieur et gauche ; ses parties droite et antérieure restent libres ; elles sont aplaties contre les précédentes, et il est très difficile de passer une sonde, même assez fine, dans le canal de la veine, sans la rompre, tant ses tuniques sont fragiles. S'il passait encore du sang par cette veine, il devait en passer bien peu, autrement nous ne pourrions concevoir que ce vaisseau, resté intact, ne soit pas complètement déchiré.

Veine azygos. La veine azygos a 2 centimètres de circonférence à sa partie supérieure ; il est évident qu'elle remplace la veine cave supérieure ; elle semble, du reste, se continuer immédiatement avec les troncs brachio-céphaliques, à en juger par la direction de ces troncs et par les modifications que subit leur calibre à mesure qu'ils se rapprochent de l'azygos; ses dimensions sont d'ailleurs celles de la veine cave; mais, à mesure qu'on envisage la veine azygos sur un point plus inférieur de son trajet, on la trouve plus rétrécie; au niveau de la vertèbre dorsale, elle est diminuée d'environ un quart de son calibre; là elle se divise en plusieurs branches d'assez petit diamètre, qui dépendent des veines lombaires, et ainsi la veine azygos rejoint la veine cave inférieure; il n'existe point de communication immédiate entre ces deux veines. A peu près à 4 ou 5 centimètres du coude que fait la veine azygos au-dessus de la hanche droite, commence un caillot qui remplit le canal de cette veine dans une longueur de 5 à 6 centimètres; il est rouge jaunâtre et d'une consistance assez molle, se détache facilement; les parois de la veine ne semblent pas altérées.

Tumeur. La tumeur n'a pas de collet bien accentué; cependant, à son extrémité supérieure, près de la partie de l'aorte demeurée intacte, est un bourrelet assez net et résistant sous le doigt; elle se dirige vers la clavicule droite; c'est vers ce point qu'elle tendait à se développer. Elle mesure dans ses trois diamètres principaux environ 10 à 11 centimètres; elle commence immédiatement au-dessus des valvules sigmoïdes, occupe toute la portion ascendante de l'aorte et empiète sur sa portion transversale. Elle s'est développée aux dépens des parois antérieure, droite et postérieure de l'aorte (cette dernière en partie seulement). Le tronc brachio-céphalique et la carotide primitive gauche naissent de la tumeur. Elle contient de gros caillots rouges, mous; ses parois sont tapissées d'une substance assez molle, d'un rouge jaunâtre, mêlée aux débris des tuniques de l'aorte dégénérées. A l'extérieur, un tissu épais, dur, blanchâtre, l'enveloppe de toutes parts et se continue avec le péricarde.

Aorte. Dans l'aorte, nous trouvons près de la tumeur des plaques d'endoartérite plus ou moins avancées; on n'en rencontre plus à partir de la deuxième partie de l'aorte thoracique.

Viscères. Foie, 2 kilogrammes et demi, congestionné; reins, de même; rate, 400 grammes.

Cerveau : méninges intactes; veines saillantes, volumineuses; larges taches sanguines à la partie postérieure seulement; ni épanchement, ni hémorrhagies.

Poumons fortement congestionnés; œdème; bronchite; emphysème.

Cette autopsie donnait raison, en grande partie, à notre diagnostic; elle nous montrait la présence d'un anévrysme à l'origine de l'aorte, et dans la paroi postérieure de cet anévrysme se trouvait la veine cave, fortement comprimée par la poche sanguine; mais le caillot n'existait pas en ce point, et c'est dans la veine azygos, considérablement dilatée, puisque son volume égalait celui du tronc brachio-céphalique veineux, que nous avons trouvé le caillot oblitérant.

On comprend facilement que le résultat ait été ici le même que si le caillot eût siégé dans la veine cave supérieure, puisque c'était grâce à cette vaste circulation supplémentaire que cet homme pouvait vivre sans éprouver de troubles très appréciables. Une fois cette voie de dérivation bouchée, il devait en résulter immédiatement l'apparition brusque des troubles veineux respiratoires. Comment s'est formé ce caillot? A-t-il d'abord complètement oblitéré le vaisseau ou s'est-il développé lentement? Ce sont là des points que je ne puis résoudre ; mais je suis cependant porté à admettre que, d'abord peu considérable, ce caillot, qui, par sa présence, modifiait d'une façon grave la circulation veineuse de la partie supérieure du tronc, a augmenté peu à peu et a produit une oblitération complète de la lumière du vaisseau, et je me fonde sur la marche de la maladie, qui s'est aggravée graduellement depuis l'apparition brusque des accidents jusqu'à la mort de notre malade.

Je veux, en terminant, appeler l'attention sur deux points intéressants de cette observation. C'est d'abord la différence de température que le malade présentait dans l'aisselle droite et dans l'aisselle gauche. Cette température, prise avec grand soin et à plusieurs reprises, nous a toujours fourni une différence d'un degré entre le côté droit et le côté gauche. A droite, nous trouvons 35°,6, et à gauche 34 degrés.

Depuis que le professeur Peter a appelé l'attention sur les températures locales et les modifications qu'elles subissent, il est important de signaler cette différence de température, que je n'ai d'ailleurs retrouvée reproduite dans aucune autre observation de compression de la veine cave supérieure, et dont je ne puis d'ailleurs donner l'explication.

L'autre fait est beaucoup plus important ; il porte sur un phénomène d'auscultation très curieux que présentait ce malade.

Notre excellent collègue le docteur Mesnet, en examinant cet homme, avait constaté, le premier, qu'il existait le long de la colonne vertébrale, et surtout du côté droit, au niveau des onzième et douzième espaces intercostaux, un bruit de souffle continu avec redoublement et présentant une grande intensité. Ce bruit de souffle n'a rien de comparable à celui que l'on observait du côté de l'aorte ; ce dernier était rude, râpeux, et ne se produisait qu'au premier temps, tandis que le bruit du souffle dorsal était doux et continu ; vers les derniers jours de la maladie, ce bruit de souffle disparut, et nous ne pûmes donner l'explication de sa présence ni de sa disparition.

L'autopsie, en nous révélant la présence d'un caillot dans la veine azygos, considérablement développée, nous a permis d'émettre une hypothèse à l'égard de ce bruit de souffle, et j'ai pensé qu'il résultait de la circulation considérable qui se faisait dans la veine azygos et des modifications que ce caillot avait apportées à cette circulation. Je rapprochai ainsi ce bruit de souffle de ceux que Sappey a signalés dans les cas de cirrhose au niveau du ligament suspenseur du foie ; mais, je le répète, ce n'est là qu'une hypothèse, et il faut tenir grand compte dans ce cas, comme l'a fait très judicieusement remarquer Rendu, de la possibilité de la transmission des bruits de l'anévrysme le long de la colonne vertébrale (1).

(1) Dujardin-Beaumetz, *Arrêt brusque de la circulation de la veine cave supérieure chez un malade atteint d'anévrysme de l'aorte* (Société médicale des hôpitaux, 14 mars 1870). (Observation recueillie par M. Stackler.)

CHAPITRE XXV

DES MALADIES DE L'ARTÈRE PULMONAIRE.

Les affections de l'artère pulmonaire sont de deux ordres : celles qui sont contractées pendant la vie intra-utérine et qui portent généralement le nom de *congénitales*, et celles qui sont contractées pendant la vie extra-utérine et qui sont beaucoup plus rares. Il ne sera question ici que de celles qui sont acquises pendant la vie extra-utérine.

Un chapitre spécial sera consacré aux maladies de cœur dites *congénitales*.

Avant d'aborder l'étude des maladies de l'artère pulmonaire, nous rappellerons d'abord les points de repère anatomiques et physiologiques.

Points de repère anatomiques. — Artérielle par sa structure et ses fonctions, veineuse par la nature du sang qu'elle contient, l'artère pulmonaire était justement nommée *veine artérieuse* par les anciens.

L'artère pulmonaire naît de l'infundibulum du ventricule droit et se porte en haut et à gauche au-devant de l'aorte qu'elle croise à angle aigu. Après avoir embrassé la concavité de l'aorte, c'est-à-dire après un trajet de 3 centimètres, elle se divise en deux branches destinées l'une au poumon droit et l'autre au poumon gauche.

L'origine de l'artère pulmonaire correspond à la partie interne du deuxième espace intercostal gauche et s'étend à 3 centimètres en dehors de ce bord. Une aiguille enfoncée à une distance de 8 à 12 millimètres, 2 centimètres environ du bord gauche du sternum, va traverser la valvule semi-lunaire antérieure. Il y a, du reste, peu de divergences à cet égard. M. Bucquoy place cet orifice tout à fait à la partie interne du deuxième espace intercostal. M. Tillaux, au niveau de la soudure chondro-sternale de la troisième côte. M. Sappey, un peu au-dessous de cette soudure chondro-costale. M. Vimont (1), derrière le troisième cartilage gauche.

Son trajet est très court et se termine environ au niveau de la soudure chondro-osseuse de la deuxième côte. C'est pour cela qu'à moins de modification des tissus ambiants, le souffle du rétrécissement de l'artère pulmonaire s'entend à peine dans le premier espace intercostal.

L'artère pulmonaire s'accroît avec l'âge; elle est, en général, plus large que l'aorte jusqu'au début de la vieillesse. On en pourra juger par les nombreuses mesures qui suivent :

Les dimensions de l'artère pulmonaire varient avec l'âge et la taille. Voici les dimensions données par Beneke :

(1) Vimont, *Étude sur les souffles du rétrécissement et de l'insuffisance de l'aorte pulmonaire.* (Thèse de Paris, 1882.)

Dimensions du pourtour de l'artère pulmonaire, prise à son origine, suivant l'âge et le sexe. Rapport de cette quantité avec la longueur du corps. (Le chiffre marqué indique le rapport de cette quantité à 100 centimètres de longueur du corps.)

AGE.	SEXE MASCULIN.				SEXE FÉMININ.			
	Nombre de cas observés.	Circonférence intérieure de l'artère pulmonaire en millimètres.	Rapport à 100 centimètres de longueur.	Longueur moyenne en centimètres.	Nombre de cas observés.	Circonférence intérieure de l'artère pulmonaire en millimètres.	Rapport à 100 centimètres de longueur.	Longueur moyenne en centimètres.
Vie intra-utérine..	1	11	35,5	31	—	—	—	—
	1	13	35,1	37	—	—	—	—
De 6 à 7 mois. .	1	14	34,5	40,5	—	—	—	—
De 7 mois. . . .	1	18,2	44	41,5	1	13	36,1	36
De 7 à 8 mois. .	1	17,5	43,7	40	—	—	—	—
Mort-nés.	6	23,7	47,6	50	1	20	40	50
11 premiers jours.	4	25	50	50,4	4	22,2	44,5	50,2
De 11 jours à 3 mois	17	26	48,8	53,7	14	26,1	46,8	55,4
De 4 mois à 1 an.	10	32,2	49	65,5	14	29,9	47,9	62,3
De 1 à 2 ans.. .	11	36,7	50,9	72,7	9	35,5	47,4	75,4
De 2 à 3 ans.. .	12	38,9	47,7	81,2	9	37,1	44,5	83,5
De 3 à 4 ans.. .	4	39,5	42,3	91	2	43	47	92,5
De 4 à 5 ans.. .	1	41	41	100	4	40,1	41,7	96,2
De 5 à 6 ans.. .	5	47,7	40,9	103,7	3	44,3	40,3	109,6
De 6 à 7 ans.. .	6	47,1	40,6	116,1	2	44	42,2	104,5
De 7 à 9 ans.. .	6	47,2	»	121,4	3	40	33,4	119,5
De 10 à 11 ans. .	8	51	41,9	122,4	2	46	36,7	125,5
De 11 à 13 ans. .	5	52,2	37,9	137,4	4	51,7	37	139,5
De 13 à 14 ans. .	4	48,7	34	143,5	5	52	38,1	136,9
De 14 à 15 ans. .	7	52,2	36,1	144,3	3	47,6	32,3	147,3
De 15 à 16 ans. .	9	53,7	33,8	157	3	55,3	36	153,6
De 17 ans. . . .	3	56,6	36,2	156,6	5	52,9	34,7	152,5
De 18 ans. . . .	7	56,4	34,9	161,3	5	57,7	36,4	159
De 19 ans. . . .	5	61	36,9	166,8	3	59,1	35,9	164,9
De 20 ans. . . .	11	61,5	36,6	168,6	4	57,2	36,3	156,7
De 21 ans. . . .	3	64,5	36,9	172	5	56	36,5	156,7
De 22 ans. . . .	14	63,2	37,1	171,3	»	»	»	»
De 23 ans. . . .	6	65,6	38,4	170,1	6	63,5	39,9	158,6
De 24 ans. . . .	12	60,4	35,3	170,3	—	—	—	—
De 25 ans. . . .	9	63,3	36,9	171,5	12	60,4	37,6	159,6
De 26 et 27 ans..	14	63,6	37	171,6	11	61,3	40	154,1
De 28 et 29 ans..	15	65,9	38,7	170,2	9	63,5	39,7	159,9
De 30 à 34 ans. .	22	65,4	38,7	169,2	17	65,3	41,2	157,8
De 35 à 39 ans. .	24	67,2	39,5	170,6	18	63,9	41,2	154,7
De 40 à 44 ans. .	24	69,4	41,4	167,9	9	65,5	41,6	157,6
De 45 à 49 ans. .	29	70,9	41,9	169	7	67,6	43,1	157,5
De 50 à 54 ans. .	22	70,1	41	171,1	15	70,7	44,3	159,4
De 55 à 59 ans. .	21	71,0	41,8	169,7	11	71,6	45,3	158,3
De 60 à 64 ans. .	18	73,3	42,9	173,8	11	72,2	44,6	158,7
De 65 à 69 ans. .	11	73	43,1	169,3				
De 70 à 80 ans. .	16	74,6	44,5	167,8	4	71,2	45	15

Tableau comparatif de la circonférence de l'artère pulmonaire avec la circonférence de l'aorte, avec la longueur du corps et avec la capacité du cœur.

AGE.	SEXE.	Nombre d'observations.	Volume du cœur en centimètres cubes.	Circonférence de l'artère pulmonaire en millimètres.	Rapport à 100 centimètres de longueur.	Circonférence de l'aorte en millimètres.	Rapport à 100 centimètres de longueur.	Longueur moyenne des sujets en centimètres.
Mort-nés.	M.	6	22,3	23,7	47,6	18,7	37,5	50
	F.	—	—	—	—	—	—	—
11 premiers jours. .	M.	4	—	25,1	50	20	39,8	50,4
	F.	4	21	22,2	44,5	19	38,1	50,2
De 11 jours à 3 mois.	M.	17	25,8	26	48,8	23,7	44,2	53,7
	F.	14	24,7	26,1	46,8	23,5	42,4	55,4
De 4 mois à 1 an. .	M.	10	33,6	32,2	49	30	45,6	65,5
	F.	13	32,2	29,9	47,9	28,3	45,4	62,3
2 ans.	M.	11	44,3	36,7	50,9	33,9	46,9	72,7
	F.	9	43,4	35,5	47,4	33,2	44,1	75,4
3 ans.	M.	12	50,2	38,9	47,7	35,6	43,9	81,2
	F.	9	51,8	37,1	44,5	34,6	41,5	83,5
4 ans.	M.	4	60	39,5	42,4	39	41,8	93,5
	F.	2	—	—	—	—	—	—
5 ans.	M.	1	—	—	—	—	—	—
	F.	4	68,1	40,1	40,1	40,6	40,6	96,2
6 ans.	M.	5	75,1	42,7	40,9	40,3	38,9	103,7
	F.	3	—	44,3	40,3	40	36,4	109,6
7 ans.	M.	6	99	47,1	40,6	43	37	116,1
	F.	2	77	44	42,2	39,5	37,8	104,7
7 à 9 ans.	M.	6	—	47,2	—	46,6	38,3	121,4
	F.	3	—	—	—	—	—	—
9 à 11 ans.	M.	8	111,5	51	41,9	47,3	38,8	122,4
	F.	2	—	—	—	—	—	—
11 à 13 ans.	M.	5	—	52,2	37,9	50,8	36,9	137,4
	F.	4	—	51,7	37	48,5	34,8	139,5
13 à 15 ans.	M.	4	—	48,7	34	46,2	32,3	143,5
	F.	5	—	52	38	49,6	36,3	136,9
15 ans.	M.	7	130	52,2	36,1	49	33,9	144,3
	F.	3	177	47,6	32,3	49,6	33,7	147,3
16 ans.	M.	9	177,3	53,7	33,8	51,9	33,2	157
	F.	3	—	55,3	36	56,3	36,9	153,6
17 ans.	M.	3	—	56,6	36,2	55,1	35,3	156,6
	F.	5	165	52,9	34,7	49,6	32,5	152,5
18 ans.	M.	7	202,4	56,4	34,9	53,5	33,1	161,3
	F.	5	174,2	57,7	36,4	55,4	34,9	159
19 ans.	M.	5	—	61	36,9	57,8	34,6	166,8
	F.	3	202,5	59,1	35,9	53,3	32,3	164,6
20 ans.	M.	11	259,7	61,5	36,6	57,8	34,3	168,6
	F.	4	—	57,2	36,3	53,5	34,1	156,7
21 ans.	M.	3	258,3	64,5	36,9	62	36	172
	F.	5	221	56	36,5	56,2	36,7	156,7
22 à 25 ans.	M.	39	234	62,7	36,7	60,1	35,1	170,9
	F.	16	213,1	61,5	38,5	57,5	36	159,2

AGE.	SEXE.	Nombre d'observations.	Volume du cœur en centimètres cubes.	Circonférence de l'artère pulmonaire en millimètres.	Rapport à 100 centimètres de longueur.	Circonférence de l'aorte en millimètres.	Rapport à 100 centimètres de longueur.	Longueur moyenne des sujets en centimètres.
25 à 30 ans.	M.	28	254,7	64,7	37,9	62,1	36,4	170,9
	F.	18	220,9	62,2	39,9	59	37,9	156,5
30 à 40 ans.	M.	43	275,2	66,3	39,1	65,2	38,4	169,9
	F.	33	212,1	64,6	41,3	60,6	38,6	156,4
40 à 50 ans.	M.	53	288,8	70,2	41,7	72,1	42,8	168,5
	F.	14	239,8	66,3	42,1	65,8	41,8	157,6
50 à 60 ans.	M.	39	277,6	70,6	41,4	75,4	44,3	170,5
	F.	25	229,9	71,1	44,8	74,8	47,1	159
60 à 70 ans.	M.	29	257,9	73,2	43	80,8	47,4	172
	F.	11	262,6	72,2	44,6	75,6	46,9	158,7
70 à 80 ans.	M.	16	292	74,6	44,5	82,7	49,2	167,8
	F.	4	—	—	—	—	—	—

RÉTRÉCISSEMENT DE L'ORIFICE DE L'ARTÈRE PULMONAIRE.

On sait que les lésions du cœur suivent, dans leur répartition, une localisation en rapport avec l'âge des sujets. Pendant la vie intra-utérine, ce sont les lésions du cœur droit qui prédominent, puis pendant l'adolescence, la puberté et l'âge mûr, ce sont les lésions du cœur gauche ; plus tard, dans la vieillesse, c'est la dilatation aortique et la dilatation du cœur droit en rapport avec les troubles de la petite circulation.

L'une des lésions du cœur droit, en particulier, l'endocardite scléreuse de l'orifice sigmoïde de l'artère pulmonaire, n'avait été rencontrée que sur le cadavre, aussi sa description faisait complètement défaut. Une raison s'opposait à ce qu'on la reconnût facilement, on pensait qu'il devait y avoir, en pareil cas, de la cyanose ; si bien que, lorsqu'en 1869 j'eus l'occasion de diagnostiquer un cas remarquable de cette affection, je ne trouvai presque rien dans la littérature médicale.

Il se trouvait bien dans l'atlas de Cruveilhier une description d'une pièce rencontrée sur un cadavre (1), et quelques autres

(1) Cruveilhier, *Anatomie pathologique*, liv. XXVIII, p. 4.

descriptions semblables que je réunis dans le mémoire que je publiai en 1871 (1), faits que j'empruntai à Philhouze (2), à M. le professeur Bouillaud (3), à Norman-Chevers (4).

C'est en effet en 1869, alors que j'avais l'honneur de remplacer M. le professeur Bouillaud dans sa chaire de clinique de l'hôpital de la Charité, que j'eus l'occasion d'observer le premier fait de rétrécissement acquis de l'artère pulmonaire. Je pus donc en établir avec soin tous les symptômes. Je fus assez heureux pour faire accepter ce diagnostic par les élèves et plusieurs de mes collègues. Plus tard, l'autopsie est venue justifier l'exactitude du diagnostic.

Voici ce premier fait :

Observation LXIX. *Rétrécissement de l'orifice sigmoïde de l'artère pulmonaire. Hypertrophie du ventricule droit. Trou de Botal fermé. Pneumonie caséeuse consécutive.* — Ab... (Henri), âgé de trente-six ans, gantier, célibataire, est entré à l'hôpital de la Charité, salle Saint-Jean-de-Dieu, 27, le 16 juillet 1869.

Cet homme, bien conformé et d'une santé habituelle satisfaisante, a été atteint il y a dix ans d'un rhumatisme articulaire aigu qui l'a retenu trois mois et demi au lit. Il ne se rappelle pas qu'à cette époque il ait été atteint de manifestations cardiaques, et, depuis, il n'a pas eu de nouvelles attaques de rhumatisme.

Depuis deux ans il tousse, et, depuis trois mois, à la toux est venue se joindre une fièvre intermittente quotidienne avec sueurs nocturnes.

Ce n'est que dans ces derniers jours (12 juillet 1859) qu'il a eu une première hémoptysie, et quatre jours après il est entré à l'hôpital.

Au moment de son admission (16 juillet 1869), on constate un amaigrissement notable avec un peu d'infiltration du visage ; en un mot, le faciès ordinaire des tuberculeux.

On trouve les deux poumons atteints, mais surtout le droit. Il existe aux deux sommets, tant en avant qu'en arrière, de la diminution de sonorité à la percussion, de la faiblesse du murmure respiratoire et des râles sous-crépitants humides qui indiquent une fonte tuberculeuse ; mais, tandis que

(1) C. Paul, *Du rétrécissement de l'artère pulmonaire contracté après la naissance, de ses symptômes, de ses complications et particulièrement de la phthisie pulmonaire consécutive* (Société médicale des hôpitaux, 11 août 1871).

(2) Philhouze, *Comptes rendus de la Société anatomique*, 1re année, 1826, p. 158.

(3) Bouillaud, *Traité des maladies du cœur*.

(4) Norman-Chevers, *Maladies de l'artère pulmonaire* (*Archives générales de médecine*, 1847, t. III, p. 501, extrait de *London Medical Gazette*, 1846).

cette lésion est très limitée à gauche, elle est beaucoup plus étendue au côté droit et en occupe toute la hauteur du scapulum. Les crachats sont purulents, larges, étalés; ils contiennent encore des stries de sang et ont une odeur infecte légèrement gangreneuse.

Il y a, en outre, des crachats composés uniquement d'un sang noir épais et poisseux.

Mais ce n'est pas tout ce qu'on observe : en examinant le cœur, on trouve qu'il occupe sa position normale, mais qu'il semble augmenté de volume, surtout transversalement. Le phénomène le plus remarquable est perçu par l'auscultation. Dans toute la région du cœur, on entend un bruit de souffle fort qui remplace le premier bruit. Ce souffle est non seulement étendu en surface, mais il a une durée telle qu'il couvre le petit silence et le second bruit; mais, ce qu'il y a de plus remarquable, c'est le siège où s'entend le maximum de ce bruit de souffle.

Le point où le bruit s'entend avec le plus d'intensité est situé dans le deuxième espace intercostal, à gauche du sternum, et à une distance de 2 à 4 centimètres du bord gauche de cet os, c'est-à-dire au point qui est indiqué par les auteurs comme correspondant à l'orifice de l'artère pulmonaire; puis le bruit se prolonge dans une direction presque verticale vers la clavicule gauche, se portant un peu en dehors en suivant d'une manière très exacte le trajet de l'artère pulmonaire. Toutefois, ce bruit diminue considérablement d'intensité un peu avant d'arriver à la clavicule.

Le bruit de souffle est très faible aux carotides droite et gauche, et ne se perçoit pas en arrière au niveau de l'aorte descendante. On n'entend dans le dos que les bruits du cœur transmis directement.

Le second bruit, masqué par le premier, n'apparaît nettement que dans les points éloignés de l'orifice pulmonaire, par exemple, au bas du sternum.

Le pouls est faible, dépressible, quoique régulier, et ne peut donner au sphygmographe de tracé intelligible. La ligne dessinée par la plume de l'instrument est simplement ondulée. Il n'y a pas d'intermittence bien accusée. Il n'y a pas non plus d'hydropisie. Les malléoles ne présentent qu'un peu d'œdème que le repos fait disparaître.

Pour en finir avec cette observation, je dirai que l'hémoptysie, après avoir cessé pendant quatre jours, a reparu le 27 juillet, et n'a plus cessé qu'à la mort, qui a eu lieu le 2 août suivant.

Le diagnostic n'avait pas été douteux : affection organique du cœur compliquée de phthisie pulmonaire. Mais, quelle était la nature de l'affection cardiaque? quelles étaient les lésions du cœur?

Le point de départ du diagnostic a été fourni par l'auscultation. Le bruit de souffle remplaçant le premier bruit, et couvrant le cœur, avait son maximum vers la base, mais il n'avait pas les caractères d'un bruit aortique.

Tout d'abord, c'était le premier bruit qui était atteint, le second ayant un son clair. Il ne pouvait donc pas être question d'une insuffisance aortique, mais seulement d'un rétrécissement, et, en y regardant de près, je fus surpris de voir que les symptômes présentés par le malade n'étaient pas non plus ceux du rétrécissement aortique.

En effet, ce bruit n'était pas rude, il ne s'accompagnait pas de frémissement cataire; il n'avait pas son maximum sous le sternum, mais, comme nous venons de le dire, dans le deuxième espace intercostal gauche, à 2 ou 3 centimètres du bord gauche du sternum.

Ce bruit, au lieu d'acquérir de l'intensité le long des vaisseaux aortiques et carotidiens, ne se prolongeait que faiblement dans les vaisseaux du cou.

Le pouls, au lieu d'être ferme ou dur comme il l'est dans le rétrécissement aortique, était au contraire large, mou et dépressible, et la tension artérielle faible; le tracé sphygmographique sans caractère. En somme, l'hypothèse d'un rétrécissement aortique ne pouvait être soutenue.

Il me fallut donc faire une hypothèse, et je dois dire qu'elle vint facilement à mon esprit, celle d'un rétrécissement de l'artère pulmonaire.

Le siège maximum du bruit au niveau de l'orifice pulmonaire, son prolongement dans le sens de cette artère, sa diminution et même sa disparition presque complète au niveau du passage de la crosse de l'aorte, c'est-à-dire de la bifurcation de l'artère pulmonaire, donnaient à cette hypothèse de grandes probabilités.

Je me rappelais du reste que mon maître, Jean Bouley, avait rencontré ce signe dans un cas de rétrécissement de l'artère pulmonaire, et, quand il avait à ausculter un bruit de souffle au premier temps de la base, il ne manquait jamais de s'assurer que ce bruit de souffle suivait bien la direction de l'aorte et non celle de l'artère pulmonaire. Il m'avait ainsi mis en garde contre une semblable trouvaille, et je dois avouer que, suivant son conseil, je manquais rarement de répéter le même examen pour m'assurer de l'état de l'artère pulmonaire.

Je n'avais donc pour m'éclairer que le souvenir bien présent, il est vrai, de l'observation de Bouley et la description des auteurs. Mais cette description est des moins complètes, et paraît avoir été fournie plus par la théorie que par l'observation.

Bien que je fusse convaincu que j'avais devant moi un rétrécissement acquis de l'orifice pulmonaire, je devais me poser deux autres questions, car lorsqu'un diagnostic suppose une exception, un fait presque extraordinaire, j'y regarde volontiers à deux fois avant de me prononcer.

Je dus donc me demander s'il ne s'agissait pas d'un anévrysme de l'aorte ou d'un cas d'anomalie des gros vaisseaux de la poitrine.

La première de ces deux hypothèses fut facile à résoudre : il ne s'agissait pas d'un bruit extra-cardiaque, mais bien d'un bruit cardiaque, et les deux pouls radiaux étaient identiques, les vaisseaux du cou normaux, etc. Aucun organe ne paraissait comprimé, et il n'y avait, en dehors du cœur, ni matité, ni tumeur, ni battements.

Je dus donc abandonner cette nouvelle hypothèse et je dus passer à la seconde. Je pris un dessin représentant les diverses anomalies connues des origines de l'aorte, et aucune d'elles ne put me permettre de m'expliquer le bruit que j'entendais à la base du cœur.

Je formulai donc ainsi le diagnostic : *Rétrécissement acquis de l'orifice de l'artère pulmonaire.*

Cette opinion, je dois le dire, ne fut pas partagée d'abord par la plupart de ceux qui m'entouraient; je ne pus obtenir qu'une chose, c'est de faire accepter par tous les auditeurs la localisation bien spéciale de ce bruit, dont le maximum se trouvait tracer si bien le trajet de l'artère pulmonaire et s'arrêterait court au niveau de la bifurcation de cette artère.

Il est vrai que je pus le faire facilement avec le stéthoscope de March, de Cincinnati, dont je me sers depuis 1862, et que je me permets de recommander à tous ceux qui veulent ausculter avec précision et s'assurer que les bruits qu'ils signalent à leurs auditeurs sont bien ceux qu'ils ont entendus eux-mêmes.

Mais ce n'était pas tout que de diagnostiquer un rétrécissement de l'artère pulmonaire; je ne pouvais acquérir une conviction nouvelle et la faire partager à mes confrères que si j'apportais comme contrôle la preuve matérielle de l'exactitude de ce diagnostic. Malheureusement pour le malade, sa santé était tellement éprouvée, que ce contrôle ne se fit pas attendre. Il mourut peu de jours après.

Lorsque nous arrivâmes à l'autopsie, mon diagnostic avait piqué la curiosité des médecins ou élèves qui suivaient la clinique, et je ne sus pas me défendre d'une certaine émotion en pratiquant l'ouverture du cadavre.

Une première observation me donna quelque espoir que je ne m'étais pas trompé, c'est que le cœur avait une forme symétrique et que la cloison le séparait en deux parties égales, c'est-à-dire que le ventricule droit avait pris un développement tel qu'il avait acquis précisément le volume du ventricule gauche.

L'ouverture du cœur vint confirmer cette manière de voir, et l'on y constate que les parois et la cavité du ventricule droit ont acquis l'épaisseur et la capacité du ventricule gauche. De plus, on ne voit pas la cloison du cœur faire dans le ventricule droit la saillie qui lui est ordinaire; elle fait, au contraire, saillie dans le ventricule gauche.

Enfin, en examinant successivement les orifices du cœur, nous avons trouvé à l'orifice pulmonaire les lésions que vous pouvez constater. Les valvules sigmoïdes de cette artère sont soudées par la partie de leurs bords la plus voisine de la base et ne laissent plus qu'un orifice rétréci permettant au plus l'introduction du petit doigt. Dans leur partie adhérente, les valvules sont épaissies et indurées, elles ont perdu leur transparence et leur élasticité. Elles portent ainsi les traces d'une inflammation ancienne.

En outre, ces valvules ainsi soudées ont été refoulées par le sang du ventricule et nous offrent l'aspect d'une capsule végétale à trois bords, déhiscente par son extrémité.

Il y a donc là bien positivement un rétrécissement de l'artère pulmonaire avec hypertrophie consécutive du ventricule droit. Mais ce n'est pas tout; les valvules ont conservé une certaine souplesse, la partie qui est libre est mobile et les extrémités de ces trois valvules peuvent se joindre pour s'opposer au reflux du sang après la systole, c'est-à-dire qu'il n'y a pas d'insuffisance, ce qu'avait établi, du reste, le diagnostic.

Au-delà des valvules, l'artère pulmonaire est amincie et dilatée au point que sa circonférence mesure 16 centimètres près de sa bifurcation.

La cloison interauriculaire est normale.

Le trou de Botal est complètement fermé par une valvule complète. L'anneau de Vieussens est bien conformé, peut-être plus robuste qu'à l'état normal.

La valvule oblitère complètement le trou de Botal; toutefois, je dois dire qu'elle n'est pas soudée complètement à l'anneau de Vieussens, et qu'un stylet glissé le long de la valvule peut passer entre cette valvule et l'anneau et pénétrer de l'oreillette droite dans l'oreillette gauche.

Cette disposition se rencontre fréquemment, on le sait, dans les cœurs les mieux conformés, et l'examen de la pièce montre que, s'il pouvait, à la rigueur, passer une goutte de sang par hasard, la séparation physiologique des deux cœurs est complète.

Cette absence de soudure ne ressemble nullement à ce qu'on rencontre dans les affections congénitales, où le trou de Botal est toujours ouvert, à moins qu'une communication équivalente n'existe entre les ventricules.

Nous devons dire ici que le trou de Botal est fermé, et si nous rapprochons l'état de cet orifice si normal du rétrécissement si accusé de l'artère pulmonaire, il ne peut y avoir de doute sur l'époque extra-utérine de la production du rétrécissement. Ajoutons que l'artère pulmonaire, au lieu de présenter un arrêt de développement, présente, au contraire, un calibre exagéré. Nous reviendrons, du reste, plus loin sur ce point. Je puis dire dès maintenant que ce rétrécissement n'est pas congénital. La suite de ce mémoire le prouvera, je l'espère, d'une manière plus complète encore.

Enfin, circonstance très heureuse pour la nosologie, le cœur ne présente d'altération à aucun autre de ses orifices et nous permet de rapporter au rétrécissement seul les troubles fonctionnels que nous avons pu rencontrer ici.

Pour compléter cette description, il nous suffira de dire que le muscle cardiaque présentait un certain degré de dégénérescence graisseuse.

D'autre part, il existait une pneumonie caséeuse qui occupait tout le lobe supérieur du poumon droit, avec plusieurs points ramollis et deux petites cavernes grosses comme des noisettes. Du côté gauche, il y avait une pneumonie analogue, mais beaucoup moins étendue et n'occupant que le sommet du poumon; il n'y avait pas encore de ramollissement.

Il n'y avait pas d'antécédents héréditaires.

Peu de temps après la publication de mon mémoire, l'attention portée sur le diagnostic de cette affection permit à M. Woillez d'en reconnaître deux cas dans son service. Les faits ont été décrits dans la thèse d'un de ses élèves, M. Solmon (1), qui y a joint une autre observation prise dans le service de M. le professeur Jaccoud. Depuis ce temps, un certain nombre d'autres cas semblables ont été observés par MM. Duguet et Landouzy (2).

D'autres cas d'endocardite de l'orifice de l'artère pulmonaire ont encore été publiés par J. Erichsen (3), Meynet (4), Martin Bernhardt (5), Whitley (6), Stanhope (7), Dujardin-Beaumetz (8), Taruffi (9).

Enfin, dans ces derniers temps, M. Vimont (10) a rassemblé dans sa thèse 52 cas d'affections acquises de l'artère pulmonaire en y comprenant les rétrécissements et les insuffisances. Aux observations déjà citées, M. Vimont en a ajouté d'autres observées par MM. Ferrand et Letousey (11), Budin (12), G. Sée (13), Vulpian (14).

Il résulte déjà de ces observations un premier fait, c'est que l'endocardite scléreuse peut attaquer les valvules sigmoïdes de

(1) R. Solmon, *Du rétrécissement pulmonaire acquis* (Thèse de Paris, 1872).

(2) Duguet et Landouzy, Société médicale des hôpitaux, 22 novembre 1878.

(3) J. Erichsen, *Ein Beitrag zur Casuistik der Erkrankungen der Arteria pulmonalis* (*Petersburger med. Zeitschrift*, 1), cité par Jaccoud, *Clinique médicale de la Charité*, p. 176, 1867.

(4) Meynet, *Rétrécissement de l'orifice pulmonaire succédant à une endocardite valvulaire* (*Gazette médicale de Lyon*, 1867).

(5) M. Bernhardt, *Ein Fall von der Endocarditis ulcerosa und der Arteria pulmonalis* (*Deutsch Archiv für klinische Med.*, 1876, t. XVIII, p. 113).

(6) Whitley, *Cases of diseases of the pulmonary artery and its valves* (*Guy's Hosp. Rep.*, 1858).

(7) Stanhope, *Case of cyanosis with extreme contraction of the orifice of the pulmonary artery* (*Med. Times*, 1855).

(8) Dujardin-Beaumetz, *Note sur un cas d'endocardite végétante de l'orifice de l'artère pulmonaire* (Société médicale des hôpitaux, 25 mai 1877).

(9) Taruffi, *Cas de rétrécissement acquis de l'artère pulmonaire* (*Bulletino delle Scienze mediche*, avril 1875).

(10) Vimont, Thèse de Paris, 1882.

(11) Letousey, Société anatomique, 1877.

(12) Budin, Société anatomique, 1873.

(13) Germain Sée, *Union médicale*, 1874, janvier.

(14) Vulpian, Société anatomique, 1878.

l'artère pulmonaire, tout comme celles de l'aorte, mais plus rarement. L'absence des lésions ordinaires des maladies survenues pendant la vie intra-utérine nous permet d'affirmer qu'il s'agit bien là de lésions acquises.

Mais pour ôter toute hésitation à cet égard, je citerai un fait observé par le docteur Mayer où l'endocardite ayant pris une forme ulcéreuse, le malade a succombé pendant la période aiguë des lésions.

Observation LXX. *Rétrécissement de l'orifice pulmonaire consécutif à une endocardite aiguë des valvules semi-lunaires* (1). — Une femme badoise, âgée de vingt-six ans, se plaignit pour la première fois, au printemps de 1877, de palpitations violentes qui survenaient principalement lorsqu'elle faisait un effort. Elle accusait, en outre, des tiraillements douloureux dans les bras et les jambes. Les forces s'affaiblirent bientôt au point qu'elle dut entrer à l'hôpital de Fribourg.

Au mois d'août 1877, à un premier examen, on nota à l'auscultation un bruit de souffle systolique doux à la pointe, qui allait en augmentant d'intensité à la base et dont le maximum correspondait au deuxième espace intercostal. Le souffle, à ce niveau, était très aisément perceptible sans le secours du stéthoscope. On pouvait le suivre à gauche jusque dans la région axillaire et jusque dans l'espace sous-claviculaire correspondant. Il s'entendait encore, mais faiblement, à droite.

Le second bruit pulmonaire était moins distinct que le second bruit aortique. En arrière, à gauche et en haut, on entendait très bien également le souffle systolique du cœur, et à droite jusqu'à l'épine de l'omoplate. On crut devoir diagnostiquer un rétrécissement de la branche gauche de l'artère pulmonaire, causé sans doute par quelque bride fibreuse.

Le 4 septembre, la malade fut prise d'une fièvre rémittente allant jusqu'à 40 degrés, avec tous les signes d'un état typhoïde. Elle succomba le 17 octobre suivant.

Autopsie. Le cœur est augmenté de volume. La paroi du ventricule a 1 centimètre d'épaisseur. En ouvrant ce ventricule, on constate que l'orifice pulmonaire est obstrué par des caillots mous, par des végétations et des excroissances. Le septum ventriculaire est perforé au-dessus du cône de l'artère pulmonaire. La perte de substance a les dimensions d'une pièce de 20 pfennings. Sur la valvule tricuspide se voient également deux petites végétations. L'oreillette droite et l'auricule sont de petit volume et les parois amincies. Le trou de Botal est parfaitement oblitéré. Rien de particu-

(1) Mayer, *Ueber ein Fall von Stenosirung der Pulmonal-arterie in Folge von acuter Endocarditis der semi-lunar Klappen* (*Deutsch Archiv für klin. Medicin*, Bd XXIV, Heft IV et V, p. 435, 1879).

lier dans les autres organes, si ce n'est quelques ecchymoses sur les plèvres et quelques foyers pigmentés de consistance fibreuse dans le parenchyme pulmonaire. La muqueuse de l'intestin est intacte.

Voilà donc bien la lésion acquise évidente.

Je rapprocherai de ces lésions les cas où le rétrécissement siège non seulement au niveau de l'orifice, mais encore de l'infundibulum ou de l'infundibulum seulement et est formé par la cicatrice non pas d'une endocardite, mais d'une myocardite. C'est la lésion à laquelle j'ai donné le nom de *rétrécissement pulmonaire préartériel* (1).

A la suite de ce rétrécissement se produit l'hypertrophie du ventricule droit, hypertrophie qui donne au ventricule droit la capacité et l'épaisseur des parois du ventricule gauche et produit au cœur la forme d'un sac composé de deux ventricules égaux. Dans certains cas même, le ventricole droit devient plus grand que le ventricule gauche et la cloison renversant sa convexité fait alors saillie dans le ventricule gauche.

L'hypertrophie s'étend aux colonnes charnues, surtout à celles du premier ordre, si bien que, malgré l'augmentation de volume du ventricule droit, sa capacité ne dépasse pas celle du ventricule gauche. La valvule tricuspide est quelquefois altérée en même temps.

L'artère pulmonaire est ordinairement dilatée et ses parois sont amincies; dans une première observation, la circonférence atteignait 160 millimètres au lieu de 70 à 80 qui est sa circonférence normale. Cette dilatation s'explique par la stase du sang noir qui n'est plus chassé dans l'artère avec une force suffisante, et entraîne la perte de la contractilité et de l'élasticité du vaisseau.

Enfin l'hypertrophie conduit plus tard à la dégénérescence graisseuse des fibres musculaires.

(1) Observations VII, VIII, IX et X de mon mémoire. Il faut y joindre l'observation de M. Havage citée par M. Vimont.

DIAGNOSTIC.

Le diagnostic du rétrécissement de l'orifice de l'artère pulmonaire se reconnaît donc aux signes suivants :

La mensuration du cœur indique d'abord un abaissement de l'angle hépatique du triangle cardiaque et l'horizontalité du bord inférieur par suite de cet abaissement de l'angle hépatique. Puis, la palpation fait reconnaître, en certains cas, un frémissement cataire plus marqué au deuxième espace intercostal gauche.

L'auscultation fait reconnaître un bruit de souffle spécial.

Comme *topographie*, il occupe surtout le deuxième espace intercostal gauche à partir du sternum, et c'est dans le voisinage de cet os qu'il a son maximum d'intensité, s'étendant dans cet espace à 4 ou 5 centimètres du bord de cet os. Si le bruit est fort et qu'il y ait du frémissement cataire, ce bruit s'étend et il est facilement transmis par la paroi épaissie du ventricule et couvre alors toute la surface antérieure du cœur. Mais il présente un maximum très tranché dont le siège se trouve dans le deuxième intercostal gauche. Ce bruit commence à la partie la plus interne de cet espace tout contre le sternum. Il s'étend dans cet espace en dehors jusqu'à une distance de 4 à 5 centimètres du bord gauche du sternum, comme le représente la figure. Il ne se propage pas dans le premier espace, à moins que le tissu pulmonaire hépatisé et induré ne lui fasse une enveloppe conductrice. C'est ce que j'ai observé chez une jeune malade du service de M. Siredey où le bruit transmis par un poumon induré avait son maximum dans le premier espace intercostal gauche, juste au-dessous de la clavicule.

Comme *temps*, le bruit est systolique ; il débute avec la systole ventriculaire, couvre tout le premier bruit et le petit silence, et se termine avec la systole au moment du deuxième bruit, c'est-à-dire du claquement des valvules sigmoïdes des artères.

Comme *timbre*, il est en général rude; de plus il est superficiel.

Tels étaient les caractères que j'avais assignés aux bruits de souffle du rétrécissement de l'artère pulmonaire, caractères reproduits dans toutes les observations faites après moi. Mais depuis mes études sur le bruit de souffle anémo-spamodique de l'artère pulmonaire dans l'anémie, j'ai pu voir que les bruits de l'artère pulmonaire diffèrent de ceux de l'aorte non seulement par le siège, mais encore par l'influence que peuvent avoir sur eux la position du malade et l'état de la respiration.

Si l'on ausculte le malade couché, le bruit est à son maximum

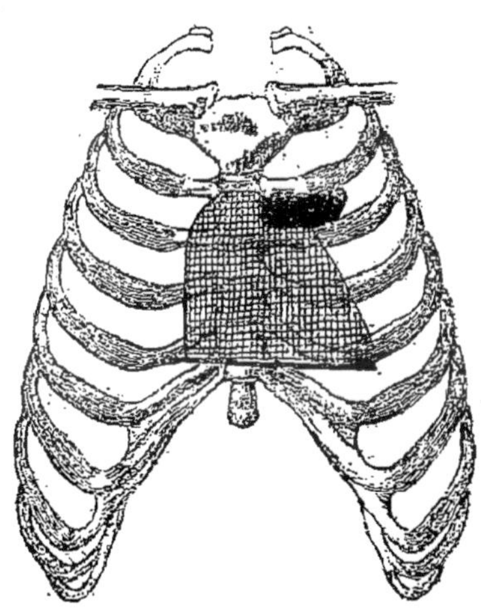

Fig. 127.

d'intensité, mais si l'on met le malade debout, le bruit diminue considérablement et cesse quelquefois tout à fait. Cela tient à ce que la pesanteur suffit à peu près à contre-balancer la force d'impulsion du ventricule dans le trajet de l'artère pulmonaire.

Si l'on fait cesser la respiration, le bruit s'accuse d'abord mieux pendant les premières révolutions cardiaques, mais il faiblit peu à peu. Puis, si l'on pousse l'expérience plus loin, en faisant faire au malade un effort énergique d'expiration pendant qu'on fait l'occlusion des narines, le bruit diminue au point qu'il vient presque à disparaître ; enfin, quand on laisse le malade respirer de nouveau, il fait de grandes inspirations et la circulation pulmonaire devenant de plus en plus libre, le bruit reprend de l'étendue à mesure que les ondées sanguines augmentent. Ces nouveaux caractères des bruits de l'artère pulmonaire que j'ai tant de fois constatés dans le souffle anémique de l'artère pulmonaire se montrent ici parfaitement nets. Je les ai consignés, du reste, dans l'observation suivante :

OBSERVATION LXXI. *Rétrécissement de l'artère pulmonaire. Phthisie consécutive* (1). — Le malade qui présente cette affection est un portefaix employé au chemin de fer du Nord, qui n'avait jusqu'ici présenté aucune trace de maladie, et qui a pu exercer ce métier pénible jusqu'au mois de mai dernier. Il raconte qu'au mois de mai 1878, il fut pris, étant en sueur, d'un frisson et d'un tremblement, et qu'il alla, pour se remettre, s'asseoir sur un banc voisin, où il s'endormit. A son réveil, il se trouva mal à l'aise et ne put retourner à son travail. Rentré chez lui, il dut se mettre au lit et appela un médecin, qui diagnostiqua une congestion pulmonaire et fit appliquer un vésicatoire. Le malade resta un mois au lit pour cette affection aiguë; mais, depuis, il est resté malade et, bien qu'il puisse aller et venir, il n'a pu reprendre son travail. Il est entré à l'hôpital Lariboisière le 9 novembre 1878.

En janvier 1879, en prenant possession du service, je trouvai le malade dans l'état suivant : visage suffisamment coloré, pas d'émaciation; le malade se plaint de perdre ses forces depuis son accident; il tousse et paraît atteint d'une affection pulmonaire. L'examen des organes respiratoires permet de constater les phénomènes suivants : la poitrine est notablement amaigrie, les muscles pectoraux sont notablement atrophiés et les côtes forment une saillie très marquée. Le poumon droit est complètement sain. A gauche, on perçoit de la matité sous la clavicule et dans le premier espace intercostal; l'auscultation révèle en ce point une inspiration faible avec un grand nombre de râles crépitants humides et très rapprochés. Au-dessous, la respiration est normale, mais l'oreille est frappée par un phénomène insolite, celui d'une impulsion artérielle considérable, avec bruit de souffle. Nous reviendrons plus loin sur ces phénomènes. En arrière, on constate une diminution de la sonorité dans la fosse sous-épineuse; l'auscultation permet de percevoir, comme en avant, une inspiration faible avec râles sous-crépitants très nombreux, très serrés, très humides, sans bruit de souffle à l'expiration. On constate, en outre, du retentissement de la toux et de la voix. Ces phénomènes sont limités aux fosses sus et sous-épineuses; ils font croire positivement à l'existence d'un groupe de tubercules occupant le sommet du poumon et arrivés à la période de ramollissement. Les crachats sont du reste nummulaires.

Les troubles vasculaires constatés plus haut engagent à faire un examen très détaillé du cœur. Voici ce qu'on trouve : la pointe du cœur bat derrière la cinquième côte, à 10 centimètres de la ligne médiane. Le bord supérieur du foie obtenu par la percussion correspond au niveau du cinquième

(1) Le malade qui fait le sujet de cette observation a été présenté à la Société médicale des hôpitaux dans la séance du 28 mars 1879.

cartilage droit. En réunissant cette ligne du bord supérieur du foie à la pointe du cœur, on obtient une ligne qui correspond au bord inférieur du triangle cardiaque. Cette ligne est presque horizontale; il n'y a que 1 centimètre de différence entre la hauteur de la pointe du cœur et la hauteur du bord du foie. L'examen du bord droit ou vertical du triangle cardiaque place cette ligne à 1 centimètre et demi du bord droit du sternum. Il résulte de cette mensuration que le cœur est gros, mais que l'hypertrophie ne porte pas sur le cœur gauche, sans quoi la pointe du cœur serait descendue du cinquième dans le sixième espace intercostal avant d'atteindre un éloignement aussi considérable de la ligne médiane. On doit donc supposer que cette augmentation de volume du cœur porte plus sur le cœur droit que sur le cœur gauche.

L'auscultation du cœur faite aux lieux d'élection appartenant aux divers orifices ne révèle rien à l'orifice aortique, à l'orifice mitral ni à la tricuspide; il n'en est pas de même au foyer de l'artère pulmonaire. On y constate un bruit de souffle qui présente les caractères suivants :

Siège. Il est placé dans le deuxième espace intercostal gauche, commence au bord gauche du sternum, s'étend vers l'aisselle jusqu'à 3 centimètres du bord du sternum. On l'entend également dans le troisième espace gauche, tout près du sternum, dans une étendue de 1 à 2 centimètres. Il déborde le sternum à droite, mais on perçoit nettement qu'il s'agit d'un bruit lointain. Le maximum du bruit se trouve à 3 centimètres du bord gauche du sternum.

Temps. Le bruit est systolique, il commence avec la systole ventriculaire, se développe pendant la durée de la systole et se termine un peu avant le claquement des valvules sigmoïdes, qui donne un deuxième bruit nettement frappé. *Mais ce bruit présente les caractères spéciaux que j'avais déjà reconnus aux bruits de nature anémique qui se produisent dans l'artère pulmonaire; le premier de ces caractères est la différence considérable qui existe dans l'intensité du bruit, suivant que le malade est debout ou couché : quand il est couché dans un plan sensiblement horizontal, le bruit de souffle atteint son maximum d'intensité et s'accompagne d'un frémissement cataire; au contraire, quand il est debout, le bruit diminue considérablement tout en restant perceptible. Cette différence dans les deux positions tient à ce que, dans la station debout, la circulation de l'artère pulmonaire est ralentie par la pesanteur, tandis que dans le décubitus horizontal le sang de l'artère pulmonaire, suivant la direction de la pesanteur, y coule avec plus de rapidité et donne lieu à des bruits plus intenses.*

Le deuxième caractère des bruits de l'artère pulmonaire que présente le malade est le suivant : si l'on vient à boucher les narines et la bouche du malade pendant qu'il fait un effort violent d'expiration sans que l'air puisse sortir, on voit l'ondée de l'artère pulmonaire se réduire peu à peu, le bruit morbide diminuer de longueur et arriver à disparaître presque complètement; à ce moment, si l'on rend au malade la liberté de sa respiration, il ait des inspirations très grandes, le sang de l'artère pulmonaire afflue sans obstacles, et les bruits reprennent progressivement leur intensité première et la dépassent même pendant un moment.

Tous ces phénomènes sont des signes évidents d'une altération de l'artère pulmonaire siégeant à son orifice et en rétrécissant le calibre. Comme corollaire, on trouve qu'à l'appendice xiphoïde l'impulsion cardiaque a une intensité remarquable, et que, à ce niveau, au bord gauche du sternum, les bruits du cœur tendent à prendre le rythme d'un pendule, c'est-à-dire que les petits et les grands silences tendent à s'égaliser, phénomène qui appartient à l'hypertrophie du cœur droit. On trouve enfin, dans les veines du cou, un léger bruit musical.

Il est bien évident que tous ces caractères appartiennent à la lésion que nous avons supposée dans l'artère pulmonaire, et qu'il ne s'agit pas d'une affection de l'aorte. Au foyer des bruits aortiques, c'est-à-dire à droite du sternum, dans le deuxième espace intercostal, on n'entend qu'un bruit doux et lointain. Il faut également écarter l'hypothèse d'un anévrysme de l'aorte donnant un bruit de souffle dans le deuxième espace intercostal gauche; de pareils anévrysmes existent; ils siègent habituellement dans la partie descendante de la crosse de l'aorte, immédiatement au-dessous de l'émergence de la sous-clavière. Ils entraînent une altération du nerf récurrent et l'aphonie. Rien de semblable n'existe chez notre malade, et l'on ne constate aucun battement d'expansion.

Enfin, nous dirons que le pouls est régulier, *qu'il n'y a pas de cyanose*, pas d'œdème pulmonaire, ni de congestion du foie, pas d'œdème des membres inférieurs; en un mot, pas de phénomènes secondaires du côté des voies circulatoires ou des voies digestives. Pour compléter l'histoire du malade, nous dirons que, depuis un mois environ, il est sujet à des attaques nerveuses qui consistent dans une chaleur anxieuse de la région cardiaque, du spasme pharyngien, des pleurs avec conservation complète de la connaissance. Ces attaques ont la forme de névralgies extrinsèques symptomatiques des affections du cœur; elles ressemblent un peu aux attaques d'hystérie.

En résumé, la persistance des lésions, depuis plusieurs mois, ne permet pas de croire qu'il s'agisse d'une simple anémie, mais bien d'un rétrécissement acquis de l'artère pulmonaire avec phthisie consécutive.

Ces mêmes caractères si précis de l'auscultation se trouvent dans les deux observations de MM. Duguet et Landouzy.

Ces derniers symptômes ne sont pourtant pas constants. Lorsque le cœur s'est hypertrophié d'une manière plus prononcée et que l'impulsion du cœur droit se rapproche par son énergie de celle du cœur gauche, la pesanteur n'a plus le pouvoir de faire disparaître le bruit. La respiration arrêtée rend le bruit de souffle plus net et l'effort l'atténue, mais ne le fait pas disparaître.

La lésion qui produit le rétrécissement de l'origine de l'artère pulmonaire ne siège pas toujours au niveau des valvules, elle peut être située en deçà et atteindre à la fois les valvules et une partie de l'infundibulum. Telles sont par exemple, les observations de Philbouze (1) et de Bock. Tel est le cas cité par MM. Duguet et Landouzy à la Société médicale des hôpitaux (2). Nous y pouvons joindre l'observation de M. Havage (3) et celle de Dittrich, publiées par M. Vimont dans sa thèse. Dans ces observations l'endocardite paraît avoir été compliquée de myocardite, et dans le fait de Dittrich il est bien probable qu'il s'agit d'une lésion traumatique produite par un cheval qui avait frappé au sternum un robuste gaillard de trente ans. Au moment de l'accident, le patient crache du sang. Quatre mois après, il mourait dans la cachexie cardiaque.

Dans d'autres cas, les valvules de l'artère pulmonaire sont saines et le rétrécissement porte uniquement sur l'infundibulum ; c'est à cette forme de rétrécissement que j'ai donné le nom de *préartériel*, nom qui a été adopté depuis par tout le monde. J'en ai présenté dans mon mémoire trois observations (4) dues à Elliotson, Cejka et Ch. Bernard.

Dans tous ces cas, la lésion résultait de la cicatrice d'une myocardite et me rappelait fort bien les pièces que m'avait montrées Kussmaul en 1860, sur lesquelles on voyait manifestement les lésions de myocardite déterminées par un abcès.

J'en ai rencontré un cas chez une jeune malade de mon service, observé pendant mes vacances par mon cher élève M. R. Moutard-Martin, aujourd'hui mon collègue dans les hôpitaux, fait qu'il a communiqué à la Société des hôpitaux à la fin de l'année 1881, puis au mois d'août 1883.

OBSERVATION LXXII. — D... (Clarisse), âgée de vingt ans, est entrée à

(1) Observations II et VIII de mon mémoire sur le rétrécissement de l'artère pulmonaire.

(2) Duguet et Landouzy, séance du 22 novembre 1878.

(3) Havage, Société anatomique, 1879, p. 562.

(4) Observations VII, IX, X de mon mémoire.

l'hôpital Lariboisière le 10 septembre 1881, salle Sainte-Élisabeth, n° 16.

Cette jeune fille accuse des palpitations violentes et une douleur dont elle ne saurait préciser la nature. Cette douleur, qui occupe la région précordiale, a augmenté très sensiblement depuis sept ou huit mois; elle est passagère, revient plusieurs fois dans une même journée, mais ne présente aucune relation avec le moment où se manifestent les palpitations.

La malade nous apprend que depuis l'âge de sept ou huit ans, et sans aucune attaque rhumatismale, sans chorée ni maladie infantile antérieures, elle souffre souvent de palpitations qui s'accusent surtout pendant les efforts, la marche, etc.

Rien dans les antécédents personnels ne paraît à noter; au point de vue de l'hérédité, nous remarquerons seulement que sa mère, morte il y a dix-sept ans, aurait été enlevée à vingt-deux ans par une maladie de poitrine, et que la même affection paraît avoir emporté son frère, il y a sept ans.

10 *septembre* 1881. Le jour de son entrée à l'hôpital, on remarque, malgré une respiration pénible, fréquente et haute, l'absence complète de toute teinte cyanotique sur le visage, les lèvres et les extrémités; les ongles des mains et ceux des pieds n'offrent ni coloration violacée ni déformation en massue.

La malade est de petite taille; elle a les yeux et les cheveux noirs; les seins sont normalement développés; les règles se sont établies à seize ans et sont apparues assez irrégulièrement depuis cette époque.

Au mois de mars 1880, la malade eut une fièvre muqueuse qui dura deux mois. Au mois de mai de cette année, quelques accès hystériformes se sont manifestés.

Mais en 1879, elle a eu un rhume très tenace qui se prolongea pendant tout l'hiver et jusqu'au mois de mai; elle ne présenta aucune hémoptysie, mais cependant un amaigrissement notable fut bientôt facile à reconnaître, et depuis elle a conservé de l'essoufflement et présente souvent quelque indisposition.

Il y a trois mois, elle consultait un médecin qui parla d'anévrysme et lui conseilla l'usage de la digitale.

Aujourd'hui, l'examen du cœur permet de constater d'abord une voussure très légère de la région précordiale. La main appliquée à ce niveau perçoit un frémissement cataire très prononcé, très rude, lequel a son maximum dans le deuxième espace intercostal gauche, à 1 centimètre et demi en dehors du sternum, et se constate encore, quoique moins nettement, dans le troisième espace intercostal; il peut être perçu dans une étendue qui mesure 6 centimètres de diamètre.

Le pouls, qui bat à 88, est régulier, mais petit, et cependant l'impulsion violente du cœur et les battements énergiques des carotides frappent au premier coup d'œil.

La pointe du cœur bat à 13 centimètres de la ligne médiane, dans le cinquième espace intercostal.

L'auscultation permet d'entendre au premier temps un souffle extrêmement dur et râpeux, dont le maximum est très nettement dans le deuxième espace intercostal gauche, à 2 centimètres en dehors du sternum. Ce bruit de souffle, qui se propage vers l'aisselle et l'épaule du même côté, couvre toute la face antérieure; son intensité est telle, que l'on peut l'entendre dans toute la poitrine, quel que soit le point où l'on applique l'oreille, même en arrière. Le décubitus n'en modifie pas sensiblement les caractères. A peine un effort prolongé l'atténue-t-il légèrement.

Le deuxième bruit de la base et les deux bruits de la pointe sont nets et bien frappés.

Du côté des poumons, on ne perçoit aucun râle, aucune rudesse, notamment du côté des sommets examinés avec le plus grand soin; aussi le traitement institué se compose-t-il de toniques, vin de quinquina, poudre de fer et de cannelle, douches froides.

Ce traitement était destiné, tout en relevant les forces, à faire voir s'il ne fallait pas attribuer au souffle si caractéristique du rétrécissement de l'artère pulmonaire une certaine augmentation due à l'état anémique de la malade. Au bout de quinze jours, l'état général était peu modifié, et l'état local ne l'était en aucune manière.

Mais, le 25 septembre, la malade se plaignit d'un point de côté très violent à droite, au-dessous du sein, exagéré très notablement par la pression et par une toux sèche fort pénible qui revenait souvent.

On constate alors, dans les deux tiers inférieurs du poumon droit, de la matité et du silence respiratoire, mais il n'y a ni souffle ni égophonie. Cette pleurésie n'aurait-elle pas eu pour cause le traitement par les douches froides auquel la malade a été soumise depuis son entrée?

Pendant huit jours, la température est restée peu élevée, à 38 degrés. Cependant, le 7 octobre survient une nouvelle poussée, et la température dépasse 39 degrés. A ce moment on trouve, du côté droit du thorax, une matité plus étendue en haut, du souffle, et une égophonie, douteuse seulement, au-dessous de l'épine de l'omoplate et en dehors.

Le 11 octobre, la température redescend à 38 degrés pour redevenir normale au bout de peu de jours. A cette date, les phénomènes locaux ont sensiblement diminué.

Au mois de novembre, l'examen du cœur donne les résultats suivants: la pointe bat dans le cinquième espace intercostal, à 13 centimètres de la ligne médiane; le bord vertical du cœur est à 1 centimètre à droite du sternum.

A l'auscultation, on trouve un bruit de souffle systolique très rude, couvrant toute la face antérieure du cœur, à gauche du sternum. D'une intensité déjà très grande à la pointe, il va en augmentant le long du sternum et devient de plus en plus fort et vibrant à mesure qu'on se rapproche du foyer de l'artère pulmonaire. Son maximum se trouve dans le deuxième espace intercostal gauche, à 2 centimètres du sternum; en ce point existe un frémissement cataire très prononcé.

Le souffle commence avec la systole, dure tout le long de la systole et se termine au claquement sigmoïde.

A l'aorte et à l'appendice xiphoïde, le même bruit est entendu à distance, il l'est également dans toute la poitrine.

Suivant que la malade est assise ou couchée, le souffle présente quelque différence.

C'est ainsi qu'il est un peu moins intense dans la position assise. Lorsque la malade fait un effort, un arrêt respiratoire, le souffle diminue légèrement après quelques révolutions cardiaques, mais il ne disparaît jamais complètement (sans doute à cause de sa grande intensité).

M. Constantin Paul reprit le service au commencement de novembre, et je cessai alors de voir la malade.

Depuis ce temps, la malade a été conservée en observation jusqu'au 15 juillet 1882; son état reste le même; elle a fléchi à quelques reprises, mais le traitement tonique l'a remontée. On peut dire que l'affection reste stationnaire.

Les symptômes de la tuberculisation pulmonaire ont commencé à se manifester au commencement de l'année 1883. Ils se sont accentués de plus en plus; enfin des excavations se sont produites aux deux sommets.

Dans les derniers temps, pour suivre la marche parallèle des lésions dans les deux poumons, j'ai fait prendre, au moyen de mon thermomètre à indications locales, la température des deux régions sous-claviculaires, tous les matins.

Voici les températures du 7 au 23 juin, jour de la mort :

Date.	Sous la clavicule droite.	Sous la clavicule gauche.
7 juin.	34,8	35,8
8 —	33,8	34,9
9 —	34,2	35,4
10 —	37	36
11 —	36	34
12 —	35,8	34,2
13 —	36,8	35
14 —	37	35,4
15 —	37,8	36,2
16 —	30,8	29,8
17 —	32,8	31
18 —	32	29,8
19 —	31,2	29
20 —	31,2	29,2
21 —	37	35,8
22 —	36,4	35

La recherche des bacilles a montré dans les crachats leur présence en grand nombre.

Enfin, les phénomènes thoraciques progressant avec une grande rapidité, la malade succomba sans que les signes et les symptômes de son affection cardiaque aient été modifiés. Je remarquai seulement, au mois de février 1883, que le maximum du bruit de souffle semblait s'abaisser au troisième espace intercostal, et j'en concluais que la lésion valvulaire avait gagné l'infundibulum.

L'autopsie fut pratiquée le 24 juin 1883. En voici la relation dressée par M. R. Moutard-Martin.

Poumons. Les deux poumons sont malades. On reconnaît, à la rougeur, que le processus a été suraigu. Le poumon gauche est plus atteint que le droit. Une coupe pratiquée dans son bord supérieur montre à son sommet deux cavernes du volume de grosses noisettes, et accompagnées de cavernes plus petites dans les parties sous-jacentes. Tout le lobe supérieur est criblé de cavernes et, dans les intervalles, se trouvent des îlots de pneumonie caséeuse. Dans les lobes inférieurs, mêmes lésions moins avancées; il n'y a pas encore de cavités en ces points.

Le poumon droit présente des adhérences dans sa moitié supérieure. Mêmes lésions qu'à gauche, mais moins avancées. Une large caverne se trouve au sommet. On rencontre des ganglions gros et nombreux autour de la trachée, au niveau de la bifurcation. Les ganglions sont tuméfiés et présentent des traces de tubercules.

Péricarde sain. Il renfermait deux cuillerées de sérosité. Cœur petit, n'offrant pas de disproportion pathologique entre les deux ventricules. Une ou deux plaques laiteuses à sa surface.

Le ventricule droit n'offre pas le volume auquel on s'attendait. Il y a hypertrophie des parois, qui ont acquis 1 centimètre d'épaisseur et même plus à la face antérieure. Une coupe est pratiquée. On trouve à la partie antérieure du ventricule droit une cicatrice très épaisse large comme une pièce de vingt sous, traduisant un foyer ancien de myocardite et amenant un rétrécissement considérable du commencement de l'infundibulum. L'extrémité du petit doigt peut seule pénétrer dans l'orifice que présente cette coarctation. Au-dessous, l'infundibulum est normal, ainsi que l'orifice de l'artère pulmonaire. Les valvules sont saines. Le pourtour de l'orifice est de 70 à 72 millimètres. Il résulte de cette disposition que le sang provenant de l'oreillette droite, nullement gêné par la valvule tricuspide saine, ne trouvait, pour entrer dans l'infundibulum, qu'un conduit du volume du petit doigt.

Il s'agit donc d'un rétrécissement préartériel symptomatique d'une myocardite, distant d'un bon centimètre de l'orifice de l'artère pulmonaire, et expliquant suffisamment les bruits observés, en particulier l'intensité du bruit dans le troisième espace intercostal.

A côté de cette lésion, il en est une tout à fait imprévue et révélée par l'autopsie : c'est un orifice de communication entre les deux ventricules, situé immédiatement au-dessous de la cicatrice et s'ouvrant dans le ventricule gauche, immédiatement au-dessous des valvules aortiques ; du côté du ventricule gauche, cet orifice est entouré d'une cicatrice épaisse résultant de l'endomyocardite.

Cœur gauche. L'orifice mitral est sain, les valvules le sont également. Rien à l'orifice aortique. Il résulte de la communication qu'à chaque systole une partie du sang rouge devait refluer dans le ventricule droit, si bien que la circulation de l'artère pulmonaire, réduite d'une part par le rétrécissement, était renforcée d'un autre côté par l'impulsion donnée à ce sang par la contraction du ventricule gauche. Il y avait par suite une compensation largement établie.

En résumé, l'autopsie nous a montré que le rétrécissement était situé un peu au-dessous du point où il avait été diagnostiqué (puisque ce n'est pas l'orifice de l'artère pulmonaire qui est atteint). L'autopsie nous a montré qu'il s'agissait d'un rétrécissement de l'infundibulum, c'est-à-dire préartériel (ce qui avait été reconnu pendant la vie). Enfin, elle nous a fait connaître l'existence d'une communication des deux cœurs qui n'avait pas été soupçonnée pendant la vie.

Et cependant, malgré la coexistence de ces deux lésions, la maladie a eu une évolution absolument identique à celle qui appartient au rétrécissement de l'artère pulmonaire avec phthisie consécutive.

L'absence de cyanose, malgré la communication des deux ventricules, rattache cette observation à celles, assez nombreuses aujourd'hui, dans lesquelles ce symptôme négatif s'est rencontré.

Ces cas de rétrécissement préartériel diffèrent également, au point de vue des symptômes, du rétrécissement de l'orifice de l'artère pulmonaire. Le bruit de souffle siège bien encore à gauche du sternum; mais, au lieu de trouver le maximum du bruit de souffle dans le deuxième espace intercostal, on le rencontre dans le deuxième ou le troisième, le bruit existant encore dans le deuxième et le quatrième espace, comme l'indique la figure 126.

Les autres symptômes sont les mêmes que ceux du rétrécissement valvulaire, à la condition qu'on observe ces malades tardivement, alors que les lésions sont définitives. Si l'on observait, au contraire, les sujets au moment de la myocardite, les symptômes de cette affection viendraient singulièrement compliquer le diagnostic.

Reprenons le diagnostic du rétrécissement de l'orifice pulmonaire.

Les signes obtenus par l'exploration directe, inspection, palpation, percussion, auscultation, ont déjà permis d'établir les signes physiques de la maladie. Voyons les signes fonctionnels.

Le caractère le plus important que j'aie rapporté est celui-ci. Aucun des malades chez lesquels on a constaté le rétrécissement de l'artère pulmonaire seul *n'a présenté de cyanose.* Il faut bien insister sur ce point, car c'est la croyance où l'on était que le rétrécissement de l'artère pulmonaire devait donner la cyanose qui a empêché certainement de diagnostiquer plus tôt cette maladie.

En dehors de la cyanose, nous sommes étonnés de ne pas voir

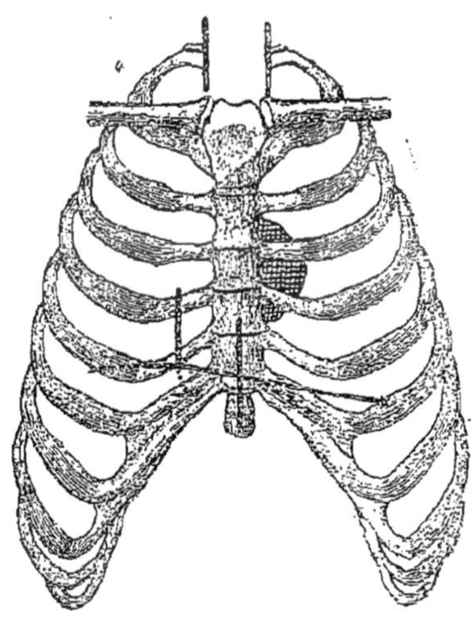

Fig. 126.

plus de troubles veineux. En général pas de congestion du foie pas d'ascite et peu d'œdème des jambes, malgré la période avancée de la maladie.

Du côté de la circulation artérielle, pas de troubles ; le pouls est régulier et n'offre aucun caractère anormal.

Malgré cette intégrité de la circulation artérielle et le peu de gêne de la circulation veineuse, puisqu'il n'y a pas d'œdème des membres inférieurs, les malades se plaindraient d'un refroidissement périphérique d'après MM. Potain et Rendu. Pour ma part, je n'ai pas observé ce phénomène, qui est au contraire constant dans les cas de cyanose par lésion congénitale.

Non seulement les malades atteints de rétrécissement simple

de l'origine de l'artère pulmonaire ne présentent ni la cyanose des maladies congénitales avec perforation de la cloison ni la pâleur anémique des aortiques, mais ils peuvent avoir le visage frais et rose, comme le montre le sujet de la dernière observation (obs. LXXII).

Ils sont moins sujets peut-être que les autres cardiaques à la dyspnée d'effort, du moins tant que le rythme du cœur et le myocarde sont intacts. Dans tous les cas, ils ne sont sujets ni à l'asphyxie ni aux accès de suffocation des enfants atteints de cyanose. Ils ne sont pas, comme eux, réduits à l'apathie et à l'immobilité. Ils ne présentent pas, comme eux, le développement hippocratique des doigts.

En un mot, si chez eux l'hématose est réduite par le rétrécissement de l'artère pulmonaire, il peut s'ensuivre une oxygénation insuffisante du sang, et par suite, une déchéance de l'organisme allant jusqu'à la phthisie; mais cette déchéance ne prend pas la forme de la stase veineuse, avec l'asphyxie, l'hydropisie et leurs conséquences.

Enfin, on a noté quelque tendance aux hémorrhagies et plus particulièrement à l'hémoptysie, qui est alors un prodrome ou un symptôme de la phthisie pulmonaire consécutive.

Enfin, fait tout particulier et qui donne à cette affection valvulaire une physionomie toute spéciale, c'est que le rétrécissement acquis de l'artère pulmonaire conduit à la phthisie tout comme le rétrécissement congénital. Cette phthisie ne survient pas immédiatement, mais elle peut être prochaine. Dans le dernier cas que j'ai observé et où la phthisie était positive, la maladie ne remontait qu'à un an à peine. Chez le premier, au contraire, il a fallu sept années. Le temps nécessaire est donc variable et il n'est pas encore possible de le fixer.

Il semblerait, d'après les observations connues, que le poumon gauche ne se prenne pas beaucoup plus que le poumon droit. Dans un certain cas cité par Willigk, où le rétrécissement ne portait que sur une branche de l'artère pulmonaire, la branche droite, la lésion existait des deux côtés.

Il semblerait donc en résulter que les deux poumons se prennent, autant l'un que l'autre; du reste, la lésion est presque constamment symétrique. Dans mon dernier cas, toutefois, la lésion tuberculeuse n'était encore accusée qu'à gauche.

Quant au processus de la phthisie, il a varié et donné tantôt la pneumonie caséeuse, tantôt les tubercules par granulations. Aujourd'hui où l'on reconnaît que ces deux lésions ne sont que deux variétés de la tuberculisation, cette distinction n'a pas d'importance, la présence du bacille paraît être le caractère capital, nous l'avons constaté.

Il est plus rare de voir les malades résister à la phthisie et succomber à l'asystolie, auquel cas la cyanose peut se montrer à la fin de la maladie, comme dans toute autre maladie organique du cœur.

RÉTRÉCISSEMENT DU TRONC ET DES BRANCHES DE L'ARTÈRE PULMONAIRE.

Les faits de cet ordre sont rares. J'ai rapporté dans mon mémoire sur le rétrécissement des orifices de l'artère pulmonaire une observation de Willigk dans laquelle le rétrécissement portait sur une des branches de division de l'artère, la branche droite. Cette artère était réduite à un diamètre de 2 millimètres, alors que le diamètre à son origine était de 16 millimètres pour cette branche et de la même grandeur pour la branche gauche, qui était saine. Le tronc de l'artère, épaissi, portait des traces d'endocardite. Le malade, âgé de quarante-neuf ans, maçon, mourut des suites d'une phthisie tuberculeuse des poumons, du larynx et des intestins.

Dans un autre cas, observé par Karl Bettelheim et publié par M. Vimont, le rétrécissement observé sur une jeune Hongroise de vingt-deux ans portait sur la branche droite de l'artère pulmonaire. La malade mourut de phthisie avec des tubercules dans les deux poumons.

Enfin, dans un dernier cas, la lésion portait sur deux branches de l'artère pulmonaire (mémoire cité observation XII). Le malade observé par Tomassi Crudeli (de Palerme) fut emporté subitement par une thrombose de cette artère.

CHAPITRE XXVI

SUITE DES MALADIES DE L'ARTÈRE PULMONAIRE.

DE L'INSUFFISANCE DES VALVULES DE L'ORIFICE DE L'ARTÈRE PULMONAIRE.

L'insuffisance des valvules de l'artère pulmonaire contractée après la naissance est de toutes les lésions valvulaires la plus rare assurément. On compte facilement les observations qui en ont été produites. Elles sont dues à Benedict (1), Frerichs (2), Kolisko (3), von Wahl (4), Klob (5), Rœber (6), Weiss (7), Morison (8), Whitley (9), Decornière (10), Vast (11), Budin (12), Vimont (thèse citée).

Il résulte de ces observations que l'insuffisance des valvules de l'artère pulmonaire peut être le résultat soit de l'endocardite,

(1) Benedict, *Fall von Insufficienz der Valv. semilunar. arter. pulm.* (*Wiener Wochenschrift*, 1854, n° 35).

(2) Frerichs, *ibid.*, 1853.

(3) Kolisko, *Fall von Insufficienz der Pulmonalarterien Klappe* (*Zeitschrift der Wiener Aertze*, 1859).

(4) Von Wahl, *Acute Endocarditis der Pulmonalklappen* (*Petersb. med. Zeitschrift*, 1861).

(5) Klob, *Beitrage zur Pathologie der Pulmonalarterien Klappen* (*Zeitschrift der Wiener Aertze*, 1861).

(6) Rœber, *Ein Fall von Insufficienz der Pulmonalklappen* (*Berlin. klin. Wochenschrift*, 1870).

(7) Weiss, *Ein Fall von Insufficienz der Pulmonalklappen* (*Wiener med. Presse*, 1876, n° 1).

(8) Morison, *A case of disease of the pulmonary in tricuspid valves* (*Transact. of the Path. Society*, 1876, XXVII, p. 83).

(9) Whitley, *Guy's Hospital Report*, 1858, 3e série, t. V, p. 252.

(10) Decornière, *Essai sur l'endocardite puerpérale* (thèse de Paris, 1869).

(11) Vast, *Endocardite ulcéreuse* (thèse de Paris, 1864, p. 53).

(12) Budin, *in* thèse d'agrégation de Porak, 1880.

soit du processus athéromateux, qui épaississent et raccourcissent le bord libre des valvules. Ce n'est que dans le cas de von Wahl qu'on a vu l'endocardite détruire presque complètement les valvules. Dans un cas, on a vu l'une des valvules perforées à sa base par le fait d'une myocardite. En outre, ce travail pathologique qui a altéré les valvules au point de les rendre insuffisantes a souvent déterminé en même temps un certain degré de rétrécissement (sténose).

On dit avoir observé à la suite de cette lésion la dilatation et l'hypertrophie du ventricule et de l'oreillette droits. On dit avoir noté aussi une certaine dilatation de l'artère pulmonaire, une

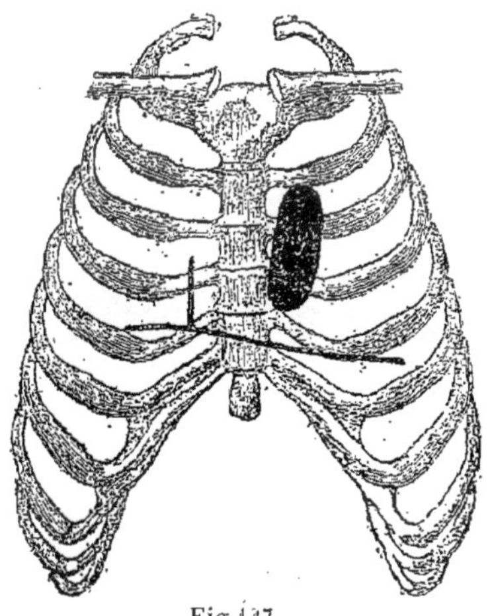

Fig. 127.

hypertrophie secondaire du ventricule gauche et de l'oreillette. On a trouvé encore à l'autopsie des pneumonies lobulaires et des infarctus.

A l'exploration du cœur, on a trouvé un agrandissement du cœur droit, un souffle diastolique ayant un maximum d'intensité au bord gauche du sternum, dans le deuxième espace intercostal.

Ce souffle est d'un ton élevé, il s'entend sur une certaine étendue jusqu'à la partie supérieure du sternum, vers le ventricule droit, dans la direction que suit le sang qui reflue dans le ventricule.

D'après Rosenstein, Weill aurait confirmé le dire de Dusch,

que ce souffle peut se prolonger dans la direction des vaisseaux du cou. Je lui laisse la responsabilité de cette affirmation. Dans certains cas, il a été entendu un bruit de souffle systolique, mais ce bruit s'est trouvé expliqué par le rétrécissement existant en même temps que l'insuffisance.

Comme troubles fonctionnels, on a noté une certaine dyspnée et des palpitations, mais ces symptômes ont été modérés. L'hypertrophie compensatrice du ventricule droit s'est faite lentement. Dans le cas de Morison, le malade se plaignait de vives douleurs dans la région du cœur, douleurs qui s'irradiaient dans l'épaule droite et jusque dans la main.

Le pouls est normal ou à peu près, en voici un exemple rapporté par Marey.

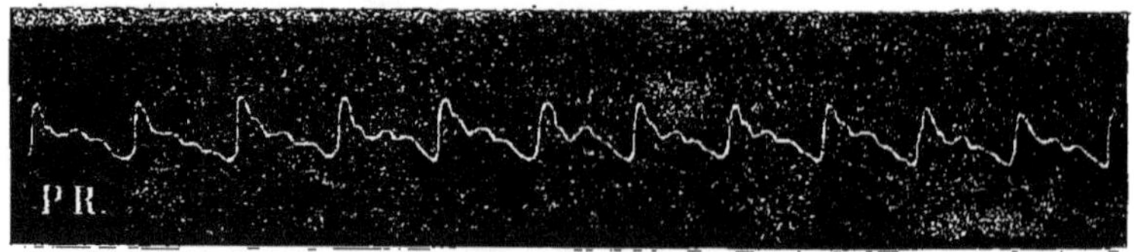

Fig. 128.

Quand la période de compensation et de tolérance a été épuisée les malades ont éprouvé de la stase veineuse et des hydropisies. La mort arrive fatalement, mais la vie est possible encore pendant longtemps.

Je n'ai pas rencontré de cas d'insuffisance des valvules de l'artère pulmonaire qui ait été confirmé par l'autopsie. Cependant, j'ai rencontré autrefois un malade dont l'auscultation donnait des bruits qu'on ne peut guère interpréter autrement. Mais, comme il n'y a pas eu de contrôle, je ne donne cette observation que sous toutes réserves.

Observation LXXIII. — Le sieur Oud..., âgé de soixante-sept ans, horloger, est entré dans mon service à l'infirmerie de l'hospice de Bicêtre, salle Saint-André, 28, le 28 mai 1872.

Le malade se plaignant d'une dyspnée, je fais l'examen de la poitrine et j'obtiens les résultats suivants :

La pointe bat dans le cinquième espace intercostal gauche, à 12 centimètres et demi de la ligne médiane. Le bord supérieur du foie correspond à l'insertion du cinquième cartilage intercostal droit. Le bord vertical dépasse un peu le sternum. Le bord inférieur du cœur est normal.

On entend à l'origine des gros vaisseaux un bruit de souffle. Ce double souffle a son maximum d'intensité dans le deuxième espace intercostal gauche. Le premier bruit est court. Le second est prolongé et doux; il se prolonge en descendant le long du bord gauche du sternum jusque dans

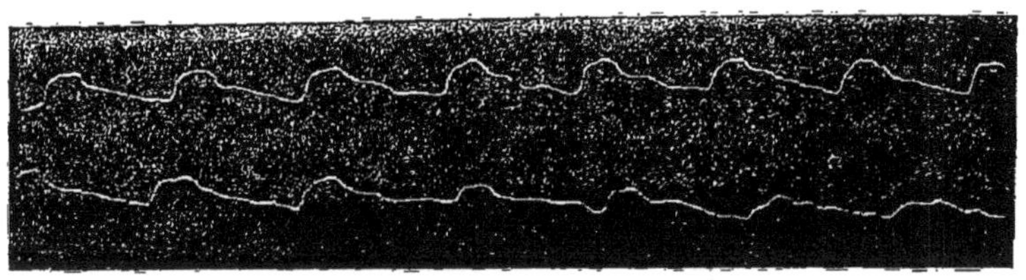

Fig. 120.

le troisième espace intercostal, exactement le long de l'infundibulum de l'artère pulmonaire. Il n'y a pas de bruit à droite du sternum ni dans les vaisseaux du cou.

Le pouls des artères radiales est athéromateux.

J'observe en ce moment à l'hôpital un malade, atteint de rhumatisme articulaire aigu, qui présente de la manière la plus nette les symptômes de l'insuffisance de l'artère pulmonaire; en voici l'observation.

Observation LXXIV. *Rhumatisme aigu, onzième attaque. Insuffisance pulmonaire.* — P... (Louis), âgé de vingt-six ans, vitrier. Entré le 7 juillet 1882, salle Saint-Henri, 5.

Le malade a déjà eu une première attaque de rhumatisme.

Cette fois, il est malade depuis sept jours; il y a quatre jours qu'il est alité.

La fièvre est assez vive, les sueurs abondantes. Douleurs et gonflement des articulations des poignets et des genoux; hydarthrose du genou droit.

On constate dans le deuxième espace intercostal gauche le premier bruit normal, puis un souffle aspiratif se propageant de haut en bas, le long du sternum, et s'entendant mieux à gauche qu'à droite. Rien à la pointe.

La pointe du cœur bat dans le cinquième espace, à 12 centimètres de la ligne médiane sternale; abaissement de 4 centimètres. Bord vertical du cœur à 4 centimètres.

Bord supérieur du foie au niveau du cinquième cartilage.

13 *juillet*. Le bruit de souffle a considérablement augmenté d'intensité.

La topographie de ce bruit forme une ellipse allongée qui commence dans le deuxième espace intercostal gauche, à 3 centimètres de la ligne médiane, se dirige vers le quatrième espace à son union avec le sternum. Cette ellipse a 8 centimètres de longueur et 3 centimètres et demi de largeur. Elle correspond par conséquent à l'artère pulmonaire et à son infundibulum. Le premier bruit, assez vigoureusement frappé, est suivi rapidement d'un bruit de souffle qui se prolonge dans la diastole. Comme timbre, il est doux, profond, en jet de vapeur.

A l'orifice aortique, on entend au contraire le claquement sigmoïde nettement frappé. De même à la pointe et à l'appendice xiphoïde.

Le bruit correspond assez bien aux deux foyers de la péricardite, avec cette différence que, dans la péricardite, le foyer pulmonaire offre un bruit systolique. Quant au foyer sternal, le bruit péricardique s'y annonce par d'autres caractères. Il est superficiel, à frottement rude, et toujours à la fois systolique et diastolique. Ici le bruit est purement diastolique. Le bruit augmente par la simple suspension de la respiration. Il tend à disparaître sous l'influence de l'effort.

C'est donc très vraisemblablement un bruit de souffle produit par une insuffisance de l'artère pulmonaire.

J'ai observé encore depuis un cas semblable, mais comme il n'y a pas eu le contrôle de l'autopsie, je crois inutile de le rapporter.

Tels sont les seuls renseignements que je puis donner sur cette lésion exceptionnellement rare.

ENDARTÉRITE DE L'ARTÈRE PULMONAIRE.

L'inflammation de l'artère pulmonaire, quoique beaucoup plus rare encore que celle de l'aorte, a pourtant été observée. On a pu même y constater l'artérite aiguë.

Cette endartérite n'a pas été rencontrée isolée, mais on la trouve mentionnée dans certaines observations d'endocardite aiguë avec végétations sur les valvules sigmoïdes de cette artère. Dans un cas, il est dit qu'il y avait une endartérite avec rugosités de la surface et adhérence d'un caillot qui se divisait bientôt pour pénétrer dans les deux branches de l'artère pulmonaire, dans lesquelles il s'avançait dans une étendue d'un centimètre.

Ces cas n'ont pas été diagnostiqués la plupart du temps, ils ont été des surprises à l'autopsie ; aussi la description n'existe-t-elle pas encore.

L'endartérite chronique y a été aussi observée. Fenger (1) a trouvé chez un homme de dix-neuf ans, à côté de végétations des valvules sigmoïdes de l'artère pulmonaire déterminant un fort rétrécissement, trois végétations grosses comme des noisettes et soixante petites siégeant au niveau de la bifurcation de l'artère et se prolongeant dans les deux branches.

Il n'est pas jusqu'à la syphilis qui n'ait placé sa marque ici tout comme sur l'aorte. O. Weber (2) en a décrit un cas :

OBSERVATION LXXV. — Il s'agissait d'une servante qui présentait des lésions syphilitiques dans la colonne vertébrale et dans le foie. Il y avait en outre, dans la branche droite de l'artère pulmonaire, des plaques ayant 2 à 3 millimètres de longueur et 5 millimètres d'épaisseur, qui faisaient saillie dans la cavité de l'artère, en rétrécissaient le calibre et ne laissaient plus à la lumière du vaisseau qu'une ouverture en forme de fente. Les plaques étaient encore recouvertes par la membrane interne ; elles étaient molles et jaunes, composées d'un tissu de granulations développées aux dépens de la tunique moyenne. La tunique externe était encore souple, mais très épaissie. Dans les deux poumons, mais surtout dans le droit, il y avait des infarctus, mais pas de tubercules. La mort fut amenée par une hémoptysie.

ATHÉROME DE L'ARTÈRE PULMONAIRE.

L'athérome de l'artère pulmonaire, quoique beaucoup plus rare que dans l'aorte, peut s'y rencontrer cependant. Il avait été signalé par Andral et par M. le professeur Bouillaud, mais c'est M. Lancereaux (3) qui a attiré de nouveau l'attention sur ce sujet par ses travaux. D'autres cas ont été observés par M. le professeur Peter, Sainton, Damaschino, Cornil (4), Mayet (de Lyon) (5), Cadet-Gassicourt (6), Yeo (7). Ces observa-

(1) Fenger, *Nord. med. Ack.*, V, 1873, n° 4, *Jahresbr.*, II, 140, cité par Quincke, *Krankheiten der Gefasse*, p. 368.

(2) O. Weber, *Syphilitische Neubildung in der Wand der arteria pulmonalis* (*Med. Central-Zeitung*, 1862, n° 52), et *Schmidt's Jahrb.*, Bd. 123, p. 174.

(3) Lancereaux, Société anatomique, 1861, p. 377. — Société de biologie, 1861, p. 124 et 125. — *Gazette médicale*, 1860.

(4) Cornil, Société anatomique, 1870, p. 166.

(5) Mayet, *Lyon médical*, 1873, t. XIII, p. 98.

(6) Cadet-Gassicourt, *Bulletin de la Société anatomique*, 1872, p. 248.

(7) Yeo (de Dublin), *Revue des sciences médicales*, 1873, t. II, p. 642.

tions sont recueillies dans la thèse de M. le docteur Sauné (1).

Les caractères de l'athérome dans l'artère pulmonaire sont les mêmes que ceux qu'il présente dans l'aorte. Les plaques sont situées surtout au niveau des éperons de bifurcation de l'artère et auprès des valvules sigmoïdes. Elles sont d'abord blanchâtres, puis jaunâtres, peuvent se montrer ulcérées ou incrustées de sels calcaires.

Une des premières conséquences de cette lésion est l'hypertrophie du cœur droit. Le fait a été observé non seulement en France, mais encore en Allemagne par Klob (2), qui constata l'hypertrophie du cœur droit chez un homme de quarante-cinq ans mort avec une dilatation de l'artère pulmonaire.

Il est difficile d'établir la valeur des autres lésions, car l'athérome de l'artère pulmonaire se trouve presque toujours en même temps que d'autres lésions du cœur et des vaisseaux.

Cependant on a noté la fréquence des thromboses, sur laquelle je reviendrai plus loin, la présence presque constante des infarctus dans les poumons et la mort subite.

Il est rare que pendant la vie on ait eu le soupçon de cette lésion. Cependant il existe une observation de J. Hope (3), qui a noté à l'auscultation un bruit caractéristique.

OBSERVATION LXXVI. — Une fois une dilatation de l'artère pulmonaire, bien que peu volumineuse, a occasionné un frémissement sensible entre les cartilages de la deuxième et de la troisième côte du côté gauche, avec impulsion. Une faible tumeur se dessinait entre les côtes.

A l'auscultation, on entendait un bruit extrêmement fort, superficiel, sec, simulant le cri de la scie, au-dessus des clavicules et au-devant de toute la région précordiale, mais qui était plus éclatant dans l'intervalle de la deuxième et de la troisième côte. Il y avait en outre hypertrophie avec dilatation du cœur.

Les causes qu'on assigne à l'athérome de l'artère pulmonaire sont : la vieillesse, l'alcoolisme, le rhumatisme et la goutte. Il faut y joindre la syphilis (voir l'observation LXXV).

(1) Sauné, thèse de Paris, 1877, p. 367.
(2) Klob, *Wochenblatt d. Ges. d. Aerzte,* 1865.
(3) *Compendium de médecine,* article AORTE, t. Ier, p. 181 et 186.

ANÉVRYSME DE L'ARTÈRE PULMONAIRE.

L'artère pulmonaire peut également présenter des anévrysmes. Ils y sont rares, il est vrai, puisque, sur neuf cent quinze cas d'anévrysmes, Crisp n'en a compté que quatre dans l'artère pulmonaire. Il est question ici seulement des anévrysmes du tronc de l'artère et non pas des anévrysmes des petites branches qui se rencontrent dans la phthisie et dont on trouvera la relation dans les traités de phthisie (1).

Il s'agit ici des anévrysmes du tronc principal, dont il a été observé plusieurs exemples. Les deux formes y ont été rencontrées : l'anévrysme vrai en fuseau et l'anévrysme faux en sac.

Les symptômes sont : une saillie proéminant dans le deuxième espace intercostal gauche, près du sternum. On y a entendu à l'auscultation des bruits très forts, tantôt systoliques, tantôt diastoliques, puis des bruits de souffle soit systoliques, soit diastoliques, au lieu d'élection.

J'en citerai deux observations. La première est extraite de mon mémoire sur le rétrécissement acquis de l'artère pulmonaire. (Société médicale des hôpitaux, 1871.)

Observation LXXVII. *Anévrysme du tronc et rétrécissement acquis des deux branches de l'artère pulmonaire.* — Un marin vigoureux, âgé de quarante-deux ans, qui avait souffert plusieurs fois de rhumatisme musculaire et de catarrhe bronchique, fut admis, le 26 décembre 1867, à la clinique du professeur Carlo Maggiorani. Depuis le mois de septembre 1866, il avait éprouvé, dans l'exercice de sa profession, des attaques de dyspnée et des battements de cœur. Ces attaques s'étaient aggravées dans les deux derniers mois, et il s'était développé un catarrhe bronchique intense. Le pouls battait 88 fois par minute, la matité cardiaque s'était agrandie. Entre les deux bruits du cœur, on entendait un souffle rude et sifflant qui était très perceptible à la base du cœur. A la place du deuxième bruit, on en-

(1) Voir Fearn, *Transact. of the Pathol. Soc.*, 1868, p. 55. — Moxon, *ibid.*, p. 55. — Rasmussen, *Hospital stidende*, 1868. — Towel, *Transact. of the Path. Soc.*, 1861. — P. Chardin, *Des anévrysmes de l'artère pulmonaire développés dans les cavernes des poumons* (thèse de Paris), 1874. — O. Frantzel, *Charité-Annalen*, 1875. — Quincke, *Krankheiten der Gefæsse*, 1879, p. 417. — Damaschino, Société médicale des hôpitaux, 1880 et 1881.

tendait un bruit de souffle doux plus marqué au niveau du ventricule droit que du ventricule gauche. Les deux silences étaient diminués. En outre, on constatait très nettement les signes du catarrhe bronchique, de l'œdème pulmonaire et de l'hypérémie du foie. L'urine avait un poids spécifique de 1022; elle contenait des phosphates disséminés et une certaine quantité d'albumine. Les extrémités inférieures étaient légèrement œdémateuses. Tous les symptômes de la maladie, notamment la dyspnée, augmentèrent rapidement.

A partir du 7 janvier 1868, on donna au malade du *veratrum viride*, qui fit tomber le pouls à 72. L'urine renfermait une grande quantité d'urates et d'albumine, et montrait des traces d'oxalate de chaux; son poids spécifique s'élevait à 1035.

Le souffle qu'on entendait entre le premier et le deuxième bruit devint rude et le premier bruit moins clair. Le visage devint légèrement cyanosé, les râles du poumon plus nombreux, et, dans l'expectoration mucoso-purulente, il se montra du sang du 8 au 9 janvier. Des deux côtés apparut un exsudat pleurétique.

Après l'administration interne de la racine de scille, du polygala et de la gomme gutte, et l'application de vésicatoires et de sinapismes aux extrémités, l'état du malade s'améliora sensiblement. Cependant, au 16 janvier, il s'aggrava de nouveau. La dyspnée et la toux devinrent pénibles, la fréquence du pouls monta jusqu'à 102 par minute. On administra de nouveau du *veratrum viride* et le pouls retomba à 60, et le 17 janvier à 52. Le pouls devint en même temps intermittent, la face pâle et les lèvres cyanosées. Le 18, le pouls tomba à 46 ; il était très faible, mais régulier. Le 18 janvier, le malade mourut subitement pendant le déjeuner.

L'autopsie, pratiquée le 20 janvier, montra le cerveau œdémateux, les sinus cérébraux et les veines méningées remplis de sang, et une hydropisie médiocre de tous les ventricules. Dans les plèvres et le péricarde, on trouva un peu de liquide. Le lobe inférieur du poumon droit était œdémateux. Du reste, on trouva dans les poumons, irrégulièrement dilatés, des places hypérémiées et d'autres anémiées. Les artères et les veines du poumon droit renfermaient peu de sang; celles du poumon gauche étaient presque complètement vides. La muqueuse des bronches était hypérémiée. Dans le péricarde, on trouva peu de sérosité. Le foie était fortement grossi et donnait à la coupe l'aspect de la noix muscade. La rate était grosse et ramollie. Les reins étaient hypérémiés et présentaient un commencement de néphrite parenchymateuse. Toutes les veines du mésentère étaient distendues par le sang.

Le cœur était hypertrophié, surtout dans le ventricule et l'oreillette du côté droit, qui étaient remplis de sang. Du côté gauche, au contraire, le ventricule et l'oreillette étaient complètement vides de sang. Les deux veines caves étaient dilatées. Le diamètre transversal du cœur mesurait à la base 12 centimètres, le diamètre longitudinal mesurait 13 centimètres de la pointe du ventricule droit jusqu'à la base. Le ventricule droit et l'oreillette du même côté avaient doublé de volume. Dans ces deux cavités, l'endocarde avait perdu sa transparence, et les colonnes charnues étaient hypertrophiées. Le diamètre de la paroi du ventricule droit mesurait 7 millimètres et demi. (D'après Bouillaud, l'épaisseur moyenne est de 5 millimètres et demi.)

L'épaisseur de la paroi de l'oreillette avait acquis en certains endroits 6 millimètres. La circonférence de l'orifice auriculo-ventriculaire droit mesurait 120 millimètres. (La moyenne, d'après Bouillaud, est de 103 à 104.) La circonférence de l'artère pulmonaire mesurait 95 millimètres. (La circonférence moyenne est, d'après Bouillaud, de 72 millimètres.) Les valvules semi-lunaires étaient grossies et épaissies; leur hauteur verticale mesurait 19 millimètres. Le tronc de l'artère pulmonaire était dilaté comme un anévrysme, et son diamètre transversal mesurait 50 millimètres.

La hauteur, prise depuis l'orifice artériel jusqu'à la bifurcation, n'avait que 30 millimètres. Au-dessus des valvules semi-lunaires, il y avait deux petits diverticulums dont la paroi n'avait qu'un demi-millimètre d'épaisseur, tandis que le reste de la paroi de l'anévrysme avait de 1 et demi à 2 millimètres. Dans l'anévrysme, il n'y avait aucune trace d'endartérite, l'épaississement de la paroi était constitué par une hyperplasie de l'adventice. La membrane propre n'était hypertrophiée et ridée qu'au niveau de la bifurcation. Entre les orifices des deux troncs de l'artère, la paroi artérielle était formée dans tout le reste de son épaisseur par un tissu conjonctif sclérosé, dur et en partie calcifié, de manière à former dans la cavité de l'anévrysme un bourrelet qui était pour ainsi dire à cheval sur la bifurcation. Cette lésion et l'hypertrophie de la membrane propre rétrécissaient le calibre de l'artère pulmonaire, et réduisaient son diamètre à 9 millimètres (au lieu de 21). Plus loin, la branche droite se dilatait de nouveau, de manière à acquérir le diamètre de 13 millimètres. L'ouverture de la branche gauche dans l'anévrysme était tout étroite et irrégulière, et n'était plus ronde. Son plus grand diamètre mesurait 10 millimètres, le plus petit 6 millimètres. Plus loin, dans la branche gauche, la membrane propre était hypertrophiée et rétrécissait la lumière du vaisseau, de manière à la réduire de 13 à 2 millimètres. En ce point, l'artère était oblitérée par un caillot tout récent (cause probable de la mort subite), et une rupture de la membrane propre formait une sorte de valvule semi-lunaire (placée à contre-sens). A partir de ce point, la lumière du vaisseau grandissait peu à peu jusqu'à acquérir 10 millimètres de diamètre; on voyait çà et là, dans la partie rétrécie du vaisseau, la membrane propre ridée, ce qui était causé par une hyperplasie et un racornissement du tissu conjonctif sous-jacent.

Du côté gauche, dans l'oreillette et le ventricule, les trabécules et les muscles capillaires étaient atrophiés et réduits à des cordons. La paroi ventriculaire mesurait de 7 à 4 millimètres (au lieu de 15 à 16 d'après Bouillaud). Le tissu musculaire était mou, friable, racorni, tandis que, au contraire, le tissu musculaire de la paroi du ventricule droit était ferme et rouge brun. Au microscope, les faisceaux primitifs du côté gauche n'avaient que la moitié de la force de ceux du côté droit, et étaient envahis en partie par des granulations graisseuses et pigmentaires, tandis que ceux du côté droit étaient normaux. L'orifice auriculo-ventriculaire gauche était normal, l'orifice aortique avait une circonférence de 64 millimètres (au lieu de 66 et demi d'après Bouillaud). Les valvules semi-lunaires étaient raccourcies, ratatinées, insuffisantes. Dans l'aorte, il y avait plusieurs points d'endartérite chronique. (Corrado Tomassi Crudeli, de Palerme, *Riv. clin.*, VII, 2, p. 37, 1868, dans *Schmidt's Jahrb.*, n° 8, p. 169, 1870.)

La seconde est empruntée à Dowse (1).

Observation LXXVIII. — Ce cas s'est présenté chez une jeune fille de dix-neuf ans qui était enceinte. La matité précordiale était très étendue, et l'on entendait au niveau de l'artère pulmonaire un bruit de souffle systolique très fort; au même endroit on percevait un thrill très marqué. La malade mourut d'une péricardite. Le péricarde était revêtu de fausses membranes et contenait un peu de sang venant de la rupture d'une petite tumeur globuleuse, du volume d'un œuf de poule, située à l'embouchure cardiaque de l'artère pulmonaire. Le sac était rempli par un caillot très dur. On constata la présence de végétations sur les valvules sigmoïdes, une dilatation du ventricule droit et une insuffisance tricuspide.

Il n'est pas impossible de voir un anévrysme de l'artère pulmonaire lié à un anévrysme de l'aorte. En général, avec ces anévrysmes, on trouve l'hypertrophie et la dilatation du cœur surtout à droite; on les a vues à gauche. On rencontre ensuite dans les poumons des infarctus, des embolies, etc.

Ces anévrysmes se rompent ordinairement et s'épanchent dans le péricarde (2).

THROMBOSES ET EMBOLIES DE L'ARTÈRE PULMONAIRE.

Rien n'est commum comme de trouver à l'autopsie des caillots dans l'artère pulmonaire. Ces caillots sont ordinairement formés soit après la mort, soit dans les derniers temps de l'ago-

(1) Dowse, *Pathological Society of London* (in *Revue des sciences médicales*, 1867, t. VII, p. 70).

(2) Voir Rokitansky, *Krankheiten der Arteria S.*, 30, obs. XII. — Dlanby, *Prager Vierteljahr.*, 1848. — Gilewski, *Wiener Med. Wochenschrift*, 1868, nos 33 à 38. — Goldbeck, *Diss. Geissen*, 1868 (cette thèse en renferme vingt cas). — Lebert, *Berlin. Klin. Woch.*, 1876, n° 20.

nie. Ils sont surtout reconnaissables à leur stratification. Vu le décubitus ordinaire des cadavres, la partie supérieure du caillot se compose presque exclusivement de fibrine, contenant bien encore quelques globules, mais la plupart de ces globules se sont amassés dans les parties déclives. De plus, ces caillots ne sont pas adhérents aux parois, ils ne sont retenus que par les prolongements qu'ils envoient dans les branches artérielles du poumon.

Le caillot formé pendant la vie n'est pas stratifié, il est d'une couleur d'autant plus foncée qu'il est plus récent. Il est plus ferme, comme condensé par l'expulsion de la sérosité (Legroux, 1856). De plus, il adhère aux parois. Cette adhérence peut ne consister qu'en un liquide plastique encore facile à détacher, mais plus tard le caillot fait corps avec la paroi et l'arrachement du caillot laisse une surface rugueuse et dépolie. En outre, l'adhérence peut être telle qu'il devienne difficile de délimiter exactement la paroi du vaisseau. Enfin, on le reconnaîtra encore aux caractères fournis par la structure et décrits par M. Pitres (1), par Zahn (2). On y voit que certains caillots peuvent être complètement formés de leucocytes, tandis que d'autres fois le caillot est formé de globules rouges.

Les embolies diffèrent des thromboses, en ce que, au lieu de trouver un tissu plus ou moins homogène, on trouve dans l'intérieur d'un caillot relativement récent une masse dont la couleur et la structure diffèrent. C'est tantôt un caillot plus ancien, déjà plus ou moins dégénéré ; d'autres fois un caillot encore récent sur lequel on peut reconnaître l'empreinte des valvules des veines. D'autres fois, le noyau de l'embolie est constitué par des débris de cancer, des fragments de valvules ou du pus. Je ne puis reprendre ici toute l'histoire des embolies pulmonaires, si bien décrites dans la thèse du professeur Ball (3). Les caractères distinctifs des thromboses et des embolies sont relevés dans le tableau suivant :

(1) Pitres, Société anatomique, 26 février 1875.

(2) Zahn, *Untersuchungen über Thrombose Bildung der Thromben* (*Virchow's Archiv*, 1874).

(3) Ball, *Des embolies pulmonaires* (Thèse de doctorat, 3 janvier 1862).

THROMBOSES.	CAILLOTS EMBOLIQUES.
Débutent par de petites ramifications. Caillot arborescent.	S'arrêtent sur les éperons et valvules au niveau des bifurcations.
Structure homogène dans toute la longueur du caillot.	Masse blanchâtre environnée de coagulums mous.
Forme régulière.	Forme irrégulière.
Extrémité cardiaque arrondie.	
Texture stratifiée.	Texture irrégulière.
Ne remplissant pas exactement le calibre du vaisseau.	Distendent le vaisseau sans adhérer à ses parois.

M. Camille Favre (1) a fait une étude attentive de la thrombose de l'artère pulmonaire, à l'école du professeur Charcot.

Le fait le plus frappant, c'est la mort subite au milieu d'un état cachectique. Le début des accidents est aussi brusque dans la thrombose que dans l'embolie (2). Quelquefois ces accidents soudains ont été précédés pendant quinze jours d'une dyspnée (3).

Ainsi donc, l'état cachectique des sujets ou l'état puerpéral, la présence de thromboses dans les membres inférieurs, la dyspnée croissante; le début subit d'une anxiété respiratoire excessive, d'une détresse respiratoire, une cyanose brusque avec refroidissement général, le crachement de sang: tels sont les signes qui, avec la mort rapide, indiquent la formation d'une thrombose ou d'une embolie de l'artère pulmonaire.

La soudaineté plus ou moins grande de l'attaque, pas plus que la répétition des menaces de l'attaque, ne permet de différencier ces deux maladies.

Le malade n'échappera à la mort que s'il s'agit d'une embolie de petit volume qui n'oblitérera pas toute la circulation de l'artère pulmonaire.

Enfin, il est possible de trouver des coagulations dans l'artère pulmonaire, produites par des causes pathologiques situées en dehors de ce vaisseau. M. P. Oulmont (4) a rapporté un cas d'a-

(1) C. Favre, *Étude sur la thrombose de l'artère pulmonaire* (Thèse de Paris, 1875, nº 412).

(2) Homolle, Société anatomique, 1874, p. 103.

(3) Bucquoy et Hanot, cités par C. Favre.

(4) P. Oulmont, *Progrès médical*, 1er janvier 1881.

névrysme sacciforme ayant entraîné la compression de la branche gauche de l'artère pulmonaire et une pneumonie interstitielle chronique, analogue à celui de M. Hanot (1). D'autres fois, la compression a été produite par des ganglions bronchiques (2), ou des ganglions du médiastin, enfin par des tractus des poumons, résultats de la pneumonie interstitielle.

(1) Hanot, *Archives de médecine*, 1876.

(2) Barety, thèse, obs. LXXXIII.

CHAPITRE XXVII

DES MALADIES DU MYOCARDE.

Le myocarde constitue un tissu particulier. Bien qu'il fasse partie des muscles soustraits à la volonté, le myocarde se rapproche des muscles volontaires par sa charpente fibreuse, par les tendons terminaux de ses fibres, par sa couleur rouge si prononcée et enfin par la striation de ses fibres.

Voilà par quels caractères le myocarde se rapproche des muscles volontaires, mais il en diffère par les traits suivants : le volume des fibres est plus petit. Tandis que le diamètre moyen des fibres striées des muscles volontaires est de 6 centièmes de millimètre à 8 centièmes de millimètre, celui des fibres charnues du cœur ne dépasse pas 2 centièmes de millimètre.

Les fibres striées des muscles volontaires se groupent en faisceaux secondaires, puis tertiaires, isolés les uns des autres par du tissu conjonctif, formant à chaque faisceau une gaine de plus en plus épaisse à mesure que ceux-ci deviennent plus volumineux. Celles du cœur ne se groupent pas en faisceaux parallèles et graduellement croissants.

Chaque fibre dans les muscles volontaires est entourée d'une gaine ou sarcolemme qui l'isole complètement des fibres voisines. Celles du cœur sont dépourvues de sarcolemme. Quelques auteurs admettent, il est vrai, que ce sarcolemme existe et qu'il est seulement extrêmement délié. Ch. Robin n'hésite pas à affirmer qu'il fait complètement défaut. M. Sappey est du même avis.

Enfin, les fibres charnues du cœur, loin de rester parallèles et indépendantes, se divisent; s'unissent entre elles et constituent par leurs divisions incessantes et leurs continuelles anastomoses un réseau inextricable, qui les rend solidaires les unes des autres et les force à se contracter ensemble (1) (fig. 130).

D'après Weismann (de Francfort), les fibres cardiaques commencent chez le fœtus par des cellules fusiformes renfermant un ou deux noyaux ovalaires. Le contenu est d'abord homogène. Plus tard, les stries transversales viennent à se montrer en commençant par la périphérie. Au quatrième mois, elles existent sur toute la largeur (2).

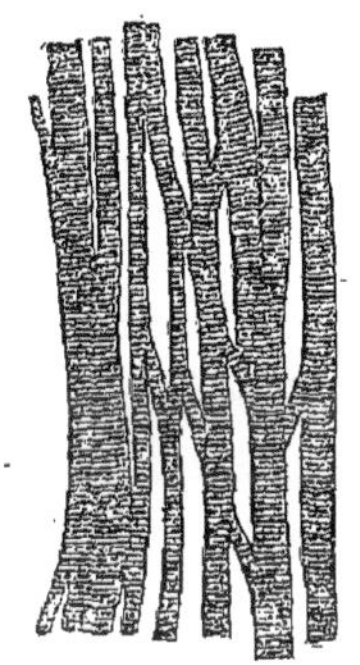

Fig. 130.

Au total, le myocarde, malgré ses différences histologiques, se rapproche beaucoup des muscles volontaires; ses propriétés physiologiques l'en rapprochent plus encore.

Bien que l'exploration du myocarde diffère de celle des muscles volontaires, les tracés fournis par le myographe sont en tout semblables.

Tandis que la courbe inscrite par le muscle volontaire est formée par les raccourcissements en longueur, la courbe inscrite par le muscle cardiaque est fournie par son épaississement en largeur au moment de la contraction. Mais ces deux phénomènes de raccourcissement dans le sens de la longueur et épaississement dans le sens de la largeur sont tellement connexes, que les courbes obtenues sont identiques. Ainsi, la forme de la systole du muscle cardiaque est celle d'une secousse musculaire. La période ascendante qui correspond au raccourcissement du muscle est plus brève que la période descendante, c'est-à-dire du retour du muscle à sa longueur primitive.

La fatigue modifie dans le même sens la systole du cœur et la secousse d'un muscle. De part et d'autre, il y a diminution de l'amplitude et augmentation de la durée du mouvement.

La chaleur et le froid impriment les mêmes caractères à la systole du cœur et à la secousse d'un muscle. La chaleur donne à ces mouvements de la brièveté et de l'énergie, le froid les affaiblit et les allonge.

La systole n'a pas la même durée dans les différentes parties

(1) Sappey, *Traité d'anatomie descriptive*, 3e édit., t. II, p. 490, 1876.
(2) *Archives de médecine*, janvier 1862.

du cœur. L'oreillette accomplit la sienne beaucoup plus vite que le ventricule.

Au début de chaque systole il se produit une variation électrique qui se traduit par une secousse dans une patte galvanoscopique. Ainsi, la variation électrique du myocarde suit les mêmes phases que les changements de longueur de ses fibres musculaires.

Lorsque le cœur se contracte, toutes les fibres n'entrent pas à la fois en contraction, le mouvement systolique se propage de la base à la pointe, c'est-à-dire des oreillettes aux ventricules, et chemine le long du cœur par une sorte de mouvement péristaltique. D'après Engelmann (1), la propagation se fait dans le tissu musculaire de cellule à cellule, indépendamment de toute action nerveuse (2).

La série des mouvements du cœur équivalant à une série de secousses successives, il s'ensuit que ces monvements seront de plus en plus étendus à mesure qu'ils auront plus de temps pour s'accomplir en entier. L'accélération du rythme du cœur aura donc pour effet de rendre les mouvements moins étendus (*pulsus miurus*).

C'est au sang que le myocarde emprunte les éléments de la force qu'il dépense en se contractant; aussi le cœur vide de sang cesse-t-il bientôt de se contracter quand il a épuisé le sang qu'il contenait encore dans ses vaisseaux. La ligature des artères coronaires sur un mammifère arrête les mouvements du cœur au bout de deux minutes. Une goutte de sang qu'on laisse tomber sur un cœur de grenouille y réveille presque instantanément les mouvements éteints.

Le myocarde est excitable par des excitations traumatiques,

(1) Engelmann, cité par Marey, *La circulation du sang à l'état physiologique et dans les maladies*, p. 32, 1881. Tous ces détails sur la physiologie du myocarde sont empruntés à cet ouvrage.

(2) Engelmann avait trouvé cette vitesse de propagation égale à 25 millimètres par seconde, un cinquième de seconde pour parcourir le ventricule de la base au sommet. Suivant J. Burdon, Sanderson et J.-N. Page, cette propagation se fait dans toutes les directions. Klug, en opérant sur des lapins, aurait vu que la pointe se contracte la première; sur un cœur ralenti battant dix fois par minute, la contraction de la pointe précéderait celle de la base de trois à quatre centièmes de seconde. (*Revue des sciences médic.*, 15 octob. 1881.)

piqûre, choc, etc.; mais ces excitations sont localisées aux points touchés, alors même que l'excitabilité électrique assez forte ne provoque plus de systole.

Cette excitabilité est purement réflexe, car le myocarde est insensible, témoin l'observation du fils de lord Montgomery, qui, à la suite d'une blessure reçue dans l'enfance, avait une perforation des parois thoraciques et une ouverture béante, au fond de laquelle on voyait battre le cœur. Harvey put introduire le doigt dans cette cavité, toucher le cœur et le sentir battre sans provoquer aucune sensation chez le patient. Il en était de même chez Eugène Groux (de Hambourg), atteint d'une fissure du sternum, chez lequel nous avions constaté le même fait en 1862. Il en est de même des thermomètres et des sondes manométriques qu'on introduit dans le cœur des animaux. Ces instruments ne provoquent aucune douleur ; mais, si leur introduction est brusque, ils provoquent des troubles cardiaques par action réflexe.

Une dernière question reste à poser. On sait que le rythme du cœur n'est produit ni par le nerf pneumogastrique ni par les nerfs du grand sympathique. Le nerf pneumogastrique modère le rythme ou le suspend, mais ne le produit pas ; les nerfs du grand sympathique l'accélèrent, mais ne le produisent pas davantage. Le cœur coupé au-dessous du sillon auriculaire conserve encore cependant du rythme. M. Ranvier est arrivé par une série d'expériences à démontrer que le rythme appartient bien au muscle cardiaque lui-même et non à des petits centres ganglionnaires. Il rétablit le rythme en agissant au moyen d'un courant d'induction sur la pointe du cœur séparée qui ne contient pas de cellules nerveuses (1). M. Marey avait montré en 1876 que l'excitabilité du myocarde par des courants électriques n'existe que pendant la période de repos du cœur et qu'elle est inefficace pendant la période d'activité systolo-diastolique. MM. Dastre et Marcacci viennent de confirmer cette expérience non plus seulement sur le cœur entier, mais sur la pointe du

(1) Ranvier, *Cours du Collège de France*, XXVIe leçon, recueillie par le docteur J. Renaut (*Progrès médical*, 16 août 1879).

cœur où le muscle est dépourvu de ganglions (*Gazette des hôpitaux,* 28 mars 1882).

W.-H. Gaskell (1) est arrivé aux mêmes conclusions dans ses expériences sur le myocarde de la tortue.

M. Laborde, préparateur de physiologie à la Faculté, montre de même le rythme cardiaque établi sur l'embryon de poulet avant qu'il y ait un système nerveux développé. Cette loi est fondamentale, car elle prouve que les troubles nerveux peuvent bien altérer la fréquence des battements du cœur, mais que les altérations du myocarde sont la cause de l'altération du rythme.

MYOCARDITE.

La myocardite est l'inflammation du myocarde. Elle peut être aiguë ou chronique, générale ou partielle ; cette dernière forme peut être purulente ou fibreuse.

La myocardite est souvent une extension de l'endocardite ou de la péricardite.

Le lieu d'élection de la myocardite pendant la vie extra-utérine est le ventricule gauche. Pendant la vie intra-utérine, c'est le contraire, et la myocardite du ventricule droit est la cause la plus ordinaire des affections congénitales du cœur.

Les oreillettes sont rarement atteintes seules ; elles ne le sont que quand la myocardite se généralise.

MYOCARDITE AIGUË (2).

La myocardite n'est presque jamais primitive, peut-être seulement dans quelques cas de traumatisme. La myocardite secondaire fait suite le plus ordinairement à une endocardite ou à

(1) W.-H. Gaskell, *On certain points in the function of the cardiac muscle* (*Proceedings of the Cambridge philosophical Society,* 1882).

(2) Il faut, avant d'admettre une lésion comme produite par la myocardite, s'assurer que l'altération du tissu n'est due ni à la putréfaction, ni à la macération cadavérique, ni à l'atrophie graisseuse, ni à l'amaigrissement. Dans ces cas, l'altération est générale et disséminée partout, et ces éléments n'ont pas subi de modifications de texture. Enfin, on s'assure s'il ne s'agit pas d'une infiltration graisseuse du tissu conjonctif.

une péricardite. Il est rare qu'elle soit produite par une maladie des organes voisins (pneumonie ou pleurésie). Ce n'est que dans quelques cas rares que des ulcérations du poumon ont amené des thromboses dans les veines pulmonaires, thromboses qui se sont détachées et sont devenues des embolies qui se sont arrêtées dans les artères coronaires ; il y a eu alors des myocardites purulentes circonscrites.

Dans le cours des affections générales, dans le rhumatisme et surtout dans le cours des maladies infectieuses, le typhus, on voit une myocardite parenchymateuse diffuse. Dans l'infection purulente et l'état puerpéral, on rencontre des myocardites purulentes.

Quand la lésion est étendue, on trouve le péricarde moins transparent, avec des taches ecchymotiques. Le muscle cardiaque est foncé ou décoloré, gonflé par le caractère hémorrhagique de l'inflammation ; il est jaune feuille-morte ; sa consistance est moins élastique, rarement augmentée, en général diminuée et très friable. Ce ramollissement, qui est visible à l'œil nu, avait déjà été vu par Chomel et Laroque ; mais il a fallu arriver à l'examen microscopique pour se rendre un compte exact de ces lésions.

C'est Stein (1) qui les a décrites le premier ; puis sont venus les travaux de Fomman (2), P. da Venezia (3), Wunderlich, Wagner (4), Klob (5), Godineau (6), Oppolzer (7), Bernheim (8),

(1) Stein, *Untersuchungen über Myocarditis*, Munich, 1861.

(2) Fomman, *Parenchymatœse Myocarditis mit lethalem Verlaufe bei Grippe* (*Prager Vierteljahrschrift*, I Bd., 1862).

(3) P. da Venezia, *Sulla vera cardite o miocardita* (*Giorn. venet. di scienze med.*, Gênes, 1862).

(4) Wunderlich et E. Wagner, *Acute Entzundung der linken Herzvorhofes* (*Archiv der Heilkunde*, Heft 3, 1864).

(5) Klob, *Zwei Falle von Myocarditis* (*Wiener Med. Wochenblatt*, 1865); *Zur Patholog. Anatomie der Myocarditis* (*Wiener Med. Wochenschrift*, n° 14, 1866).

(6) Godineau, *De la péricardite, de l'endo et myocardite* (*Presse médicale*, n° 30, 1866).

(7) Oppolzer, *Ueber einige Formen von partielles Myocarditis* (*Wiener med. Zeitung*, n° 1, p. 4, 1867).

(8) Bernheim, *De la myocardite aiguë* (thèse de Strasbourg, n° 4, 1867).

M. Roth (1), Moxon (2), Will.-R. Sanders (3), Desnos et Huchard (4), Ph. P. Smith (5), Edwards Crisp (6), Hayem (7), Jaccoud (8), Sevestre (9), Bouchut (10), Labadie-Lagrave (11), etc.

Ces altérations consistent dans une dégénérescence granulo-graisseuse et dans une dégénérescence spéciale, appelée *dégénérescence vitreuse*. Ces altérations sont disséminées sur diverses fibres, çà et là, d'uue manière très irrégulière. On observe, en outre, une multiplication des organes musculaires et une tuméfaction du protoplasma ambiant.

La fibre musculaire est en somme tuméfiée ; elle prend un aspect trouble, ses stries disparaissent ; entre les stries apparaissent les granulations graisseuses, en même temps qu'on observe la prolifération des noyaux. Si les fibres ne sont atteintes que dans une partie de leur longueur, le gonflement partiel forme des bosselures. On trouve, en outre, dans le tissu interstitiel, un grand nombre d'éléments cellulaires nouveaux. M. Hayem y a vu, en outre, une véritable endartérite des petits vaisseaux.

A un degré plus élevé, les granulations graisseuses sont accolées les unes contre les autres, et la transformation graisseuse est totale. Enfin il se forme des foyers de ramollissement, de véritables abcès.

Les infarctus se distinguent de ces foyers par les caractères

(1) Roth, *Ein Fall von Herzabscess* (*Virchow's Archiv*, Bd. 38, p. 572, 1867).

(2) Moxon, *Cases of abscess of the heart, bursting into the left ventricle* (*Transact. of Path. Soc.*, XX, p. 113, 1869).

(3) Will.-R. Sanders, *Partial fibroid degeneration, the result of myocarditis* (*Edinb. Med. Journ.*, février 1869).

(4) Desnos et Huchard, *Des complications cardiaques dans la variole et notamment dans la myocardite varioleuse* (*Union médicale*, 1870-1871).

(5) Ph.-P. Smith, *Suppuration of the heart* (*Transact. of Pathol. Soc.*, XXI, p. 94, 1871).

(6) Éd. Crisp, *Abscess in the left wall of the heart in Pyæmia* (*Transact. of Pathol. Soc.*, XXIII, nº 12, 1872).

(7) Hayem, *Leçons sur les manifestations cardiaques de la fièvre typhoïde* (*Progrès médical*, 1875).

(8) Jaccoud, *Note sur les phlegmasies cardiaques liées à l'érysipèle de la face* (*Gaz. hebd.*, 1873).

(9) Sevestre, *Des manifestations cardiaques dans l'érysipèle de la face* (thèse de Paris, 1874).

(10) Bouchut, Académie des sciences, juillet 1872.

(11) Labadie-Lagrave, thèse de Paris, 1873.

suivants : au-dessous de la séreuse, le myocarde est décoloré ; cette partie décolorée est entourée d'un cercle rouge ; puis, quand l'infarctus devient le siège d'une inflammation éliminatrice, il ne se distingue plus du foyer inflammatoire que par l'oblitération du vaisseau nourricier.

La partie la plus fréquemment atteinte est la pointe du ventricule gauche, puis la base, à la paroi postérieure, tout près des valvules aortiques, dans la cloison près de la base, plus rarement dans les muscles papillaires et les fibres du ventricule droit.

S'il y a en même temps endocardite ou péricardite, on trouve, au niveau de la lésion, ces membranes altérées. Ce sont, en général, les formes les plus graves.

MYOCARDITE INTERSTITIELLE.

C'est la forme purulente; on trouve, au milieu des fibres altérées, du tissu conjonctif transformé en pus. Le pus est collecté en petits foyers de la grosseur d'une tête d'épingle à celle d'un haricot, ou bien il fuse en traînées plus ou moins longues.

On s'est demandé aux dépens de quels éléments anatomiques le pus s'était formé. O. Weber (1) a pensé que c'était aux dépens des fibres musculaires, et Demme (2) aux dépens des noyaux des parois vasculaires. Dans certains cas de pyohémie, il y a un grand nombre de petits foyers. Rindfleisch les a vus remplis de vibrions.

Quand l'abcès a été le résultat d'une embolie, on trouve, au milieu d'un petit caillot, un commencement de désagrégation purulente.

DES ABCÈS DU MYOCARDE.

Quand le travail inflammatoire de l'endocardite se termine par un abcès, on observe les caractères suivants : l'abcès est gros, on le voit faire saillie sous le péricarde et sous l'endocarde, qui, à ce niveau, est violacé et donne l'aspect d'une ecchymose. Cet

(1) O. Weber, *Virchow's Archiv*, Bd. XV, *Zur Entwickelungs-geschichte des Eiters*.

(2) R. Demme, *Beitrage zur Anatomie und Diagnostik der Myocarditis* (*Schweiss. Zeitschr. für Heilkunde*, I, 79 et 461).

abcès peut s'ouvrir dans le péricarde et y déterminer la lésion d'une péricardite purulente. Il peut, au contraire, s'ouvrir dans l'endocarde. Le pus est alors entraîné dans la grande circulation et y forme des thromboses de mauvaise nature, sous forme d'abcès métastatiques, dans la rate, les reins, le cerveau, etc.

Si la perforation a lieu dans le ventricule droit, le processus métastatique se développe dans le poumon. Le processus peut encore se terminer par une rupture du cœur ou par la rupture de l'un des muscles papillaires, ou enfin par la formation d'un anévrysme partiel du cœur, qui peut ensuite produire par lui-même une rupture du cœur.

D'autre part, la guérison d'un pareil abcès est possible; il se forme alors, par prolifération du tissu conjonctif, une cicatrice durable, entraînant quelquefois des déformations particulières (1).

Enfin on a vu de tels abcès s'enkyster et subir l'incrustation calcaire.

Quand l'abcès siège dans la partie supérieure de la cloison, il n'a pas de tissu pour s'étendre, et il peut alors s'ouvrir dans les deux ventricules, établissant ainsi une communication (acquise) entre les deux cœurs, communication qui peut rester définitive ou qui peut même se combler et se cicatriser. Enfin ces abcès de la cloison peuvent atteindre une valvule semi-lunaire ou une valvule auriculo-ventriculaire, ou bien enfin faire communiquer entre elles deux cavités du cœur séparées normalement.

Le ramollissement du tissu par l'inflammation entraîne le gonflement du myocarde, mais non pas l'hypertrophie ; il produit encore une certaine dilatation par la perte de la tonicité. Il en résulte encore une moindre énergie dans la circulation et une tendance à la stagnation du sang, par suite, à la formation de caillots dans le cœur. Il se fait encore des végétations cardiaques et des thromboses.

Il résulte de cette moindre énergie de la circulation une stase veineuse, de la congestion des poumons, du catarrhe bronchique, de l'œdème pulmonaire, des infarctus hémorrhagiques, de l'œdème des méninges et du cerveau, une forte congestion du

(1) Voir, plus loin, deux observations de rétrécissement pulmonaire préartériel produit par de semblables cicatrices, observations LXXIX et LXXX.

foie et de la rate, et dans la rate en particulier, des infarctus hémorrhagiques.

Buhl (1), Stein et Demme ont constaté que la myocardite s'accompagnait fréquemment d'un processus pathologique analogue dans les reins, par exemple de néphrite parenchymateuse. Mais il est souvent difficile de décider quel est l'organe qui a été le point de départ des lésions.

Le sang altéré devenu plus fluide devient une cause d'ecchymose sur les séreuses comme sur les muqueuses, et la stase veineuse entraîne l'hydropisie du tissu conjonctif musculaire et des cavités séreuses.

Dans la myocardite secondaire on retrouve en outre les maladies primitives : typhus, variole, érysipèle, etc.

DIAGNOSTIC.

La myocardite qui se développe dans le cours d'une affection grave comme la fièvre typhoïde, la variole, l'érysipèle, l'infection purulente, la tuberculisation aiguë, la dysenterie, ne s'annonce pas d'une manière bruyante et on ne la reconnaît guère que par un examen attentif et quotidien du cœur et des autres organes de la circulation, en même temps que des désordres du système nerveux.

Quand on assiste au début de l'affection, on trouve d'abord une certaine excitation du cœur avec de la dyspnée que n'explique pas l'état pulmonaire.

Stokes n'avait constaté que l'affaiblissement du premier bruit; mais Hammernijk (2), puis Stein, Demme, Skoda (3), Friedreich, Von Dusch (4), Hayem, Desnos, Huchard, Schrœtter (5) ont constaté la présence d'un bruit de souffle par atonie ou parésie du myocarde.

On se rappellera que c'est l'explication que j'ai cru pouvoir

(1) Buhl, *Zeitschrift für rationelle Med.*, n° XIII, 32.

(2) Hammernijk, *Carditis als eine bis jetz nicht gekannte Ursache von Insufficienz der Kammer klappen*, 1843.

(3) Skoda, *Allgemeine Wien. Med. Zeitung*, 1863.

(4) T. von Dusch, *Lehrbuch der Herzkrankheiten*, 1868, p. 65 et 135.

(5) Schrœtter, *Krankheiten des Herzfleiches*, p. 253, 1879.

donner de certains bruits de souffle passagers dans l'endocardite rhumatismale, tandis que M. le professeur Potain croit en pareil cas à une contracture. Stokes a bien constaté parfois un bruit de souffle, mais il l'a attribué à un état nerveux ou anémique.

Siège. Ce bruit n'a pas été nettement précisé comme siège, il paraît d'abord près de la pointe, puis se déplace vers le sternum et remonte vers la droite et l'origine des gros vaisseaux. MM. Desnos et Huchard attribuent cette migration du bruit à l'envahissement de la lésion qui commence par le ventricule gauche et se communique ensuite au ventricule droit. M. Hayem admet cette hypothèse que le bruit d'abord de nature paralytique devient ensuite anémique.

MM. Desnos et Huchard pensent en somme qu'il s'agit d'abord d'une insuffisance paralytique de la valvule mitrale, puis d'une insuffisance de la valvule tricuspide. Je n'ai rencontré encore que l'affaiblissement du premier bruit et non pas le souffle, sans quoi j'en aurais déterminé la topographie avec précision.

Au point de vue du temps, le bruit est systolique; ce n'est que dans des cas exceptionnels où une valvule semi-lunaire est venue à être atteinte et à faire défaut que le bruit passe à la fin de la systole, comme celui de l'insuffisance aortique.

Enfin, comme timbre, le bruit est doux, diffus, profond.

Sous le rapport de l'évolution de la maladie, le trouble commence à se montrer par le simple affaiblissement du premier bruit et ce n'est que plus tard que survient le souffle. Ce souffle est transitoire. En effet, deux circonstances se présentent : ou le malade guérit et alors le cœur reprend de l'énergie et le souffle cesse, ou le malade va plus mal, l'asystolie se prononce et le bruit de souffle diminue et finit par disparaître. Les bruits du cœur ne donnent plus alors que le murmure asystolique (Parrot).

Le bruit de souffle ne persiste que si le malade guérit avec une cicatrice qui gêne le jeu d'une valvule, ou apporte un rétrécissement notable d'un des passages (rétrécissement pulmonaire préartériel).

Il est encore un autre phénomène qui a été noté, c'est le dédoublement tantôt de l'un, tantôt de l'autre des bruits du cœur; phénomène qui s'explique ici moins par l'augmentation de certaines résistances ou tensions, que par la perte de l'unité d'action dans la systole ventriculaire.

L'inpulsion et le choc du cœur diminuent et ne consistent plus que dans une sorte de trémulation désignée par Lancisi sous le nom de *tremblement du cœur*.

Dans les derniers temps on voit encore l'étendue du battement s'accroître en surface, phénomène que MM. Desnos et Huchard attribuent justement à la dilatation cardiaque.

Le pouls traduit du reste très bien ces différentes phases par lesquelles passe le cœur. D'abord fort et vibrant pendant un court espace de temps, le pouls perd bientôt de sa force et de sa régularité. Il devient mou, petit, dépressible et intermittent par suite de contractions insuffisantes des ventricules (fausses intermittences). Le pouls est de plus oscillatoire, *polycrote* (Desnos et Huchard).

Notons surtout que la perte du rythme est le signe réel de la myocardite, la fréquence ou le ralentissement étant dus aux nerfs du grand sympathique et du pneumogastrique.

La faiblesse du pouls indique que dans les viscères l'irrigation artérielle doit être insuffisante et la circulation veineuse languissante. Cet état se traduit bientôt pour le cerveau par du délire. Ce délire n'est pas l'agitation incohérente avec tendance au suicide de la période d'invasion ou d'état, ou bien un subdélirium terminal ou délire de dépression avec des convulsions générales ou partielles ou quelquefois une simple trémulation des muscles des membres, puis survient le coma. Les respirations deviennent irrégulières, inégales, saccadées, moins fréquentes, pendant que les mouvements du cœur deviennent de plus en plus fréquents et de plus en plus faibles (palpitations paralytiques de G. Sée, dues à l'olighémie bulbaire et à la diminution d'action des nerfs pneumogastriques).

La congestion passive des bronches vient se joindre aux autres lésions pulmonaires, pustules des bronches (Desnos et Huchard), infarctus, abcès métastatiques, etc.; alors arrivent l'asphyxie, la cyanose, les sueurs visqueuses, le refroidissement. Demme a noté en même temps l'oligurie avec albuminurie et oxalurie.

Quand la myocardite ne se traduit que par un affaiblissement du premier bruit ou qu'elle vient à produire un bruit de souffle, les caractères si précis que j'ai fournis pour le souffle de la péricardite au point de vue du lieu, du temps et du timbre suffiront pour faire le diagnostic; mais, quand survient la période d'asystolie, il est bien difficile de dire si l'on a affaire à une myocardite, une péricardite ou un hydropéricarde.

On sera bien plus guidé en pareil cas par l'évolution de toute la maladie, dont on devra soupçonner la complication la plus ordinaire.

La marche de la myocardite est en général rapide et sa durée est de trois à huit jours ; mais dans les cas qui se terminent par la guérison la durée est plus longue, Demme en a observé de quarante-trois jours. La terminaison ordinaire est la mort, la guérison l'exception.

En voici cependant des exemples :

Observation LXXIX. *Rétrécissement de l'infundibulum de l'artère pulmonaire. Myocardite ancienne.* — Chez un gros buveur d'environ quarante ans, atteint d'une cyanose très accusée et d'une hydropisie générale, on trouva l'altération du cœur suivante :

Le cœur a presque doublé d'étendue, aussi bien en longueur qu'en largeur, tant par la surcharge graisseuse de sa surface que par la dilatation du ventricule gauche et l'hypertrophie excentrique de la moitié droite du cœur (aussi bien l'oreillette que le ventricule).

La paroi du ventricule gauche n'a plus guère, comme épaisseur, que celle qu'on trouve d'ordinaire au ventricule droit. Le ventricule droit a acquis, au contraire, l'épaisseur qu'on trouve d'ordinaire au ventricule gauche.

Dans la cloison ventriculaire, immédiatement au-dessous des valvules de l'aorte, on trouve une ouverture fistuleuse ronde ayant un demi-pouce de diamètre, avec bord mince tendineux. Tout autour, l'endocarde est manifestement épaissi et strié de lignes cicatricielles. La substance musculaire de la cloison est tirée par des cordes blanchâtres, si bien qu'*il n'est pas douteux qu'il n'y ait eu là autrefois une inflammation du myocarde et de l'endocarde. Les origines de l'aorte et de l'artère pulmonaire sont soudées par une masse calleuse et en partie ossifiée qui fait le tour de l'orifice pulmonaire et vient rejoindre la partie musculaire du ventricule; si bien que l'orifice pulmonaire a été entraîné et que l'infundibulum est notablement rétréci.* Au contraire, l'orifice aortique est dilaté. *Les valvules de l'artère pulmonaire sont dures, épaissies et ossifiées à leur bord adhérent; l'ouverture qu'elles laissent entre elles permet à peine de passer une plume d'oie.* Au-dessous d'elles (entre les valvules et le trou de la cloison), la paroi ventriculaire est rugueuse et contient de fines plaques osseuses. Les valvules aortiques sont de même calleuses, épaissies, enroulées et ossifiées par endroits. La surface interne du tronc de l'artère pulmonaire, qui ne paraît pas rétréci, est normale comme celle de l'aorte. Les valvules veineuses ne sont pas altérées. Dans l'oreillette droite qui est notablement agrandie, les muscles pectinés sont hypertrophiés, et la cloison qui sépare les oreillettes est blanche et épaissie. (Communiquée par lettre du docteur Bock, de Leipzig, au professeur Dittrich, in *Prager Vierteljahrschrift*, I, 1852.)

Observation LXXX. *Rétrécissement de l'infundibulum de l'artère pulmonaire. Myocardite ancienne.* — Anna Kolis, domestique, âgée de trente ans, entra à l'Hôpital général le 6 mars 1851, et vint, le 5 avril, dans la division des maladies de poitrine. Elle ne se souvient pas d'avoir été malade. Il y a à peu près un an qu'apparurent des douleurs dans les extrémités inférieures et dans la moitié gauche de la poitrine, en même temps que des battements de cœur. Ces palpitations, étant insupportables, la forcèrent à se faire examiner et à se mettre en traitement.

On nous présentait la malade comme atteinte d'un rétrécissement de l'orifice veineux gauche. Cette opinion tenait à une erreur dans l'examen du choc de la pointe.

Au moment de la systole, toute la région cardiaque, depuis le troisième jusqu'au sixième espace intercostal, se rétractait mollement, comme cela se voyait par les mouvements du sein, et, dans la diastole, la poitrine reprenait sa forme avec la même force, si bien qu'à un examen superficiel, ce mouvement diastolique pouvait être pris pour un choc de la pointe, qui, au contraire, n'était pas perceptible. La matité, à la percussion, s'étendait en hauteur depuis la troisième côte jusqu'à la sixième, et en largeur depuis la moitié du sternum jusqu'à la ligne mammaire. La limite supérieure était presque aussi large que la limite inférieure. L'inspiration et l'expiration ne la modifiaient pas.

Le long du bord gauche du sternum, on percevait un frémissement fort, prolongé, remplissant tout le temps de la systole et terminé par un deuxième bruit sans vigueur. Ce frémissement se prolongeait plus à gauche qu'à droite, et avait son maximum d'intensité au point d'insertion du troisième cartilage gauche sur le sternum. Ce frémissement, sensible à la main, s'accompagnait à l'auscultation d'un souffle intense. Dans la région de l'aorte et de la pointe du cœur, il était plus faible qu'au bord gauche du sternum; partout on entendait le deuxième bruit, qui était faible.

Les battements du cœur étaient irréguliers; il y avait des systoles plus faibles, et alors le souffle était également faible. On entendait dans les carotides les deux bruits, le premier remplacé par le souffle; elles battaient faiblement; pouls radial très petit et faible.

Le souffle dont il a été question se percevait en arrière de la poitrine, du côté gauche, près de la colonne vertébrale, depuis l'épine jusqu'à la pointe du scapulum. Il nous a semblé, en outre, que nous entendions un souffle diastolique au milieu du sternum, mais il était si faible que nous n'avons pu être fixé à cet égard.

Diagnostic. L'adhérence du péricarde avec le cœur, avec la lame gauche du médiastin et la plèvre costale nous paraît établie ici d'après les leçons de Skoda et notre propre expérience. Quant aux vaisseaux, voici ce qu'on peut supposer : un rétrécissement de l'aorte et peut-être de l'artère pulmonaire.

La malade devint hydropique, fut frappée d'une apoplexie droite, avec perte de la parole et de la mémoire ; elle fut paralysée, du côté gauche, du mouvement et de la sensibilité. Cette paralysie ne fut pas complète ; il ne resta qu'une certaine obtusion des facultés cérébrales, qui ne furent jamais brillantes. Elle mourut le 16 juillet 1854, épuisée par tous ces maux, avec une augmentation de l'hydropisie.

Autopsie. Corps hydropique, les deux poumons soudés par un tissu conjonctif infiltré de sérosité dans ses parties inférieures ; à la partie postérieure d'abondants caillots, faiblement caillés. Le tissu conjonctif, dans les parties supérieures, est calleux, grisâtre ; à la partie inférieure, il est mou, friable, et infiltré de beaucoup de liquide.

Le cœur, dans tout son pourtour, est adhérent avec le diaphragme, la plèvre costale et la lame gauche du médiastin. *Le tissu musculaire est rétracté.* L'endocarde, au voisinage des valvules aortiques, est opalin et a l'air d'une cicatrice. La cavité aortique est rétractée fortement au niveau de la crosse. *L'infundibulum de l'artère pulmonaire est rétréci évidemment au-dessous des valvules par une cicatrice, et son ouverture ne peut livrer passage qu'à un pois.* Le médiastin postérieur, auprès de la colonne vertébrale, est rempli de masses celluleuses ; on trouve des abcès profonds qui vont jusqu'aux os.

Le foie, la rate et les reins sont indurés, coriaces, desséchés, rétractés par les cordons superficiels et contiennent peu de sang liquide. Les parties génitales sont vierges ; l'os iliaque droit plus petit que le gauche ; le bassin est rétréci ; il y a une synchondrose du côté gauche et un abcès au niveau de la crête iliaque, et sur la lame interne des ostéophytes. (Cejka, *Prager Vierteljahrschrift*, vol. XLVI, p. 128 ; 1865.)

L'autopsie, faite par le professeur Villigk, est complétée par les détails suivants :

Le cœur (n° 1957), d'une forme ronde aplatie, mesure dans sa largeur 11 centimètres et dans sa longueur 9 centimètres (depuis l'origine de l'artère pulmonaire jusqu'à la pointe) ; il est recouvert sur toute sa surface de tissu conjonctif d'une épaisseur de 1 à 2 millimètres ; le péricarde viscéral est soudé au péricarde pariétal. Le ventricule droit est dilaté plus que le gauche ; il peut contenir un œuf de poule, et la cloison ventriculaire fait saillie dans le cœur gauche. Le tissu musculaire, diminution faite des colonnes charnues, a une épaisseur moyenne de 4 à 6 millimètres. *Le diamètre de l'infundibulum est de 8 millimètres, et dans ses couches intérieures, jusqu'à une profondeur de 5 à 6 millimètres, il est transformé en un tissu cicatriciel mince, blanc jaunâtre, qui s'avance comme une languette jusqu'au-dessous des valvules, surtout à la paroi postérieure, et forme un septum brisé qui a une ouverture de 1 centimètre de long sur 5 millimètres de large. L'artère pulmonaire présente un léger épaississement de ses parois et, au point d'émergence de sa branche gauche, est athéromateuse ; ses valvules sont très grêles et comme envahies par l'atrophie.* On observe, en revanche, une rétraction et un épaississement de l'extrémité de la valvule tricuspide, qui, par endroits, adhère à la cicatrice mentionnée plus haut. Cette valvule pouvait fermer l'oreillette droite, malgré la dilatation et l'hypertrophie du ventricule, bien que les deux autres valvules, avec un aspect normal, ne pussent fonctionner normalement ; car, en général, l'hypertrophie produite par la maladie de l'orifice artériel se borne au ventricule quand l'orifice veineux est suffisant. L'aorte ne présente rien d'anormal, à part quelques dépôts isolés. L'épaisseur du muscle du ventricule gauche ne dépasse nulle part 10 millimètres. On n'y voit nulle part de cicatrice. Seulement, sur l'endocarde, près de l'orifice, il y a des stries brillantes, d'aspect fibreux, mais dont on ne peut déterminer l'origine inflammatoire. (Villigk, *Sectionsergebnisse an der Prager pathologisch-anatomischen Anstalt*, vom 1 feb. 1854 bis end marz 1855. — *Vierteljahrschrift für die praktische Heilkunde*, 51e vol., 1865, p. 22.)

MYOCARDITE CHRONIQUE.

La myocardite chronique peut succéder à l'état aigu, mais le plus souvent elle se développe d'emblée. Le plus ordinairement elle porte sur le tissu conjonctif (myocardite interstitielle), qu'elle développe et durcit (sclérose, cirrhose).

Aussi est-elle l'analogue de la cirrhose du foie, des reins et des poumons. Elle se développe tantôt pendant la vie intra-utérine et donne lieu aux maladies congénitales portant de préférence sur le cœur droit, tantôt pendant la vie extra-utérine.

Pendant cette dernière période, la myocardite scléreuse peut être consécutive à l'endocardite ou à la péricardite, elle peut être produite d'emblée par des traumatismes, soit par la présence de corps étrangers. Mais le plus ordinairement elle est le fait de l'arthritis (goutte et rhumatisme), de l'alcoolisme (Rigal (1), Lancereaux) et même de la syphilis.

Mais il faut établir deux formes à cette myocardite. Dans l'une, tout à fait semblable à la cirrhose du foie, il y a, en même temps que développement du tissu interstitiel, atrophie du myocarde; l'autre est l'une des formes de l'hypertrophie (Debove et Letulle, Rigal, Juhel-Renoy).

D'après les quelques observations connues, la myocardite scléreuse atrophique serait plus fréquente chez l'homme que chez la femme.

Dans la vie extra-utérine, elle se montrerait surtout vers l'âge de trente ans et porterait de préférence sur le ventricule gauche.

La lésion consiste, en effet, en une prolifération du tissu cellulaire interstitiel et dans une atrophie des fibres musculaires. La lésion se trouve surtout dans le ventricule gauche, particulièrement dans la cloison et à la pointe du cœur. Dans le ventricule, la lésion envahit de préférence les muscles papillaires, surtout vers leur extrémité supérieure. Elle arrive dans quelques cas à détruire presque tout le tissu musculaire et à former une sorte de cicatrice rétractile qui resserre une paroi ventriculaire comme un anneau ou une partie spéciale, comme l'infundibulum de l'artère pulmonaire. Dans ce cas la lésion est limitée à l'atrophie d'une région et le reste du cœur peut subir un travail hypertrophique.

Voici une observation de ce genre que je retrouve dans mon mémoire sur le rétrécissement de l'artère pulmonaire.

Observation LXXXI. *Rétrécissement de l'infundibulum de l'artère pulmonaire.* — Le 13 mai 1856, la femme Lisieur, âgée de cinquante-six ans, bandagiste, est admise à l'hôpital de la Charité et couchée au numéro 25 de la salle Saint-Vincent.

Cette femme présentait les symptômes ordinaires d'une affection organique du cœur très avancée et qui ne nous parut offrir d'autre intérêt que la gravité même du mal. En effet, rien ni dans l'état actuel, ni dans les antécédents, ne pouvait nous mettre sur la voie de la lésion anatomique fort remarquable que l'autopsie est venue nous révéler.

(1) Rigal et Juhel-Renoy, *De la myocardite scléreuse hypertrophique* (*Archives générales de médecine*, août et septembre 1881).

Comme seul renseignement important, nous ne trouvons à signaler que l'existence d'un rhumatisme articulaire aigu, dont cette femme avait été atteinte il y a une vingtaine d'années, et à la suite duquel ont commencé à se produire la dyspnée et les autres troubles de la circulation; mais, pendant longtemps, le mal fit des progrès très lents; il causait peu de gêne à la personne qui en était affectée, et constituait plutôt une indisposition qu'une maladie.

Les choses sont restées ainsi jusqu'à ces derniers temps et n'ont point empêché cette femme, d'une grande taille et d'une forte constitution, de se livrer à ses occupations habituelles. Ce n'est que peu de temps avant l'entrée à l'hôpital, un mois ou six semaines auparavant, que la dyspnée est devenue plus intense, s'est accompagnée d'une toux gênante, et que les jambes ont commencé à enfler. La malade, se sentant cette fois fortement atteinte, s'est décidée à se soigner régulièrement et a été admise dans notre service.

Comme nous l'avons dit précédemment, les symptômes observés à l'hôpital furent ceux d'une affection organique du cœur et ne varièrent guère d'intensité jusqu'au moment de la mort.

Le pouls était faible, petit, inégal, irrégulier, offrait quelques intermittences et battait 90 à 100 fois par minute. Le cœur était très sensiblement augmenté de volume; la pointe battait dans le sixième espace intercostal. La matité précordiale s'étendait de la quatrième à la sixième côte et du milieu du sternum jusqu'à quatre travers de doigt en dehors. L'impulsion était forte et les battements offraient la même irrégularité que le pouls. L'auscultation faisait entendre un bruit de souffle dur, râpeux, très intense, qui accompagnait et couvrait le premier bruit normal, et dont le maximum d'intensité était manifestement à la pointe de l'organe. Ce bruit de souffle se percevait dans toute la hauteur de la région précordiale, mais s'affaiblissait à mesure qu'on s'éloignait de la pointe. L'auscultation fut pratiquée souvent et avec soin pendant toute la durée du séjour de la malade à l'hôpital. Outre ces symptômes constatés du côté de la circulation, il existait une anasarque très prononcée occupant presque tout le corps, mais principalement les extrémités inférieures, et un engouement pulmonaire caractérisé par une diminution de la sonorité thoracique, une faiblesse du bruit respiratoire de la moitié inférieure environ des deux poumons, et par la présence de râles sous-crépitants très abondants et plus ou moins fins qu'on percevait de préférence dans les parties déclives.

Par suite de la gravité de son état, cette malade fut soumise pendant toute la durée de son séjour à un examen attentif. L'auscultation du cœur fut faite avec soin et répétée; mais, d'après l'ensemble des symptômes indiqués plus haut, nous crûmes avoir affaire à une affection du cœur assez simple. Le diagnostic qui nous parut réunir le plus de données en sa faveur fut celui-ci : hypertrophie du cœur, lésion et rétrécissement de l'orifice auriculo-ventriculaire gauche; car, nous l'avons déjà dit, rien ne nous faisait soupçonner l'existence d'une lésion du cœur droit. La peau offrait la teinte habituelle, les joues étaient injectées, les lèvres d'un rouge foncé; la figure avait, en un mot, l'apparence qu'elle présente dans les affections organiques du cœur gauche.

Il n'y avait pas de trace de cyanose.

Il n'existait pas de pouls veineux dans les jugulaires.

Malgré un traitement aussi énergique que le permettait l'état de cette femme, et composé de vésicatoires, de purgatifs drastiques, de diaphorétiques et de calmants (digitale et opium), le mal fit de rapides progrès, l'engouement pulmonaire et l'anasarque augmentèrent de jour en jour, et la mort survint le 21 mai.

A l'*autopsie*, le cœur présente une hypertrophie considérable, et portant beaucoup plus sur le côté droit que sur le côté gauche. Les cavités et les orifices gauches, examinés avec le plus grand soin, n'offrent pas d'autre lésion que cette augmentation de volume. La valvule mitrale est saine, souple, ferme bien l'orifice auriculo-ventriculaire, malgré la dilatation de ce dernier, qui a près de 12 centimètres de circonférence; de même, les valvules sigmoïdes de l'aorte sont saines et normales. Il n'y a à cet orifice, qui présente 9 centimètres de circonférence, ni insuffisance, ni rétrécissement. Cette première partie de notre examen, en renversant notre diagnostic, nous jeta dans un grand embarras, car nous ne savions plus à quoi attribuer ce bruit de souffle si fort et si râpeux que nous étions sûrs d'avoir perçu pendant la vie.

L'examen du ventricule droit, dont nous n'attendions rien, est venu nous révéler une lésion fort remarquable, à laquelle, très probablement, il faut rapporter tous les phénomènes et toutes les lésions constatées. Cette lésion consiste dans *un véritable anneau fibreux siégeant dans l'infundibulum du ventricule droit.* Composé d'une bande fibreuse ferme et résistante, ayant 2 à 3 millimètres au moins d'épaisseur, cet anneau peut recevoir l'extrémité du petit doigt, et a environ 10 à 12 millimètres de diamètre; *il est situé à 1 centimètre au moins de l'insertion des valvules pulmonaires, et, par conséquent, ne siège pas à l'orifice de l'artère pulmonaire, qui, ainsi que ses valvules, est profondément saine.* L'orifice pulmonaire nous a paru, en outre, offrir ses dimensions ordinaires. Il a environ 8 centimètres de circonférence. Au-dessus de ce point, et jusqu'à l'endroit de sa bifurcation, l'artère pulmonaire a subi une dilatation marquée et qui, dans un point, est portée à 11 centimètres de circonférence totale. Le vaisseau, d'ailleurs, ne laisse voir aucune autre altération morbide. La membrane interne est lisse, ferme, et n'offre ni induration ni érosions. L'aorte, du reste, dont nous n'avons pas oublié de mentionner l'état, ne nous a rien non plus offert de morbide.

Les autres parties du cœur droit ne présentent aucune lésion. La valvule tricuspide est saine et ferme bien l'orifice auriculo-ventriculaire, qui a sub une dilatation correspondant à celle de l'organe tout entier.

Il n'y a dans les viscères rien d'intéressant à signaler. (Ch. Bernard, *Arch. de méd.*, 1856.)

Quant à la sclérose avec hypertrophie de MM. Debove, Letulle, Rigal, Juhel-Renoy, je l'étudierai dans le chapitre consacré à l'hypertrophie.

Quant à la syphilis, elle peut se présenter ici sous deux formes. D'abord, sous la forme d'une myocardite scléreuse ordinaire d'apparence et accompagnant d'autres lésions syphilitiques, ou bien sous la forme de tumeurs gommeuses. On en trouve déjà la description dans Ricord (1), d'après un malade observé en 1845. Depuis, d'autres semblables ont été observés par Virchow (2), E. Wagner (3), Morgan (4), R. Fowler (5), Lancereaux (6).

Ces tumeurs gommeuses se présentent sous la forme de tumeurs jaunâtres, caséeuses, arrondies ou ramifiées, et qui ressemblent tout à fait à celles qu'on rencontre dans le foie. La planche de l'ouvrage de M. Ricord en donne du reste une très bonne idée au point de vue de l'aspect.

Ces tumeurs siègent dans le tissu interstitiel et amènent l'atrophie des fibres musculaires. A leur niveau, l'endocarde et le péricarde font saillie; en même temps que ces membranes enflammées sont épaissies à ce niveau, leur surface rugueuse détermine quelquefois des caillots adhérents dans l'endocarde.

Au microscope, ces tumeurs sont composées à la périphérie de tissu conjonctif dur et au centre de petites cellules à un noyau, qui subissent rapidement la dégénérescence graisseuse. Le nombre de ces gommes est quelquefois assez considérable chez le même sujet.

(1) Ricord, *Traité complet des maladies vénériennes. Clinique iconographique de l'hôpital des Vénériens*, pl. XXIX, p. 120, 1862.

(2) Virchow, *Ueber die Natur des const. Syphilis* (*Virchow's Archiv*, 1858); *Die Gummositaten des Herzens* (*Virchow's Archiv*, II, 441, 1863-1867).

(3) E. Wagner, *Das syphilon des Herzens und der Gefasse in Speciellen* (*Archiv der Heilkunde*, n° 24, 1866).

(4) Morgan, *Tumeurs gommeuses dans la paroi du ventricule gauche* (*Med. Presse and Circular*, 18 novembre 1868).

(5) R. Fowler, *Fibroid (probably syphilitic) degeneration of the Heart* (*Pathol. Transact. of Pathological Society*, XIX, p. 108, 1869).

(6) Lancereaux, *Traité de la syphilis*, 2e édit., 1873, p. 295.

On voit par là que le cœur n'échappe pas à la syphilis, pas plus que les artères, car j'ai déjà décrit à l'origine de l'aorte et à l'origine de l'artère pulmonaire des lésions syphilitiques.

Le diagnostic de la myocardite scléreuse est difficile ; cependant, quand elle n'a pas encore produit de défaut d'occlusion des valvules, on peut, à l'affaiblissement et surtout à l'altération du rythme, la soupçonner ; le diagnostic devient encore plus probable si le sujet porte des traces de syphilis ancienne. Mais si la myocardite a produit des altérations valvulaires, le diagnostic devient plus difficile. Je le discuterai en détail au chapitre traitant de l'hypertrophie.

J'ajouterai un dernier mot. L'adhérence du péricarde ou symphyse cardiaque produit généralement l'hypertrophie du cœur ; cependant il m'est arrivé une fois de rencontrer dans une symphyse cardiaque déjà ancienne une induration du cœur avec une atrophie considérable, qui ne pouvait guère être autre chose qu'une myocardite scléreuse ou interstitielle.

La maladie a une marche lente, mais la fin peut être très rapide. Le malade de M. Ricord, après avoir perdu un peu de sang par une ulcération de la verge, est mort presque subitement avec des symptômes de détresse cardiaque subite.

CHAPITRE XXVIII

DES ANÉVRYSMES PARTIELS DU CŒUR.

Corvisart désignait, sous le nom d'anévrysme du cœur, une affection qui se rapproche de l'anévrysme vrai, c'est-à-dire l'hypertrophie avec dilatation. Cette affection sera étudiée plus loin au chapitre traitant de l'hypertrophie.

Les lésions qui font l'objet de ce chapitre correspondent à l'anévrysme faux consécutif; elles sont constituées par la formation de poches consécutives à la destruction des parois valvulaires; elles sont, en général, peu étendues. Nous les diviserons avec Schrœtter (1) en deux catégories, les *anévrysmes partiels aigus du cœur* et les *anévrysmes partiels chroniques du cœur*.

ANÉVRYSMES FAUX DU CŒUR; ANÉVRYSMES PARTIELS AIGUS.

L'une de ces formes d'anévrysme a été décrite à propos de l'endocardite. Ces anévrysmes, si bien étudiés par Pelvet (2), ont montré que, lorsque dans l'endocardite aiguë siégeant dans les valvules la multiplication des cellules, leur état embryonnaire et la disparition des fibres élastiques enlèvent à la valvule ses conditions de résistance et qu'elle cède sous la pression du sang, si la marche de l'endocardite est rapide, la valvule se rompt; mais, si la marche est moins rapide, la valvule se laisse distendre et forme un petit sac, et la surface interne du sac se déchirant, le sac est bientôt agrandi par la pression du sang.

Ces anévrysmes valvulaires n'ont été trouvés encore que dans le cœur gauche. Sur les valvules sigmoïdes de l'aorte, ils

(1) Schrœtter, *Krankheiten des Herzfleiches*, p. 261, 1879.
(2) Pelvet, *Des anévrysmes du cœur* (thèse de doctorat, Paris, 1868).

cèdent du dehors au dedans et font saillie dans le ventricule. Sur la mitrale, leur saillie est dans le même sens, vers l'oreillette ; ils sont donc disposés par rapport à la circulation comme les valvules des veines.

L'histoire de ces anévrysmes se confond avec celle de l'endocardite aiguë, dans laquelle ils deviennent un des moyens de production des insuffisances valvulaires.

D'autres petits anévrysmes aigus se forment dans la paroi du cœur, toujours dans le ventricule gauche à ses deux extrémités, c'est-à-dire, d'une part, à la pointe et, de l'autre, dans la cloison près de l'orifice de sortie, c'est-à-dire près des valvules sigmoïdes. Ce sont des cas de myocardite aiguë partiels.

Le danger de ces petits anévrysmes est, pour les valvules, de laisser des insuffisances valvulaires par perforation et pour ceux des parois d'entraîner la possibilité de thromboses et d'embolies ou même la rupture du cœur.

ANÉVRYSMES PARTIELS CHRONIQUES.

Les anévrysmes de cet ordre sont le plus souvent la conséquence des anévrysmes valvulaires de Pelvet ou des points d'endomyocardite dont il a été parlé. Le lieu d'élection de ces anévrysmes est à la pointe du ventricule gauche, dans la paroi antérieure. Pelvet (1) rapporte que sur 97 anévrysmes du cœur, 85 fois la lésion se trouvait à la pointe du ventricule gauche, et il n'a trouvé que 3 cas où cet anévrysme siégeait dans le cœur droit.

W. Legg (2) donne une proportion analogue. Pour le ventricule gauche, 90 cas ; pour le ventricule droit, 3 cas.

La raison de ce siège est sans doute que dans la systole l'effort se trouve transmis surtout aux deux extrémités du ventricule. C'est pour ainsi dire le recul, dans la systole, qui est la cause de ce lieu d'élection à la pointe.

Ce n'est pas la seule cause assurément ; on se rappelle qu'à

(1) Pelvet, *Des anévrysmes du cœur* (thèse de Paris, 1868).

(2) Wickham Legge, *The Bradshawe Lecture on cardiac aneurysms*. College of physic. of London, août 1883.

la pointe du cœur gauche, on retrouve une sorte de lacune dans les fibres musculaires ; par suite, les deux séreuses se touchant presque devraient toujours être forcées dans le sens de l'axe et se rompre de bonne heure. Il n'en est pas ainsi, puisque nous avons vu bien des anévrysmes de la pointe ne pas se rompre avant la mort, et d'autres fois la perforation se faire du ventricule gauche dans le ventricule droit.

Le volume du sac peut être assez grand. J'en ai vu de gros comme de grosses noix, mais on en a vu de la grosseur du poing d'un homme. Les parois sont en général d'autant plus minces (1) que le sac est plus gros. Mais ce qui les protège contre la rupture, c'est la formation de caillots stratifiés par dépôt de fibrine et de caillots spongieux plus récents.

L'anévrysme est en général unique, mais il arrive quelquefois qu'il est bistré ou quadrilobé.

L'anévrysme le plus considérable de ceux qui ont été décrits, est celui qui fait le sujet d'une observation de Berthold (2). Cet anévrysme, qui occupait toute l'oreillette droite, avait acquis la grosseur de la tête d'un homme; il s'appuyait sur la paroi thoracique et avait usé une grande partie du sternum, depuis la deuxième jusqu'à la quatrième côte, ainsi que les fragments des côtes voisines. Il n'était plus recouvert que par la peau, qui était réduite à une telle minceur, que par places on voyait le sang au travers.

Nous verrons plus loin un anévrysme de la crosse dans la partie ascendante occuper de même presque la moitié droite de la cavité thoracique et, après avoir refoulé le poumon, reposer sur le foie, comme cela devait avoir lieu pour l'anévrysme de Berthold.

Ces anévrysmes partiels se montreraient beaucoup plus fréquemment chez l'homme que chez la femme, d'après Lœbel et Thurnam (3).

(1) *Die Defecte der Scheidewand des Herzens*. Wien, Braumuller, 1875, cité par Schrœtter, *Krankheiten des Herzfleiches*, p. 263.

(2) Berthold, *Merkwürdiger Fall eines von der rechten Vorkammer ausgehenden Herz-aneurysmas*, Tœplitz, 1839.

(3) Lœbel et Thurnam, *On aneurysm of the heart with cases* (*Med.-chir. Transact.*, 1838, XXI, 2e série, n° 3).

A côté de l'anévrysme, le myocarde a été trouvé tantôt sain, tantôt hypertrophié.

Le diagnostic de ces anévrysmes ne peut être que soupçonné. En voici un bel exemple rapporté par M. Potain :

OBSERVATION LXXXII (1). *Anévrysme intracardiaque, perforation interventriculaire, tendon aberrant, bruits anomaux.* — Nous avons perdu notre malade du numéro 40 de la salle Saint-Luc, chez lequel les phénomènes cardiaques, par leur bizarrerie, nous ont forcé de réserver le diagnostic absolu de la lésion dont il était atteint.

C'était un homme de cinquante-cinq ans, tailleur d'habits, qui avait joui jusque dans ces derniers temps, disait-il, d'une santé parfaite. Les premiers accidents morbides remontaient à trois mois; ils avaient débuté par des troubles gastriques, un peu de pyrosis, quelques nausées et vomissements survenus sans cause appréciable. Cet homme était parfaitement sobre, sans le moindre penchant à l'alcoolisme.

Quinze jours avant son entrée à l'hôpital, il avait éprouvé ses premiers battements de cœur, ainsi que quelques douleurs dans les jointures. A son arrivée dans nos salles, en l'examinant avec soin, nous constatâmes vers la partie moyenne de la région précordiale un frémissement systolique considérable. Cependant la percussion ne dénotait aucune augmentation de volume du cœur. Quant à l'auscultation, nous entendions un double souffle : le premier, systolique, intense, présentant deux maxima retentissants et rudes, l'un à la base du cœur, se propageant faiblement vers l'aorte ; l'autre à la pointe. Le deuxième souffle était diastolique, faible, doux, durant pendant la totalité de la diastole. Enfin les battements du cœur étaient au nombre de 112 à 116 par minute.

A côté de ces signes assez embarrassants, indiquant à la fois une insuffisance de la valvule mitrale ainsi qu'un rétrécissement et une insuffisance aortiques, il n'y avait que peu ou point d'hypertrophie cardiaque; de là nouvel embarras, ces lésions étant de celles qui entraînent le plus avec elles l'hypertrophie du cœur. La seule interprétation possible était que, la lésion étant récente, l'augmentation du volume de l'organe cardiaque n'avait pas encore eu le temps de se produire. Mais, d'autre part, comment expliquer une altération aussi grande des orifices sans phénomènes morbides de grande intensité ? Une autre explication doit forcément intervenir et doit être cherchée dans une ulcération de l'endocarde, dans quelque rupture vasculaire, dans quelque destruction valvulaire ou l'existence d'un tendon aberrant.

En étudiant les pièces anatomiques que l'autopsie nous a permis d'avoir sous les yeux, nous trouvons à la base de la cavité ventriculaire droite une cavité secondaire, grande à loger une noix ordinaire, qui s'ouvre par deux

(1) *Gazette des hôpitaux*, 8 août 1882.

petits pertuis, l'un à la partie antérieure, ayant un diamètre de 0m,005 à 0m,006, à bord lisse, un peu tranchant, l'autre situé au fond et en avant du sinus de Valsalva; cette cavité n'est autre que celle d'un anévrysme de la paroi cardiaque, comparable aux anévrysmes des artères. Il en existe un certain nombre d'observations dans la science; ordinairement ils occupent la pointe ou la base du cœur dans le voisinage des orifices artériels, et surtout vers le septum, là où il n'existe pour ainsi dire que des fibres musculaires, mais où les parois sont formées en bas par l'accolement des deux séreuses ventriculaires, en haut par l'adossement moins parfait des séreuses auriculaire et ventriculaire.

Chez notre malade, la rupture s'est produite à la partie antérieure et moyenne de la valve sigmoïde droite par deux orifices, l'un dans le ventricule, l'autre dans le fond et en avant du sinus de Valsalva.

Mais, ceci dit, il nous reste à établir les rapports entre cet anévrysme et les bruits anomaux que nous percevions à l'auscultation. Ces lésions sont rarement isolées, mais presque toujours on trouve avec elles des altérations des orifices, de plus la variabilité de leur siège entraîne des conséquences également différentes. De là, et en raison même de la diversité des signes cliniques, de grandes difficultés de diagnostic. Aussi faut-il, pour tirer une conclusion des faits que nous observons, rechercher des observations analogues. Celles-ci ne sont pas encore très nombreuses, malheureusement pour notre instruction.

J'ai trouvé en tout, dans les auteurs que j'ai pu étudier, six observations pouvant nous servir de termes de comparaison. Dans la plupart d'entre elles, on signale l'existence de souffles avec frémissement, mais il est nécessaire d'ajouter que la lésion se compliquait d'insuffisance aortique et de rétrécissement; donc rien de spécial encore à l'anévrysme. Une observation de Gordon, qui est encore celle qui ressemble le plus à la nôtre, parle d'un bruit de roulement. Dans une observation de Todde, on rapporte un souffle systolique doux en même temps qu'un souffle diastolique fort à la base, mais il existait dans ce cas un canal de communication entre le ventricule et l'aorte, tellement grand que l'on pouvait y passer le petit doigt. Chez notre malade, au contraire, ce trajet est extrêmement fin et permet à peine le passage d'un stylet ordinaire.

Nous ne saurions guère, d'après cela, pouvoir lui rapporter le souffle énorme que nous entendions. Il en est de même pour le frémissement vibratoire, qui est assez fréquent dans les cas d'anévrysme de la cloison, tandis que dans les faits semblables au nôtre on ne constatait pas de frémissements.

Enfin, quant à l'hypertrophie dont nous avons constaté l'absence chez notre malade, elle était médiocre ou nulle chez les malades de Todde et Gordon. Vous voyez combien l'interprétation des bruits morbides que nous avons entendus est difficile, et qu'il nous faut encore aller la chercher dans une autre lésion.

Si nous examinons avec soin la partie postérieure du ventricule gauche, nous apercevons un tendon musculeux, grêle, fin, qui, au lieu de s'implanter à la partie inférieure de la valvule mitrale, va s'insérer en haut sur la cloison, de telle sorte qu'il se trouve situé sur le passage du sang et la faisait vibrer. En 1876, nous avons déjà constaté un fait semblable, fait que nous avions présumé pendant la vie en raison de l'intensité du souffle et des frémissements vibratoires que la main sentait lorsqu'elle était appliquée sur la région précordiale, mais sans aucune propagation ni dans le sens de l'aorte ni du côté de l'orifice auriculo-ventriculaire gauche. Il existait aussi chez cet individu une insuffisance mitrale, et c'est le défaut de concordance des deux souffles et l'isolement de l'un d'eux qui nous avaient mis sur la voie du diagnostic de l'existence d'un tendon aberrant. L'autopsie nous démontra alors que nous avions raison.

Eh bien, chez ce malade qui a succombé il y a deux jours, nous avons donc trouvé aussi la même anomalie, avec cette différence cependant que dans l'observation de 1876 le tendon était plus volumineux et placé en travers.

En résumé, nous avons donc un fait complexe, et il est permis de présumer que la présence d'un tendon aberrant a modifié les bruits anomaux produits par l'anévrysme, c'est-à-dire le souffle diastolique. De même, l'intensité du souffle systolique pourrait s'expliquer par les vibrations de la colonne sanguine sous l'influence du même tendon.

Je vous ai dit, en commençant, que notre malade avait succombé; cette terminaison, plus ou moins rapide, est toujours celle d'un anévrysme de la cloison. La marche en est aiguë, s'il s'agit d'un abcès des parois ventriculaires; la rupture est suivie d'accidents immédiats, soit d'endocardite ulcéreuse avec projection dans la circulation de globules purulents et de détritus : dans ce cas-là même ils sont presque foudroyants; soit d'asystolie aiguë par une altération subite du muscle cardiaque. La mort survient alors dans l'espace de huit, dix ou quinze jours.

Quant à la marche chronique, elle présente de temps en temps des accidents résultant d'une petite ulcération, des phénomènes d'asystolie qui durent pendant quelques jours et se calment pour quelque temps par le repos. La maladie, dans ce cas, peut durer pendant des années, présentant de temps à autre des exacerbations caractérisées tantôt par des malaises cardiaques quelque peu analogues à l'angine de poitrine; d'autres fois, par des troubles digestifs, lesquels surviennent souvent aussi au début, comme chez notre malade.

Du reste, chez lui la lésion ne paraissait pas remonter à une époque très éloignée, bien que ces anévrysmes restent quelquefois longtemps à l'état latent, jusqu'au moment où, sous l'influence d'un effort, d'une excitation quelconque de l'organe cardiaque, les premiers accidents se déclarent. Ici, il paraît assez probable que la maladie a débuté par l'aorte, dont l'état athéromateux est des plus prononcés. L'une des plaques a dû être le point de départ de quelque ulcération et du décollement du septum.

Cet homme est mort très rapidement, dans l'espace de six heures, bien que nous n'ayons trouvé à l'autopsie aucune raison d'une terminaison aussi brusque, pas de congestion ni d'inflammation pulmonaire ou cérébrale, pas d'embolie; aussi ne sommes-nous nullement édifié sur la façon dont il a succombé; la seule explication que nous en puissions donner serait dans une asystolie, une interruption de la circulation.

Je disais dans ma première édition que l'anévrysme du cœur ne pouvait être que soupçonné. Aujourd'hui je puis faire un pas de plus.

Lorsqu'on lit les observations d'anévrysmes du cœur, on est arrêté par deux difficultés. La première est qu'on a constamment trouvé des lésions multiples, et la seconde est que les symptômes n'ont été ni observés ni décrits avec assez de précision.

Mais, pendant l'hiver 1884-1885, j'ai eu l'occasion d'observer un exemple très net d'anévrysme du cœur. Il n'y avait pas d'autre lésion pouvant troubler les symptômes appartenant à cet anévrysme. La délimitation des symptômes a été établie avec la plus grande précision. Le diagnostic était qu'on se trouvait en présence d'un symptôme non décrit n'appartenant à aucune lésion des valvules ou des orifices, qu'il fallait s'attendre à une surprise d'autopsie. Cette surprise était précisément un anévrysme de Corvisart.

On peut donc maintenant établir la symptomatologie d'un anévrysme de la pointe du cœur.

Voici d'abord le fait :

Observation LXXXIII. — Le nommé T... (Pierre), âgé de quarante-neuf ans, employé de chemin de fer, entre le 29 octobre 1884 à l'hôpital Lariboisière, salle Saint-Henri, n° 7.

Le malade entre pour une attaque d'asthme humide, c'est-à-dire pour une bronchite générale avec expiration prolongée convulsive.

Depuis douze ans que le malade a été atteint de bronchite pour la première fois, la dyspnée a été s'accentuant à chaque bronchite. Le malade ajoute que depuis huit mois il est tourmenté par des palpitations.

L'examen du cœur donne les résultats suivants :

La pointe bat dans le sixième espace intercostal, ce qui indique l'hypertrophie des parois du cœur gauche. Elle est éloignée de 14 centimètres de la ligne médiane, ce qui indique une augmentation de volume du cœur et un allongement de 4 à 5 centimètres.

Le bord supérieur du foie correspond à l'insertion du sixième cartilage, indiquant une augmentation de poids des parois du cœur droit.

Le bord externe de l'oreillette droite est à 3 centimètres de la ligne médiane: l'oreillette ne paraît donc pas notablement dilatée.

L'auscultation fait entendre à la pointe du cœur un bruit de souffle qui n'occupe qu'une petite surface; il est exactement limité à la pointe. Le bruit de souffle commence avec la systole, dure tout le temps de la systole; mais, au lieu de s'arrêter brusquement au moment du claquement des sigmoïdes, il se prolonge dans la diastole. Or, dans l'état actuel de la science, je ne connais que deux explications au bruit diastolique de la pointe : ou bien le prolongement que j'ai appelé *prolongement paradoxal* du premier bruit, ou bien la transmission d'un bruit d'insuffisance aortique.

L'examen du pouls montre les caractères de l'athérome très accusés. Le pouls est grand et régulier; l'artère se courbe et forme plusieurs flexuosités sous l'influence de la flexion du coude. Le pouls est visible, et le phénomène de la *reptation* est très marqué à la partie inférieure de l humérale et même à la radiale. Les caractères du pouls indiquaient une lésion artérielle et non pas une lésion mitrale, c'est-à-dire une lésion veineuse; par conséquent, il ne pouvait être question du bruit de souffle paradoxal de l'induration mitrale, et d ailleurs, le bruit de souffle paradoxal est toujours un souffle étendu en surface, allant souvent en se prolongeant jusqu'à la ligne médiane.

La première partie du diagnostic était donc ainsi formulée : il n'y a pas d'induration mitrale, le bruit de souffle tient à une insuffisance mitrale par dilatation. Quant au souffle diastolique, il restait l'hypothèse d'une transmission du souffle d'une insuffisance aortique; l'examen de cet orifice n'indiquait aucune lésion.

Je restai donc fort embarrassé pour expliquer ce souffle diastolique, et j'annonçai que l'autopsie nous réservait une surprise. Cette surprise était un anévrysme de Corvisart.

A l'autopsie, le volume du cœur et l'épaississement des parois étaient bien tels que l'examen clinique les avait révélés.

La dilatation du cœur et l'intégrité de la valvule mitrale montraient que je ne m'étais pas trompé et qu'il s'agissait bien d'une insuffisance mitrale par dilatation.

L'orifice aortique était sain, comme je l'avais diagnostiqué.

Restait donc à trouver l'explication du bruit diastolique de la pointe du cœur; on la trouva dans la présence d'un anévrysme de la pointe du cœur.

En effet, il existe à la face inférieure ou diaphragmatique du cœur une tumeur de la grosseur d'un petit œuf de poule, adhérente au diaphragme, ayant perforé le péricarde, qui se réfléchit sur ses côtés comme sur les vaisseaux efférents du cœur.

Cette tumeur est amincie par sa face interne, communique avec la cavité du ventricule gauche, au niveau de la pointe, par un orifice qui permet l'introduction de l'index. Cette cavité est remplie en grande partie par des caillots sphériques et concentriques, enveloppés l'un dans l'autre, véritables caillots actifs dont la conformation paraît due à la force centrifuge. Au milieu de la cavité se trouve un petit caillot passif.

Immédiatement au-dessus de l'orifice, le ventricule gauche présente, au lieu des mailles du filet que forment les colonnes charnues de second ordre, une surface lisse, dure et nacrée, ayant l'apparence du cartilage.

La masse du myocarde est atteinte d'un certain degré de sclérose, comme les artères d'athérome.

A côté de l'anévrysme, on trouve une autre tumeur dure, de la grosseur d'une noisette, située dans l'épaisseur de la paroi du ventricule gauche; cette tumeur, divisée par une section verticale, se trouve composée de tissu calcaire analogue à celui des artères, formant un véritable calcul de la paroi.

Voilà cette observation intéressante à plus d'un titre :

1° Il s'agit d'une hypertrophie avec dilatation du cœur et insuffisance mitrale par dilatation, sans lésion de la mitrale. Je donnerai plus loin, au chapitre des hypertrophies avec dilatation, les moyens de reconnaître, comme cela a été fait ici, une insuffisance sans lésion de la valvule autre que la distension;

2° C'est un très bel exemple d'anévrysme de Corvisart;

3° C'est un exemple de calcification des parois du cœur;

4° Ce qui, pour moi, est le plus intéressant dans l'observation, c'est que la symptomatologie a pu en être établie d'une façon telle, qu'une autre fois elle permette de faire le diagnostic.

Je n'ai cessé de démontrer dans tous les chapitres de ce livre que la valvule mitrale ne peut donner lieu par ses lésions à un bruit diastolique, à moins que ce bruit dit diastolique ne soit qu'un bruit systolique prolongé, alors il y a toujours deux bruits. D'autre part, si l'on constate, comme ici, qu'il n'y avait pas de lésion à l'aorte, on pensera que le bruit diastolique de la pointe peut révéler un anévrysme de Corvisart, et ce sera le premier qu'on diagnostiquera sur un signe positif. Ceci prouve donc que j'avais bien raison de dire que le bruit diastolique constaté à la pointe du cœur n'indique nullement une lésion de la mitrale. Si ce souffle diastolique appartient en réalité à la pointe du cœur et s'il ne lui est pas transmis, ce qu'il indique, c'est l'anévrysme de la pointe du cœur.

Hors de là, le diagnostic de ces anévrysmes est des plus obscurs tant qu'ils n'arrivent pas à former des tumeurs qui s'approchent de la paroi thoracique. Skoda a observé dans un cas l'élargissement d'un espace intercostal.

Le plus ordinairement ces anévrysmes sont confondus avec l'hypertrophie du cœur et s'ils prennent de grandes dimensions il est difficile de ne pas les confondre avec des anévrysmes de l'aorte. D'autre part, ils se terminent presque toujours soit par une embolie, soit par la rupture du cœur (1).

(1) Voir, pour plus de détails, en dehors dee traités des maladies du cœur : J. Skoda et Klob, *Fall von ausgebreiteter Swielenbildung in Herzen* (*Wiener Med. Wochenschrift*, 1856). — Skzeczka, *Eigenthumliche cavernose Entartung Muskelsubstanz des Herzens* (*Virchow's Archiv*, XI, p. 181, 1857). — Jasinsky, *Zur Casuistik der Herzanevrysmen* (*Wien. Med.*, Halle 2). — Griesinger, *Anevrysma der Ventrikelsscheidewand* (*Archiv der Heilkunde*, 1864). — Jaccoud, *Un cas d'anévrysme ventriculo-aortique* (*Union médicale*, 1866). — E. Koch, *Anévrysme partiel de la pointe du cœur* (*Presse médicale*, XIX, n° 9, p. 69, 1867). — Spencer Watson, *Petit anévrysme partiel de la pointe du ventricule gauche* (*Med. Times*, July, p. 32, 1867). — T.-L. Walford, *Aneurysm of the Heart* (*Brit. Med. Journal*, 3 July 1869). — Henry Arnolt, *Aneurysm of the left ventricle of the heart with partielly ossified Walls winding round the root of the aorta* (*Transact. of the Path. Soc.*, XIX, p. 149, 1869). — B. Peacock, *True aneurysm of the apex of the left ventricle* (*Transact. of the Path. Soc.*, XXI, p. 118, 1871). — Simon, *Zur Enstehung der Herzaneurysma* (*Berlin. Klin. Wochenschrift*, n° 45, 1872).

CHAPITRE XXIX

DE L'ÉVOLUTION DES MALADIES DU CŒUR.

Lorsqu'un malade est atteint d'une affection aiguë, soit du péricarde, soit de l'endocarde, soit du myocarde, il ne succombe pas toujours, au contraire le plus ordinairement il guérit.

Mais cette première affection n'est souvent que la première manifestation d'une affection constitutionnelle dont les attaques ultérieures suivront la loi ordinaire, c'est-à-dire qu'elles seront de moins en moins résolutives et le retour *ad integrum* deviendra de plus en plus difficile.

Or, entre les manifestations successives de la diathèse, les intervalles de santé pourront être très grands, au point même qu'une seconde attaque pourra ne pas se montrer pendant la vie du malade.

Quoi qu'il en soit, à la suite d'une première affection du cœur ou de plusieurs attaques successives, il reste le plus ordinairement dans les tissus du cœur soit des cicatrices, soit des lésions qui en gênent le fonctionnement.

Si le sujet est jeune et si la lésion n'est pas considérable, on verra les autres organes de la circulation prêter leur concours au bon exercice de la fonction et le malade se trouvera dans un état de santé satisfaisant, ne présentant dans ses fonctions mécaniques du cœur qu'une irrégularité analogue à une claudication.

Cette période de **tolérance** de l'organisme pour les lésions du cœur varie avec plusieurs facteurs. Elle est plus grande pour les insuffisances valvulaires que pour les rétrécissements, plus grande pour l'orifice aortique que pour l'orifice mitral et pour l'orifice pulmonaire. Plus grande pour le péricarde atteint partiellement que pour l'endocarde et surtout que pour le myocarde.

Elle est plus grande surtout pour les adolescents et les adultes jeunes que pour les vieillards.

Cette période de **tolérance** peut être fort longue et l'on a vu bien souvent des sujets atteints d'une affection du cœur gauche, soit d'une maladie de Corrigan, soit d'une induration de la mitrale, présenter une période de tolérance de dix, quinze, vingt ans et même davantage avant que des lésions secondaires du cœur viennent à se manifester avec une intensité qui puisse menacer leurs jours.

Ainsi donc, la période qui s'écoule entre le début d'une affection du cœur et la mort soit par syncope, soit par asystolie, est des plus variables et peut aller de quelques jours à vingt-cinq ans. Mais l'affection aiguë passée et cicatrisée, s'il n'y a pas une entrave sérieuse aux fonctions du cœur, l'évolution des accidents ultérieurs pourra se faire avec une lenteur considérable. Cela aura lieu surtout si le médecin attentif aux affections secondaires les guérit ou les réduit au minimum par une hygiène et un traitement convenables.

Les accidents secondaires des maladies du cœur varient certainement avec la lésion première et tandis que la maladie de Corrigan conduit à la mort subite, le rétrécissement de l'artère pulmonaire conduit à la phthisie. La sclérose de la mitrale conduit à la congestion passive, à l'hydropisie et à l'asystolie.

J'ai pris soin d'indiquer cette évolution particulière à chacune des affections décrites successivement.

Cependant, il faut reconnaître que, quelle que soit la lésion, le cœur est obligé de demander le concours des autres organes de la circulation ; et, plus tard, chacun de ces organes fléchissant à son tour, il en résulte des affections secondaires communes à bien des lésions cardiaques. Il m'a paru plus naturel de traiter à part chacune de ces complications, me réservant d'indiquer pour chacune d'elles dans quelle condition elle se présente et quel pronostic elle entraîne.

La santé n'est qu'une harmonie relative et n'a rien d'absolu ; aussi quand on dit que la tolérance pour une lésion cardiaque est complète, c'est dire qu'elle laisse le malade vivre de la vie commune : on n'exprime là qu'un à peu près, car si l'on y regarde bien il y a toujours des fonctions troublées et par conséquent un état anormal. Le trouble le plus ordinaire en pareil cas est la dyspnée d'effort.

DYSPNÉE D'EFFORT.

Lorsqu'un malade a été atteint d'une paralysie faciale avec déviation des traits et qu'il est en train de guérir il arrive un moment où il a déjà retrouvé la tonicité de ses muscles malades, si bien qu'au repos il n'y a plus de déviation des traits. Mais si, à ce moment, vous voulez le faire parler ou rire, l'énergie de contraction des muscles malades n'étant pas complètement recouvrée, les muscles du côté opposé entraînent le visage et la déviation reparaît. Puis, peu à peu, les muscles malades reprennent de la force, la différence d'énergie va en diminuant jusqu'au jour où la force est égale des deux côtés; le malade est alors guéri.

Le malade guéri d'une affection aiguë du cœur avec lésions persistantes ressemble un peu au convalescent de la paralysie faciale. Pendant l'affection aiguë, les mouvements cardiaques étaient troublés, même pendant le repos.

Aujourd'hui il n'en est plus de même, le malade au repos et sans émotion a des pulsations régulières et n'éprouve ni anxiété ni dyspnée. S'il se livre à un exercice facile ou à la marche sur un terrain plat, tout va bien, mais pour peu que le chemin vienne à monter, l'effort que doit faire le cœur produit une fatigue et l'anxiété commence amenant avec elle des efforts de respiration, pénibles, en un mot, la dyspnée. Il semble que l'organisme cherche à compenser par des respirations fréquentes une oxygénation devenue insuffisante parce que le cœur n'a pas envoyé une ondée sanguine aussi complète que d'habitude.

Plus le chemin montera et plus le travail mécanique augmentera, plus cette dyspnée s'accusera. Il en sera de même et au delà si le chemin que le malade monte est un escalier, ou une pente rapide.

Mais l'effort peut avoir un but, un travail d'une autre nature, soulever un fardeau par exemple ou tout autre travail qui demandera de la force ; la dyspnée y apparaîtra encore.

Si le travail, au lieu de demander de la force, demande de la vitesse, il en sera de même.

Cette angoisse et cette dyspnée sont communes à toutes les affections thoraciques, qu'elles atteignent les voies respiratoires ou circulatoires. Mais cette différence entre l'état de repos et d'action est surtout marquée pour les affections du cœur et des gros vaisseaux.

Les affections des voies respiratoires donnent souvent lieu à de la gêne, même pendant le repos.

Ainsi donc, la dyspnée d'effort est un phénomène plus particulièrement symptomatique des maladies du cœur. Elle existe toujours pendant la période de tolérance même la plus complète et l'on entend en pareil cas les malades dire : « Je vais bien, je ne souffre de rien, mais à la condition de vivre tranquille, le moindre effort ou les émotions me rappellent que je porte des lésions cardiaques. »

Pour mieux préciser cette dyspnée nous en ferons le diagnostic différentiel.

La dyspnée de l'accès d'asthme nerveux en diffère par son début subit pendant le repos et surtout pendant le repos de la nuit.

Le début de la dyspnée, au lieu d'être graduel et progressif, passe d'emblée au maximum et met le malade immédiatement en détresse.

Les efforts que fait le malade pour respirer ont été fort bien décrits par M. le professeur G. Sée (1). L'inspiration est courte et l'expiration prolongée, beaucoup plus qu'à l'état physiologique (2) avec ses sifflements qui indiquent que la contracture bronchique accompagne la contracture du diaphragme. Puis l'asphyxie et

(1) G. Sée, art. Asthme du *Dictionnaire des sciences médicales,* t. III, 1868, et *Du diagnostic et du traitement des maladies du cœur et en particulier de leurs formes anomales,* p. 84, 1879.

(1) L'expiration normale est toujours plus longue que l'inspiration. Mais, pendant l'auscultation, la période sonore de l'expiration est plus courte que l'inspiration. La fin de l'expiration est silencieuse à l'état normal. Quand cette seconde partie de l'expiration est transmise par une lésion qui conduit le son, on dit l'expiration prolongée. Elle n'est, en pareil cas, prolongée que pour l'oreille. Dans le cas d'accès d'asthme, elle est prolongée d'une manière absolue.

l'expectoration montrent bien qu'on est en face d'une dyspnée respiratoire et non d'une dyspnée cardiaque.

Il est une autre forme d'asthme que l'on appelle asthme humide ou asthme catarrhal. Dans celui-ci, l'accès de dyspnée ne vient qu'à l'occasion de chaque bronchite, son début est lent, et son intensité est proportionnée à l'étendue de la lésion bronchique.

Quant à la dyspnée qui accompagne la congestion ou l'œdème pulmonaire qui sont symptomatiques des lésions cardiaques, il en sera parlé plus loin à propos de ces complications, il n'est question en ce moment que de la dyspnée d'effort.

La dyspnée des emphysémateux est beaucoup plus difficile à distinguer de la dyspnée d'effort que toute autre. Je ne parle pas de la dyspnée qui accompagne la bronchite et qui constitue l'asthme catarrhal. Je veux parler de cette dyspnée qui existe chez l'emphysémateux à l'état de repos.

L'emphysémateux qui a perdu sa contractilité pulmonaire est en réalité, même à l'état de repos, dans un état d'inspiration exagérée ; à chaque inspiration, il a beau faire fonctionner son diaphragme et ses côtes et faire pénétrer le plus possible d'air dans ses bronches, il semble que la masse d'air qui entre soit insuffisante et il est obligé de temps en temps de pousser des sortes de soupirs pour faire entrer dans sa poitrine une certaine quantité d'air supplémentaire.

Cette nécessité sera plus grande encore si l'emphysémateux se trouve dans un air confiné ou sur une montagne dans un lieu élevé, alors que l'air contiendra une quantité moindre d'oxygène. Le moindre catarrhe qui sera insuffisant pour donner de la dyspnée réduira son champ respiratoire et ramènera le même phénomène. Il est vrai que chez le véritable emphysémateux le catarrhe nasal ou bronchique revient perpétuellement.

Ce qui distingue la dyspnée de l'emphysémateux de la dyspnée d'effort, c'est que cette dyspnée existe au repos et que si elle se prononce dans l'effort elle ne s'accompagne pas de palpitations et de changements dans le rythme du pouls comme dans la dyspnée d'effort.

Une dyspnée qui ressemble beaucoup à la précédente et qui par conséquent se rapproche de la dyspnée d'effort, c'est la dyspnée des gens obèses, chez lesquels la diminution d'amplitude de la cage thoracique et des mouvements respiratoires complets arrive au même résultat que l'emphysème. On l'en distinguera par les mêmes caractères.

La dyspnée des chloro-anémiques se rapproche plus encore de la dyspnée d'effort des cardiaques véritables, et cela d'autant plus que la dyspnée des chloro-anémiques est, en réalité, une dyspnée cardiaque réelle, avec palpitations. Le diagnostic s'en fera alors surtout par l'exploration de l'état du cœur, qui permettra de reconnaître dans un cas les symptômes d'une affection valvulaire de l'aorte, ou de la mitrale ou de la tricuspide. Quant au diagnostic différentiel, entre l'anémie et le rétrécissement de l'artère pulmonaire, il se fera par un examen attentif des symptômes. J'ai pris soin de faire ce diagnostic en détail au chapitre anémie dans le rhumatisme articulaire aigu, et au chapitre où il est traité du rétrécissement acquis de l'artère pulmonaire.

La dyspnée hystérique s'en distinguera par l'absence de lésion cardiaque, d'une part, et la marche incohérente ordinaire de l'hystérie, plus des autres phénomènes habituels ou extraordinaires de l'hystérie.

La dyspnée qui accompagne la dyspepsie flatulente avec névralgie intercostale est extrêmement commune et prise la plupart du temps par les malades pour une affection du cœur.

Combien voit-on de malades qui, pris dans la journée de dyspepsie flatulente, avec distension stomacale, palpitations et névralgies intercostales, viennent consulter pour une affection du cœur.

Cette affection, sur laquelle je me suis étendu dans le chapitre où il est traité des palpitations nerveuses, est une de celles qu'il est le plus difficile de faire comprendre aux malades.

Comme ils ont bien plus conscience des troubles cardiaques que des troubles dyspeptiques qui en sont la cause, ils viennent consulter pour une affection cardiaque et déclarent imperturbablement qu'ils ne sont pas dyspeptiques.

On arrive cependant à leur faire reconnaître que ces troubles cardiaques ne viennent qu'après les repas et que la digestion des féculents en est la cause la plus ordinaire, que ces phénomènes s'accompagnent de bâillements, de renvois nidoreux et de tendance au sommeil ; que, le soir, ces troubles de la digestion sont plus accusés ; qu'ils sont souvent réveillés au milieu de la nuit par une douleur d'estomac, souvent par une nausée, quelquefois même par un vomissement. Que le matin, au lieu de se réveiller reposés par le sommeil de la nuit, ils sont plus fatigués qu'en se couchant. Et qu'enfin ils présentent les causes ordinaires de cette maladie, c'est-à-dire une mastication et une insalivation insuffisante des aliments, parce qu'ils mangent trop vite ou qu'ils n'ont pas de dents, qu'ils mangent trop de féculents et qu'après les repas ils font peu d'exercice ou fument trop.

Ils finissent par reconnaître la réalité de leur erreur, se mettent au régime et sont bientôt débarrassés de leurs troubles cardiaques.

Depuis bien des années que je recueille des notes sur les troubles cardiaques, j'en ai été frappé bien souvent, et je pourrais en fournir plus de vingt observations. J'étais étonné de ne pas voir citer ce fait par les auteurs, mais j'ai vu avec plaisir que M. le professeur G. Sée l'a signalé dans son ouvrage (1).

Il n'y a pas lieu de faire ici le diagnostic différentiel entre la dyspnée urémique et la dyspnée cardiaque ; ce diagnostic sera mieux placé lorsqu'il s'agira des complications rénales des maladies du cœur.

DES PALPITATIONS SYMPTOMATIQUES DES MALADIES DU CŒUR.

A côté de la dyspnée d'effort, qui se montre pendant la période de tolérance, viennent les palpitations, dont la fréquence indique déjà une compensation incomplète.

Le rythme cardiaque peut être troublé de plusieurs manières. Il peut être augmenté de fréquence soit pendant un temps passager, soit d'une manière permanente. C'est ce qui constitue les palpitations.

Il peut présenter de temps en temps une pulsation de moins à la fois au pouls et au cœur ; ce sont les intermittences vraies.

(1) G. Sée, *Diagnostic et traitement des maladies du cœur. Des dyspnées mécaniques*, p. 79, 1879.

Ou bien ces intermittences peuvent n'exister qu'au pouls et non plus au cœur, ce sont les fausses intermittences qui indiquent déjà une lésion des fibres musculaires, puis l'arythmie, qui n'est qu'une série de fausses intermittences, avec trouble du rythme. Enfin, l'arrêt du cœur ou la syncope en est le dernier terme. Mais la physiologie de l'innervation du cœur nous a permis de comprendre comment le cœur pouvait s'arrêter brusquement, alors qu'il est loin d'être arrivé au degré d'altération qui donne lieu à l'arythmie.

Occupons-nous d'abord des palpitations. Les caractères des palpitations ont été très bien donnés par M. le professeur G. Sée, qui les résume ainsi (1) :

1° Les battements sont plus fréquents ; c'est là le fait dominant, celui qui caractérise le plus nettement les palpitations ;

2° Souvent aussi les pulsations cardiaques sont plus rapides, c'est-à-dire que la durée de chaque battement est moindre qu'à l'état normal ;

3° Les contractions cardiaques paraissent plus intenses, et, le plus souvent, elles sont plus facilement perçues ; mais il n'est pas démontré pour cela qu'elles soient toujours en réalité plus énergiques ;

4° Ces battements, plus accélérés, plus rapides, plus intenses en apparence, sont ordinairement accompagnés d'une modification dans le timbre des bruits perceptibles à l'auscultation ;

5° La plupart des palpitations donnent lieu à des sensations spéciales perçues par les malades ; mais, d'autres fois, ces sensations subjectives font défaut ;

6° Enfin, les palpitations peuvent coïncider avec des troubles dans le rythme ou bien avec des intermittences du cœur ; mais ce dernier fait est plus rare, car le pouls est ordinairement ralenti dans ce dernier cas. Quoi qu'il en soit, ce sont des phénomènes indépendants des palpitations et qui viennent seulement compliquer ces dernières.

M. Sée ajoute qu'en pareil cas il y a augmentation d'activité du cœur, mais non pas augmentation d'action. Ceci n'est pas

(1) G. Sée, *Diagnostic et traitement des maladies du cœur*, p. 129.

tout à fait exact, car il y a des palpitations violentes, accompagnant parfois des lésions valvulaires et, en particulier, des insuffisances mitrales chez des jeunes sujets. Ces palpitations ont certainement une énergie et une force plus grandes qu'à l'état normal. S'il n'y avait qu'un facteur, la fréquence des battements, ce serait vrai, car la fréquence des battements entraîne à la suite une diminution d'amplitude des oscillations de la tension artérielle (1).

D'autre part, lorsque se présentent des résistances à la circulation artérielle, la tension augmente (2).

D'après M. Marey, les causes qui augmentent la fréquence des battements du cœur sont d'abord l'absence de résistance. Le cœur bat d'autant plus fréquemment qu'il a moins de peine à se vider (3). L'exercice musculaire est une cause d'accélération du pouls à l'état normal (4) ; cette augmentation de la fréquence des battements s'accuse bien davantage quand le cœur est malade.

Enfin une dernière considération ressort de la physiologie des nerfs cardiaques : les palpitations indiquent soit une excitation des nerfs du grand sympathique, c'est-à-dire des nerfs accélérateurs, soit un affaiblissement des pneumogastriques ou du spinal qui forment les nerfs modérateurs. Mais il est bien difficile de savoir, la plupart du temps, par lequel de ces nerfs l'équilibre est rompu.

L'étude des palpitations ne mène donc qu'à rechercher s'il existe d'autres signes des affections du cœur.

DES INTERMITTENCES VRAIES.

Les intermittences vraies consistent en ceci qu'une pulsation artérielle venant à manquer, cette même pulsation manque également au cœur.

(1) Marey, *la Circulation du sang à l'état physiologique et dans les maladies*, p. 187, 1881.

(2) Marey, *loc. cit.*, p. 190.

(3) Marey, *loc. cit.*, p. 334.

(4) Marey, *loc. cit.*, p. 342.

Ces intermittences vraies ont été reconnues depuis longtemps par Laennec, Bouillaud et d'autres comme compatibles avec la santé. Je connais des exemples d'intermittence vraie ayant duré vingt, trente et même quarante ans sans qu'il y ait eu de maladie du cœur ou autre. J'ai soigné, entre autres, une dame chez laquelle on avait constaté des intermittences vraies dès l'âge de quarante-huit ans. Cette dame est morte à quatre-vingt-sept ans, de vieillesse pure et simple sans maladie. J'avais constaté les intermittences pendant les trois dernières années de sa vie.

M. le professeur Lasègue, qui a étudié ces intermittences d'une manière toute spéciale, est moins rassuré à leur endroit (1). Pourtant M. Lasègue ne confond pas, comme Stokes et Richardson, les *intermittences cardiaques* ou *intermittences vraies*, *intermittences du pouls avec les fausses intermittences.*

« Lorsqu'on dit qu'on constate des intermittences du cœur, on admet implicitement que l'organe fonctionne régulièrement, en dehors des suspensions qui viennent de temps en temps et plus ou moins périodiquement rompre la série. » Le cœur bat normalement, impulsion et rythme, pendant un nombre plus ou moins considérable de pulsations, puis il s'arrête pendant un temps difficile à mesurer exactement, pour prendre son cours. Il arrive accidentellement que les suspensions semblent elles-mêmes obéir à une sorte de rythme, elles se répètent toutes les quatre, cinq, six, huit pulsations, mais jamais cette périodicité n'est constante. Elle cesse au bout de peu de minutes et même, pendant sa courte durée, elle n'est pas aussi rigoureuse qu'on le croirait en se fiant aux récits des malades; immédiatement après l'intermittence, la première contraction cardiaque semble habituellement plus énergique; quelquefois, elle n'est séparée de la seconde contraction que par un intervalle plus bref que celui qui s'interpose entre les pulsations suivantes. Le plus souvent, ce surcroît d'impulsion est imaginaire. C'est bien là, en effet, le caractère de l'intermittence vraie, mais il faut avoir soin de rappeler que c'est au *cœur* et non pas au pouls qu'il faut la rechercher, sans

(1) Lasègue, *Des intermittences cardiaques* (*Archives générales de médecine*, t. II, p. 641, 1872).

quoi on prend pour des intermittences vraies ou cardiaques des intermittences du pouls ou intermittences fausses.

M. Lasègue insiste sur cet autre caractère que les intermittences vraies ne sont pas produites par ce qui provoque ordinairement les palpitations, comme l'exercice, l'hystérie.

« Les malades, sinon tous, ont la conscience de ces intermissions cardiaques, ils en sont avertis par une sensation particulièrement incommode et ne les découvrent pas par hasard en se tâtant le pouls. Les sensations qu'ils en accusent sont de plusieurs espèces. Les moins attentifs ou peut-être les moins sensitifs déclarent percevoir seulement l'impulsion vive qui suit la prolongation du silence; ils se plaignent d'une palpitation revenant à intervalles inégaux; à un degré plus élevé, ce repos cardiaque s'accompagne d'une sorte d'angoisse nécessairement très passagère, mais ce retour des battements accusés par une impulsion exagérée termine le malaise, peut-être en rendant au malade sa sécurité. » Dans une troisième catégorie, les malades décrivent leurs impressions multiples avec des détails utiles à noter. Ils rencontrent les deux incommodités qui viennent d'être mentionnées : l'angoisse pendant la suspension, le choc au retour des battements, mais de plus ils constatent une sensation précordiale ou plutôt épigastrique très accusée.

En ceci ils diffèrent des malades atteints d'intermittences du pouls ou intermittences fausses; ces derniers, atteints d'affections organiques plus ou moins graves, n'ont pas conscience de leurs intermittences et ne s'en aperçoivent qu'en se tâtant le pouls.

L'intermittence vraie n'est pas un signe de maladie du cœur, elle ne figure ici que pour montrer combien elle diffère de l'intermittence fausse, qui est au contraire un signe d'affection organique.

L'intermittence vraie indique chez certains sujets un peu d'athérome, elle est alors à peu près constante, et les malades, inquiets au début, finissent par s'y habituer et se bornent à les constater sans s'en préoccuper.

L'intermittence vraie passagère est très commune dans le cours d'affections aiguës passagères, par exemple d'angines légères. Laennec l'avait indiqué. Il est important de le savoir, sans quoi on risquerait de s'alarmer sans raison, et je me rappelle qu'au début de ma pratique la constatation de ce fait, dont je ne connaissais pas alors la portée, m'avait inquiété sans raison.

Enfin, l'intermittence vraie peut encore se montrer dans certaines maladies que M. le professeur Lasègue désigne ainsi : ce sont des sortes d'état cachectiques prémonitoires qui indiquent que le malade est en incubation d'une maladie plus ou moins grave des organes de la nutrition, par exemple d'un phlegmon en apparence spontané, une bronchite générale, etc., état de cachexie prémonitoire qu'on trouve chez les gens surmenés, par exemple avant l'explosion des maladies qui prennent immédiatement chez eux des proportions inquiétantes. Ces intermittences disparaissent à la fin de la maladie pendant la convalescence.

C'est donc un signe pronostic important, dont il est bon de tenir compte dans la pratique ; mais on voit qu'il s'agit ici de tout autre chose que de maladie du cœur.

DES INTERMITTENCES DU POULS OU INTERMITTENCES FAUSSES, FAUX PAS DU CŒUR (BOUILLAUD), ARYTHMIE.

L'intermittence vraie ne portait que sur un point du rythme : la périodicité. L'intermittence fausse est plus complexe. Le pouls est irrégulier ; il est inégal, d'une fréquence variable, tantôt rapide, tantôt lent, et, quand il est très altéré, il devient confus par sa fréquence et insensible par sa petitesse.

L'intermittence du pouls radial ou carotidien, alors que le cœur n'a pas cessé de battre, est, au contraire, un signe d'affection organique du cœur. Il indique que la systole cardiaque a été impuissante à chasser le sang jusqu'au bout des artères.

L'insuffisance de la systole peut tenir, en pareil cas, à deux causes différentes : ou bien la valvule veineuse est insuffisante et l'effort du ventricule s'est épuisé à refouler le sang dans un sens contraire à son cours normal, ou bien les valvules sont intactes, et la contraction du myocarde a été impuissante à fournir la pulsation artérielle.

Enfin, d'autres causes peuvent encore amener la fausse intermittence : si le pouls est trop fréquent, il peut se faire que la systole ait commencé avant que la diastole préalable ait eu le temps de remplir le ventricule ; ou bien qu'un rétrécissement mitral n'ait laissé pénétrer dans le ventricule qu'une quantité de sang insuffisante.

On aurait pu se demander si, en pareil cas, le défaut d'énergie du myocarde ne tient pas à ce qu'un seul des deux ventricules se contracte, tandis que l'autre reste au repos ; il n'en est rien. M. François Franck a montré que, dans les fausses intermittences, l'énergie peut bien baisser plus dans le ventricule gauche que le droit. Mais jamais l'un ne se contracte sans l'autre (1), et si l'un des deux ventricules paraît ne pas s'être contracté (le gauche), c'est qu'il a une plus grande résistance à vaincre pour accuser sa contraction.

En somme, les causes de l'intermittence du pouls sont variables :

1° L'insuffisance mitrale (systole avortée par reflux mitral) ;

2° Le rétrécissement mitral (systole avortée par réplétion incomplète du ventricule) ;

3° L'altération du myocarde (systole avortée par défaut d'énergie) ;

4° L'agitation du cœur (systole avortée par contraction anticipée et réplétion incomplète) ;

5° L'action de la digitale et du chloral (systole avortée par action toxique). On y pourrait joindre les autres poisons du cœur.

Tels sont les résultats que nous donne l'analyse physiologique ; en clinique, les choses sont plus simples. L'insuffisance mitrale, chez les jeunes sujets, alors que le myocarde est encore sain et les autres organes de la circulation sont encore vigoureux, ne donne pas lieu à des intermittences du pouls. L'énergie de la contraction du myocarde y supplée. Aussi peut-on dire, en pratique, que, si les intermittences vraies ne sont pas produites par les médicaments (digitale, chloral), elles indiquent un état de dégénérescence du myocarde.

Tant que les organes de la circulation sont suffisants, les inter-

(1) François Franck, Académie des sciences, 16 avril 1877, et *Travaux du laboratoire de M. Marey*, t. III, p. 64, 1877.

mittences sont rares, alors que le myocarde est déjà altéré, mais si le cœur déjà malade doit surmonter des obstacles nouveaux dus à des affections secondaires, si le malade est atteint d'œdème des membres, c'est-à-dire de paralysie veineuse, de néphrite interstitielle ou d'autre cause d'augmentation de la tension aortique, les systoles avortées deviennent plus fréquentes et l'on a l'arythmie (1).

L'expérimentation physiologique nous a donc éclairés, en pareil cas, sur la valeur de l'insuffisance mitrale, des palpitations, de l'action du chloral (celle de la digitale était connue) ; mais ce qu'elle a fait encore, c'est l'étude de l'influence de l'intégrité ou de l'altération du myocarde.

Or en clinique, c'est là qu'il faut en arriver.

Qu'on veuille bien revoir les deux chapitres consacrés l'un à l'innervation du cœur, l'autre au myocarde et à ses maladies, on y trouvera cette preuve donnée par toutes les recherches expérimentales : que le *rythme* du cœur n'est pas sous la dépendance du système nerveux, qu'il est une propriété du myocarde, et par suite que l'arythmie est la preuve de la lésion du myocarde.

L'arythmie du pouls indique donc l'altération du myocarde. Elle montre par là que les conditions de résistance du sujet fléchissent, que sa maladie est devenue réellement organique. Nous verrons, au chapitre du traitement, que le meilleur moyen de combattre cette affection consiste moins dans le traitement du muscle que dans la diminution des résistances et l'augmentation de l'activité nerveuse.

ANGINE DE POITRINE. SUFFOCATION CARDIAQUE.

D'après les auteurs du *Compendium* (2), l'angine de poitrine est caractérisée par une constriction très douloureuse et déchirante que le malade éprouve le plus souvent à la partie inférieure du sternum, et qui se manifeste au moment où il se livre à l'exercice.

(1) M. François Franck, *Travaux du laboratoire de M. Marey*, 1876, p. 280.
(2) Louis Delaberge et Monneret, *Compendium de médecine pratique*, t. I, p. 151. 1836.

Cette douleur est accompagnée d'une gêne de la respiration et d'un sentiment d'angoisse qui fait croire au patient que sa dernière heure est arrivée ; peu de temps après, et par le repos, tout l'appareil formidable des symptômes disparaît et le malade est rendu à la santé.

Cette affection, signalée pour la première fois par Sauvages (1), puis par Rougnon (1768), fut décrite complètement par Heberden (1768).

Cette affection consiste donc en une véritable attaque de nerfs, c'est-à-dire qu'elle est intermittente, subite dans son début, caractérisée surtout par une douleur et que sa durée est limitée. Il faut donc la comparer aux autres attaques nerveuses, aux attaques épileptiques ou épileptiformes, hystériques, aux attaques d'asthme, migraine, etc. Ce n'est donc pas, en réalité, une maladie propre, à évolution particulière et définie, elle n'amène dans les organes malades que des troubles passagers qui peuvent disparaître, mais elle peut se greffer des états pathologiques antérieurs.

Symptômes. — Le phénomène capital est une douleur qui débute subitement sans prodromes immédiats, sans aura. De plus, le début a presque toujours lieu pendant un mouvement, c'est-à-dire pendant un effort, bien que cet effort puisse être très faible.

Cette douleur est caractérisée par les malades comme une sensation de constriction, d'angoisse, de suffocation, de détresse. Le malade éprouve la sensation d'une mort prochaine.

Le siège le plus ordinaire de cette constriction est la partie inférieure du sternum, environ à la réunion du tiers inférieur et des deux tiers supérieurs de cet os, c'est-à-dire au niveau des quatrièmes cartilages costaux.

Cependant ce n'est pas toujours dans cet endroit que se trouve le siège de la douleur initiale. On le trouve, presque toujours, dans le deuxième espace intercostal gauche, près du sternum, quand il s'agit d'une angine de poitrine par le tabac.

Cette douleur s'irradie en s'affaiblissant vers l'épaule gauche et

(1) Sauvages, *Nosologie méthodique*, vol. IV, p. 120 ; édit. in-8°, 1763.

le bras gauche, où elle change de nature et n'est le plus souvent qu'une sensation de froid ou d'engourdissement du membre ; d'autres fois, l'irradiation se fait vers le cou et jusqu'au niveau de l'articulation temporo-maxillaire.

Dans d'autres cas, l'irradiation se fait, au contraire, du côté droit de la poitrine, où elle gagne les espaces intercostaux et la région mammaire, et où elle détermine une hyperesthésie (Laennec).

L'irradiation de la douleur vers les régions inférieures est plus rare, elle a été observée dans la région hypogastrique (Blackwall) et dans la branche ilio-scrotale (Axenfeld) et même jusque dans le testicule (Friedreich et Laennec).

En même temps que la douleur se produisent des troubles dans la circulation. Le pouls est serré et fréquent, mais reste régulier et sans intermittence, sans arythmie.

En même temps que cette constriction des vaisseaux, se produit de la pâleur de la face et des téguments, un abaissement de la température, la production de sueurs froides et des vertiges qui indiquent l'irrigation insuffisante de la substance cérébrale. Il ne se produit ni sécrétion urinaire ni garde-robes. Le pouls est seulement un peu plus fréquent, de 20 à 24 ou 30 par minute. La respiration est profonde, le malade fait assez librement de grandes inspirations.

L'intelligence reste intacte et le malade peut demander du secours.

Marche de l'accès. — Le début est en général subit. La douleur, qui en est le premier symptôme important, paraît ne pas être précédée d'une aura. Le seul fait signalé est que dans quelques cas rares, la douleur, au lieu de commencer par le plexus cardiaque pour s'irradier aux nerfs du bras et en particulier au nerf cubital, aux nerfs vaso-moteurs de l'artère cubitale, commence par ces derniers et s'irradie ensuite au plexus cardiaque. L'anxiété ne se produit pas alors dès le commencement, mais seulement alors que le plexus cardiaque est atteint. D'autre part, ce début a lieu en général à l'occasion d'un mouvement et surtout d'un mouvement de départ pour marcher ou faire un effort. Ce n'est que plus rarement que l'accès est produit par le seul travail de la digestion et plus rarement encore pendant le sommeil. Cependant ces deux derniers cas ont été notés.

En général, le paroxysme s'accroît rapidement et décroît plus lentement.

Durée. — La durée de l'attaque peut être très courte et ne durer que quelques instants ; cependant, on constate que la durée est en général en rapport avec le nombre des attaques, c'est-à-dire que les premières ont peu de durée et qu'à mesure qu'elles se répètent elles durent de plus en plus. Alors, elles ne durent plus seulement quelques minutes, mais elles peuvent durer une demi-heure, une heure et même plusieurs heures.

Terminaison. — La terminaison ordinaire, habituelle est la cessation progressive des phénomènes et la mort est exceptionnelle, et quand les malades atteints de cette affection viennent à mourir et en particulier à mourir de mort subite, cette mort soudaine se produit le plus ordinairement dans l'intervalle des attaques ; Wichmann (1) l'avait déjà remarqué au commencement du siècle.

Retour des attaques. — Ce retour est variable et en rapport avec les conditions organiques qui les préparent et les causes occasionnelles qui les déterminent.

Siège de l'affection. — Les médecins anglais avaient d'abord placé le siège de l'affection dans le cœur, mais les médecins français, et Laennec en particulier, l'ont placé avec juste raison dans le plexus cardiaque. Le siège de la douleur, l'accélération et la petitesse du pouls indiquent que le système atteint est surtout le grand sympathique qui est en cause. L'absence des troubles de la respiration fait penser que ce n'est pas le pneumogastrique qui est lésé. La conservation du rythme du pouls, l'absence d'arythmie font penser que le myocarde n'est pas le siège de la maladie, et quant aux irradiations dans le bras gauche elles paraissent plus se faire sur les vaso-moteurs du membre que sur les nerfs d'origine spinale. La petitesse du pouls, le refroidissement des extrémités et les phénomènes d'engourdissement et de fourmillement contribuent à le faire croire.

(1) Vichmann, *Traité sur le diagnostic*, trad. de l'allemand par T. Bourgues.

Les nerfs sont-ils lésés d'une manière telle que leur tissu soit altéré ? Cela n'est pas nécessaire.

Sir John Forbes avait déjà divisé les angines de poitrine en angines fonctionnelles et en angines organiques.

En effet, l'angine de poitrine peut être une manifestation d'un état névropathique qui n'entraîne aucune lésion apparente comme l'hystérie, le rhumatisme et même la goutte, l'intoxication par le tabac. Certainement ces affections peuvent produire et produisent souvent de l'athérome des vaisseaux et devenir par là une cause prédisposante, mais bien exceptionnellement une cause d'angine de poitrine.

En effet, l'angine de poitrine peut être une simple migraine artérielle des vaisseaux thoraciques (aorte ou artère pulmonaire).

Dans certains cas, on a trouvé de véritables altérations des nerfs cardiaques (Lancereaux (1), Bazy (2), Peter (3). Le tissu conjonctif de ces nerfs avait proliféré, dissocié les filets nerveux, et, dans ces filets, la myéline était fragmentée en noyaux. Seulement ces névrites étaient le résultat de la propagation d'une inflammation voisine : aortite (Lancereaux), anévrysme (Bazy), aortite et péricardite (Peter).

Nous pouvons donc nous expliquer ainsi comment les auteurs qui ont fait des autopsies ont constaté des lésions des organes qui sont en relation anatomique et fonctionnelle avec le plexus cardiaque.

Ces lésions organiques sont les suivantes :

M. le docteur Liégeois, de Bainville (Vosges), les a rassemblées dans un excellent mémoire couronné par l'Académie de médecine en 1885.

Aortite diffuse aiguë. Gintrac (4), Corrigan (5), H. Chevers (6),

(1) Lancereaux, *Gazette hebdomadaire,* avril 1864.

(2) Bazy, *Bulletin de la Société clinique de Paris,* 1878.

(3) Peter, *Traité clinique et pratique des maladies du cœur et de la crosse de l'aorte,* 1883, p. 671.

(4) Gintrac, *Mémoire sur l'angine de poitrine* (*Journal de la Société de médecine de Bordeaux,* 1835).

(5) Corrigan, *Dublin Journal,* 1838, t. XII, p. 243.

(6) Horman Chevers, *Guy's Hospital Reports,* n° XII, p. 304, 1841.

Henri Léger (1), Bucquoy, Victor Parisot (2), Huchard (3), Comby (4), Poulin (5), Ch. Liégeois (6), Walter Moxon (7), Colson (8).

Il est remarquable que l'aortite aiguë circonscrite ou plutôt l'endaortite ne donne pas lieu aux mêmes attaques. (Charcot et Ball, *in Dict. encyclopédique des sciences médicales*, 1867, t. V, art. AORTITE.)

La dégénérescence athéromateuse de l'aorte avec toutes ces conséquences, c'est-à-dire la *maladie de Hodgson*, Lasègue (9), Charcot et Ball, Peter, Huchard ; il faut y joindre Hamilton, Stockes, Hodgson et Massalongo (10). A cet égard, beaucoup d'auteurs ont fait intervenir l'insuffisance aortique, mais il faut faire cette distinction avec Lasègue, que l'angine de poitrine ne se trouve pas dans la maladie de Corrigan ou insuffisance primitive de l'aorte, mais avec l'insuffisance secondaire par dilatation qui accompagne la maladie de Hodgson. C'est donc en réalité l'athérome de l'aorte qui amène l'angine de poitrine et non pas l'insuffisance des valvules sigmoïdes de l'aorte. Cette opinion est soutenue également par MM. Peter, Ch. Liégeois et Lelion (11).

Les lésions des valvules sigmoïdes de l'aorte entraînent rarement l'angine de poitrine; cependant il en existe des observations dues à MM. Peter, Wilks (12), Huchard.

Les anévrysmes de la crosse de l'aorte donnent lieu en général à des douleurs continues et sans paroxysmes, mais de temps en temps, néanmoins, ils amènent de véritables attaques d'angine

(1) Henri Léger, *Etude sur l'aortite aiguë*. Thèse de Paris, 1877, n° 264, faite sous l'inspiration de M. Bucquoy.

(2) Victor Parisot, *in* Charles Liégeois, Mémoire cité.

(3) Huchard, *Des angines de poitrine* (*Revue de médecine*, 1883).

(4) Comby, *Accès d'angine de poitrine au début d'une aortite aiguë, au cours d'un rhumatisme articulaire* (*France médicale*, 1882).

(5) Poulin, *De l'aortite aiguë* (*Gaz. hebdom*, 1879).

(6) Ch. Liégeois, *De l'angine de poitrine*, mémoire couronné par la Société médicale d'Amiens, et *Revue médicale de l'Est*, 1883.

(7) Walter Moxon, *Lancet*, 1881.

(8) Colson, *in* Henri Léger, *loc. cit.*

(9) Cité par Ch. Liégeois, *loc. cit.*

(10) Massalongo, de Vérone, *De la maladie de Hodgson* (*Gaz. hebd.*, 1885).

(11) Lelion, *Angine de poitrine mortelle* (*Gaz. hebd.*, 1882).

(12) Wilks, *the Lancet*, 16 janvier 1869.

de poitrine (Trousseau) (1). C'est dans ce cas en particulier que l'on rencontre la névrite cardiaque et phrénique, comme l'a signalé M. Peter.

Les lésions des artères coronaires ont été signalées bien souvent comme ayant contribué à amener l'angine de poitrine, et pendant longtemps la lésion des artères coronaires a été regardée comme la cause immédiate de ce phénomène. Telle était l'opinion de J. Wall (2), Everard Home (3), S. Black (4), J. Blackall (5), Williams (6), Fuller (7), Jenner (1799), Parry, Kreysiz, Burns, Franck, Ogle, Dance, J. Watson (8), Loupias (9), Ludfield (10), J. Parrot (11), Abblart (12), Rendu (13), Dickinson (14), Ch. Leroux (15), Dehio (16), Roussy (17), Robert (18), Huchard (19), Du Cazal (20), Hérard (21), Potain (22). Mais ce qui prouve qu'il ne suffit pas que les artères coronaires soient athéromateuses, c'est que, d'une part, presque tous les vieillards ont les artères coronaires athéromateuses sans avoir d'angine de poitrine, et, d'autre part, que Panum (23), en produisant des embolies dans

(1) Trousseau, *Clinique médicale de l'Hôtel-Dieu*, t. II.
(2) J. Wall, *On the angina pectoris medical tracts Oxford*, 1770.
(3) Everard Home, *Hunter's Life*, Londres, 1794.
(4) S. Black, *Cases of angina pectoris* (*Memoires of the Med. Society of London*, t. IV).
(5) Blackall, *Observations on the nature of the dropsies*. Londres, 1813.
(6) Williams, *Transact. path. London*, t. XIII.
(7) Fuller, *id.*, t. XVII.
(8) J. Watson, *Transact. path. London*, t. XVII.
(9) Loupias, thèse de doctorat, 1865.
(10) Ludfield, *Union médicale*, 1866, nº 80.
(11) J. Parrot, *Dictionn. encyclopéd. des sciences méd.*, t. V, 1870, art. ANGINE DE POITRINE.
(12) Abblart, thèse de doctorat, Paris, 1872.
(13) Rendu, *Bulletin de la Société anatomique*, 1874.
(14) Dickinson, *Med. Times and Gazette*, oct. 1876, p. 414.
(15) Ch. Leroux, Société anatomique, 1878.
(16) Dehio, *Petersb. Med. Woch.*, 1880.
(17) Roussy, thèse de Paris, 1881.
(18) Robert, *in* Rousseau, thèse de Paris, 1880.
(19) Huchard, *loc. cit.*
(20) Du Cazal, Société médicale des hôpitaux, 1881.
(21) Hérard, Académie de médecine, 25 décembre 1883.
(22) Potain, *Gazette des hôpitaux*, 1880.
(23) Panum, *Archives de médecine*, 1863.

les artères coronaires des animaux, n'a pas vu survenir l'angine de poitrine.

Les lésions du péricarde amènent une douleur aiguë qui augmente par la pression, contrairement à celle de l'angine de poitrine, que la pression soulage. Mais il n'est pas impossible qu'une inflammation du péricarde puisse atteindre le plexus cardiaque, c'est là l'explication probable des deux faits d'Andral (1), dont l'un révéla une péricardite suppurée et l'autre une péricardite hémorrhagique. C'est également l'opinion de M. Peter. Il faut sans doute interpréter de même l'observation de M. Ch. Liégeois où l'on trouve comme lésion une péricardite ancienne adhésive avec symphyse cardiaque.

Les lésions du myocarde ne sont pas la cause de l'angine de poitrine, attendu que d'ordinaire le rythme du pouls n'est pas altéré, et l'on doit mettre en doute les observations d'angine produites par la dégénérescence graisseuse ou simplement la surcharge graisseuse du cœur.

Si l'on énumérait toutes les causes qui ont été attribuées à l'angine de poitrine, il faudrait citer toutes les lésions possibles du cœur : la simple dilatation du cœur, la dilatation du cœur droit produite soit par des troubles pulmonaires, soit par des troubles gastriques. Mais ce qui est plus important, c'est que le plexus cardiaque s'est trouvé compromis par le fait de *lésions du médiastin*. Telle était l'opinion d'Hayghart (2), de Fothergill (3), de S. Black, qui pensaient que l'inflammation du médiastin ou sa simple surcharge graisseuse pouvaient amener l'angine de poitrine. Beau (4) admettait que des tumeurs du médiastin pouvaient comprimer les nerfs cardiaques. Heine (5) et M. Barety (6) ont fourni deux observations à l'appui de cette manière de voir.

Les troubles nerveux du plexus cardiaque peuvent encore entraîner l'angine de poitrine, et nous rentrons alors dans ce que J. Forbes appelait les angines fonctionnelles. Il faut ranger

(1) Andral, *Clinique médicale*, 3e édit., t. I, 1834.

(2) Hayghart, *A case of angina pectoris* (*Med. Transact.*, t. III, p. 87).

(3) J. Fothergill, *in* S. Black, *loc. cit.*

(4) Beau, *Leçons faites à la Charité*, 1862.

(5) Heine, *Muller's Archiv*, 1841, p. 236.

(6) Barety, *De l'adénopathie trachéo-bronchique*, thèse de Paris, 1874.

dans cette catégorie le nervosisme, l'hystérie, l'épilepsie, la maladie de Basedow et les maladies mentales.

Trousseau, Peter, Huchard, A. Dubois (1), Ch. Liégeois, Hérard (2) ont donné des exemples d'angines de poitrine simplement nerveuses, et particulièrement chez des hypochondriaques. De même l'angine de poitrine a été observée chez des hystériques par Andral (3), Bouchut (4), Jacquemin (5), Cordes (6), Bernheim (7), Mac Dowel (8), Glascaw (9), Pierre Marie (10), Huchard (11), Ch. Liégeois, Landouzy (12).

De même l'angine de poitrine peut constituer un accès épileptique. Telle est l'opinion manifestée plusieurs fois par Trousseau dans sa *Clinique* et acceptée par Huchard, Peter, Liégeois.

Il n'est pas jusqu'à la maladie de Basedow dont l'angine de poitrine ait paru être une manifestation. Trois observations appartenant à Trousseau, à Pierre Marie et à Liégeois rendent cette hypothèse très probable.

Enfin J. Franck et Liégeois en ont trouvé chez des maniaques.

Les différentes lésions citées plus haut peuvent se rattacher aux maladies constitutionnelles les plus fréquentes : l'arthritis sous forme de goutte ou de rhumatisme. Mais on s'est demandé si, en dehors de ces lésions préexistantes, la maladie constitutionnelle ou diathésique ne pouvait pas porter son action directement et d'une manière passagère sur le plexus cardiaque. On a rattaché à cette manière de voir des observations dues à Fothergill, Trousseau, Liégeois, pour le rhumatisme chronique. Quant

(1) A. Dubois, *Gazette médicale de Picardie*, 1884.
(2) Hérard, *Union médicale*, 1867.
(3) Andral, *loc. cit.*, p. 18, note 1.
(4) Bouchut, *loc. cit.*
(5) Jacquemin, cité par Ch. Liégeois.
(6) Cordes, *Deutsches Archiv fur chimische Medicin*, 1864.
(7) Bernheim, *loc. cit.*, p. 207.
(8) Mac Dowel, *Edinb. Med. Journ.*, 1881.
(9) Glascaw, *Réforme médicale*, 1884.
(10) Pierre Marie, *Deux observations d'angine de poitrine* (*Revue de médecine*, 1882).
(11) Huchard, *Des angines de poitrine.*
(12) Landouzy, cité par Huchard.

au rhumatisme aigu, M. Peter et ses élèves Viguier (1), Letulle (2), Martinet (3) en ont donné des exemples.

Quant à considérer l'attaque d'angine de poitrine comme une attaque de goutte, cette opinion est tellement répandue en médecine qu'il est inutile de citer ceux qui l'ont admis.

Pour la diathèse herpétique, la chose est plus rare. C'est pourquoi je citerai le fait suivant :

Pour ma part j'en ai observé deux cas très remarquables. L'un des malades, qui est un peintre de talent, a eu depuis vingt-cinq ans plus de douze attaques d'angine de poitrine et il est absolument impossible de reconnaître encore aujourd'hui chez lui la moindre trace d'une maladie du cœur. Un examen des plus attentifs et des plus minutieux répété chaque fois m'a convaincu qu'il ne s'agissait chez lui que d'une névralgie de la partie descendante de la crosse de l'aorte. Je ne suppose pas qu'une tumeur anévrysmale ait pu exister depuis vingt-cinq ans sans avoir pris un développement tel, qu'elle serait accessible aujourd'hui aux moyens d'exploration. Ce malade d'ailleurs, atteint de lichen herpétique, est fils et frère d'asthmatique.

L'autre fait concerne un de nos premiers statuaires. Je l'ai soigné, pour la première fois, pour une angine de poitrine il y a vingt ans et, depuis ce temps, il a eu quatre ou cinq attaques. Il ne présente qu'un peu d'emphysème et peut-être un peu de dilatation du cœur droit. Il souffre seulement de temps en temps d'accès de fièvre paludéenne rapportée de Rome. Ni l'un ni l'autre n'ont d'athérome, leur sobriété et leur âge les mettent encore à l'abri de cette sénilité.

Y a-t-il des angines de poitrine dues à la syphilis sans que la lésion du plexus soit la conséquence d'une lésion cardio-aortique ? Le fait est très rare et même douteux. La seule observation qui en existe est due à Trousseau (4).

Faut-il ranger dans les maladies constitutionnelles citées plus haut le diabète ? Cela est probable. Dans tous les cas, la pré-

(1) Viguier, thèse de doctorat, Paris, 1878.
(2) Letulle, *Rhumatisme du cœur et de son plexus* (*Arch. de médec.*, 1880).
(3) Martinet, *Angine de poitrine rhumatismale*, thèse de Paris, 1884.
(4) Trousseau, *Clinique*, t. II.

sence de l'angine de poitrine chez les diabétiques a été signalée fréquemment par Trousseau, Leegen, Vergely, Huchard.

Enfin l'angine de poitrine a été rangée dans le cortège du tabes par Huchard, Vergely et Dreyfus-Brissac.

A côté des maladies constitutionnelles, il faut citer les intoxications par le tabac, le café et le thé.

En résumé, l'angine de poitrine est une affection du plexus cardiaque qui porte plus sur la partie sympathique que sur les branches du pneumo-gastrique de ce plexus.

Le plexus peut ne pas être lésé anatomiquement quand il s'agit de l'hystérie, de l'hypochondrie ou d'une autre névrose. Il peut n'être atteint que de lésions passagères si l'accès est dû à une action immédiate et directe du rhumatisme, de la goutte, de l'herpétisme, etc.

Il peut être atteint de lésions permanentes (névrite de Peter).

Il peut être atteint de lésions par pression des organes voisins déjà malades ou subir la propagation d'un travail pathologique voisin : inflammation, athérome, néoplasie, etc.

Toutes ces lésions ont pour cause des maladies constitutionnelles ou diathésiques ou des intoxications.

Les accès peuvent avoir pour cause occasionnelle la marche, la digestion, une simple émotion.

On comprendra qu'il ne s'agit en tout cela que de probabilités, l'état organopathique du plexus cardiaque étant des plus difficiles à déterminer.

Je n'ajouterai qu'un mot. Quand on a fait le diagnostic différentiel de l'angine de poitrine avec toutes les autres affections douloureuses qui peuvent y ressembler, malgré le grand nombre de causes qui ont été énumérées plus haut, il est consolant de savoir qu'en somme l'angine de poitrine reste une maladie relativement rare.

CARDIODYNIES FAUSSES.

M. le professeur Sée, frappé de la fréquence des fausses cardiodynies pour lesquelles on est venu souvent le consulter, a fait à ce sujet un chapitre de clinique très saisissant.

On trouvera les éléments de ce diagnostic au chapitre des palpitations nerveuses et à celui des palpitations symptomatiques.

Dans ces cas, la cardiodynie prétendue n'est qu'une névralgie ou une myodynie intercostale ou diaphragmatique symptomatique d'affections nerveuses diverses et le plus souvent d'une dyspepsie flatulente.

DU POULS RARE DIT : POULS LENT PERMANENT.

A côté de la tachycardie que l'on rencontre surtout dans la maladie de Basedow, il nous faut dire un mot du trouble contraire, de la rareté du pouls.

On sait que le pouls est normalement rare chez le vieillard où il descend souvent à 56 et même 48 pulsations. Ce phénomène, purement physiologique, ne donne lieu à aucun trouble, j'en ai observé bien des exemples. Il est lié à l'athérome de la sénilité.

Mais on l'a observé chez des sujets plus jeunes, en dehors de la convalescence et de l'involution utérine puerpérale, où il n'est que passager.

On compte environ, dans la science, une quinzaine de cas où le pouls lent permanent a existé chez des sujets jeunes.

En pareil cas, le pouls lent permanent peut descendre à 32 pulsations par minute, et même, à certains moments, à 18. Chez ces malades, il arrive de temps en temps que l'irrigation du cerveau devienne insuffisante et produise des vertiges, des syncopes et même des accès épileptiformes.

Chez une malade de quarante-trois ans soignée par le docteur Lebrun, de Namur (1), qui ne portait aucun signe d'une affection cardiaque ou vasculaire, le pouls habituel était à 32, et après les accès syncopaux et épileptiformes, il tombait à 18. Au bout de trois mois et demi, la malade mourut dans un accès. En général la maladie n'est pas mortelle, elle se prolonge pendant des années, elle peut même guérir.

Un boulanger observé par le docteur Léon Sorbets (2) (d'Aire,

(1) Académie de médecine de Belgique, séance du 29 janvier 1887.

(2) *Gazette des hôpitaux*, 2 août 1883, p. 699.

dans les Landes), âgé de soixante-deux ans, fut pris de syncope après une fatigue. Il avait le pouls à 32 et était sujet à des vertiges et à la syncope. L'examen du cœur révéla un peu d'athérome de l'aorte. On constata en outre que le malade était sous l'influence de l'impaludisme, si bien que, pendant qu'il se remettait de son affection, il eut trois accès de fièvre paludéenne. Sous l'influence de la noix vomique, des amers et du sulfate de quinine, il guérit et revint à 70 pulsations par minute.

Le pouls lent permanent est en général produit par l'athérome des gros vaisseaux, l'athérome du myocarde ou des anévrysmes de l'aorte. On l'a noté dans certaines affections des vertèbres cervicales amenant par voisinage des lésions du bulbe.

DES SYNCOPES.

Dans ce chapitre, il ne sera pas question de la mort par syncope dans les maladies du cœur. Ce sujet sera traité plus loin au chapitre de la mort subite dans les maladies du cœur. Il ne sera question ici que des lipothymies, défaillances et syncopes survenant dans le cours des maladies du cœur.

La syncope est loin d'indiquer fatalement une maladie du cœur, elle peut être simplement le résultat d'une émotion, de la douleur et surtout de la douleur à laquelle on s'attend, comme dans les opérations chirurgicales; l'anémie et surtout l'anémie rapide par hémorrhagie, sont des causes de syncope. Il y a une dyspepsie à forme syncopale, il y a une autre syncope produite par la chaleur (mal de théâtre). La syncope des convalescents qui cherchent à se lever est des plus fréquentes ; l'hystérie et le nervosisme l'amènent souvent.

Mais en dehors de ces causes d'origine nerveuse qui peuvent tenir à une excitation du pneumo-gastrique par action réflexe, et plus souvent encore à un manque d'excitation par les nerfs du grand sympathique, je dirai ici ce que je disais de l'angine de poitrine : être sujet à la syncope quand on a des organes circulatoires sains n'a rien de bien effrayant, mais être sujet à la syncope si l'on est atteint d'une affection du cœur ou de l'aorte devient très grave, parce que la syncope peut être mortelle.

De toutes les lésions cardiaques, celles qui prédisposent le plus à la syncope sont les lésions accompagnées de dégénérescence graisseuse du myocarde et plus particulièrement celles qui entraînent l'atrophie, comme la myocardite scléreuse qui accompagne le rétrécissement mitral. Quant aux sujets atteints de maladie de Corrigan, ils meurent souvent par syncope quand leur myocarde est dégénéré, mais on ne les voit pas sujets à la lipothymie. Le symptôme avant-coureur des syncopes est l'arythmie et l'arythmie suppose toujours une lésion du myocarde.

CHAPITRE XXX

DE L'HYPERTROPHIE DU CŒUR.

Albertini paraît être le premier qui ait employé le mot d'hypertrophie (1). Lancisi (2) s'est servi des expressions de *cor ingens, cordis amplitudo, cor magnum;* Sénac (3) parlait de volume monstrueux. C'est enfin Bertin qui a rendu classique ce terme d'hypertrophie, adopté plus tard par Laënnec, Bouillaud, Andral, etc.

L'hypertrophie du cœur ou accroissement de son tissu musculaire (hyperplasie), puis de son tissu conjonctif (sclérose), s'annonce donc par l'augmentation du volume et du poids. Mais où trouver le volume et le poids normal du cœur du sujet qu'on examine? Ce poids varie avec l'âge, il s'accroît avec le développement normal de l'individu, s'accroît avec la taille, s'accroît par certaines professions, engraisse ou maigrit avec le reste du corps, etc.

Il nous faut donc, avec des moyennes, poser, établir le plus rigoureusement possible les dimensions moyennes de chaque âge, de chaque taille, de chaque sexe, etc.

Considérons d'abord le poids du cœur.

Nous trouvons dans les auteurs les moyennes suivantes pour le cœur d'un adulte.

Poids du cœur. — Voici le poids du cœur d'après divers auteurs :

Kerkruig	218 grammes.
Meckel (4).	312 —

(1) Annibale Albertini, *De affectibus cordis.* Venetiis, 1618.

(2) Lancisi, *De subitaneis mortibus,* 1706.

(3) Sénac, *Traité de la structure du cœur, de son action et de ses maladies,* 1749.

(4) Meckel, *Traité d'anatomie,* t. II, p. 251.

Tabar.	283 grammes.
Lobstein.	281 grammes à 312 grammes.
Cruveilhier.	250 — à 300 —
Bouillaud.	250 — à 281 —
Gluge.	288 —

Ces chiffres ne donnent qu'une approximation grossière, car ils ne tiennent compte ni du sexe ni de la taille.

Bizot (1) a pensé qu'il fallait tenir compte de l'âge et de la taille du sujet. Il a montré que le cœur a son développement complet à vingt-neuf ans ; mais qu'il ne cesse de croître jusqu'à la fin de la vie. Il a remarqué, en outre, que le cœur n'augmentait pas autant avec la taille qu'avec la largeur des épaules.

Beneke remarque que le poids du cœur de l'enfant nouveau-né a doublé à la fin de la seconde année. De deux ans à cinq ans, il double encore une fois. De cinq ans à quinze ans, le développement se fait lentement, de manière à atteindre le volume de 150 à 160 centimètres cubes. Pendant la puberté de quinze à vingt ans, il se fait une rapide augmentation du volume du cœur qu'il évalue à 100 centimètres cubes au moins. Comme influence de la puberté, il a pu constater que sur 7 garçons dont la puberté ne s'était pas développée, la moyenne du volume du cœur était de 133 centimètres cubes, tandis qu'elle était de 179 centimètres cubes chez 11 individus (6 masculins, 5 féminins) chez lesquels la puberté s'était développée. Après la puberté, le cœur augmente lentement jusqu'à l'âge de cinquante ans avec une augmentation annuelle de 1 centimètre cube à 1 centimètre cube et demi. A partir de cinquante ans, il se fait une petite diminution progressive qui augmente après l'âge de soixante-dix ans.

Clendinning (2) a fait un autre progrès, il donne une moyenne suivant l'âge, le sexe et suivant la taille :

	Sexe.	
Age.	Hommes.	Femmes.
De 15 à 30 ans. . . .	264 grammes.	260 grammes.
De 30 à 50 ans. . . .	272 —	272 —
De 50 à 70 ans. . . .	278 —	276 —
A 70 ans.	312 —	287 —

(1) Bizot, *Recherches sur le cœur et le système artériel chez l'homme* (*Mémoires de la Soc. méd. d'observation*, t. I, p. 262 à 411, 1837).

(2) Chauveau et Arloing, *Dictionnaire des sciences médicales*, art. CŒUR, t. XVIII, 1re série, p. 266, 1876.

Voici les autres documents que nous possédons au point de vue des variations de poids, suivant l'âge, d'après C. Liman (1).

Voici d'abord les poids de 26 enfants mort-nés et de 63 enfants nés vivants :

MORT-NÉS.

GARÇONS.			FILLES.		
Poids du corps.	Poids du cœur.	Nombre des observat.	Poids du corps.	Poids du cœur.	Nombre des observat.
1,404	14,6	1	1,755	14,6	3
1,755	18,3	1	1,871	29,2	1
2,338	18,3	2	2,100	25,6	1
2,450	14,6	1	2,806	25,6	2
2,806	19,5	3	2,923	21,9	2
3,507	29,2	1	3,040	32,9	1
3,742	25,6	1	3,274	23,7	2
4,678	29,2	2	3,507	29,2	1
»	»	»	3,624	32,9	1

POIDS DU CORPS ET DU CŒUR CHEZ 63 ENFANTS NÉS VIVANTS.

GARÇONS.			FILLES.		
Poids du corps.	Poids du cœur.	Nombre des observat.	Poids du corps.	Poids du cœur.	Nombre des observat.
2 688	21,9	1	2 450	14,6	1
2 806	19,1	2	2 572	23,7	2
2 866	21,9	1	2 688	21,9	1
2 923	16,4	2	2 806	26,6	3
3 040	26,6	3	2 860	21,9	1
3 160	18,3	1	3 040	32,8	5
3 274	26,6	6	3 056	29,2	1
3 390	18,3	1	3 160	21,9	3
3 507	21,9	2	3 170	29,2	1
3 624	26,6	3	3 274	21,9	8
3 742	29,2	3	3 331	29,2	1
3 858	32,9	1	3 507	25,6	2
4 090	25,6	1	3 624	29,2	1
4 200	32,9	1	3 742	25,6	2
4 677	32,9	1	3 975	35,6	1
»	»	»	4 090	25,6	1

(1) Carl Liman, in *Caspers handbuch gerichtlichen Medizin,* II Bd., p. 880, 1871.

Nous devons en outre à Lorey (1) le poids du cœur chez des enfants dans les six premières années :

	Nombre des observations.	Poids du cœur.	Proportion au poids du cœur.
0 à 1 an.	32	27,2	0,0073
1 à 2 ans.	12	37,7	0,0071
2 à 3 ans.	11	56,5	0,0076
3 à 4 ans.	8	54	0,0072
6 ans.	1	68	0,0075

Les recherches de Peacock sur les variations apportées par l'âge sont insuffisantes pour l'enfance, attendu qu'elles n'ont porté que sur 21 individus : 9 masculins et 12 féminins. Mais pour l'adulte elles sont plus importantes. Elles portent sur 198 individus (115 hommes et 83 femmes) ayant un cœur normal, et 146 (100 hommes et 46 femmes) ayant un cœur pathologique.

Il arrive à cette conclusion que le poids du cœur augmente avec l'âge. Voici du reste ses chiffres :

Âge.	Sexe masculin.		Sexe féminin.	
	Nombre des observations.	Poids du cœur.	Nombre des observations.	Poids du cœur.
1 mois	»	»	1	23,0
3 mois	»	»	2	30,9
6 mois	1	31,8	»	»
10 mois	1	46	»	»
1 an.	»	»	1	56,7
2 ans.	2	76,1	1	42,5
3 ans.	2	84,1	1	45
4 ans.	2	96,9	»	»
5 ans.	»	»	1	81,5
6 ans.	»	»	1	77,9
7 ans.	»	»	2	73,5
8 ans.	1	177,2	2	114,2
10 à 15 ans.	10	172,7	2	141,7
15 à 20 ans.	9	231,4	9	229,7
20 à 30 ans.	27	255,4	21	245,4
30 à 40 ans.	31	269,2	19	251,4
40 à 50 ans.	9	274,8	5	260,4
50 à 60 ans.	15	276,4	6	268,1
60 à 70 ans.	3	307,1	1	198,4

(1) Carl Lorey, *Gewichts bestimmung der organe des Kindliches Körpers* (*Jahrbuch fur Kinder Heilkunde und physische Erziehung,* XII Bd., p. 260. Leipzig, 1878).

Sous le rapport de l'influence du sexe, Beneke remarque qu'elle est peu marquée jusqu'à l'âge de sept ans. De sept à quinze ans, le développement du cœur chez les filles est un peu plus grand que chez les garçons. Après cela, le développement du cœur des femmes est toujours un peu inférieur à celui des hommes.

Reid (1) trouve également que le cœur est plus lourd absolument et relativement chez l'homme que chez la femme. Ses recherches ont porté sur 142 sujets : 89 hommes et 53 femmes âgés de vingt-cinq à cinquante-cinq ans, il a trouvé les moyennes suivantes :

	Hommes.	Femmes.
Poids moyen du cœur	313,6	256,0
Poids proportionnel	1 à 169,5	1 à 176,0

Quant à la taille, le poids du cœur serait au poids du corps comme 1 : 240 ou 41 pour 100.

D'après Bryan Robinson, le poids du cœur comparé au poids total du corps est dans le rapport suivant :

Homme adulte.	de 1 à 240
Enfant nouveau-né.	— 160
Bœuf.	— 244
Lièvre.	— 110
Souris.	— 160

Il faut remarquer en outre que le rapport du poids du cœur au poids total du corps n'est pas le même suivant que le sujet est gras ou maigre. Le chiffre qui le représente est moindre chez les sujets gros que chez les sujets maigres, il est plus petit chez les animaux domestiques que chez les animaux sauvages.

Chez les oiseaux, le poids du cœur est proportionnellement beaucoup plus fort chez les mâles que chez les femelles. Chez les oiseaux, le rapport du poids du cœur au poids total est huit fois plus fort que chez les poissons. Enfin, chez ces derniers, les poissons ronds ont le cœur plus gros que les poissons plats, ce qui est en rapport avec leur agilité.

Il faut encore tenir compte dans toutes ces évaluations de

(1) John Reid, *On the measurements of the heart*, p. 373, 376. London, 1843.

l'influence que peut avoir eue la maladie qui a emporté le malade.

Pour la phthisie, Bizot pensait, contrairement à Louis, que la phthisie diminue le poids du cœur plus que les autres maladies. Cette diminution, suivant lui, portait plus sur le ventricule gauche que sur le ventricule droit. Elle s'accompagne encore, suivant lui, d'une diminution des orifices du cœur gauche et du calibre de l'aorte.

Les recherches de Clendinning ne confirment pas ce fait, mais elles montrent un accroissement notable du poids du cœur chez les malades morts d'affections du cœur.

	Hommes.			Femmes.		
Normaux.	Nombre des observat.	Poids moyen du cœur.	Poids proportionnel.	Nombre des observat.	Poids moyen du cœur.	Poids proportionnel.
De 21 à 60 ans	31	260,8	1 à 164	44	198,4	1 à 187
Après 60 ans.	37	335,0	1 à 148	33	269,2	»
Phthisiques. .	27	230,8	»	16	226,8	»
Cardiaques. .	41	446,5	»	20	368,5	»

Au point de vue de la maladie, Peacock trouve que chez les sujets morts de maladie aiguë, le poids du cœur est plus élevé que chez ceux qui sont morts de maladie chronique. Mais d'autre part il trouve que la moyenne du poids du cœur des sujets morts de phthisie est moindre que celui des malades morts de maladies aiguës, mais qu'il est supérieur à celui des malades morts d'un autre maladie chronique.

Il trouve également que chez les malades morts de maladie du cœur, le poids de l'organe central est plus élevé, mais, en outre, que cette augmentation est plus sensible chez les malades atteints de lésions des orifices artériels que chez les malades atteints d'altération des orifices veineux.

Sous le rapport des variations de poids sous l'influence de l'âge et du sexe, Robert Boyd (1) a donné le résultat de ses recherches entreprises sur 1007 sujets masculins et 1038 sujets féminins observés à la Marylebone Infirmary de Londres pendant neuf ans, de 1839 à 1847, puis une seconde série d'observations prises sur

(1) Robert Boyd, *Tables of the weights of the human body and internal organs, arranged from 2164 post mortem examinations* (*Trans. of the Royal Society of London*).

295 hommes et 233 femmes prises à l'asile d'aliénés de Sommerset. Les résultats en sont consignés dans les tableaux suivants :

HOMMES DE LA MARYLEBONE INFIRMARY.

AGE.	NOMBRE des observat.	LONGUEUR du corps.	POIDS du corps.	POIDS DU COEUR. Moyenne.	Maximum.	Minimum.
		m	k	gr	gr	gr
Morts-nés avant terme	27	0,355	1,289	9,4	21,0	1,8
Morts-nés à terme.. .	50	0,469	2,975	21,2	49,5	10,5
Nouveau-nés..	44	0,462	2,295	14,8	35,4	5,1
1 à 3 mois.. .	16	0,558	3,256	19,2	42.4	14,1
3 à 6 mois.. .	15	8,576	3,769	24,8	48,3	17,5
6 à 12 mois. .	46	0,660	5,478	28,8	63,8	14,1
2 ans.	34	0,723	6,367	46,9	99,1	28,3
2 à 4 ans. . .	27	0,800	9,072	60,6	99,1	35,3
4 à 7 ans. . .	27	0,951	11,566	78,4	106,0	35,3
7 à 14 ans. . .	21	1,194	19,051	120,4	155,8	63,7
14 à 20 ans. .	18	1,536	30,844	215,6	396,8	99,1
20 à 30 ans. .	58	1,694	42,141	284,6	481,8	156,8
30 à 40 ans. .	118	1,688	44,551	321,2	857,5	599,1
40 à 50 ans. .	137	1,698	46,267	326,1	765,4	162,7
50 à 60 ans. .	119	1,676	46,493	334,2	850,4	171,1
60 à 70 ans. .	126	1,668	46,776	364,5	701,0	198,4
70 à 80 ans. .	100	1,668	48,137	372,5	779,4	155,8
80 à 90 ans. .	24	1,693	40,824	342,9	474,6	226,8

FEMMES DE LA MARYLEBONE INFIRMARY.

AGE.	NOMBRE des observat	LONGUEUR du corps.	POIDS du corps.	POIDS DU COEUR. Moyenne.	Maximum.	Minimum.
		m	k	gr	gr	gr
Morts-nés avant terme	20	0,342	1,076	7,0	21,0	1,8
Morts-nés à terme.. .	30	0,482	2,791	18,4	28,3	4,5
Nouveau-nés. .	42	0,443	1,915	16,7	31,8	4,5
1 à 3 mois.. .	21	0,520	2,777	18,1	28,3	7,1
3 à 6 mois.. .	24	0,570	3,175	22,0	42,5	14,2
9 à 12 mois. .	40	0,650	4,861	30,5	63,7	14,2
2 ans.	32	0,700	5,953	42,3	63,7	21,0
2 à 4 ans. . .	29	0,801	8,376	59,8	77,7	28,3
4 à 7 ans. . .	20	0,939	11,141	65,9	99,1	21,0
7 à 14 ans. . .	17	1,143	17,406	122,8	170,0	49,0
14 à 20 ans. .	15	1,462	28,973	240,8	467,6	127,1
20 à 30 ans. .	74	1,574	30,377	257,6	736,0	155,8
30 à 40 ans. .	87	1,574	39,463	269,2	531,2	155,8
40 à 50 ans. .	106	1,574	38,371	271,1	488,9	141,7
50 à 60 ans. .	106	1,574	39,099	297,8	680,4	141,7
60 à 70 ans. .	149	1,561	39,405	298,6	566,9	148,7
70 à 80 ans. .	150	1,549	36,401	286,4	594,9	148,7
80 à 90 ans. .	76	1,524	36,062	290,5	751,0	155,8

ASILE D'ALIÉNÉS DE SOMMERSET.

AGE.	NOMBRE des observat.	LONGUEUR du corps.	POIDS du corps.	POIDS DU COEUR.		
				Moyenne.	Maximum.	Minimum.
			HOMMES.			
		m	k	gr	gr	gr
Avant 30 ans. .	46	1,692	41,503	247,8	354,2	141,7
30 à 40 ans. .	59	1,706	46,762	280,5	467,2	148,7
40 à 50 ans. .	76	1,717	49,881	304,5	467,6	184,0
50 à 60 ans. .	42	1,720	30,014	318,8	567,0	141,7
60 à 70 ans. .	39	1,672	48,511	353,2	779,6	184,0
70 à 80 ans. .	21	1,706	47,024	325,9	439,2	170,0
80 à 90 ans. .	7	1,651	50,802	377,7	453,6	340,2
			FEMMES.			
Avant 30 ans. .	29	1,586	35,210	213,4	276,1	141,7
30 à 40 ans. .	49	1,612	46,800	219,4	453,6	127,4
40 à 50 ans. .	49	1,561	34,870	235,9	354,2	134,4
50 à 60 ans. .	39	1,586	36,231	259,1	474,6	155,7
60 à 70 ans. .	41	1,586	36,094	285,5	439,2	170,0
70 à 80 ans. .	20	1,561	43,189	264,3	425,2	184,0
80 à 90 ans. .	5	1,605	40,909	268,4	311,8	255,1

Blosfeld (1) et Dieberg (2) ont donné le résultat de leurs autopsies faites au laboratoire de médecine légale de Cazan. Blosfeld a examiné 200 cadavres (174 hommes et 26 femmes); sur ce nombre il y a 179 Russes. Dieberg a examiné 100 cadavres (84 hommes et 16 femmes). Ces autopsies se rapportent pour la plupart à des morts subites et à des sujets alcooliques. Aussi la surcharge graisseuse du corps est-elle plus grande dans ces cas que dans la moyenne des sujets de la ville de Cazan; les chiffres en sont donc trop élevés. Blosfeld est arrivé à la moyenne du poids de 346 grammes avec un maximum de 405 grammes et un minimum de 255 grammes. Sur 8 femmes à l'état normal, il a trouvé le poids moyen de 310 grammes, un maximum de 358 grammes et un minimum de 251 grammes.

Dieberg arrive également au poids de 346 grammes pour la

(1) Blosfeld, *Organostathmologie. Henecke's Zeitschrift fur Staatarzneikunde*, 1864, heft 3, p. 1.

(2) C. Dieberg, *Das Gewicht des korpers und seiner einzelnen Organe* (*Casper's Vierteljahrschrift für gerichtliche und œffentliche Medizin*, XXV Bd., p. 127).

moyenne du cœur de l'homme, et pour la femme, 340 grammes. 30 grammes de plus que Blosberg.

Quant au poids du cœur en rapport avec le poids total, il est, pour l'homme, de 1 : 166, pour la femme, 1 : 154.

Les recherches de Thomas ne portent que sur 38 sujets normaux, il en conclut que le poids du cœur du nouveau-né, comparé au poids total du corps, est plus fort que chez l'adulte ; il est d'accord en cela avec Robinson, Meckel et E.-H. Weber, tandis que Liebig et Blosfeld prétendent qu'il n'y a pas de différence.

Le poids du cœur varie encore avec la nature de la maladie qui a emporté le sujet.

Bizot pensait, contrairement à Louis, que dans la phthisie le cœur diminue de volume. Il pensait que la diminution porte surtout sur le ventricule gauche et moins sur le droit.

Dans ces derniers temps, le docteur Wilhelm Muller, directeur de l'Institut pathologique d'Iéna (1), a poussé beaucoup plus loin l'exactitude des mensurations du cœur. Pour chacun des sujets, il a établi l'âge exact, la longueur du corps en tenant compte de l'état de rigidité ou de flaccidité du sujet, différence qui, toutefois, ne va pas au-delà d'un écart de 15 millimètres. Puis, arrivant aux mesures plus spéciales du cœur, il a coupé les artères émergentes juste au niveau des orifices valvulaires, et pour qu'on puisse se rendre compte de ce que vaut cette diminution du poids par la suppression de la portion intrapéricardique des vaisseaux, il a dressé le tableau suivant qui porte sur 433 cas : 219 hommes et 214 femmes.

(1) Wilhelm Muller, *Die massen Verhaltnisse des menschlichen Herzens* (Hambourg et Leipzig, Leopold Voss, 1883).

AGE.	SEXE.	NOMBRE d'observations.	PORTION INTRAPÉRICARDIQUE DES ARTÈRES EN GRAMMES.		
			Moyenne.	Maximum.	Minimum.
Fœtus.	M.	19	0,55	1,34	0,09
	F.	19	0,59	1,55	0,09
1 an.	M.	41	1,80	3,30	0,77
	F.	31	1,54	3,50	0,62
2 ans.	M.	6	2,72	4,50	1,75
	F.	13	2,87	4,40	2,11
3 ans.	M.	4	4,5	5,5	4
	F.	4	4,2	5	3,6
4 ans.	M.	3	4,6	5,5	4
	F.	3	4,1	4,8	3,5
5 ans.	M.	1	4,3	»	»
	F.	2	5,5	5,7	5,2
6 à 10 ans. .	M.	3	7	7,2	6,8
	F.	6	5,9	8,7	3,8
11 à 15 ans. .	M.	2	8,5	22	8,5
	F.	1	6,2	»	»
16 à 20 ans. .	M.	7	14,7	22	11,5
	F.	6	11,8	14,2	10
21 à 30 ans. .	M.	18	20,5	43	13,5
	F.	16	14,9	25,2	11
31 à 40 ans. .	M.	14	20,3	25	15
	F.	26	17,9	30,3	11
41 à 50 ans. .	M.	26	25,9	40	15
	F.	24	23,9	47	15,2
51 à 60 ans. .	M.	23	27,8	41	17,5
	F.	13	22,4	29,8	15
61 à 70 ans. .	M.	30	31,4	56	23
	F.	24	26,6	41,5	18
71 à 80 ans. .	M.	19	32,5	49	22,5
	F.	21	27,7	40	17
81 à 90 ans. .	M.	4	28,9	31	27
	F.	5	30,2	47,2	21

Il résulte de ce premier tableau que le poids des vaisseaux intrapéricardiques augmente avec l'âge, et que c'est pour cette raison que Boyd, Peacock, Blosfeld et Dieberg ont cru à une augmentation du poids du cœur avec l'âge, tandis que cette augmentation porte surtout sur les artères à cause de la fréquence de l'endartérite chez les vieillards. On jugera de la fréquence de l'endartérite par le tableau suivant :

AGE.	NOMBRE de cas.	CONCOMITANCE de l'endartérite.	PROPORTION pour cent.
Fœtus.	38	»	»
1 à 10 ans.. . . .	117	»	»
11 à 20 ans.. . . .	16	»	»
21 à 30 ans.. . . .	34	4	11
31 à 40 ans.. . . .	40	13	32
41 à 50 ans.. . . .	50	29	58
51 à 60 ans.. . . .	36	28	77
61 à 70 ans.. . . .	54	52	96
71 à 80 ans.. . . .	40	37	92
81 à 90 ans.. . . .	9	9	100

Cette première cause d'erreur écartée, W. Muller a voulu faire la part de la graisse pour arriver au poids exact du tissu musculaire. Il a commencé par extraire, par la dissection, la graisse sous-péricardique, puis a extrait par l'éther la graisse musculaire.

Or, le poids de la graisse isolable par la dissection peut s'élever au-delà de 100 grammes et jusqu'à 179 grammes. Au delà, Muller a trouvé, sur le cœur d'une femme de soixante-dix-huit ans, pesant 327 grammes, il a trouvé, dis-je, 146,3 de graisse sous-péricardique isolable par la dissection, et chez un homme de cinquante-huit ans, dont le cœur pesait 494,3, il a trouvé 266 grammes de graisse, c'est-à-dire chez l'une, 43 pour 100, et chez l'autre 54 pour 100 de graisse isolable. De cette manière on arrive à une approximation plus grande dans la répartition de l'hypertrophie musculaire ; en voici quelques exemples :

AGE.	NOMBRE de cas.	POIDS BRUT DU COEUR.			POIDS proportionnel.
		Moyenne.	Maximum.	Minimum.	
HOMMES.					
Mort-nés non à ter.	42	7,06	17,36	0,15	0,00615
— à terme. .	23	20,79	28,54	8,87	0,00620
1 mois.	45	16,19	27,01	7,05	0,00643
2 à 6 mois . . .	50	20,13	34,71	11,67	0,00576
7 à 12 mois . . .	34	30,64	45,80	14,46	0,00597
2 à 3 ans. . . .	34	52,7	87,18	29,50	0,00615
4 à 5 ans. . . .	16	65,2	78,24	47,68	0,00580
6 à 10 ans. . . .	15	103,6	130.3	60,4	0,00623
11 à 15 ans. . . .	9	163,8	427,2	83,4	0,00600
16 à 20 ans. . . .	23	236,9	359,8	127,9	0,00548
21 à 30 ans. . . .	73	297,4	1023	121,8	0,00580
31 à 40 ans. . . .	70	289,6	800	164,2	0,00561
41 à 50 ans. . . .	84	304,2	700	151,9	0,00885
51 à 60 ans. . . .	87	340,8	787,5	187,6	0,00615
61 à 70 ans. . . .	88	345,9	650,5	152,6	0,00649
71 à 80 ans. . . .	64	335,5	637,4	153	0,00637
80 à 90 ans. . . .	11	315,7	388,3	217,5	0,00746
FEMMES.					
Mort-nés non à ter.	48	7,29	18,19	0,12	0,00587
— à terme .	14	19,24	27,46	14,59	0,00529
1 mois.	47	14,36	23,54	6,18	0,00632
2 à 6 mois . . .	52	20,18	53,81	9,55	0,00610
7 à 12 mois . . .	32	32,14	80,59	9,20	0,00602
2 à 3 ans. . . .	42	45,2	68,7	24,9	0,00616
4 à 5 ans. . . .	19	69	95,5	37,8	0,00591
6 à 10 ans . . .	18	82,5	120,6	32,5	0,00561
11 à 15 ans. . . .	10	177,4	451	76,9	0,00551
16 à 20 ans. . . .	13	215,2	359,6	130	0,00495
21 à 30 ans. . . .	45	220,6	400,1	128,1	0,00499
31 à 40 ans. . . .	59	234,7	535,5	144,9	0,00523
41 à 50 ans. . . .	69	264.1	504	164,5	0,00561
51 à 60 ans. . . .	61	256,9	433.2	116,6	0,00592
61 à 70 ans. . . .	83	285,1	525,5	134,4	0,00641
71 à 80 ans. . . .	61	294,3	691,5	134,7	0,00667
80 à 90 ans. . . .	12	253	424	170,7	0,00689

Il était intéressant de se rendre compte de ce fait. La graisse du cœur est-elle en rapport avec la masse graisseuse du corps?

Muller a fait sur 833 sujets (460 hommes, 373 femmes) la mensuration de la couche adipeuse sous-cutanée sur la ligne médiane du corps entre l'ombilic et la symphyse pubienne.

Voici la division des sujets en trois groupes :

Épaisseur de moins de 5 millimètres.
— — de 6 à 10 millimètres.
— au-dessus de 10 millimètres.

Premier tableau.

SEXE.	COUCHE adipeuse sous-cutanée en millim.	NOMBRE de cas.	GRAISSE PÉRICARDIQUE EN GRAMMES. Moyenne.	Maximum.	Minimum.
Masculin.	0-5	311	34,8	169,4	»
	6-10	70	60,4	146,7	24
	>10	79	93,1	266,2	33,6
Féminin.	0–5	224	35,8	107,4	3,9
	6-10	80	53,7	147,5	13,6
	>10	69	70,6	192	39,6

Deuxième tableau.

GRAISSE PÉRICARDIQUE en grammes.	0-5 millimètres.		6-10 millimètres.		AU-DESSUS DE 10 millimètres.	
	Hommes.	Femmes.	Hommes.	Femmes.	Hommes.	Femmes.
0- 10.	10	3	»	»	»	»
10,1- 20.	57	29	»	4	»	»
20,1- 30.	79	68	3	4	1	3
30,1- 40.	70	57	11	13	2	8
40,1- 50.	44	28	16	21	6	8
50,1- 60.	22	16	11	13	6	14
60,1- 70.	15	11	9	8	12	5
70,1- 80.	8	7	5	8	11	11
80,1- 90.	3	3	8	6	5	8
90,1-100.	1	1	2	1	5	1
100,1-110.	1	1	3	1	7	4
110,1-120.	»	»	»	»	4	1
120,1-130.	»	»	»	»	9	2
130,1-140.	»	»	1	»	4	2
140,1-150.	»	»	1	1	2	»
150,1-200.	1	»	»	»	3	2
Au-dessus de 200.	»	»	»	»	2	»

Il résulte de ces tableaux que, dans les deux sexes, la graisse du cœur s'accroît comme la graisse du corps.

Si l'on cherche à savoir comment se répartit le poids de la graisse sous-péricardique, on le trouve dans le tableau suivant.

Ce tableau donne le *poids moyen* de la graisse péricardique isolable par dissection ; celle qu'on peut *extraire* ensuite est calculée, ainsi qu'il a été démontré précédemment, sur la proportion de 8 pour 100.

AGE.	NOMBRE des cas.	GRAISSE PÉRICARDIQUE EN GRAMMES.			Maximum.	Minimum.
		Dissé-quable.	Restant après la dissection.	TOTAL.		
		HOMMES.				
Mort-nés non à terme.	42	»	»	»	»	»
Mort-nés à terme	23	»	»	»	0,1	»
1 mois.	45	»	»	»	»	»
2 mois.	14	0,036	0,003	0,039	0,510	»
3 à 4 mois. . .	22	0,185	0,015	0,200	0,520	»
5 à 6 mois. . .	14	0,449	0,036	0,485	2,10	»
7 à 12 mois . .	84	0,998	0,079	1,077	3,10	»
2 à 3 ans. . . .	34	2,89	0,23	3,12	8,10	»
4 à 5 ans. . . .	16	5,81	0,42	6,23	9,46	2,57
6 à 10 ans. . .	15	9,2	0,7	9,9	13,7	1,8
11 à 15 ans. . .	9	14,7	1,2	15,9	16,8	8
16 à 20 ans. . .	23	27,8	2,2	30	72,4	15,5
21 à 30 ans. . .	73	31,4	2,5	33,9	77,8	»
31 à 40 ans. . .	70	36,1	2,9	39	90,7	9,3
41 à 50 ans. . .	84	46,2	3,7	49,9	240,4	9,7
51 à 60 ans. . .	87	55,2	4,4	59,6	266,2	13
61 à 70 ans. . .	88	59,4	4,7	64,1	159,2	5,2
71 à 80 ans. . .	64	64,6	5,2	69,8	169,4	9,4
81 à 90 ans. . .	11	58,0	4,6	62,6	146,7	27,9
		FEMMES.				
Mort-nés non à terme.	48	»	»	»	»	»
Mort-nés à terme	14	»	»	»	0,3	»
1 mois.	47	»	»	»	»	»
2 mois.	14	0,105	0,008	0,113	1,10	»
3 à 4 mois. . .	28	0,138	0,011	0,149	1,60	»
5 à 6 mois. . .	10	0,634	0,051	0,685	1,63	»
7 à 12 mois. . .	32	1,39	0,109	1,479	3,70	»
2 à 3 ans. . . .	42	3,09	0,25	3,34	7,03	»
4 à 5 ans. . . .	19	5,86	0,47	6,33	17,1	»
6 à 10 ans. . .	17	9,18	0,73	9,91	15,3	2,2
11 à 15 ans. . .	10	16,3	1,3	17,6	15,3	5,8
16 à 20 ans. . .	13	23,2	1,8	25	42,2	4
21 à 30 ans. . .	45	30,2	2,4	32,6	74	3,9
31 à 40 ans. . .	59	38,2	3	41,2	85	10,9
41 à 50 ans. . .	69	45,9	3,7	49,6	104,3	11
51 à 60 ans. . .	61	44,2	3,5	47,7	115,5	9,1
61 à 70 ans. . .	83	52,2	4,2	56,4	192	19,4
71 à 80 ans. . .	61	56,4	4,5	60,9	179,1	14,4
81 à 90 ans. . .	12	49,1	3,9	53	79,7	25,8

On peut voir dans ce tableau que, pendant la vie fœtale, il n'y a pas de graisse sous le péricarde et que celle-ci ne commence à se montrer que deux mois après la naissance. Puis le poids de la graisse péricardique va sans cesse en augmentant jusqu'à la première moitié de la vieillesse, où elle diminue alors comme le poids du corps.

Une fois ces corrections faites, nous arrivons au poids du tissu musculaire du cœur ; la première recherche est de savoir si le poids du cœur suit le poids du corps.

Voici ce que donnent les pesées : jusqu'au poids de 20 kilogrammes, le poids du cœur est faible par rapport au poids du corps, mais à partir de 20 kilogrammes jusqu'à 80 kilogrammes, l'augmentation du poids du cœur marche parallèlement au poids du corps, avec cette différence que le poids de la masse musculaire est toujours proportionnellement plus fort chez l'homme. De 85 à 105 kilogrammes, il n'y a plus de règle. Le poids du cœur n'augmente plus proportionnellement au poids du corps, la différence entre les deux sexes n'existe plus.

Voici du reste les chiffres détaillés :

MASSE MUSCULAIRE DU CŒUR EN RAISON DE LA MASSE DU CORPS.

Tableau des moyennes.

POIDS ET SEXE.		NUMÉROS D'ORDRE et nombre de cas.	LONGUEUR en millimètres.	POIDS ABSOLU du cœur.	POIDS proportionnel.	AGE.
De 1 à 5 kilog....	S. M.	109	529	19,19	0,00633	3 mois 4.
—	S. F.	121	535	18,94	0,00639	3 mois 9.
De 5 à 10 kilog...	S. M.	48	716	38,4	0,00557	1 an 8.
—	S. F.	52	737	40,01	0,00539	1 an 9.
De 10 à 15 kilog..	S. M.	29	944	64,1	0,00524	4 ans 5.
—	S. F.	26	999	68,6	0,00542	5 ans 2.
De 15 à 20 kilog..	S. M.	11	1 150	98,3	0,00547	8 ans 5.
—	S. F.	15	1 184	86,9	0,00512	12 ans 2.
De 20 à 25 kilog..	S. M.	7	1 501	125,9	0,00554	16 ans.
—	S. F.	9	1 394	125,3	0,00545	44 ans.
De 25 à 30 kilog..	S. M.	6	1 490	149,1	0,00586	21 ans.
—	S. F.	32	1 393	153,9	0,00562	51 ans.
De 30 à 35 kilog..	S. M.	33	1 593	181,9	0,00549	25 ans.
—	S. F.	59	1 531	174,9	0,00532	52 ans.
De 35 à 40 kilog..	S. M.	65	1 620	217,3	0,00575	51 ans.
—	S. F.	85	1 528	199,1	0,00533	55 ans.
De 40 à 45 kilog..	S. M.	86	1 649	227,9	0,00532	48 ans.
—	S. F.	75	1 559	220,6	0,00521	48 ans.
De 45 à 50 kilog..	S. M.	79	1 659	243,2	0,00512	54 ans.
—	S. F.	62	1 567	231,7	0,00477	53 ans.
De 50 à 55 kilog..	S. M.	69	1 673	252.	0,00491	49 ans.
—	S. F.	34	1 582	236,4	0,00446	50 ans.
De 55 à 60 kilog..	S. M.	59	1 669	301,6	0,00523	51 ans.
—	S. F.	21	1 599	270,7	0,00469	47 ans.
De 60 à 65 kilog..	S. M.	42	1 689	312,4	0,00503	51 ans.
—	S. F.	17	1 582	277,8	0,00449	53 ans.
De 65 à 70 kilog..	S. M.	17	1 713	335,9	0,00498	48 ans.
—	S. F.	11	1 641	262,9	0,00391	49 ans.
De 70 à 75 kilog..	S. M.	15	1 676	388,3	0,00543	53 ans.
—	S. F.	4	1 597	264,2	0,00382	69 ans.
De 75 à 80 kilog..	S. M.	8	1 720	333,3	0,00433	53 ans.
—	S. F.	2	1 609	303,6	0,00390	62 ans.
De 80 à 85 kilog..	S. M.	4	1 699	459	0,00556	59 ans.
—	S. F.	1	1 620	227,8	0,00280	23 ans.
De 85 à 90 kilog..	S. M.	3	1 687	390,2	0,00449	51 ans.
—	S. F.	1	1 580	615,3	0,00722	80 ans.
De 90 à 95 kilog..	S. M.	1	1 755	346,9	0,00375	50 ans.
—	S. F.	1	1 660	363,6	0,00400	64 ans.
De 95 à 100 kilog..	S. M.	2	1 725	418,4	0,00427	53 ans.
De 100 à 105 kilog.	S. M.	3	1 766	400,5	0,00391	63 ans.
—	S. F.	1	1 637	316,6	0,00302	46 ans.

POIDS DE LA MASSE MUSCULAIRE DU CŒUR COMPARÉ A LA LONGUEUR DU CORPS.

LONGUEUR DU CORPS EN MILLIMÈTRES.	NOMBRE DE SUJETS.	POIDS ABSOLU DU CŒUR.	POIDS PROPORTIONNEL DU CŒUR.
SEXE MASCULIN.			
1501-1550	27	228,5	0,00532
1550-1600	62	219,1	0,00502
1601-1650	115	227,6	0,00528
1651-1700	89	216,9	0,00501
1701-1750	62	222	0,00519
1751-1800	29	224,9	0,00522
Total des sujets....	386		
SEXE FÉMININ.			
1401-1450	21	213,3	0,00495
1451-1500	55	213,4	0,00488
1501-1550	98	210,1	0,00487
1551-1600	93	200,1	0,00455
1601-1650	51	204,5	0,00498
1651-1700	25	204,5	0,00465
1701-1750	9	208,9	0,00697
Total des sujets....	352		

POIDS DE LA MASSE MUSCULAIRE DU CŒUR COMPARÉ AU POIDS DU CORPS.

POIDS du corps en kilogram.	LONGUEUR du corps en millimèt.	POIDS absolu du cœur.	POIDS proportionnel du cœur.	AGE moyen.	NOMBRE de sujets.
		SEXE MASCULIN.			
1 à 10	622	28,58	0,00590	12 mois.	158
10 à 20	1044	81,2	0,00535	7 ans.	40
20 à 30	1495	137,5	0,00545	18 ans.	13
30 à 40	1606	199,6	0,00562	48 ans.	98
40 à 50	1653	235,8	0,00522	51 ans.	165
50 à 60	1672	276,	0,00505	50 ans.	127
60 à 70	1700	323,7	0,00471	50 ans.	59
70 à 80	1698	360,8	0,00488	53 ans.	23
80 à 90	1693	424,6	0,00502	55 ans.	7
90 à 100	1740	382,6	0,00401	52 ans.	3
100 à 110	1766	400,4	0,00391	63 ans.	3
		SEXE FÉMININ.			
1 à 10	635	29,20	0,00584	15 mois.	171
10 à 20	1070	74,8	0,00504	8 ans.	41
20 à 30	1443	139,6	0,00554	48 ans.	20
30 à 40	1530	187	0,00532	54 ans.	144
40 à 50	1563	224,5	0,00499	51 ans.	137
50 à 60	1591	252,5	0,00457	49 ans.	55
60 à 70	1611	270,3	0,00420	51 ans.	28
80 à 90	1620	227,8	0,00280	23 ans.	1
90 à 100	1660	363,6	0,00400	64 ans.	1
100 à 110	1637	316,6	0,00302	46 ans.	1

MASSE MUSCULAIRE DU CŒUR EN RAISON DE L'AGE.

AGE.	SEXE MASCULIN.			SEXE FÉMININ.		
	Nombre de sujets.	Poids absolu du cœur.	Poids proportionn. du cœur.	Nombre de sujets.	Poids absolu du cœur.	Poids proportionn. du cœur.
1 semaine.	18	16,47	0,00645	18	12,84	0,00624
2 semaines	13	15,81	0,00627	14	15,62	0,00652
3 semaines	10	16,12	0,00655	5	15,74	0,00578
4 semaines	5	17,44	0,00645	10	16,66	0,00649
2 mois. . .	15	15,41	0,00590	14	16,06	0,00613
3 mois. . .	14	19,07	0,00563	17	18,88	0,00583
4 à 6 mois.	24	23,16	0,00557	20	21,89	0,00582
7 à 12 mois	34	29,64	0,00580	31	29,24	0,00570
2 ans. . .	17	42,1	0,00557	24	41,5	0,00572
3 ans. . .	13	56,5	0,00522	16	47,7	0,00510
4 à 5 ans.	16	62,7	0,00493	19	66,1	0,00522
6 à 10 ans.	16	88,9	0,00542	21	75,8	0,00497
11 à 15 ans.	8	119	0,00514	10	124	0,00461
16 à 20 ans.	23	209	6,00491	13	192	0,00441
21 à 30 ans.	69	240,3	0,00500	46	190,2	0,00432
31 à 40 ans.	69	246,4	0,00486	59	191	0,00431
41 à 50 ans.	84	254,9	0,00494	70	217,9	0,00460
51 à 60 ans.	87	275,1	0,00504	62	215,3	0,00486
61 à 70 ans.	87	283,6	0,00522	83	269,9	0,00489
71 à 80 ans.	63	266,3	0,00504	62	231,9	0,00558
81 à 90 ans.	11	258,9	0,00606	12	203,9	0,00539

POIDS DU CŒUR PAR VENTRICULES ET OREILLETTES.

AGE.	NOMBRE de sujets.	OREILLETTES.	OREILLETTES. — VENTRICULES.	VENTRICULES.	VENTRICULES. — Poids du corps.
		SEXE MASCULIN.			
1 mois.	44	2,85	0,2163	13,88	0,00521
2 à 3 mois . . .	28	3,07	0,2283	13,51	0,00454
4 à 6 mois . . .	24	4,25	0,2292	18,91	0,00458
7 à 12 mois . . .	34	5,25	0,2202	24,36	0,00466
2 ans..	18	7,28	0,2142	34,20	0,00499
3 ans..	13	9,22	0,1982	47,28	0,00458
4 à 5 ans. . . .	17	8,58	0,1714	50,44	0,00446
6 à 10 ans. . . .	16	12,94	0,1720	75,99	0,00458
11 à 15 ans. . . .	8	17,9	0,1729	101,1	0,00416
16 à 20 ans. . . .	23	28,6	0,1591	180,5	0,00425
21 à 30 ans. . . .	68	31,9	0,1583	204,7	0,00428
31 à 40 ans. . . .	68	35,9	0,1744	208,2	0,00413
41 à 50 ans. . . .	84	39,9	0,1893	218	0,00426
51 à 60 ans. . . .	86	45,3	0,1932	234,4	0,00438
61 à 70 ans. . . .	88	50,6	0,2243	235,9	0,00454
71 à 80 ans. . . .	61	50,5	0,2408	213,8	0,00416
81 à 90 ans. . . .		52,8	0,2650	205,9	0,00489
		SEXE FÉMININ.			
1 mois.	47	2,57	0,2229	11,80	0,00508
2 à 3 mois . . .	31	3,27	0,2282	14,34	0,00495
4 à 6 mois. . .	20	3,93	0,2214	17,96	0,00487
7 à 12 mois. . .	31	5,18	0,2191	23,03	0,00462
2 ans..	24	6,05	0,1948	31,42	0,00491
3 ans..	16	7,49	0,1884	40,15	0,00436
4 à 5 ans. . . .	19	9,06	0,1860	49,89	0,00435
6 à 10 ans. . . .	20	10,50	0,1690	63,74	0,00421
11 à 15 ans. . . .	9	15,01	0,1722	89,49	0,00379
16 à 20 ans. . . .	13	25,6	0,1560	166,3	0,00407
21 à 30 ans. . . .	46	26,5	0,1665	163,7	0,00378
31 à 40 ans. . . .	57	27,8	0,1767	160,6	0,00371
41 à 50 ans. . . .	70	37,4	0,2060	180,5	0,00394
51 à 60 ans. . . .	62	36,4	0,2097	178,9	0,00418
61 à 70 ans. . . .	83	41,4	0,2288	186,5	0,00426
71 à 80 ans. . . .	62	44,7	0,2499	187,1	0,00439
81 à 90 ans. . . .	12	42,8	0,2768	161,1	0,00446

MÊME TABLEAU QUE LE PRÉCÉDENT, COMPRENANT DES SUJETS A PARTIR DE VINGT ANS.

Les colonnes verticales indiquent des poids égaux, les horizontales des âges égaux, résumés de la façon suivante : premier tableau, moyenne des séries verticales, l'âge étant négligé ; deuxième tableau, moyenne des séries horizontales, le poids du corps étant négligé.

Moyenne des âges réunis, d'après les poids égaux.

POIDS DU CORPS en kilogr.	HOMMES.				FEMMES.			
	Nombre de sujets.	Oreillettes.	Ventricules.	$\frac{O}{V}$	Nombre de sujets.	Oreillettes.	Ventricules.	$\frac{O}{V}$
30,1 à 40. .	91	35,1	171,5	0,2088	136	31,5	154,5	0,2077
40,1 à 50. .	159	39,4	195,8	0,2038	132	36,9	183,6	0,2026
50,1 à 60. .	123	44	233,3	0,1921	50	41,1	210,5	0,1943
60,1 à 70. .	55	56,4	266,2	0,1934	28	44,9	224,3	0,2057

Moyenne des poids, d'après les âges égaux.

AGE.	HOMMES.				FEMMES.			
	Nombre des cas.	Oreillettes.	Ventricules.	$\frac{O}{V}$	Nombre des cas.	Oreillettes.	Ventricules.	$\frac{O}{V}$
21 à 30 ans.	64	34,2	200,3	0,1561	41	28,4	179,3	0,1605
31 à 40 ans.	64	36,2	210,9	0,1740	55	31,2	181,4	0,1742
41 à 50 ans.	78	38,5	212,3	0,1866	69	39,5	198	0,2021
51 à 60 ans.	78	43,8	196,9	0,2015	31	38,2	180,2	0,2120
61 à 70 ans.	79	49,5	224,6	0,2286	67	45,3	205	0,2307
71 a 80 ans.	65	51	206,7	0,2503	63	49	215,6	0,2355

DIVISION DU CŒUR EN DEUX OREILLETTES. POIDS DU CŒUR SUIVANT LES DEUX OREILLETTES.

AGE.	SEXE MASCULIN.			SEXE FÉMININ.		
	Oreillette droite.	Oreillette gauche.	Cloison.	Oreillette droite.	Oreillette gauche.	Cloison.
1 semaine. . . .	1,31	1,03	0,68	1,06	0,76	0,59
2 semaines . .	1,21	1,02	0,66	1,12	0,96	0,58
3 semaines.. . .	1,19	1,08	0,58	1,07	0,87	0,63
4 semaines.. . .	1,32	1,10	0,78	0,99	0,92	0,63
2 à 3 mois. . .	1,16	1,14	0,69	1,19	1,23	0,43
4 à 6 mois. . .	1,59	1,62	0,96	1,66	1,64	0.97
7 à 12 mois. . .	1,88	2,06	1,18	2,06	2,08	1,28
2 ans.	3,11	2,69	1,58	2,46	2,25	1,17
3 ans.	3,5	3,6	2,2	2,09	2,8	1,7
4 à 5 ans.. . .	3,3	3,1	2,1	3,5	3,4	2
6 à 10 ans.. . .	4,9	5	2,4	4,4	4,2	2,3
11 à 15 ans.. . .	6,5	6,3	4,3	6,5	5,7	3,3
16 à 20 ans.. . .	11,15	10,6	6,8	8,5	7,6	4,8
21 à 30 ans. . .	12,6	11,5	7,2	10,6	9,5	5,9
31 à 40 ans.. . .	13,2	12,9	8,1	11,4	10,9	6,5
41 à 50 ans.. . .	16,5	15,6	9,5	14,4	13,5	7,7
51 à 60 ans.. . .	17,5	16,5	9,9	15,1	13,4	8,5
61 à 70 ans.. . .	20	19,5	10,6	16,5	15,4	9
71 à 80 ans.. . .	21	19,9	10,5	17,5	17,1	9,5
81 à 90 ans.. . .	20	21,6	11,2	17,2	16,2	7,3

POIDS DU CŒUR DIVISÉ PAR VENTRICULES.

AGE.	NOMBRE DES SUJETS.	SEXE MASCULIN.						NOMBRE DES SUJETS.	SEXE FÉMININ.					
		Ventricule droit.	Ventricule gauche.	Cloison.	Oreillette droite et ventricule droit[1]	Oreillette gauche et ventricule gauche[2].	$R \frac{d}{g}$		Ventricule droit.	Ventricule gauche.	Cloison.	Ventricule droit et oreillette droite.	Ventricule gauche et oreillette gauche.	$R \frac{d}{g}$
1 semaine.. .	16	4,85	4,45	4,29	6,14	7,45	0,839	17	3,82	3,47	3,26	4,81	5,76	0,827
2 semaines. .	13	4,11	4,79	4,09	5,34	7,65	0,698	15	4,10	4,53	3,93	5,41	7,28	0,733
3 semaines. .	10	4,10	4,93	4,29	5,39	7,93	0,680	5	4,04	5,04	4,11	5,27	7,89	0,678
4 semaines. .	5	4,11	5,83	4,29	5,41	8,33	0,635	10	3,44	4,71	3,93	4,63	7,46	0,634
2 mois. . . .	14	3,09	4,54	3,91	4,28	7,28	0,594	14	3,43	5,42	4,34	4,74	8,45	0,571
3 mois. . . .	14	3,94	6,44	5,06	5,47	9,98	0,561	16	3,88	6,41	5,08	5,41	9,96	0,545
4 à 6 mois. .	24	4,68	7,99	6,23	6,55	12,35	0,532	20	4,33	7,91	5,62	6,42	11,84	0,522
7 à 12 mois..	34	5,72	10,68	8,02	8,04	16,31	0,502	31	5,77	10,43	7,83	8,45	15,76	0,515
2 ans.	17	9,00	14,11	11,30	12,42	22	0,561	24	7,82	13,52	10	10,85	20,57	0,525
3 ans.	13	10,63	23,77	14,42	14,98	32,15	0,469	16	9,04	18,26	12,88	12,93	27,24	0,473
4 à 5 ans. . .	17	11,07	22,23	17,13	16,24	34,20	0,473	19	11,71	21,94	16,22	16,61	33,26	0,499
6 à 10 ans. .	16	17,68	33,98	24,32	25,01	50,97	0,487	21	14,31	29,01	21,92	20,93	44,32	0,471
11 à 15 ans. .	8	24	44,4	32,5	34	67,1	0,500	9	20,1	40,9	28,5	28,7	60,8	0,467
16 à 20 ans. .	23	46	76,9	57,6	63,4	117,1	0,542	13	39,1	73,8	53,3	55,2	111,1	0,508
21 à 30 ans. .	69	54,1	90,5	65,1	70,8	125,1	0,519	46	37,9	72,7	52,9	54	107,6	0,499
31 à 40 ans. .	67	50,8	88,9	66,9	71	135,6	0,529	57	37,7	68,9	50,6	52,9	104,3	0,509
41 à 50 ans. .	82	51,7	94,9	70,3	72,8	143,9	0,506	69	45,2	75,2	58,2	62,8	115,9	0,552
51 à 60 ans. .	84	54,9	101,6	71,6	75,3	151,6	0,508	58	43,3	73,9	55,5	60,1	116,1	0,529
61 à 70 ans. .	87	55,1	103,7	77,7	77,7	155,7	0,516	83	46,6	81,2	59,9	64,5	123,3	0,545
71 à 80 ans. .	62	52,4	94,4	69	73,2	142,6	0,526	61	43,9	82,7	61	62,3	125,3	0,515
81 à 90 ans. .	11	41,2	97,2	67,4	61,6	144,4	0,442	12	36,2	66,1	50,5	51,4	107,7	0,488

(1) Poids de la masse musculaire droite, oreillette et ventricules. — (2) Poids de la masse musculaire gauche, oreillette et ventricules.

TABLEAU INDIQUANT LES MOYENNES DES SÉRIES HORIZONTALES (AGE NÉGLIGÉ).

NOMBRE des cas.	POIDS du corps en kilog.	VENTRICULE droit.	VENTRICULE gauche.	CLOISON.	CŒUR droit.	CŒUR gauche.	Bras droit bras gauche.
			SEXE MASCULIN.				
91	30,1 à 40	40,4	75,7	54,7	58,2	114.7	0,508
154	40,1 à 50	47,1	84,5	63,2	66,0	128,8	0,517
121	50,1 à 60	55,6	103,4	73,9	76,9	155,3	0,498
56	60,1 à 70	61,6	120,7	84,1	86,9	178,8	0,495
21	70,1 à 80	66,1	131,3	90,5	94,5	194,6	0,486
			SEXE FÉMININ.				
34	20,1 à 30	28,9	52,9	40,3	41,1	78,7	0,509
137	30,1 à 40	37,7	66,8	50,4	52,9	101,2	0,522
122	40,1 à 50	41,9	79,9	57,5	59,7	120,0	0,497
48	50,1 à 60	49,7	92,7	65,9	69,7	138,8	0,509
24	60,1 à 70	56,5	97,4	75,7	76,7	158,0	0,501

Enfin nous donnons les rapports du poids de la masse musculaire du cœur dans quelques maladies.

EMPHYSÈME PULMONAIRE.

Poids du ventricule droit.	Poids du ventricule gauche.	Poids de la cloison interventriculaire.	Rapport du ventricule droit au ventricule gauche, V. D. = 100.
129	89,8	83,8	69 0/0
90,6	88,5	83	98
89,2	90	94,7	101
86	92	89,3	107
80,9	88,5	72,3	109
95,2	116	101,2	121
79	96,5	77,1	122
76,3	95,7	82,2	125
115	145,8	119,5	126
69	88	81	227
61,5	86,3	78,2	139

TUBERCULOSE PULMONAIRE.

Ventricule droit.	Ventricule gauche.	Cloison interventriculaire.	Rapport du ventricule gauche au ventricule droit.
136,5	99,5	92,3	73 0/0
77,5	88,5	74	114
97,5	112,7	86,6	115
67,8	84	58	124
65,5	86,7	62,9	132
62,8	86,3	70	134
67	90,2	75,9	134
60,2	82,8	77,8	137
63,1	87,7	59,7	138

RÉTRÉCISSEMENT DE LA VALVULE MITRALE.

Ventricule droit.	Ventricule gauche.	Cloison.	Rapport du ventricule gauche au ventricule droit.
110	94,4	89,3	72 0/0
134	98,1	93,7	73
144,8	116,5	110,7	80
135	175,2	125	129
	Syphilis pulmonaire.		
103,8	95,5	90,7	82
70,1	92,8	62,9	132
	Cirrhose pulmonaire.		
82,2	84,2	82,6	95
	Emphysème.		
101	132,3	103,3	131

On remarque dans ces cas et dans d'autres que le développement de la cloison ne suit pas exactement celui du ventricule qui s'hypertrophie le plus. Ainsi sur 64 cas d'affections cardiaques ainsi réparties :

25 endocardites ;

19 endartérites ;

8 anévrysmes ;

6 néphrites interstitielles ;

3 néphrites supposées ;

2 symphyses cardiaques ;

1 indéterminée ;

Muller a trouvé la trouvé la moyenne suivante :

Poids moyen du ventricule droit.	53g,9
— — gauche.	157 ,5
— de la cloison interventriculaire	96 ,8
Rapport du ventricule gauche au ventricule droit.. .	291

Or, si le septum avait suivi l'accroissement proportionnel au ventricule gauche, l'augmentation aurait dû être de 45 grammes, tandis qu'elle n'a été que de 21 grammes.

De même quand c'est le ventricule droit qui s'hypertrophie le plus.

Voici la moyenne de 32 cas ainsi composés :

15 emphysèmes pulmonaires;
5 pneumonies chroniques ;
3 tuberculoses pulmonaires ;
3 rétrécissements de l'orifice mitral ;
2 emphysèmes pulmonaires ;
1 syphilis pulmonaire, etc.

La moyenne du poids était celle-ci :

Ventricule droit.	79
— gauche.	76,6
Cloison.	68,2
Rapport du ventricule gauche au droit . . .	101

Si la cloison avait augmenté proportionnellement au ventricule droit, elle aurait dû gagner 45g,1, elle n'en a gagné que 11g,8.

Volume du cœur. — Quant au volume, il commence à être déterminé d'une manière approximative par Bizot dans les chiffres suivants :

AGE.	HOMMES.		FEMMES.	
	Longueur.	Largeur.	Longueur.	Largeur.
	Millimètres.	Millimètres.	Millimètres.	Millimètres.
De 1 à 4 ans.. . . .	50	61	50	57
De 5 à 9 ans.. . . .	70	75	69	66
De 10 à 15 ans.. . . .	77	84	66	71
De 16 à 29 ans.. . . .	94	103	87	76
De 30 à 49 ans.. . . .	98	107	93	100
De 50 à 75 ans.. . . .	103	119	96	105

Ce qu'on peut reprocher à ces chiffres, c'est que le cœur, au moment où on le mesure, est déformé et aplati.

Capacité du cœur. — On arrive peut-être à une appréciation plus exacte en recherchant la *capacité* du cœur. Beneke (de Marburg) a fait dans ce sens de très nombreuses recherches dans lesquelles on verra qu'il y est tenu compte de la taille du sujet, de son sexe et du genre de mort ; il y est même donné quelques indications sur l'état du cadavre.

AGE.	HOMMES.			FEMMES.		
	Volume du cœur en centimètres cubes.	Longueur du corps en centimètres.	Nombre des observations.	Volume du cœur en centimètres cubes.	Longueur du corps en centimètres.	Nombre des observations.
Mort-nés.	22,3	50	6	»	»	1
11 jours.	»	50,4	4	21	50,2	4
11 jours à 3 mois.	25,8	53,7	17	24,7	55,4	14
4 mois à 1 an. .	33,6	65,5	10	32,2	62,3	13
2 ans.	44,3	72,7	11	43,4	75,4	9
3 ans.	50,2	81,2	12	51,8	85,5	9
4 ans.	60	92,5	4	»	»	2
5 ans.	»	»	1	68,1	96,2	4
6 ans.	75,1	103,7	5	»	109,6	3
7 ans.	99	116,1	6	77	104,7	2
8 à 9 ans. . . .	»	121,4	6	»	»	3
9 à 11 ans. . . .	111,5	122,4	8	»	»	2
11 à 13 ans. . . .	»	137,4	5	»	139,5	4
13 à 15 ans. . . .	»	143,5	4	»	136,9	5
15 ans.	130	144,3	7	17,7	147,3	3
16 ans.	177,3	157	9	»	153,6	3
17 ans.	»	156,6	3	165	152,5	5
18 ans.	202,4	161,3	7	174,2	159	5
19 ans.	»	166,8	5	202,5	164,6	3
20 ans.	259,7	168,6	11	»	156,7	4
21 ans.	258,3	172	3	221	156,7	5
22 à 25 ans. . . .	234	170,9	39	213,1	159,2	16
26 à 30 ans. . . .	254,7	170,9	28	220,9	156,5	18
30 à 40 ans. . . .	275,2	169,9	43	212,1	156,4	33
40 à 50 ans. . . .	288,8	168,5	53	239,8	157,6	14
50 à 60 ans. . . .	277,6	170,5	39	229,9	159	25
60 à 70 ans. . . .	257,9	172	29	262,6	158,7	11
70 à 80 ans. . . .	272	167,8	16	»	»	4

RAPPORT DU VOLUME DU COEUR A LA LONGUEUR DU CORPS, D'APRÈS BENEKE.

AGE.	VOLUME ABSOLU DU CŒUR en centimètres cubes.		LONGUEUR DU CORPS en centimètres.		RAPPORT DU VOLUME DU CŒUR, en centimètres cubes à 100 centimètres de longueur du corps.	
	Hommes.	Femmes.	Hommes.	Femmes.	Hommes.	Femmes.
18 ans . . .	202,4	174,2	161,3	159	122	110
19 ans. . . .	—	202,5	—	164,6	—	119,7
21 ans. . . .	358,3	221	172	156,7	150,2	144,2
De 22 à 25 ans.	234	213,1	170,9	159,2	137,3	135,1
De 26 à 30 ans.	354,7	220,9	170,9	156,5	157,7	139,1
De 30 à 40 ans	275,2	212,1	169,9	156,4	164,4	135,4
De 40 à 50 ans.	288,8	259,8	168,5	157,6	172,3	152,2
De 50 à 60 ans.	277,6	229,9	170,5	159	167,6	142,9

Il résulte de ces chiffres plusieurs remarques intéressantes. D'après Bizot, le développement du cœur ne serait complet qu'à vingt-neuf ans. A partir de ce moment, il cesserait de s'accroître en longueur, mais il ne cesserait pas de s'accroître en largeur, et la largeur irait en augmentant peu à peu jusqu'à la fin de la vie.

Ce fait est confirmé par les chiffres donnés par Clendenning, chiffres qui montrent que le poids du cœur, arrivé à la normale à trente ans, reste à son chiffre normal jusqu'à soixante ans et qu'au delà il augmente de nouveau jusqu'à la fin de la vie.

Comparaison du cœur gauche et du cœur droit. — Bizot avait montré que si l'on compare entre eux les deux ventricules, la largeur et la longueur moyenne du ventricule droit dépassent de beaucoup la largeur et la longueur moyenne du ventricule gauche dans tous les âges et dans les deux sexes. Il avait montré également que l'augmentation de capacité dans la vieillesse est réelle, qu'elle se fait dans les deux cavités. Ainsi, à toutes les époques de la vie, le ventricule droit est plus grand que le gauche.

Ces données se trouvent confirmées par les recherches récentes de M. Ducastel (1) qui ont été faites dans le but de

(1) *Recherches sur l'hypertrophie et la dilatation des ventricules du cœur* (*Archives générales de médecine,* janvier 1880).

comparer le poids et la capacité des ventricules droit et gauche. Ces recherches ont porté à la fois sur des maladies variées et sur des maladies du cœur.

Les observations de M. Ducastel, au nombre de soixante-deux, ne sont pas assez nombreuses pour qu'on en puisse tirer beaucoup de conclusions ; cependant, on peut les utiliser. On y trouve d'abord un terme de comparaison entre le poids et la capacité des deux ventricules.

COMPARAISON DU POIDS ET DE LA CAPACITÉ DES VENTRICULES CHEZ LES HOMMES NON ATTEINTS DE MALADIES DU CŒUR.

AGE.	POIDS total.	POIDS du ventricule gauche.	POIDS du ventricule droit.	CAPACITÉ du ventricule gauche.	CAPACITÉ du ventricule droit.
16 ans.	270	172	68	86	53
20 ans.	185	115	50	38	45
21 ans.	210	110	48	25	34
21 ans.	245	150	55	28	56
23 ans.	275	185	70	140	190
30 ans.	280	160	75	57	105
35 ans.	260	150	60	80	90
35 ans.	310	160	75	83	106
40 ans.	310	155	82	33	71
43 ans.	380	200	100	140	147
45 ans.	205	120	45	25	31
47 ans.	345	225	70	95	107
48 ans.	350	165	100	38	72
49 ans.	265	143	70	29	95
50 ans.	580	375	130	150	210
52 ans.	340	190	68	12	18
58 ans.	380	190	85	55	105
65 ans.	310	180	75	30	57
68 ans.	255	135	60	19	24
68 ans.	300	180	75	153	198
68 ans.	390	200	80	23	26
73 ans.	360	180	75	121	155
74 ans.	290	155	60	68	52

COMPARAISON DU POIDS ET DE LA CAPACITÉ DES DEUX VENTRICULES CHEZ LES FEMMES NON ATTEINTES DE MALADIES DU COEUR.

AGE.	POIDS total.	POIDS du ventricule gauche.	POIDS du ventricule droit.	CAPACITÉ du ventricule gauche.	CAPACITÉ du ventricule droit.
23 ans.	220	135	50	110	135
24 ans.	170	90	35	34	44
24 ans.	225	125	50	28	65
25 ans.	370	235	70	131	135
26 ans.	190	100	45	16	35
28 ans.	290	145	65	80	116
28 ans.	270	170	65	68	98
28 ans.	340	207	75	66	100
29 ans.	280	155	70	36	68
34 ans.	240	120	60	100	115
35 ans.	235	130	55	19	45
44 ans.	280	165	60	55	53
47 ans.	215	130	40	39	52
47 ans.	305	145	82	62	95
48 ans.	260	115	60	12	48
55 ans.	270	130	60	80	100
58 ans.	350	155	104	49	75
63 ans.	250	135	60	13	27
63 ans.	330	170	60	85	85
64 ans.	430	245	85	107	92

Si nous prenons dans les tableaux de M. Du Castel les chiffres qui se rapportent aux malades qui ont succombé à des affections autres que des maladies du cœur, nous arrivons aux chiffes suivants :

Le poids du ventricule gauche a toujours dépassé le poids du ventricule droit et donné la moyenne suivante :

	Poids total.	Ventricule gauche.	Ventricule droit.
Hommes.	308 grammes.	173	72
Femmes.	276 —	150	62

Il n'en est pas de même de la capacité chez presque tous les sujets ; la capacité du ventricule droit l'emporte presque constamment sur celle du ventricule gauche. Sur vingt-trois hommes, vingt et un ont donné un chiffre plus fort pour la capacité du ventricule droit, deux seulement ont eu le rapport inverse. Il s'agissait dans ces deux cas d'un jeune homme de seize ans, mort de fièvre typhoïde et dans l'autre cas d'un homme mort de pneumonie. Sur les vingt femmes dont les chiffres sont rapportés ici, dix-huit ont donné un chiffre supérieur pour la capacité du ventricule droit. Une seule fois, la capacité s'est montrée égale des deux côtés chez une femme de soixante-trois ans morte de cancer, et une autre fois supérieure pour le ventricule gauche, chez une femme de soixante-quatre ans, morte de cancer.

En somme, d'après M. Du Castel, la capacité du ventricule droit est donc, en général, supérieure à la capacité du ventricule gauche dans les proportions suivantes :

	Ventricule gauche.	Ventricule droit.
Hommes.	65 centimètres cubes.	83 centimètres cubes.
Femmes.	59 —	74 —

Ces chiffres sont en désaccord avec l'opinion de Lower, de Lieutaud et de Laennec, qui croyaient que les deux ventricules avaient une égale capacité. Cette opinion était abandonnée et la capacité plus grande du ventricule droit était admise par Sénac, Winslow, Haller, Sabattier, Legallois, Bouillaud, Bizot, Cruveilhier, Robin et Hiffelsheim ; cette loi a été démontrée par les chiffres de Bizot.

MM. Robin et Hiffelsheim constatent que non seulement le ventricule droit a une capacité plus grande que le ventricule gauche, mais que l'oreillette droite a également une capacité plus grande que l'oreillette gauche, et ils donnent le rapport suivant :

Cœur gauche.	Cœur droit.
De 243 à 342 centimètres cubes.	De 270 à 415 centimètres cubes.

Enfin M. Du Castel ajoute que la différence entre ces deux chiffres diminue dans la vieillesse.

Comparaison de la capacité de l'oreillette et du ventricule. — Quant au rapport entre la capacité de l'oreillette comparée à celle du ventricule, Legallois pensait que l'oreillette est plus petite que le ventricule et M. Bouillaud les donne comme égales, MM. Robin et Hiffelsheim sont de l'avis de Legallois et admettent que l'oreillette est plus petite que le ventricule, mais ils reconnaissent que la différence augmente avec l'âge et s'observe surtout à gauche. Le rapport suivant varie de 20 à 23 pour 100.

Epaisseur des parois du cœur. — Le dernier moyen qu'on a employé pour juger de l'hypertrophie consiste à mesurer l'épaisseur des parois du cœur. Pour juger de l'hypertrophie, il faut donc rechercher les chiffres que donne un pareil examen fait à l'état normal ; nous en possédons quelques-uns qu'on trouvera dans le tableau suivant :

ÉPAISSEUR MOYENNE DES PAROIS DU COEUR SUIVANT LES AUTEURS (EN MILLIMÈTRES).

RÉGIONS.		BOUILLAUD	BIZOT. Hommes.	BIZOT. Femmes.	PEACOCK.
Ventricule gauche.	Base.	»	10,12	9,43	12
	Milieu.	16	11,73	10,35	13
	Pointe.	»	8,05	7,36	5,75
Cloison.	Base.	25 à 30	»	»	»
	Milieu.	»	10 à 12	10 à 12	13
	Pointe.	»	»	»	»
Ventricule droit.	Base.	»	4,14	3,91	»
	Milieu.	»	3	2,76	»
	Pointe.	»	2,30	2,30	»
Oreillette gauche.		2 à 3	»	»	»
Oreillette droite.		2 à 3	»	»	»

Toutes ces recherches ne donnent rien d'absolu, mais elles permettent de se rendre compte dans une certaine mesure de l'augmentation du cœur. On a reproché à la pesée de comprendre le tissu graisseux qui accompagne le cœur et qui se trouve en abondance chez l'adulte et le vieillard. Ce reproche n'est pas très fondé, parce que la graisse n'a pas un poids spécifique considérable.

Étant donnée la moyenne de 300 grammes pour un adulte, si je trouve dans une observation où l'on a noté des adhérences péricardiques le chiffre de 295 grammes, je pense qu'il n'y a pas eu d'hypertrophie ; mais si dans un cas de symphyse cardiaque je trouve que le cœur pèse 550, je suis sûr qu'il est hypertrophié et j'ai une certaine idée de cette hypertrophie. Si je trouve avec une insuffisance mitrale un poids de 455 ou de 550, je suis sûr de l'hypertrophie, puisque c'est l'augmentation du ventricule gauche surtout qui a donné ce chiffre ; si je trouve avec une insuffisance aortique le poids de 740, je suis sûr que le malade avait un *cor bovinum*, et si, en lisant une observation de néphrite interstitielle, j'apprends que le poids du cœur était de 800 ou de 830 grammes, je suis bien sûr que le cœur était fortement hypertrophié.

En médecine, nous ne cherchons pas l'absolu, le relatif nous suffit et je pense qu'il ne faut pas rejeter ce moyen de constatation, parce qu'il n'est pas parfait.

Le volume donne peut-être moins de sécurité parce que le cœur peut s'arrêter en systole ou en diastole. Cruveilhier (1) a fait remarquer que chez tous les gens morts de mort violente, les suppliciés, les malades morts rapidement d'hémorrhagie, le cœur s'arrêtant en systole a un volume beaucoup moindre. Il ajoutait que si l'on introduisait les doigts dans ces sortes de cœur, on était étonné de la facilité avec laquelle ils se laissaient dilater. En effet, le genre de mort et la rigidité cadavérique changent notablement les résultats ; aussi les mensurations des cavités ont-elles entre elles un écart considérable, comme on peut s'en rendre compte dans les chiffres empruntés au travail de M. Du Castel.

L'épaisseur des parois peut bien aussi donner des causes d'erreur. Le cœur des enfants se trouve sur le cadavre beaucoup plus rétracté que le cœur des adultes ; les gens morts de mort violente ou d'hémorrhagie auront des parois en apparence plus épaisses. Mais si ces chiffres ne s'accompagnent pas d'une augmentation dans le poids total, ils ne prouveront pas l'hypertrophie. Tandis que si à une épaisseur plus grande des parois se joint une augmentation du poids total et une augmentation de volume, l'hypertrophie ne sera pas contestable. L'hypertrophie se constate donc :

Non ab uno signo, sed a consensu omnium.

Nous arrivons à dire que l'hypertrophie est caractérisée par l'augmentation dans le poids du cœur, dans l'épaisseur de ses

(1) Cruveilhier, *Dictionnaire de médecine et de chirurgie pratiques*, art. HYPERTROPHIE, 1833.

parois et l'augmentation de son volume. Deux de ces caractères suffisent pour affirmer l'hypertrophie.

Un autre problème se présente maintenant. L'hypertrophie peut se montrer avec ou sans dilatation des cavités. Mais la réciproque est-elle vraie ? La dilatation peut-elle exister sans hypertrophie ?

Pour ma part, je crois qu'il y a toujours hypertrophie. Cela résulte aussi des chiffres donnés par M. Du Castel, dans lesquels l'emphysème s'est accompagné d'une augmentation de poids du ventricule droit. Mais il est nécessaire que de nouvelles recherches soient faites sur ce point.

L'hypertrophie peut exister avec conservation apparente de la grandeur normale des cavités, ou avec leur augmentation (hypertrophie excentrique, anévrisme actif de Corvisart) ou avec une diminution apparente des cavités (hypertrophie concentrique).

Le plus ordinairement, lorsque l'hypertrophie est marquée, le cœur est augmenté de volume et sa forme changée ; celle-ci est moins pyramidale et plus conique, elle tend à se rapprocher de la forme du cœur des animaux, la forme pyramidale à trois faces étant le propre de la station bipède. Cette augmentation de volume entraîne un refoulement de tous les organes voisins. Le diaphragme cède peu à peu sous le poids du cœur, la pointe descend dans le sixième et exceptionnellement dans le septième espace intercostal. M. le professeur Parrot (1) dit l'avoir vue dans le huitième espace intercostal. L'angle droit du cœur baisse à son tour et descend au niveau de l'insertion du sixième et du septième cartilage costal droit.

Sur les côtés, il refoule les poumons. La pointe s'éloigne de plus en plus de la ligne médiane, attendu que l'insertion de la veine cave ne permet pas au cœur de s'étendre vers la droite ; aussi chaque centimètre que le cœur gagne en longueur écarte la pointe vers la gauche d'un centimètre de la ligne médiane. C'est sur cette considération très solide que j'ai basé mon procédé de mensuration du cœur sur le vivant. La pointe du cœur

(1) J. Parrot, *Dictionnaire des sciences médicales*, art. HYPERTROPHIE DU CŒUR, t. XVIII, 1re série, p. 439 et 440.

peut arriver ainsi à toucher les côtes au niveau de la ligne axillaire.

On voit que plus la pointe se porte à gauche, à partir d'un certain moment, plus elle doit en même temps se porter en arrière, et si par exemple elle vient correspondre à la ligne axillaire, le cœur a dû subir forcément une torsion autour de son pivot par les deux veines caves, la pointe se trouvant à ce moment sur un plan postérieur à celui auquel elle correspond normalement. Dans ces conditions, l'oreillette droite tend de plus en plus à se rapprocher de la paroi thoracique. Si l'hypertrophie ne porte que sur le ventricule gauche, le cœur droit semble ne plus être qu'un appendice de ce ventricule. Si, au contraire, l'hypertrophie ne porte que sur le ventricule droit, la pointe est moins saillante, le cœur prend un peu la forme d'une aumônière, et en coupant les deux ventricules transversalement, on trouve un cœur plus ou moins symétrique.

Le poids du cœur augmente dans l'hypertrophie et si l'on admet la moyenne de 300 grammes pour le cœur d'un adulte, on peut être sûr de l'hypertrophie à 500 grammes et même à 400 grammes. Elle est plus évidente encore si le poids appartient à un cœur de femme; plus évidente encore si le poids dépasse 600, 700 et même 800 grammes. Au-delà de 900, les chiffres supérieurs deviennent tout à fait exceptionnels. On en a cité de 1 000, 1 500 et même 1 700.

La mesure de l'épaisseur des parois permettra de constater l'hypertrophie. On regarde les parois comme hypertrophiées quand l'épaisseur du myocarde dépasse 15 millimètres au ventricule gauche et 7 millimètres au ventricule droit. On a vu le ventricule gauche et la cloison atteindre 30 et jusqu'à 40 millimètres.

L'hypertrophie des oreillettes commence à 4 millimètres.

Les colonnes charnues et particulièrement les colonnes charnues de premier ordre augmentent dans l'hypertrophie. Selon M. Parrot, elles augmentent dans des proportions inférieures à celles des parois.

Qu'est-il advenu dans la texture de cœur? Lancisi et Portal croyaient que l'augmentation tenait à une humeur épanchée entre les fibres. Friedreich (1) nous apprend qu'Harting conclut à une augmentation du diamètre des fibres (1846), que plus tard Hepp (2) arriva au même résultat, et que lui-même a constaté des moyennes supérieures à celles de l'état normal. Le problème est difficile à résoudre, parce que dans l'état normal, ainsi qu'il a été dit au chapitre qui traite du myocarde, les fibres du cœur sont de volume très variable. Cependant, on peut dire que leur moyenne est de 3 millièmes de millimètre et que des fibres qui atteignent 9 à 10 millimètres en moyenne sont certainement hypertrophiées.

Ce développement des fibres primitives est accepté par Hyrtl et Kölliker, Rokitansky, Bamberger, Förster, etc.

Mais d'autres croient que les fibres augmentent surtout par le développement de fibres nouvelles. C'est l'opinion de Vogel et Henle, peu soutenue aujourd'hui et combattue surtout par MM. Cornil et Ranvier (3) par cet argument qu'on n'y observe jamais les phénomènes du développement des fibres musculaires nouvelles.

Une troisième théorie soutenue d'abord par Friedreich est que l'augmentation des fibres primitives est insuffisante à expliquer l'augmentation totale du cœur et il est disposé à admettre les deux hypothèses précédentes : augmentation des fibres anciennes, formation de fibres nouvelles. Cette troisième théorie est adoptée par M. le professeur Robin, Zenker, Niemeyer, Parrot, Jaccoud, Straus.

Weissmann (4) et Zielonko (5) ajoutent que les fibres augmentent non seulement en largeur, mais en longueur.

Rindfleisch (6) donne comme preuve de la formation des fibres nouvelles que certaines cellules présentent deux ou plusieurs noyaux.

Enfin on tend à admettre depuis quelque temps une hypothèse

(1) Friedreich, *Traité des maladies du cœur*, traduit par Lorber et Doyon, p. 274, 1873.

(2) Hepp, thèse inaug., Zurich, 1853.

(3) Cornil et Ranvier, *Histologie pathologique*, p. 510, 1873.

(4) Weissmann, *Reichardt's Archiv*, 1861.

(5) Zielonko, *Virchow's Archiv*, Bd. LXII, p. 1, Heft, 1873.

(6) Schrœtter, *Krankheiten des Herzfleiches*, p. 227, 1879.

plus large dans laquelle l'hypertrophie du cœur est produite :

1° Par le développement des fibres anciennes ;

2° Par la formation de fibres nouvelles ;

3° Par le développement du tissu conjonctif interstitiel (Cloetta) ;

4° Par l'abondance du tissu adipeux (Parrot) ;

5° Par le développement des vaisseaux (Cornil et Ranvier) ;

6° Enfin par l'augmentation des nerfs et des ganglions nerveux (Lee).

Il faut admettre un certain ordre dans l'évolution de cette hypertrophie. Je crois que cliniquement on peut admettre trois périodes :

1re période : hypertrophie musculaire ;

2e période : hypertrophie conjonctive ;

3e période : dégénérescence complète de la fibre du myocarde.

C'est à l'appui de cette nouvelle hypothèse que vient le mémoire si intéressant de M. Letulle (1).

Il résulte des recherches si précises de M. Letulle d'abord que l'hypertrophie cardiaque, surtout celle qui accompagne les lésions valvulaires, commence de bonne heure. Elle atteint les fibres striées d'une manière irrégulière, c'est-à-dire que ce travail d'hyperplasie est *disséminé*, mais limité à la région astreinte à un travail exagéré, région déterminée par le siège de l'obstacle ou de la gêne à la circulation. Ainsi au milieu de faisceaux sains on voit des faisceaux altérés, les uns d'abord à la périphérie, les autres d'abord au centre, sans que M. Letulle ait pu trouver la loi de cette répartition. Ainsi, tandis que dans le cœur normal, les fibres les plus grosses atteignent 12 à 15 millièmes de millimètre, on trouve dans les régions hypertrophiées des fibres de 22 à 24 μ. On en rencontre même qui ont jusqu'à 30, mais les chiffres de 27 μ à 30 μ sont très rares. Un second caractère de ces fibres hypertrophiées constaté par M. Letulle, c'est que ces fibres, au lieu d'être polygonales par pression réciproque, comme le sont les fibres normales, ont une

(1) Letulle, *Recherches sur les hypertrophies cardiaques secondaires* (thèse de Paris, 1879).

tendance à devenir cylindriques, ou même ovoïdes. M. Letulle a constaté en outre que les noyaux intrafasciculaires étaient déformés ; au lieu d'être arrondis, ovoïdes, ils deviennent anguleux et dentelés, et en même temps augmentent de volume. Quelquefois ils sont bilobés, ce qui indique un commencement de prolifération.

Peu à peu, les fibres musculaires, par leur développement, compriment le tissu conjonctif interstitiel et les vaisseaux. Il en résulte que l'irrigation du muscle diminue à mesure que le travail augmente ainsi que l'hypertrophie. De là vient la déchéance granulo-graisseuse, qui n'attend pas pour se produire l'âge de la vieillesse et se montre de bonne heure dans les fibres les plus fatiguées.

Il ne faut pas confondre ici la surcharge graisseuse ou obésité du cœur avec sa dégénérescence graisseuse. Selon M. Letulle, la surcharge graisseuse est caractérisée par la présence de quelques rares granulations brillantes, accolées aux noyaux musculaires, tandis que, dans la dégénérescence granulo-graisseuse, les fibres ont perdu leur striation longitudinale et transversale ; la chair musculaire est pâlie, couleur feuille-morte, est devenue friable. Les granulations graisseuses sont situées au milieu de la fibre et forment des sortes de chapelets au milieu des fibres striées. A mesure que la dégénérescence marche, la graisse augmente et le faisceau n'est plus à la fin représenté que par une couronne plus ou moins mince à la périphérie du faisceau. Les noyaux résistent et ils apparaissent sur la préparation colorée par le picro-carminate et isolés, pour ainsi dire, dans le tissu graisseux.

Une autre lésion a été rencontrée par MM. Renaut et Landouzy (1) ; c'est une sorte de rupture des faisceaux au niveau des raies d'Eberth. M. Renaut suppose qu'en pareil cas le développement du tissu interstitiel comprime les vaisseaux capillaires, donne lieu à une sorte d'œdème et que l'acide sarcolactique dissout sans doute le ciment qui forme les traits scalariformes d'Eberth.

1) Renaut et Landouzy, Société de biologie, 1877.

En outre, on trouve les lésions de la myocardite scléreuse qui a été décrite plus haut.

Seulement, selon M. Letulle, elle se présenterait ici sous deux formes. Tantôt l'hyperplasie du tissu conjonctif interstitiel séparerait les faisceaux musculaires un à un ; dans d'autres endroits, elle les enfermerait par groupes de trois ou quatre. Dans le second cas, les fibres réunies, peu distinctes les unes des autres, font croire, au premier abord, à une fibre hypertrophiée, tandis qu'on a devant soi un groupe de fibres atrophiées.

Dans ces îlots, les fibres ainsi tassées diminuent au point de ne plus présenter que 6 millièmes de millimètre de diamètre, puis disparaissent. L'hypertrophie est donc, en réalité, une déchéance du tissu musculaire, aboutissant à la dégénérescence granulo-graisseuse.

Nous avons vu, en décrivant le myocarde, que les fibres musculaires du cœur sont dépourvues de sarcolemme. Elles sont réunies par un système conjonctif lâche, qui renferme les vaisseaux et les nerfs.

Sous le péricarde, ce tissu conjonctif est lâche ; il est plus serré sous l'endocarde, au point qu'il manque par endroits. Le stroma du cœur est donc en rapport presque direct avec les faisceaux primitifs, et, si l'on considère que le tissu conjonctif forme le réseau d'origine des lymphatiques, il s'ensuit que les fibres musculaires sont entourées immédiatement par le réseau lymphatique ; de sorte que ce muscle, qui se contracte sans relâche, trouve une voie immédiate qui emporte ses déchets. Ce tissu subit, dans l'hypertrophie, les lésions indiquées au chapitre qui traite de la myocardite scléreuse.

Plus tard, le tissu interstitiel subit lui-même la dégénérescence graisseuse, surtout à la surface, sous le péricarde.

M. Letulle décrit deux formes de cette cirrhose : l'une est périvasculaire, l'autre périfasciculaire. La cirrhose périvasculaire se rencontre surtout autour des grosses artères. De là, la plaque de cirrhose rayonne d'une manière irrégulière, dissociant les faisceaux secondaires du voisinage et s'infiltrant toujours entre un certain nombre de faisceaux primitifs qu'elle isole et qu'elle atrophie.

La cirrhose fasciculaire (qui n'est peut-être qu'une cirrhose péricapillaire) se caractérise, au début, par une mince bande de tissu périfasciculaire fortement colorée en rouge par la couleur qui s'attache aux noyaux embryonnaires. A mesure que la cirrhose progresse, les cellules embryonnaires diminuent de nombre et de volume ; à mesure que les tractus fibreux augmentent d'épaisseur, les capillaires sanguins montrent leur lumière béante au milieu de la bandelette fibreuse qui les enveloppe. Le faisceau, ainsi séparé par le tissu induré des capillaires sanguins et des lymphatiques, ne tarde pas à s'atrophier.

Il y a donc toujours à la fois hypertrophie de certaines fibres musculaires et, dans d'autres points, hypertrophie cellulaire avec atrophie musculaire.

A mesure que l'hypertrophie s'avance, on rencontre des lésions dans les vaisseaux du cœur, l'artérite chronique, l'athérome et la dégénérescence calcaire.

Les veines sont peu altérées et tardivement, à moins qu'elles ne soient englobées dans un noyau de sclérose.

Les capillaires sont d'abord peu altérés ; plus tard ils subissent l'influence de la prolifération qui les environne.

Les lymphatiques sont plus atteints. Dès le début, les espaces lymphatiques se remplissent de cellules embryonnaires ; plus tard, la compression qu'ils subissent, d'une part, des fibres musculaires hypertrophiées, de l'autre, du tissu interstitiel, les oblitère.

CHAPITRE XXXI

DE L'HYPERTROPHIE DU CŒUR (SUITE).

Le premier symptôme qui attire l'attention en face d'un malade atteint d'hypertrophie du cœur est le soulèvement des côtes par le choc précordial. Ce soulèvement qui est surtout marqué dans la région de la pointe (Piorry (1), Bertin, Bouillaud) s'étend souvent à toute la région cardiaque (Monneret) (2). Le sternum est quelquefois lui-même soulevé. Cette agitation des parois de la poitrine s'accuse encore mieux si on engage le malade à cesser sa respiration. Ce symptôme peut manquer soit parce que le poumon recouvre une assez grande surface du cœur, soit parce que la dégénérescence graisseuse en s'emparant du myocarde diminue considérablement l'énergie du cœur, d'autre part, ce même phénomène d'impulsion peut être produit simplement par des palpitations nerveuses.

On constate, en outre, une saillie notable des côtes et du sternum dans la région correspondant au cœur hypertrophié. Cette *voussure* se rencontre surtout dans les hypertrophies considérables et déjà anciennes. Elle est formée par la saillie des côtes et même du sternum en même temps que par l'élargissement des espaces intercostaux (Louis). Sénac (3) avait déjà insisté sur ce symptôme, tout en reconnaissant qu'il n'est pas constant. M. Bouillaud a insisté beaucoup sur cette voussure qui, en effet, se présente assez fréquemment. Cependant, avant de regarder cette voussure comme produite par l'hypertrophie cardiaque,

(1) Piorry, *Traité de diagnostic et de séméiologie*, t. Ier, p. 183, 1837.

(2) Monneret et de la Berge, *Compendium de médecine*, art. CŒUR, t. II, p. 345, 1837.

(3) Sénac, *Traité de la structure du cœur et de ses maladies*, t. II, p. 410, 1749.

il faut bien s'assurer qu'elle n'est pas le fait d'un vice de conformation congénital du thorax ou le produit d'un déplacement des côtes par une déviation de la colonne vertébrale (Piorry).

La main appliquée sur la poitrine perçoit un choc énergique augmenté bientôt par l'émotion que produit chez le malade l'exploration de son cœur. C'est ce qui a fait dire à Corvisart que le cœur « semble s'irriter contre la pression et réagir plus fortement encore ». On perçoit ce choc soit à la pointe seulement, soit, le plus souvent, sur toute l'étendue de la région correspondant au ventricule. On voit que la main est soulevée. Si l'on a appliqué l'oreille immédiatement sur la poitrine pour faire l'auscultation, on sent que la tête est soulevée énergiquement par les battements cardiaques.

Si l'on vient à pratiquer la mensuration du cœur, on constate d'une manière réelle le volume qu'a acquis le cœur.

La recherche de la pointe montre d'abord qu'elle est abaissée. Du cinquième espace elle arrive bientôt au sixième espace. Je l'ai rencontrée dans le septième et les auteurs disent qu'on a pu la rencontrer dans le huitième espace. Disons que l'ordinaire est de voir la pointe dans le sixième espace. Ce n'est que dans les cas de brièveté du sternum qu'on la trouve exceptionnellement dans le septième espace.

D'autre part, en raison de l'attache fixe et immobile de la veine cave inférieure, le cœur s'est porté vers la gauche exclusivement et chaque centimètre de longueur acquis par le cœur est exactement rendu par l'augmentation d'un centimètre dans l'espace qui sépare la pointe de la ligne médio-sternale. Cette distance, qui est normalement de 8 à 9 centimètres, arrive à 11, 12, 14, 16 centimètres.

La pointe se porte donc de plus en plus vers la gauche ; elle se rapproche de plus en plus de la verticale qui passe par le milieu de la région de l'aisselle. A mesure qu'elle s'en rapproche, la pointe est de plus en plus recouverte par le poumon ; l'axe transversal du cœur tourne autour de la veine cave comme pivot et se porte de plus en plus en arrière. Si bien que quand le cœur est très hypertrophié, sa pointe bat moins fortement contre la poitrine qu'au début de l'hypertrophie quand la pointe, n'étant séparée de la ligne médiane que de 10 ou 11 centimètres, l'axe du cœur a une déviation qui se rapproche beaucoup plus du diamètre postéro-antérieur.

Si l'hypertrophie n'est pas bornée au cœur gauche, l'angle droit ou hépatique du triangle cardiaque est également abaissé. Au lieu de correspondre à l'insertion du cinquième cartilage droit, il correspond à l'insertion du sixième ou du septième. Il s'abaisse donc de 1, 2, et même quelquefois 3 centimètres. Si, en même temps, il y a dilatation de l'oreillette droite, le bord droit ou vertical du triangle s'éloigne du bord sternal de 1 centimètre, et ce bord droit, au lieu d'être distant de la ligne médiane de 2 centimètres et demi, s'en éloigne de 3, 3 et demi et même 4 centimètres.

Ce procédé de mensuration que j'ai fait connaître au Congrès de 1878 de l'Association française pour l'avancement des sciences est le premier qui ait permis de mesurer l'accroissement du cœur, centimètre par centimètre. Jusque-là on pouvait bien savoir si le cœur était grand ou petit, mais si par exemple on revoyait le malade un an ou deux ans après, il était impossible de savoir si le cœur hypertrophié avait, oui ou non, augmenté de volume. Notons encore que pour obtenir ces mesures, il fallait se livrer à une percussion prolongée du cœur malade, ce qui est souvent impossible à cause de l'anxiété du malade.

D'après M. Peter, cette affection s'accompagne de points douloureux dans les espaces intercostaux, au niveau de la région du cœur. Ces douleurs seraient souvent spontanées, mais faciles à provoquer par la pression modérée des doigts. Ce phénomène est loin d'être constant.

Selon M. Juhel-Rénoy, le point douloureux correspondant à la pointe du cœur s'observerait fréquemment, mais il existe dans beaucoup d'affections cardiaques sans altération du myocarde, alors qu'il y a une excitabilité anormale du cœur et des palpitations.

L'auscultation permet de reconnaître que souvent l'intensité des bruits a augmenté ; il arrive parfois même qu'on peut les entendre à distance. Les livres classiques rapportent tous le fait raconté par Tulpius, qui aurait entendu les battements du cœur à la porte de la chambre d'un malade. Ceci se rapproche de la légende. Mais ce qui est réel, c'est que Corvisart, Laennec, Dechambre et beaucoup d'autres après eux, ont entendu les bruits du cœur à distance, mais à une faible distance ne dépassant pas 8 ou 10 centimètres, à moins de circonstances spéciales.

Dans certains cas où Laennec et d'autres ont entendu les battements à distance, on a reconnu que l'estomac rempli de gaz faisait l'effet d'une caisse de renforcement. Dans d'autres cas, le choc du cœur brassant pour ainsi dire les liquides et les gaz contenus dans un estomac à parois indurées, a donné lieu à un bruit que Bouillaud et Monneret ont entendu et que Filhos proposait d'appeler *auriculo-métallique*. M. Dechambre a entendu une fois à la Salpêtrière les bruits du cœur donner un tintement métallique, un bruit de succussion. Cela m'est arrivé également. Un malade de mon service était atteint de pyropneumo-thorax; l'épanchement augmentant, et son niveau s'élevant, il est arrivé un moment où chaque battement du cœur (atteint d'hypertrophie) venait produire le bruit de succussion hippocratique. Il est probable que c'est le choc de la pointe qui le donnait, car le phénomène ne dura que trois jours et il suffit que le niveau de l'épanchement eût monté de quelques centimètres pour que le phénomène ne se produisît plus.

La topographie de la région où s'entendent les bruits du cœur est très augmentée à la face antérieure de la poitrine. Il faut ajouter qu'en pareil cas les bruits du cœur s'entendent facilement en arrière par le fait du rapprochement de la paroi postérieure du cœur qui vient assez près de la paroi thoracique.

Dans certains cas, la transmission des bruits du cœur ne se fait pas seulement derrière le poumon gauche, on peut encore les entendre derrière le poumon droit, sans que pour cela il y ait une lésion du tissu pulmonaire qui le rende meilleur conducteur du son.

L'auscultation révèle en général des altérations du timbre des bruits, ils sont plus sourds ou plus sonores, mais, en général, il n'y a pas de bruit de souffle si les artères sont saines. Ce n'est qu'exceptionnellement qu'on entend un bruit de souffle (Bouillaud, Piorry, Chomel, Andral, Bernheim, etc.).

Quelles sont les conditions qui amènent un bruit de souffle, et quel est-il ?

Quand on entend un bruit de souffle, il siège à la pointe, il est systolique et doux ; c'est un bruit de souffle d'insuffisance mitrale produit par la dilatation des cavités et l'induration des parois. Quand cette insuffisance se produit, il est impossible de rapprocher les colonnes charnues de premier ordre qui, par leur accolement, ferment les valvules mitrales. Qu'on veuille bien se reporter à ce qui a été exposé dans cet ouvrage sur le fonctionnement de la valvule mitrale et sur l'insuffisance de cette valvule. Le mécanisme en est très clair. Si les trois piliers principaux du ventricule gauche ne peuvent pas se rapprocher dans la systole, il en résulte un état béant du canal mitral et, par suite, une insuffisance par dilatation de ses valvules.

Or, comme le tissu musculaire ne passe pas d'un moment à l'autre du rapprochement physiologique à l'écart pathologique, il en résulte que, lorsque cette lésion se produit, le bruit de souffle systolique de l'insuffisance se montre surtout quand le cœur est fatigué et ne se produit pas quand le cœur est reposé. On est donc en droit de supposer que ce bruit de souffle spécial, produit par l'insuffisance par dilatation des cavités, sera d'abord un bruit de souffle intermittent, pendant quelque temps, avant de devenir continu, tandis que l'insuffisance produite par l'endocardite scléreuse donne, à un moment donné, un bruit de souffle constant qui ne disparaît plus.

Or, ce caractère d'intermittence particulier, joint à un volume exagéré du cœur, permettra de faire le diagnostic. En même temps, il est naturel que ce bruit soit un bruit d'insuffisance mitrale et qu'au début il soit intermittent, ne paraissant d'abord qu'à certains moments où le cœur est fatigué. J'ai recueilli trois observations de ce fait, qui montrent non seulement que le fait peut se présenter, mais encore qu'il est reconnaissable par les caractères que je lui ai assignés.

Observation LXXXIV. — Le sieur Prosper L..., âgé de soixante-deux ans, journalier, entre à l'hôpital Lariboisière, salle Saint-Henri, n° 19, le 18 janvier 1879. A son entrée, le malade présente les caractères d'une insuffisance mitrale.

La pointe bat dans le sixième espace intercostal, à 16 centimètres de la ligne médiane. Le bord supérieur du foie correspond à l'insertion du cinquième cartilage. Le bord vertical du cœur est à 1 centimètre du sternum, c'est-à-dire à 2 centimètres et demi de la ligne médio-sternale. L'abaissement de la pointe est de 6 centimètres.

A l'auscultation, on entend à la pointe un bruit de souffle s'étendant vers l'aisselle, dépassant de beaucoup la pointe du cœur. Le bruit est systolique, commence avec la systole ventriculaire, dure tout le temps de la systole, couvre le second bruit et se prolonge dans le grand silence (bruit paradoxal). Pas de claquement artériel sigmoïde appréciable. Le pouls est petit, régulier.

Diagnostic : hypertrophie du cœur gauche et insuffisance mitrale.

Rien à la tricuspide, pas de pouls veineux. Pas d'augmentation de volume du foie. Râles sous-crépitants fins, serrés dans le poumon gauche (congestion). Congestion pulmonaire du bas en haut, à droite. Œdème des membres inférieurs. Le 30 janvier, le malade étant bien reposé et l'hydropisie disparue, le pouls est devenu large, les artères grosses, flexueuses, douées d'une locomotion artérielle très ample ; le pouls est bondissant. L'auscultation de l'orifice aortique révèle un bruit systolique rude, soufflant, se prolongeant dans le deuxième espace intercostal droit, à 5 centimètres du sternum. Le second bruit n'est pas nettement frappé ; il y a un commencement de souffle diastolique. Le diagnostic donne donc cette fois : dilatation avec rugosités à l'origine de l'aorte, avec légère insuffisance. Cette dilatation de l'artère se trouve dans toute l'étendue de l'arbre artériel.

Ce malade fait remonter le début de sa maladie au mois de février 1877, c'est-à-dire à deux ans auparavant. Jusqu'à cette époque, il n'aurait jamais éprouvé une maladie sérieuse l'ayant forcé d'interrompre son travail. Il n'a jamais eu d'affection de nature rhumatismale, telles que gonflement des articulations, pleurésie, etc.

Il y a deux ans, il fut pris tout à coup, pendant qu'il marchait, d'un accès de suffocation Il dut rentrer chez lui et resta huit jours sans pouvoir travailler. Il essaya de nouveau de reprendre son travail, mais il l'abandonna au bout de trois semaines. Il a lutté ainsi jusqu'au 2 janvier, où il a dû s'arrêter tout à fait.

Au moment de son entrée, il est dans un état de dyspnée considérable, avec œdème des membres inférieurs. Cyanose et l'état du cœur qui a été décrit. Sous l'influence de la macération de digitale, les urines s'élèvent de 300 grammes à 2 litres 500. L'hydropisie et a suffocation diminuent; c'est alors qu'on peut reconnaître que l'insuffisance mitrale constatée au début n'était que passagère et que la lésion organique siège à l'aorte.

Après une rechute et un nouveau traitement par la digitale, le malade, très soulagé, demande sa sortie. Il sort le 2 avril, mais demande à rentrer le 3 mai.

Cette fois, la dyspnée est revenue et s'accompagne de congestion pulmonaire. Le malade, d'abord soulagé, retombe bientôt; puis l'anasarque et l'asystolie se prononcent; il est soulagé pendant quelque temps par des injections de morphine, puis finit par succomber par l'hydropisie.

A l'autopsie. Cor bovinum. Le poids est de 845 grammes (y compris l'aorte jusqu'à la sous-clavière). La longueur du ventricule est de 14 centimètres à la face antérieure et de 13 centimètres à la face inférieure. L'hypertrophie porte surtout sur le cœur gauche, mais le cœur droit est néanmoins hypertrophié. L'artère pulmonaire est saine, son périmètre est de 120 millimètres à 1 centimètre des valvules sigmoïdes. L'aorte est athéromateuse; elle a 75 millimètres de circonférence intérieure. On y trouve à son origine des plaques calcaires saillantes. Les valvules sont souples, mais rugueuses, épaisses, avec épaississement du nodule d'Arantius; l'une des valvules est attachée à la paroi par des petits filaments qui l'empêchent de s'étendre complètement. Les principales artères sont également dilatées. Le tronc brachiocéphalique donne 50 millimètres; la carotide gauche, 25 millimètres; la sous-clavière gauche, 35.

Les parois du ventricule gauche sont très épaissies; elles donnent, au milieu, 35 millimètres, au lieu de 13. La cavité du ventricule est très agrandie. La valvule mitrale est saine, mais les piliers ne peuvent se rapprocher complètement; ils laissent entre eux un espace de 10 millimètres; il y a donc insuffisance par dilatation.

Le tissu musculaire est jaunâtre et cependant dur; il indique la dégénérescence graisseuse du tissu musculaire et la sclérose du tissu conjonctif.

Observation LXXXV. — M. le duc de la R... est atteint depuis longtemps de la goutte, de la goutte articulaire d'abord, puis de tophus, puis de dyspepsie et enfin de dyspnée. Il présente les caractères d'une hypertrophie notable du cœur sans aucun bruit de souffle pendant longtemps. Puis, vers la fin de sa vie, un bruit de souffle s'est montré à la pointe, mais avec ce caractère particulier qu'il ne se rencontrait pas chaque fois qu'on l'auscultait. Puis est venu l'œdème des jambes et de l'urémie, à laquelle il a succombé.

A l'autopsie, j'ai trouvé un cœur très hypertrophié, avec la forme dite *hypertrophie excentrique*, sans aucune lésion valvulaire; les valvules et les artères remarquablement souples. Les piliers du ventricule gauche ne pouvaient se réunir; il y avait insuffisance par dilatation. Voici, du reste, les mesures :

Poids.	920	grammes.
Artère pulmonaire.	73	millimètres.
Aorte.	78	—
Épaisseur des parois du ventricule gauche.	36	—
— — droit. .	13	—

Le tissu était dur, scléreux et avait la couleur de la dégénérescence graisseuse.

Le foie était notablement cirrhotique et portait la trace d'un coup de feu reçu à la bataille de Magenta. Cicatrice blanche superficielle, d'une épaisseur de 2 millimètres.

Les reins étaient assez petits, contractés, rouges.

Observation LXXXVI. *Insuffisance mitrale par dilatation.* — Le sieur M... entre dans mon service à l'hôpital Saint-Antoine, salle Saint-Éloi, n° 40, le 7 mars 1878. Il se plaint d'avoir les jambes enflées depuis quatre mois et d'être court d'haleine.

La mensuration du cœur donne les résultats suivants : la pointe bat dans le cinquième espace, à 12 centimètres de la ligne médiane. Le bord supérieur du foie correspond à l'insertion sternale du cinquième cartilage costal droit. La ligne formée par ces deux points représente le bord inférieur de la face antérieure du cœur ; il est très oblique et fait reconnaître un commencement d'hypertrophie du ventricule gauche.

L'auscultation permet d'entendre deux bruits : l'un couvre la pointe, l'autre l'appendice xiphoïde. Ces deux bruits sont séparés par une zone où l'on ne les entend pas. Ils sont tous deux systoliques et doux. Pas de bruit de souffle au niveau des orifices artériels.

Le pouls est petit et irrégulier. Il y a des fausses intermittences.

Il y a, en outre, de l'œdème pulmonaire avec râles sibilants et muqueux disséminés dans toute la hauteur des deux poumons, une dyspnée assez intense, et de la cyanose.

Les membres inférieurs sont infiltrés. Il y a de la diarrhée.

Sous l'influence de l'action diurétique de la macération de digitale, les deux bruits de souffle disparaissent et, le 22 mars, quinze jours après l'entrée, on ne les entend aucunement.

Le malade quitte l'hôpital pour quelques jours. Il rentre, le 2 mai, se plaignant de ce que depuis quinze jours, il a de l'oppression et que l'œdème est revenu aux deux jambes. Les deux bruits de souffle qui avaient disparu se montrent de nouveau. *Les bruits du cœur sont irréguliers, rapides et sourds.*

Après cinq jours de repos, la dyspnée a diminué et permet de constater les phénomènes marqués au début de cette observation.

A la pointe, on entend un petit souffle systolique, doux et profond qui n'est pas suivi de claquement valvulaire bien frappé. Ce souffle est peu étendu et doit peut-être le peu de netteté de ses caractères à ce que la pointe du cœur est recouverte par le bord pulmonaire.

Le deuxième foyer se trouve à l'appendice xiphoïde où l'on entend un bruit de souffle systolique sur une région large comme une pièce de 2 francs, située au-dessous du bord inférieur du cœur. Au point de vue du temps, le bruit est systolique, commence avec le début de la systole ventriculaire, dure tout le temps de la systole et couvre le deuxième bruit ou bruit sigmoïdien. Le bruit est rude et conserve son même timbre pendant toute la durée. Il varie d'intensité comme les contractions cardiaques dont il suit toutes les inégalités.

Le 11 juin, le malade, soulagé par l'administration de la digitale en macération, n'a plus d'hydropisie. On ne trouve plus de bruit de souffle ni à la pointe, ni à l'appendice xiphoïde.

Le 17 juin, six jours après, nouvelle auscultation; pas de bruit de souffle.

Vers la fin de juin, l'œdème des jambes reparaît et, le 3 juillet, on constate un caillot au mollet droit.

Le 12 août, on retrouve le souffle xiphoïdien avec reflux des jugulaires; l'insuffisance tricuspide est évidente. L'asystolie se prononce; cependant il n'y a pas de souffle à la pointe. Vers la fin d'octobre, le malade est de nouveau beaucoup mieux; le souffle xiphoïdien persiste. A la pointe, le souffle s'est montré de nouveau; mais il est très irrégulier et ne se produit que toutes les trois ou quatre révolutions. La cessation de la respiration ne le modifie pas. Ce n'est donc pas un bruit extracardiaque, mais bien un bruit mitral.

Le malade quitte le service.

Bien que l'autopsie ne soit pas venue confirmer le diagnostic, et que l'affirmation doive être réservée, je suppose que cette alternative de présence et d'absence du bruit mitral, indique non une lésion permanente de la valvule, mais une insuffisance par dilatation.

Voici encore une observation que je crois pouvoir ranger dans la même catégorie.

OBSERVATION LXXXVII. — Léonard M..., âgé de cinquante et un ans, maçon, entre à l'hôpital Lariboisière, salle Saint-Henri, n° 21, le 16 août 1881.

Le malade a eu antérieurement deux attaques de rhumatisme articulaire. La première, survenue en 1860, a duré un mois. Il se plaint de souffrir de dyspnée depuis dix-huit mois. Tout l'hiver, il a souffert; il est pris souvent, en marchant, d'accès de dyspnée. Cet homme a l'aspect d'un emphysémateux, la poitrine est globuleuse, sonore même dans la région cardiaque; l'auscultation y révèle des râles de bronchite, surtout à droite. Il y a un peu de voussure à la partie gauche de la poitrine. La pointe recouverte par le poumon ne donne pas de choc, mais l'auscultation le détermine nettement dans le sixième espace gauche, à 13 centimètres de la ligne médiane. Le bord supérieur du foie correspond à l'insertion du cinquième cartilage droit; il n'est pas abaissé. Il en résulte une grande obliquité du bord inférieur du cœur qui montre un abaissement de 5 centimètres de l'angle gauche sur l'angle droit. Le bord vertical du cœur est à 1 centimètre et demi du sternum ou 3 centimètres de la ligne médiane.

Le cœur est donc hypertrophié à gauche; il s'est allongé de 4 centimètres.

L'auscultation révèle à la pointe, dans une région très limitée, un bruit de souffle systolique doux en jet de vapeur. Ce qui est remarquable, c'est qu'il disparaît à certains jours. Le pouls est irrégulier. Pas de congestion veineuse ni d'œdème.

En présence d'une hypertrophie considérable du cœur gauche avec insuffisance mitrale intermittente, je pense qu'il s'agit là d'une insuffisance par dilatation.

Observation LXXXVIII. *Insuffisance mitrale par dilatation.*—Le nommé H... (Jacques), âgé de cinquante ans, cocher, entre, le 17 février 1882, salle Saint-Henri, nº 17. Pas de maladies antérieures sérieuses.

Depuis une vingtaine d'années, le malade a des douleurs un peu partout, surtout dans les articulations des pieds et des genoux. On trouve, en effet, à l'articulation métatarso-phalangienne du gros orteil droit des craquements nombreux. Craquements très fins dans les deux articulations du genou.

Cet homme n'a interrompu son travail que depuis quelques jours et dit n'avoir les jambes enflées que depuis le même temps.

Il souffre actuellement d'une oppression assez marquée. On constate de l'œdème des jambes, des cuisses et des fesses.

Le pouls est petit et irrégulier.

La pointe du cœur bat dans le sixième espace intercostal, à 16 centimètres de la ligne médiane sternale. Le niveau supérieur de la matité hépatique est au niveau de la cinquième côte; la pointe du cœur est donc peu abaissée. Il existe un bruit de souffle systolique à la pointe du cœur, et se propageant vers l'aisselle.

Le foie déborde beaucoup les fausses côtes; il est douloureux à la pression.

Quelques râles fins aux deux bases des poumons. Urines rares et albumineuses.

Diagnostic : insuffisance mitrale.

Traitement chaque jour :

Espèces aromatiques	50g,00
Feuilles de digitale.	0 ,30
Séné.	1 ,00
Eau.	1000 ,00

21 février. Le cœur est un peu régularisé. On n'entend plus le bruit de souffle aujourd'hui.

22 février. Le souffle n'a pas reparu. Pouls fort et régulier. Diminution de l'œdème.

2 mars. Le souffle a réapparu.

4 mars. On ne l'entend plus de nouveau.

6 mars. Toujours plus de bruit de souffle.

16 mars. Le bruit de souffle s'entend très bien actuellement. 1 gramme 75 d'albumine par litre. Hydrothorax léger à droite. Oppression très vive, surtout le soir.

18 mars. Rythme de galop à deux bruits ; persistance du souffle, surtout vers l'aisselle. On ne peut pas admettre qu'il s'agisse seulement d'une néphrite interstitielle, à cause du souffle, de la tuméfaction du foie et de la rareté des urines.

21 mars. Suppression de la tisane diurétique dont l'action ne s'est manifestée que pendant les premiers jours. Aujourd'hui le malade excrète à peine 800 grammes d'urine.

Le tracé cardiographique indique une dépression légère de la pointe au moment du début de la systole ; cette dépression n'est pas perceptible à la main, pas plus qu'à la vue. Je soupçonne une symphyse cardiaque, ce qui expliquerait jusqu'à un certain point l'insuffisance d'action de la digitale.

23 mars. On constate à la vue un léger retrait de la pointe du cœur au début de la systole.

En raison de ce phénomène, d'une part, et de l'intermittence du bruit de souffle, d'autre part, je pense qu'il s'agit d'une insuffisance valvulaire par dilatation, en inclinant vers l'idée d'une symphyse.

29 mars. On reprend la tisane diurétique, plus forte, avec 50 centigrammes de feuilles de digitale.

30 mars. L'œdème augmente, le malade respire très difficilement. On fait deux mouchetures aux jambes avec la pointe du thermocautère. Café, 150 grammes.

31 mars. Il s'est écoulé beaucoup de liquide toute la nuit.

2 avril. L'écoulement se fait toujours abondamment.

3 avril. Erythème lisse des jambes, au-dessous des piqûres. Algidité. Café, 200 grammes.

4 avril. Sphacèle en plaque sur la jambe droite. Pas de souffle au cœur.

5 avril. Toujours absence de souffle. Autre plaque de sphacèle à la partie supérieure et antérieure de la cuisse droite.

Mort le 7 avril.

Autopsie. — Insuffisance de la valvule mitrale, sans aucune altération de celle-ci.

Cœur pesant 600 grammes.

Ventricule gauche : épaisseur des parois, 27 millimètres ; pourtour de l'orifice mitral, 9 centimètres. Aucune lésion valvulaire.

Ventricule droit : épaisseur des parois, 8 millimètres ; pourtour de l'orifice pulmonaire, 95 millimètres. Pourtour de l'orifice aortique, 85 millimètres.

Foie cardiaque type. Reins congestionnés.

Le tissu du cœur est très dur, comme sclérosé ; à cette cirrhose cardiaque pourrait être attribuée la cause de cette insuffisance par dilatation.

Ce caractère de l'intermittence, dans les insuffisances par altération musculaire et valvulaire, se rencontre aussi dans les affections aiguës où elle est admise, dans l'endocardite par exemple.

Mais ce caractère particulier de l'intermittence du bruit d'insuffisance mitrale par dilatation, qui se trouve plus marqué encore pour la valvule tricuspide (même pour l'insuffisance tricuspide primitive), n'avait pas été noté par les auteurs. J'ai été heureux de le trouver mentionné d'une manière formelle par M. le professeur Fabre (1), auquel en revient parfaitement l'honneur, bien que je le connusse avant la publication de son mémoire. M. Fabre dit : *Dans l'insuffisance mitrale absolue, le bruit est constant ; dans l'insuffisance relative, il se montre d'une façon irrégulière.* M. Fabre y ajoute de bons signes : *Lorsque le pouls est ample et régulier, l'insuffisance est relative.* Je préfère de beaucoup les termes de *primitifs* et *secondaires*. Mais où je ne puis suivre M. Fabre, c'est dans l'extension qu'il donne à l'insuffisance fonctionnelle de la valvule mitrale, qu'il croit trouver dans l'hystérie, la fièvre typhoïde, la chlorose, l'ictère, etc. Malheureusement le contrôle, en pareil cas, n'est pas possible.

En résumé, lorsque, chez un malade atteint d'une grosse hypertrophie du cœur, on trouve un bruit de souffle à la pointe, systolique et doux, que ce bruit est intermittent et qu'il ne s'accompagne pas du pouls misérable et petit de la mitrale, on peut diagnostiquer, avec assez d'assurance, qu'il y a une insuffisance mitrale par dilatation.

Les mêmes réflexions s'appliquent à l'insuffisance de la tricuspide ; mais cette dernière est bien moins souvent le fait de l'hypertrophie que de la dilatation. Il en sera donc traité à propos des dilatations du cœur sans hypertrophie.

(1) C. Garcin, *Des insuffisances mitrales fonctionnelles ou relatives*, d'après les leçons de M. le professeur Fabre (*Archives générales de médecine*, novembre 1877).

Tels sont les signes de l'hypertrophie du cœur tant que la dégénérescence du cœur n'est pas arrivée; mais alors se montrent les altérations du myocarde, la diminution dans l'énergie des contractions du cœur et, par suite, les intermittences du pouls, l'arythmie et finalement l'asystolie.

D'autre part, l'hypertrophie prédispose aux congestions et aux hémorrhagies pulmonaires et cérébrales.

Le diagnostif différentiel devra se faire d'abord avec les palpitations nerveuses, qui offrent avec l'hypertrophie des symptômes communs, c'est-à-dire la dyspnée, les battements de cœur, les bouffées de chaleur, la turgescence de la face, la force d'impulsion du cœur non seulement à la pointe, mais par toute sa surface ventriculaire. Le diagnostic s'en établira par la mensuration du cœur et par la cause de la maladie. D'une part, on trouvera les causes ordinaires des palpitations nerveuses, c'est-à-dire les émotions, la mobilité nerveuse, la nostalgie, l'hystérie, l'hypocondrie, des affections du cerveau, de la moelle ou de leurs enveloppes, la dyspepsie et, en particulier, la dyspepsie flatulente, les intoxications par l'alcool, le café, le thé, le tabac.

D'autre part, on trouvera, dans les cas d'hypertrophie, des altérations du cœur, des vaisseaux ou des autres viscères, dont nous allons discuter tout au long les rapports avec l'hypertrophie.

Le diagnostic de l'hypertrophie avec les affections valvulaires se fait par l'absence du bruit de souffle; le diagnostic de l'insuffisance mitrale par dilatation se fera de l'insuffisance par endocardite, d'après le pouls et la constance ou l'inconstance du bruit de souffle, comme il vient d'être expliqué plus haut.

Le diagnostic avec la péricardite adhésive ou symphyse cardiaque n'est pas un diagnostic différentiel, puisqu'il y a, en pareil cas, hypertrophie et symphyse; l'hypertrophie est facile à établir par la mensuration ; la symphyse est difficile et ne peut être soupçonnée que par les rétractions intercostales ou épigastriques, quand elles se montrent.

Le diagnostic avec l'épanchement est plus facile, à cause de la dépression et de la fréquence du pouls dans la péricardite; cependant l'erreur est possible et, en pareil cas, la ponction tue en général le malade en pénétrant dans le cœur. Cependant, cette ponction du cœur peut n'être pas fatalement mortelle. Evans (1) a fait, en pareil cas, une saignée du ventricule droit, qui a amené un soulagement temporaire. Raynaud a été moins heureux; il a pénétré dans l'oreillette droite, et le malade a succombé.

Le diagnostic avec l'anévrysme de l'aorte est plus facile, à cause des tumeurs, des battements d'expansion et des bruits.

(1) Evans, *Brit. Med. Journal*, p. 725, 1875.

CHAPITRE XXXII

DES CAUSES DE L'HYPERTROPHIE DU CŒUR.

L'hypertrophie du cœur n'est jamais primitive; c'est dans le sens de cette affirmation que tendent tous les travaux modernes. Là où l'hypertrophie ne trouve pas sa cause dans le cœur, on la trouve de plus en plus dans les autres organes et dans les viscères.

L'hypertrophie du cœur est donc toujours symptomatique d'une autre lésion, soit du cœur, soit des autres organes de la circulation, soit des viscères, soit d'un effort imposé aux muscles de la locomotion.

Lancisi disait que l'hypertrophie du cœur est héréditaire et qu'on la voit se succéder dans plusieurs générations. Mais ce n'est pas ici une hypertrophie pathologique. Le cœur hypertrophié est celui qui prend, à un certain moment de la vie, une croissance anormale et finalement aboutit à la déchéance de l'organe, c'est l'évolution qui fait la maladie.

En effet, beaucoup de gens ont le cœur gros sans être malades, et beaucoup de gens qui ont un gros cœur n'en valsent pas moins à leur aise sans s'en apercevoir.

Notons que le cœur grossit avec l'âge; ceci ressort des travaux de Bizot, de Legroux père, de Burcke.

Corvisart prétend que les émotions fréquentes, et surtout les passions tristes, le chagrin, développent l'hypertrophie, il y insiste beaucoup (1). On sait en outre que la masturbation, le coït excessif, sont des causes de palpitations et d'hypertrophie.

Il faut noter également la nostalgie, qui donne des palpitations fréquentes et plus tard l'hypocondrie.

(1) Corvisart, *Essai sur les maladies du cœur*, Discours préliminaire, p. 4.

M. Potain a constaté que la cause pouvait se trouver encore dans le système nerveux anastomosé avec les nerfs cardiaques ; il a cité, et M. Lasègue après lui (1), des cas où l'hypertrophie et la dilatation cardiaque avaient pour origine un traumatisme intéressant les nerfs du bras ou de l'avant-bras, des névromes des nerfs médian et radial. Ce dernier a cité même des névralgies brachiales périphériques comme pouvant être le point de départ d'angines de poitrine. Dans ces cas, l'hypertrophie est donc symptomatique d'une affection nerveuse.

L'effort amène forcément un surcroît de travail du cœur ; aussi les efforts répétés, le surmenage, en un mot, sont-ils une cause directe d'hypertrophie.

Peacock (2) est le premier qui ait attiré l'attention sur ce point, il a cité l'exemple des mineurs du Cornwall. Vers l'âge de quarante ans, ils commencent à avoir de la dyspnée et des palpitations, et à quarante-cinq ou cinquante ans ils ne peuvent plus travailler sous terre. Ici l'effet n'est pas direct, car ils sont atteints d'une bronchite chronique avec dilatation du cœur et insuffisance de la mitrale par dilatation. Or, la cause de la dilatation cardiaque réside bien plus dans l'anthracose pulmonaire que dans l'effort du travail. On peut en dire autant des observations de Thomas Clifford Albutt (3), prises également sur des mineurs ; cependant les altérations valvulaires, les anévrysmes de l'aorte et les dilatations ventriculaires qu'il a notés indiquent plus probablement l'influence des efforts. Il y faut joindre probablement l'alcoolisme.

Les observations faites sur les soldats surmenés pendant les guerres rentrent davantage dans cette catégorie ; elles ont été faites par Myers (4) sur les soldats des armées anglaises et par Da Costa, professeur de médecine pratique à Philadelphie, sur les soldats de la guerre de sécession américaine. Da Costa a donné, comme produites par le surmenage, l'hypertrophie et la

(1) Lasègue, *Des cardiopathies d'origine brachiale.* Thèse de Paris, 1883.

(2) Peacock, *Valvular diseases of the heart. Coron. Lectures.* Churchill, 1865.

(3) Albutt, *Sur les suites de l'influence de l'effort et du surmenage sur le cœur et les gros vaisseaux.* Londres, 1865.

(4) Myers, *Sur la fréquence et les causes des maladies du cœur chez les soldats.* Londres, 1870.

dilatation et une sorte d'irritabilité du cœur qui n'en était probablement que la première période. Joh. Seitz (1) a recueilli à la clinique de Birmer, à Zurich, des observations de dilatation du cœur produite par les exercices corporels.

Il faut citer encore les observations d'un médecin militaire, Thurn, sur les affections du cœur produites par les marches forcées, de H. Curschmann (2) sur le cœur graisseux ; le travail de O. Fräntzel sur les fatigues de la guerre comme cause d'hypertrophie et de dilatation des ventricules basé sur les observations de la guerre de 1870-71.

Enfin un mémoire de Leyden (3), de Berlin, renferme trois cas suivis d'autopsie et cinq autres. Les trois de la première série comprennent : 1° le fait d'un maçon de vingt-huit ans qui, fatigué par les efforts qu'il faisait pour soulever des pierres, mourut d'une hypertrophie du cœur sans lésion des valvules avec dégénérescence graisseuse du myocarde sans lésion rénale ; 2° celui d'un garçon d'abattoir, âgé de trente ans, qui mourut en cinq ans d'une hypertrophie du cœur sans lésion valvulaire avec dégénérescence graisseuse ; 3° d'un domestique et d'un maître d'hôtel qui moururent de même.

L'exercice du cheval pousse à l'hypertrophie. C'était autrefois la maladie des postillons, et c'est le premier exercice qu'il faut interdire aux gens qui souffrent d'une affection du cœur.

Couttin et Foville ont constaté également que les efforts que font les aliénés crieurs les mènent à l'hypertrophie, comme les chanteurs.

Ces faits sont d'accord avec la théorie de Corvisart qui disait que l'hypertrophie est toujours la suite d'un effort de l'organe pour lutter contre des résistances anormales.

D'autres pensent que l'hypertrophie est le résultat d'une inflammation par propagation ou d'une irritation nutritive qui aboutit à la prolifération du tissu (Corvisart, Dupuytren, Marandel, Cruveilhier, Bouillaud).

(1) Joh. Seitz, *Sur le surmenage du cœur*. Berlin, 1871.
(2) H. Curschmann, *Deutsches Archiv fur Klin. Med.*, XII, 193.
(3) Leyden, professeur de médecine clinique à Berlin, *Die Herzkrankheiten in folge von über austrengung*. Berlin, Hinchwald, 1886.

MM. Debove et Letulle (1880), tout en admettant que la sclérose cardiaque avait pour origine la néphrite interstitielle, ont pensé que la diathèse pouvait porter directement et primitivement sur les deux organes. Cette idée a été reprise et avec plus d'affirmation par MM. Rigal et Juhel-Rénoy dans un mémoire paru dans les *Archives de médecine* (1), puis par M. Juhel-Rénoy dans sa thèse inaugurale (2). Ces messieurs accordent, avec Stockes, que cette affection peut être produite directement par le thé, le café, l'alcool, ils y ajoutent la goutte et admettent, avec Virchow et Ricord, la possibilité de la syphilis. La sclérose du myocarde peut donc être primitive, mais elle est le plus ordinairement secondaire, consécutive à une affection des valvules, des artères, d'autres parties du système circulatoire et enfin des viscères.

Quoi qu'il en soit de cette distinction, il en résulte que chaque fois que l'équilibre circulatoire se rompt et qu'un obstacle nouveau se présente, le cœur est excité par un acte réflexe à faire un effort pour surmonter cet obstacle. Ici, le développement de la fonction entraîne le développement de l'organe, mais ce surmenage ne tarde pas à entraîner la déchéance organique, la dégénérescence granulo-graisseuse des éléments actifs.

DES DIFFÉRENTES FORMES DE L'HYPERTROPHIE CAUSÉE PAR LES LÉSIONS CARDIAQUES.

L'hypertrophie, avant d'être générale, est d'abord partielle, et ce qui justifie la théorie de Corvisart, c'est que la partie qui s'hypertrophie la première est celle qui est amenée à faire effort contre l'obstacle créé par une lésion. De sorte que si l'obstacle siège sur le cours du sang rouge, le ventricule gauche s'hypertrophie le premier. Si l'obstacle se trouve au contraire sur le cours du sang noir et surtout sur la circulation de l'artère pulmonaire, c'est au contraire le ventricule droit qui se développe le premier.

La constatation de l'hypertrophie gauche ou de l'hypertrophie

(1) Rigal et Juhel-Rénoy, *De la myocardite scléreuse hypertrophique* (*Arch. de médecine*, août et septembre 1881.

(2) Juhel-Rénoy, *Étude sur la sclérose du myocarde*. Thèse de Paris, 1882.

droite se fait de la manière la plus simple par le procédé que j'ai indiqué pour mesurer le cœur. Ou le côté gauche s'est alourdi seul et s'est abaissé, c'est l'hypertrophie gauche; ou l'angle droit seul est abaissé, c'est l'hypertrophie droite, ou tous deux sont abaissés, c'est l'hypertrophie totale.

Les causes de l'hypertrophie du cœur gauche sont :

1° Le rétrécissement de l'orifice sigmoïde de l'aorte ;

2° Le rétrécissement aortique préartériel signalé par M. le professeur Vulpian ;

3° L'insuffisance des valvules sigmoïdes de l'aorte ;

4° Le rétrécissement de l'aorte dans une partie éloignée de son origine, par exemple au niveau du canal artériel ;

5° L'endaortite chronique, qui supprime les propriétés élastiques et par suite les fonctions de l'artère à son origine ;

(Selon Kirker, c'est l'hypertrophie qui produirait l'athérome, c'est bien invraisemblable.)

6° Les anévrysmes de l'aorte ;

7° Le rétrécissement ou la sténose de la valvule mitrale. L'hypertrophie occupe alors non seulement le ventricule, mais l'oreillette gauche.

Les causes de l'hypertrophie du cœur droit sont :

1° Le rétrécissement de l'artère pulmonaire congénital ou acquis ;

2° Le rétrécissement congénital de l'aorte et de l'artère pulmonaire (1).

La cause d'hypertrophie générale du cœur la plus puissante, plus puissante même que les lésions valvulaires, est fournie par les adhérences du péricarde et surtout par la symphyse cardiaque (2).

Avant de passer en revue les causes extracardiaques de l'hypertrophie, nous allons donner les caractères des dilatations, car il est souvent difficile de savoir si une affection éloignée détermine soit l'hypertrophie, soit la dilatation, mais le plus souvent les deux successivement.

(1) Andral, *Clinique médicale*, t. III, p. 64, 3e édition. L'aorte n'avait dans tout son parcours que le diamètre de sa partie lombaire.

(2) Beau, *Mémoire à l'Académie des sciences*, 1836.

DES DILATATIONS CARDIAQUES.

Nous avons établi que, pour caractériser l'hypertrophie, il fallait la coïncidence au moins de deux des caractères principaux :

1° L'augmentation de volume avec augmentation de poids;

2° L'augmentation de volume avec épaississement des parois ;

3° L'augmentation de poids avec épaississement des parois.

Si l'on ne trouve que l'augmentation de volume sans l'augmentation de poids ou même avec diminution de poids, on dit qu'il y a dilatation, de même que s'il y a augmentation de volume sans augmentation de l'épaisseur des parois, mieux encore avec amincissement des parois.

Le premier cas d'augmentation de volume du cœur avec amincissement des parois a été vu en 1534, par Nicolas Massa, puis d'autres par Vésale, Ch. Etienne, Baillou, Bonnet.

Lancisi leur donna le premier le nom d'*anévrysme du cœur* (1706), Morgagni en décrivit, Corvisart y insista en séparant la *cardiectasie*, qu'il appela un anévrysme passif, de l'hypertrophie avec dilatation, qu'il appela anévrysme actif.

Laennec ajouta un nouveau caractère, c'est l'altération du myocarde, qui prend une coloration violette pâle ou jaunâtre. Depuis, cette altération a été étudiée surtout par Louis, Beau, etc.

Le cœur dilaté présente un volume supérieur au cœur normal, il renferme une grande quantité de sang, si bien qu'une fois débarrassé de ce sang et bien lavé, il ne pèse pas plus qu'un cœur normal, malgré son volume. Si après avoir vidé le cœur de sang, on y injecte de l'eau, on est étonné de la quantité qu'on peut en introduire, il se laisse distendre par le liquide et tend à prendre la forme globuleuse ou sphérique. Une fois vidé, il est mou, s'affaisse et devient plat.

Quand il est encore en place, il refoule les poumons, mais surtout le diaphragme jusqu'à venir faire saillie à l'épigastre.

Les parois sont amincies. L'épaisseur de celles du ventricule gauche descendent de 12 millimètres à 5, 4 et même 1 millimètre.

Celles du ventricule droit diminuent plus encore que celles du ventricule gauche.

L'examen de l'intérieur du cœur donne l'idée d'un cœur réduit à ses deux membranes d'enveloppe ; les colonnes charnues de premier et de second ordre ne font plus guère saillie, elles paraissent étirées. Les colonnes charnues de troisième ordre sont effacées. Il semble que le cœur s'est déplissé. Les orifices sont agrandis et les valvules deviennent insuffisantes.

La fosse ovale est agrandie et la valvule de Vieussens, étirée et étalée, ne ferme plus le trou de Botal. Il se fait de nouveau une communication des deux oreillettes.

La dilatation du cœur est le plus ordinairement générale. Quand elle est inégale, elle porte plus sur les ventricules que sur les oreillettes. Elle porte plus souvent sur le cœur droit que sur le cœur gauche. Sur quarante-cinq cas de dilatations cardiaques, M. Lancereaux en a trouvé trente-neuf portant sur le cœur droit ; dans deux cas, il y avait oblitération de l'artère pulmonaire et, dans deux autres, communication des deux cœurs ; dans quelques cas, c'est sur les oreillettes qu'elle porte le plus.

La dilatation est donc une sorte de distension du cœur sans qu'il puisse revenir sur lui-même. Les causes en sont de deux ordres : d'une part les obstacles à la circulation, et d'autre part l'altération du myocarde, soit par l'âge, soit par la dégénérescence graisseuse.

Y a-t-il des dilatations passagères sans asystolie ? Beau les admettait dans la chlorose, l'hydrémie, la fièvre typhoïde, les fièvres éruptives, la fièvre jaune, la fièvre intermittente pendant l'accès. M. le professeur Parrot les admet également et leur donne pour caractère un bruit de souffle à la base et au premier temps dû à une insuffisance tricuspide.

M. le professeur Fabre, de Marseille, les admet également.

Malgré l'autorité et la compétence des auteurs que je viens de citer, je ne puis admettre cette dilatation passagère des fièvres avec insuffisance tricuspide.

Dans les unes, le bruit de la base se trouve dans le deuxième espace intercostal gauche, il siège dans l'artère pulmonaire, il est dû à l'anémie et la mensuration du cœur ne donne pas d'augmentation.

Dans l'endocardite, il y a une insuffisance passagère par atonie des muscles papillaires, mais c'est une insuffisance mitrale.

Dans la fièvre typhoïde, nous avons vu qu'il s'agissait d'une altération du myocarde, d'une véritable myocardite sans augmentation notable de volume, etc. D'autre part, Kurschner a montré expérimentalement que la dilatation par tension ne suffit pas à faire l'insuffisance (Potain et Rendu, t. XVIII, 5e série, p. 647).

Nous sommes donc forcés jusqu'à présent de n'admettre que la dilatation chronique ou *cœur forcé*.

Les symptômes de la dilatation sont de deux ordres. Les uns sont les signes physiques de l'augmentation de volume, ils sont donnés par la mensuration. Ils permettent de constater d'une part l'abaissement des deux angles du triangle cardiaque; l'horizontalité plus ou moins complète du bord inférieur; l'écartement de la pointe d'une part et du bord vertical de l'autre, qui indiquent en somme que le cœur est devenu plus gros et plus lourd.

Les symptômes fonctionnels sont donnés par le pouls, mais ils se confondent avec ceux de la dégénérescence du myocarde. Le pouls est faible et irrégulier.

Mais ce qui indique mieux la marche et les progrès de la dilatation cardiaque, c'est la stase veineuse qui se montre au cou, à la face, au foie dont elle augmente le volume, dans les vaisseaux intestinaux et dans les veines des membres inférieurs, où elle produit l'œdème. En même temps, la circulation veineuse s'affaiblit, le sang stagne au poumon, les veines pulmonairesse congestionnent.

Un peu plus tard, la valvule tricuspide dilatée cède, et apparaît alors le signe réel de son insuffisance, le reflux dans les jugulaires.

L'auscultation, malgré ce qui en a été dit partout, ne constate pas de bruit de souffle à l'appendice xiphoïde ; ce sang qui stagne et distend les cavités, qui est presque immobilisé, ne donne lieu le plus ordinairement à aucun bruit pathologique. Ce n'est que dans des cas exceptionels où, malgré la distension, le cœur a encore une certaine énergie, que le cœur droit en se contractant fait assez vibrer le sang pour donner un bruit de souffle. En pareil cas, ce bruit est placé près de l'appendice xiphoïde, il est couché le long du bord inférieur du cœur, et son siège ferait croire qu'il se produit aussi bien *dans la veine sushépatique* que dans l'oreillette, car ce sang refoulé dans l'oreillette droite ne donne jamais de bruit de souffle à droite du sternum. Ajoutons un dernier caractère, c'est que ce bruit même, quand on l'entend, est éphémère et que le plus souvent, après l'avoir entendu un jour, on ne l'entend plus les jours suivants et il ne reparaît qu'à de longs intervalles et pas toujours.

En compulsant les observations relatées par d'autres observateurs, on peut confirmer la réalité de cette assertion. Dans la thèse de M. Chapelain (1873) nous trouvons une première observation empruntée à M. Lancereaux (p. 13), où il n'y a pas de bruits anormaux, puis deux observations de M. Chouppe où il est dit qu'il n'y a pas de bruit anormal. M. Arnot (thèse 1874) prétend qu'il y a constamment un bruit de souffle xiphoïde, mais dans son observation, il y a des lésions de la tricuspide et une lésion mitrale, et il est important de ne pas prendre pour un bruit de souffle tricuspidien un bruit de souffle mitral transmis de proche en proche.

M. le professeur Parrot (1) a décrit sous le nom de *souffle asystolique* un bruit de souffle qui paraît bien lié à l'insuffisance tricuspide plus qu'à l'asystolie. Dans les sept observations du mémoire, on trouve en effet que M. Parrot a constaté chaque fois un bruit de souffle dans le quatrième espace intercostal gauche, sauf dans le cas de la quatrième observation, où le souffle était dans le cinquième. Tous ces malades présentaient des insuffisances plus ou moins nettes et de la dégénérescence du myocarde. M. le professeur Parrot attribue ce souffle à une dilatation avec insuffisance par asystolie. J'avoue que mes recherches sur ce sujet ne m'ont pas du tout conduit au même résultat ; ce que j'ai constaté, c'est que, quand l'asystolie se produit, les souffles préexistants

(1) Parrot, *Sur un bruit de souffle cardiaque symptomatique de l'asystolie* (*Archives générales de médecine*, avril 1865, t. I, p. 385.)

diminuent d'intensité et ne deviennent plus que des *murmures*, et d'autre part, que quand il n'y a pas de souffle préalable, il ne se produit pas de souffle au moment de l'asystolie. Si la théorie de M. Parrot était exacte, tous les cardiaques qui meurent d'asystolie et ils sont nombreux) devraient présenter ce souffle spécial avant de mourir.

On verra par ces caractères qu'on ne confondra guère la dilatation du cœur avec l'hypertrophie pendant la première période, celle de son activité et de sa violence. Mais quand l'hypertrophie sera envahie par la dégénérescence granulo-graisseuse et la sclérose, alors le diagnostic deviendra plus difficile, parce que toutes deux mènent à l'asystolie (1).

DES CAUSES EXTRACARDIAQUES DE L'HYPERTROPHIE ET DE LA DILATATION DU CŒUR.

Ces causes sont très nombreuses, elles se trouvent dans les organes de la circulation et dans les viscères.

Sénac et Corvisart avaient déjà remarqué que tout obstacle à la circulation devenait une cause d'effort pour le cœur, « comme un aiguillon qui agit sur les ventricules et cause un surcroît d'action (2) ». Depuis ce temps, le nombre de ces causes a beaucoup été augmenté par le fait de recherches modernes ou contemporaines dont la plupart sont encore à l'étude.

(1) La pathogénie des dilatations du cœur sera exposée plus loin, au chapitre traitant de l'influence des maladies pulmonaires sur les maladies du cœur.

La dilatation du cœur peut, comme l'hypertrophie, avoir une *origine cardiaque*. Mais, tandis que l'insuffisance mitrale par dilatation est habituellement le fait de l'hypertrophie, l'insuffisance tricuspide par dilatation indique le cœur forcé. Les causes de l'insuffisance tricuspide par dilatation sont : l'induration mitrale avec insuffisance seule ou rétrécissement, la dégénérescence granulo-graisseuse du myocarde, la péricardite, l'endocardite et la myocardite chronique.

(2) Sénac, *Traité de la structure du cœur, de son action et de ses maladies*, t. II, p. 269, 1749.

INFLUENCE DES ALTÉRATIONS DE L'AORTE SUR LE CŒUR.

1° *Rétrécissement et oblitération de l'aorte.* — Le rétrécissement congénital de l'aorte paraît plus fréquent dans le sexe féminin que dans le sexe masculin. Il donne lieu, paraît-il, pendant la vie, à l'apparence de la chlorose (Rokitansky, Virchow). Le plus souvent il s'y joint un développement insuffisant des organes génitaux, des testicules, du pénis, de l'utérus et des ovaires, il en résulte un aspect d'infantilisme remarquable (Rokitansky). Cependant cette coïncidence n'est pas constante (Virchow) et l'on rencontre quelquefois des follicules ovariques très nombreux et très développés.

Deux cas peuvent se présenter pour le cœur : ou bien il est compris dans l'arrêt de développement, alors il est petit, en rapport avec la grandeur de l'aorte (1). D'autres fois, le cœur est normal, alors il réagit contre la petitesse de l'artère, il se dilate et s'hypertrophie [Legrand (2), Barth (3), Andral (4)]. En pareil cas, malgré l'hypertrophie du cœur, le cours du sang reste trop lent et il se produit de l'induration brune des poumons avec dilatation du cœur droit.

Lorsque le rétrécissement de l'aorte se produit plus tard, il y a toujours hypertrophie. L'expérience en a été faite, en outre, chez les animaux, par Beckmann (5) chez le chien et par Zielonko (6) sur des grenouilles et des lapins.

2° *Athérome des artères.* — L'athérome des artères est une cause fréquente d'hypertrophie cardiaque (7). Non pas toujours par rétrécissement des vaisseaux (ce qui arrive cependant dans certains cas), mais surtout par perte de l'élasticité des artères.

(1) Dumontpallier, *Gazette médicale*, 1857.

(2) Legrand, *Du rétrécissement de l'aorte*. Paris, 1834.

(3) Barth', *Des rétrécissements congénitaux de l'aorte* (thèse de doctorat, 1837).

(4) Andral, *Clinique médicale*, 3e édit., t. III, p. 62, 1834.

(5) Beckmann, *Beitræge zur experimental Pathologie* (*Verh. d. Phys. med. Gesam. zu Wurzburg*, IX, p. 143, 1858 (in *Schmidt's Jahrb.*, 2103, p. 298, 1859).

(6) Zielonko, *Pathologisch-anatomische und experimentelle Studien über Hypertrophie der Herzens* (*Virchow's Archiv*, t. IV-XII, p. 29).

(7) Polotebnow, *Berliner klinische Wochenschrift*, n° 35, 1867.

Les artères par leur élasticité sont bien supérieures aux tuyaux rigides. Elles sont tendues en permanence par le sang qu'elles reçoivent du cœur et réagissent comme des ressorts pour pousser le liquide en avant et transformer le mouvement intermittent du cœur en mouvement continu. L'élasticité des artères n'ajoute rien à la somme des forces impulsives, mais elle diminue les résistances que le cœur éprouve à pénétrer dans les artères (1).

Notons que Ch.-S. Roy (2) a trouvé, de son côté, que l'extensibilité des artères est à son maximum quand il existe à l'intérieur de ces vaisseaux une pression semblable à celle à laquelle ils sont soumis pendant la vie.

Le module de l'élasticité est sensiblement le même pour l'aorte et pour ses branches. Il se modifierait facilement sous l'influence des maladies qui affectent la nutrition.

L'artère pulmonaire présente une extrême extensibilité.

Ce n'est que chez les très jeunes enfants que l'élasticité artérielle présente des conditions aussi favorables que chez les animaux.

Dans ces cas d'athérome de l'aorte et des artères, il se fait en général une dilatation du cœur gauche avec hypertrophie proportionnée en général à la lésion vasculaire, quelquefois cependant dilatation avec atrophie, quand l'individu est dans le marasme.

Ce n'est pas seulement l'athérome de l'aorte qui produit l'hypertrophie. Dans les quatre cas de Polotebnow, il y avait de l'athérome chez les uns dans les artères des membres supérieurs, chez d'autres, dans les artères des membres inférieurs. Dans vingt-trois cas d'endartérite chronique avec sclérose (sans néphrite), A.-L. Galabris (3) a trouvé dix-sept fois une notable hypertrophie du cœur. Quant à l'endartérite chronique et à la sclérose des artères coronaires, elle ne produit pas l'hypertro-

(1) Marey, *la Circulation du sang à l'état physiologique et dans les maladies*, p. 164, 1881.

(2) Ch.-S. Roy, *The Elastic Propertie of the Arterial Wals* (*Journal of Physiologie*, Cambridge, 1880); cité par Marey.

(3) A.-L. Galabris, *On the Connections of Bright's Disease with Change in Vascular System* (thèse de Londres, 1873).

phie du cœur, mais bien l'atrophie et la dégénérescence graisseuse du myocarde.

3° *L'aortite aiguë* ne laisse pas vivre les gens bien longtemps et l'on doit se demander si cette lésion peut entraîner l'hypertrophie du cœur. Les observations de Bucquoy (1), Duroziez (2), Léger (3), Dujardin-Beaumetz (4) nous autorisent à le supposer. On objectera avec raison que, dans presque toutes ces observations, il y avait des lésions valvulaires. Deux seulement, l'observation VI de M. Léger et celle de M. Dujardin-Beaumetz, n'avaient pas de lésions valvulaires. Nous ne sommes donc encore que dans l'hypothèse.

4° *Anévrysme de l'aorte et des gros troncs artériels.* — Le cœur s'hypertrophie souvent dans le cas d'anévrysme de l'aorte, mais le fait n'est pas constant. Sénac (5) avait déjà fait cette remarque que quand l'anévrysme est tel qu'il ne fait pas obstacle au cours du sang, il ne produit pas d'hypertrophie.

M. Pitres (6), qui a fait une très bonne thèse sur les hypertrophies et dilatations en dehors de l'origine valvulaire, partage cette opinion, mais en montrant que si l'hypertrophie n'est pas constante, elle est du moins très fréquente. Sur cinquante-huit observations d'anévrysmes qu'il a recueillies dans les *Bulletins de la Société anatomique*, il a trouvé le cœur dilaté ou hypertrophié cinquante-trois fois, atrophié une fois et normal quatre fois seulement.

Voici le résumé de ses observations :

Anévrysme de la crosse de l'aorte, 38 *cas :*

Hypertrophie considérable.	10 cas.
— légère.	15 —
— médiocre.	6 —
Dilatation simple..	4 —
Atrophie	1 —
Intégrité normale.	2 —

(1) Bucquoy, *Gazette des hôpitaux*, 1876.

(2) Duroziez, *Gazette médicale*, 1876.

(3) Léger, *Étude sur l'aortite aiguë* (thèse de Paris, 1877).

(4) Dujardin-Beaumetz, *Union médicale*, 1877, p. 697.

(5) Sénac, *Traité de la structure du cœur*, etc., t. II, p. 407, 408.

(6) Pitres, *Des hypertrophies et des dilatations cardiaques indépendantes des lésions valvulaires* (thèse d'agrégation, p. 14, 1878).

Anévrysme de l'aorte thoracique, 13 cas :

Hypertrophie considérable.	1 cas.
— légère.	9 —
— médiocre.	1 —
Dilatation simple	1 —
Intégrité complète.	1 —

Anévrysme de l'aorte abdominale, 7 cas :

Hypertrophie considérable.	1 cas.
— légère.	2 —
— médiocre.	1 —
Dilatation simple.	2 —
Intégrité complète.	1 —

Tandis que Wunderlich et Bamberger regardent l'hypertrophie comme constante, Stokes (1) est de l'avis de Sénac, et quand il n'y a pas d'altérations valvulaires, il pense que l'anévrysme n'entraîne pas un excès de travail pour le cœur.

Axel Key (2), de Stockholm, a trouvé que, dans dix-huit cas d'anévrysmes de l'aorte ascendante et de la crosse, il n'a pas rencontré d'hypertrophie, une seule fois une légère dilatation du ventricule gauche. Quincke (3) et Frederici (4) ont trouvé le plus souvent le cœur sans hypertrophie.

Le résultat des recherches de M. Pitres (5) pour l'influence des anévrysmes des artères des membres est à peu près le même.

Anévrysme du tronc brachio-céphalique seul, 3 cas :

Hypertrophie légère.	1 cas.
— médiocre.	1 —
Intégrité du cœur.	1 —

Anévrysme de la carotide interne, 1 cas :

Hypertrophie médiocre.	1 cas.

Anévrysme de la carotide, de la sous-clavière et du tronc brachio-céphalique, 1 cas :

Hypertrophie légère.	1 cas.

(1) Stokes, *Traité des maladies du cœur et de l'aorte*, traduction Sénac, p. 590, 1864.

(2) Axel Key, *Schmidt's Jahrb.*, t. CL, p. 21, 1861.

(3) Quincke, *Krankheiten der Gefæsse*, p. 392, 1879.

(4) Frederici, *Revista clinica di Bologna*, 1875, et *Schmidt's Jahrb.*, II, 171.

(5) Pitres, *loc. cit.*, p. 16, 1878.

Anévrysme des artères iliaques primitives, 1 *cas :*

Hypertrophie considérable. . . . . 1 cas.

Anévrysme de l'artère rénale, 1 *cas :*

Hypertrophie considérable. . . . . 1 cas.

Il résulte de tous ces documents et de mes propres observations que l'anévrysme seul détermine assez souvent une hypertrophie légère et rarement une hypertrophie considérable.

5° **La grossesse.** — La femme paraît douée d'une force hémopoiétique supérieure à celle de l'homme. Chaque mois, elle perd une quantité de sang plus ou moins considérable, et même quand elle en perd 550 ou 600 grammes, elle paraît en général n'en être pas très affectée. Il serait intéressant de savoir si cette perte est réparée seulement après les règles, ou si le flux menstruel n'est pas précédé par une sorte de pléthore. Les phénomènes prodromiques qui se montrent chez un certain nombre de femmes pendant quelques jours, le gonflement et la tension des seins, les chaleurs ou bouffées congestives à la tête, et d'autre part l'état en apparence congestif qui se montre quand les règles tardent, le soulagement qui suit l'évacuation menstruelle, etc., font penser que les règles sont précédées par une sorte de pléthore. Le contrôle de cette hypothèse est possible, mais il est plein de difficultés. J'ai tenté de le résoudre au moyen de la numération des globules par les procédés de MM. Malassez et Hayem, et j'ai trouvé trop de variation dans les résultats pour être fixé.

La femme, une fois enceinte, cesse d'être réglée, mais elle fournit d'autre part les éléments de nutrition du fœtus. Que devient-elle dans cette substitution ? Que deviennent surtout le sang et la circulation ? L'état normal doit nous être connu autant que possible avant d'aborder l'état pathologique.

Au point de vue de la masse du sang, les recherches de Heidenhein (1) indiquent que, chez les lapines, le poids du sang, comparé au poids du corps, s'élève de 5,55 pour 100 à 6,84. Les expériences de Spiegelberg et Gschleiden (2) sur les chiennes

(1) Heidenhein, *Archiv f. Heilkunde, Neue Folge*, t. I, p. 536.

(2) Spiegelberg et Gschleiden, *Archiv für Gynekologie*, t. IV.

montrent que le sang, comparé au poids du corps, s'élève de 7,87 pour 100 à 8,84. Cette augmentation ne se montrerait que dans la seconde moitié de la grossesse et aurait son maximum au moment de la parturition.

En est-il de même chez la femme? la preuve est difficile à faire, le meilleur argument consiste en ce que les femmes se plaignent souvent d'une sorte de pléthore et qu'elles sont soulagées par des saignées. Des pesées faites par Gassner (1) parlent dans le même sens. On a cherché dans les caractères du pouls, la preuve d'une augmentation de tension, mais les tracés donnés par le sphygmographe indiquent bien plus les variations de la tension que la tension elle-même. L'état actuel de la science nous autorise donc à penser que pendant la grossesse il y a une certaine augmentation dans la quantité de sang et une augmentation probable dans la tension artérielle.

Mais si la quantité de sang paraît augmentée, sa richesse paraît diminuée. Les recherches d'Andral et Gavarret, Becquerel et Rodier, Denys (de Commercy), Regnault, etc., indiquent que, pendant la grossesse, le sang contient plus d'eau et moins d'albumine, et dans les derniers mois un peu plus de fibrine. Les recherches de M. Quinquaud (2) donnent les résultats suivants :

	Femme bien portante.	Grossesse.
Hémoglobine........	83,50 pour 100.	62,50 pour 100.
Pouvoir absorbant de l'hémoglobine pour l'oxygène.. .	160 centim. cubes.	100 centim. cubes.
Matériaux solides......	80 —	74 —

Le sang de la femme grosse est donc relativement appauvri, car son augmentation en quantité ne compense pas sa perte en qualité. Mais ici, au point de vue de la genèse ou de l'aggravation de l'hypertrophie, les conditions les plus importantes sont les conditions mécaniques, et il paraît en résulter que le cœur, ayant une plus grande masse de sang à mouvoir et montrant sa tension artérielle augmentée, éprouve par le fait de la grossesse un surcroît de travail.

(1) Gassner, *Monatschrift für Geburtskunde*, XIX, p. 62, 63; cité par Porak, *De l'influence réciproque de la grossesse et des maladies du cœur* (thèse d'agrégation, 1880).

(2) Quinquaud, *Chimie pathologique*, Delahaye, 1880.

Ce surcroît de travail incombe d'abord au cœur gauche, il serait encore produit, d'après Cristophoris, Malochio, Jaccoud et Raynaud (1), par la compression exercée sur l'aorte par le poids de l'utérus gravide. Cette hypothèse n'est pas justifiée par ce qui se passe dans les kystes de l'ovaire, où les tumeurs les plus lourdes ne produisent pas l'hypertrophie du cœur. J'ai vu encore dernièrement une dame atteinte d'un kyste de l'ovaire augmentant régulièrement de 1400 grammes par jour et nécessitant tous les trente-cinq jours environ une ponction qui amenait environ 50 litres de liquide pesant en moyenne 52 kilogrammes. Elle n'avait subi aucune hypertrophie du cœur malgré cet énorme poids qui pesait sur la partie inférieure de l'aorte et les iliaques.

Plus tard, vers la fin de la grossesse, bien des femmes éprouvent une dyspnée qui indique une diminution du champ respiratoire et un effort du cœur droit. Quant à l'œdème des jambes et aux varices, ils indiquent une tension plus grande dans les veines des membres inférieurs.

Cet état physiologique ainsi déterminé, une question se pose. Pendant la grossesse, le cœur est-il hypertrophié ou même simplement dilaté ?

Dès 1828, M. Larcher (2), dans une lettre adressée à P. Ménière, signalait une hypertrophie du ventricule gauche. Il s'appuyait sur ce fait que, sur presque toutes les femmes mortes pendant la grossesse ou après l'accouchement, l'épaisseur des parois du ventricule gauche, au lieu d'être simplement double de l'épaisseur des parois du ventricule droit (suivant Laennec), était notablement plus forte, alors que les parois du ventricule droit ne bougeaient pas.

Plus tard, en 1859, M. Larcher revint sur le même sujet, et d'après 130 autopsies faites sur des femmes de 18 à 35 ans mortes de fièvres puerpérales, il crut pouvoir affirmer que « le cœur, dans l'espèce humaine, est normalement hypertrophié pendant le cours de la gestation. »

Ces mensurations des parois du cœur furent reprises par

(1) Porak, *loc. cit.*, p. 15.
(2) P. Ménière, *Archives générales de médecine*, 1828, t. XVI, p. 389.

Ducrest (1), sous l'inspiration de Beau, et par Zambaco (2) au nom d'une commission nommée par l'Académie des sciences et donnèrent le même résultat : une augmentation d'épaisseur des parois du ventricule gauche. Ducrest trouva de 11 à 22 millimètres, moyenne 15 millimètres au lieu de 10, chiffre donné par Bizot.

Mais, ainsi qu'il a été dit en établissant les caractères anatomiques de l'hypertrophie, l'épaisseur des parois ne suffit pas pour faire admettre l'hypertrophie, il faut une augmentation de poids en rapport avec cette augmentation d'épaisseur des parois, qui n'indiquerait qu'une chose, la mort en systole.

M. Blot (3) a cherché à résoudre le même problème par la méthode des pesées, et il a conclu que, pendant la grossesse, il y a une augmentation de plus d'un cinquième du poids total. Cette hypertrophie porte presque exclusivement sur le ventricule gauche et offre cela de remarquable qu'elle est temporaire, comme l'hypertrophie utérine.

J'avoue que le travail de M. Blot ne m'a pas convaincu, il ne porte que sur 20 femmes mortes en couches, le poids du cœur hypertrophié n'est que 291 grammes et nous avons vu que la moyenne du poids du cœur des femmes de 15 à 30 ans est de 260 grammes, et de 30 à 50 ans de 272 grammes. C'est donc une augmentation de moins de 7 (6,98) pour 100 et portant seulement sur 20 cas. Ensuite M. Blot affirme que cette hypertrophie est transitoire. Dans quel espace de temps a-t-elle disparu ?

M. Duroziez (4) a pris une autre voie et a mesuré le cœur sur le vivant par la percussion, selon le procédé de Piorry, et il a trouvé une augmentation de la matité transversale chez la plupart des femmes examinées, alors qu'elles étaient sur le point d'accoucher ou venant d'accoucher. M. Duroziez dit que chez ces sujets le cœur donnait le plus ordinairement 10 centimètres

(1) Beau, *Archives générales de médecine*, 4e série, t. X, p. 28, 1846.

(2) *Comptes rendus de l'Académie des sciences*, séance du 29 décembre 1862.

(3) Note ajoutée par M. Tarnier à la 7e édition du *Traité* de Cazeaux, p. 133, 1865.

(4) P. Duroziez, *Bulletin de la Société de médecine de Paris pour l'année* 1868 (*Gaz. des hôpit.*, p. 415, 1868).

de matité en hauteur, 15 en largeur, chiffres qui sont, dit M. Duroziez, les dimensions du cœur de l'homme.

Je suis encore bien moins convaincu par ces résultats. D'abord j'ai montré que ce procédé de mensuration était des plus infidèles. M. Duroziez trouve une matité verticale de 10 centimètres. Mais où s'arrête-t-elle en bas, alors que le foie et le cœur donnent la même matité? Transversalement, la matité indique bien plus l'écart des poumons que les limites du cœur. Et quand même le procédé serait exact, il n'indiquerait pas du tout une hypertrophie, mais un déplacement du cœur refoulé par l'abdomen distendu. M. Gendrin s'en était bien rendu compte et il disait déjà en 1841 : « Pendant la grossesse, la pointe du cœur s'éloigne du bord gauche du sternum de 3 à 4 centimètres de plus qu'à l'état ordinaire. Par conséquent, le cœur devient plus long; ce changement est déjà évident au milieu de la grossesse. On ne peut, par conséquent, y voir que le changement de position du cœur, consécutif au développement de l'abdomen (1). »

La preuve qu'il ne s'agit pas d'une hypertrophie, c'est que M. Duroziez ajoute lui-même : « Immédiatement après l'accouchement ou dans la première journée qui suit, le cœur diminue de volume sans revenir pourtant tout à fait à ses dimensions normales. Au moment de la montée du lait, il augmente de nouveau dans tous ses diamètres et reste gros pendant toute la durée de l'allaitement. Chez les femmes qui ne nourrissent pas, il tend à diminuer aussitôt après la montée du lait, et, vers le dixième jour, il a repris ses dimensions physiologiques. Or, une diminution de volume le lendemain de l'accouchement, une nouvelle augmentation pendant la montée du lait et durant sept jours, ce ne sont pas là les caractères d'une hypertrophie, mais seulement un changement de volume par déplacement, ou tout au plus par dilatation.

Or, les mensurations que j'ai exécutées chez les femmes grosses, près d'accoucher ou après, sont rendues des plus difficiles par le poids et le volume des seins. Le refoulement du cœur en haut donne au bord inférieur une horizontalité qui amène forcément

(1) Gendrin, *Leçons sur les maladies du cœur et des grosses artères*, 1841-1842, p. 25.

un plus grand éloignement de la pointe par le seul fait de ce déplacement. M. Letulle, en appliquant mon procédé à la mensuration du cœur, a obtenu les chiffres suivants :

			Distance de la pointe du cœur à la ligne médio-sternale.		
Femmes non enceintes :					
De 18 à 30 ans. . . .	12	observations.	6 à 9	moyenne	7 1/2
De 30 à 50 ans.	13	—	»	—	8 1/2
Femmes enceintes :					
De 18 à 30 ans. . . .	8	—	8 à 11	—	9 1/2
Accouchées depuis moins de vingt-quatre heures.	28	—	8 à 10	—	9 1/2

En outre qu'on peut constater une tension dans la circulation générale et dans la circulation cardio-pulmonaire, on constate donc une dilatation et non pas une hypertrophie.

A l'étranger, Löhlein (1), Fritsch (2) croient tout au plus à un peu de dilatation, et les traités spéciaux des maladies du cœur n'en parlent pas.

Le meilleur argument donné par M. Duroziez est que chez les femmes qui ont eu beaucoup d'enfants, le cœur est plus gros que chez celles qui n'en ont eu qu'un ou deux seulement.

Il faut donc conclure en disant que chez la femme enceinte, et surtout vers la fin de la grossesse, le cœur est soulevé, sa pointe s'éloigne davantage du sternum ; qu'en outre il y a une tension plus grande dans les cavités gauches, puis droites, et une dilatation du cœur. Cette dilatation est peut-être accompagnée d'une très légère hypertrophie, qui n'acquiert de la probabilité qu'à la longue, après de nombreuses grossesses.

Cette dilatation du cœur peut-elle aller jusqu'à l'insuffisance de la tricuspide ?

M. Letulle, dans une note remise à M. Porak pour sa thèse d'agrégation, dit que l'extension de la matité précordiale qu'il a constatée, le reflux jugulaire, le souffle vasculaire, le souffle anémo-spasmodique du cœur, le déplacement du cœur vers la gauche sont pour lui les signes révélateurs d'une insuffisance

(1) Lœhlein, *Zeitsch. für Geburtshulfe und Frauenkrankheiten*, t. V, p. 482.

(2) Fritsch, *Archiv für Gynekologie*, t. VIII, p. 373, 1875, et t. X, p. 270, 1876.

tricuspidienne consécutive à la dilatation du cœur, dont l'existence lui paraît incontestable (1). Ce qu'il y a d'incontestable, c'est la dilatation. Le seul symptôme réel serait le reflux des jugulaires. Mais comment ce reflux qui s'est rencontré chez 7 femmes sur 8, se montre-t-il 15 fois sur 17 femmes après l'accouchement, alors que les conditions de tension vasculaire ont disparu et 7 fois sur 17 à leur sortie ?

Il y a là, en effet, dans la fréquence de reflux veineux du cou un motif de probabilité; mais que donnait pendant ce temps l'auscultation de la tricuspide ? Il n'en est rien dit. C'est donc une question qui mérite d'être étudiée à nouveau.

En dehors de l'hypertrophie, la grossesse entraîne-t-elle une plus grande fréquence dans la production des maladies de l'endocarde ? Les nombreuses observations de maladies du cœur que j'ai prises ne contiennent presque pas de faits d'affections aiguës contractées pendant la grossesse. Je reste convaincu, jusqu'à preuve du contraire, que pendant la grossesse il n'y a pas plus d'endocardite ou de péricardite aiguës qu'en dehors de la grossesse. Quant aux lésions chroniques trouvées chez des femmes mortes en couches, rien ne prouve qu'elles n'étaient pas antérieures à la dernière grossesse. Les analogies qu'on a voulu établir entre la grossesse et l'arthritisme sont purement théoriques.

Mais si la grossesse et le travail de l'accouchement ne produisent pas d'affections aiguës du cœur, il faudrait bien se garder de faire la même affirmation pour l'état puerpéral. Il y a là des conditions toutes différentes. Les affections articulaires et cardiaques font partie du cortège des affections puerpérales.

J. Bouley admettait dans les affections puerpérales une sorte de rhumatisme tout à fait analogue au rhumatisme aigu non puerpéral, et l'infection purulente donnant lieu à des lésions articulaires et cardiaques qui ressemblent au rhumatisme. Cette classification est à faire dans les observations qu'on a fournies.

MM. Casanova, Bucquoy (2), ont montré la fréquence des endocardites valvulaires pendant l'état puerpéral. Or, l'état puer-

(1) Porak, thèse d'agrégation, p. 41.
(2) Bucquoy, *Union médicale*, 1869.

péral est souvent le résultat d'un surmenage de la femme par la fatigue qu'elle a subie, par les fatigues du travail quand il a été long et difficile, et dans certains cas par le chemin, quelquefois assez long, que la femme a dû faire pour aller gagner une maternité. Or, rien n'engendre plus facilement l'adynamie, l'état typhoïde et la diathèse piohémique comme le surmenage.

On voit donc la grossesse et surtout l'état puerpéral déterminer des endocardites, des péricardites et des myocardites avec tendance à la suppuration, alors que le cœur est primitivement sain. Mais cette action est beaucoup plus marquée si la malade était atteinte préalablement d'une affection cardiaque.

Les malades déjà atteintes par une affection cardiaque et surtout celles qui portent des lésions valvulaires sont plus éprouvées encore par les efforts de différente nature qu'exigent la grossesse et le travail. On a vu souvent des poussées récentes d'endocardite venir raviver des lésions anciennes fort bien tolérées jusque-là par l'organisme. Cependant, il ne faut pas faire ici trop de théories mécaniques, car ce n'est pas toujours pendant la grossesse que les cardiaques se plaignent. Je voyais encore ces jours-ci une jeune femme, mère de quatre enfants, atteinte d'un rétrécissement mitral, tourmentée par les névralgies extracardiaques qui accompagnent si souvent cette affection et dont la lésion cardiaque s'était développée pendant le cours d'un rhumatisme articulaire aigu survenu entre la première et la seconde grossesse. L'affection bien constatée et la malade supportant assez mal son état, on eut des craintes lors d'une grossesse suivante. Pourtant la malade ne fut jamais moins gênée par son cœur que pendant cette grossesse ; il en fut de même d'une autre qui donna naissance à deux jumelles superbes. Par conséquent, si la grossesse est un danger pour les femmes atteintes de maladie du cœur, ce danger n'entraîne pas fatalement des conséquences fâcheuses (G. Sée) (1).

Nous allons essayer de donner la mesure de ce danger.

Si la malade est atteinte d'une affection cardiaque — et le plus ordinairement il s'agit d'une endocardite chronique valvulaire

(1) G. Sée, *Union médicale*, 1874.

— si l'état général est bon, que les autres organes de la circulation soient sains, la malade supportera assez bien les premiers mois de la grossesse. Peut-être verra-t-on, comme cela s'est présenté, la continuation des règles malgré la grossesse? C'est dans la seconde moitié, et par conséquent à partir du cinquième mois, qu'il faudra redouter les accidents (Larcher (1), Hecker, Buhl (2) (1861), J. Simon (3), Ollivier (4), Peter (5), Duroziez (6). Ces symptômes pourront se borner à quelques troubles nerveux, une exagération de la dyspnée d'effort, des palpitations. Ces accidents seront d'autant plus marqués que l'hypertrophie cardiaque sera elle-même plus prononcée. On verra alors les organes secondaires, et surtout ceux de la petite circulation, produire la congestion pulmonaire aiguë (maladie de Woillez), la congestion passive et l'œdème (Peter et ses élèves Berthiot (7), Marty (8), Casanova (9).

Dans ces conditions, les malades sont plus ou moins exposées, selon l'affection dont elles sont atteintes. Selon Spiegelberg (10), pendant cette période, les plus exposées sont les malades atteintes d'insuffisance aortique, tandis que celles qui souffrent de la mitrale ont plus à craindre les accidents de la période puerpérale. Löhlein (11), au contraire, redoute davantage la grossesse pour les affections mitrales ; mais il est difficile de se fixer actuellement sur ce sujet, à cause du petit nombre d'observations où

(1) Larcher, *loc. cit.*, 1859.

(2) Hecker et Buhl, *Klinik der Geburtskunde*, 172. Leipzig, 1861.

(3) J. Simon, *Des maladies puerpérales* (thèse d'agrégation, 1866).

(4) Ollivier, Société de biologie, 1868 et 1869, et *des Maladies chroniques d'origine puerpérale* (*Archives générales de médecine*, 1873).

(5) Peter, *Clinique médicale*, t. I, 1873.

(6) Duroziez, *Archives de tocologie*, 1875.

(7) Berthiot, *la Grossesse dans ses rapports avec les maladies du cœur* (thèse de Paris, 1876).

(8) Marty, *Des accidents gravido-cardiaques* (thèse de Paris, 1876).

(9) Casanova, *la Grossesse dans ses rapports avec les maladies du cœur* (thèse de Paris, 1876).

(10) Spiegelberg, *Mittheilungen aus des gynækologischen Klinik* (*Monaschrift für Geburtskunde*, 28, p. 439). — *Ueber die Complication des Puerperium mit chronischen* (*Archiv für Gynekologie*, II, p. 536, 1871. *Handbuch der Geburtshulfe*, 1879).

(11) Lœhlein, *Ueber das Verhalten des Herzens bei Schwangeren und Wocherinen* (*Zeits. f. Geburtshulfe und Frauenkrankheiten*, 1 B. 3 H., p. 454, 1876).

cette distinction est faite. Mais si l'hypertrophie est déjà avancée et si les organes auxiliaires fléchissent, si la dégénérescence granulo-graisseuse a commencé, il est à craindre que la grossesse n'ait des conséquences graves. Les épistaxis, les hémoptysies et les hématémèses peuvent survenir ; l'hémorrhagie cérébrale a été observée plusieurs fois par M. Olivier ; enfin la dégénérescence granulo-graisseuse peut faire de rapides progrès et conduire aux hydropisies, à l'asystolie et à la mort. [Devilliers et Regnault (1), Costa (2)].

Mac-Donald (3) redoute plus que d'autres les efforts faits par la malade pendant la seconde partie du travail, c'est-à-dire les efforts d'expulsion. Enfin, j'ai déjà indiqué les dangers de la période puerpérale, dangers sur lesquels insistent surtout Spiegelberg et Mac-Donald.

On voit que la grossesse est un danger réel pour les cardiaques, de même que nous verrons plus tard l'affection cardiaque de la mère devenir un danger pour l'enfant. Mais faut-il aller aussi loin que M. Peter, dont la formule est celle-ci : Pour la cardiaque, si elle est fille, pas de mariage, si elle est mariée, pas de grossesse, si elle est accouchée, pas d'allaitement ? Je ne le crois pas et je crois, avec M. le professeur G. Sée, que cette proscription est excessive.

Je reproduis ici le tableau résumé de M. Porak, sur 84 observations.

L'état stationnaire a été noté 21 fois.	25,00	pour 100
L'aggravation momentanée, 4 fois.	4,76	—
L'aggravation persistante, 51 fois..	60,71	—
L'amélioration pendant la couche, 22 fois.. . .	26,19	—
Le travail avait aggravé les troubles, 11 fois. .	13,09	—

La mort est survenue :

Avant l'accouchement, 5 fois..	5,95	pour 100
Pendant l'accouchement, 2 fois	2,38	—
Pendant les couches, 25 fois..	29,76	—

(1) Devilliers et Regnault, *De l'anasarque de la grossesse* (*Archives générales de médecine,* 1848).

(2) Costa, *Journal de médecine,* 1827.

(3) Mac-Donald, *The Bearings of Chronic Disease of the Heart upon Pregnancy Parturition and Childbed* (*London Churchill,* 1878).

Après amélioration momentanée, 8 fois.	9,52 pour 100	
Par aggravation progressive, 17 fois.	20,29	—
Total des décès, 31.	38,09	—

N'oublions pas qu'il n'a été question ici que des affections du cœur prononcées et déjà connues par le médecin, et que les plus légères ont dû souvent passer inaperçues. Il faut donc penser que les chiffres de ce tableau penchent du côté pessimiste.

La ménopause, sans être une cause directe d'hypertrophie du cœur, amène, par la pléthore abdominale et par la pléthore générale, un état de tension habituelle qui donne au cœur un surcroît de travail qui se traduit par les troubles fonctionnels des affections du cœur : la dyspnée d'effort, puis des contractions du cœur plus faibles, une certaine anémie cérébrale s'ensuit et de là de la pâleur de la face, des vertiges et parfois même des syncopes ; d'autres fois la tension vasculaire se fait sentir sur le système veineux et plus particulièrement des membres inférieurs. Nous avons vu ainsi des femmes présenter tous les mois, pendant près de deux ans, une tension veineuse des jambes avec gonflement et quelquefois œdème des malléoles. L'examen des urines n'y montrait aucune albuminurie démontrant qu'il ne s'agissait pas de la congestion rénale. Chose remarquable, j'ai vu ce phénomène de tension veineuse des jambes revenir plusieurs mois encore alors que les règles avaient cessé et que les congestions (bouffées de chaleur) et les transpirations subites avaient cessé déjà complètement.

Un médecin des hôpitaux de Lyon, le docteur Clément (1), a vu également quelques-uns de ces phénomènes; mais ce que tous les médecins ont vu sans doute, c'est la ménopause faisant cesser la période de tolérance pour des lésions du cœur anciennes et révélant des maladies anciennes méconnues ou des maladies de Hodgson commençantes.

Cette aggravation momentanée des affections organiques du cœur n'est pas toujours aussi fâcheuse pour le pronostic qu'on pourrait le croire d'abord, et j'ai vu bien souvent la tolérance se

(1) Clément, *Cardiopathie de la ménopause*, Société de médecine de Lyon, 1884.

rétablir pour un certain temps après la disparition des symptômes de la période de la ménopause.

Stokes (1) a vu la même chose se produire chez des femmes dont la ménopause anticipée s'était faite brusquement et pour ainsi dire tout à coup avant l'âge habituel.

(1) Stokes, *Traité des maladies du cœur et de l'aorte,* traduction Sénac, p. 531.

CHAPITRE XXXIII

DES HYPERTROPHIES ET DILATATIONS CONSÉCUTIVES AUX MALADIES DES AUTRES ORGANES.

1° *Lésions des reins et des voies urinaires.* — Bright est le premier qui ait noté la coïncidence fréquente de l'hypertrophie du cœur et des affections des reins. Sur 101 cadavres portant traces des lésions de néphrite albumineuse, il constata 52 fois l'hypertrophie du ventricule gauche et, dans la moitié de ces cas, il n'y avait aucune lésion valvulaire qui pût rendre compte de l'hypertrophie.

Bright ne crut pas que cette coïncidence fût fortuite, et il pensa que l'hypertrophie du cœur gauche était la conséquence de la néphrite albumineuse. Il lui trouva deux explications :

« Les deux solutions les plus naturelles de ce problème, dit-il, semblent être les suivantes : ou bien le sang altéré est pour le cœur lui-même un excitant irrégulier et anormal, ou bien il modifie la circulation dans les capillaires et les petites artères, au point d'exiger du cœur un excès d'activité pour chasser le sang à travers les subdivisions les plus éloignées du système vasculaire. »

Il y a dans ce paragraphe de Bright trois points à considérer : 1° la coïncidence des affections rénales et de l'hypertrophie du cœur portant plus particulièrement sur le ventricule gauche;

2° Une théorie qui fait la lésion cardiaque symptomatique de la lésion rénale ;

3° Une explication de l'action pathogénétique des lésions des reins sur le cœur.

Or, de ces trois points, le premier, la fréquence de la coïncidence, a été de plus en plus démontrée par les auteurs qui ont écrit sur ce sujet; les deux autres sont contestés.

Après Bright vint Rayer, qui admit le premier point, mais n'admit pas la théorie, qu'il renversa. Il déclara que la lésion du cœur était primitive et que les lésions rénales n'étaient que la conséquence de l'hypertrophie cardiaque.

Or, il est possible de s'éclairer sur ce second point et il est facile de montrer qu'il était dans l'erreur. La lésion rénale dont il est ici question est une lésion spéciale : c'est la néphrite interstitielle ou rein contracté, bien différente du rein altéré par l'hypertrophie du cœur.

Kelsch (1) a démontré que les lésions du rein cardiaque portent sur les épithéliums, surtout sur celui des tubes contournés. Les cellules sont gonflées, granuleuses, désagrégées ; les tubes en anse sont oblitérés par des cylindres hyalins ou fibrineux ; il n'y a pas la moindre trace de prolifération conjonctive. Si donc le rein cardiaque pouvait simuler un rein de Bright, ce serait le gros rein blanc, c'est-à-dire précisément celui avec lequel l'hypertrophie ne coïncide que d'une façon exceptionnelle (2).

Nous devons donc abandonner la théorie de Rayer, bien qu'elle ait été soutenue par Frerichs et Reinhardt.

Nous voilà donc revenus à la théorie de Bright acceptée jusqu'à ces derniers temps par la plupart des écrivains. Mais tout le monde ne s'accorde pas sur le mode d'action de la néphrite interstitielle comme cause de l'hypertrophie cardiaque. La théorie de Bright, fondée sur l'irritation du cœur et des vaisseaux par le sang, était une théorie vitale, comme l'a appelée M. Potain, elle a trouvé quelques défenseurs. Gilewski (3) suppose une action réflexe des reins sur le cœur, l'état du rein produisant des palpitations qui amènent l'hypertrophie du cœur, palpitations parfois très violentes. Cette explication n'a pas été admise, parce qu'en général cette hypertrophie ne donne lieu souvent qu'à des palpitations modérées (Potain). Cependant, la violence des palpitations n'y est pas absolument rare (Lecorché, Fothergill,

(1) Kelsch, *Revue critique et Recherches anatomo-pathologiques sur la maladie de Bright* (*Archives de physiologie*, 1874, p. 722).

(2) Cité par Pitres, *Des hypertrophies et des dilatations cardiaques indépendantes des lésions valvulaires* (thèse d'agrégation, 1878).

(3) Gilewski, *Ueber die muthmasslich Ursache des Hypertrophie in morbus Brighti* (*Wiener med. Wochenschrift*, n° 60, 1869).

Debove, Letulle, Guyot (1). J'en ai également observé plusieurs exemples.

O. Weilling a émis une théorie encore plus problématique, qui est la suivante : cet auteur, ayant constaté que le cœur gauche se développe surtout après la naissance, au moment où le rein commence à fonctionner d'une façon efficace, a cru pouvoir rattacher la nutrition du premier à l'activité sécrétante des cellules du second. Weilling pense qu'au fur et à mesure de la destruction des cellules du rein, les cellules qui survivent redoublent d'activité et entraînent ainsi le cœur gauche dans la voie de l'hypertrophie (2).

La théorie de Bright était aussi sous certains points une théorie chimique, puisque la première conséquence des lésions rénales était une altération du sang. Mais le fait qu'un liquide chargé d'urée traverserait les capillaires plus difficilement qu'un autre liquide (c'était la seconde partie de l'hypothèse de Bright) est mis à néant par l'expérience de M. Potain, qui a constaté que des liquides chargés d'urée traversent aussi facilement les tubes capillaires que ceux qui n'en contiennent pas.

Reste la dernière partie de l'hypothèse de Bright : l'hypertrophie du cœur est le résultat de la lutte de cet organe contre la gêne circulatoire des petits vaisseaux. Cette hypothèse a séduit presque tout le monde.

Traube l'a reprise en 1856 (3). Il précisa d'abord la lésion rénale et vint montrer que le cœur s'hypertrophie à mesure que le rein s'atrophie, et alors cette théorie devient bien plus explicite. M. Pitres la résume dans les termes suivants (4) :

1° A la dernière période du mal de Bright, un grand nombre de capillaires et d'artérioles sont détruits dans les reins; le champ capillaire se trouve ainsi diminué et la tension augmentée dans le système aortique, qui contient la même quantité de sang dans un espace moins volumineux.

(1) Guyot, *Sur les troubles cardiaques dans la néphrite interstitielle et la cause de l'hypertrophie du cœur* (thèse de Paris, 1880).

(2) Pitres, *loc. cit.*, p. 27.

(3) Traube, *Ueber den Zusammenhang von Herz- und Nierenkrankheiten*, Berlin, 1856.

(4) Pitres, *loc. cit.*, p. 28.

2° A ce même moment, le rein en partie détruit devient insuffisant pour remplir ses fonctions éliminatoires, le sang reste chargé d'une certaine quantité d'eau, que les glandes, autres que les reins, ne peuvent suffire à expulser, et la masse du sang, déjà trop à l'étroit dans un système vasculaire rétréci, se trouve encore augmentée, ce qui exige encore de la tension intra-artérielle.

3° L'hypertrophie du cœur résulte de cet excès de tension et de l'activité exagérée qu'il est obligé de déployer pour lutter.

Tout en acceptant l'action du rein sur le cœur, bien des auteurs ont contesté le mécanisme de cette théorie de la surtension du système aortique. On trouvera dans le remarquable mémoire de M. Potain intitulé : *Du rythme cardiaque, appelé bruit de galop*, présenté à la Société médicale des hôpitaux le 23 juillet 1875, l'énumération des travaux de Bergson, Traube, Tungel, Geigel, Roth, Friedreich, Fœrster, Rosenstein, Kirkes, Johnson (Georges), Gull et Sulton, etc., qui tous confirment la relation entre la néphrite interstitielle et l'hypertrophie du cœur. Ce premier point est définitivement acquis. Reste à en établir la pathogénie.

M. Lancereaux (1) a fait observer que plus d'une fois le rein avait été détruit et réduit à une coque fibreuse pleine de liquide purulent ou de matière caséeuse, sans que le rein ait été hypertrophié.

D'autre part, les arguments favorables n'ont pas manqué pour prouver qu'un obstacle à la circulation rénale, autre que la néphrite interstitielle, pouvait amener l'hypertrophie cardiaque. Virchow a vu un cas d'hydropisie congénitale des reins dans lequel les glomérules étaient réduits au tiers de leur volume normal. Le ventricule gauche était hypertrophié, sans qu'aucune autre lésion pût l'expliquer (2).

Rokitansky (3) a vu l'absence d'un rein coïncider avec une dilatation ventriculaire.

(1) Lancereaux, *Nouveau Dictionnaire des sciences médicales*, art. REIN.

(2) Castellanos, *Hypertrophie du ventricule gauche à la dernière période du mal de Bright* (thèse de Paris, 1868).

(3) Rokitansky, *Wiener Zeitschrift*, 1859.

Storch (1) a vu l'absence d'un rein coïncider avec l'hypertrophie du ventricule gauche.

Danner (2) a vu un rein transformé en kyste séreux, avec anévrysme de l'artère rénale correspondante. Le cœur était hypertrophié.

Berthold Stiller (3) a trouvé un sujet auquel le rein et l'uretère droit manquaient, le cœur était énormément hypertrophié.

Roth (4) a cité deux cas d'hydronéphrose consécutive à l'oblitération d'un uretère et dans lesquels le cœur gauche était hypertrophié.

Ajoutons que des tentatives ont été faites pour reproduire ce fait par l'expérimentation sur les animaux par M. Ollivier, P. Bord, Beckmann, mais que les animaux ont succombé en quelques jours à l'urémie. M. Straus a pu faire vivre cependant pendant trois mois des cobayes auxquels il a lié un uretère, il a obtenu l'hypertrophie (Société de biologie, 22 octobre 1881).

Dans ces derniers temps, cette théorie a été battue en brèche par MM. Debove et Letulle (5).

Ces messieurs ont rappelé d'abord que Gull et Sutton avaient pensé que l'obstacle n'existe pas seulement dans le rein, mais dans toutes les artérioles qui présentent une altération spéciale diminuant leur élasticité (*arterio-capillary fibrosis*), altération que MM. Debove et Letulle regardent comme réelle. La théorie de Gull et Sutton est admise également par M. Peter (6). Pour MM. Debove et Letulle, l'altération du cœur n'est pas produite par la lésion des reins et des capillaires, elle est produite en même temps qu'elle par une cause unique, par une même diathèse.

(1) Storch, *Hospital's Tidende Reports*, 1863.

(2) Danner, *Bulletins de la Société anatomique*, p. 170, 1856.

(3) B. Stiller, *Zur Pathologie der Herz-Hypertrophie* (*Wiener med. Wochenschrift*, n° 31, p. 689, 1875).

(4) Pitres, *loc. cit.*, p. 32.

(5) Debove et Letulle, *Recherches anatomiques et cliniques sur l'hypertrophie cardiaque de la néphrite interstitielle* (*Archives générales de médecine*, mars 1880).

(6) Peter, Société clinique, 24 juillet 1879.

MM. Debove et Letulle s'appuient sur le résultat de leurs études histologiques. Ils ont constaté une sclérose cardiaque avec altération atrophique des fibres musculaires du cœur. La néoformation, suivant eux, débute par les vaisseaux, c'est d'abord une périartérite, puis, cette lésion progressant, il devient difficile de reconnaître exactement son point de départ. Par conséquent, la sclérose du rein et la sclérose du cœur sont constituées par une périartérite capillaire, identique à celle qu'on trouve dans les petits vaisseaux.

D'autre part, ces messieurs reconnaissent que, cliniquement, les phénomènes rénaux dominent au début, et que ce n'est que vers la fin de la maladie que la sclérose cardiaque détermine les symptômes ordinaires de la cachexie cardiaque.

Voilà où l'on en est au point de vue de la relation pathogénétique de ces deux affections. L'avenir prononcera.

Quoi qu'il en soit de la théorie, ce qu'il y a de remarquable, c'est l'allure spéciale de cette hypertrophie qui a une forme clinique et une marche reconnaissable dont je vais tâcher de donner une idée.

Un malade se présente se plaignant de dyspnée et de la dyspnée particulière aux cardiaques, de la dyspnée d'effort. On examine le cœur et on le trouve hypertrophié. La pointe est descendue dans le sixième espace intercostal, elle s'est éloignée de la ligne médiosternale de 10, 11 ou même 12 centimètres, l'angle droit du triangle hépatique n'a pas baissé, l'oreillette droite n'est pas dilatée. On reconnaît une hypertrophie gauche et l'on s'attend à trouver une insuffisance mitrale. Pas du tout, il n'y a pas de bruit de souffle, mais une altération du rythme. On entend trois bruits avec le rythme du bruit de galop ou du bruit de caille. On examine les urines et l'on trouve que l'urine est albumineuse, mais faiblement albumineuse, 1 à 4 grammes au plus. Les poumons, le foie, n'ont pas encore de congestion, il y a peu d'œdème des membres inférieurs. Le diagnostic est acquis, c'est la néphrite interstitielle avec l'hypertrophie du cœur gauche, maladie que je désigne sous le nom de maladie de Traube, en raison de la démonstration qu'il a donnée de ce groupe pathologique.

On n'observe pas de bruit de souffle d'abord ; ce n'est que plus tard qu'il se fait une insuffisance mitrale par dilatation, caractérisée par ce fait sur lequel j'ai insisté plus haut : c'est qu'avant de devenir définitif, le bruit est pendant longtemps *intermittent*, paraissant à certains jours, disparaissant à d'autres. Puis les phénomènes secondaires de l'hypertrophie avec insuffisance mitrale, les congestions pulmonaire et hépatique se produisent et sont bientôt suivies d'hydropisie et de cachexie cardiaque arrivant jusqu'à l'asystolie.

Il nous faut revenir sur ce bruit de galop ; mais, avant d'en donner une théorie, établissons parfaitement et exactement les conditions dans lesquelles il se présente.

Le plus ordinairement le rythme se compose de trois bruits, les deux premiers plus rapprochés, le dernier plus éloigné, c'est le rythme du galop : uu—. Dans d'autres cas, plus rares, il est vrai, le rythme est différent et le premier bruit est isolé, les deux autres sont rapprochés ; c'est le rythme du cri de la caille : — uu. Or, ces deux rythmes ne sont que deux variétés du même bruit ; ils se retrouvent chez un même malade et se succèdent parfois sous l'oreille même pendant qu'on écoute une série de révolutions cardiaques. De plus, jamais on n'entend en pareil cas ces bruits avoir leur maximum dans le deuxième espace intercostal près des valvules sigmoïdes, c'est toujours près du bord inférieur du cœur qu'on les entend. Il ne s'agit donc pas d'un dédoublement du second bruit, mais bien d'un dédoublement du premier bruit, dont la seconde partie ou bruit surajouté est plus ou moins en retard sur la systole. Quand il y a peu de retard, il y a bruit de galop ; quand il y a beaucoup de retard, il y a bruit de caille. Il se passe là quelque chose d'analogue à ce que j'ai décrit pour le dédoublement du bruit dans le rétrécissement mitral. Nous avons déjà acquis par là qu'il s'agit d'une altération dans le mode de contraction des valvules auriculo-ventriculaires. Poursuivons. J'ai dit que ces deux bruits se trouvaient toujours dans le voisinage du bord inférieur du cœur. Si l'on y fait plus attention, on constatera que le premier de ces bruits a son intensité maximum au bord gauche du sternum, près de l'appendice xiphoïde, et que le suivant est situé plus à gauche. Si l'on examine le rythme, on voit que le premier précède le choc de la pointe, que le second coïncide avec le choc de la pointe. Notons encore que moins le dédoublement est accusé, plus le second bruit se rapproche du premier ; enfin que quand ce dédoublement est remplacé par un souffle, ce qui arrive souvent, il est toujours remplacé par un souffle systolique.

Il résulte de tout ceci que pour moi le premier bruit est le bruit de la valvule tricuspide, le second le bruit mitral plus ou moins retardé à cause des entraves apportées à la circulation artérielle, et que ce bruit, quand il est très retardé, se rapproche assez du second bruit pour faire croire à un dédoublement du sigmoïde. Tous les détails d'observation sur lesquels je m'appuie se retrouvent du reste dans presque toutes les observations recueillies avec précision. Cette théorie avait été entrevue par Sibson. Quand, au contraire, ce qui arrive quelquefois, ce dédoublement est un dédoublement du second bruit, il a son maximum au niveau du deuxième espace intercostal, soit à son bord droit, soit derrière le sternum ; il est alors le résultat d'un dédoublement du bruit des sigmoïdes. Mais alors le rythme n'est pas celui du galop, mais celui de la caille. En pareil cas, le second bruit est plus fort que le troisième, il est produit par le claquement des sigmoïdes de l'aorte, qui précède celui de l'artère pulmonaire, à cause de la tension dans l'aorte. C'est la théorie de M. le professeur Potain, à laquelle je me rallie pour le dédoublement du bruit sigmoïdien.

Enfin, dans certains cas, il y a quatre bruits, deux aux valvules veineuses, deux aux valvules artérielles ; on peut dire qu'alors ils se succèdent dans l'ordre suivant : tricuspide-mitral, puis aortique-pulmonaire.

Telle n'est pas la théorie de M. Potain (1), qui admet que le premier bruit dans le rythme du galop est un bruit présystolique ; théorie adoptée par ses élèves, MM. Exchaquet (2), Cuffer, Rendu, etc. M. le professeur Potain, s'appuyant sur les tracés cardiographiques, pense que le premier bruit arrive au

(1) Potain, *Du rythme cardiaque appelé bruit de galop* (Société médicale des hôpitaux, 23 juillet 1875).

(2) Exchaquet, *D'un phénomène stéthoscopique propre à certaines formes d'hypertrophie simple du cœur* (thèse de Paris, 1875).

moment de la présystole, c'est-à-dire au moment de la contraction des oreillettes. Mais sur ce même tracé on constate que l'ascension formée par la systole ventriculaire ne précède pas le pouls comme elle le fait à l'état normal, et qu'il y a un retard de la systole ventriculaire. Je serais porté à croire que, dans ce cas, la systole s'est faite en deux temps, car on la voit souvent retardée. Dans le tracé n° 3 de M. Exchaquet, par exemple, le choc de la pointe, correspondant au fastigium de la systole ventriculaire, n'arrive plus qu'après le pouls. Comment, du reste, l'hypertrophie du cœur gauche amènerait-elle une contraction si puissante de l'oreillette droite, pour que le bruit du passage du sang, qui ne rencontre aucun obstacle, donnât lieu à un bruit sec, non soufflant, tout à fait analogue à un claquement valvulaire ?

Voici d'ailleurs la dernière communication de M. Potain sur le bruit de galop.

« Le choc du galop est diastolique et résulte de l'entrée en tension brusque de la paroi ventriculaire, sous l'influence de la pénétration du sang de la cavité. Il est d'autant plus accentué que la paroi est plus inextensible, et ce défaut d'extensibilité peut dépendre, soit de l'épaississement scléreux de la paroi cardiaque (hypertrophie d'origine brightique), soit d'un épuisement de la tonicité musculaire, d'où résulte que la paroi, n'ayant plus pour résister à l'ondée sanguine que son élasticité seule, entre en tension au moment précis où celle-ci entre en jeu (fièvre typhoïde, dilatation cardiaque droite d'origine abdominale).

« Le galop peut se produire dans tous les cas où la résistance élastique de la paroi l'emporte sur sa tonicité musculaire, soit par augmentation de la première, soit par la diminution de la seconde.

« On l'a rencontré dans le cours de la fièvre typhoïde et aussi chez certains sujets cachectiques ou chez ceux affectés de symphyse cardiaque. Il accompagne, d'une façon à peu près constante et avec des caractères beaucoup accentués, l'hypertrophie cardiaque gauche d'origine brightique d'une part, et d'autre de la dilatation cardiaque d'origine hépato-gastro-intestinale. Il reste donc un signe précieux en raison du caractère souvent latent ou insidieux de ces deux dernières affections.

« Le nom de bruit de galop, introduit par Bouillaud, mérite d'être conservé, quoique le phénomène auquel il s'applique ne conserve pas toujours le rythme propre au galop du cheval. On peut employer la dénomination de bruit de choc diastolique dans tous les cas auxquels s'applique la théorie exposée ci-dessus, réservant le nom de bruit de galop, proprement dit, pour la variété qui affecte le rythme de l'anapeste (1). »

DES HYPERTROPHIES ET DILATATIONS CAUSÉES PAR LES MALADIES DE L'APPAREIL RESPIRATOIRE.

Les affections pulmonaires, en réduisant le champ de l'hématose et surtout en opposant un obstacle à la circulation pulmonaire, retentissent sur le cœur, et surtout sur le cœur droit. Or, ainsi qu'il a été indiqué plus haut, quand l'obstacle siège près du cœur, à l'orifice de l'artère pulmonaire, le cœur droit s'hypertrophie et se comporte comme le cœur gauche, en présence des obstacles situés sur le cours du sang artériel. Si l'obstacle est éloigné, l'hypertrophie commence ; mais elle est insuffisante, le cœur est forcé et il se dilate avec toutes ses conséquences, comme on l'a vu au chapitre *Dilatation*.

Cette action des lésions pulmonaires sur le cœur droit se montre d'autant plus, que la durée en est plus grande. Aussi celle qui se montre au premier rang, parce qu'elle est compatible avec une longue durée de l'existence, c'est l'emphysème, et surtout l'emphysème accompagné de catarrhes à répétitions (2). Les anciens le disaient : L'asthme tourne en catarrhe et le catarrhe en hydropisie. M. Pidoux, comparant avec raison l'emphysème ou dilatation pulmonaire avec la dilatation cardiaque, disait, en parlant le langage de Corvisart, que ce malade possédait un anévrysme passif cardio-pulmonaire.

Après l'emphysème, admis par tout le monde comme cause de dilatation pulmonaire, il faut admettre la bronchite chronique.

(1) *Association française pour l'avancement des sciences.* Grenoble, 1885, 1re partie, p. 202.

(2) Sénac, *Traité de la structure du cœur,* etc., t. II, liv. VI, chap. VIII, p. 451, 2e édit., 1783. — Louis, *Recherches sur l'emphysème des poumons* (*Mémoires de la Société médicale d'observation,* t. I, p. 160, 1837).

Laennec (1) disait qu'un rhume négligé pouvait être la cause des maladies du cœur les plus graves. Sénac avait consacré un chapitre à l'étude de l'influence des troubles pulmonaires sur la circulation. Mais personne n'a été plus explicite que Kreysig (2). Selon cet auteur, les maladies du poumon ont une influence peut-être plus grande sur le cœur et sur le pouls que les maladies du cœur lui-même.

La dilatation du cœur droit est constante dans la pneumonie interstitielle, la sclérose pulmonaire avec dilatation bronchique.

Cependant, parmi les lésions chroniques du poumon, il en est qui ne déterminent ni l'hypertrophie, ni la dilatation cardiaque, par exemple la phthisie pulmonaire ; telle est l'opinion de Louis (3), de Laennec et de Grisolle (4), très affirmatif à ce sujet. Du reste, les observations ultérieures de Bizot, Peacock, etc., ont montré que, dans la phthisie, le cœur était plus souvent atrophié. (Moyennes : 267 grammes au lieu de 270 chez l'homme et 237 au lieu de 250 chez la femme.)

Il n'en est pas de même de la pleurésie. Je ne citerai pas Sénac, car, bien qu'il prononce ce mot de *pleurésie*, il est évident qu'il veut parler de pneumonie (le poumon prend l'aspect du foie). Mais on connaît un certain nombre de cas de pleurésie chronique avec adhérences compliquées de dilatations du cœur droit. On en trouve des exemples dans Stokes (5), dans la thèse de M. Mora (6). Baumler (7) en a rapporté trois observations, Brudi (8) en a donné également un exemple.

Le fait devient surtout évident lorsque la pleurésie adhésive s'est accompagnée de pneumonie interstitielle et de dilatation

(1) Laennec, *Traité de l'auscultation médiate*, 4e édit., t. III, p. 171.

(2) Cité par Pitres, thèse d'agrégation, p. 39.

(3) Louis, *Recherches sur la phthisie*, p. 58.

(4) Grisolle, *Rapport de la tuberculisation avec les maladies du cœur* (*Archives générales de médecine*, t. II, p. 719, 1854).

(5) Stokes, *Traité des maladies du cœur*, p. 263, 1864.

(6) Mora, *Études sur quelques complications de la pleurésie* (thèse de Paris, p. 71, 1874).

(7) Baumler, *Ueber Obliteration des Pleuralsæcke als Ursache der Hypertrophie* (*Deutsches Archiv für klinische Medicin*, t. XIX, p. 471, 1877).

(8) Brudi, *Ueber einem Fall von Herzhypertrophie* (*Deutsches Archiv*, t. XIX, p. 498, 1877).

bronchique non seulement des grosses bronches, mais encore des petits rameaux, et donne à l'auscultation ce bruit de friture, si particulier avec un catarrhe des plus abondants. Cette affection peut laisser vivre les gens fort longtemps et nous en avons sous les yeux de bien remarquables exemples. L'un d'eux, affecté depuis plus de trente ans d'une telle induration avec catarrhe considérable, n'en a pas moins une voix forte et sonore qui lui permet de faire de l'enseignement depuis plus de vingt ans dans un grand amphithéâtre. Ce n'est que depuis deux ans que le cœur est forcé et le ventricule droit dilaté, et que l'irrégularité du rythme du pouls indique l'altération du myocarde.

Mais si tout le monde accorde que les lésions chroniques des voies respiratoires peuvent amener le cœur forcé, en est-il de même des affections aiguës, et une pneumonie, par exemple, peut-elle suffire pour amener de pareils désordres ?

Corvisart (1) le pensait : « Au nombre des obstacles qui deviennent ordinairement cause des anévrysmes passifs du cœur, je place presque toutes les affections *tant aiguës* que chroniques du poumon, puisque toutes elles tendent à s'opposer d'une manière marquée au passage du sang des cavités droites du cœur dans les cavités gauches de cet organe. »

Il existe en outre un cas (2), dont il dit que « la péripneumonie semble avoir été la cause de l'anévrysme passif du cœur affectant le ventricule droit, en raison de l'engorgement qu'elle fait naître dans le poumon, et que l'on doit considérer comme un obstacle puissant au cours du sang ».

Grisolle en cite un cas, où à la suite d'une pneumonie il y a eu hydropisie et stase veineuse probablement par insuffisance tricuspide. Le cas de Graves, cité par M. Gouraud (3), n'est pas concluant ; aussi n'est-il pas accepté par M. Jaccoud. Enfin, dans les cas de Willis, Grimaud, Avenbrugger, Grisolle (4) considère les dilatations comme des phénomènes d'agonie.

Je crois, en effet, que Grisolle a raison ; la pneumonie étendue

(1) Corvisart, *Essai sur les maladies organiques du cœur*, p. 113, 1806.
(2) Corvisart, *loc. cit.*, p. 104.
(3) Gouraud, *De l'influence des maladies pulmonaires sur le cœur droit.*
(4) Grisolle, *Traité de la pneumonie*, p. 458.

et grave peut amener une sorte de paralysie du cœur droit, à laquelle succombe le malade.

Mais il n'y a pas de fait qui prouve qu'une seule pneumonie produise une dilatation cardiaque chronique, à moins qu'il n'y ait eu endocardite ou autre inflammation du cœur par propagation. Nous arrivons ainsi à nous occuper des dilatations passagères du cœur droit, qu'on a observées dans le croup, l'angine striduleuse, la broncho-pneumonie, la pneumonie (Duroziez), la bronchite capillaire, en un mot dans l'*asphyxie*. Elle se montre même dans les *asphyxies passagères* déterminées par des quintes de coqueluche (Huchard) et, à plus forte raison, dans les asphyxies toxiques.

On a essayé de mesurer expérimentalement l'effet de la gêne circulatoire de l'artère pulmonaire. M. François Franck (1) rapporte que les expériences de Poiseuille, puis celles de Gréhant, Quincke et Pfeiffer, Héger, d'Arsonval, montrent que la condition la plus défavorable au passage du sang dans les vaisseaux pulmonaires est l'état d'insufflation des poumons. Or, cet état d'insufflation représente assez bien l'obstacle mécanique qu'apporte l'emphysème.

M. François Franck a pu montrer expérimentalement que la compression de l'artère pulmonaire ne permet au ventricule droit que de se vider partiellement, et le tracé en indique la proportion.

Il faut ranger encore, dans ces cas d'hypertrophie par lésion pulmonaire, les lésions pulmonaires qui accompagnent les déviations de la colonne vertébrale.

LE CŒUR DES BOSSUS.

Il y a déjà longtemps que l'on sait que les déviations de la colonne vertébrale entraînent des troubles profonds dans les fonctions respiratoires et circulatoires. Sauvages (2) en parle en ces termes :

(1) François Franck, *Recherches sur les changements de volume du cœur dans leurs rapports avec la réplétion et le débit ventriculaire* (*Travaux du laboratoire de M. Marey*, t. III, p. 187, 1877).

(2) Sauvages, *Nosologia methodica*, editio ultima, t. I, p. 667. Amsterdam, 1768.

Asthma à gibbo. Non solùm gibbi ex asthmate fiunt quidam, quod si accidit, illi ante pubertatem moriuntur, verum ex gibbositate multi in asthma deducuntur, præterquam quod ferè omnes gibbi dyspnæa laborant.

Cullen (1), dans sa nosologie, décrit un certain nombre de dyspnées symptomatiques, parmi lesquelles il distingue la dyspnée des rachitiques, qui est l'effet de l'ossification de l'extrémité des côtes ou de la mauvaise conformation du sternum, puis l'asthme, auquel les bossus sont sujets. Mais c'est surtout Delpech (2) qui a étudié avec soin les effets des difformités sur les appareils des diverses fonctions. Depuis, les travaux de J. Guérin, de Bouvier (1836), analysés par Double (3), et ceux de Malgaigne (4) ont eu plutôt pour but le côté chirurgical du problème. Enfin, nous avons, sur ce sujet particulier, une excellente thèse d'un élève de MM. Monneret et Marotte, le docteur Sottas (5).

Sous l'influence de la flexion de la colonne vertébrale non seulement dans le cas de lordose, c'est-à-dire de convexité postérieure, mais encore dans les déviations latérales, le thorax baisse en avant et forme une sorte de pli au-dessous des fausses côtes.

La région sus-ombilicale est toujours rétractée ; le foie, refoulé dans la poitrine, repousse le diaphragme, et le cœur se trouve repoussé vers le haut (6).

La capacité thoracique est toujours rétrécie. Le poumon, situé du côté de la convexité de la courbure, quand elle est latérale, et le plus souvent elle est latérale droite, est repoussé de dehors en dedans. Son bord postérieur est transformé en une lame mince. Ce poumon est le plus souvent le siège d'altérations

(1) Cullen, *Éléments de médecine pratique,* traduits par Bosquillon, t. II, p. 373, 1787.

(2) Delpech, *Traité de l'orthomorphie,* 1828.

(3) Double, *Rapport sur le concours de* 1836 (*Comptes rendus de l'Académie des sciences,* 1837.)

(4) Malgaigne, *Leçons d'orthopédie,* publiées par Guyon et Panas, 1862.

(5) Sottas, *De l'influence des déviations vertébrales sur les fonctions de la respiration et de la circulation* (Thèse de Paris, 1865).

(6) Morgagni : « Ut cordis, quod potius magnum erat, basis summa sui parte vix a jugulo tantillum distaret. » (*In* Sottas, *loc. cit.*, p. 21.)

pathologiques : emphysème, condensation et atélectasie, condensation, carnification et même pneumonie interstitielle.

Le cœur est remonté et, en général, à sa place ; ce n'est que dans les déviations extrêmes qu'il est repoussé dans un sens ou dans l'autre. Il y est plus exposé dans les scolioses gauches, à cause de l'aplatissement de la partie antérieure de la poitrine à gauche.

Le cœur est, en général, augmenté de volume ; le cœur droit est dilaté le plus souvent et donne au cœur la forme d'une aumônière, forme dite *en besace*. En général, il est distendu par le sang soit liquide, soit en caillots, et cette dilatation va jusqu'à l'artère pulmonaire. L'aorte est, en général, courte, ainsi que le tronc brachio-céphalique. Les artères sont, en général, courtes également ; elles sont diversement contournées, suivant le sens et la hauteur des déviations vertébrales. Elles ne sont plus symétriques, et la gêne de la circulation soit d'un côté, soit de l'autre, entraîne l'inégalité des deux pouls radiaux. Il en est de même de l'artère pulmonaire, dont les deux branches deviennent inégales, en rapport avec le développement inégal des deux poumons.

Les bossus sont en général courts d'haleine, sujets à des douleurs de poitrine, à des névralgies des nerfs soit cérébro-spinaux, soit du grand sympathique ; ils présentent de temps en temps de l'angine de poitrine.

Cependant, on peut voir exceptionnellement des bossus, dont la cavité thoracique n'a pas été réduite, être très robustes, et, sans parler de Quasimodo, je rappellerai que bien des médecins ont pu voir pendant longtemps, à la Charité, un bossu faisant les fonctions de brancardier, c'est-à-dire de portefaix.

La quantité d'air inspirée ou expirée est moindre qu'à l'état normal, d'après Schneevogt (1).

Cela tient, d'une part, à ce que la capacité thoracique est moins grande qu'à l'état normal et, d'autre part, à ce que les mouvements thoraciques sont limités par les modifications apportées dans la mobilité des pièces qui composent la poitrine.

(1) Schneevogt, *Ueber den praktischen Werth des Spirometers* (*Henle's Zeitschrift für rationnelle Medicin*, 1854).

« Tantôt, dit M. Jules Guérin, la dilatation du thorax est nulle des deux côtés, tantôt incomplète à droite ou à gauche. La respiration est exclusivement diaphragmatique ou abdominale dans un grand nombre de cas. Il y a un mouvement partiel des côtes supérieures du côté convexe et rentrée partielle de la base du thorax du côté concave ; enfin, mouvement d'ascension de la totalité du thorax (1). »

Les bossus ont de la dyspnée pour le moindre effort ; mais cette dyspnée s'aggrave à la moindre affection des voies respiratoires. La bronchite la plus simple pour un autre peut être mortelle pour eux.

Stoll (2), en relevant les registres de l'hôpital de la Trinité, trouve que les bossus sont morts de pneumonie, d'asthme, de pleurésie et de phthisie. Peut-être la mort par phthisie est-elle moins rare qu'il ne le croyait.

La percussion de la poitrine donne, en arrière, du son mat du côté convexe et de la sonorité du côté concave. La matité s'explique par la présence des corps vertébraux et l'atélectasie du poumon. En avant, il y a de la sonorité sous les clavicules.

L'examen du cœur est caractéristique. La pointe bat, en général, dans le cinquième espace intercostal, quelquefois dans le sixième, un peu plus rarement dans le quatrième ; enfin, sur vingt cas, je l'ai trouvée dans le troisième. La distance de la pointe est, en général, augmentée (10 centimètres), et cela est d'autant remarquable que la plupart des bossus sont petits. L'angle hépatique est souvent abaissé et le bord vertical écarté de la ligne médiane, en moyenne : 4 centimètres au lieu de 3. Ce qui est surtout remarquable, c'est que, grâce à cet abaissement de l'angle hépatique par le fait de l'augmentation de poids du cœur droit, le bord inférieur devient à peu près constamment horizontal.

Voici, du reste, les mesures prises sur vingt bossus :

(1) Rapport de Double (*Comptes rendus de l'Académie des sciences*, 1837).
(2) Stoll, *Médecine pratique*, t. Ier, p. 191.

MESURE DU COEUR DES BOSSUS.

SEXE.	SENS de la courbure.	SIÈGE de la saillie.	COEUR. Espace.	COEUR. Distance de la ligne médiane.	FOIE.	BORD vertical.	ABAISSEMENT.
H.	Pott. Lordose. .	3e dorsale.	IV	10	V	4 1/2	1
F.	— . .	4e dorsale.	VI	10 1/2	IV	2	0
H.	— . .	6e dorsale.	III	8 1/2	IV	4	0
H.	— . .	5e dorsale.	V	11	VI	4	1
F.	— . .	7e dorsale.	V	10	IV	—	3
F.	— . .	1re lombaire.	V	9	VII	2	0
F.	— . .	1re lombaire.	V	7	VI	6	0
H.	— . .	1re lombaire.	V	10 1/2	—	4 1/2	0
F.	— . .	2e lombaire.	V	11 1/2	V	4 1/2	1
F.	Rach. Scoliose. .	dorsale droite.	IV	7	IV	6 1/2	0
H.	— . .	dorsale droite.	V	10	V	3	0
H.	— . .	dorsale droite.	V	11	V	5	0
H.	— . .	dorsale droite.	V	10	IV	4 1/2	1
H.	— . .	dorsale gauche	V	—	V	2	0
H.	— . .	dorsale gauche	V	10	V	5	0
H.	— . .	dorsale gauche	V	11	VI	4	0
F.	— . .	dorsale gauche	V	11 1/2	V	2	0
H.	Rach. Cyphose. .	dorsale.	V	10	V	3 1/2	0
F.	— . .	dorsale.	V	11	VI	2 1/2	1
H.	— . .	7e dorsale.	VI	9 1/2	VI	5 1/2	0

On peut voir, par le schéma ci-joint, le déplacement et la déformation du cœur des bossus.

La pointe est relevée ;

L'angle droit est abaissé ;

Le bord inférieur du cœur est horizontal ;

L'oreillette droite est dilatée.

Ces détails de la mensuration du cœur sont en rapport avec la dilatation du cœur droit.

Le pouls est en général fréquent ; il présente de temps en temps des intermittences vraies. Dans les déviations considérables, il est inégal des deux côtés.

La gêne circulatoire se trouve surtout au niveau de la petite circulation. Il en résulte une stagnation dans l'artère pulmonaire et le cœur droit, la tension des veines jugulaires sus-hépatiques, mésentériques.

Quand la distension a été portée jusqu'à l'insuffisance tricuspide, il y a du reflux des jugulaires.

L'auscultation donne, en général, le maximum d'intensité des bruits au niveau de l'appendice xiphoïde. Il y a quelquefois une altération du rythme, caractérisée par la lenteur de la systole, ce qui donne l'égalité des deux silences et le bruit d'un pendule (bruit de pendule), que j'ai déjà signalé à propos des dilatations des cavités droites.

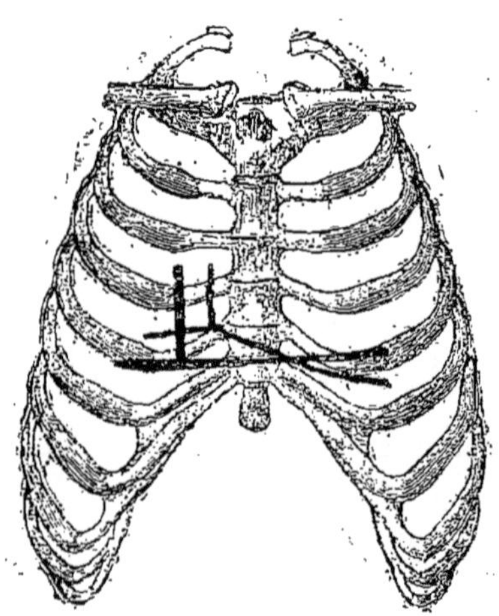

Fig. 131.

A l'origine des gros vaisseaux, on trouve souvent que les bruits de l'artère pulmonaire ont autant d'intensité que les bruits aortiques. On trouve, en outre, quelquefois des bruits de souffle anémique de l'artère pulmonaire.

Bien rarement l'insuffisance tricuspide donne lieu à un souffle. On en trouve quelquefois d'autres en rapport avec des lésions cardiaques ou péricardiques.

Cependant les bossus restent quelquefois longtemps sans offrir les signes de la dilatation cardiaque. Mais, quand ils y arrivent, la cyanose se prononce à la face, aux mains et aux genoux, puis devient générale. Tout le réseau veineux se congestionne, le foie surtout. Il y a cependant, en général, peu d'ascite et peu d'albumine dans les urines. L'œdème des membres ne vient que longtemps après la cyanose. Ils finissent par l'asphyxie et l'asystolie aggravée par l'hydropéricarde.

DES HYPERTROPHIES ET DES DILATATIONS D'ORIGINE GASTRO-HÉPATIQUE.

Déjà, à deux reprises, à propos des palpitations nerveuses et de l'hypertrophie cardiaque, j'ai indiqué que des malades souffraient de palpitations au point de se croire atteints d'une maladie du cœur, alors qu'il s'agissait, au fond, de palpitations symptomatiques d'une dyspepsie ; mais d'une dyspepsie assez légère pour que les malades fussent étonnés quand on leur annonçait que les fonctions digestives étaient les fonctions réellement atteintes.

Mais, dans d'autres cas, la dyspepsie franche, assez accusée pour que le malade en ait conscience et que le médecin ne puisse faire fausse route, entraîne à sa suite des troubles cardiaques. Ces troubles sont de deux ordres : les palpitations et les syncopes. Les palpitations produites par les dyspepsies ont été parfaitement décrites par Abercrombie (1) ; elles présentent les caractères suivants :

1° Le pouls demeure régulier et l'action du cœur normale dans les intervalles qui séparent les attaques ;

2° Les troubles cardiaques sont en connexion évidente avec les troubles de l'estomac et s'améliorent par le traitement dirigé contre ces derniers ;

3° C'est après le repas et pendant que le malade est en repos que ces symptômes ont une tendance toute particulière à se produire ;

4° Ils ne sont pas renforcés, mais plutôt diminués par l'exercice ;

5° Ils ne sont pas excités par les mouvements du corps, que l'on regarde comme devant influencer immédiatement une maladie du cœur.

Cette description, quoique déjà ancienne, est tellement exacte, que j'ai voulu la donner telle quelle.

Stokes (2) indique également que, dans certains cas, les trou-

(1) Abercrombie, *Pathological and Practical Researches on Diseases of the Stomach*, etc., Edimb., 1828, p. 81.

(2) Stokes, *Traité des maladies du cœur et de l'aorte*, traduction Sénac, p. 163, 1864.

bles de cœur sont sous la dépendance d'une affection du foie, et que tout peut rentrer dans l'ordre sous l'influence d'un émétique.

Suivant Garrod, les palpitations goutteuses sont le plus souvent subordonnées à la dyspepsie, mais peuvent être parfois causées par un vice du sang.

La syncope est souvent le résultat de troubles gastriques, sans qu'elle soit le produit de la douleur.

Sauvages l'a décrite sous cette forme :

Syncope stomachica ea est quam cardialgia sæpius excitat, attamen sine dolore stomachi ex solâ illius anxietate sæpè oritur, ut :

1° *Ab inanitione, seu longâ fame, undè calor et sensus tractionis, quæ syncopes subito inducunt ;*

2° *Oritur etiam a stomachi repletione*; inferetur, cum nauseâ ;

3° *Ab irritatione à materiis emeticis, nauseosis, venenatis ;*

4° *A lumbricis, tæniis ;*

5° *A dyspeptis, ut lacte coagulato, adipe, fungis ;*

6° *A saburrâ acri, putri malignâ ;*

7° *Frequentes etiam sunt syncopes in gastritide et diversis speciebus : gastrodynes, cardialgiæ, etc.* (1).

J'ai tenu à rappeler cette citation de Sauvages, parce que la dyspepsie à forme syncopale a été oubliée par bien des auteurs. Quand on n'est pas prévenu de l'existence de cette forme de dyspepsie, on devient très inquiet de voir des syncopes se répéter assez fréquemment. Heureusement que cette forme de dyspepsie n'est pas très difficile à guérir. M. Guipon (2) fait remarquer très justement qu'il faut y joindre la dyspepsie à forme syncopale, si fréquente chez les femmes enceintes, et une autre où la syncope est le résultat de l'intensité de la gastralgie.

J'ai eu l'occasion d'observer plusieurs cas de dyspepsie à forme syncopale, et j'ai constaté que c'est une de celles qui cèdent le plus facilement au traitement : des amers, du quinquina et du régime suffisent.

Des affections passagères du cœur peuvent encore être produites par des maladies du foie.

(1) Sauvages, *Nosologia methodica*, Amsterdam, 1768, t. Ier, p. 813.
(2) Guipon (de Laon), *Traité de la dyspepsie*, Paris, 1864.

M. Gangolphe (1) est venu annoncer qu'on rencontrait fréquemment dans l'ictère un bruit de souffle mitral et qu'il fallait en chercher la cause dans une insuffisance passagère, produite par un état d'atonie du myocarde, provenant du contact des acides biliaires (2).

Ce bruit de souffle, je ne l'ai pas rencontré ; ce n'est pourtant pas faute de l'avoir cherché.

Je dois dire cependant que j'ai rencontré une fois un souffle mitral très net chez une jeune femme de vingt et un ans, mère de deux enfants, qui, le 30 novembre 1884, eut une contrariété violente ; elle entra dans mon service le 9 décembre avec un ictère intense et un souffle d'insuffisance mitrale très accusés. Mais en continuant d'observer la malade, on vit l'ictère guérir et le souffle mitral persister sans changement. Craignant qu'il ne s'agît d'une insuffisance mitrale préexistante, je lui recommandai de venir me revoir, et le 1er mai 1885, alors qu'elle était guérie de son ictère accidentel depuis quatre mois, elle avait toujours son insuffisance mitrale en période de tolérance. Il n'y avait donc entre les deux affections qu'une coïncidence et non un rapport de causalité.

M. Aug. Fabre (3), qui l'a observé, a constaté, comme M. Gangolphe, un souffle systolique de la pointe ; il a trouvé, en outre, que le deuxième bruit du cœur est plus éclatant et s'entend sur une plus grande étendue de la région précordiale ; pour lui, ce bruit de souffle n'est pas lié à une dilatation du cœur. Cependant, il note en même temps la diminution du choc et l'abaissement de la pointe, et cependant il admet, quelques lignes plus loin, la dilatation du cœur (p. 301), mais exceptionnellement.

Mais revenons au cas où le trouble cardiaque devient permanent, comme l'affection qui en est la cause, et entraîne à sa suite soit la dilatation, soit l'hypertrophie du cœur.

(1) Gangolphe, *Du souffle mitral dans l'ictère* (Thèse de Paris, 1875).

(2) Grollemund, *Étude expérimentale de l'action des sels biliaires sur l'organisme* (Thèse de Paris, 1875). — Kleinpeter, *Du pouls dans l'ictère simple* (Thèse de Nancy, 1874).

(3) Augustin Fabre, *Fragments de clinique médicale*, 1881, p. 199.

Murchison (1) dit bien que, dans les cas de trouble hépatique prolongé, il n'est pas rare d'observer des symptômes d'affaiblissement de la circulation et, qu'en pareil cas, le meilleur traitement consiste à proscrire l'alcool et à s'occuper du foie.

Mais il n'y a encore là que des aperçus trop vagues. C'est à M. le professeur Potain (2) que revient l'honneur d'avoir posé nettement le problème des cardiopathies secondaires d'origine hépatique.

M. Potain a constaté, de son côté, de temps en temps, un bruit de souffle dans l'ictère ; mais ce bruit avait son maximum au bord droit du sternum ; c'était un bruit tricuspidien, accompagné de pulsations hépatiques et de battement des jugulaires, coïncidant avec la systole ventriculaire sur le cardiographe. Il a rencontré, enfin, l'insuffisance tricuspidienne chez une dame atteinte de coliques hépatiques, dont l'affection cardiaque a cédé avec la guérison du foie.

Les idées de M. Potain peuvent, sur ce sujet, se résumer de la manière suivante :

Chez un certain nombre de malades dont le cœur est gros et les fonctions hépatiques troublées, l'évolution de la maladie semble montrer que les troubles hépatiques ont précédé les troubles cardiaques.

Dans ce cas, l'augmentation du cœur porte surtout sur le cœur droit, qui semble atteint de dilatation. En effet, M. Potain a trouvé la pointe déviée en dehors, sans abaissement, et un élargissement de la matité cardiaque.

L'auscultation fait entendre un claquement sigmoïde éclatant au niveau du deuxième espace intercostal gauche, c'est-à-dire au niveau de l'artère pulmonaire.

M. Potain a constaté, en outre, l'apparition d'un bruit anormal, entraînant le rythme d'un bruit de galop, dont le maximum se trouve auprès de l'appendice xiphoïde et non au-dessus de la pointe, comme le bruit de galop de la néphrite interstitielle.

(1) Murchison, *Leçons cliniques sur les maladies du foie*, trad. J. Cyr, p. 602, 1878.

(2) Potain, Congrès de l'Association française, 1878. — Pitres, *loc. cit.*, p. 75. — Straus, *Des ictères chroniques* (Thèse d'agrégation, p. 111, 1878). — Mossi, *De la lithiase biliaire* (Thèse d'agrégation, 1880).

Ce bruit surajouté se montre, dans le grand silence, un peu avant le premier bruit normal et le choc de la pointe. Cette sensation du bruit de galop est souvent mieux perçue à la main qu'à l'oreille. Le pouls est faible et dépressible, tandis que le pouls, dans l'hypertrophie d'origine rénale, est dur et tendu.

Ce sujet a été depuis repris par M. Rendu (1), qui en a fait l'objet d'un mémoire qu'il a adressé à l'Académie de médecine et qui a été couronné ; c'est à ce mémoire que nous empruntons tous les principaux documents de ce chapitre.

Suivant M. Rendu, les phénomènes cardiaques produits par les affections hépatiques subissent trois phases successives.

Dans la première période, on observe des troubles fonctionnels ; les battements du cœur augmentent de fréquence et d'intensité, en même temps leur rythme s'altère ; mais ces phénomènes sont passagers, et les fonctions cardiaques peuvent redevenir normales.

Dans la seconde période, il y a une certaine dilatation de l'organe, qui indique que le muscle cardiaque est affaibli et le cœur forcé. On constate, à l'auscultation, un bruit de galop à maximum xiphoïdien, et un second bruit éclatant au niveau des valvules de l'artère pulmonaire. Enfin, de temps en temps, on entend un bruit tricuspidien systolique.

Dans la troisième période, celle de l'insuffisance tricuspide confirmée, la maladie pourra encore rétrograder ; mais la lésion tricuspidienne reparaîtra et deviendra définitive. Elle entraîne alors tous les phénomènes secondaires des maladies du cœur et se termine par l'asystolie.

L'expérience ne m'a pas tout à fait conduit aux mêmes résultats que ces messieurs. Ce que j'ai observé, c'est que les maladies du foie qui agissent sur le cœur en troublent le rythme, et donnent lieu à une arythmie entièrement semblable à celle que produit la dégénérescence graisseuse du myocarde, tandis que l'athérome artériel, les maladies rénales et autres qui agissent sur le cœur et produisent l'hypertrophie, n'amènent l'arythmie que beaucoup plus tard. Car il ne faut pas ranger le bruit de

(1) Rendu, *De l'influence des maladies du cœur sur les maladies du foie et réciproquement* (Académie de médecine, 1881).

galop dans l'arythmie ; le rythme est troublé il est vrai, mais il n'a pas perdu sa régularité. Les révolutions du cœur qui se succèdent sont semblables entre elles, tandis qu'elles ne le sont pas dans l'arythmie.

Ce fait est si fréquent que, quand on trouve l'arythmie sans bruit de souffle, sans qu'il y ait eu maladie du cœur primitive, on doit suspecter d'abord le foie et l'on trouve que presque toujours il en est la cause.

Il faut ajouter qu'en pareil cas la dégénérescence du myocarde ainsi produite est limitée et lentement progressive, car des malades peuvent vivre des années avec cette arythmie à la condition d'observer une diète convenable.

Observation LXXXIX. — M. A. G... est atteint depuis longtemps d'un catarrhe pulmonaire, qui lui donne de temps en temps l'haleine courte, catarrhe qui a été surtout amélioré par l'usage des eaux d'Ems.

Au mois de septembre 1880, en faisant une marche un peu rapide, M. A. G... fut pris d'un accès de suffocation cardiaque.

Quand il revint à Paris, je trouvai ce catarrhe à l'état ordinaire. Son cœur, un peu dilaté, présentait les caractères suivants :

La pointe bat dans le cinquième espace intercostal, à 10 centimètres de la ligne médiane; le bord supérieur du foie correspondant à l'insertion du cinquième cartilage, le bord inférieur est presque horizontal.

L'auscultation n'y découvre ni ralentissement du deuxième bruit à l'artère pulmonaire, ni bruit de galop xiphoïdien, ni souffle tricuspidien ; mais une arythmie considérable indiquant une altération du myocarde, et par moments une certaine tendance à la cyanose. Le catarrhe pulmonaire est insuffisant pour expliquer la cardiopathie; il n'y a rien d'anormal dans les urines, et particulièrement pas d'albumine. Mais il y a une sorte d'état saburral permanent, la langue toujours recouverte d'un enduit très épais.

Il y avait un essoufflement marqué, l'impossibilité de monter les escaliers par suite d'une dyspnée cardiaque, de l'œdème à la base des poumons et un peu d'œdème des jambes.

La congestion énorme du foie me fit d'abord employer les drastiques, qui firent rapidement disparaître les hydropisies, la congestion du foie, donna de l'haleine et permit au malade de monter sans essoufflement ses cinq étages. L'appétit reprend.

Depuis ce temps l'amélioration a été considérable, et chaque fois que les symptômes tendaient à reparaître, c'est le traitement de l'état hépatique qui ramenait la santé. Il est resté cependant un peu d'arythmie.

Dans ce cas de cardiopathie sans lésion valvulaire, l'origine hépatique a paru évidente et le traitement l'a constamment confirmée.

Quatre ans après, la maladie n'a pas fait de progrès.

M. Rendu a remarqué de son côté que les affections du foie qui ont le plus retenti sur le cœur ne sont pas les plus graves; par exemple, le cancer du foie, primitif ou secondaire, lui a paru sans action; c'est également ce que j'ai observé, de mon côté, contrairement à ce que j'avais supposé d'abord.

J'en dirai autant que lui pour ce qui concerne les lésions organiques, kystes ou autres, et même pour l'hépatite suppurée ou pour l'ictère grave par dégénérescence cellulaire rapide.

Quant à la cirrhose hypertrophique avec ictère, M. Rendu a observé que, bien plus souvent que la cirrhose atrophique, elle retentissait sur le cœur. J'ai fait cette remarque de mon côté. M. Rendu cite deux observations semblables, dues à MM. Olivier (1) et Pitres (2).

Enfin, les observations de Stokes, de M. Potain et de M. Rendu font supposer que c'est dans les cas de lithiase biliaire qu'il faudra surtout rechercher cette action du foie sur le ventricule droit, ou tout au moins dans les maladies des voies biliaires.

Mais par quel mécanisme le foie va-t-il agir ainsi sur le cœur ? MM. Gangolphe, Fabre et d'autres, ayant observé le souffle cardiaque chez des malades ictériques, ont admis une action directe des acides biliaires sur le muscle cardiaque.

A cette théorie, M. Rendu oppose que la lésion cardiaque n'est pas proportionnée à l'intensité de l'ictère et que les plus ictériques ne sont pas les plus atteints. J'ajouterai que j'ai ausculté beaucoup d'ictériques, sans pouvoir trouver le souffle décrit par M. Gangolphe. Chez la malade dont j'ai donné plus haut l'observation, il n'y a jamais eu de l'ictère, à proprement parler, et le phénomène dominant chez elle était la congestion du foie, qui s'est montrée également une des causes évidentes chez le malade de M. Rendu.

(1) Olivier (de Rouen), *Mémoire sur la cirrhose hypertrophique* (*Union médicale*, 1871, p. 361).

(2) Pitres, *Cirrhose hypertrophique périlobulaire* (*Bulletin de la Société anatomique*, 1875, p. 414).

M. Rendu constate, de son côté, qu'il a vu les phénomènes cardiaques précéder l'ictère de plusieurs jours.

En somme, ni l'ictère, ni l'intensité de la douleur, ni les troubles gastriques qui accompagnent les lésions hépatiques ne peuvent rendre compte de l'action pourtant si réelle sur le cœur.

Murchison (1) en trouve la cause dans l'empoisonnement du sang par les matériaux que le foie n'excrète plus, empoisonnement qui se traduit par l'altération du myocarde. M. Potain accuse également le sang non épuré par le foie, sang pathologique qui irrite les capillaires du poumon et crée un obstacle à la circulation pulmonaire, qui amène le surmenage du ventricule droit. Cette action du sang se ferait par l'intermédiaire des nerfs du foie, réagissant sur les capillaires du poumon. Ce qui viendrait à l'appui de cette théorie, c'est que des expériences de MM. Arloing et Morel ont montré qu'une excitation directe expérimentale des nerfs du foie produit une augmentation de tension dans l'artère pulmonaire. Or, à l'état normal, la tension, dans l'artère pulmonaire, est faible, puisqu'il suffit de faire changer la position du malade pour que les ondes sanguines de l'artère pulmonaire soient modifiées, qu'elles le sont aussi par une simple suspension de la respiration, ou mieux encore par l'effort, et que ce changement de pression ainsi produit est suffisant pour amoindrir l'ondée sanguine fournie par la contraction du ventricule droit.

Expérimentalement, la tension dans l'artère pulmonaire a été démontrée faible par Gibson et M. Marey. En somme, la relation pathogénétique des affections hépatiques, agissant sur le cœur, est démontrée cliniquement par les travaux de MM. Gangolphe, Fabre, Teissier, Potain et Rendu; mais la théorie de cette action pathogénétique, que les expériences de MM. Arloing, Morel et Frank font entrevoir comme une action nerveuse cheminant à travers le grand sympathique et la moelle, a besoin de confirmation ultérieure.

Pour moi, il est établi cliniquement que cette relation est moins une relation mécanique qu'une relation discrasique et je

(1) Murchison, *loc. cit.*, p. 599.

suis plus disposé à admettre un trouble de nutrition qu'un trouble mécanique par action réflexe. Mais ce n'est qu'une hypothèse et je ne la donne que comme telle.

Ici se termine la liste des lésions viscérales qui agissent suffisamment sur le cœur pour y déterminer des lésions profondes et persistantes, comme l'hypertrophie et la dilatation. Étudier toutes les maladies qui peuvent troubler l'action du cœur serait refaire ici toute la séméiotique du pouls.

CHAPITRE XXXIV

DES SUITES DE L'HYPERTROPHIE ET DE LA DILATATION.

INFLUENCE SUR LA MENSTRUATION, LA GESTATION ET L'ACCOUCHEMENT.

Pendant la période de tolérance des lésions cardiaques, alors que le myocarde, aidé par les autres organes de la circulation, lutte encore avec avantage contre les obstacles créés par la maladie, il peut déjà se produire des troubles dans les facultés génératrices.

On a remarqué que les enfants atteints d'affections congénitales du cœur ont un développement souvent incomplet. Ils sont relativement petits et mous. Ordinairement, chez les filles, la menstruation se développe bien, et les règles sont régulières, sans être trop copieuses. On a remarqué cependant que, dans le cas de rétrécissement congénital de l'aorte, les enfants ont une disposition particulière aux hémorrhagies. Du moins, Virchow a observé que, dans tous les cas d'hémophilie, on trouve l'aorte étroite et petite. Cette disposition aux hémorrhagies, sous l'influence de l'étroitesse de l'aorte, se traduit souvent par des métrorrhagies, c'est-à-dire par des règles profuses et prolongées. D'autres fois, ces règles sont rares ou ne paraissent pas; mais il y a presque toujours, dans ces cas, un arrêt de développement.

La maladie du cœur est-elle acquise après l'établissement des règles, la menstruation en éprouve également des modifications. Le plus souvent les règles ont des retours périodiques plus rapprochés; l'abondance des règles est extrême, mais il y a rarement des hémorrhagies dans l'intervalle des règles (1); cela conti-

(1) Ferd. Wallon, *Influence des lésions valvulaires du cœur sur la menstruation* (Thèse de Paris, 1881).

nue jusqu'à la période de cachexie, où le contraire se produit et où l'aménorrhée survient. Il faut toutefois faire exception pour les lésions des orifices artériels, qui s'accompagnent d'anémie.

Cette action sur la circulation utérine est défavorable à la conception, parce qu'elle entraîne des ménorrhagies qui ne sont souvent que des fausses couches dans des grossesses commençantes.

Cette tendance à la ménorrhagie s'accuse encore par la persistance des règles pendant la grossesse. M. Duroziez (1) l'a signalée plusieurs fois, et il a même insisté sur ce fait que la persistance des règles pendant la grossesse doit engager le médecin à faire l'examen du cœur et peut ainsi lui révéler une affection du cœur latente et méconnue jusque-là.

M. Porak (2) a cité ensuite cinq cas d'hémorrhagies survenant pendant le cours de la grossesse, avant l'expulsion du fœtus et en dehors de l'insertion vicieuse du placenta.

Mais c'est surtout aussitôt après la sortie de l'enfant qu'on doit craindre les hémorrhagies utérines chez les femmes atteintes de maladies du cœur. Cette inertie indique l'épuisement de la femme par des efforts toujours plus fatigants pour les cardiaques que pour les autres.

Les cardiaques doivent être surveillées plus que les autres femmes après leur accouchement, car l'hémorrhagie survient quelquefois, chez elles, une fois l'accouchement terminé, soit deux ou trois heures ou même dix heures après, quelquefois dans la nuit suivante. D'autres fois, au contraire, la perte n'est pas excessive, mais elle se prolonge indéfiniment, par exemple jusqu'à l'époque du retour des couches.

Un autre résultat de cette tendance aux métrorrhagies est l'avortement ou l'accouchement prématuré. M. Porak a relevé l'époque de l'accouchement chez 214 cardiaques et a trouvé :

126 accouchements à terme, soit 58,87 pour 100 ;

88 terminaisons de la grossesse avant le terme, soit 41,12 pour 100.

(1) Duroziez, *Influence des maladies du cœur sur la menstruation, la grossesse et son produit* (*Archives de tocologie*, 1875).

(2) Porak, *Influence réciproque de la grossesse et des maladies du cœur*, p. 93, 1880.

Cette proportion est énorme, puisqu'elle s'élève presque au chiffre de la moitié. Il est probable que la cause de ces accouchements prématurés se trouve dans une altération du placenta. M. Porak y a trouvé des plaques fibrineuses, de la dégénérescence graisseuse, des adhérences nécessitant la délivrance artificielle, etc.

Un autre accident, fréquent chez les cardiaques, est la mort du fœtus ; M. Porak l'a observé 119 fois, c'est-à-dire chez presque un dixième des cardiaques.

Enfin, si l'enfant, moins atteint, a pu éviter l'avortement et l'accouchement prématuré et qu'il vienne au monde vivant, il est en général chétif. Cependant la chose n'est pas fatale, et M. Devilliers (1) et Regnault ont constaté la naissance de beaux enfants chez des cardiaques atteintes d'anasarque.

Les maladies du cœur font donc courir des dangers à l'enfant dans le sein de sa mère, et réciproquement, la grossesse est une cause d'aggravation des maladies du cœur ; par conséquent, le nombre des grossesses devient un danger chez les cardiaques (2).

Le danger n'est pas le même pour toute espèce de maladie du cœur. Spiegelberger pensait que le moment du plus grand danger, pour les malades atteintes de lésions aortiques, était la fin de la grossesse et que, pour les malades atteintes d'affections mitrales, le danger était plus grand au moment de l'état puerpéral.

Schröder et Mac-Donald ont observé une détente remarquable des phénomènes gravido-cardiaques par le fait de l'accouchement, chez les malades atteintes d'affections aortiques ; et M. Porak remarque qu'on n'a pas eu à signaler la mort subite chez les femmes atteintes de maladie de Corrigan.

Les lésions mitrales sont remarquablement supportées par les femmes enceintes (G. Sée). Cependant, d'après Mac-Donald, il faut faire une grande différence entre les endocardites sclé-

(1) Devilliers et Regnault, *De l'anasarque de la grossesse*, 1848 (*Archives générales de médecine*).

(2) Peter, *Grossesse et Maladie du cœur* (Académie de médecine, prix Capuron, 1875).

reuses avec insuffisance et celles qui s'accompagnent de rétrécissement. Mais il faut tenir compte, en pareil cas, de l'état plus ou moins avancé de la maladie. J'ai eu l'occasion de voir dernièrement une jeune femme atteinte de rétrécissement mitral, chez laquelle une grossesse double, qui a donné deux très belles filles, a singulièrement avancé la cachexie cardiaque.

C'est là, du reste, un sujet tout nouveau, sur lequel il faut recueillir des données nombreuses pour fixer exactement l'action réciproque des affections cardiaques sur la grossesse et de la grossesse sur les maladies du cœur.

CHAPITRE XXXV

DES AFFECTIONS SECONDAIRES DES VOIES RESPIRATOIRES.

A chacun des chapitres traitant d'une maladie du cœur en particulier, j'ai indiqué sommairement quelle était l'évolution de la maladie. Il me faut revenir maintenant, avec plus de détails, sur chacune de ces maladies secondaires.

L'influence des maladies du cœur sur la circulation pulmonaire varie naturellement suivant que la lésion porte sur le cœur droit ou sur le cœur gauche. Mais il faut aller plus loin. La solidarité des deux ventricules, qui ne leur permet pas de se contracter isolément, fait que si, par exemple, il existe une lésion du cœur gauche, le cœur gauche, réagissant pour surmonter l'obstacle, se contractera avec plus d'énergie ; mais si cette énergie peut suffire à faire équilibre à un obstacle, elle entraîne du côté du cœur droit une plus grande énergie de contraction, et par suite une irrigation excessive du réseau pulmonaire ; aussi n'est-il pas rare de rencontrer, pendant la période de tolérance et de compensation, des hyperhémies actives du poumon.

Cette hyperhémie entraîne avec elle la possibilité ou plutôt la fréquence des hémoptysies et des hémorrhagies pulmonaires. Gendrin l'a indiqué d'une manière formelle (1).

« Les congestions sanguines et les hémorrhagies pulmonaires se manifestent dans la première période des maladies du cœur; c'est-à-dire dans cette période de maladie dans laquelle l'organisme n'a pas encore éprouvé par le trouble antérieur fonctionnel et prolongé, tant du cœur que des poumons, une très grande détérioration. Aussi est-ce surtout sur ces sujets encore jeunes, qui ne sont pas encore affectés d'anasarque, qui conservent

(1) Gendrin, *Leçons sur les maladies du cœur*, 1841-1842, p. 217.

même la coloration générale des téguments des sujets bien portants, que l'on voit survenir les accidents congestionnels des maladies du cœur. »

Observation XC. — *Congestion pulmonaire dans le cours d'une affection du cœur. Rétrécissement de l'orifice mitral?* — Rosalie P..., cinquante-neuf ans, femme de ménage, entre à l'hôpital Cochin le 14 décembre 1864 (salle Saint-Philippe, n° 11).

A son admission, affection du cœur caractérisée par une irrégularité extrême de ses battements et un souffle de temps à autre perceptible, plusieurs fois bien constaté comme débutant immédiatement avant le premier bruit, l'accompagnant et le prolongeant.

En janvier, a commencé de se plaindre de douleurs abdominales et vers l'hypochondre droit; elles provenaient d'une congestion du foie, dont la pression les exaspérait beaucoup; foie débordant les côtes jusque vers l'ombilic. Œdème prononcé des membres inférieurs.

Le 20 janvier, signes de *congestion pulmonaire* du côté droit seulement: respiration faible de ce côté au sommet; râles humides avec retentissement exagéré de la voix à la partie moyenne du même côté, avec *douleur dans le même point* depuis deux jours. Respiration naturelle du côté gauche. *Absence de toux et d'expectoration*. Traitement non indiqué dans l'observation.

Le 22 janvier, il n'y a plus rien de particulier du côté des poumons, où la respiration est vésiculaire partout.

Le 26 mars, expectoration de quelques crachats sanglants. Affaiblissement prononcé; pouls très faible et très fréquent (impossible à compter) Battements du cœur plus faciles à percevoir (144 par minute).

En arrière de la poitrine, son tympanique partout, excepté à la base gauche, où le son paraît normal. Le bruit respiratoire, avec expiration prolongée, est sifflant partout après la toux. A la base du poumon gauche, la respiration est légèrement soufflante dans les deux temps, avec mélange de quelques bulles de râle sous-crépitant.

Mort le 31 mars.

Autopsie (le 3 avril). Emaciation considérable; œdème prononcé des membres inférieurs.

Poitrine. Poumons volumineux, libres d'adhérences.

Poumon droit congestionné, crépitant, laissant échapper des fines bulles d'air à la pression sur la coupe, et suinter du sang, surtout des gros vaisseaux.

Poumon gauche lourd et compact à la base, qui ne crépite pas et qui est le siège d'une infiltration sanguine d'un rouge noirâtre, marbrée de noyaux complètement noirs d'infiltration, mais non de *foyers sanguins avec déchirure du tissu pulmonaire*. Un fragment de ce lobe inférieur, qui est tout entier occupé par cette infiltration sanguine, gagne facilement le fond de l'eau. Le tissu se laisse difficilement pénétrer par le doigt au niveau de la coupe.

Le *cœur* est très volumineux ; ses parois sont hypertrophiées et ses cavités distendues. Il n'y a ni rétrécissement ni insuffisance apparents des orifices. La seule lésion valvulaire qui existe consiste en un *épaississement* et une opacité de la valvule mitrale, dans l'épaisseur de laquelle on sent plusieurs petits *noyaux d'induration*. La valvule est souple, malgré son épaississement.

Le *foie* est congestionné.

Les autres *organes abdominaux* sont sains. Aucune compression spéciale n'existe au niveau de la veine cave inférieure. (Woillez.)

Ces accidents peuvent se grouper sous les chapitres suivants : Congestion active et pneumo-hémorrhagie. Gendrin les regarde comme produites surtout par le rétrécissement et l'insuffisance des valvules aortiques, comme Corvisart les attribuait à l'anévrysme actif. Mais il est probable que ce ne sont que des vues théoriques, et qu'il en est rarement ainsi.

L'insuffisance des valvules aortiques donne lieu rarement à des hémoptysies chez les jeunes sujets. Ils sont, au contraire, pâles et anémiques en apparence.

Il ne faut donc pas nier les congestions actives et ne reconnaître dans les poumons que les congestions passives dont il sera parlé tout à l'heure. J'ai vu bien des fois la congestion active ou fluxion de poitrine, de M. Woillez (1), se montrer dans les maladies du cœur avec ces caractères de brusque invasion et de rapide évolution.

La congestion passive est au contraire fréquente ; elle résulte de la tension produite dans les veines pulmonaires par les obstacles situés dans le cours du sang à travers les cavités gauches.

Ces hémorrhagies ont pour cause le rétrécissement des valvules aortiques, les lésions de la mitrale, et plus souvent le rétrécissement que l'insuffisance. Elles peuvent se montrer dès le début de ces affections, alors même que la lésion cardiaque n'est pas encore reconnaissable. Aussi J. Bouley, avec son grand sens clinique, avait-il divisé les hémorrhagies qui surviennent dans les maladies du cœur en trois sortes : 1° les hémorrhagies

(1) Woillez, *Recherches cliniques sur la congestion pulmonaire* (*Archives générales de médecine*, 1866, août et suivants).

prodromiques ou prémonitoires; 2° les hémorrhagies symptomatiques ; et 3° les hémorrhagies ultimes. Cette distinction est absolument vraie, et j'ai eu bien souvent l'occasion de vérifier la justesse de cette classification.

Un peu plus tard, l'hémorrhagie peut faire reconnaître des affections du cœur restées latentes jusque-là. M. Peter (1) en cite deux observations dans sa clinique. D'autres fois les hémoptysies, ainsi que les apoplexies pulmonaires et infarctus, proviennent de thromboses pulmonaires et d'embolies. M. Duguet l'a prouvé non seulement dans sa thèse d'agrégation, mais dans bien d'autres communications à la Société des hôpitaux. M. Ranvier a montré qu'en pareil cas la rupture du vaisseau se faisait en amont de l'embolie. Cela peut arriver soit avec de petites embolies (2) parties du cœur gauche dans le cours des affections de la mitrale et surtout du rétrécissement de cette valvule et des anévrysmes valvulaires, soit encore dans les grosses embolies (Duguet). Ces hémorrhagies peuvent même se produire dans les cas d'embolies graisseuses qu'on a vu survenir dans le cours des fractures et de l'ostéomyélite. Dans d'autres cas, l'hémorrhagie provient d'une compression des vaisseaux pulmonaires par un anévrysme de l'aorte.

Enfin, l'hémoptysie peut être liée à l'évolution de tubercules survenus soit dans le cas de rétrécissement congénital ou acquis de l'artère pulmonaire, soit dans le cas de compression de l'artère pulmonaire par un anévrysme de l'aorte (Hanot), soit même dans certains cas de rétrécissement mitral. Frommolt a vu, à Dresde, la tuberculisation se rencontrer dans un dixième des cas de rétrécissement mitral.

Mais, de tous ces phénomènes pulmonaires, le plus ordinaire est la congestion passive du poumon entraînant l'œdème pulmonaire avant même que l'état du rein ait entraîné l'albuminurie et l'anasarque. Gendrin l'avait signalé formellement (3).

« On considère, en général, l'œdème des extrémités comme le premier accident d'anasarque dans les maladies du cœur ; c'est,

(1) Peter, *Clinique médicale*, t. Ier, p. 780, 1874.
(2) Vermullen, *les Hémoptysies cardiaques* (Thèse de Paris, 1875).
(3) Gendrin, *Leçons sur les maladies du cœur*, p. 174.

selon nous, une erreur, au moins pour le plus grand nombre de cas de maladies du cœur. Nous avons toujours reconnu l'œdème des poumons chez ceux dont les extrémités sont infiltrées par suite de maladies du cœur, et nous avons souvent constaté la manifestation de l'œdème pulmonaire comme prodrome de l'infiltration des extrémités. Dans la plupart des cas, l'œdème des poumons a paru et disparu plusieurs fois avant que l'infiltration se manifeste sur d'autres parties.

« Nous considérons donc l'œdème pulmonaire comme la plus fréquente des complications des maladies du cœur, celle qui se montre avant toutes les autres ; on la reconnaît à une toux sèche, à une diminution évidente de la sonorité thoracique à la base du thorax et à la présence dans cette région de la poitrine d'un râle crépitant humide à bulles séparées. »

Du reste, l'œdème passif par congestion pulmonaire est un œdème hypostatique qui se montre seulement à la base de la poitrine et à peu près au même niveau dans les deux poumons, tandis que l'œdème albuminurique est disséminé dans les deux poumons, comme l'a très bien fait observer M. le professeur Lasègue (1).

« A l'examen stéthoscopique, on trouve, lorsqu'on est appelé pendant l'accès, une respiration ample, pénétrante, dans la presque totalité de la poitrine. La sonorité semble normale ; la fréquence des inspirations n'est pas augmentée. Dans un ou plusieurs points qu'il faut quelquefois chercher soigneusement, on entend des râles crépitants sans souffle, agglomérés de manière à constituer des foyers. La voix a sa résonnance normale; la toux ne modifie pas l'auscultation. Il faut presque un excès de recherches pour découvrir une atténuation de sonorité aux points qui correspondent au maximum des râles.

« Si l'on étudie isolément un de ces foyers, et on ne saurait le faire avec trop d'attention, voici ce que l'ausculation enseigne : râles crépitants fins, très agminés au centre, décroissant à mesure qu'on se rapproche de la périphérie du foyer, soit qu'ils deviennent moins nombreux, soit qu'ils semblent plus lointains.

(1) Lasègue, *Des bronchites albuminuriques* (*Archives générales de médecine*, 1879, janvier et suivants).

A la zone extrême, affaiblissement de la respiration, sans bruits adventices.

« Ces foyers, ainsi constitués, n'ont pas de siège fixe ; ils se produisent tantôt dans les parties supérieures, tantôt à la base des poumons, souvent dans la région axillaire. Où qu'ils soient, ils n'occupent jamais un lobe entier.

« Dans les portions saines de la poitrine, tout au plus rencontre-t-on quelques ronchus variables, très discrets, sans intérêt diagnostique. »

L'œdème hypostatique n'occupe, en général, que le tiers inférieur des poumons. Quand il s'élève plus haut, il est presque toujours accompagné d'hydrothorax.

Cet œdème est surtout produit par les lésions de la mitrale (rétrécissement et insuffisance) ; les lésions aortiques ne le produisent que quand l'hypertrophie arrive à la période de fatigue et surtout de dégénérescence. Il en est de même des autres lésions cardiaques et péricardiques ; c'est l'asthénie cardiaque qui amène l'œdème pulmonaire, quand les valvules sont saines.

Dans l'endocardite chronique, il est d'autres lésions qui aident encore à la production de cet œdème. Dittrich a montré qu'en pareil cas les capillaires du poumon subissent la dégénérescence graisseuse, et, d'autre part, Buhl (1) a constaté que les capillaires pulmonaires deviennent variqueux et remplissent une partie de l'alvéole pulmonaire, ce qui est encore une cause de dyspnée. Cette varicosité des capillaires est très réelle, quoique très peu connue. J'en possède une très belle pièce, que le professeur Buhl (de Munich) m'a donnée lors de mon séjour à Munich, en 1860.

Cet état des capillaires amène de petites hémorrhagies dans les alvéoles et dans le tissu conjonctif interstitiel.

Il en résulte bientôt une hyperplasie du tissu interlobulaire et cette altération qu'on a appelée l'*induration rouge brune* des poumons. La transformation de la matière rouge colorante du sang, l'hémoglobine, en pigment, envahit tout le poumon et lui donne une coloration jaune rougeâtre. Les poumons deviennent alors gros, durs, lourds et privés d'air. Dans un cas de ce genre, Orth

(1) Buhl, *Ueber Ectasien der Lungencapillaren* (in *Virchow's Archiv*, 1859).

a trouvé dans les alvéoles des capillaires de 0mm,63 à 0mm,75 complètement remplis de pigment, comme on le trouve dans le tissu conjonctif interstitiel. Cet état peut être reconnu pendant la vie, lorsque les malades rendent des crachats renfermant du pigment. On reconnaît ces cellules à leurs petites dimensions et à la clarté de leur noyau.

Dans quelques cas exceptionnels, on a observé de la gangrène pulmonaire, produite par la compression des branches artérielles, que des anévrysmes sont venus obstruer.

Enfin, la phthisie est la terminaison ordinaire ou tout au moins fréquente du rétrécissement congénital de l'artère pulmonaire (Lebert), et même du rétrécissement acquis, comme je l'ai montré.

Dans quelques cas de rétrécissement de la valvule mitrale, Frommolt dit l'avoir observée ; enfin, dans les cas de compression de l'artère pulmonaire par un anévrysme de la crosse de l'aorte, Hebershon et Hanot l'ont constatée également.

Il me reste, pour terminer l'histoire de ces troubles pulmonaires, à parler d'un phénomène qui survient à la fin de la vie et qu'on désigne sous le nom de *respiration de Cheyne-Stokes*.

Voici en quoi consiste ce mode particulier de respiration : Pendant un quart de minute environ (10 à 15 secondes), la respiration s'arrête complètement ; puis elle reprend peu à peu par des mouvements, d'abord faibles, qui vont en augmentant peu à peu, de manière à dépasser, au bout de peu de temps, l'amplitude de la respiration normale. Puis l'amplitude des mouvements respiratoires décroît graduellement jusqu'à devenir nulle, et la respiration s'arrête de nouveau. La période de respiration est, en moyenne, de 40 secondes, pendant laquelle il se fait environ vingt-huit respirations. L'arrêt se fait en expiration. Après une nouvelle pause, la respiration recommence avec le même type. Dans un cas que j'ai observé dernièrement avec mon ami le docteur Duhomme, chez un malade atteint d'une dégénérescence avancée du myocarde, la période d'apnée durait 15 secondes ; la période des respirations croissantes, 35 secondes, et celle des respirations décroissantes, 40 secondes ; en tout, pour un accès, 1 minute et quart.

Ce phénomène, signalé d'abord par Cheyne (1) (de Dublin), en 1819, est décrit ensuite par Stokes (2) d'une manière saisissante : « Il est peu de phénomènes plus remarquables et plus caractérisés, soit que l'on considère la suspension prolongée de la respiration, qui se produit sans douleur pour le malade, soit qu'on étudie les inspirations au moment de leur plus grande violence, alors que le malade ramène la tête en arrière, relève ses épaules et contracte chacun de ses muscles respiratoires par un effort suprême, sans qu'il y ait le moindre râle ni aucun signe d'un obstacle mécanique à l'entrée de l'air dans la poitrine. A l'auscultation, on constate que le murmure vésiculaire devient de plus en plus fort. Lorsque le paroxysme est dans toute sa violence, il y a respiration puérile intense.

Après cette série d'inspirations, pour ainsi dire désespérées, la respiration s'affaiblit comme par une sorte d'épuisement, puis cesse tout à fait.

Le malade peut rester assez longtemps dans cet état pour que les personnes qui l'entourent croient à la mort, que le malade a rendu son dernier soupir ; puis reviennent de nouvelles inspirations, d'abord faibles, puis de plus en plus énergiques, et ainsi de suite.

Ajoutons que les tracés sphygmographiques, pris pendant la respiration de Cheyne-Stokes, ne permettent de constater aucune modification dans la tension artérielle. Les tracés ne montrent aucune modification ; la ligne d'ensemble ne montre, à aucun moment, une élévation du pied des pulsations. La forme des pulsations est la même à toutes les périodes soit d'apnée, soit de respiration profonde (3).

Ce phénomène ne se produit jamais que dans les dernières semaines de la vie des malades; il peut durer plusieurs jours; il peut même durer jusqu'à six semaines, comme l'a observé le docteur Biot (4), de Lyon.

(1) Cheyne, *Dublin Hospital Reports*, vol. II, p. 217.

(2) Stokes, *Traité des maladies du cœur et de l'aorte*, p. 328.

(3) Saloz, *Contribution à l'étude clinique et expérimentale du phénomène de Cheyne-Stokes* (Dissertation inaugurale, Genève, 1881). — Lœwitt, *Ueber das Cheyne-Stokes Respirations phenomæn* (*Prager med. Wochensch.*, nº 471, 1880).

(4) Biot, *Contribution à l'étude du phénomène respiratoire de Cheyne-Stokes.*

D'après Stokes, ce phénomène indique toujours la dégénérescence graisseuse du myocarde ; c'est également ma conviction.

Mais, d'après Von Dusch, il ne serait pas un symptôme propre des maladies du cœur et pourrait se rencontrer dans le cours des maladies cérébrales, tumeurs du cerveau, méningite de la base, coma urémique, et il se trouverait aussi dans la péricardite.

Quelle est la pathogénie de ce symptôme? Traube, qui l'observa sur un malade atteint d'une insuffisance aortique et mitrale, sans dégénérescence graisseuse, donne la théorie suivante : « Il y a une diminution de l'irrigation du bulbe et, par suite, diminution de l'excitabilité du centre respiratoire, qui ne reçoit plus assez d'acide carbonique ; de là, il s'ensuit que les mouvements respiratoires s'arrêtent, l'asphyxie se prononce, et l'acide carbonique, devenu plus abondant, excite alors le bulbe à produire de nouveau des mouvements respiratoires. L'excitation produisant des mouvements respiratoires exagérés, le sang s'artérialise, et, la quantité d'acide carbonique devenant insuffisante, la respiration retombe.

Cette théorie est ingénieuse ; mais, si elle était vraie, on ne devrait jamais respirer autrement que par le mode de Cheyne-Stokes. Pourquoi ce mode régulier de la respiration ne se reproduit-il pas tout simplement quand la quantité d'acide carbonique se trouve juste dans la proportion normale? Ce qui manque ici, c'est le régulateur.

Si nous voulons nous rendre compte du phénomène, nous devons nous rappeler les conditions physiologiques de l'influence du système nerveux sur les mouvements respiratoires.

1° Le centre respiratoire qui commande aux mouvements des muscles respiratoires de la face, du larynx et du tronc, est situé dans une région très limitée de la moelle épinière ; c'est le *nœud vital* de Flourens, situé à la pointe du quatrième ventricule.

Si l'on coupe la moelle immédiatement au-dessous, on détruit les mouvements respiratoires du larynx et du tronc; ceux de la face persistent, c'est-à-dire l'ouverture des narines pendant l'inspiration, leur abaissement pendant l'expiration.

Si l'on coupe la moelle au-dessus du nœud vital, les mouvements respiratoires de la face disparaissent, ceux du tronc persistent. Il semble que les mouvements respiratoires ne soient pas des mouvements réflexes, mais des mouvements automatiques.

2° Rosenthal (1) a montré que l'excitant de ce centre respiratoire est le sang dans un certain état de *vénosité*, qui consiste, d'après Dohmeu et Pflüger, dans un déficit d'oxygène et un excès d'acide carbonique.

S'il y a excès d'oxygène, les mouvements respiratoires diminuent, et l'animal cesse de respirer jusqu'à ce que l'asphyxie ait amené un excès d'acide carbonique (apnée) ; s'il y a excès d'acide carbonique, il fait des mouvements respiratoires exagérés pour artérialiser le sang (dyspnée).

Notons enfin que le centre respiratoire est surtout un centre d'inspiration, car l'inspiration est la seule phase active de la respiration normale. C'est le contraire dans cette dyspnée qu'on appelle la *pousse*.

Dans les expériences faites sur les animaux, on peut reproduire à peu près exactement ce type respiratoire. Si l'on prend un animal sur lequel on a coupé les deux pneumogastriques, l'excitation du bout central de l'un d'eux arrête la respiration, et l'animal, pendant tout le temps que dure cette apnée, est en inspiration. Mais si l'animal a été empoisonné par le chloral, il semble que le centre inspiratoire soit paralysé, car l'animal, pendant l'apnée, est dans un état d'inspiration qui, à la fin, se confond avec l'inspiration mortelle. Ces expériences, faites au laboratoire de M. Marey, par M. Fredericq (2), professeur de physiologie à Liège, tendent donc à démontrer qu'il y a dans la moelle non seulement un centre d'inspiration, mais aussi un centre d'expiration, et que des fibres centripètes des pneumogastriques se rendent à l'un et à l'autre de ces centres, dont le second n'entrerait en action que dans les cas exceptionnels.

Les conditions physiologiques de la respiration et de son rythme n'étant pas encore définitivement fixées, il serait inutile de tenter une explication actuelle du phénomène de Cheyne-Stokes.

(1) Rosenthal, *Die Athembewegungen*, Berlin, 1862, p. 256.

(2) Fredericq, *Sur la théorie de l'innervation respiratoire*, Bruxelles, 1879.

CHAPITRE XXXVI

DES AFFECTIONS SECONDAIRES DU FOIE (FOIE CARDIAQUE) ET DU TUBE DIGESTIF.

A l'état normal, la tension du sang dans les cavités à sang rouge est beaucoup plus élevée que dans les vaisseaux à sang noir. La pression dans le ventricule gauche est environ trois fois plus forte que dans le ventricule droit. M. Marey (1) l'a trouvée correspondant à une colonne de mercure de 95 à 140 millimètres dans le ventricule gauche, et de 20 à 30 seulement dans le ventricule droit. Dans l'aorte, la pression y reste à peu près constamment aussi élevée que la pression du ventricule gauche quand elle est à son maximum, c'est-à-dire pendant la systole.

Pour l'artère pulmonaire, Sharpey (2) a constaté qu'il fallait deux fois moins de force pour imprimer au courant une certaine vitesse, que si l'on agit sur les vaisseaux de la grande circulation.

Lorsque le cœur est malade, il arrive à un certain moment que, le passage du sang à travers les cavités devenant plus difficile, la tension monte dans les cavités droites ; cela a lieu surtout lorsqu'il s'agit de lésions auriculo-ventriculaires, bien plus que quand il s'agit de lésions artérielles, et encore plus lorsqu'il s'agit de lésions de l'artère pulmonaire que de lésions de l'aorte. Si bien qu'à un certain moment il se produit par le fait de la tension une dilatation des cavités droites, et plus tard, une insuffisance de la tricuspide.

Dans la veine cave supérieure, la pesanteur vient en aide aux parois veineuses, mais pour la veine cave inférieure et les veines

(1) Marey, *la Circulation à l'état physiologique et dans les maladies*, 1881, p. 115.

(2) *Id.*, *ib.*, p. 424.

sus-hépatiques, qui ont déjà, à l'état normal, à lutter contre la pesanteur, l'élasticité et la contractilité des vaisseaux est bientôt forcée. De sorte que, quand la circulation pulmonaire est déjà prise, la circulation intrahépatique et la circulation de la veine porte ne tardent pas à fléchir. Les anastomoses veineuses permettent pendant quelque temps aux veines principales de résister à la tension (1), et, plus tard, les canaux de sûreté décrits par MM. Verneuil et Jarjavay (2) deviennent une nouvelle ressource qui ne tarde pas à être épuisée. A un moment donné, il s'y joint un facteur qui aggrave bientôt le tout, c'est l'affaiblissement du cœur qui tend encore à égaliser la tension dans les deux systèmes, sans y parvenir, il est vrai.

Il y faut joindre un autre ordre de conditions, c'est que les vaisseaux hépatiques et abdominaux ne sont pas plus inertes que les vaisseaux des autres organes et qu'ils n'ont pas besoin pour fléchir d'être dépassés par la surpression hydraulique. Ces organes deviennent malades à leur tour, soit parce que l'innervation suffisante leur manque, soit parce qu'il s'y produit des lésions locales.

Voilà comment on peut comprendre ce qui se présente quelquefois, que les troubles digestifs ou autres en rapport avec les maladies du cœur soient beaucoup plus accentués et plus graves que les troubles pulmonaires qui les précèdent pourtant le plus habituellement. Ajoutons que la cause qui a agi pour déterminer la lésion cardiaque, rhumatisme, goutte, intoxication alcoolique, syphilitique ou autre, peut avoir en même temps une action directe sur ces organes et avancer singulièrement le moment où ils deviendraient malades, s'ils ne subissaient que les conditions mécaniques de la circulation. L'hydraulique est donc loin d'être la seule cause des affections secondaires hépatiques et intestinales. Ajoutons encore que, de même que les maladies du foie ont pu développer par elles-mêmes des affections du cœur, de même elles aggravent singulièrement celles-ci, bien qu'elles n'en soient que le résultat.

(1) Le Dentu, Thèse, 1868.

(2) Jarjavay, *Contribution à l'étude du système veineux : les canaux de sûreté*. Paris, Doin, 1883.

Cela dit, remarquons que les lésions que subit d'abord le foie sont des lésions d'hyperhémie très bien décrites par Frerichs (1).

Les vaisseaux sus-hépatiques sont donc d'abord gorgés de sang, peu à peu ils se dilatent et leurs parois s'hypertrophient. De là, la stase se propage à la veine porte et aux organes où elle prend sa source. Il se développe alors une série d'anomalies fonctionnelles et nutritives.

Le foie augmente de volume dans tous les sens, conservant assez bien sa forme primitive, la capsule se tend et la consistance du parenchyme augmente. La coupe fait alors voir à l'œil nu un dessin qui rappelle celui de la coupe transversale d'une noix muscade, d'où le nom de *foie muscade* qui lui a été donné. On voit, en effet, au centre de chaque lobule le point correspondant à la veine intralobulaire de Kiernan dilatée se détacher en rouge brun, donnant souvent des ramifications rayonnées sinueuses qui sont formées par la dilatation et la congestion des branches qui se rendent à la veine centrale. Ces rayons se continuent avec l'orifice central sans discontinuité à cause de l'absence de capsule de Glisson autour de ces veines. Le contour du lobule, au contraire, est privé de sang et les veinuscules de la veine porte y paraissent pâles, elles sont d'un brun clair. Tous ces caractères se voient très bien à l'œil nu avec un peu d'habitude; ils deviennent évidents à la loupe, qui permet d'apercevoir quelquefois des caillots dans la veine centrale.

Dans les cas où l'hyperhémie est très forte, les veines sus-hépatiques sont dilatées jusque dans leurs anastomoses avec les capillaires de la veine porte et la teinte rouge brun envahit presque tout le tissu. Mais, en général, les taches brunes formées par les veines sus-hépatiques sont isolées les unes des autres, tandis que dans l'hyperhémie de la veine porte les lobules sont, au contraire, entourés par un réseau continu.

Sous l'influence de cette stase, la sécrétion biliaire paraît peu modifiée dans sa quantité, et peu également dans sa qualité ; elle contient seulement parfois de l'albumine. La sécrétion muqueuse des canaux augmente et gêne parfois la migration de la

(1) Frerichs, *Traité pratique des maladies du foie*, 1862, p. 302.

bile, il en résulte un ictère léger. A la longue, la nutrition de l'organe s'altère, les cellules placées près des veines sus-hépatiques s'infiltrent de graisse, de granulations pigmentaires et de cristaux d'hématoïdine (1). Cette altération se traduit à l'œil nu par des îlots gris. Plus tard, le parenchyme s'atrophie (atrophie rouge de Virchow); et le foie, ratatiné, se rapproche en apparence de la cirrhose atrophique. Cornil et Ranvier (2) ont constaté que les cellules centrales disparaissent et sont remplacées par un tissu conjonctif de nouvelle formation (sclérose centrale), avec périphlébite et épaississement de la tunique externe de la veine centrale. D'autres fois, on trouve une véritable cirrhose atrophique produite, non par la lésion cardiaque, mais par l'alcoolisme, cause de l'athérome général. Les cellules de la périphérie du lobule restent intactes.

A un certain moment, la stase du sang dans la veine sus-hépatique gagne la veine porte et, par conséquent, les vaisseaux de l'intestin, de la rate, du pancréas, de l'utérus, des reins, etc.

La congestion de la muqueuse gastro-intestinale se traduit par une teinte rouge; son tissu s'infiltre d'un liquide séreux, se ramollit; la sécrétion s'arrête le plus ordinairement; des épanchements sanguins se font dans son épaisseur, quelquefois même des ulcérations.

Le mésentère se congestionne, les ganglions lymphatiques deviennent gros et violets, et autour se font des épanchements sanguins. Le pancréas s'infiltre, la rate durcit et de l'épanchement ascitique se fait dans l'abdomen.

Les mêmes lésions se font dans la muqueuse stomacale, qui rougit, gonfle et présente des ecchymoses.

Dans ces conditions, la digestion et l'absorption deviennent difficiles.

La palpation et la percussion permettent de reconnaître l'augmentation de volume du foie et la coloration ictérique de la peau. Le malade se plaint souvent de gastralgie et d'éructations (3), quelquefois même de nausées. Les veines hémorrhoï-

(1) Vulpian, Société de biologie, 1858, p. 145.
(2) Cornil et Ranvier, *Manuel d'histologie*, p. 885.
(3) Boisseau, *Étude sur les troubles gastriques dans les maladies du cœur.*

dales se gonflent aussi de temps en temps. Il y a ordinairement de la constipation et rarement de la diarrhée.

La stase dans la veine cave amène le gonflement des veines des membres inférieurs, puis l'œdème, qui commence par les malléoles et grandit peu à peu, souvent augmenté par une autre cause : l'albuminurie.

Monneret a montré que le foie pèse en moyenne 1 600 grammes et 1 250 quand il a été privé de son sang par un lavage prolongé. Il contient donc environ 350 grammes de sang ; mais on peut l'injecter de manière à le faire contenir plus du double, c'est-à-dire 900 grammes de sang (1).

Le foie, quand il est congestionné, peut de même se charger d'une quantité énorme de sang, il peut se dilater presque comme un tissu érectile et ressemble alors au foie des animaux plongeurs qui doivent rester longtemps sous l'eau, tels que les oiseaux plongeurs, la tortue, le marsouin, etc. Chez ces animaux, les veines du foie sont dilatées de manière à former de vastes réservoirs où le sang s'accumule lorsqu'il y a obstacle à la liberté de la respiration, pendant la suspension de l'acte respiratoire (3).

On voit en effet, chez les cardiaques, de temps en temps survenir des accès de dyspnée qui s'accompagnent d'une dilatation énorme et passagère du foie, augmentation qui se renouvelle à chaque accès de dyspnée. D'autres fois, on voit le foie, distendu par la congestion qui accompagne l'insuffisance tricuspide, transformé en une sorte de tissu érectile dans lequel les pulsations du cœur se transmettent et donnent de véritables battements. Ce phénomène, signalé par M. Mahot, a été décrit avec observations à l'appui dans le chapitre relatif à l'insuffisance tricuspide. Dans ces cas, il y a, à la fois, pouls veineux cervical et pouls veineux hépatique.

Ces altérations du foie et du tube digestif, empêchant la digestion et l'absorption, contribuent à hâter la marche de la cachexie quand le traitement ne peut les atténuer.

(1) Jules Cyr, Traduction des Leçons cliniques sur les maladies du foie, par Murchison, 1878, p. 134.

(2) Houston, in *Traité des maladies du cœur et de l'aorte*, de W. Stokes, traduction Sénac, 1864, p. 261.

CHAPITRE XXXVII

DES AFFECTIONS SECONDAIRES DES REINS (REIN CARDIAQUE).

Les affections du cœur peuvent produire des lésions secondaires des reins dans deux conditions : à la suite des affections aiguës et à la suite des affections chroniques.

Pendant le cours de l'endocardite aiguë, il peut arriver que des concrétions fibrineuses formées sur les valvules se détachent et soient transportées par le courant sanguin dans les vaisseaux capillaires, où elles s'arrêtent. En pareil cas, le rein est l'organe où cet arrêt a lieu le plus souvent, plus fréquemment encore que dans la rate.

Le fait s'annonce chez le malade par une douleur subite dans la région du rein, de l'hématurie passagère et un peu plus tard de l'albuminurie. A l'autopsie, on trouve des infarctus avec leurs caractères habituels : forme pyramidale avec la base tournée vers la périphérie, pâleur du tissu, cercle rouge autour, etc.

S'il s'agit d'une endocardite dans le cours d'une maladie septique, on pourra trouver, au contraire, des petits abcès miliaires disposés en séries, produits par des embolies capillaires. En pareil cas, on a vu des abcès dans les vaisseaux des glomérules et même quelquefois dans les tubes urinifères.

Dans le cours des affections chroniques, les choses se passent autrement.

Pendant la période de compensation, on pourra voir survenir des troubles des reins, s'il s'agit, par exemple, d'une insuffisance aortique. Ce seront alors des inflammations des reins, mais sans albuminurie. Ces inflammations ou néphrites interstitielles ne donneront de l'albuminurie que beaucoup plus tard, l'augmentation de pression dans les artères ne donnant plus d'albuminurie.

Plus tard, alors que l'hypertrophie ne suffit plus à compenser les lésions et que l'impulsion cardiaque faiblit, la tension augmente dans les veines et tout le système veineux éprouve une stase notable qui amène dans les viscères des altérations de nutrition.

Dans le rein, la stase veineuse produite par les affections valvulaires amène d'abord des urines plus rares avec abondance d'acide urique et des dépôts d'urate, puis, au bout d'un certain temps, l'albuminurie ; en même temps, on peut trouver des cylindres hyalins et quelques globules sanguins, mais jamais une hématurie véritable.

A l'autopsie, le *rein cardiaque* présente les caractères suivants :

Le rein est grossi, hyperhémié, sa consistance est augmentée, ce n'est que quand l'affection a duré longtemps que le rein est rétracté.

La membrane corticale est épaissie, la substance médullaire montre ses rayons plus accusés rouges et plus tard pâles. La séparation de la substance corticale et de la substance tubuleuse, difficile au début, devient avec le temps plus marquée, les pyramides devenant plus colorées à leur base et décolorées à leur sommet.

Si l'on examine le rein au microscope, on trouve que les glomérules ont conservé leur grosseur normale et que les tubes contournés sont intacts, mais la capsule est épaissie. Si la congestion est intense, il se fait par rupture ou diapédèse une hémorrhagie à l'intérieur des glomérules. Le sang épanché entre les vaisseaux et la capsule la distend, puis s'infiltre dans les canalicules sinueux de la substance corticale, puis dans les anses de Henle, puis dans les tubes droits des rayons médullaires et des tubes collecteurs.

La section des tubes montre alors au centre un caillot et autour une zone claire formée par les cellules d'épithélium. Si la pièce est colorée, les noyaux de ces cellules se colorent et l'on voit alors qu'ils sont aplatis et allongés dans le sens du tube.

Plus tard, le sang, épanché dans l'intérieur des tubes, y subit diverses modifications ; il se forme des granulations d'hématine, du pigment brun, qui infiltre les cellules desquamées. Le sang est excrété avec de la fibrine coagulée et se retrouve dans l'urine sous forme de cylindres fibrineux contenant des globules rouges ou couverts de cellules pigmentées. Les cylindres sont quelquefois rendus jaunâtres par la présence de la matière colorante sanguine qui les teint (Cornil et Ranvier (1).

Plus tard, à la longue, des troubles de nutrition se forment, et le rein présente les caractères de la néphrite interstitielle diffuse, avec épaississement fibreux des cloisons, augmentation du volume des cellules du tissu conjonctif.

Enfin, dans la myocardite aiguë, il n'est pas rare de voir se développer, parallèlement, une affection semblable des reins, une néphrite parenchymateuse ; Buhl (2), Stein (3) et Demme (4) en ont observé des exemples.

De même que nous avons vu la néphrite interstitielle produire l'hypertrophie cardiaque, alors que le cœur était primitivement sain, une fois qu'elle est développée secondairement, elle réagit bien plus énergiquement sur un cœur déjà malade et contribue à hâter la marche de la cachexie cardiaque.

(1) Cornil et Ranvier, *Manuel d'histologie pathologique*, 1869, p. 1031.

(2) Buhl, *Zeitschrift für rationnelle Medicin*, n° XIII, 32.

(3) Stein, *Untersuchungen uber Myocarditis*, Mémoire couronné à Munich, 1861.

(4) Demme, *Beitræge für Anatomie und Diagnostic der Myocarditis* (*Schweize Zeitschrift für Heilkunde*, I, 79 et 461).

CHAPITRE XXXVIII

DES AFFECTIONS SECONDAIRES DU SYSTÈME NERVEUX.

Indépendamment des palpitations, des syncopes et des affections douloureuses symptomatiques des affections du cœur, nous avons à considérer des troubles nerveux consécutifs à l'hypertrophie dans l'évolution qui conduit à la cachexie cardiaque. C'est d'abord la céphalalgie, qui peut être de plusieurs ordres. Tantôt c'est : 1° la *céphalalgie* fixe, douloureuse, à forme névralgique, qui accompagne les troubles anémiques produits par le rétrécissement aortique ; tantôt la céphalalgie lourde, gravative, portant au sommeil, indice d'une stase veineuse sanguine, avec injection de la face ; stase veineuse souvent en rapport avec un état de vénosité de sang, produit par les lésions pulmonaires consécutives.

2° Les vertiges sont de deux ordres : les uns tiennent à une irrigation insuffisante du cerveau, produite par un rétrécissement de l'aorte, comme ceux que présentent les convalescents, lorsqu'ils commencent à se lever, ou par une dégénérescence du myocarde, avec ou sans hypertrophie ; plus tard, pendant la cachexie cardiaque, ils dépendent souvent de l'œdème cérébral.

3° L'insomnie et les cauchemars sont très fréquents chez les malades atteints d'affection cardiaque à la période de compensation, mais plus encore à l'époque de la cachexie cardiaque. Les anciens les qualifiaient de *somnia terrifica.* Les cauchemars consistent presque toujours dans des rêves où le malade croit tomber dans des précipices, se voit attaquer sans pouvoir se défendre, etc., ou il assiste à des batailles, à des assassinats, voit le sang couler, etc. J. Bouley racontait qu'un malade, voyant pendant le rêve des combats sanglants, ayant été soulagé par une saignée, revit, la nuit suivante, les mêmes gens, mais désarmés ; qu'on lui avait donné ensuite de la santonine et qu'il les avait vus habillés en jaune. J'ai répété plusieurs fois cette expérience de la santonine chez des cardiaques atteints de cauchemars, sans que le phénomène se soit reproduit.

4° Les hallucinations ne sont pas rares non plus chez les malades atteints de cachexie cardiaque avec anémie, congestion passive ou œdème cérébral, c'est plus souvent le fait de l'asystolie que de la compression.

5° L'excitation maniaque et les hallucinations pendant le jour ont été notées depuis longtemps. M. le docteur Fabre (1) a rassemblé, à cet égard, de nombreux documents. Selon M. Fabre, Sennert avait noté la fréquence des affections cardiaques chez les fous. Bonet, Amatus Lusitanus, Sœmmering, Cruishanck, Lieutaud, Guislin avaient trouvé, à l'autopsie, des vices du cœur chez des gens morts de folie. Bonet, Larrey, Meckel, Testa, Osiander avaient fait les mêmes remarques chez des criminels.

Nasse, dans un travail important publié en 1818, avait été plus loin et avait remarqué que la folie des cardiaques est une folie impulsive, poussant aux violences, au crime ou au suicide.

Burrows avait fait sur les Anglais les mêmes remarques que Nasse sur les Allemands.

Saucerotte (2) avait fait remarquer qu'il y a une action réciproque des passions sur le cœur et du cœur sur les passions.

Morel a indiqué que les insuffisances des valvules cardiaques produisent des anxiétés, avec tendance au suicide. Chez les maniaques à accès périodiques, les exacerbations coïncident parfois avec les plus vives palpitations. Burmann a noté une anxiété hypochondriaque, liée aux affections cardiaques.

Raynaud avait donné, dans l'article Cœur du *Nouveau Dictionnaire*, l'histoire d'un malade dont les accès d'hypochondrie étaient liés à des accès d'asystolie. MM. Peter et Germain Sée ont observé un cardiaque atteint d'hallucinations, qui avaient été suivies d'une paralysie passagère. M. Peter a observé également un

(1) Fabre, *les Relations pathogéniques des troubles nerveux*, 1880, p. 148.

(2) Saucerotte, *De l'influence des maladies du cœur sur les facultés intellectuelles et morales de l'homme*, Paris, 1844.

malade, atteint d'affection cardiaque, qui a présenté des hallucinations passagères avec délire.

M. Fabre a observé également la tendance au suicide. Ces accidents sont, en somme, assez rares.

Voici les principales statistiques rapportées par M. Limbo (1) :

Esquirol.	11 cardiaques	sur	68 mélancoliques,	16 pour 100.
Webster.				12 —
Bayle.				16 —
Calmeil	31 —	—	100 aliénés,	31 —
Lawrence.				12 —
Asile de Vienne. .	75 —	—	602 —	12 —
Voppel.	12 —	—	75 —	16 —
Thyermann. . . .				14 —
Dufour.	44 —	—	61 —	72 —

Ce qui constituerait une moyenne de 22 pour 100.

Cette moyenne est un peu exagérée, sans doute ; mais Morel, Griesinger, Marie, Burmann, qui ne donnent pas de chiffres, reconnaissent la fréquence de cette coïncidence.

Notons, toutefois, que, chez un certain nombre, les alcooliques, par exemple, la lésion du cerveau n'est pas la conséquence de l'affection du cœur, mais que toutes deux relèvent d'une cause commune.

Mais il est d'autres affections cérébrales, dont ne parlent ici ni M. Limbo ni M. Fabre, et qui ont une importance plus grande encore.

6° L'hémiplégie passagère, par anémie cérébrale, sans altération du tissu, se montre de temps en temps dans le cours des affections cérébrales, alors que le myocarde est altéré soit par la myocardite, soit par l'hypertrophie arrivée à la période de dégénérescence graisseuse. En voici, entre autres, un exemple des plus nets :

Observation XCI. — Une dame, âgée de soixante-quatre ans, que je soignais depuis fort longtemps pour des affections légères, fut prise, au commencement de l'année 1877, de palpitations et de dyspnée causées par une myocardite à forme chronique. Le cœur n'était pas très grossi; les ori-

(1) Limbo, *Contribution à l'étude des encéphalopathies d'origine cardiaque* (Thèse de Paris, 1878).

fices étaient sains, ne donnant aucun bruit de souffle. Mais le rythme du cœur était extrêmement troublé, le pouls faible; la dyspnée et le vertige survenaient au moindre effort.

J'engageai cette dame à prendre, pour se soutenir, quelque boisson alcoolique. Elle me dit alors qu'elle avait dans son armoire une liqueur de famille analogue à la teinture vulnéraire, et me proposa de me la montrer pour juger si elle était convenable. Elle monta sur une chaise, prit dans sa main droite la bouteille qui était pleine, descendit et posa la bouteille sur la table. Elle était à peine assise qu'elle eut un instant de vertige, que je reconnus à la fixité de son regard. Je vis sa bouche se dévier vers la gauche; je la priai de me donner sa main droite, elle ne le put pas, le bras était complètement paralysé, la jambe dans le même état, la sensibilité très obtuse. Le pouls était très faible et désordonné. J'appelai sa domestique et nous lui fîmes boire de son cordial, ainsi que nous excitâmes la circulation périphérique avec des sinapismes. La parole ne fut pas perdue, et la malade assista en pleine connaissance au traitement.

Au bout de trois quarts d'heure, la sensibilité revint, le mouvement commença à reparaître; je la fis coucher. La paralysie s'était produite devant moi après un effort, alors que son cœur surmené tombait dans une sorte de collapsus. Il était quatre heures du soir. Quand je revins la voir le soir à huit heures, le mouvement était complètement revenu partout et la malade mangeait son potage, tenant sa cuiller avec la main qui avait été paralysée et s'en servant sans aucune gêne.

L'accident avait eu lieu le 10 avril; l'arythmie ne fit qu'augmenter, et le 24 juillet, trois mois et demi après, elle mourut en quelques heures d'une attaque d'apoplexie.

D'autres auteurs ont signalé des convulsions après des vertiges; mais il est probable que, chez un malade, les convulsions étaient produites bien plus par l'urémie que par une simple anémie du cerveau; car, dans l'urémie, les convulsions sont peut-être, comme celles qui accompagnent les grandes hémorrhagies, le fait de l'anémie des centres nerveux.

7° L'apoplexie cérébrale se rencontre souvent dans le cours des maladies du cœur et particulièrement dans les formes qui amènent une grande hypertrophie du cœur. Mais faut-il admettre que cette apoplexie soit le fait direct de l'impulsion plus grande donnée au sang des artères? Les auteurs de la première moitié de ce siècle le croyaient. Depuis 1857, une théorie nouvelle, soutenue par Kirkes, tend à faire croire que l'augmentation de la tension dans les vaisseaux est moins le fait de l'hypertrophie du cœur que le résultat de l'altération des vaisseaux par l'endartérite déformante. Cette nouvelle théorie paraît aujourd'hui généralement acceptée.

8° Le ramollissement cérébral peut être le fait d'une embolie ou d'une thrombose. D'une manière générale, on peut dire que l'embolie, qui a pour cause une lésion éloignée, se présente, le plus souvent, chez des sujets relativement jeunes, tandis que la thrombose, qui suppose des lésions des vaisseaux de l'encéphale, est bien plus une maladie des vieillards.

L'embolie cérébrale se montre dans le cours de l'endocardite, de la thrombose des ventricules ou après les thromboses des grosses artères.

Tandis que la thrombose n'a pas de lieu d'élection et peut se présenter dans une région quelconque du cerveau, l'embolie passe plus souvent par la carotide gauche que par la droite.

Les artères vertébrales y donnent beaucoup moins passage que les carotides, et encore (d'après M. Duret) l'artère vertébrale gauche est parcourue par les embolies plus souvent que la droite.

Il en résulte que les embolies s'arrêtent bien plus souvent dans les noyaux centraux qu'à la périphérie.

Dans ces cas, le ramollissement par embolie est, le plus ordinairement, le ramollissement blanc, et l'on voit moins souvent l'infarctus entouré d'un cercle hémorrhagique que dans les autres organes.

Si l'embolie est le produit d'une maladie infectieuse, c'est un abcès qui se produit. Dans d'autres cas, il peut arriver que la thrombose s'organise et que l'artère redevienne perméable (Joffroy (1), Murchison (2) et Ogle).

Il n'est pas toujours facile de distinguer la thrombose de l'embolie et de l'apoplexie. Si les phénomènes paralytiques sont progressifs, on doit supposer la thrombose par endartérite ; mais, si les phénomènes se présentent avec la soudaineté de l'ictus, on peut avoir affaire néanmoins à une thrombose, comme à une embolie ou à une hémorrhagie.

(1) Joffroy, *Gazette médicale*, 1869.

(2) Murchison et Ogle, *Transact. of the Pathological Society*, Bd 19, 1869.

TROUBLES DES SENS.

Troubles de la vue. — Le plus souvent les troubles de la vue qui surviennent dans le cours des maladies du cœur sont des troubles circulatoires de l'œil que l'ophthalmoscope peut reconnaître.

L'hyperhémie rétinienne, désignée par Liebreich sous le nom de *rétinite cyanosée*, se montre quelquefois dans le cours des affections valvulaires. On y trouve, comme dans le reste de l'appareil de la circulation, une circulation artérielle diminuée, pauvre et une stase veineuse.

Les veines paraissent gorgées de sang, l'hydropisie s'y montre quelquefois sous forme d'un reflet grisâtre le long des troncs vasculaires. Ces lésions sont d'autant plus accusées que la cyanose est plus marquée.

Les apoplexies peuvent se montrer également sur la rétine. Selon M. Sichel, elles se font, en général, à la périphérie de la rétine, près de l'équateur de l'œil; aussi n'entraînent-elles guère de troubles de la vision. Elles n'existent, en général, que sur un œil. D'autres fois cependant, elles se font près du pôle postérieur, elles se montrent alors sur les troncs vasculaires du fond de l'œil.

Quand ces hémorrhagies sont petites (Sablé de Follin), elles peuvent disparaître ou se transformer en simples taches grisâtres et être résorbées complètement.

Dans un cas, M. Limbo a constaté avec M. Wecker une véritable hémorrhagie jusque dans le corps vitré.

Dans ces cas, les apoplexies cérébrales suivent souvent de près les apoplexies rétiniennes.

Je noterai encore les battements des artères rétiniennes, si remarquables dans les cas d'insuffisance aortique.

PHÉNOMÈNES SPINAUX.

Depuis l'année 1879, MM. Charcot et Vulpian (1) ont attiré l'attention sur la fréquence de la coïncidence du *tabes dorsalis* et des altérations scléreuses et athéromateuses des valvules sig-

(1) Vulpian, *Maladies du système nerveux et clinique de l'hôpital de la Charité.*

moïdes de l'aorte. Depuis, cette relation a été de nouveau constatée par MM. Rosenbach et Berger (1). M. Grasset (2), M. Letulle (3), MM. Hanot et Jaubert (4), Buch (5), Dreyfus-Brissac (6).

Les observations de M. Grasset sont au nombre de 24; celles de M. Jaubert, au nombre de 12, et celles de M. Letulle, 2; total: 38. Dans ces observations, 18 fois la lésion aurait porté exclusivement sur les valvules aortiques, 7 fois sur la valvule mitrale seule, 7 fois sur les valvules aortique et mitrale.

M. Dreyfus-Brissac fait remarquer que les sujets étaient peu avancés en âge et que le rhumatisme avait généralement manqué.

J'ai observé également, de 1867 à 1869, avec mon honorable confrère M. Mounier, alors professeur d'anatomie topographique au Val-de-Grâce, un sujet qui rentre dans cette catégorie.

Observation XCII. *Maladie de Corrigan et plus tard tabes dorsalis.* — M. Gabriel R..., âgé de vingt-trois ans, a été d'une bonne santé pendant son enfance, sauf une rougeole bénigne et la coqueluche à l'âge de huit ans.

Il a été atteint, à l'âge de douze ans, de rhumatisme articulaire aigu généralisé. Cette première attaque a duré deux mois, le cœur n'a pas été atteint et la convalescence a été facile.

A l'âge de quatorze ans, seconde attaque de rhumatisme articulaire aigu généralisé. Cette fois, le cœur a été atteint. On a cru d'abord à une péricardite, puis le diagnostic s'est affirmé : Maladie de Corrigan qui a persisté depuis. Cette attaque de rhumatisme, plus grave que la première, a duré trois mois, la convalescence a été longue.

De quatorze à vingt et un ans, la santé générale a été bonne, le malade ne se plaignait que d'un étouffement léger, de palpitations et d'une certaine difficulté à gravir les escaliers. On a dû lui donner de temps en temps un peu de digitaline.

A vingt et un ans, seconde rougeole, grave cette fois, avec forme adynamique. La maladie a duré un mois. Mais en outre, vers l'âge de dix-neuf ans, le malade a été atteint de strabisme avec diplopie. Cette affection, qui

(1) Rosenbach et Berger, *Berliner klinische Wochenschrift,* juillet 1879.
(2) Grasset, *Montpellier médical,* 1880.
(3) Letulle, *Gazette médicale,* 1880.
(4) Jaubert, *Essai sur le tremblement* (Thèse de Paris, 1880).
(5) Buch, *Archiv für Psychiatrie,* Bd XI.
(6) Dreyfus-Brissac, *Gazette hebdomadaire,* 30 septembre 1881.

n'a duré que huit jours, et a cédé à un collyre à l'eau alcoolisée et à un peu d'iodure de potassium, avait été considérée par le docteur Cuignier comme simplement rhumatismale.

Cette année (1867), le malade étant âgé de vingt-trois ans, il a été pris au mois de mai de nouveau de diplopie. Il existe une paralysie de la sixième paire du côté gauche, l'œil ne peut dépasser la ligne médiane, il est généralement porté en dedans. Quand le malade regarde devant lui ou à droite, la vision est nette. S'il veut regarder à gauche, la diplopie se prononce.

Au mois de juin, il y a pendant quelque temps une amélioration, mais le strabisme et la diplopie ne tardent pas à reparaître. La paralysie occupait la sixième et la troisième paire du côté gauche.

Au mois de juillet apparurent les troubles de la motilité, une diminution de la sensibilité dans le membre supérieur gauche, mais surtout dans la sensibilité au tact. Le malade avait de la maladresse, de l'incoordination dans les mouvements de ce membre et ne savait reconnaître ou prendre les objets dans sa poche.

Peu de temps après apparut un peu de faiblesse dans le membre inférieur gauche. Puis les vertiges se montrèrent fréquemment avec de l'incoordination dans la marche.

Au mois de novembre, il dut quitter toute occupation. L'embarras de la parole et des mouvements de la langue vint peu de temps après. Au mois de janvier 1868, il avait dans tous ses mouvements de l'incoordination, et en particulier dans les mouvements de la tête le matin au réveil. Il reste environ un an dans cet état. Puis vint l'affaiblissement des facultés psychiques : mémoire, attention, intelligence; il arriva en trois mois à la démence complète, et fut emporté en avril 1869 par des accidents convulsifs. Il n'avait jamais été atteint de syphilis.

Pendant tout ce temps, nous l'observâmes avec M. Mounier, nous demandant ce que deviendrait le cœur dans un organisme aussi troublé. Ce qu'il y eut de remarquable, c'est que, malgré l'accroissement rapide et progressif des troubles nerveux, le rythme cardiaque ne s'est pas dérangé un seul instant jusqu'à la mort. Le cœur a marché jusqu'au dernier jour avec la régularité d'une horloge, donnant correctement la cadence de l'insuffisance aortique simple, le premier bruit bien frappé, le second soufflant et durant presque pendant toute la diastole, avec son lieu d'élection, son timbre, etc.

Or, dans ce cas, l'insuffisance aortique a précédé de six ans les troubles oculaires de l'ataxie; le sujet a été observé tout le temps avec le plus grand soin, à cause de son affection de Corrigan, qui avait décidé de mettre le jeune homme dans les bureaux, pour que sa profession pût s'accommoder de la maladie. Peut-on dire ici que l'ataxie a été la suite de la maladie de Corrigan ? Cela est douteux, car j'ai vu bien des maladies de Corrigan, sans jamais rencontrer l'ataxie.

Toute coïncidence n'entraîne pas fatalement une relation de cause à effet. L'observation nous apprendra plus tard, s'il y a un lien réel entre ces deux lésions. Jusque-là, il me paraît raisonnable de ne pas ajouter une hypothèse sans preuve à toutes celles qu'on a déjà avancées.

CHAPITRE XXXIX

TROISIÈME PÉRIODE DE L'HYPERTROPHIE MUSCULAIRE. ASYSTOLIE. DÉTRESSE CARDIAQUE. RUPTURE DU CŒUR.

J'ai considéré dans l'hypertrophie du cœur trois périodes. Dans la première, il y a hypertrophie musculaire. C'est la période de tolérance pour la lésion de compensation musculaire, comme on l'a appelée.

Dans la seconde période d'hypertrophie cellulaire, la fibre musculaire du myocarde est comprimée et dépérit sous forme de dégénérescence graisseuse. Le cœur se contracte alors irrégulièrement (arythmie) et avec moins de force. Le sang s'accumule dans les veines, y stagne et la sérosité s'extravase. Les viscères s'altèrent par le fait de la stase veineuse ou contractent des maladies qui leur sont propres. La circulation dans chacun d'eux s'y fait mal et vient opposer au cœur des résistances qui augmentent son travail et décèlent sa faiblesse.

Pendant cette seconde période, dont tous les détails se trouvent dans les chapitres précédents, si les organes accessoires de la circulation viennent à guérir, le cœur, soulagé de ces résistances extrinsèques, reprend de la force et fonctionne pour quelque temps encore.

Mais il arrive une période ultime où le myocarde dégénéré ne peut plus suffire à ces fonctions et n'est plus aidé par aucun des autres organes de la circulation qui ont tous fléchi à leur tour. On a beau réduire par la diète sèche la quantité des liquides à charrier jusqu'au minimum, le cœur ne va plus, et les organes qu'il n'alimente plus ne suffisent non plus à leurs fonctions, on dit alors que le malade est arrivé à la période d'asystolie.

Beau est le premier qui a bien décrit cette période :

La face est turgide et violacée, les lèvres presque noires. Les paupières sont bouffies et le cou tuméfié. Les veines du cou sont saillantes et ne s'affaissent plus au moment de l'inspiration, mais elles ont du reflux. Le malade est enflé de partout, les pieds sont énormes, les jambes distendues sont presque cylindriques. Les genoux sont énormes, ils sont demi-fléchis et ne peuvent ni se fléchir ni s'étendre. Les cuisses distendues sont obligées de s'écarter. Les organes génitaux sont gonflés. Le scrotum forme une énorme besace et la verge disparaît sous le fourreau qui prend la forme d'un tire-bouchon ou de la verge du satyre contournée comme la corne d'un bélier.

Le ventre est énorme, distendu par l'ascite, par les anses intestinales dilatées et l'œdème des parois qui, comprimées sous le siège, font refluer le liquide à la partie inférieure du tablier abdominal qui retombe et recouvre souvent en entier les organes génitaux.

La poitrine est gonflée, soulevée, tendue et ne permet plus l'ampliation pulmonaire, les poumons sont œdématiés, les plèvres contiennent des épanchements, la dyspnée est extrême. Le pouls difficile à trouver, enseveli dans l'œdème, est petit, irrégulier, et se montre par séries décroissantes séparées par des intermittences.

L'examen du cœur est rendu extrêmement difficile, la mensuration n'en est plus possible, l'auscultation n'entend plus que des bruits faibles et lointains à cause de l'épaisseur des parois. L'auscultation ne peut se prolonger, car les malades ne peuvent supporter la moindre pression qui leur provoque une aggravation de la dyspnée. Aussi se tiennent-ils assis et le corps souvent penché en avant.

Ici se présente une erreur d'appréciation. En pareil cas, il y a très fréquemment de l'épanchement dans le péricarde ; épanchement qui a pour effet de gêner les contractions cardiaques et de les éloigner. Aussi est-on tenté de croire le myocarde plus altéré encore qu'il ne l'est en réalité. Les bruits du cœur sont donc faibles, éloignés, irréguliers. Il n'y a plus de caractérisation possible. On n'entend quelquefois même qu'une sorte de murmure, et si Parrot a pu entendre quelquefois un souffle rude, superficiel et dépassant la systole, c'est qu'il aura rencontré de la péricardite sèche, ce qui est, du reste, très rare.

Le sang, qui n'arrive plus qu'en quantité minime dans les régions supérieures, parce que le cœur n'a plus la force de lutter contre la pesanteur, met ces organes en état d'anémie et cette anémie se traduit par des vertiges, des étourdissements, des troubles de la vue, du délire incohérent.

Enfin, les urines sont rares, rouges, sédimenteuses.

Telle est l'asystolie dans son expression la plus complète, mais l'organisme n'y arrive pas tout d'un coup, mais peu à peu, par des oscillations formant des alternatives d'aggravation et d'amélioration. Alors même que ce tableau est arrivé au complet, la dyspnée et la détresse cardiaque, quoique constantes, ont encore des accès d'aggravation ou de paroxysmes à certaines heures du jour ou de la nuit. Telle est la terminaison la plus fréquente des affections du cœur. La fin a lieu quelquefois par syncope, mais le plus souvent par une asphyxie qui dure quelquefois plusieurs jours.

RUPTURE DU CŒUR.

La dégénérescence du cœur ne parcourt pas toujours ses périodes pour arriver à l'asystolie, elle peut être interrompue dans son évolution par une syncope. La mort subite est, en somme, fréquente dans le cours de l'hypertrophie du cœur, surtout lorsque le myocarde est atteint primitivement soit par une affection constitutionnelle, comme la goutte, soit par une intoxication, comme l'alcoolisme, ou par une maladie infectieuse, comme la syphilis.

C'est donc dans les hypertrophies qui n'ont pour cause ni une affection valvulaire ni une affection des autres organes qu'elle est le plus à craindre, mais dans le cas de dégénérescence primitive et directe. Aussi ces affections du cœur ne présentant pas de bruit de souffle trompent-elles souvent le médecin peu attentif qui n'a pas su reconnaître la dégénérescence cardiaque.

L'inverse a lieu pour les maladies avec insuffisance aortique. Les médecins préoccupés de la possibilité de cet accident s'en sont exagéré la fréquence. Certainement la mort subite est un mode de terminaison de la maladie de Corrigan, mais en somme ce n'est pas le plus habituel. On le rencontre plus fréquemment dans la maladie d'Hodgson que dans la maladie de Corrigan. Mais ce n'est pas même dans ce cas le mode de terminaison le plus habituel de la maladie.

Un autre accident qui ne permet pas aux malades d'arriver à l'asystolie est la *rupture* du cœur.

C'est Harvey qui, le premier, a constaté des cas de rupture du cœur. Morgagni, qui en a observé après lui, a pensé que, dans ces cas, le muscle cardiaque devait être malade. Mais c'est Corvisart qui, le premier, a montré l'altération du myocarde.

La cause la plus fréquente de la rupture du cœur est la dégénérescence graisseuse. Quain (1) admet qu'on la trouve 77 fois sur 100; Barth (2) l'a rencontrée 19 fois sur 24 cas.

D'autres fois, la cause de la rupture n'est plus dans la dégénérescence graisseuse, mais survient par le fait de l'ouverture d'un abcès du myocarde. Mais, en pareil cas, l'ouverture se fait plus souvent à l'intérieur du cœur et après avoir déterminé certains phénomènes d'infection purulente, le myocarde peut guérir en formant une cicatrice qui devient une cause d'affection organique tout à fait semblable aux lésions d'orifices. On en a vu des exemples, par exemple, dans les cas de rétrécissement pulmonaire préartériel et d'autres cités à l'article *Myocardite.*

Une troisième cause de rupture spontanée du cœur est la rupture d'un anévrysme de Corvisart. Monneret (3) l'a rencontrée 3 fois sur 19 anévrysmes du cœur.

Une quatrième cause de rupture se rencontre dans les artères coronaires qui, par thrombose ou embolie, peuvent déterminer l'obstruction artérielle et la nécrobiose du tissu voisin.

Une cinquième classe de causes de rupture est fournie par les néoplasies et les parasites : gommes, échinocoques.

La rupture se fait souvent à un moment imprévu sans qu'il

(1) Quain, *Lumbian Lectures*, Londres, 1872.

(2) Barth, *Archives générales de médecine*, février et mars 1872.

(3) Monneret, *Compendium de médecine*, t. II.

y ait d'effort apparent, même pendant le repos ou le sommeil, mais dans quelques cas, un effort en a été la cause déterminante, une attaque d'épilepsie, les efforts de la défécation, comme cela est arrivé au roi d'Angleterre Georges II (1); les efforts du coït chez un soldat, d'après Morgagni.

La mort subite par rupture est, en somme, rare. Devergne ne l'a rencontrée que 1 fois sur 40 morts subites, et Aran 33 fois sur 202 cas de mort subite par maladie des organes de la circulation.

Le point du cœur où se fait la rupture se trouve le plus souvent dans le ventricule gauche, soit à la pointe, soit près de la pointe à la paroi antérieure, dans les endroits où se produisent le plus souvent les anévrysmes de Corvisart.

Par ordre de fréquence vient ensuite le ventricule droit, puis l'oreillette droite et enfin l'oreillette gauche. Elleaume, sur 55 cas, a noté les ruptures suivantes :

Ventricule gauche	43	fois.
Ventricule droit	7	—
Oreillette droite	3	—
Oreillette gauche	2	—

Ollivier a trouvé sur 47 cas :

Ventricule gauche	34	fois.
Ventricule droit	8	—
Oreillette droite	3	—
Oreillette gauche	2	—

Le cœur ne présente en général qu'une fissure ; cependant, dans certains cas, on en a trouvé deux, et une fois même jusqu'à cinq sur un même ventricule. En général, la fissure suit la direction des fibres musculaires. Le trajet de la fistule est en général oblique et ne correspond pas au même niveau en dehors et en dedans. La fissure est, en général, remplie par un caillot et l'ouverture extérieure est souvent plus grande que l'orifice interne. La grandeur de l'ouverture est variable, elle va d'un demi-centimètre à 2 centimètres. Dans quelques cas, cependant,

(1) Nicholls, *Philosophical Transactions*, vol. LII, p. 256.
(2) Elleaume, thèse de Paris, 1857.

elle séparait tout le ventricule depuis la pointe jusqu'à la base [Becker (1), Baer (2), Dubreuil (3), Worbe (4).]

Autour de la fissure, on trouve la fibre musculaire à un état plus ou moins avancé de dégénérescence et du sang dans la fissure. Le cœur est en systole, et même au commencement de la systole. Le péricarde renferme une quantité plus ou moins grande de sang.

Les symptômes de la rupture varient. Tantôt, la mort est tellement subite que le malade n'a pas le temps de pousser un cri; d'autres fois, la mort est moins rapide, et le malade a le temps de crier.

Si la mort n'est pas subite, le malade a un sentiment d'angoisse très grand dans la poitrine, des sueurs froides, des lipothymies et il perd connaissance, en même temps que le pouls devient de moins en moins sensible. Quelquefois il se produit des convulsions. Barth a vu cet état durer jusqu'à onze jours. Panum, le célèbre physiologiste de Copenhague, est mort vingt-cinq heures après le début de l'accident après avoir eu de trompeuses rémissions.

Dans ces cas, les malades se plaignent d'une anxiété dans la poitrine, au niveau de la région cardiaque, et la douleur se propage dans le bras gauche ; on croit à une angine de poitrine. Puis ce malaise entraîne des vomissements et quelquefois même de la diarrhée, puis du sommeil, et à un moment donné le malade se réveille pour mourir d'une manière soudaine.

En un mot, la rupture peut se faire tout d'un coup ou peu à peu. L'apparence du malade se modifie en raison de la forme et du siège de ses lésions antérieures.

La mort se produit par la compression du cœur exercée par l'épanchement péricardique ainsi que par l'anémie cérébrale. Le diagnostic de cette rupture ne se fait pas, mais il peut se soupçonner en raison de l'état antérieur du malade.

Le pronostic, en cas de rupture à l'extérieur, est fatalement

(1) Becker, *Med. Zeitschrift der Ver. für Heilkunde in Preussen*, n° 44, 1841.
(2) Baer, *Ort. med. Wochenschrift*, n° 26, 1842.
(3) Dubreuil, *Journal de Montpellier*, 1842.
(4) Worbe, in *Gunsbourg*.

mortel ; dans les ruptures de l'intérieur, on a vu les cicatrices se faire comme j'en ai donné des exemples.

Du reste, on ne saurait donner un tableau plus fidèle de la maladie que la relation de la mort de Panum, par le professeur Trier.

Le professeur Panum, physiologiste de Copenhague, était un homme très instruit et charmant. Il s'était montré particulièrement bon pour les Français qui étaient venus au Congrès de Copenhague. Aussi la nouvelle de sa mort a-t-elle fait, en France, la plus pénible impression.

Observation XCIII. *Relation de la mort de Panum* (1). — *Autopsie. — Rupture du cœur.* — Le professeur Panum, qui venait de dépasser l'âge de soixante-quatre ans, avait joui en général d'une santé irréprochable. Toutefois, depuis une dizaine d'années, il s'était développé une bronchite chronique, avec des exacerbations aiguës assez fréquentes et accompagnée d'un emphysème pulmonaire dont on était à même de démontrer les signes physiques il y a déjà six ou huit ans. Outre la toux, cette infirmité causait de la dyspnée, surtout en montant ; mais celle-ci n'a été très prononcée que dans les dernières semaines de la vie ; alors, pour monter au troisième ou au quatrième étage, il était souvent obligé de s'arrêter sur les paliers de l'escalier ; en même temps, il éprouvait quelque oppression. Après un repos de quelques minutes, ces accès disparaissaient. L'examen de la poitrine, fait par le fils du défunt, n'a révélé pendant cette période, comme antérieurement, aucun état pathologique du cœur ni des grands vaisseaux ; les symptômes de l'affection pulmonaire nommée ci-dessus persistaient.

Le 1er mai 1886, à sept heures du soir, Panum se rendait chez lui venant de chez son fils, qui demeure à une distance d'un kilomètre ; sa marche, entravée par un vent assez fort, fut difficile ; incapable de suivre le pas des personnes qui l'accompagnaient, il les invita à prendre le devant. D'autres personnes de sa connaissance, passant en même temps dans la rue où il avait son domicile, l'observèrent plusieurs fois s'arrêtant devant les fenêtres des magasins, probablement dans le but de se reposer et de reprendre ses forces. A peine rentré chez lui, il fut accablé d'une douleur violente de la région précordiale et ressentit soudainement, ainsi que je l'ai appris après le décès, « que quelque chose se rompait dans la moitié gauche de la poitrine ». Pendant les heures suivantes, la douleur augmenta de force et s'accompagna d'une agitation et d'une anxiété assez prononcées. Appelé à assister le fils de Panum, arrivé au début de l'accident, je vis notre cher collègue

(1) Communication faite à la Société médicale de Copenhague (séance du 6 octobre 1884), par le professeur F. Trier, médecin de l'hôpital communal, in *Revue de médecine*, t. VI, 1886.

à dix heures du soir. Il était pâle, un peu affaissé; les extrémités froides, mais sans sueur, le pouls petit, fréquent, irrégulier; la parole était libre, la respiration médiocrement accélérée; il se promena d'une chambre à l'autre, se déshabilla, et finit par se coucher. Alité, il se plaignait de douleurs qui ne tardèrent pas à se propager à la région sternale et à s'irradier dans l'extrémité supérieure gauche jusqu'aux doigts; sans cesse il changeait de position, comme pour en obtenir du soulagement, et cherchait à réprimer l'expression de sa douleur. Les tentatives qu'il fit de prendre des boissons chaudes, du vin, de la teinture éthérée de camphre, etc., provoquaient des nausées et des vomissements qu'il favorisait lui-même à l'aide d'un ou deux doigts enfoncés dans la gorge. Le sensorium continuait à être complètement libre; plusieurs fois, il ne put s'empêcher de railler doucement l'impuissance de l'art à calmer ses souffrances: une injection de morphine resta tout d'abord sans effet. Ce ne fut qu'une demi-heure après une nouvelle injection que, vers minuit, les douleurs diminuèrent et que le besoin de dormir se fit sentir. Sommeil léger, agité, interrompu, mais il n'y eut plus de vomissements qu'après l'ingestion du café matinal. Vers huit heures du matin encore, il était si loin de se juger malade que ce ne fut pas sans peine qu'on réussit à le retenir couché et à faire contremander sa conférence d'avant midi; il donnait ses ordres concernant des lettres d'affaires. De grand matin il avait réfléchi sur l'interprétation détaillée du trouble fonctionnel des nerfs vague et grand sympathique, duquel il supposait être la proie; en expliquant ces pensées à son fils, il ajoutait l'aveu de son ignorance quant à l'affection fondamentale. A huit heures du matin, le fils, trouvant le pouls assez vigoureux, l'expression assez améliorée, quitta la maison; une demi-heure plus tard, et quelques minutes seulement après que le malade avait causé en plaisantant avec sa femme et ses filles, on entend un son plaintif; en accourant, on le trouva cyanosé, privé de connaissance, affaissé sur le coussin du lit; en peu de minutes il expira.

Un examen peu approfondi la veille au soir n'avait pas révélé une augmentation de la matité précordiale. Des battements tumultueux et un souffle fort et *prolongé* furent les seuls phénomènes qu'on réussit à percevoir.

Il ne fallut qu'une observation de quelques instants pour reconnaître que c'était une affection du cœur dont P. était atteint, et que cette affection appartenait à la catégorie dite angine de poitrine. Que l'accès observé dût être unique et que la fin fût si prochaine ne paraissait pas vraisemblable après que nous avions réussi à calmer les douleurs et à procurer du repos. La cause prochaine de l'issue léthale ne fut évidente qu'à l'aide de l'autopsie, dont M. Dahl, professeur de la Faculté, a bien voulu se charger. En voici le procès-verbal :

Autopsie vingt-neuf heures après le décès. Rigor mortis; suggillations; tissu adipeux sous-cutané abondant à la poitrine et à l'abdomen; cartilages des côtes ossifiés. Dans le médiastin antérieur, amas graisseux considérable, recouvrant la surface antérieure du péricarde.

Emphysème des lobes supérieurs des deux poumons et du lobe médian droit, surtout des bords antérieurs. Point de sérosité dans les cavités pleurales. Muqueuse des bronches médiocrement injectée, couverte de mucosités viscides, blanchâtres.

A l'ouverture du péricarde, la cavité était remplie de sang foncé, en partie fluide, en partie coagulé, s'élevant à un peu plus d'un quart de litre. Le cœur soulevé, du sang de même qualité s'écoule par une fente située à la face antérieure du ventricule gauche. Cette fente, à peu près rectiligne, est parallèle au septum et très proche de lui; les bords en sont déchiquetés et déchirés. Parallèlement et unie à celle-ci par une fente transversale, on trouve une fente plus courte du même aspect. La grande fente a 5 centimètres de longueur, la petite a 15 millimètres. L'une et l'autre se continuent par la couche graisseuse épaisse sous-péricardiale, infiltrée de sang, jusqu'à la substance musculaire; celle-ci se trouve perforée par des déchirures et des trous assez étroits pour n'admettre le passage qu'à une sonde très mince. Au bout inférieur de la fente, la sonde glisse dans une petite cavité située entre la couche graisseuse et le tissu musculaire et remplie de sang noirâtre. Du reste, cœur flasque, couvert de graisse à sa surface entière, surtout vers la pointe, où la couche adipeuse va jusqu'à l'épaisseur de plus d'un centimètre. A l'endroit de la rupture, elle atteint précisément 1 centimètre. Çà et là des plaques laiteuses du péricarde. Le cœur a une longueur de 13 centimètres, et la même largeur. Pointe arrondie, formée par les deux ventricules. Valvules aortiques sufficientes. Trou ovale ouvert. Orifice atrio-ventriculaire gauche d'une largeur de trois doigts. Valvule mitrale saine, à l'exception d'une plaque laiteuse assez grande à la valve aortique. Orifice atrio-ventriculaire droit d'un calibre de quatre doigts. Valvules tricuspide et pulmonaire saines. La paroi du ventricule droit a une largeur de 2 millimètres; la chair en est d'une couleur mate, brun grisâtre, opaque; vers le septum, on découvre une partie circonscrite, jaune, qui se continue dans l'épaisseur de la paroi. L'intérieur du ventricule est modérément élargi, mais un peu diminué, grâce à la voussure considérable du septum. Ventricule gauche très élargi. La paroi en atteint au plus large endroit 8 millimètres, vers la pointe 2 à 3 millimètres. Les trabécules ne sont qu'assez minces, aplatis. Muscles papillaires d'épaisseur normale. Myocarde flasque, d'une couleur mate, brun grisâtre, comme à droite. Çà et là des taches jaunes, irrégulières, se font voir à travers l'endocarde. Vers le septum, à l'endroit correspondant aux fentes extérieures, on observe une fente rectiligne, de 4 centimètres de longueur, dont la direction ne correspond pas exactement à celle de la grande fente extérieure; en bas, les deux fentes se croisent à angle aigu. Les bords de la fente intérieure sont aplatis; au fond, de petits trous qui correspondent à ceux de la face extérieure décrits ci-dessus. Le tissu environnant fragile, imbibé de sang noirêtre. A la coupe transversale, on s'aperçoit d'un amincissement considérable du tissu musculaire, la largeur en diminuant de 5 millimètres jusqu'à 2 millimètres (près du bord de l'ulcère). Valvules aortiques un peu épaissies; tunique interne de l'aorte munie de taches fibreuses nombreuses à couleur jaune blanchâtre et à surface élevée; de même dans les parois des deux artères coronaires; le rameau vertical est le siège d'un rétrécissement situé immédiatement au-dessous de sa bifurcation et ne laissant passer qu'une sonde très fine; l'artère ouverte, on remarque une thrombose adhérente à la paroi, molle, jaune blanchâtre, cachant une petite cavité athéromateuse de la tunique interne, laquelle est épaissie, en partie calcifiée, en plusieurs endroits siège de très petites perforations. Puis, le rameau vertical se continue jusque dans la partie rompue de la paroi ventriculaire, mais presque sans altération pathologique. Très peu au-dessous de la thrombose, un rameau d'ordre inférieur se rend dans la partie graisseuse du ventricule droit. (Voir plus haut.)

L'examen microscopique de la substance musculaire du cœur (à l'état frais et durcie) du voisinage de la rupture révèle des fibrilles atrophiées, à dégénérescence graisseuse très développée; plus de stries transversales, point d'hypertrophie du tissu cellulaire interstitiel; coloration des nucléoles normale. A plusieurs endroits, les fibrilles se trouvent déchirées, éloignées les unes des autres par des extravasations sanguines. Ailleurs, dans le cœur droit et gauche, on reconnaît les stries transversales des fibrilles; la dégénérescence graisseuse, plus ou moins développée, se trouve, cependant, partout.

Dans la rupture du cœur avec extravasation d'une quantité médiocre de sang dans le péricarde on trouvera l'explication satisfaisante de la marche rapide de l'accès et des symptômes qui ont précédé la mort.

La rupture a été le résultat de la dégénérescence graisseuse et de l'atrophie d'une partie circonscrite de la paroi antérieure du ventricule gauche, et l'on a réussi à démontrer que le rameau artériel de la partie affectée était le siège d'une perte de substance athéromateuse, recouverte par un thrombus pariétal décoloré et qui en oblitérait à peu près la lumière. Vraisemblablement, la formation du thrombus et la dégénérescence avec atrophie de la partie rompue se sont produits dans le courant des dernières semaines de la vie, correspondant à l'augmentation de la dyspnée et à l'oppression à l'occasion d'efforts physiques. La rupture elle-même s'est faite dans les dernières heures, et progressivement à travers la paroi du cœur de dedans au dehors;

pendant la soirée de l'accès, elle a provoqué des douleurs, des nausées et des vomissements, sans cependant être capable de paralyser le muscle cardiaque. La rupture n'ayant pas, tout d'abord, intéressé toute l'épaisseur de la paroi, l'extravasation du sang n'a pas eu lieu simultanément, comme le démontrait la matité précordiale restée normale.

Le vomissement n'est point un symptôme très rare dans la rupture du cœur ; l'explication en a été cherchée dans la supposition d'une anémie cérébrale.

Pour le cas présent, cependant, cette interprétation ne peut être admise, si l'on prend en considération le défaut de pâleur et de trouble des fonctions cérébrales (absence de syncope, de tintements d'oreilles, de vertige, etc.) ; en outre, l'hémorrhagie dans le péricarde semble avoir précédé de peu l'issue fatale.

CHAPITRE XL

DE LA MALADIE DE BASEDOW (BRONCHOCÈLE ANÉVRYSMALE).

C'est pour me conformer à l'usage que je parlerai de la maladie de Basedow, car elle n'est ni une maladie du cœur ni une affection symptomatique d'une affection du cœur :

L'affection dite *maladie de Basedow* a suivi plusieurs phases :

Dans la première, qui commence avec le dix-huitième siècle, jusqu'en 1825, la seule partie de la maladie qui soit connue est l'exophthalmie ; elle est observée comme telle par Saint-Yves, Bousquet et Bellanger (1721), puis par Demours. Brücke, d'après M. le professeur Sée (1), décrit la maladie, en prenant pour point de départ les phénomènes oculaires. Du reste, les malades, plus affectés par les troubles visuels que par les autres symptômes, vont d'abord consulter les oculistes.

La seconde période va de 1825 à 1840. On reconnaît la coïncidence de l'exophthalmie et du goitre ; aussi, elle devient tributaire des chirurgiens avec Parry, qui la décrit comme un goitre compliqué d'hypertrophie du cœur et de palpitation.

De 1840 jusqu'à ce jour, elle est considérée comme affection cardiaque, compliquée de goitre et d'exophthalmie. Dès 1835, Graves (2) avait déjà signalé la différence du goitre ordinaire et de la maladie dont il est ici question. Il avait signalé que le goitre peut n'exister que pendant les accès de palpitations. Enfin, il regardait le développement du corps thyroïde comme la conséquence des palpitations.

(1) C. Sée, *Du diagnostic et du traitement des maladies du cœur*, p. 285 1879.

(2) Graves, *Leçons de clinique médicale*, traduction Jaccoud, t. II, p, 290, 1862.

Stokes (de Dublin) (1) donna sur cette maladie des détails cliniques très circonstanciés, qu'il résume ainsi :

I. Dans certaines circonstances, l'action du cœur peut être surexcitée d'une façon permanente, les contractions devenant rapides, irrégulières et plus énergiques que de coutume. Cet état s'accompagne de trois épiphénomènes remarquables, savoir : la turgescence de la glande thyroïde, les battements exagérés des artères du cou et l'augmentation de volume des globes oculaires ;

II. Cette affection ne s'accompagne pas de fièvre ni des signes et des symptômes de l'inflammation du cœur ; elle se rapporte plutôt à des troubles fonctionnels ;

III. L'affection dont il s'agit est plus commune chez la femme ; elle s'associe alors à l'hystérie, aux névralgies et aux troubles utérins ; cependant elle peut exister chez l'homme avec tous ses phénomènes caractéristiques ;

IV. Elle se développe à tout âge, à partir de de la puberté ;

V. Elle présente des périodes d'exacerbation et des moments de rémission. Ces variations semblent dépendre de l'état des fonctions du cœur ;

VI. L'hypertrophie de la glande thyroïde est tout à fait indépendante des causes qui produisent ordinairement le goitre endémique ;

VII. Cette hypertrophie s'accompagne ordinairement d'une pulsation diastolique ;

VIII. Au battement diastolique, on voit se joindre tous les signes ordinaires de la varice anévrysmale ;

IX. Le murmure et le frémissement cataire occupent la glande tout entière ou seulement quelques-unes de ses parties. Ils varient d'intensité, selon qu'on les examine sur des points différents, ou bien aux différentes périodes de la maladie ;

X. Ces signes disparaissent dans les stades ultimes, en même temps que la glande devient plus dense ;

XI. Les veines jugulaires et les grosses veines qui traversent la tumeur présentent des murmures variés soit au moment où la

(1) Stokes, *Traité des maladies du cœur et de l'aorte*, traduction Sénac, p. 297, 1864.

maladie est en voie d'accroissement, soit même après qu'elle a duré fort longtemps ;

XII. Il est possible que la sensation connue sous le nom de *boule hystérique* soit due à la manifestation passagère de la maladie encore à son début ;

XIII. Le battement exagéré des artères du cou ne peut s'expliquer ni par la régurgitation du sang dans le cœur, ni par un afflux sanguin vers le cerveau. On ne saurait non plus y voir la preuve d'une excitation générale du système artériel ;

XIV. Des bruits de souffle et une impulsion double se retrouvent dans les carotides ;

XV. L'hypertrophie des globes oculaires ne s'accompagne pas, nécessairement, d'une altération de la vision ; elle ne paraît pas produire de prédisposition aux inflammations des tissus profonds de l'œil ou de la membrane qui le recouvre ;

XVI. Cette hypertrophie de l'œil varie dans son développement pendant les progrès de la maladie. Elle peut disparaître en grande partie, sinon complètement ;

XVII. Lorsque la maladie s'est terminée par la mort, les désordres anatomiques qu'on a constatés consistent dans la dilatation et l'hypertrophie du cœur, l'accroissement du calibre des artères thyroïdiennes inférieures et la dilatation des veines jugulaires ;

XVIII. Il y a des cas dans lesquels une bronchocèle ordinaire, existant depuis longtemps, subit l'influence de l'apparition plus récente d'une affection organique ou nerveuse du cœur ;

VIX. La maladie paraît consister essentiellement en un trouble du cœur qui peut être suivi d'altérations organiques.

Si la maladie porte le nom de Basedow, cela tient à ce qu'en 1840 ce médecin en donnait une description remarquable.

A cette description si précise de Stokes, il y a bien peu de chose à ajouter. Il faut dire d'abord que le début de la maladie est insidieux ; tantôt elle commence par des palpitations, tantôt par l'exophthalmie, d'autres fois par une agitation générale, et le malade ne se rend pas compte du siège de la maladie, que le médecin reconnaît d'abord soit à la saillie des yeux, soit à la saillie du corps thyroïde.

Revenons maintenant sur ces symptômes.

Les palpitations constituent presque toujours le premier symptôme de la maladie. (Trousseau, de Græfe, G. Sée, Jaccoud). Ce n'est que dans quelques cas rares que ces palpitations ne se sont pas montrées (Burch, Chisolm, Béni Barde).

La violence de ces palpitations soulève la paroi antérieure de la poitrine et non plus seulement la région de la pointe; aussi en résulte-t-il une sorte de voussure apparente (Rendu) qui parfois arrive à être réelle (Trousseau). En même temps il semble qu'il y ait une sorte d'inertie des muscles intercostaux (Rendu).

Ce choc du cœur est encore mieux perçu par la palpation, qui constate que toute la poitrine en est ébranlée.

Il y a donc à la fois augmentation dans la fréquence et dans la force des battements cardiaques.

La mensuration du cœur, à part les cas où la maladie de Basedow s'accompagne d'affection organique du cœur, ne donne pas de résultat positif. La pointe reste dans le cinquième espace intercostal, à 9 ou 10 centimètres de la ligne médiane. En sorte que, en dehors de la coexistence des maladies organiques du cœur, on ne peut affirmer qu'il y ait une hypertrophie.

Quant aux résultats de l'auscultation, ils donnent parfois un bruit de souffle anémique à l'artère pulmonaire, souffle situé dans le deuxième espace intercostal gauche, souffle systolique souvent doux, quelquefois rude, avec un claquement sygmoïde éclatant. Quant aux bruits de souffle de la pointe, ils sont rares et tiennent probablement à des insuffisances passagères par dilatation.

On entend en outre d'autres bruits de souffle quand la maladie de Basedow vient se greffer sur un sujet déjà porteur d'une affection organique du cœur.

Duroziez a pensé que dans certains cas il pourrait se produire un bruit de souffle dans les artères coronaires, c'est une pure hypothèse.

Les battements du cœur sont fréquents et souvent précipités, ils peuvent atteindre 120, 140 et même 150 pulsations par minute. Les pulsations sont de plus inégales, elles ne frappent pas toutes avec la même intensité. F. Franck a constaté de fausses intermittences : 6 à 8 pulsations de moins que de battements du cœur.

Non seulement les pulsations sont inégales, elles sont parfois irrégulières. L'arythmie est alors passagère, existant seulement au moment des accès, ou elle est continue. Dans ce dernier cas, elle appartient presque fatalement à une affection organique du cœur avec altération du myocarde.

Enfin on observe quelquefois des intermittences vraies.

Il existe en même temps des troubles fonctionnels du côté de la sensibilité. Les malades éprouvent une sorte d'anxiété ou d'angoisse non seulement pendant les accès, mais même en dehors des accès. On a constaté quelquefois des attaques d'angine de poitrine.

Ce qui est remarquable, c'est que l'agitation cardiaque ne s'étend pas à tout le système artériel, elle se transmet surtout aux artères du cou, souvent aux thyroïdiennes inférieures et surtout aux thyroïdiennes supérieures par l'intermédiaire des carotides.

J'ai soigné à plusieurs reprises une jeune hystérique de seize à dix-huit ans, robuste, qui était prise d'accès d'éréthysme vasculaire des carotides. A ce moment, les carotides devenaient grosses comme l'index, toute la circulation de la tête était dans un état d'éréthisme singulier, pendant que tout le reste de la circulation n'éprouvait aucun trouble.

J'ai pu prendre des tracés sphygmographiques de ces artères pendant l'accès, ils avaient une amplitude considérable.

Ces accès duraient plusieurs heures, de trois à six, survenaient en général l'après-midi et, l'accès passé, il n'y avait plus aucun trouble circulatoire appréciable, c'était une sorte de forme fruste de la maladie de Basedow.

Il est remarquable de voir que dans les branches émergentes de l'aorte, les carotides sont ainsi atteintes, tandis que les artères des membres supérieurs ne le sont pas. Il en est de même des artères du thorax.

Stokes a constaté des battements de l'aorte au niveau du plexus solaire. C'est là un fait rare. Les palpitations de cette région de l'aorte, qui sont parfois si douloureuses, sont liées bien plus souvent à des troubles des fonctions digestives.

Les troubles vasculaires sont, en général, bien plus marqués du côté du corps thyroïde. Le corps thyroïde prend un développement de volume rapide, quelquefois presque subit. Cela tient en effet à l'énorme développement que prennent tous les vaisseaux de cet organe, artères et capillaires. Il se forme une sorte d'anévrysme cyrsoïde qui entraîne surtout un développement énorme des artères thyroïdiennes et plus particulièrement des artères thyroïdiennes supérieures; aussi constate-t-on souvent à la palpation une sorte de frémissement vibratoire plus marqué ordinairement dans les angles supérieurs et externes de la tumeur. C'est dans cette région qu'on entend les bruits de souffle les plus intenses et ils ont parfois en effet une intensité toute exceptionnelle. L'auscultation se fait d'une manière extrêmement nette avec les stéthoscopes flexibles et surtout avec le stéthoscope bi-auriculaire. On trouvera à la fin de ce chapitre une très belle observation de cette forme de maladie de Basedow avec l'autopsie qui a permis de reconnaître l'état cyrsoïde des artères. C'est la fréquence de cette lésion qui a fait donner à la maladie de Basedow le nom de *bronchocèle anévrysmale.*

Du côté des yeux, on constate la saillie des globes oculaires : l'exophthalmie. Elle est en général double et symétrique, les yeux étant en général pris en même temps et sensiblement au même degré. L'exophthalmie unilatérale est très rare.

Comme les autres symptômes de la maladie de Basedow, l'exophthalmie est sujette à des exacerbations qui se montrent soit sous l'influence des émotions morales, soit au moment des règles (Grisolle, Rendu). Les yeux saillants sont, par ce fait, moins couverts par les paupières, l'œil semble agrandi, la sclérotique est visible dans une plus grande étendue. Les globes sont en outre brillants et humides.

Les pupilles conservent en général leurs dimensions normales, cependant elles sont quelquefois dilatées. Si l'on cherche à les faire réagir sous l'influence de la lumière, elles sont en général paresseuses.

Il en est de même de l'accommodation qui se fait mal et ne permet pas aux malades de se livrer à des ouvrages minutieux.

L'acuité visuelle et le champ visuel sont quelquefois altérés, mais pas d'une manière spéciale.

Les mouvements oculaires ne sont pas altérés la plupart du temps, mais il existe souvent un clignotement des paupières. On a noté quelquefois du nystagmus, un peu de strabisme et par suite de la diplopie.

La sensibilité à la lumière n'est pas en général accrue, mais elle peut être cependant quelquefois exagérée ; on a noté de la dyschromatopsie.

On a noté aussi dans quelques cas l'insensibilité de la cornée.

On a rencontré également quelquefois des lésions de nutrition de l'œil, la conjonctivite, la kératite, l'irido-choroïdite et même la rétinite.

L'examen ophthalmoscopique aurait pu faire reconnaître dans plusieurs cas les battements des artères rétiniennes (Otto Becker). Enfin, la sécrétion des larmes est augmentée.

Si l'on passe maintenant aux troubles nerveux qui se montrent en dehors des trois centres de la maladie, on a constaté une émotilité extrême, mais une émotilité qui va bien plus vers la colère et l'impatience que vers les pleurs, la lypémanie ou la mélancolie.

Un phénomène intéressant est la modification de la parole, qui devient brève, saccadée et comme martelée ; cette expression est très juste. Tous les mots arrivent, comme les palpitations, avec une plus grande rapidité et frappent comme des coups de marteau. Il semble que la malade est pressée de lancer ses mots comme des arguments.

Il faut y joindre une mobilité excessive; les malades, au moment des accès, ne tiennent pas en place. Notons enfin les vertiges et les étourdissements.

Le tremblement est un symptôme qui vient s'ajouter très fréquemment aux troubles nerveux. M. le professeur Charcot (1) l'avait déjà noté dans une observation en 1862. Après lui, le phénomène avait été noté souvent dans les observations par

(1) Charcot, *Nouveau cas de maladie de Basedow. Heureuse influence d'une grossesse survenue pendant le cours de la maladie* (*Gaz. hebdomad.*, 1862, p. 563).

Rœhrig, Trousseau, Morel Mackensie, Féréol, Delasiauve; N. Raynaud, Chvostek, Teissier de Lyon, Rey, Russell, Douglas, Whyne Foot, Nothnagel, Panas, etc. Ce symptôme vient d'être étudié à nouveau par M. Pierre Marie (2), qui a fait l'objet de sa thèse de doctorat.

Ce tremblement peut être généralisé au point de s'opposer à la marche et de primer tous les autres symptômes de la maladie. Mais d'autres fois il est limité à un membre et demande beaucoup d'attention pour être dicté. Pour bien constater le tremblement général, il faut mettre le malade debout et appuyer les mains sur ses épaules. On peut encore faire une expérience qui le montre mieux encore. On fait asseoir la malade sur une chaise, le bassin reposant sur le bord de la chaise et l'un des pieds ne touchant le sol que par les orteils. On voit alors le talon agité de mouvements de bas en haut. Mais ce phénomène n'est pas constant, on ne le constate guère qu'au moment des accès, tandis que le tremblement du tronc et des membres est continu.

Le tremblement des membres inférieurs peut devenir considérable au point de gêner la marche.

M. Pierre Marie, qui a enregistré ce tremblement avec un appareil graphique, a constaté que le tracé est régulier par rapport au temps, mais irrégulier par rapport à l'amplitude des oscillations. La fréquence des oscillations permet de distinguer ce tremblement de quelques autres. En effet, M. P. Marie a constaté dans la maladie de Basedow huit à neuf secousses par seconde, dans le tremblement sénile, quatre et demie à cinq et demie.

Mais le tremblement va quelquefois jusqu'à des mouvements choréïques (Gayon, Kelly, Glurinski, Jacobi). On a noté enfin des convulsions épileptiformes.

La sensibilité périphérique est souvent atteinte dans la maladie de Basedow.

M. Armaingaud et M. Huchard ont constaté les points apophysaires comme dans l'irritation spinale. On a noté en outre

(2) Pierre Marie, *Contribution à l'étude et au diagnostic des formes frustes de la maladie de Basedow*, thèse de Paris, 1883, n° 149.

des hyperesthésies des nerfs rachidiens et des nerfs crâniens, ou sans que la douleur suive les trajets nerveux. M. Charcot a constaté des plaques d'hyperesthésie disséminées.

Enfin, les réflexes tendineux peuvent être conservés, exagérés ou amoindris. Les nerfs vaso-moteurs sont troublés souvent dans cette affection éminemment vaso-motrice.

On observe parfois des poussées congestives subites du côté de la face, du cou ou même du thorax et inversement de l'ischémie périphérique. A la face, l'injection peut alterner avec de l'ischémie.

M. Peter a constaté dans plusieurs cas la tache méningitique sur la région thoraco-abdominale, surtout chez des sujets pâles. Enfin, comme derniers troubles vaso-moteurs, on a rencontré des œdèmes passagers.

La température des malades n'est pas en général augmentée (Christison Teissier, Trousseau, Geigel, Fournier et Ollivier), bien que les malades accusent une sensation de chaleur quelquefois très grande. Cependant, dans quelques cas, on a constaté une véritable température fébrile de 38 degrés et même au-delà (Friedreich, Eulenbourg, Merklen, Liégeois, Guyot, Rendu).

Il ne faut pas s'étonner qu'avec de pareils troubles de l'innervation motrice, il existe des troubles dans les sécrétions.

D'abord les extrémités, sièges de l'ischémie, sont en général violettes, froides et mouillées. Mais, de plus, on a constaté des sueurs profuses sur tout le corps. Cela est peut-être plus fréquent chez les femmes atteintes de la maladie de Basedow au moment de la ménopause (Labitte, Paris, Grasset, Pierre Marie). Ce dernier a même vu pendant l'hiver de ces sortes de sueurs former une sorte de brouillard autour des malades, comme on l'observe chez les chevaux. On a vu cette transpiration alterner avec la diarrhée (Ant. Cardarelli).

Dautres fois, c'est la polyurie que l'on a constatée, soit la polyurie simple, soit la polyurie avec azoturie. D'autres fois, on constate de l'albuminurie, mais cette albuminurie est légère et passagère (Warburgton Begbie, Wilks, Hartmann, Grancher, Merklen, Pierre Marie, G. Ballet). Cette albuminurie passagère se montre surtout pendant le temps de la digestion et au moment des paroxysmes cardio-vasculaires.

On constate encore une glycosurie également passagère (Dumontpallier, Potain, Lander, Buraton, S. Wilkes, Eulenbourg, Poincarré, W.-O. Neil, Hartmann, Fischer, Pierre Marie, G. Ballet).

Enfin, dans un cas, M. P. Gros a noté la suppression de la sécrétion lactée chez une nourrice au début de la maladie de Basedow.

Les fonctions de nutrition trahissent également le trouble général. On trouve, du côté des voies digestives, de la dysphagie, de l'anorexie, de la boulimie, quelquefois des vomissements, de la gastralgie, quelquefois même l'hématémèse. Du côté de l'intestin, des coliques; quelquefois du tympanisme avec de la constipation, mais bien plus souvent de la diarrhée. Cette diarrhée nerveuse est caractérisée par des selles fluides, quelquefois profuses, renfermant parfois des débris d'aliments ingérés très peu de temps auparavant.

MM. Guyot et Dumontpallier ont rencontré des cas d'ictère avec accidents généraux très graves.

On a noté encore des épistaxis.

Du côté des organes respiratoires, les paroxysmes peuvent faire apparaître des spasmes du larynx avec une toux quinteuse n'amenant presque pas d'expectoration (Pierre Marie), ou, d'autres fois, une sorte de cornage (Pierre Marie, Grewell), puis l'aphonie, la dyspnée (Rendu, Trousseau), puis des accès de dyspnée rappelant l'asthme.

Les fonctions menstruelles ne sont pas en général troublées. Une fois seulement on a cité des métrorrhagies (Panas).

Friedreich a signalé le premier, dans la maladie de Basedow, des phénomènes de dyschromatisme de la peau caractérisés par de la pigmentation (vitiligo) ou des plaques décolorées. Ces taches mélano-dermiques ont été constatées depuis par Roberts Bartholow, Trousseau, N. Gueneau de Mussy, Pierre Marie, B. Ball, Noël Raynoud, Cardarelli).

M. Panas a constaté chez sa malade du xanthelama; Neumaines, Rössner, Bulkley, E. Rolland, P. Marie, ont constaté de l'urticaire et M. du Cazal une éruption de zona. Les cheveux, en pareil cas, tombent ou blanchissent (Duroziez, Cardarelli). Dans un autre cas, il y eut chute des cils et des sourcils (Burney-Yeo).

On a noté en outre l'atrophie rapide des seins (Potain) ou d'un seul (Kœben). L'atrophie musculaire a été rencontrée dans les membres d'un côté (Féréol), aux éminences thénar et hypothénar (Cardarelli), à l'avant-bras droit (Dreyfus-Brissac), elle était généralisée dans un cas de M. du Cazal.

DES FORMES CLINIQUES DE LA MALADIE DE BASEDOW.

Il est rare d'observer au complet, dans la maladie de Basedow, tous les symptômes notés plus haut, et Trousseau avait fait remarquer avec raison que bien des phénomènes peuvent manquer, sinon dans toute la durée de la maladie, au moins dans un certain nombre de ses périodes. Trousseau indiquait une première forme qu'il a appelée très justement *forme fruste*, dans laquelle il n'y a que des palpitations violentes, l'agitation cardiaque, la bronchocèle, l'exophthalmie et l'agitation artérielle faisant défaut.

Cette forme se reconnaît néanmoins à ce qu'elle marche par accès et que, à certains moments, elle s'accompagne de tremblements, de diarrhées paroxystiques, de sueurs profuses, de vitiligo, d'urticaire.

Une seconde forme fruste est celle dans laquelle le goitre et l'exophthalmie se montrent d'abord et où les palpitations et les paroxysmes cardiaques ne paraissent que beaucoup plus tard.

Une troisième forme fruste est celle dans laquelle il existe des paroxysmes cardiaques et de la bronchocèle artérieuse de Virchow sans exophthalmie.

Il y a une quatrième forme où les phénomènes cardiaques et oculaires existent et où il n'y a pas de symptômes thyroïdiens.

Enfin une cinquième forme serait caractérisée par l'exophthalmie seule. Pour toutes ces formes cliniques, il s'agit, en somme, plutôt de périodes de la maladie que de formes réelles.

Marche de la maladie de Basedow. — La marche aiguë est exceptionnelle ; la marche chronique est la règle.

Le début de la maladie est en général méconnu ; les malades ne viennent consulter que quand ils ont des troubles sérieux, et alors, si les yeux et le corps thyroïde ne sont pas atteints, il est rare que l'on reconnaisse la maladie. On attribue les palpitations et tous les troubles nerveux à une névrose, et ce n'est que plus tard, quand la maladie se complète, qu'on porte le diagnostic. Une fois la maladie reconnue, si l'on cherche à rafraîchir la mémoire du malade sur les antécédents, on s'aperçoit qu'il existait depuis un certain temps des troubles nerveux. Trousseau pensait que les troubles psychiques avaient été les premiers. On trouve encore, dans les antécédents, des troubles viscéralgiques mal définis. Quand la maladie vient à se caractériser, c'est presque toujours par les phénomènes cardiaques. Telle était l'opinion de Stokes et de Graves, et elle n'a guère été contestée. Il est, au contraire, exceptionnel de voir la maladie commencer par l'exophthalmie.

En général, la maladie est chronique ; elle est lente, mais elle marche par poussées. Les paroxysmes se montrent à des intervalles irréguliers : tantôt tous les mois, au moment des règles ; d'autres fois, plus souvent, plusieurs fois par mois, par semaine ou même par jour. D'autre part, les accès peuvent ne se montrer qu'à des intervalles de plusieurs mois ou de plusieurs années.

La durée de l'accès peut n'être que de quelques heures ; mais il peut durer plusieurs jours.

Toutes les causes qui affectent le système nerveux et surtout le système nerveux sympathique peuvent faire reparaître les accès. Il en est de même de toutes les causes d'affaiblissement : les hémorrhagies, l'inappétence prolongée et l'anémie de tout ordre, ainsi que le lymphatisme ou toute autre affection, l'adénopathie trachéo-bronchique, par exemple.

La durée est extrêmement variable ; elle peut être de quelques jours comme de quelques mois.

Terminaison. — La maladie de Basedow se termine, le plus souvent, par la guérison ; mais il faut se défier des rémissions, qui peuvent durer des semaines, des mois et même des années.

De même que ce sont les troubles cardiaques qui commencent, ce sont eux qui disparaissent ordinairement les premiers ; et l'exophthalmie, qui, en général, paraît à la fin, disparaît également la dernière.

Tandis que les règles amènent souvent une exacerbation de la maladie, la grossesse, survenant, amène souvent une amélioration, parfois même la guérison, si cette grossesse survient après une période d'aménorrhée.

La mort est la terminaison le moins fréquente. Charcot l'a vue 10 fois sur 40 ; Bellingham, 4 fois sur 22 ; Jaccoud, 1 fois sur 4 ; Hammond, 1 fois sur 11.

Quand la mort arrive, elle peut survenir de plusieurs manières :

1° Par les troubles cardiaques, alors surtout que la maladie de Basedow vient se greffer sur une maladie organique du cœur. Elle peut alors survenir soit par asystolie, soit par une syncope subite ;

2° Par des troubles pulmonaires, par exemple par l'hémoptysie (Hirch, Rail) ; par syncope respiratoire (Simon), par pneumonie (Eulenbourg et Guttmann), enfin par tuberculose pulmonaire (N. Gueneau de Mussy, Dobell) ;

3° Par des troubles cérébraux ; par des hémorrhagies méningées (Laqueur) ; par hémorrhagie cérébrale, par ramollissement dû à des embolies ou à des thromboses ; enfin par méningo-encéphalite diffuse ;

4° Par des gangrènes des membres, dues à des thromboses périphériques (Fournier et Ollivier) ;

5° Par dyspepsie et inanition.

Enfin il faut dire que la maladie peut se transformer et que, tous les phénomènes de la maladie de Basedow ayant disparu, j'ai vu la maladie remplacée par le diabète ou une néphrite parenchymateuse.

Diagnostic. — Lorsque la maladie est assez complète et occupe à la fois le cœur, le corps thyroïde et les yeux, le diagnostic est évident, et il n'y a pas lieu d'insister.

Mais il faut faire le diagnostic dans les formes frustes :

1° Quand les palpitations existent seules, il faut reconnaître les périodes paroxystiques, pour pouvoir faire le diagnostic ; il sera aidé surtout par la recherche de tous les troubles nerveux :

troubles du mouvement, le tremblement, les mouvements choréiformes; par les troubles de la sensibilité générale, les troubles des sens, les névralgies viscérales; les troubles de la nutrition, de la calorification, des sécrétions; les troubles trophiques;

2° Si le goitre existe seul, il s'accusera par ses troubles vasculaires, par la forme paroxystique de la maladie et la coïncidence de l'excitation cardiaque;

3° L'exophthalmie est surtout remarquable par la symétrie, le peu d'altération des organes et des fonctions de l'œil, l'agitation cardiaque et les troubles nerveux généraux.

Pronostic. — Bien que la guérison soit beaucoup plus fréquente que la mort, la maladie de Basedow n'en est pas moins d'un pronostic grave. D'abord par les causes de mort, puis par les rechutes faciles et la longue durée de la maladie, qui ne guérit jamais complètement. Le pronostic est surtout grave, s'il y a complication d'une maladie organique du cœur, ou d'un ictère intense.

Etiologie. — Comme causes prédisposantes :

Climat. Lebert prétend que cette affection est beaucoup plus commune dans l'Allemagne du Nord que dans la Suisse et la France.

Sexe. La maladie de Basedow est beaucoup plus fréquente chez la femme que chez l'homme; cela est certain. Voici dans quelles proportions :

Romberg, sur	27 cas	3 femmes	24 hommes.
Heusch	25 —	20 —	5 —
R. Taylor	25 —	20 —	5 —
Prael	10 —	9 —	1 —
De Græfe	8 —	7 —	1 —
Wilhuisen	50 —	42 —	8 —
Friedreich	6 —	5 —	1 —
Emmert	90 —	80 —	10 —
Luton	5 —	4 —	1 —
Withcodle	9 —	8 —	1 —
Hammond	11 —	11 —	0 —
N. Gueneau de Mussy	11 —	9 —	2 —
Liégeois	22 —	17 —	5 —
Jaccoud	7 —	6 —	1 —
G. Sée	8 —	7 —	1 —
C. Paul	8 —	8 —	0 —

Age. — La maladie peut se montrer dès l'enfance.

Revel a vu un cas à.	2 ans 1/2
Romberg.	7 ans
Solbrig.	8 —
Liégeois.	12 —
Cardarelli.	12 —
Trousseau.	14 —
Pepper	15 —
Paul Gros.	16 —
Huchard.	16 —
P. Gros.	17 —
Grisolle admet l'âge de. . .	15 à 20 ans.
Jaccoud.	20 à 40 —
Rendu.	20 à 30 —

La maladie devient rare de quarante à cinquante et un ans.

Stokes a cité un cas de.	60 ans.
Pierre Marie.	64 —
Fischer.	65 —
Pedrono.	75 —

Les causes prédisposantes de la maladie de Basedow sont multiples :

1° Les névroses, la neurasthénie, l'hystérie, l'épilepsie, les psychoses, les émotions morales tristes ;

2° Les altérations humorales et la dyscrasie ; la chlorose, l'anémie produite par des lésions utérines ou des excès vénériens ; l'allaitement prolongé ou répété ;

3° Les cardiopathies organiques ;

4° L'adénopathie trachéo-bronchique ;

5° Les lésions organiques du médiastin. J'ai vu un cas où la maladie de Basedow était liée à un cancer du médiastin et du cœur ;

6° L'hérédité.

Morell Mackensie a vu une jeune fille dont les deux tantes étaient affectées de la maladie de Basedow. Salbrig a vu la mère et le fils. Cheade a vu une femme malade, dont les trois nièces en étaient atteintes. Pepper, Rendu, Cantilena ont décrit des faits semblables. Mais le plus complet est celui d'Œsterreicher.

L'observation intéressante qui a été faite par Œsterreicher (1), c'est que la maladie de Basedow, comme les autres névroses, peut être une maladie de famille.

Observation XCIV. — Une mère hystérique donne le jour à dix enfants. Deux de ces enfants, fille et fils, restent indemnes; mais la fille est hystérique et le fils épileptique ; les huit autres sont atteints à divers degrés :

1° Le fils aîné, âgé de soixante-six ans, a une double exophthalmie, avec hypertrophie du corps thyroïde et du cœur;

2° L'aînée des filles, soixante-deux ans, exophthalmie, palpitations, gonflement du corps thyroïde depuis longtemps;

3° La seconde fille, cinquante-huit ans, hystérique dès l'âge de douze ans, morphiomane, a eu de l'exophthalmie et des palpitations;

4° La troisième fille, cinquante ans, se plaignait depuis longtemps de palpitations. Le 1er avril 1883, elle est frappée d'apoplexie, suivie d'hémiplégie droite et d'aphasie. Trois jours après, l'exophthalmie survient et persiste;

5° La huitième fille, quarante ans, double exophthalmie, double hypertrophie du corps thyroïde, palpitations, hystérie;

6° Le troisième fils, quarante-sept ans, très nerveux, exophthalmie légère, corps thyroïde droit gonflé, palpitations fréquentes;

7° La plus jeune fille, d'après les renseignements obtenus, présenterait les mêmes symptômes;

8° Le dernier fils aurait une exophthalmie très prononcée et un gonflement thyroïde modéré;

Enfin, trois enfants de la fille aînée offrent les signes de la maladie de Basedow.

Anatomie pathologique. — M. Rendu dit avec raison, dans un remarquable article du *Dictionnaire encyclopédique*, que, si l'on enregistrait tout ce qui a été signalé à l'autopsie des malades atteints de la maladie de Basedow, on y verrait figurer une foule de lésions qui ne lui appartiennent pas. Ajoutons, d'autre part, que les lésions du système nerveux cardiaque sont des plus difficiles à caractériser et que, s'il y en a, elles échappent le plus souvent.

Il faut noter, toutefois, du côté du cœur, la dilatation et l'hy-

(1) *Wien. med. Presse*, n° 11, 1881, et *Revue d'Hayem*, t. XXVII, 1er fasc., p. 217.

pertrophie ; du côté des vaisseaux, quelquefois de l'épaississement des tuniques et de la dilatation du calibre.

Du côté du corps thyroïde, le développement cirsoïde des artères (bronchocèle anévrysmale de Virchow), portant tantôt sur les artères thyroïdiennes inférieures, tantôt sur les supérieures. Ces artères peuvent arriver jusqu'au diamètre des carotides. L'hypertrophie porte également sur l'élément fibreux et l'élément épithélial de la glande thyroïde.

Les yeux n'ont montré que peu d'altérations en dehors de celles qui ont été décrites à la symptomatologie.

Du côté du système nerveux, on a trouvé un tronc du sympathique atrophié (Traube, Recklinghausen) ; une sorte de sclérose d'un ganglion cervical inférieur (Lancereaux, Reith Archibald) ; une sorte d'infiltration lipomateuse de ce même ganglion (Mac Donnell) ; les deux sympathiques cervicaux atrophiés (Geigel) ; ou un état de névrite interstitielle (Virchow).

Du côté de la moelle épinière, dans la région cervicale, on a trouvé une oblitération du canal central (Geigel) ; une sclérose périépendymaire (Simon).

On voit que cette anatomie pathologique est encore peu avancée.

Quant à la pathogénie, elle est encore peu connue, et je renonce à décrire toutes les hypothèses qui ont été émises.

Voici une très belle observation de cette maladie que je citerai comme exemple parmi celles que j'ai pu observer :

Observation XCV. — Cécile S..., âgée de trente ans, journalière, entre dans mon service à l'hôpital Lariboisière le 10 février 1881.

Le début de la maladie remonte à deux ans. A cette époque, la malade a été atteinte de rhumatisme articulaire aigu généralisé.

Pendant cette maladie, elle a éprouvé des palpitations qui ont persisté après la guérison et ont augmenté progressivement d'intensité jusqu'à ce jour. Dix mois après, la région thyroïdienne s'est gonflée tout d'un coup et depuis est restée grossie Enfin, il y a six semaines, les yeux ont commencé à faire saillie au dehors, mais sans que la malade en ait eu conscience. Nous l'avons constaté, alors que la malade venait à la consultation de l'hôpital.

Au moment de l'entrée à l'hôpital, l'examen du cœur donne les résultats suivants : la région précordiale est soulevée en totalité à chaque systole. La peau qui la recouvre est animée de battements visibles dans les deuxième, troisième et quatrième espaces intercostaux du côté gauche, et plus bas à la pointe.

La palpation confirme ces constatations et permet de sentir un frémissement systolique.

Les dimensions du cœur sont normales. La pointe bat dans le cinquième espace intercostal, à 11 centimètres de la ligne médiane. Le bord supérieur du foie correspond à l'insertion du cinquième cartilage droit sur le sternum.

Le bord vertical est situé à 3 centimètres de la ligne médiane. L'auscultation indique que ni les bruits du cœur, ni le rythme, ne sont altérés. Ils sont plus forts à la pointe et plus éclatants, avec un timbre métallique à l'origine des gros vaisseaux.

A la région antérieure du cou, on constate une saillie uniforme et sans bosselure, assez molle au toucher, animée de pulsations systoliques. Cette saillie est bilobée, plus forte à droite qu'à gauche et fait corps avec le cartilage thyroïde, ainsi qu'on peut s'en assurer en faisant exécuter à la malade des mouvements de déglutition.

La largeur de cette tumeur est de 13 centimètres. Sa hauteur varie. Sur la ligne médiane, elle est de 5 centimètres et laisse à découvert la saillie du corps thyroïde dite *pomme d'Adam*. Sur le côté droit, elle a 8 centimètres et demi, et 6 centimètres seulement à gauche.

En palpant cette tumeur, on y sent un frémissement systolique très marqué. Sur toute la tumeur, on entend un bruit de souffle systolique. Mais le point où ce bruit atteint son maximum est l'angle supérieur droit de la tumeur. On y sent une artère très grossie, la thyroïdienne supérieure, avec un frémissement cataire très fort; l'auscultation faite en ce point avec le stéthoscope double à caisse de renforcement y donne un bruit de souffle râpeux, dur, d'une intensité telle qu'on a de la peine à le supporter. Il en est de même à l'angle supérieur gauche de la tumeur, au niveau de l'immergence de l'artère thyroïdienne supérieure gauche.

Les carotides et jugulaires ne sont pas agitées.

Les yeux font saillie hors de l'orbite ; si on les repousse en arrière, ils rentrent facilement, mais ressortent immédiatement au moment où la pression cesse.

Les paupières, gênées dans leurs mouvements, ne recouvrent qu'incomplètement le globe de l'œil.

Les pupilles se dilatent et se contractent normalement.

La vue est intacte; mais la malade se plaint de ce que la fatigue arrive rapidement, quand elle veut lire.

Les autres symptômes sont de l'amaigrissement et de la pâleur circuse des téguments. L'appétit est conservé, les digestions bonnes.

La malade est mise aux toniques, et on s'apprêtait à prendre des tracés au cardiographe, lorsqu'elle est prise très rapidement d'un affaissement considérable dont rien n'a pu la tirer, et elle est morte au bout de huit jours.

Autopsie. — La tumeur thyroïde est formée par l'hypertrophie des deux lobes latéraux à peu près d'égal volume, et par chacun comme un œuf de poule qui serait aplati d'avant en arrière. Cette tumeur est dure, résistante. Les deux lobes se rejoignent en avant sur la ligne médiane, embrassant la partie inférieure du larynx et la partie supérieure de la trachée. Pas d'altération ni du larynx ni de la trachée; pas de rétrécissement de ces conduits. L'œsophage n'est pas non plus comprimé.

Les artères thyroïdiennes supérieures sont très développées ; elles ont le volume de la carotide externe. La thyroïdienne supérieure du côté droit est plus grosse que celle du côté opposé. Cette dilatation de l'artère thyroïdienne est en rapport avec ce qui a été constaté pendant la vie.

Les veines ne présentent rien d'anormal.

Les vaisseaux du cou sont normaux et n'offrent pas de traces de compression. La veine jugulaire interne est dilatée. L'artère carotide et le nerf pneumogastrique n'offrent rien d'anormal.

Les deux nerfs récurrents, situés à la partie postérieure de la tumeur, sont englobés par elle, surtout le droit, en ce qui concerne ses filets trachéaux supérieurs.

Plusieurs filets laryngés sont également compris dans la tumeur et confondus avec elle. C'est peut-être à ces altérations nerveuses que sont dus les phénomènes de lipothymie et de syncope qui ont emporté la malade.

Le cœur est normal, sans altération valvulaire ni myocardique. La pièce, disséquée par M. Coudray, est conservée dans le chloral.

CHAPITRE XLI

NÉOPLASIES ET PARASITES.

L'histoire de ces affections appartient bien plus à l'anatomie pathologique qu'à la clinique ; néanmoins, il m'a paru bon de les signaler. Schrötter (1) en a rassemblé la liste à peu près complète.

FIBROMES.

Luschka (2) a rencontré un fibrome de la grosseur d'un œuf de poule dans le tissu du ventricule gauche d'un jeune garçon âgé de six ans. Albers (3) en a trouvé un de la grosseur d'un grain de raisin dans la paroi antérieure du ventricule gauche. Kottmeier (4) en a rencontré un, long de 6 centimètres, logé dans la cloison auriculaire et faisant saillie par l'orifice mitral jusque dans le ventricule. La *Gazette des Hôpitaux* de 1872 (n° 101) renferme de même l'histoire d'un polype fibreux de la cloison faisant saillie jusque dans l'aorte et séparant les valvules sigmoïdes de l'aorte de manière à produire une insuffisance. Wagstaffe (5) a trouvé, chez une petite fille âgée de trois mois, morte subitement de convulsions, une tumeur fibreuse grosse comme un œuf de poule, située dans l'épaisseur même de la cloison et remplissant en grande partie les cavités du cœur.

(1) Schrœtter, *Krankheiten des Herzfleiches*, p. 298.
(2) Luschka, *Virchow's Archiv*, Bd. VIII.
(3) Albers, *Atlas der Pathol. Anatomie*, III, t. X, fig. 1.
(4) Kottmeier, *Fibrose neubildung in Herzen* (*Virchow's Archiv*, XXIII. Heft 3 et 4, 1862).
(5) W. Wagstaffe, *Fibrous tumour of the heart* (*Transactions of the Path. Society*, XII, 121, 1871).

CALCULS.

On trouve quelquefois, dans certaines parties du cœur, près des valvules, des plaques calcifiées et quelquefois ossifiées ; d'autres fois, des concrétions minérales dans des abcès du myocarde guéris par résorption.

Cette calcification ne se produit guère qu'à partir de cinquante ans, et surtout chez les vieillards.

Elle peut n'occuper qu'un point de la paroi et être un mode de guérison de l'anévrysme de Corvisart, comme j'en ai montré un cas à la Société des hôpitaux (Voir *Anévrysme de Corvisart*). Mais elle est le plus souvent l'aboutissant d'un processus athéromateux scléreux. M. Juhel-Rénoy a rencontré une concrétion dans l'un des piliers du cœur gauche chez un malade observé dans le service de M. Fernet. La pétrification peut envahir tout le système ventriculaire et lui former un revêtement dans le ventricule gauche, comme l'a observé M. A. Robin, à l'Hospice des ménages (1), ou bien la pointe et une partie des ventricules (Corvisart), ou enfin la moitié d'une paroi ventriculaire, comme j'en possède une très belle pièce que je dois à l'obligeance de M. Mesnet (1883), alors médecin de l'hôpital Saint-Antoine, et aujourd'hui médecin de l'Hôtel-Dieu (obs. XCVI).

Heschl (2) a trouvé, dans un cas de maladie de Bright, une calcification partielle du myocarde. Lüken (3) a trouvé une fois, dans le cœur droit, une calcification du muscle papillaire antérieur de la tricuspide. Cette concrétion, longue de 3 centimètres et large de 2, s'enfonçait profondément dans le myocarde et s'opposait à la fermeture de l'orifice auriculo-ventriculaire droit par la tricupside.

Les seuls phénomènes notés dans ces cas sont le volume du cœur, l'irrégularité des battements (arythmie) et une douleur à la pression. Mais ils ne peuvent être diagnostiqués.

(1) Albert Robin, *De la dégénérescence calcaire du cœur* (*Archives de méd.*, mai 1885).

(2) Heschl, *Theilweise Verkreidung der Herz musculatur* (*Oest Zeitschrift f. pract. Heilkunde*, nº XIV, 1861).

(3) Lüken, *Die pathologische neubildungen des Myocardium* (*Zeitschrift f. pract. Med.*, XXIII, Heft 3, 1865).

Observation XCVI. *Calcification et pétrification du ventricule gauche.* — Alexandre Schmidt, âgé de cinquante ans, entre à l'hôpital Saint-Antoine, salle Bichat, n° 25, le 13 février 1883. Ce malade a la fièvre depuis trois jours, il est atteint d'une pneumonie du sommet du poumon gauche qui ne tarde pas à s'étendre à tout le poumon. Il est atteint de fièvre et d'adynamie. On ne constate ni palpitations, ni souffle cardiaque, ni anasarque.

La pneumonie ne tarde pas à tourner à l'hépatisation grise et le malade meurt le 23 février.

A l'autopsie, on trouve une hépatisation grise de tout le poumon gauche. Mais on rencontre aussi une singulière altération du cœur. Un tiers environ de la paroi externe du ventricule gauche, depuis la valvule mitrale jusqu'à la pointe, est remplacé par une coque calcaire.

La pièce est ainsi décrite par M. Giraudeau :

L'examen microscopique de la paroi donne les résultats suivants :

A un faible grossissement une coupe pratiquée dans le sens transversal de l'anévrysme montre que ce dernier se compose de trois couches :

1° Une couche interne épaisse correspondant à l'endocarde, colorée en rose et se confondant sans limites bien distinctes avec la seconde ;

2° Une couche moyenne, rouge vif, d'une épaisseur à peu près égale à la précédente et constituée par le myocarde altéré ;

3° Une couche externe de beaucoup la plus mince qui se distingue nettement du tissu musculaire sous-jacent par sa coloration rose ; elle correspond au feuillet séreux du péricarde. Sa surface externe offre des prolongements fibreux peu serrés, indice de la symphyse cardiaque qui unissait les deux feuillets du péricarde.

A un plus fort grossissement on constate que la couche interne dans sa portion la plus profonde est constituée par des faisceaux conjonctifs denses, fortement serrés les uns contre les autres : un peu plus en dehors elle se compose de lacunes irrégulières communiquant les unes avec les autres et limitées par des bandes conjonctives. Ces lacunes étaient occupées à l'état frais par le dépôt calcaire qui donnait à l'anévrysme sa consistance pierreuse ; non seulement elles existent dans la *portion la plus externe de l'endocarde* épaissi, mais encore dans les *couches les plus internes du myocarde.*

En dehors de cette zone calcaire, les fibres musculaires sont peu distinctes, se colorent mal par le picro-carmin et présentent une striation difficile à distinguer. En outre, cette couche musculaire est fort peu épaisse et ne constitue que le vestige de la paroi ventriculaire proprement dite, la majeure partie des faisceaux musculaires ayant disparu sans laisser de traces.

Enfin, la couche péricardique, un peu plus épaisse qu'à l'état normal, est formée de tissu conjonctif ancien, les vaisseaux qui rampent à sa surface ainsi que ceux qui sont contenus dans son intérieur sont oblitérés par du tissu de nouvelle formation et transformés en cordons fibreux.

En résumé, en tenant compte de la distribution des lésions et de leur maximum au niveau de la moitié interne de la paroi ventriculaire, le mécanisme de formation de cet anévrysme nous semble être le suivant :

Au début, endocardite aiguë ayant amené par voisinage l'inflammation du myocarde sous-jacent, d'où perte de la résistance musculaire et formation de l'anévrysme au point où la pression sanguine est la plus forte, c'est-à-dire au voisinage de la pointe.

Consécutivement les portions enflammées ont subi diverses dégénérescences qui ont abouti à la transformation calcaire dans les points où l'inflammation avait été primitivement le plus intense.

Cette transformation calcaire, tout en enlevant à la paroi ventriculaire la faculté de se contracter, a empêché la portion dilatée du ventricule gauche de se rompre.

LIPOMES.

En dehors de la dégénérescence graisseuse du myocarde et de la surcharge graisseuse du cœur, on ne connaît qu'un cas de tumeur graisseuse du myocarde, cité par Albers (1).

KYSTES.

Ces cavités ne sont le plus souvent que des abcès ou des loges de parasites.

MYOMES.

Ce sont presque toujours des tumeurs congénitales. Virchow (2) et Recklinghausen (3) en ont rencontré de différentes grosseurs.

Kolisko (4), assistant de M. Kundrat, a trouvé, dans le cœur d'un enfant de deux mois, plusieurs tumeurs de cette nature. L'une d'elles, située à l'insertion d'une valvule semi-lunaire, était de la grosseur d'un grain de chènevis ; une autre, plus petite, était située dans le myocarde de l'infundibulum de l'artère pulmonaire et plusieurs autres plus petites se trouvaient dans le voisinage. Ces tumeurs étaient formées de fibres musculaires striées, c'est-à-dire étaient des rhabdomyomes.

(1) Albers, *Virchow's Archiv*, Bd. X.

(2) Virchow, *Virchow's Archiv*, Bd. XV. — *Congenitale cavernœse Myom. des Herzens* (*Virchow's Archiv*, XXX, 1864).

(3) Recklinghausen, *Myoma cordis* (*Monatschrift für Geburtskunde*, Bd. XX, 1882).

(4) *Semaine médicale*, 20 janvier 1886.

CANCERS.

Le cancer est la néoplasie qui se rencontre la plus fréquente dans le cœur, ce qui ne veut pas dire qu'on l'y trouve souvent. Kœhler (1) en a trouvé 6 cas sur 9118 autopsies. Tanchon (2), également 6 cas sur 8289 autopsies ; Willigk (3), 9 cas sur 4547 autopsies, comprenant 477 cancéreux.

Le plus souvent, le cancer du cœur est un cancer secondaire, prolongement d'un cancer des organes voisins, médiastin, œsophage, etc.

OBSERVATION XCVII. *Goitre et exophthalmie; cancer du corps thyroïde et du médiastin antérieur; cancer du cœur. Mort subite.* — Le sujet de cette observation est le sieur Gustave Dubois, âgé de vingt-sept ans, mouleur en fonte. Ce malade est entré à l'Hôtel-Dieu le 8 juillet 1868, salle Saint-Benjamin, n° 10, dans le service de M. Léger que je remplace en ce moment.

Ce qui frappe au premier aspect, c'est une dyspnée intense en même temps qu'une déformation singulière du corps, par laquelle la moitié supérieure, le thorax, le cou, la tête et les bras ont augmenté de volume, tandis que la moitié inférieure, le ventre et les membres inférieurs sont amaigris.

On trouve immédiatement la cause de la dyspnée dans une augmentation de volume du corps thyroïde. Cet organe a pris un développement exagéré et tel qu'il forme au-devant du cou une masse allongée transversalement qui occupe la moitié antérieure de la circonférence du cou. Le périmètre antérieur de cette tumeur est de 20 centimètres. Toutes les parties du corps thyroïde ont contribué à ce développement, aussi bien la partie moyenne que les parties latérales. Cette tumeur a ce caractère particulier qu'elle n'est pas mobile, elle semble fixée par les muscles sterno-mastoïdiens qui passent au-devant d'elle.

La plupart du temps, le malade est assez calme, sa respiration se fait assez facilement sans trop de fréquence, vingt-huit fois par minute, mais deux fois par jour, le soir et le matin, à la fin de la nuit, la dyspnée devient violente et spasmodique ; cet accès dure plus d'une heure. En dehors de ces deux accès, le malade en présente dans la journée une foule d'autres beaucoup moins intenses et passagers qui se produisent chaque fois que le malade fait un mouvement avec effort. On entend alors une respiration qui devient bruyante et produit dans l'inspiration comme dans l'expiration le sifflement particulier connu sous le nom de *cornage*.

(1) Kœhler, *Ueber Krebs (Schein Krebskrankheiten*, Stuttgard, 1853).
(2) Tanchon, cité par Schrœtter, *Krankheiten des Herzens*, p. 300.
(3) Willigk, *Prager Vierteljahrschrift*, 1856.

La poitrine paraît étrangère à la production de cette dyspnée, en arrière elle est sonore du haut en bas et la respiration s'y entend partout, mais elle est faible, courte et ne donne pas le murmure vasculaire. A la partie supérieure des deux côtés on entend un retentissement bruyant du son laryngien, qui forme un bruit de souffle presque amphorique existant dans l'inspiration comme dans l'expiration. En avant, l'auscultation de la poitrine donne des résultats analogues pour la partie supérieure des poumons, mais pour les deux tiers inférieurs il en est autrement, car à partir d'une ligne située à 7 ou 8 centimètres au-dessous des clavicules jusqu'en bas, il y a une matité absolue produite très probablement par un œdème des parois thoraciques facile à constater et sur lequel je reviendrai un peu plus loin.

Le malade tousse fréquemment par quintes violentes et spasmodiques suivies de l'expectoration d'un catarrhe pituiteux abondant. La voix est éteinte, elle a perdu toute tonalité.

La déglutition est difficile, elle est d'abord gênée par l'immobilité du larynx; aussi chaque fois que le malade veut prendre un peu de liquide, il en passe une petite quantité dans le larynx et le malade tousse. La déglutition des solides est plus gênée encore. Si le malade veut manger un peu de pain, par exemple, il a la sensation de l'arrêt du bol alimentaire un peu au-dessous du larynx et, après quelques bouchées, il ne peut plus rien avaler. Pourtant peu à peu les aliments finissent par descendre et il n'y a jamais de phénomènes de dégurgitation. La difficulté de la déglutition et la dyspnée extrême qui accompagne l'arrêt des matières dans l'œsophage ont ôté tout appétit au malade. Les garde-robes sont d'ailleurs régulières.

La tumeur gêne par sa pression la circulation veineuse du cou et de la tête. Les veines jugulaires et thyroïdiennes ont pris un volume énorme, la face est vultueuse, les lèvres sont bleuâtres, les paupières sont saillantes et les yeux projetés en avant. L'exophthalmie est apparente, mais elle n'est pas accompagnée d'hydrophthalmie, le globe de l'œil n'est pas dur, la pupille est très mobile et l'accommodation aux distances se fait d'une manière parfaite.

Quant à la circulation, elle n'est gênée qu'à la périphérie, mais le centre est intact. La circulation veineuse est embarrassée dans la moitié supérieure du corps, il y a de la cyanose à la face et aux mains, mais il n'y en a pas aux genoux.

La circulation capillaire est également gênée; aussi observe-t-on de l'œdème des deux points, mais surtout, et ceci est très frappant, un œdème de la partie antérieure de la paroi thoracique et des deux membres supérieurs. Cet œdème est dur, et ce n'est que par une pression assez forte et continue qu'on peut obtenir l'empreinte caractéristique de l'œdème.

On est étonné de trouver au milieu de ce cortège de symptômes le cœur battant régulièrement, il n'y a aucun bruit de souffle, le pouls est régulier et assez résistant (108). Quant au volume du cœur, il est impossible à fixer par suite de l'œdème des parois qui donne une matité absolue sur toute la surface antérieure du thorax et ne permet de percevoir que très faiblement le choc du cœur.

Les forces du malade ont considérablement diminué, le moindre effort provoque une dyspnée extrême. Les sens, l'intelligence et la mémoire sont intacts.

Cette maladie a suivi une évolution rapide. Le premier symptôme ne remonte pas au-delà du 23 avril, c'est l'exophthalmie qui a été tout d'abord ressentie par le malade, la dyspnée n'est venue que cinq à six jours après, elle a augmenté peu à peu, et deux mois plus tard, en juin, elle a pris la forme d'attaques d'orthopnée.

A cette époque, il a consulté un médecin qui lui a fait plusieurs saignées coup sur coup. Cette médication l'a soulagé pendant huit jours, mais la dyspnée a recommencé ensuite plus intense qu'auparavant. Pendant le court séjour qu'il a fait à l'Hôtel-Dieu, une saignée l'a encore soulagé, les accès de dyspnée n'avaient pas une intensité exagérée, lorsque, le 18 juillet, à la fin de la nuit, il mourut subitement dans son lit alors qu'il venait de se lever quelques instants auparavant pour aller à la fenêtre fumer une cigarette composée de feuilles de tabac et de datura.

A l'autopsie, on a trouvé un cancer du corps thyroïde, puis une masse cancéreuse dans le médiastin antérieur et deux noyaux cancéreux dans l'épaisseur du myocarde.

D'autres fois, il y a cancer par métastase, c'est-à-dire par colonie venue par les veines caves ou les veines pulmonaires.

Lober (1) a vu un cancer des testicules, des reins et de la vessie amener une tumeur dans la cloison du ventricule droit et une embolie dans une branche de l'artère pulmonaire.

Bödenheimer (2) a rassemblé 45 cas de cancer du cœur ainsi répartis : ventricule gauche, 7 cas ; ventricule droit, 3 cas ; oreillette droite, 2 cas ; les autres étaient situés dans le myocarde et faisaient saillie, soit dans la cavité péricardique, soit dans les cavités cardiaques, intéressant plus ou moins les orifices et les valvules.

Le cancroïde n'a été rencontré qu'une fois par Paget (3) à la suite de l'extirpation d'une tumeur de même nature. La lésion

(1) Lober, *Contribution à l'étude des maladies du cœur* (thèse de Paris, 1877).

(2) Bodenheimer, *Beitræge zur Pathologie der Krebsartigen neubildungen aus Herzen* (*Dissert. inaugurale*, Berne, 1865).

(3) Paget, *Surgical Pathol.*, II Bd., p. 449.

métastatique se trouvait à la pointe du ventricule droit et dans la cloison inter-ventriculaire.

Schrötter cite encore les autres indications bibliographiques suivantes :

R. Law, *Cases of Cancer of Heart* (*Dublin Quaterl. Journal of Med. Society*, mars 1863).

Klob, *Metastatischen Cancroïd des Herzens* (*Wiener Med. Wochenblatt d. G. der Arzte*, XIX, 1863).

Pietro (de Venise), *Storia di un tumore cancroso nel cuore* (*Giornale Veneto*, mai 1864).

Pailkert, *Medullar carcinom des Herzens* (*Allgem. a milit. Aerzltiche Zeitung*, n° 36, 1865).

E. Wagner, *Metastasischen sarcom einer lungen vene und des linken Vorofs* (*Archiv der Heilkunde*, Bd. VI).

Virchow, *Die Krankhaften Geschwülste* (*melanosarcom des Herzens*, II, p. 289, 1853-67).

Friedreich, *Beitræge zur Pathologie des Krebses* (*Virchow's Archiv*, XXXVI, 1866).

O Vyss, *Herz-Krebs* (*Wiener Med. Presse*, VII, 1866).

Prudhomme, *Observation d'une insuffisance aortique causée par une végétation cancéreuse mélanique, émergeant des deux valvules sigmoïdes* (*Gazette des hôpitaux*, n° 8, p. 30, 1867).

Morgan, *Transactions of the Pathol. Society ; noyaux cancéreux du myocarde*, 1868.

Payne, *Cancerous Growoths, on Endocardium*, XXII, p. 125, 1871.

TUBERCULES.

Dans les formes de phthisie aiguë miliaire, on est habitué à rencontrer des granulations tuberculeuses partout et dans l'interstice de tous les tissus. Elles se montrent dans le cœur sous forme de granulations grises, mais elles peuvent aussi se montrer sous forme de granulations jaunes. Rarement on y trouve des masses caséeuses, suite de tuberculose chronique des organes voisins. Recklinghausen (1), Townsend (2) et Valdeyer (3) en ont

(1) Recklinghausen, *Virchow's Archiv*, Bd. XVI.

(2) Townsend, *Dublin Journal of med. science*, I Bd., 1832.

(3) Waldeyer, *Tuberculose des Myocardium* (*Virchow's Archiv*, XXXV,

cité des exemples. Ce dernier a cité une masse tuberculeuse implantée dans l'oreillette gauche et comprimant une des veines pulmonaires. Dans ces derniers temps, Chiasi, prosecteur à l'hôpital Rodolf de Vienne, en a trouvé dans le myocarde, dans le cours de la phthisie aiguë. Dans les trois autres cas, le tubercule était attaché à la paroi de l'oreillette gauche. Dans tous les autres, les tubercules s'étaient développés dans l'infundibulum de l'artère pulmonaire.

PARASITES.

Les parasites trouvés dans le cœur sont la trichine et l'hydatide.

M. Davaine a constaté que, sur 160 cas où il y avait des échinocoques dans d'autres organes que le foie, 10 fois on en avait trouvé dans le cœur. Sur ces dix cas, il y en avait plus souvent dans le ventricule droit que dans le ventricule gauche. Oesterlen (1), sur 21 cas, en a trouvé 11 fois dans le cœur droit et 7 fois seulement dans le ventricule gauche et 2 fois dans la cloison. Le volume de l'hydatide a varié de la grosseur d'une tête d'épingle à celle d'une orange. Ordinairement ce kyste se développe entre les fibres du myocarde. Mais, dans certains cas, il se développe sur la paroi interne et fait saillie dans la cavité cardiaque. On en a vu devenir libres et être entraînés dans la circulation. Coote (2) a décrit un cas où le kyste de l'échinocoque s'était développé à la partie antérieure du ventricule gauche et

1866).—Voir en outre : Haberling, *De Tuberculosi Myocardii* (*Dissert. inaug.*, Breslau, 1865; Burellai, *Observatione de una Tuberculose del cuore* (*Annali universali di medicina*, mai 1869).

(1) Oesterlen, *Ueber Echinoccoccus in Herzen*, *Mittheilung aus der Brunschen Klinik* (*Virchow's Archiv*, XLII, 1868).

(2) Coote, *Med.* (*Times and Gazette*, Febr. 1854). — Voir en outre : Williamson, *Echinoccoccus in Herz und Lungen* (*Allgemeine med. central Zeitung*, n° 74, 1864); Ch. Kelly, *Hydatid cyst in the heart* (*Transactions of the pathol. Society*, XX, p. 145, 1870); W. Moxon, *Hydatid of the heart obliterating by its pressure the coronary sinus* (*Transactions of the pathol. Society*, XXI, p. 99, 1871). — Peacock, Th. Beville, *Hydatid cyst imbedded in the walls of the heart* (*Transactions of the pathol. Society*, XXIV, p. 37, 1873). — Goodhart, *Cured hydatid cyst in the walls of the heart* (*Transactions of the pathol. Society*, XXVII, p. 72, 1876). — Brodowski, *Ein Fall einer apfel*

avait donné au cœur un volume tel, qu'il allait de la troisième côte droite à la huitième côte gauche et refoulait les poumons en arrière.

Oesterlen, sur 21 cas, a constaté que le sac s'était rompu 6 fois.

Observation XCVIII. *Vaste tumeur hydatique développée dans l'intérieur de la cavité péricardique et ayant occasionné la mort subitement sans aucun signe précurseur* (1). — La nommée Viénot, âgée de soixante-quatre ans, entrée à l'asile le 7 avril 1855, est atteinte de démence terminant un délire mélancolique fort ancien. Depuis plusieurs années, l'existence de cette malade est purement végétative. Elle ne s'agite jamais, ses grandes fonctions physiologiques paraissent s'exécuter régulièrement et la santé physique semble satisfaisante.

21 décembre 1882. Depuis hier, embarras gastrique, 80 pulsations, régulières, mais faibles.

Le 22. Ce matin, cette malade s'est levée comme d'habitude. Au déjeuner, elle prend seulement un peu de bouillon. Vers les neuf heures, elle pâlit, chancelle, la surveillante la soutient dans ses bras et elle expire aussitôt. Pas de rougeur de la face ; pas de paralysie.

Résultats de l'autopsie.

Le 23. Autopsie trente heures après la mort.

Hémisphère gauche, 490 grammes ; hémisphère droit, 490 grammes ; cervelet, bulbe et isthme, 170 grammes ; poids total de l'encéphale, 1150 grammes.

Les membranes sont saines. Pas d'athérome ni d'adhérences. Elles s'enlèvent très facilement. Peu de liquide céphalo-rachidien. La substance cérébrale ne présente rien de particulier. Pas de foyer de ramollissement ancien ni récent. Les circonvolutions sont normales et bien dessinées. La couche corticale et les ganglions cérébraux présentent à la coupe une surface légèrement décolorée. Ventricules latéraux et moyens normaux.

Cavité thoracique. — A l'ouverture de la poitrine, le cœur, restant enveloppé de son péricarde, apparaît sous la forme d'une masse volumineuse, arrondie, inégale et bossuée. Le périmètre moyen de la tumeur atteint 45 centimètres.

Deux diverticula principaux existent : l'un, au niveau de l'oreillette droite, l'autre, à la pointe et en arrière de l'organe. A la palpation : dureté générale ; épaississement de l'enveloppe péricardique et fluctuation profonde.

gronen Echinococcus blase in der rechten Herz kammerwand (*Medicina*, Bd. IV, Heft 24, 1876). — Mettenheimer, *Ein Fall von Echinococcus des Herzens* (*Memorabilien*, n° VIII).

(1) Observation recueillie par M. le docteur Chudzinsky, médecin adjoint de l'asile départemental d'Auxerre (*France médicale*, 15 mars 1883).

Le diverticulum supérieur paraît surtout induré ; la fluctuation y est moins nette, mais cependant évidente.

Le poids de la pièce pathologique atteint 1k,580 à la coupe, il s'en échappe une quantité considérable de kystes hydatiques libres, sphériques, réguliers, blanchâtres, translucides et ombiliqués. L'ombilic de chacun de ces kystes n'est pas sensiblement déprimé, il est muni en outre d'un léger prolongement funiculaire celluleux et n'ayant aucune résistance.

Ces kystes contiennent un liquide clair citrin. Leur volume varie de celui d'un fort marron d'Inde à celui d'un fort pois vert. Ils se trouvent disséminés au milieu d'une substance gélatino-caséeuse dans laquelle on retrouve des débris kystiques membraneux et des petits globules transparents en voie de formation.

Ces produits pathologiques sont contenus dans une poche spéciale occupant toute la partie moyenne et inférieure de la tumeur. Cette poche représente la cavité du péricarde considérablement agrandie. Elle est tapissée par une membrane organisée, dure, jaunâtre, granuleuse et adhérente au péricarde hypertrophié.

Cette membrane, qui ressemble en tous points à celles qu'on observe dans les loupes volumineuses du cuir chevelu, est certainement productrice des kystes et des produits anormaux qu'elle contient.

Le diverticulum droit supérieur est indépendant de la grande cavité précédemment décrite.

Sauf le volume, il en est, du reste, la reproduction exacte. Il contient, en effet, les mêmes kystes sphériques et la même substance gélatino-caséeuse. Ses parois arrondies sont tapissées intérieurement par la même membrane kystogénique.

Le volume de ce diverticulum détaché peut être évalué à celui d'une orange de moyenne grosseur.

Le cœur lui-même occupe la partie supérieure de cette vaste néoplasie par laquelle il a été refoulé et comprimé.

Il est légèrement hypertrophié et pèse 400 grammes. La surface externe est jaunâtre, granuleuse et tapissée par la grande membrane kystique déjà signalée.

Du reste tous les détails de l'organe : cavités, colonnes charnues, valvules et orifices, sont parfaitement reconnaissables et paraissent même normaux. Nous n'avons pu y saisir aucune altération digne d'être notée.

Nous avons remarqué seulement que les oreillettes étaient absolument vides et que la section des vaisseaux du cou n'avait donné lieu à aucun écoulement sanguin. La veine cave inférieure, au contraire, nous a paru fournir une quantité de sang noir supérieure à la normale.

Poumons. — Ces organes sont absolument sains. Pas de tubercules. Engouement insignifiant des lobes inférieurs.

Le poumon gauche adhérait aux côtes par des produits cellulo-fibreux peu résistants.

Le foie, la rate, les reins et les autres organes contenus dans l'abdomen ne présentent rien de particulier.

La trichine se trouve, dans les muscles cardiaques comme dans tous les autres, visible seulement au microscope.

CAILLOTS ET POLYPES DU CŒUR.

L'histoire des concrétions sanguines trouvées dans le cœur pourrait faire remonter bien loin dans l'histoire de la médecine ; mais il est inutile de remonter plus haut que la découverte de la circulation du sang. Encore les débats du jour, faits sur cette question, sont bien obscurs.

Depuis Hélidée, de Padoue (1550), jusqu'à Vesale, on ne sait qu'une chose, c'est qu'on rencontre dans le cœur *des grands morceaux longs pituiteux*. Avec Vesale, Carmani, Baillou, Th. Eraste, la constatation se renouvelle, mais on pense que ce sont des vers.

De 1633 à 1684, on commence à regarder le fait comme pathologique. Bartholetti, Bartholin, Malpighi, William Gould, les décrivent comme des polypes analogues à ceux des fosses nasales et de l'utérus. Hoffmann (1715), puis Boerhaave, van Zwieten, Sénac, Camisi, étudient leur évolution.

Vers 1739, une nouvelle doctrine est soulevée par Pasta ; les caillots ne sont pas, dans le cœur, des phénomènes morbides, c'est un simple phénomène cadavérique qui se reproduit dans la palette de la saignée. Mais depuis, Corvisart, Burns, Testu, Kreysig, Laennec, Andral, Bouillaud et Legroux contribuèrent à établir nettement la distinction des caillots formés pendant la vie de ceux qui se forment soit pendant l'agonie, soit après la mort. Enfin, de 1846 à 1856, Virchow établit la doctrine de l'embolie.

Rappelons d'abord la distinction des caractères des caillots formés après la mort des caillots formés pendant la vie.

Les caillots formés pendant l'agonie ou après la mort se présentent sous deux formes : 1° en gelée molle ; 2° avec une texture fibreuse élastique :

1° Tantôt les caillots forment une gelée molle, noirâtre, d'une consistance homogène qui ne peut donner lieu à aucune difficulté ;

2° D'autres fois, les caillots ont une texture fibreuse, élastique, une consistance solide et une couleur généralement blanche ou rosée.

Ils sont formés de couches stratifiées, superposées dans un ordre qui dépend de la position du cadavre. Ils sont formés de globules amassés aux parties déclives. Au-dessus se trouve la fibrine en couche plus ou moins épaisse.

Ils sont volumineux, jaunâtres, et renferment une grande quantité de sérosité. En outre, ils sont très élastiques et ont un aspect gras.

Ils remplissent incomplètement les cavités dont ils ont pris la forme (ventricule droit, veine et sinus). Ceux du cœur se prolongent dans les gros vaisseaux, dans les veines et forment de grands cordons blancs qui peuvent être tirés de la veine, comme l'épée du fourreau (1).

Les caillots formés pendant la vie ont une consistance beaucoup plus ferme, presque celle de la chair musculaire. Bouillaud les comparait au gluten, à la fibrine préparée et aux fausses membranes des séreuses. Legroux les a comparés plus justement aux concrétions des anciens sacs anévrysmaux.

Leur couleur varie selon leur ancienneté et leur proportion de globules. *Ils adhèrent aux parois.* Ces adhérences ont été classées en trois degrés par Legroux (2) :

1° Elles peuvent être formées par une agglutination facile à détruire, produite par un liquide plastique ; ces adhérences sont toujours partielles ;

2° Dans le second degré, l'adhérence se fait par toute l'étendue. Les deux surfaces, celles du caillot et du vaisseau, quand on les sépare, présentent un aspect dépoli ; mais il n'y a pas encore de vaisseaux qui les réunissent ;

3° Au troisième degré, il y a une fusion complète entre les deux tissus, et la dissection a peine à les séparer.

Richardson a constaté que le poids spécifique de ces caillots de la vie est plus élevé que celui des caillots *post mortem*.

(1) Voir Lemarchand, *Thèse inaugurale*, Paris, 1862 ; Bucquoy, *Des Concrétions sanguines* (Thèse d'agrégation, 1863).

(2) Legroux, Thèse inaugurale, 1827.

Le caillot récent est grisâtre, demi-transparent, élastique. Il est formé d'un réseau fibrillaire presque complètement dépourvu d'éléments granuleux ou globulaires.

Le caillot ancien est opaque, jaune et friable. Il est composé d'une association de fibrilles qui se dissocient et se chargent de granulations grossières et de globules granuleux.

En 1827, Legroux pensait, comme Laënnec, Andral, Bouillaud et M. Hardy, que les caillots pouvaient s'organiser ; en 1856, il reconnut qu'il s'était trompé. Mais Cruveilhier avait prouvé qu'ils ne peuvent se pénétrer de vaisseaux sanguins. Robin et Verdeil ont montré également que la fibrine épanchée ou exsudée ne s'organise jamais. MM. Bucquoy et Broca ont montré que ce qui s'organise, ce n'est pas le caillot, mais que ce dernier provoque l'exsudation d'une lymphe plastique qui s'organise.

Dans le cœur, les caillots formés pendant la vie portent le nom de concrétions polypiformes, de polypes sanguins, de caillots fibrineux du cœur. Ils sont de deux ordres : les uns autochtones, les autres emboliques.

Les caillots autochtones sont, d'après Bouillaud (1), plus fréquents dans les cavités droites que dans les cavités gauches ; plus fréquents, en outre, dans les oreillettes que dans les ventricules. Cela tient à ce que la disposition à la coagulation est plus marquée dans le sang veineux que dans le sang artériel. John Simon (2) a fait l'expérience suivante :

Un fil passé au travers d'une artère donne dans l'artère, au bout de vingt-quatre heures, quelques flocons fibrineux, la même expérience faite sur une veine donne un caillot cruorique.

Legroux (3) faisait remarquer que, contrairement à l'opinion de Bouillaud, les caillots se forment surtout dans les ventricules et dans l'oreillette gauche.

Dans chacune de ces cavités, ils peuvent être libres et adhérents. Ils sont alors fixés soit aux valvules, soit aux parois ; s'ils tiennent aux valvules, ils peuvent être fixés soit au bord libre, soit à la surface des valvules, soit aux cordages tendineux.

(1) *Traité des maladies du cœur.*
(2) John Simon, *Lecture on general pathology*, lecture V.
(3) Legroux, Thèse inaugurale, 1827, et *Gaz. hebd.*, 1856.

Ils peuvent être parfois fixés à une cavité accidentelle, comme dans les anévrysmes partiels du cœur.

Ils se présentent, d'après Legroux, sous deux formes : soit en masses, soit en membranes.

Ils peuvent être en masse ovoïde ou pyramidale.

Ils subissent bientôt au centre la régression fibrineuse avec l'apparence de la purulence.

Quand ils sont en forme de membranes, ils subissent la condensation fibreuse, et soudent entre elles les valvules ainsi que les tendons.

Ces caillots sont, en général, uniques, à moins qu'ils ne soient tout petits et disséminés sur le bord d'une valvule. En ce cas, leur volume ne dépasse pas celui d'un grain de millet.

Dans les autres circonstances, leur volume est variable et peut arriver à remplir en grande partie la cavité qui les renferme. Cependant ils ne parviennent pas à la remplir tout entière. Bouillaud en a vu d'assez gros pour peser plus de 350 grammes.

Ils sont tantôt libres (Legroux), surtout quand ils sont emboliques, ils peuvent avoir été adhérents et être devenus libres (Hardy) (1), ils peuvent être seulement intriqués dans les tendons des colonnes charnues et mieux encore être adhérents par un pédicule.

La formation de ces caillots ne s'explique pas suffisamment par la stase du sang, car, dans l'asphyxie prompte avec stase du sang, on ne trouve pas de caillots (Blondet) (2).

Leur production est le résultat des exsudats de l'endocardite (Kreysig, Andral, Bouillaud, Hardy et Legroux).

Le diagnostic de ces coagulations dans le cœur est presque impossible. Quand il s'en détache une embolie qui va oblitérer un vaisseau, les symptômes de la brusque obstruction de ce vaisseau font rechercher le point de départ de l'embolie et permettent quelquefois de le soupçonner dans le cœur.

Toutefois, si l'on voit se développer tout d'un coup des symptômes graves indiquant une perturbation profonde des fonctions du cœur avec détresse respiratoire, cyanose ou pâleur extrême,

(1) Hardy, Thèse de concours, 1838.
(2) Blondet, *Union médicale*, 1857, p. 497.

expectoration sanglante et refroidissement des extrémités et tendance à la syncope ;

Si les mouvements du cœur sont désordonnés, si l'on voit l'hydropisie succéder rapidement à ces troubles, on peut soupçonner facilement la formation de polypes du cœur. Le diagnostic s'affirme mieux si l'on constate en même temps la disparition d'un caillot veineux ou les symptômes d'une oblitération artérielle par embolie.

Dans ces derniers temps, Richardson (1) et Gerhardt (2) ont prétendu reconnaître, à la forme de la dyspnée, si la thrombose siégeait dans le cœur droit ou dans le cœur gauche ; mais les signes qu'ils donnent comme caractéristiques sont loin d'avoir cette valeur. Les seuls qu'on puisse invoquer sont, pour le cœur droit, la cyanose, la disparition du caillot et l'infarctus pulmonaire ; pour le cœur gauche, la pâleur du sujet et l'embolie dans une artère du cerveau ou des membres.

Les polypes du cœur peuvent amener la mort subite, mais ils peuvent, à la rigueur, laisser vivre le malade, cela depend en partie de leur grosseur ; encore laissent-ils, en pareil cas, le malade dans un état des plus graves.

On trouvera encore des détails sur cette question dans les travaux suivants :

Proust, *Polype dans l'oreille droite* (*Gaz. méd.*, 52, 1864).

Hayden, *Dublin quart. Journal of med. science*, novembre 1864.

Gallard, *Coagulations sanguines dans le cœur* (*Gaz. des hôpitaux*, n° 71, 1865).

Faure, *Recherches expérimentales sur les caillots fibrineux et sur les produits d'inflammation du cœur* (*Archives gén. de médecine*, février 1864).

Vulpian, *Union médicale*. — Vulpian, *Mémoires de la Société médicale des hôpitaux de Paris pour* 1865.

Aronshon, *Caillots dans l'intérieur du ventricule gauche* (*Gaz. méd. de Strasbourg*, n° 12, 1868).

(1) Richardson, *Lectures on fibrinous deposition in the heart* (*Brit. Med. Journal*, 1860 et 1873).

(2) Gerhardt, *Uber Blutgerinnung in linke Herzrœhre* (*Wurzburg Med. Zeitung*, Bd. IV, p. 150, 1864.— Id., *Thrombosis cordis dextri*, p. 221, 1864).

Nobiling, *Thrombose des linken Ventrikels* (*Bayer, Intelligens blatt*, n° 24, 1869).

Jos. Jones, *Heart clot, a clinical lecture* (*News-Orleans Journal of med.*, july 1869).

J.-S. Bristowe, *Sofłening Clots in the heart in a case of renal disease* (*Transact. path. Soc.*, XIX, p. 90, 1869).

Bucquoy, *Concrétion polypiforme ancienne du cœur* (Soc. méd. des hôpitaux, 1869).

Georges Gaskoin, *Polypen of the left side of the heart* (*Med. Times and Gaz.*, 4 septembre 1869).

John G. M'Kendrick, *A case of the heart disease* (*Edinb. Med. Journal*, novembre, p. 396, 1869).

Th. Neureutter, *Combustio, thrombose und embolie in arterien system* (*Wiener Med. Presse*, n°s 15 et 16, 1871).

Jules Dubois, *Kystes libres dans les cavités du cœur* (*Bulletin de l'Académie de médecine*, XXXV, p. 807, 1871).

Biermer, *Vortrag uber polypen gerinnungen in Herzen* (*Corresp. Blatt schweitzer Aerzte*, n° 9, 1872).

Lawson, *Two cases of death form fibrinous concretion in the right side of the heart* (*Med. Times and Gazette*, 8 février 1873).

Edw. Crisp, *Heart clot a sudden death* (*Transact. of the pathological Soc.*, XXIV, p. 46, 1873).

T. Whipham, *Old blood clot adherent to the wall of the left ventricle and septum of the heart* (*Lancet*, 4 janvier 1873).

Mullier, *Concrétion sanguine du cœur* (*Archives méd. belges*, avril 1873).

Raymond, *Concrétion sanguine du cœur chez un malade atteint de diabète sucré* (*Archives méd. belges*, 1873).

Vergelez, *Observation de thrombose cardiaque chez un malade atteint de pleurésie chronique* (*Bordeaux médical*, 22 et 24, 1873).

J. Fayres, *On fibrinous concretions in the right side of the heart* (*Med. Times and Gazette*, 18 janvier 1873).

CHAPITRE XLII

DES TUMEURS ANÉVRYSMALES DE L'AORTE THORACIQUE (ANÉVRYSMES FAUX).

On comprend sous le nom d'*anévrysme* des dilatations des artères qui occupent, soit une partie du contour du vaisseau, soit sa totalité. Quand elles n'occupent qu'une partie du contour et qu'elles communiquent par toute leur largeur avec le vaisseau, elles portent le nom de *bosselure*, que leur a donné Cruveilhier. Quand elles occupent toute la circonférence, elles portent le nom de *dilatation fusiforme*, *d'anévrysme vrai*. C'est la variété que j'ai décrite plus haut, sous le nom de *maladie de Hodgson*. D'autres fois, il y a une rupture du vaisseau avec tumeur plus ou moins grosse et une ouverture en général rétrécie, portant le nom de *collet*. C'est l'*anévrysme sacciforme* ou *tumeur anévrysmale*, l'*ancien anévrysme faux*. L'ancienne classification en anévrysme vrai ou sans rupture et l'anévrysme vrai avec rupture des tuniques a été abandonnée, comme la division en anévrysme mixte interne ou mixte externe, parce que, dans tous les cas, les membranes sont altérées. Bamberger est un de ceux qui ont le plus insisté pour montrer la difficulté de retrouver les membranes, et d'autre part pour faire remarquer qu'on avait souvent forcé les résultats de l'autopsie pour faire rentrer la pièce qu'on avait sous les yeux dans la catégorie, soit des anévrysmes mixtes internes, soit des mixtes externes.

On n'admet donc plus aujourd'hui que trois catégories : l'anévrysme fusiforme, qui a été décrit au chapitre : *Maladie de Hodgson*, avec l'athérome ; l'anévrysme sacciforme, qui va être décrit dans ce chapitre, et l'anévrysme disséquant, qui en est une variété.

Ces divisions ne sont que des moyens de se reconnaître en

clinique et n'ont rien d'absolu, car un anévrysme sacciforme peut se trouver greffé sur un anévrysme fusiforme. Les bosselures accompagnent souvent l'une et l'autre forme.

Le volume des anévrysmes est très variable et va du volume de la tête d'une épingle à celui de la tête d'un adulte.

Les parois d'un anévrysme sont formées par les parois vasculaires altérées. Presque toujours ces altérations sont la suite d'une inflammation chronique de la membrane interne.

Ce processus inflammatoire consiste dans l'épaississement des parois par la prolifération du tissu conjonctif, l'atrophie, la dégénérescence graisseuse, l'ulcération ou la calcification des membranes. En général, le processus n'est pas simple, et on trouve presque toujours réunies sur un même sac plusieurs de ces altérations laissant encore des traces de la membrane moyenne ou l'ayant détruite tout à fait. Quand le sac anévrysmal est considérable, on ne retrouve plus guère les trois membranes que dans quelques points ; d'autres fois, on n'en trouve plus que deux, et enfin, dans les parties où l'anévrysme s'est le plus développé, on ne voit plus aucune trace des membranes. Les parois sont alors constituées par les tissus des organes voisins, tissu conjonctif, muscles, etc., ou même seulement par la peau.

En général, l'altération qui se fait dans les tissus voisins durcit les tissus mous et corrode les tissus durs comme les os.

Dans un cas où l'anévrysme n'était plus recouvert que par la peau, Burkhardt (1) a trouvé l'état histologique suivant : le tissu cellulo-graisseux sous-cutané avait disparu presque complètement; il existait à peine dans les points où la peau n'avait plus que 1 centimètre d'épaisseur ; il n'y avait plus de vaisseaux sanguins dans la couche sous-cutanée, tandis que les parties superficielles du derme étaient parcourues par des vaisseaux pleins de sang. L'épiderme était, dans la partie la plus saillante, transformé en une eschare teinte de sang ; dans les autres points, il était remplacé par un tissu de mailles semblable au tissu conjonctif, avec des lacunes à dépôts fibrineux. Les glandes sudoripares étaient atrophiées, mais les glandes sébacées étaient intactes.

(1) Burkhardt, *Archiv der Heilkunde*, t. XVIII, n° 2.

A l'intérieur du sac, on trouve des caillots stratifiés, dont la densité est d'autant plus grande qu'on se rapproche de plus en plus de la périphérie. Les caillots extérieurs sont les plus anciens et sont en même temps les plus organisés.

Autrefois on distinguait les caillots en fibrineux ou passifs et en organisés ou actifs. Cette division est aujourd'hui abandonnée.

Ajoutons que les sacs peuvent s'enflammer, et disons de suite que cette inflammation peut être provoquée utilement pour donner plus de résistance aux parois ; il en sera question à propos du traitement. En général, cette inflammation est adhésive et développe la formation d'exsudats fibrineux (Broca) ; mais quelquefois ce travail inflammatoire peut aller jusqu'à la suppuration. Lebert a trouvé deux fois du pus dans l'épaisseur des parois.

Quelles sont les causes de cette coagulation du sang dans les anévrysmes ?

On sait que le sang se compose de corps solides, globules, et d'un fluide, le plasma. La coagulation consiste dans le dédoublement du plasma en sérum et en une substance nommée par Fourcroy *la fibrine,* qui se dépose sous forme de fibrilles. Ce qui fait coaguler le sang en pareil cas, ce n'est pas le contact de l'air, comme le prétendent Hewson (1), Eichwald, Urbain et Mathieu, puisque le sang y est soustrait ; ce n'est pas le refroidissement, puisqu'au contraire le refroidissement a pour conséquence de retarder le phénomène de la coagulation. Ce n'est pas non plus l'élimination de l'ammoniaque, comme le prétendait Richardson, ou le départ de l'acide carbonique, comme le croyait Scudamore.

Une des premières causes de cette coagulation tient, comme l'a montré Brücke, à ce que le sang n'est plus en contact avec ses parois naturelles. Tout corps étranger solide mis en contact avec le sang y détermine la coagulation, les dépôts athéromateux et surtout calcaires des parois agissent dans ce sens et font comme la baguette qui sert à défibriner le sang.

L'élément contenu dans le plasma, et qui produit la coagula-

(1) Hewson, *Experimental Inquiry into the properties of the blood,* 1770.

tion, a été extrait par Denis (1) (de Commercy), et nommé par lui *la plasmine*. Mais cette substance est, elle-même, composée de deux autres : l'une, grise, qui se transforme en fibrine, et a reçu depuis le nom de *fibrinogène*, et l'autre, qui reste séparée après la coagulation, la paraglobuline (désignée tour à tour par les noms de fibrine dissoute, albuminate alcalin, globuline du sérum, substance fibrino-plastique). Ces deux substances sont insolubles dans l'eau, mais sont maintenues dissoutes dans le plasma à la faveur du chlorure de sodium; mais un excès de sel les précipite successivement; c'est par suite de cette précipitation successive que Hammarsten a pu les séparer (2).

Quant à la transformation du *fibrinogène* en *fibrine*, elle est due, d'après Alexandre Schmidt (3) (de Dorpat), à une sorte de fermentation dont le ferment dérive des globules blancs au contact des corps étrangers. Le ferment de la coagulation se retrouve après que cette opération est effectuée. Il peut être extrait du caillot par les procédés qui servent à retirer les ferments digestifs : précipitation par l'alcool, et dissolution du précipité dans une petite quantité d'eau.

Le ferment se développant aux dépens des globules blancs, si l'on recueille une certaine quantité de leucocytes par filtration, on peut en préparer des solutions de ferment très actives. Comme pour tous les ferments, son maximum d'action est à une température un peu supérieure à la température normale du corps. A 55 degrés, le ferment est précipité; à basse température, il agit moins; à 0 degré, il n'agit plus. Pour que ce ferment agisse activement, il faut que la solution ne soit ni trop riche, ni trop pauvre en sels de soude et de magnésie. Enfin, la coagulation, comme toutes les fermentations, s'accompagne d'un

(1) Denis (de Commercy), *Études chimiques*, 1842; *Mémoire sur le sang*, 1859.

(2) Hammarsten, *Nova acta Rog. Soc.*, Upsel, série III, XI (*Archiv per die ges. phys.*, XXII, p. 431, 1880).

(3) Alexandre Schmidt (de Dorpat), *Archiv für anatomie und physiologie*, 1861, p. 545 et 676; 1862, p. 428 et 533; *Archiv für die ges. physiologie*, VI, p. 413; IX, p. 353; XI, p. 291 et 515; XIII, p. 93 et 146; *Die Lehre v. d. ferm. Gerinnungs erscheinung*, Dorpat, 1876.

dégagement de chaleur assez considérable pour être constaté au thermomètre.

Ainsi donc, tant que le sang circule, le fibrogène du plasma sanguin reste en dissolution, parce que l'élément de sa transformation, c'est-à-dire le ferment, n'existe pas encore. Au contact d'un corps étranger, il se fait une irritation des globules blancs qui sécrètent ce ferment qui transformera le fibrinogène en fibrine. (Léon Frédéricq (de Liège), *Revue scientifique*, n° 23, 4 décembre 1880.)

Le sac anévrysmal, en se développant, comprime les organes thoraciques qu'il rencontre, les détruit, les absorbe, et s'il rencontre des organes creux, il se rompt dans leur cavité. Il en sera question plus loin à propos du pronostic.

Comme altérations secondaires, les anévrysmes entraînent l'hypertrophie du cœur avec dilatation, et, par suite, l'insuffisance valvulaire, tant des valvules sigmoïdes de l'aorte que de la mitrale. Du côté des artères, on peut voir survenir tantôt l'oblitération, tantôt la dilatation.

Comme dernière remarque, il faut ajouter que l'anévrysme est rarement isolé, et que l'on trouve la plupart du temps, dans l'aorte et dans les principales artères émergentes, d'autres foyers de lésions analogues à la lésion primitive qui a engendré l'anévrysme.

DIAGNOSTIC DES ANÉVRYSMES DE L'AORTE THORACIQUE. EXAMEN DES SYMPTÔMES.

Tuméfaction. — L'anévrysme de l'aorte, en se développant, refoule devant lui les tissus et soulève les côtes; aussi le premier phénomène apparent est-il une déviation des côtes qui fait une saillie connue sous le nom de *voussure*. Cette voussure correspond à la partie la plus saillante de la tumeur vers l'extérieur; puis l'anévrysme, détruisant les tissus devant lui, vient former une véritable tumeur qui fait saillie entre les côtes, ou plus tard au delà même des côtes, lorsque celles-ci ont été détruites. D'abord, la tumeur se montre à peu près au niveau de l'origine de l'anévrysme; mais celui-ci, en grossissant, est entraîné par son poids vers les parties inférieures, et n'est plus arrêté que par le diaphragme. Ainsi, l'anévrysme de la partie ascendante de l'aorte pourra venir s'appuyer sur le foie et former sa saillie au niveau des troisième et quatrième côtes. Un anévrysme parti de la partie inférieure de l'arc pourra, en se développant, occuper tout le côté gauche de la poitrine et donner lieu à une tumeur non plus dans le deuxième espace intercostal, mais au niveau des septième, huitième et neuvième côtes, comme on en verra un exemple plus loin.

Cette tumeur est de consistance osseuse si elle soulève les côtes, de consistance fibrineuse si elle correspond à des caillots fibrineux, plus molle et pulsatile dans d'autres cas. Cette tumeur n'est guère réductible que par des pressions très douloureuses.

Pulsations. — Le fait capital et caractéristique de l'anévrysme est qu'il est animé de pulsations et donne, comme dit Stokes, l'apparence de deux cœurs dont l'un bat sensiblement à sa place normale, tandis que l'autre bat dans un autre point de la poitrine, dans une région qui correspond plus ou moins au trajet de l'aorte. Le caractère des pulsations est celui-ci : on sent que ce n'est pas une tumeur soulevée par une artère et pouvant être séparée de celle-ci, mais une tumeur battant dans tous les sens, c'est-à-dire qu'il y a à chaque systole un *mouvement d'expansion* qui ressemble plus ou moins au battement de l'artère principale et s'enfle à chaque systole. Ces mouvements peuvent même être enregistrés par le cardiographe; nous en montrerons des exemples plus tard. Ces mouvements d'expansion sont d'autant plus accusés à la poitrine que les côtes auront été usées et les muscles résorbés.

On voit en général les veines refoulées produire une augmentation des veinules superficielles qui deviennent variqueuses. Plus tard, la peau s'enflamme, se gangrène, et la rupture se produit soit à l'extérieur, soit dans une cavité intérieure ou même dans le tissu cellulaire sous-cutané.

Dans l'intervalle des pulsations, pendant la diastole, on peut quelquefois percevoir de la fluctuation.

Les pulsations sont d'autant plus manifestes que la tumeur sera plus saillante et les parois plus amincies. Si l'on prend le tracé graphique de cette pulsation, on verra qu'il retarde sur le choc de la pointe du cœur d'autant plus que l'orifice de l'anévrysme est placé sur un point de l'aorte plus éloigné du cœur.

Quelquefois, la pulsation semble double, cela se présente quand l'orifice de l'anévrysme est placé près des valvules; il y a alors une pulsation au moment du choc de la pointe et une autre au moment de la clôture des valvules. D'autres fois, ce double choc tient simplement à l'oscillation due à l'élasticité de la poche.

Voici une observation où ces caractères sont retracés : il s'agit d'un malade que j'ai observé, en 1877, à l'hôpital Saint-Antoine, avec mon ami Dujardin-Beaumetz.

Observation XCIX. *Anévrysme de la portion ascendante de l'aorte. Insuffisance aortique.* — Le nommé G..., âgé de trente-six ans, cuisinier, entre le 17 mars 1877 dans le service de M. Dujardin-Beaumetz, salle Saint-Lazare, n° 9. Voici les renseignements que fournit le malade sur les circonstances qui nécessitent son entrée à l'hôpital :

Cet homme a joui jusqu'ici d'une bonne santé, il n'a jamais eu de rhumatismes, pas de syphilis et, suivant son dire, il n'aurait jamais fait d'excès alcooliques. Du côté de ses parents, sa mère est encore bien portante ; quant à son père, il est mort d'une apoplexie cérébrale.

A quatorze ans, il aurait éprouvé tous les symptômes qui caractérisent une néphrite parenchymateuse, les urines étaient rares, il aurait eu un œdème généralisé ; pendant près de six mois, le malade serait resté alité.

Il y a quatre ans, cet homme, qui habitait Montevideo depuis plus de dix ans, fit une chute violente sur le côté droit de la poitrine au niveau de la région mammaire ; il n'y eut pas d'ecchymose et la douleur disparut au bout de quelques jours. Il y a deux ans, sans cause appréciable, il survint une douleur sourde dans le côté droit de la poitrine, et qui s'irradiait dans les bras et surtout dans celui du côté droit; à ces douleurs se joignirent bientôt des palpitations assez intenses pour faire osciller le siège sur lequel il était assis; ces palpitations augmentaient sous l'influence des émotions ou des efforts. Bientôt il ne lui fut plus possible de se livrer à aucun travail pénible, et lorsqu'il se trouvait couché sur le côté gauche il éprouvait immédiatement une dyspnée des plus intenses. Puis, il y a à peu près un an, le malade observa une voussure plus marquée du côté droit de la poitrine, au niveau des quatrième et cinquième côtes. La voix devint sourde, il eut de la difficulté à avaler et les douleurs névralgiques augmentèrent d'intensité; tous ces symptômes, que les médecins de Montevideo attribuèrent à un anévrysme de l'aorte, forcèrent le malade à quitter cette dernière ville le 12 janvier 1877, et il arrivait à Bordeaux le 4 février. A peine débarqué dans cette ville, il entrait à l'hôpital, dans le service du docteur Burguet, salle 14, n° 4. On appliqua de la glace sur la tumeur de la poitrine et l'on donna l'iodure de potassium ; ce traitement amena une amélioration notable dans le volume de la tumeur, mais détermina une bronchite assez forte pour faire cesser l'emploi de la glace. Il quitta Bordeaux pour venir à Paris, et voici dans quel état nous le trouvons lors de son entrée à l'hôpital :

C'est un homme de taille moyenne, portant toute sa barbe et ayant la pâleur des individus atteints d'affection aortique ; la respiration est fréquente, précipitée, et l'on voit que le moindre effort augmente chez lui cette dyspnée. Le thorax est soulevé par les battements, et on constate, à première vue, l'existence d'une voussure manifeste à la droite du sternum au niveau des troisième, quatrième et cinquième côtes, et qui s'étend jusqu'à la région mammaire ; dans toute l'étendue de cette voussure, on observe des battements expansifs très visibles à l'œil nu et qui sont surtout marqués dans le troisième espace intercostal.

Si l'on vient à appliquer la main sur la tumeur, on la voit soulevée par des battements énergiques et rythmés comme ceux du cœur. La percussion donne une matité qui s'étend dans toute l'étendue de la tumeur et qui se confond par sa partie inférieure avec la matité du foie ; l'auscultation permet d'entendre un bruit de souffle double et beaucoup plus marqué au second bruit qu'au premier ; ce bruit a son maximum de densité au niveau du troisième espace intercostal, à 1 centimètre du bord droit du sternum, et il se prolonge d'ailleurs dans toute l'étendue de la tumeur. Enfin, pour compléter ces renseignements, disons que la pression est douloureuse, surtout au niveau du quatrième espace intercostal.

La pointe du cœur bat dans le sixième espace intercostal et en dehors de la ligne abaissée du mamelon : le volume de cet organe est augmenté, et lorsqu'on l'ausculte on constate qu'il existe à la base du cœur et le long de l'aorte un bruit de souffle au second temps, des plus marqués. La percussion ne permet pas de reconnaître le degré de dilatation de l'aorte ; le pouls est bondissant, il est égal des deux côtés et présente tous les caractères que l'on a assignés au pouls de Corrigan.

En dehors de ces symptômes locaux, le malade ne présente aucun trouble du côté de la poitrine ; à l'auscultation, on perçoit en arrière, du côté droit, les bruits de souffle que l'on a notés à la partie antérieure de la poitrine. Le foie n'est pas augmenté de volume et les fonctions du tube digestif s'accomplissent avec une régularité parfaite. Pas d'œdème du côté des extrémités.

La tumeur anévrysmale, en dehors de la dyspnée qu'elle provoque et des battements douloureux dont elle est le siège, détermine des symptômes de voisinage qu'il est important de noter. La douleur sternale se prolonge dans les bras et en particulier dans le bras droit ; la raucité de la voix et la dysphagie sont intermittentes et apparaissent à des époques indéterminées.

Tous ces symptômes mettent le malade dans l'impossibilité de faire le moindre effort, c'est à peine s'il peut descendre pour aller dans le jardin et faire quelques pas ; il reste le plus souvent immobile, étendu sur son lit et dans le décubitus dorsal.

Par le cardiographe et le sphygmographe appliqués sur la tumeur, nous avons obtenu des dessins qui permettent de voir les battements dont la tumeur était le siège dans les différents points de son étendue. Puis, avec un sphygmomètre à colonne liquide, nous avons pu constater que les battements de la tumeur et ceux du cœur alternaient entre eux.

L'auscultation, faite avec des stéthoscopes biauriculaires, simples et composés, nous a permis de constater qu'il existait une séparation entre les limites de souffles cardiaques et ceux perçus dans la tumeur ; ces derniers présentaient leur maximum d'intensité dans le troisième espace intercostal, à 1 centimètre du bord droit du sternum. La percussion vint compléter ces renseignements et nous permit d'affirmer qu'il existait chez notre malade une tumeur de l'aorte ascendante, ayant probablement son point de départ au niveau de sa partie extrapéricardique.

D'après nos recherches, cette poche pyriforme, ayant son sommet dans le second espace intercostal et sa base au niveau de la face convexe du foie, qu'elle déprimait un peu, devait occuper le côté droit de l'aorte, s'étendre dans les troisième, quatrième et cinquième espaces intercostaux ; elle devait communiquer à l'aorte par un orifice très proche des valvules sigmoïdes et que nous placions au niveau du troisième espace intercostal, à 1 centimètre du sternum. D'ailleurs, le schéma reproduit la configuration que nous attribuons à cet anévrysme.

Ce diagnostic se complétait par l'examen du cœur; ce dernier était volumineux ; sa pointe battait dans le sixième espace intercostal, en dehors de la ligne verticale abaissée du mamelon ; de plus, le bruit de souffle au second temps et le tracé du pouls nous indiquaient que cette augmentation de volume du cœur dépendait d'une insuffisance aortique.

En résumé, nous nous trouvions en présence d'un anévrysme de la première portion de l'aorte ascendante, ayant déterminé, ce qui est la règle dans ces cas, une insuffisance aortique.

On voit, par les tracés, que l'impulsion du cœur ne se fait pas souvent d'un seul coup, comme dans une artère saine. Il y a d'abord une première poussée, puis la tension augmente plus lentement tant que dure la systole.

On conçoit que la différence entre la première impulsion et celle qui suit dépende de la largeur de l'ouverture. Plus cette ouverture de communication sera étroite, plus la différence entre les deux modes d'ascension sera accusée, plus, au contraire, l'ouverture sera large, plus l'ascension tendra à se faire en une seule fois. On peut donc dire que, plus la première poussée occupera de place dans l'ascension systolique, plus l'ouverture sera grande.

Auscultation. — En général, l'anévrysme sacciforme de l'aorte donne lieu à deux bruits, qui sont ordinairement des bruits de souffle. De ces deux bruits, le premier est le plus constant ; le second manque quelquefois, et il peut arriver qu'il n'y en ait pas du tout. Quand ces bruits existent, ils sont, en général, assez rudes et plus ou moins prolongés ; mais ils finissent assez brusquement.

Le siège où on les entend dépend du siège de l'anévrysme. Leur caractère principal est qu'ils sont situés *en dehors des foyers ordinaires des bruits pathologiques du cœur*. Ils sont rarement perceptibles sur un seul point. En général, ils couvrent une surface ellipsoïde, qui indique assez bien la direction du sang qui pénètre à chaque systole. En pareil cas, le maximum du bruit s'entend à l'extrémité de l'ellipse qui est la plus rapprochée de l'orifice de communication. Quant au mode de propagation et à son étendue, on conçoit que cela dépend de l'état des caillots dans le sac, des parois et de la qualité plus ou moins conductrice du son des organes interposés.

Quant au moment où ils se produisent, il n'y a pas de doute pour le premier bruit, qui correspond à la systole cardiaque et, par suite, à la diastole artérielle. Quant au second bruit, il est très difficile de savoir s'il correspond à la seconde période de la poussée pendant la systole, ou s'il correspond à la diastole cardiaque ; mais j'ai beaucoup de tendance à croire que c'est à ce moment que se produit le second bruit, quand il existe.

Quant au timbre, il est très certainement en rapport avec l'étroitesse de l'orifice et sa rigidité, ainsi qu'aux rugosités qui peuvent s'y trouver. Aussi a-t-on d'autant plus de chance de trouver un second bruit que le premier sera plus rude et plus vibrant, qu'il y aura un frémissement cataire plus prononcé.

On peut donc dire que le premier bruit net est produit par l'entrée du sang dans le sac, qu'il est produit par un orifice moyen, rigide et rugueux, et qu'il manquera, si l'orifice est très large et sans résistance. On peut dire également que le second bruit est produit par la sortie du sang de ce même sac, et que, pour le produire, il faudra que l'orifice soit vibrant et que la poche ait une certaine élasticité soit par elle-même, soit par les organes qu'elle comprime.

Quant à la transmission de ces bruits anormaux en dehors des sièges de production, elle dépendra de la qualité conductrice du son des organes contigus. Les os sont, en pareil cas, de bons conducteurs, et la colonne vertébrale transmet très souvent les souffles pour cette raison.

Les phénomènes de compression produits par les tumeurs seront étudiés plus loin, lorsque je ferai le diagnostic du siège de l'anévrysme et des chances de rupture dans les organes voisins.

Il est une série de phénomènes qu'il faut étudier, maintenant, ce sont les effets produits sur le pouls par ce trouble apporté dans la circulation d'un des vaisseaux principaux.

Du pouls dans les anévrysmes de l'aorte thoracique. — L'anévrysme de l'aorte modifie le pouls, mais de plusieurs manières. Si l'anévrysme siège après l'émission du tronc brachio-céphalique, on observera une différence entre les deux pouls. Tantôt le pouls du côté de l'anévrysme sera plus petit que du côté sain. C'est là un fait déjà connu; mais, dans d'autres cas, le pouls sera, au contraire, plus grand. M. F. Franck a constaté ce fait chez deux malades (1) : l'un, observé avec M. Bucquoy ; l'autre avec M. Panas. M. F. Franck explique, en pareil cas, l'amplitude exagérée du pouls radial, du côté malade, par la paralysie vaso-motrice des vaisseaux de ce membre. M. Marey, de son côté, a pensé que, quand cette exagération se présentait dans le cas de l'anévrysme de l'aorte, elle pourrait tenir à l'ondée fournie par l'anévrysme au moment du reflux, ondée de dicrotisme, qui pourrait être plus forte que celle qui s'observe à l'état normal (2).

(1) F. Franck, *Recherches cliniques et expérimentales sur la valeur comparée des signes fournis par l'examen du pouls radial dans les anévrysmes du tronc brachio-céphalique de l'aorte et de l'artère sous-clavière* (*Journal de l'anatomie et de la physiologie*, t. XIV, mars et avril 1878).

(2) Marey, *la Circulation du sang à l'état physiologique et dans les maladies*, p. 641, 1881.

Il résulte donc de ces observations que le pouls situé en aval de l'anévrysme peut être plus petit que le pouls normal, ou plus grand, si au trouble mécanique il vient se joindre une paralysie vaso-motrice.

Il est un autre caractère beaucoup plus important, indiqué par M. F. Franck, parce qu'il est bien plus constant : c'est le retard du pouls du côté où siège l'anévrysme. Ce retard est indiqué très nettement par le polygraphe de Marey. Si l'on a soin de prendre à la fois les tracés de la pointe du cœur et des deux pouls, on constate que du côté malade la pulsation est plus retardée que du côté sain ; ce retard peut aller de 5 à 7 centièmes de seconde. Cette fraction, inappréciable par les sens, devient facile à constater sur le tracé fourni par le polygraphe. Cette découverte de M. Franck est des plus utiles pour rechercher le siège exact d'un anévrysme de l'aorte (1).

Ce signe du retard du pouls a été contesté par G. Bozzolo et H. Fiori (2), qui ont constaté le retard du pouls dans d'autres affections que dans l'anévrysme ; mais ce qui est à considérer ici, c'est le retard comparatif des deux pouls.

Un dernier fait signalé par M. Marey est celui-ci : c'est que, dans le tracé sphygmographique du pouls chez des malades atteints d'anévrysme de l'aorte, les ondulations produites par les mouvements respiratoires sont beaucoup plus accusées que dans l'état normal. Ce phénomène se produit quand la poche anévrysmale est volumineuse et qu'alors les alternatives de pression accrue ou diminuée autour de cette poche par les mouvements respiratoires peuvent en modifier la tension (3).

Effets produits par les anévrysmes de l'aorte sur les organes voisins. — A mesure que l'anévrysme grandit, il pousse et chasse devant lui les organes voisins et les altère ; ensuite,

(1) F. Franck, *Recherches sur le diagnostic du siège des anévrysmes de l'aorte* (*Journal de l'anatomie et de la physiologie*, t. XV, 1879).

(2) G. Bozzolo et H. Fiori, *Giornale della R. Acad. di med. di Torino*, février 1878.

(3) Marey, *la Circulation du sang à l'état physiologique et dans les maladies*, p. 643, 1881.

leur fait subir une sorte de résorption, et il peut lui-même, par l'effet de la compression, subir un travail inflammatoire ou gangreneux et se rompre en répandant son contenu dans les tissus ou dans la cavité de cet organe voisin, soit même se rompre à l'extérieur.

Or, le choix des organes comprimés tient, en pareil cas, aux rapports immédiats de l'anévrysme. Il s'ensuit donc que le siège de l'origine de l'anévrysme est le facteur qui viendra déterminer quels sont les organes qui seront comprimés. Réciproquement, la nature des troubles apportés par cette compression ou cette rupture pourra servir de point de repère pour le diagnostic du siège de l'orifice de communication.

Nous allons donc suivre le trajet de l'aorte depuis son origine jusqu'à son passage dans l'anneau diaphragmatique, et nous allons voir quels sont les organes que l'anévrysme rencontre successivement et quelles en sont les conséquences.

Au niveau de l'origine de l'aorte, les anévrysmes peuvent presser sur le cœur lui-même et se rompre dans ses cavités. On a observé ainsi la rupture dans le ventricule gauche, dans le ventricule droit, dans l'oreillette gauche, dans l'oreillette droite. Dans ces cas, la rupture n'entraîne pas directement la mort, mais des troubles qu'on observe dans les communications anormales du cœur, affections sur le diagnostic desquelles on ne peut faire que des présomptions.

Les anévrysmes qui siègent un peu plus haut, entre l'orifice d'origine et le sinus aortique, peuvent *comprimer l'artère pulmonaire* et *s'ouvrir dans cette artère*. Crisp en a observé quatre cas ; M. Laveran, un également.

Dans les cas où l'anévrysme comprime l'artère pulmonaire, il s'ensuit une phthisie consécutive, tout comme dans le cas de rétrécissement primitif de cette artère. Des observations en ont été fournies par Fritz (1), Blache (2), Jaccoud (3), Hanot (4),

(1) Fritz, Société anatomique, 1860.

(2) Blache, *Id. Ibid.*

(3) Jaccoud, *Clinique de la Charité*, 1867.

(4) Hanot, Société de biologie, 1873, et *Du rapport entre l'anévrysme de la crosse de l'aorte et de la pneumonie caséeuse.*

Barety (1), Pitres (2), Bucquoy, et par beaucoup d'autres auteurs.

Entre l'origine et le sinus de l'aorte, les anévrysmes qui se développent viennent faire saillie dans le péricarde; et, comme ils n'y sont pas soutenus par d'autres organes, ils se rompent souvent avant d'avoir acquis un gros volume et s'épanchent *dans le péricarde.* La mort est en général rapide par le fait du remplissage du péricarde. Le sang accumulé ainsi dans la cavité péricardique vient comprimer le cœur et l'arrêter ; les malades meurent souvent en moins d'une heure. Cela dépend du reste de la largeur de l'ouverture de l'aorte ; mais la rupture dans le péricarde peut être également produite par des anévrysmes de la partie descendante, et en particulier des *anévrysmes disséquants.* J'en citerai pour exemples les observations récentes de Renault (3), de Cornil et Martin (4), de Mac Bride (5), etc.

Un peu plus haut, au niveau du sinus de l'aorte, les anévrysmes commencent par *refouler la veine cave supérieure* et la compriment; ils peuvent l'oblitérer, comme j'en ai rapporté deux cas : l'un, que j'ai observé en 1875, et l'autre, que j'ai emprunté à mon ami Dujardin-Beaumetz. Puis, ces anévrysmes envahissent *la plèvre* et viennent se porter en dehors, puis en bas, jusqu'à reposer sur le diaphragme, comme j'en ai rapporté un cas un peu plus haut, cas dans lequel l'autopsie est venue montrer l'exactitude absolue du diagnostic que nous avions porté.

Stokes raconte dans son livre (page 613 de la traduction de Sénac) que le docteur Mayne a observé et diagnostiqué un fait de rupture d'un anévrysme de l'aorte dans la veine cave inférieure. Il y avait comme signe remarquable, en dehors de la gêne de la circulation veineuse, un bruit de *bourdonnement* analogue à celui qu'on entend dans les anévrysmes artérioso-veineux, bruit de bourdonnement qui était caractéristique, mais qui avait une intensité exceptionnelle. Ce bruit siégeait au niveau de l'in-

(1) Barety, Société de biologie, 20 mars 1873, et Thèse sur l'adénopathie bronchique, 1874.

(2) Pitres, Société anatomique, 1875.

(3) Renault, *Union médicale,* 2 décembre 1872, n° 143, p. 859.

(3) Cornil et Martin, Société de biologie, 16 mai 1874, et *Gaz. méd.*, n° 32.

(5) Mac Bride, *The Glascow Med. Journal*, février 1873.

sertion du second cartilage droit. L'autopsie montra une communication de la veine cave, en forme de boutonnière, avec des bords tranchants et irréguliers.

Un cas analogue a été observé en France par M. Chaboud (1). Il s'agissait d'un anévrysme de l'aorte dont la poche communiquait avec le tronc brachio-céphalique veineux.

Mais il arrive souvent que ces anévrysmes ou d'autres situés sur un point plus éloigné viennent *se rompre dans la cavité de la plèvre*. Les recueils médicaux en renferment un certain nombre de cas. Je me contenterai de rapporter les plus récents de Coyne (2), J. Besnier (3), Call Anderson (4), Cowpland (5), dans lesquels le poumon a été souvent intéressé en même temps.

Un peu plus loin l'anévrysme rencontre les *vaisseaux artériels* et les comprime ; il détermine alors les phénomènes particuliers sur le pouls, soit par compression de l'artère, soit par paralysie vaso-motrice.

En dehors de ces veines, l'anévrysme peut encore comprimer tout ou partie du tronc bronchio-céphalique veineux ou les autres veines des médiastins. On voit alors se produire un œdème plus ou moins localisé, un certain degré d'asphyxie locale et des veines variqueuses apparaître à la surface de la poitrine.

Un peu plus loin, l'anévrysme rencontre *la trachée*, et ce rapport de voisinage peut donner lieu à divers ordres de symptômes.

D'abord, si l'anévrysme est bon conducteur du son, il transmet les bruits trachéaux à la colonne vertébrale, et alors on entend à la partie supérieure du dos, au niveau de la colonne vertébrale, un bruit d'expiration prolongée soufflante que Trousseau avait signalé dans ses cliniques et que j'ai eu l'occasion d'observer deux ou trois fois. J'en ai parlé à l'occasion de la maladie de Hodgson, c'est-à-dire de l'anévrysme vrai de l'aorte.

Si l'anévrysme vient comprimer la trachée, il produit d'abord

(1) Chaboud, *Lyon médical*, 1873, p. 478.
(2) Coyne, *Mouvement médical*, nº 15, 12 octobre 1872, p. 141.
(3) J. Besnier, *Bulletin de la Société anatomique*, 1873, p. 233.
(4) Call Anderson, *The Glascow Med. Journal*, novembre 1872.
(5) Cowpland, Société pathologique (*The Lancet*, février 1873).

le rétrécissement de cet organe avec dyspnée, respiration bronchique, souffle, etc., puis il peut s'y ouvrir par de petites fissures, et alors on a observé de petites hémoptysies répétées (1); s'il y a, au contraire, gangrène et ulcération large, il se produit une hémorrhagie foudroyante qui peut se faire à l'extérieur (2) ou remplir les voies aériennes et les combler par des caillots (3).

D'autres fois, ce sont les *nerfs laryngés* qui sont comprimés ou détruits. Dans ces cas, la compression peut porter, soit sur un seul des nerfs récurrents, soit sur les deux; mais si l'on remarque que le récurrent droit passe sous l'artère sous-clavière droite et que le nerf récurrent gauche passe sous la crosse de l'aorte au niveau de sa partie descendante, on ne s'étonnera pas de ce que le nerf récurrent gauche soit paralysé le plus souvent.

C'est ce qui est arrivé dans les cas de Potain, de Gairdner (4) et dans un cas que je vais rapporter.

Dans le cas de Gairdner, il y avait un anévrysme de l'aorte descendante avec adhérence de l'artère pulmonaire du côté gauche, et compression de la bronche gauche. Il y avait une compression du nerf récurrent gauche avec toux laryngée et aphonie. Au sommet du poumon gauche, il y avait de l'atrophie et du collapsus du poumon avec des phénomènes pseudo-cavitaires. Il y eut des hémorrhagies répétées et finalement rupture dans la bronche gauche.

Dans l'observation que j'ai pu recueillir dans mon service, j'ai pu constater directement au laryngoscope la paralysie de la corde vocale gauche.

OBSERVATION C. *Anévrysme de la fin de la crosse de l'aorte, à l'origine de l'aorte descendante, traité par l'acupuncture.* — B... (Mathieu), âgé de quarante-trois ans, scieur de long, entre à l'hôpital Saint-Antoine, salle

(1) Ordonneau, *De la rupture des anévrysmes de l'aorte dans la trachée et dans les bronches* (Thèse de Paris, 1875).

(2) Looten, *Bulletin méd. du Nord* (in *Revue des sciences médicales*, t. VIII, p. 385, 1876).

(3) Morelli, *Rivista clinica di Bologna*, mars 1874, et Chenet, *Bulletin de la Société anatomique de Paris*, 1874.

(4) Gairdner, *The Glascow Medical Journal*, janvier 1875.

Saint-Éloi, n° 30, le 26 janvier 1878, atteint d'une dilatation anévrysmale du cœur et de l'aorte descendante.

Le début de l'affection remonte à trois années.

Le 1er janvier 1875, le malade, en se réveillant, s'aperçoit qu'il ne peut retirer son bras gauche plié sous sa tête, son avant-bras est froid et glacé. Il ne peut faire un mouvement de flexion des doigts sans que la pâleur de la main augmente et que ses doigts ne se fléchissent spasmodiquement pendant quelques minutes.

Il entre à l'hôpital Saint-Antoine, où l'on constate une insensibilité de la peau à la piqûre et au pincement en même temps que de la contracture des doigts, quand il veut faire un effort musculaire.

Ces phénomènes s'améliorant très rapidement, le malade quitte l'hôpital au bout d'une dizaine de jours. Peu à peu, mais bien lentement, la force revient dans son bras gauche, c'est-à-dire que la fatigue musculaire qui détermine la contracture vient de plus en plus tard. A aucune époque il n'a éprouvé les douleurs de l'artérite.

Toutefois, l'amélioration signalée se fait bien lentement, car le malade, qui est scieur de long, ne peut reprendre son travail qu'au bout de dix-huit mois. Encore à ce moment, il n'a pas de force dans le bras gauche et ne peut reprendre sa position de scieur d'en haut, il ne peut scier qu'en bas, et encore ne se sert-il guère que d'une main.

Au bout de deux ans, une nouvelle paralysie survient. Il se trouve un jour subitement aphone et sa voix reste complètement perdue pendant trois mois. Au bout de ce temps, elle revient, mais son caractère a changé, elle est devenue plus aiguë et souvent elle était en même temps aphone ou rauque. Aujourd'hui sa voix est en partie revenue, elle est aiguë, mais se fatigue vite, et si le malade prononce quelques phrases de suite, il devient aphone. Vers la même époque, le malade est pris d'une petite toux fréquente et sèche, mais sans aucune dyspnée.

Quelque temps après, de nouveaux phénomènes surviennent. Le malade s'aperçoit qu'il a de la peine à avaler, il éprouve une certaine difficulté dans la déglutition œsophagienne, il doit boire beaucoup pour faire passer les aliments solides, encore n'y arrive-t-il pas toujours, et alors il est pris de nausées et même de vomituritions.

Un peu plus tard, dix mois environ avant son entrée à l'hôpital, a commencé à paraître de la dyspnée.

Dans ces derniers temps, depuis six semaines environ, il a ressenti des douleurs dans le côté droit, puis dans l'épaule gauche, elles se sont enfin localisées dans ce côté et sont devenues si vives, qu'il n'a pu se coucher depuis ce temps ni sur le côté gauche ni sur le dos.

Son médecin ordinaire, croyant à une phthisie, le mit à l'usage de l'huile de foie de morue.

Trois semaines avant son entrée, il a été atteint d'une angine phlegmoneuse qui s'est terminée par un abcès de l'amygdale gauche.

Cette dernière affection a singulièrement augmenté les douleurs de la partie gauche de la poitrine ainsi que la dyspnée, et le malade s'est alors décidé à rentrer à l'hôpital.

État actuel : le malade est pâle et maigre, en lui tâtant le pouls, on s'aperçoit que le pouls radial gauche manque absolument ; en remontant le cours du sang artériel, on ne trouve de pulsations ni dans l'humérale, ni dans l'axillaire, ni même dans la sous-clavière. Cependant, à deux travers de doigt au-dessus de la clavicule, on perçoit des battements artériels qui sont déterminés manifestement par une branche artérielle transverse et sinueuse qu'on peut suivre jusqu'au bord du trapèze.

Au cœur, le malade accuse des palpitations depuis quelque temps. La région précordiale ne présente pas de voussure bien marquée. La pointe du cœur n'est pas trouvée par la palpation. On reconnaît par l'auscultation qu'elle se trouve dans le cinquième espace intercostal, à 10 centimètres de la ligne médio-sternale.

En examinant attentivement, on constate dans le deuxième espace intercostal gauche, à 3 ou 4 centimètres du sternum, un soulèvement systolique isochrone au pouls radial droit. La palpation permet de reconnaître que ce point est le centre d'un battement qui s'étend dans le deuxième espace intercostal jusqu'à 7 centimètres du bord du sternum. On ne constate pas de mouvement d'expansion bien manifeste.

A *l'auscultation*, on perçoit un bruit de souffle systolique très intense ayant son maximum dans le deuxième espace intercostal gauche, tout près du sternum ; ce bruit s'étend, à gauche, jusqu'à 8 centimètres du bord gauche du sternum, et à droite, jusqu'à 4 centimètres de ce bord, dépassant ainsi de 1 centimètre le bord droit du sternum.

En haut, ce bruit se propage dans le premier espace intercostal gauche, jusqu'au niveau de l'insertion sternale du muscle sterno-cléido-mastoïdien.

En bas, il se perd dans le troisième espace intercostal gauche.

A la pointe du cœur on entend un souffle systolique doux, mais ample, séparé du foyer supérieur par un espace de 4 centimètres, où les deux bruits du cœur sont perçus faiblement.

Le reste de la mensuration du cœur montre que le bord supérieur du foie correspond à l'insertion du sixième cartilage costal droit ; par conséquent, le bord inférieur du cœur est très peu oblique. Le bord de l'oreillette droite correspond au bord du sternum.

La matité cardiaque à la percussion se continue : en haut, dans le deuxième espace intercostal ; à gauche, jusqu'à 8 centimètres du bord du sternum, et à droite, jusqu'au bord de cet os. Au-dessus, au niveau du premier espace intercostal, elle couvre le sternum et déborde à gauche de 1 centimètre.

Au cou, on perçoit un léger prolongement du bruit dans les vaisseaux artériels.

En arrière, on entend le long du rachis, depuis la première vertèbre dorsale jusqu'au milieu de la région dorsale, un souffle systolique très rude dont le maximum correspond à la hauteur des trois premières vertèbres dorsales. Il est peut-être plus intense à droite qu'à gauche. On perçoit à l'oreille quelques battements profonds, surtout à gauche. L'examen des poumons montre la respiration très faible dans toute la hauteur du poumon gauche. A la base, le murmure vésiculaire est à peine appréciable. Au niveau du hile du poumon droit, les bruits respiratoires sont un peu rudes. Des deux côtés, dans le creux axillaire, on entend le souffle systolique.

Pas d'autres phénomènes à noter, qu'un peu de constipation.

Le malade est mis au repos avec quelques calmants pour la nuit. Sous l'influence de ce repos, les douleurs de la nuit sont un peu soulagées, et l'on peut percevoir un léger pouls à l'artère radiale gauche.

Diagnostic. Le point le plus important et qui paraît dominer tous les autres, est celui d'une tumeur pulsatile, dont le maximum d'expansion se perçoit dans le deuxième espace intercostal gauche, en dehors de l'artère pulmonaire.

Les pulsations de cette tumeur sont isochrones aux battements du pouls. Il s'agit donc ici d'une tumeur anévrysmale dépendante de la crosse aortique. Son siège, à gauche du sternum, permet de supposer que la partie atteinte se trouve dans la portion descendante de la crosse. La pression de la tumeur, sur la paroi antérieure de la poitrine, qui est accusée par des varices intercostales au niveau du deuxième espace intercostal, n'a cependant soulevé que fort peu le deuxième cartilage costal gauche. Les côtes paraissent intactes. Le niveau du bord inférieur du cœur, plus abaissé qu'à l'état normal, paraît tenir autant au développement du cœur qu'à une pression de haut en bas.

En haut, on n'aperçoit rien dans le creux sus-claviculaire.

En arrière, le bruit de souffle qu'on entend au niveau des premières vertèbres dorsales fait penser que la tumeur est accolée à la colonne vertébrale. A gauche, le poumon est refoulé à 7 centimètres en dehors du sternum, et à droite, l'extension du bruit et de la matité en dehors du sternum n'indique pas un refoulement, mais plutôt un retentissement des bruits. Cependant, ce qu'on entend à droite, ce ne sont pas les bruits aortiques, mais seulement le bruit de la lésion transmis vers la droite.

Le point de l'aorte auquel correspond l'ouverture de communication paraît être immédiatement au-dessous de l'origine de la sous-clavière. En effet, la carotide est normale, et l'on peut rapporter à une lésion de l'origine de la sous-clavière gauche les phénomènes suivants :

1° L'absence complète ou presque complète de pulsations artérielles depuis l'artère sous-clavière jusqu'à la radiale ; 2° la facilité de l'épuisement musculaire ; 3° les crampes.

Bien que la carotide n'ait pas été atteinte par la compression, elle paraît dilatée et déviée, et elle a été le siège de quelques troubles musculaires auxquels on peut rattacher les vertiges et des troubles dans la vue de l'œil gauche, troubles qui se sont présentés à une certaine époque. Le nerf récurrent gauche, qui se dégage de la crosse à ce niveau, paraît avoir été intéressé et être cause de l'aphonie. Du reste, l'examen du larynx par le miroir montre une paralysie incomplète de la corde vocale gauche, qui se contracte tardivement et d'une manière insuffisante.

En dernier lieu, le bruit de souffle qui s'entend dans le deuxième espace intercostal, et qui se prolonge très vraisemblablement jusqu'à la pointe, fait penser que l'orifice de communication n'est pas très large et présente des aspérités. Le pouls radial, tout à fait normal, contribue à faire croire que le bruit perçu à la pointe n'est qu'un bruit de propagation.

En arrière, l'œsophage ne paraît pas directement comprimé, et les phénomènes de régurgitation qui ont été observés et qui se présentent de temps en temps seulement, et non d'une manière continue, donnent à penser que le nerf pneumogastrique gauche a été comprimé ou irrité par la lésion.

6 février 1878. Les douleurs ont été soulagées par des injections sous-cutanées de chlorhydrate de morphine ; elles reviennent de temps en temps sous forme d'élancements que le malade compare à des éclairs. Elles s'irradient dans tout le côté gauche de la poitrine et dans la fosse sous-épineuse. La pression n'est douloureuse qu'au niveau de la tuméfaction au centre des battements anévrysmaux.

Quelques jours après, le 10 février, le malade prend de l'ennui à l'hôpital et demande sa sortie.

Le 3 octobre de la même année, le malade rentre à l'hôpital Saint-Antoine; il se trouve beaucoup plus fatigué depuis quelque temps. Les battements de la tumeur sont plus appréciables pour le malade. La dysphagie a augmenté, le malade sent très bien que la gêne se trouve au niveau de l'œsophage, après que les aliments ont quitté le pharynx. Le malade indique la première pièce du sternum comme niveau où se fait l'arrêt des aliments.

Les deux pouls, pris au polygraphe par M. F. Franck, montrent que le pouls radial gauche, qui est un peu sensible, n'est pas retardé sur le pouls du côté droit.

Traitement. En présence d'un sac anévrysmal qui s'avance vers le deuxième espace intercostal gauche et menace de tout perforer devant lui, je me décide à traiter cet anévrysme par l'acupuncture simple, sans addition de courants électriques.

J'avais, depuis longtemps, reçu du Japon des anguilles à acupuncture, en or et en argent. Mais j'ignorais le moyen de leur faire traverser la peau. Ce n'est qu'en 1878, à l'occasion de l'Exposition universelle, que j'ai pu apprendre ce moyen. J'ai été mis en rapport avec des ingénieurs japonais, qui ont bien voulu prendre la peine de venir jusqu'à l'hôpital Saint-Antoine me montrer le procédé, qui est très simple.

J'enfonce dans le deuxième espace intercostal trois aiguilles d'or jusqu'à une profondeur de 5 centimètres, en laissant entre deux aiguilles voisines un écart de 1 centimètre. J'en enfonce deux autres semblables dans le premier espace intercostal. L'introduction de la première aiguille a produit une douleur assez vive (elle a rencontré sans doute un filet nerveux); les quatre autres n'ont déterminé aucune douleur.

Pendant que les aiguilles sont ainsi placées, on les voit toutes agitées d'un mouvement transversal qui montre que leur partie inférieure est refoulée à chaque systole par le courant sanguin. Au bout d'un quart d'heure, je les retire. Il ne s'écoule pas une goutte de sang. Du reste, ces aiguilles sont très fines, elles ne mesurent en diamètre que deux dixièmes de millimètre.

A la suite de cette application, le malade se trouve extrêmement soulagé. Il dit que les douleurs de l'épaule sont notablement diminuées, il affirme que les battements qu'il ressent dans la cage thoracique sont moins violents. La dysphagie a diminué notablement, la voix reste bitonale.

Le 13 novembre, on fait une seconde introduction des aiguilles japonaises; il semble qu'on éprouve, dans le deuxième espace intercostal, plus de résistance que la première fois pour enfoncer les aiguilles. On les laisse en place une demi-heure.

Le 27 novembre, on fait une troisième séance d'acupuncture dans les mêmes conditions que les deux précédentes. Cette fois, la résistance plus grande à l'introduction des aiguilles est évidente.

Depuis que le malade est soumis à ce traitement, il se sent extrêmement soulagé. La dyspnée a notablement diminué; la déglutition des liquides est plus facile, le malade n'a plus besoin d'espacer les efforts de déglutition, la déglutition des aliments solides n'exige plus le concours de liquides.

Au 1er janvier 1878, je change d'hôpital et je viens à l'hôpital Lariboisière. Le malade vient m'y rejoindre dans les premiers jours de janvier. Je lui fais, à la fin du mois, une nouvelle application des aiguilles à acupuncture. Cette fois, la résistance à l'introduction des aiguilles est telle, que je puis à peine les faire pénétrer.

Nous avons donc obtenu, par ce traitement, la diminution des douleurs et des troubles fonctionnels, diminution qui indique que la pression sur les organes voisins est moindre, et que la tumeur s'est notablement réduite. D'autre part, l'induration évidente de la paroi antérieure indique que nous avons établi de ce côté une sorte de digue qui nous rassure contre une rupture possible dans cette direction.

Le malade, se sentant mieux, demande sa sortie.

Je comptais revoir ce malade plus tard; mais, ne le voyant pas revenir, je suis allé à son domicile, et là j'ai appris que ce pauvre diable, voulant aider sa famille, avait repris son travail, mais qu'il était tombé un mois plus tard dans un état très grave, et qu'il était allé au plus proche demander son admission à l'hôpital Saint-Antoine, où il est mort quelques jours après.

Dans un cas de G. Johnson (1), où le nerf récurrent gauche et le pneumogastrique gauche étaient seuls intéressés, alors que le récurrent droit était intact, on a trouvé pourtant une atrophie de tous les muscles du larynx, et, du reste, on avait constaté la paralysie des deux cordes vocales, l'enrouement, l'aphonie, la dyspnée, le cornage et l'immobilité des deux cordes vocales à l'examen laryngoscopique. Il y avait, en outre, compression de l'œsophage et dysphagie.

On fit la trachéotomie qui soulagea le malade, mais il mourut deux jours après.

Dans d'autres cas, Stokes a signalé, au contraire, un spasme laryngien produit par l'irritation des pneumogastriques, c'est à ces cas seulement que pourrait convenir la trachéotomie.

La compression des bronches peut amener d'autres phénomènes, par exemple la dilatation en arrière de l'obstacle par accumulation des produits de sécrétion. M. Desplats (2) a cité un cas de ce genre dans lequel la mort fut amenée par une hémoptysie foudroyante et l'on trouva les bronches distendues, formant des dilatations multiples et remplies de pus.

Mais il est un autre point des plus importants qu'il faut aborder, c'est la phthisie consécutive aux anévrysmes de l'aorte, relation qui vient d'être établie d'une manière magistrale par M. Hanot (3). Suivant cet auteur, c'est à Stokes qu'il en faut faire remonter l'idée primitive.

Stokes (4) avait dit : « De tous les états morbides généraux qui accompagnent l'anévrysme de l'aorte, la phthisie pulmonaire est le plus commun. » Et il ajoute : « Dans ces cas, la phthisie a souvent des symptômes équivoques, irréguliers, la marche est lentement progressive. » Cette opinion a été acceptée par la

(1) G. Johnson, *The Lancet*, 7 décembre 1872 et 4 janvier 1875.

(2) Desplats, *Union médicale*, 26 août 1879.

(3) Hanot, *Du rapport entre l'anévrysme de la crosse de l'aorte et la pneumonie caséeuse.*

(4) Stokes, *Traité des maladies du cœur et de l'aorte*, traduction de Sénac, p. 590.

plupart des médecins anglais et particulièrement par Habershon ; en France, par MM. Hérard et Cornil.

Toutefois, ce rapport a été contesté, même en Angleterre, par le docteur Fuller, et il en donne à l'appui le tableau suivant :

Guy's hospital	27	anévrysmes aortiques,	3	tuberculeux.
Fuller	7	—	1	—
Société pathologique .	25	—	0	—
Rokitansky.	108	—	5	—
Crisp.	8	—	0	—
Idem.	132	—	2	—
Green	12	—	4	—
Walshe.	14	—	2	—
Total	233	anévrysmes aortiques,	17	tuberculeux.

C'est-à-dire environ 7 pour 100.

Le fait est donc exact, quoique limité, les recherches personnelles de M. Hanot parlent dans le même sens avec une proportion plus forte.

Une fois le rapport établi, il s'agit d'en examiner les conditions. M. Hanot fait remarquer comme Stokes que ce n'est pas la compression des bronches qui produit la phthisie. Il en trouve la cause très nette, dans certains cas, dans la compression de l'artère pulmonaire, ce qui confirme une fois de plus ce que j'ai établi pour le rétrécissement de l'artère pulmonaire.

Dans les autres cas, il faut admettre la théorie d'Habershon (1), que la phthisie est le résultat de la compression du nerf pneumogastrique. Cette théorie est acceptée, en France, par MM. Hérard et Cornil (2), Bucquoy, Vulpian (3), Raynaud (4). En pareil cas, c'est par l'irritation de ces nerfs et non par leur destruction qu'il faut chercher à expliquer le processus inflammatoire des poumons (5).

(1) Habershon, *Observations cliniques sur les effets de la compression du nerf pneumogastrique par les anévrysmes et les autres tumeurs* (Société royale de médecine et de chirurgie, 26 janvier 1864, cité par M. Hanot).

(2) Hérard et Cornil, *Traité de la phthisie.*

(3) Vulpian, *Leçons sur l'appareil vaso-moteur*, t. II, p. 42.

(4) Raynaud, *Annales des maladies de l'oreille et du larynx*, 1877.

(5) Charcot, *Maladies du système nerveux*, p. 12.

Dans un cas observé par Heyden (1) on a trouvé une lésion du pneumogastrique gauche et du plexus cardiaque, le malade est mort de tuberculose miliaire aiguë.

MM. Sée et Oulmont ont observé également trois cas de pneumonie chronique consécutive (2).

L'*œsophage* est souvent comprimé aussi par les anévrysmes, les malades présentent alors de la dysphagie, et le cathétérisme de l'œsophage peut faire reconnaître la présence de la tumeur. Si la tumeur se développe, elle peut arriver à se rompre dans l'œsophage. Le fait a été observé plusieurs fois; on constate alors une hématémèse foudroyante.

Dans ces dernières années, Clark (3) en a donné une observation.

Mais est-il bien nécessaire, pour que l'œsophage soit altéré par un anévrysme, qu'il y ait compression?

M. Leudet (de Rouen) ne le croît pas et il a signalé plusieurs exemples (4) où l'œsophage a présenté des ulcérations et des plaques gangréneuses, et il en a vu également dans la trachée, sans qu'il y ait compression. M. Hanot a pensé, et j'accepte volontiers cette hypothèse, que des ulcérations et même la gangrène pouvaient être le résultat de troubles trophiques produits par une lésion ou une irritation des pneumogastriques par la tumeur anévrysmale.

Les troubles trophiques produits par la compression ou plutôt l'irritation des nerfs pneumogastriques donneraient donc lieu, comme la division des pneumogastriques, à des troubles de nutrition du larynx, des poumons et de l'œsophage. M. Hanot pense que certaines péricardites pourraient également reconnaître la même cause.

Au nombre des organes qui peuvent être comprimés, irrités et surtout érodés, il faut rappeler les os. Tantôt la résorption

(1) Heyden, Société pathologique de Dublin (*The Dublin Journal of med. Sciences*, octobre 1875, p. 370.)

(2) G. Sée et Oulmont, *Progrès médical*, 1er janvier 1881.

(3) Clark, *Glascow pathological and clinical Society* (*British Med. Journal*, 5 décembre 1874, p. 712).

(4) Leudet, *Gazette médicale*, 1864.

porte sur les côtes, qui disparaissent dans une partie de leur longueur, pour ne laisser derrière elles qu'une tumeur molle (voyez l'observ. CI); tantôt le travail d'usure se fait du côté de la colonne vertébrale, et il en résulte des troubles variés. Les vertèbres deviennent alors douloureuses à la pression ou dans les mouvements; puis l'irritation peut gagner les méninges spinales et la moelle, ou bien la compression de la moelle se montre par une paralysie.

L'anévrysme peut s'ouvrir dans le canal rachidien (1).

Enfin, pour terminer avec les ruptures, je dirai que la tumeur peut se rompre dans l'un des médiastins, ou tout simplement à l'extérieur.

Nous devons dire encore qu'il existe des anévrysmes de la partie descendante de la crosse de l'aorte qui ne font que refouler le poumon gauche, n'attaquent aucun organe important et ne gênent que par leur volume. On constate encore, en pareil cas, des battements d'expansion, mais aucun bruit de souffle. C'est ce qui est arrivé dans un cas présenté par M. Morisset (2), dans lequel on n'a perçu que des battements sans souffle. C'est ce qui s'est présenté également dans un cas que j'ai observé à l'hôpital Saint-Antoine sur un malade chez lequel on a trouvé, à l'autopsie, un anévrysme énorme, avec une large ouverture, dépendant de l'aorte descendante dans sa partie thoracique.

Voici les symptômes que j'avais constatés pendant la vie :

Observation CI. *Tumeur anévrysmale de l'aorte descendante.* — Le sieur D..., âgé de cinquante-six ans, qui exerce la profession de serrurier-mécanicien, se plaint d'être malade depuis dix-huit mois. Jusque-là, sa santé avait été excellente. Il se présente à l'hôpital Saint-Antoine pour une tumeur qui siège en arrière de la poitrine, du côté gauche.

En effet, en soulevant la chemise en arrière, on constate, du côté gauche du cœur, une tumeur sphérique ou ovoïde dont la partie interne repose sur la colonne vertébrale, et dont le bord supérieur atteint l'espace qui sépare la septième apophyse épineuse dorsale de la huitième. Le bord inférieur de la tumeur se trouve au niveau de l'espace qui sépare la douzième vertèbre dorsale de la première lombaire, si bien que la tumeur mesure

(1) Fontis, *Glascow pathological and clinical Society* (*British Med. Journal*, 5 décembre 1874, p. 712).

(2) Morisset, Société anatomique, 10 novembre 1876.

15 centimètres dans son méridien vertical extérieur. La hauteur de la tumeur est de 12 centimètres.

La colonne vertébrale est courbée et repoussée à droite, au niveau de la sixième, septième et huitième vertèbre dorsale. Au-dessus de la tumeur, vers la quatrième vertèbre dorsale, il y a une petite courbure en sens inverse, courbure de compensation.

Cette tumeur, qui commence en dedans et en arrière au niveau des apophyses épineuses, occupe toute la paroi thoracique postérieure, la paroi thoracique latérale, et vient en avant soulever les côtes à la partie antérieure.

Cette tumeur, de forme ovoïde, est animée de battements d'expansion très appréciables à l'œil et à la main. La palpation y constate une résistance assez considérable partout, résistance qui est, dans certains points, celle d'un corps solide. En effet, les sept dernières côtes pressent sur la tumeur. Mais, dans la partie postérieure, les côtes ont été soulevées et déformées, pour suivre la convexité de la tumeur qui fait bosse en arrière. Au niveau des côtes, la résistance est donc osseuse, à partir de la huitième côte jusqu'à la douzième. Les neuvième, dixième, onzième et douzième côtes gauches ne sont plus reconnaissables auprès de la colonne vertébrale. Il est probable qu'elles ont subi l'usure qui se montre en pareil cas dans les autres points, mais surtout aux deux extrémités du diamètre antéro-postérieur, c'est-à-dire en avant et en arrière de la poitrine, la main perçoit des mouvements d'expansion manifestes. En arrière, ces battements, qui sont sensibles dans toute la partie saillante de la tumeur, ont leur maximum en deux endroits : 1° en arrière, tout près du bord supérieur de la tumeur, et en dedans, près de la dixième apophyse épineuse dorsale ; 2° en avant, le soulèvement est bien plus intense et paraît se faire en masse. On constate en outre un peu d'œdème à la paroi antérieure.

On peut donc dire déjà que la tumeur occupe la base de la poitrine, qu'elle a refoulé en arrière les cinq dernières côtes qu'elle a usées, si bien qu'en allant du bord axillaire à la colonne vertébrale, on trouve d'abord une résistance osseuse, puis une résistance fibreuse, puis encore une résistance moindre avec des battements.

La percussion donne de la matité en arrière dans toute l'étendue de la tumeur. Sur le côté, elle donne également de la matité, mais le bord supérieur de la région mate s'infléchit, et il y a en haut une encoche sonore qui indique que, dans la partie supérieure, le poumon est venu s'interposer entre la tumeur et la paroi costale. Cette encoche sonore a une forme triangulaire à base supérieure ayant 11 centimètres de base et 4 centimètres de hauteur.

L'auscultation donne en arrière, dans toute l'étendue de la tumeur, un silence absolu. On entend seulement dans la partie inférieure et interne un bruit lointain qui rappelle le bruit de galop. Il en est de même sur le côté où l'on entend ce bruit lointain sans aucun souffle.

Dans les points sonores où se trouve le poumon, on entend une respiration faible, presque nulle.

En avant, les côtes ne sont pas très déformées ; on constate seulement un peu de voussure au niveau du mamelon gauche et un soulèvement au niveau du cartilage comme aux sixième et septième côtes gauches. On constate enfin un soulèvement en masse de la partie inférieure de la moitié gauche du thorax. Seulement, ce soulèvement se trouve à gauche de l'appendice xyphoïde, au lieu de se trouver au niveau habituel de la pointe du cœur.

La palpation permet de reconnaître un choc énergique et violent sur le bord gauche de l'appendice xyphoïde. Ce soulèvement s'observe sur une surface rectangulaire dont voici les limites : le bord droit suit le sternum, le bord inférieur suit le bord des côtes, le bord externe se confond avec la matité latérale, le bord supérieur correspond à la quatrième côte gauche.

Il est impossible de déterminer par *la palpation* le niveau de la pointe du cœur, le choc produit par la tumeur déterminant des vibrations telles, que le choc de la pointe du cœur a disparu. La recherche de la pointe du cœur par l'auscultation donne comme lieu maximum des bruits valvulaires un point placé à gauche du sternum, dans le quatrième espace intercostal, à 6 centimètres et demi de la ligne médiane.

La percussion pratiquée à droite de la poitrine, pour déterminer la séparation du poumon et du foie, place cette ligne au niveau de l'insertion du cinquième cartilage droit et au même niveau que la pointe du cœur. Le bord externe de l'oreillette droite, déterminé par la percussion, se trouve au bord droit du sternum, ce qui indique que le cœur est petit et tordu sur son axe, et sa pointe refoulée en avant et à gauche.

On n'entend de bruit de souffle sur aucun point de la tumeur, mais seulement deux bruits sourds dont le premier est un peu prolongé.

L'auscultation du cœur fait entendre à la pointe un roulement systolique suivi d'un claquement éclatant. L'auscultation de l'aorte ne donne que des bruits faibles, mais normaux.

Il a donc une poche considérable qui augmente à gauche le périmètre de la poitrine de 6 centimètres (49 à gauche, 46 à droite) ; cette poche est sus-diaphragmatique et paraît provenir de la portion descendante de l'aorte. L'absence de bruit de souffle fait penser que l'orifice de communication est considérable.

Nous pouvons donc résumer maintenant les signes des anévrysmes de la crosse de l'aorte :

1° Tumeur dans un point de la poitrine;

2° Frémissement cataire en dehors du cœur;

3° Battement d'expansion ;

4° Matité à la percussion;

5° Réduction difficile de la tumeur avec douleur et menace d'angine de poitrine ;

6° A l'auscultation, un ou deux souffles en dehors des foyers des bruits cardiaques ;

7° Mauvais état général, amaigrissement et perte des forces ;

8° Signes d'irritation des organes voisins ou encore de compression et d'usure ; gêne de la circulation de la veine cave et des autres troncs veineux ; irritation ou compression du péricarde, de la plèvre, des nerfs laryngés et du pneumogastrique, de la trachée, des bronches, de l'œsophage, etc. ;

9° La déformation et surtout le *retard* du pouls ;

10° La cachexie cardiaque.

Diagnostic différentiel des anévrysmes de l'aorte et de quelques maladies qui peuvent les simuler. — Lorsqu'on rencontre chez un malade tous les signes que je viens d'énumérer, il n'y a pas à chercher plus loin ; le diagnostic d'un anévrysme thoracique est établi, mais il est rare qu'un malade présente tous ces signes au complet, et parmi eux il y en a de plus ou moins probants.

Voyons donc quelles sont les causes d'erreurs possibles.

Les battements peuvent tromper en ce sens qu'ils peuvent être dus :

1° A une maladie de Hodgson, c'est-à-dire à un anévrysme vrai. L'erreur ne serait pas grande, attendu que sur un anévrysme fusiforme on trouve souvent des sacs rudimentaires ;

2° Ces battements peuvent être communiqués par l'aorte à une tumeur solide, particulièrement à une tumeur cancéreuse ; mais cette tumeur est en général mauvais conducteur du son, et elle est ordinairement muette à l'auscultation.

L'erreur inverse peut se produire, et l'on peut prendre pour des tumeurs cancéreuses ou ganglionnaires des anévrysmes méconnus. Cela tient en pareil cas à ce qu'on n'a pas assez cherché partout les battements et les bruits à l'auscultation.

En cas de doute, une ponction exploratrice par les aiguilles japonaises n'en laissera pas (voir l'observ. C).

La marche de l'anévrysme est en général lente ; elle s'accompagne de l'accroissement de l'hypertrophie du cœur qui, le plus souvent, a précédé l'anévrysme et s'est développée en même temps que les autres lésions vasculaires, sauf dans les cas traumatiques.

En dehors donc des caractères topographiques de l'anévrysme, on voit survenir des troubles dans l'état des forces et une sorte d'anémie relative, avec teinte cachectique.

L'anévrysme se termine souvent par une perforation, et alors la mort est soudaine, en général, de vingt à quarante minutes; les malades peuvent se transporter à une maison voisine, si elle n'est pas très éloignée ; mais, si l'ouverture de la perforation est petite, il peut se faire pendant longtemps de petites hémorrhagies; on en a vu même donner des hémoptysies modérées pendant plusieurs années.

En somme, rien de plus difficile à établir que le pronostic de l'anévrysme de l'aorte, et Stokes l'a exprimé très justement de la manière suivante (1) : « Etant donné un anévrysme, il est impossible de prédire ni dans quel sens il se dirigera, ni la durée de la vie du malade, ni la forme des accidents ultimes. On ne peut même pas affirmer que la mort doive être le résultat de l'anévrysme; elle est due quelquefois à une affection aiguë ou chronique d'une tout autre nature, surtout si un traitement judicieux a enrayé ou arrêté les progrès de la maladie anévrysmale. Chez les malades qui n'ont pas d'affection concomitante du cœur et dont l'anévrysme ne comprime aucun organe important, tel que la trachée ou l'œsophage, la mort, sans déchirure du sac, a lieu de plusieurs façons. Le malade peut succomber aux effets de la compression exercée par l'anévrysme sur les parties environnantes ; il peut être usé pour ainsi dire par la douleur, la privation de sommeil et une fièvre inflammatoire. Il peut être emporté par une maladie aiguë accidentelle, la pneumonie, le choléra, la fièvre typhoïde, ou bien par la phthisie, la gangrène pulmonaire ou une affection cérébrale. »

On ne saurait mieux dire.

En somme, le malade peut mourir par syncope, par hémorrhagie, par asphyxie ou par épuisement produit, soit par la douleur, soit par l'insomnie, soit par l'impossibilité d'une alimentation suffisante.

(1) Stokes, *Traité des maladies du cœur et de l'aorte,* trad. Sénac, p. 591.

ANÉVRYSME DE L'ARTÈRE PULMONAIRE.

Cet anévrysme est très rare, l'artère pulmonaire n'étant guère sujette à l'endartérite chronique. Crisp, sur 915 cas d'anévrysme, n'en a trouvé que 4 dans l'artère pulmonaire. Toutefois Goldbeck a pu en rassembler 20 cas dans sa thèse inaugurale (1).

Ces anévrysmes siègent ordinairement sur le tronc de l'artère pulmonaire. Il n'est pas question ici de ceux qui se forment dans l'intérieur du poumon, sur les branches de cette artère, et qui sont un des accidents de la phthisie pulmonaire.

Ces anévrysmes du tronc de l'artère pulmonaire sont en général petits, depuis le volume d'une tête d'épingle jusqu'à celui d'un œuf de poule (Dowse). Quand la tumeur a un certain volume, elle vient faire saillie dans le deuxième espace intercostal gauche et soulever le deuxième cartilage gauche. Dans un cas de Lebert (2), la tumeur faisait même saillie dans le premier espace intercostal. Les battements d'expansion ont été notés dans le deuxième espace, même dans le premier espace intercostal gauche. Dans tous les cas, ils sont faibles. En outre, Dowse (3) a perçu un frémissement diastolique. On a constaté une matité quelquefois très étendue. L'auscultation a permis de reconnaître un souffle cystolique fort avec thrill (Dowse). Lebert a entendu à gauche un souffle double, à la fois systolique et diastolique ; dans le deuxième espace et à droite, un souffle diastolique, également dans le deuxième espace. Le souffle perçu à gauche, dans le deuxième espace intercostal prend la direction de l'artère pulmonaire.

Le plus souvent ces anévrysmes se rompent dans le péricarde ; c'est ce qui est arrivé particulièrement dans le cas de Dowse. D'autres fois la lésion se complique d'autres lésions cardiaques, et mène progressivement à la cachexie cardiaque.

Voici deux exemples de cette lésion :

Observation CII. — Chez une jeune fille de dix-neuf ans, enceinte, on

(1) Goldbeck, *Dissert. inaug.*, Giessen, 1868.
(2) Lebert, *Berliner klin. Wochenschrift*, n° 20, p. 273, 1876.
(3) Dowse, *Brit. Med. Journ.*, 5 décembre 1874, p. 710.

constata une matité très étendue, et à l'auscultation un souffle fort systolique avec thrill. La malade mourut de péricardite.

On trouva, à l'autopsie, un anévrysme de l'artère pulmonaire gros comme un œuf de poule, rompu dans le péricarde. Le sac était plein de caillots très durs. Il y avait des végétations sur les valvules sigmoïdes, plus une dilatation du ventricule droit avec insuffisance tricuspide. (Dowse.)

Observation CIII. — Une blanchisseuse, âgée de trente-sept ans, atteinte d'anévrysme de l'artère pulmonaire, faisait remonter le début de sa maladie à un rhumatisme articulaire contracté sept mois auparavant.

On trouva de l'œdème des membres inférieurs, de l'ascite, un reflux dans les veines jugulaires. La matité occupait le deuxième et même le premier espace intercostal gauche. On sentait une pulsation dans le deuxième et aussi dans le premier espace. Pendant l'expiration, on ne sentait pas de battements entre le cœur et la tumeur.

L'auscultation permettait d'entendre, à la pointe du cœur, un souffle systolique. Dans le deuxième espace gauche, le souffle était doublement systolique et diastolique. Dans le même espace, à droite, un souffle diastolique seulement. Les urines étaient albumineuses et renfermaient des *tubuli*. La malade tomba dans le collapsus et mourut. On trouva, à l'autopsie, de la sérosité dans le péricarde.

L'artère pulmonaire était sphérique, renfermant des caillots; ses valvules contenaient des végétations. Dans le ventricule droit, il y avait des végétations en crête de coq. L'artère pulmonaire avait 110 millimètres de circonférence, l'artère aorte 70. Il y avait également des végétations sur la mitrale. Le myocarde était pâle et jaune brun. (Lebert.)

ANÉVRYSMES DES ARTÈRES CORONAIRES.

Les anévrysmes des artères coronaires se rencontrent chez des sujets jeunes ; le plus souvent ils sont multiples ; on en a compté de trois à vingt sur le même sujet.

Le plus souvent il n'y avait pas de sclérose artérielle, mais de l'endocardite du ventricule gauche. Ces anévrysmes, qui coïncidaient avec des anévrysmes des artères cérébrales, étaient probablement dus à des embolies.

Quincke (1) en a trouvé vingt sur une jeune fille. Leur volume variait de celui d'une tête d'épingle à un haricot. La malade était atteinte d'une affection mitrale ancienne, avec rechute

(1) Quincke, *Krankheiten der Gefasse*, p. 419.

caractérisée par des végétations nouvelles sur la valvule. Ces anévrysmes étaient tantôt fusiformes, tantôt sacciformes, et se trouvaient sur des ramifications de troisième ou de quatrième ordre. Tous contenaient des caillots; cependant les vaisseaux étaient encore perméables. Les artères coronaires étaient dilatées à leur origine, mais sans sclérose. Le myocarde était graisseux des deux côtés, mais ne renfermait ni anévrysmes ni embolies. La maladie n'avait pas été reconnue pendant la vie. Cette observation donne une très bonne idée de ce qui a été rencontré par d'autres en pareil cas.

Ces anévrysmes sont, en général, superficiels et se rompent soit dans le tissu péricardique, soit dans le péricarde lui-même. Il est plus rare de les voir se rompre dans le myocarde [Heuse (1), Aran (2)]. Ce dernier a vu la rupture se faire même dans la cavité ventriculaire.

Il n'y a d'autres symptômes reconnaissables que ceux que donne l'hémopéricarde et qui amènent rapidement la mort. En somme, les symptômes rentrent dans ceux de l'endocardite infectieuse.

Les observations de ce genre d'anévrysme sont rares, et on peut joindre à celles qui sont citées plus haut les suivantes :

Peacock, *Monthly Journal*, mars 1849 ;

Lombard, *Gaz. médicale*, III, 644 ;

Richard, *Bulletin de la Société anatomique*, XXI, 40 ;

J. V. Ogle, *Saint-Georges Hosp. Rep.*, 1867, p. 285 ;

Feignaux, *Journal de Bruxelles*, janv. 1859, p. 30 ;

Crisp, *Transact. of the Patholog. Society*, XXII, p. 106, 1871 ;

S. Ger. Bartholom. Hosp. Rep., VII, p. 147, 1871.

(1) Heuse, *Presse médicale*, n° 34, 1856.

(2) Aran, *Archives générales de médecine*, juin 1847.

CHAPITRE XLIII

DES MALADIES DU CŒUR CHEZ LE FŒTUS, DES MALADIES DU CŒUR CONGÉNITALES.

A quel moment commencent les maladies du cœur chez le fœtus? Personne ne le sait, pour une bonne raison, c'est que l'état normal et physiologique du cœur chez le fœtus est à peine connu. Puis il faut, pour que ces maladies se présentent à l'observation des cliniciens, qu'elles n'aient pas été assez graves pour entraîner la mort du fœtus.

Il ne peut donc être question, quant à présent, que des maladies qui ont atteint partiellement un cœur déjà très avancé dans son développement, pour que la vie intra-utérine n'ait pas été arrêtée et pour que la vie extra-utérine soit possible.

Chaque fois que j'ai l'occasion d'observer une femme grosse, je ne manque pas d'ausculter l'enfant pour constater d'abord la réalité de son existence, puis l'intégrité des organes au point de vue de la viabilité.

Il m'est arrivé de constater bien souvent, en auscultant le cœur d'un fœtus dans les jours qui précèdent la naissance, que ce cœur présentait un bruit de souffle à la place du premier bruit; puis, après la naissance, en auscultant l'enfant, on ne trouvait plus de bruit de souffle. Ce qui veut dire que le cœur peut éprouver dans la vie intra-utérine comme pendant la vie extra-utérine des troubles fonctionnels passagers et permettant le retour complet *ad integrum* (1).

(1) Ce bruit que Depaul avait constaté avait été nommé par lui *souffle fœtal*. Mais il en est d'autres qui siègent dans d'autres points que celui où se trouve le cœur fœtal. Kennedy les croyait dus à la compression du cordon (1830), ainsi que Depaul (*Traité d'auscultation obstétricale*, 1847), Charrier et Tarnier. M. Pinard, par de nouvelles recherches (Société de biologie, 4 mars 1876), a

D'autres fois, au contraire, mais cela est rare, on a pu constater plus tard les lésions qui rendaient compte des altérations des bruits constatées avant la naissance.

Pour être fidèle à la méthode suivie dans tout le cours de cet ouvrage, je rappellerai donc l'état normal pour servir d'étalon à l'état pathologique, qui n'en est que la déviation.

DU CŒUR CHEZ LE FŒTUS.

Dès le début de l'évolution de l'embryon, l'appareil de la circulation est représenté par quelques cellules. Les unes se colorent bientôt, ce sont les globules sanguins; d'autres se disposent en séries linéaires et parallèles, ce sont les premiers rudiments de la voie circulatoire qu'ils auront à parcourir; d'autres se contractent et leur impriment un mouvement qui ne cesse qu'avec la vie.

Mais le cœur n'est que l'un des moteurs de l'hématose; il ne fait qu'imprimer le mouvement au sang, pour que celui-ci aille s'imprégner d'oxygène. Or, cet acte se passe d'abord, chez l'embryon, dans la vésicule ombilicale; puis, chez le fœtus, dans la vésicule allantoïde, et enfin, après la naissance, dans le poumon. Il y a donc lieu de considérer le cœur pendant trois périodes : 1° la période vitelline ; 2° la période allantoïdienne; et 3° la période pulmonaire (1).

Dans l'espèce humaine, c'est vers le quinzième jour que la cavité cardiaque se creuse et qu'apparaissent les premiers battements.

Le cœur, d'abord rectiligne, ne tarde pas à s'incurver en S. La partie supérieure fournit les deux arcs aortiques; la partie inférieure reçoit les veines omphalo-mésentériques.

Le cœur en se contournant se divise bientôt en trois cavités : la supérieure, qui fournit les arcs aortiques, devient le bulbe de l'aorte; l'inférieure, qui reçoit les veines omphalo-mésentériques, devient l'oreillette, et la moyenne le ventricule. Tel est l'état du

pu s'assurer que ces souffles surajoutés sont produits par les replis semilunaires et diaphragmatiques des vaisseaux du cordon signalés par M. Berger, alors prosecteur à la Faculté.

(1) Sappey, *Traité d'anatomie*, t. IV, p. 800, 3e édition, 1877.

cœur à la fin de la période vitelline où la vésicule ombilicale s'est réduite.

Pendant la seconde période, ou période allantoïdienne, le cœur se perfectionne ; il se cloisonne au niveau des ventricules, qui sont complètement distincts au moment de la première semaine. Puis, les deux oreillettes se marquent ; les deux orifices auriculo-ventriculaires se dessinent, et le tronc aortique se cloisonne pour former les deux troncs artériels aortique et pulmonaire.

Au moment où la cavité auriculaire se cloisonne pour former les deux oreillettes, la veine cave, encore unique, est munie, à son entrée dans l'oreillette, de deux valvules : l'une, gauche, qui est la valvule *du trou ovale;* l'autre, droite, qui est la *valvule d'Eustachi.* Ces deux valvules forment un arc qui va à la rencontre d'un arc opposé venant de la paroi postérieure. L'intervalle entre ces deux arcs forme le *trou de Botal* ou *trou ovale.*

Plus tard, quand les veines caves sont dédoublées en supérieure et inférieure, la valvule d'Eustache est disposée de manière à conduire dans le trou de Botal le sang qui vient de la veine cave inférieure, et le sang de la veine cave est dirigé vers ce même orifice par une saillie qui porte le nom de *tubercule de Lower.*

Au moment où le bulbe aortique se cloisonne pour former les deux artères aortique et pulmonaire, un point reste dans l'état primitif et laisse persister la communication entre l'aorte et l'artère pulmonaire; cette communication, qui persistera jusqu'à la vie extra-utérine, porte le nom de *canal artériel* ou *canal de Botal.*

Au moment de la naissance, la circulation placentaire est remplacée par la circulation pulmonaire.

DES VARIÉTÉS DE LÉSIONS CONGÉNITALES DU CŒUR.

A la fin du siècle dernier et au commencement de celui-ci, les anatomo-pathologistes, suivant les doctrines des naturalistes, pensaient que le cœur, avant d'arriver à l'état de développement complet, devait successivement représenter le cœur de tous les animaux rangés en *série naturelle*, qu'il devait successivement représenter le cœur des insectes, des crustacés, des amphibies, etc., et, chaque fois qu'on trouvait une maladie congénitale, on la considérait comme un arrêt de développement et l'on cherchait à quel niveau le processus s'était arrêté en cherchant la ressemblance de ce cœur pathologique avec celui de tel ou tel animal.

Plus tard, on a fait un progrès, et en constatant sur un cœur ainsi malade des lésions multiples, on a cherché si ces lésions multiples n'étaient pas subordonnées les unes aux autres.

Enfin Cruveilhier, Rokitansky, en constatant chez le fœtus les traces d'un travail inflammatoire ; Dörsch, Dittrich, Peacock, en montrant la présence de la myocardite, ont prouvé que les maladies congénitales sont après tout des phlegmasies contractées pendant la vie intra-utérine, et que plus il y a vice de conformation dans un cœur, plus a été précoce la maladie qui a empêché le développement ultérieur. Si nous considérons donc que tout obstacle à la sortie du sang amène une stase sanguine et empêche la clôture des orifices non encore oblitérés, on se fera une juste idée de cette pathologie. Par exemple, l'intégrité de la cloison des ventricules indique que la maladie fœtale ne s'est développée qu'après cette clôture, tandis que toute maladie antérieure et siégeant sur un passage ultérieur du sang empêche la fermeture de cette cloison.

Depuis le commencement de ce siècle, toutes les variétés de maladies congénitales du cœur ont été confondues, dans une même description, sous le nom de *cyanose* (1) ; mais, quel que soit le mérite des auteurs qui les ont décrites, ils n'ont pu aboutir qu'à la confusion, puisqu'ils ont décrit à la fois des maladies précoces ou tardives du fœtus, et par suite des combinaisons variées et sans aucun rapport entre elles dans certains cas.

Nous allons donc dissocier ces affections et tenter une ébauche de description partielle.

(1) Caillot, *Société des sciences de Strasbourg*, 1807 ; Corvisart, *Essai sur les maladies et les lésions organiques du cœur*, 1817, 2e édition ; Gintrac, *Sur la cyanose ou maladie bleue* (Thèse, 1814) ; Marc, *Maladie bleue* (*Dict. des sc. méd.*, 1812) ; Louis, *Archives de médecine*, 1823 ; Ferrus, art. CYANOSE (*Dict. de méd.*, 1823 et 1835) ; H. Gintrac, art. CYANOSE (*Nouveau Dict. de méd. et de chir.*, t. X, p. 619, 1869) ; Grancher, art. CYANOSE (*Dict. des sc. méd.*, t. XXIV, 1re série, p. 481, 1880).

PERSISTANCE ISOLÉE DU TROU DE BOTAL.

A la partie inférieure et interne de la cloison des oreillettes, on trouve, chez l'adulte, une dépression connue sous le nom de *fosse ovale*, qui marque l'endroit où était, chez le fœtus, le trou dit *trou de Botal*, bien qu'il fût déjà connu de Galien (1). Cette dépression se continue en bas et en arrière avec la veine cave inférieure, montrant ainsi le chemin que suivait le sang pour aller de la veine cave inférieure presque directement dans l'oreillette gauche.

En avant et en haut de la fosse ovale se trouve une saillie musculaire disposée en croissant, à concavité postérieure et inférieure. Cette saillie de structure musculaire est l'anneau de Vieussens, qui se continue en bas avec la valvule d'Eustachi et, par son développement, est allé à la rencontre de l'arc postérieur et a fermé peu à peu le trou de Botal. Souvent, ces deux arcs, croisés comme une paire de ciseaux, laissent passer entre eux le manche d'un scalpel, qui peut pénétrer ainsi de l'oreillette droite dans l'oreillette gauche. Dans ce cas, il y a bien une communication des deux cœurs au point de vue anatomique; mais au moment de la systole auriculaire ces deux demi-anneaux, appliqués l'un contre l'autre, ferment cette communication, et il n'y a pas de mélange des deux sangs.

Mais ce développement complet des deux valvules n'existe pas chez tous les sujets, et l'on voit assez souvent (plus peut-être chez la femme que chez l'homme) qu'il persiste soit une fente, soit un orifice de communication entre les oreillettes, qui tantôt est très petit, mais dans certains cas a pu permettre l'introduction du petit doigt.

En pareil cas, il y a bien communication des deux cœurs, et par le fait de la prédominance d'action du cœur gauche, il passe une partie du sang rouge dans les cavités droites.

La plupart du temps, ces vices de conformation n'engendrent aucun trouble; l'addition d'une certaine quantité de sang rouge ou sang noir fait que le sang qui arrive au poumon est déjà

(1) Cruveilhier, *Traité d'anatomie descriptive*, 5e édition, avec la collaboration de M. Sée et de M. Cruveilhier fils, t. III, p. 20, 1877.

en partie artérialisé; il n'y a donc pas de tendance à la cyanose, au contraire. Ce n'est que plus tard, si cette sorte d'insuffisance auriculaire a fatigué le cœur comme une insuffisance mitrale, que le cœur, arrivant à l'asystolie, peut donner la cyanose, comme dans les maladies acquises du cœur siégeant sur les orifices veineux.

Il semble que dans certains cas le diagnostic puisse en être soupçonné. J'ai vu, il y a deux ans, une petite fille atteinte de palpitations et d'hypertrophie du cœur, chez laquelle un commencement d'asystolie était indiqué par de l'œdème et des stases veineuses, chez laquelle existait à droite du sternum, dans le deuxième espace intercostal, un bruit de souffle systolique doux et profond qui tenait probablement à une persistance du trou de Botal; mais je ne puis donner ce fait que comme une hypothèse, car j'ai perdu la petite malade de vue, et je ne sais s'il y a eu un contrôle anatomique.

DE LA PERSISTANCE DU CANAL ARTÉRIEL.

On se tromperait grandement si l'on regardait comme pathologique la persistance du canal artériel rencontrée à l'autopsie d'un nouveau-né. Les recher ches anatomo-pathologiques de Billard (1) montrent que le canal artériel ne s'oblitère, en général, que dans les quinze premiers jours qui suivent la naissance. A la rigueur, ce canal peut ne se fermer que trois semaines ou un mois après la naissance.

On peut résumer dans le tableau suivant l'époque de la fermeture du canal artériel.

AGE.	NOMBRE des cas.	AUTEURS.	LIBRE pour 100.	EN PARTIE FERMÉ pour 100.	OBLITÉRÉ pour 100.
Naissance. . .	19	Billard.	13 = 68	4 = 22	2 = 10
2 à 7 jours. . .	116	*Id.*	68	25	15
8 jours.	20	*Id.*	3 15	6 30	11 55
10e au 20e jour.	21	Brière.	»	7 33	66

(1) Billard, *Traité des maladies des enfants nouveau-nés*, p. 573, 1833.

On voit bien dans ce tableau que la perméabilité devient de plus en plus rare à mesure qu'on avance vers le vingtième jour, et, par contre, que les cas présentant l'oblitération complète augmentent progressivement.

Après le premier mois, la persistance du canal artériel devient donc un fait pathologique, et il est habituel de rencontrer en même temps d'autres vices de conformation.

Lorsque la persistance du canal artériel existe seule, la vie du sujet peut se prolonger assez longtemps. Voici ce qu'elle a été dans six cas réunis par M. Bernutz :

Observation	de Sanders.	4 mois et demi.
—	d'Almagro (1).	19 ans.
—	de Bernutz (2)	23 —
—	de Babington (3).	32 —
—	de Duroziez (4).	48 —
—	de Luys (5).	52 —

Dans ces six cas, malgré le mélange des deux sangs pour les membres inférieurs, tandis que les membres supérieurs ne recevaient par les artères que du sang rouge, on n'a pas constaté de disproportion entre les membres supérieurs et inférieurs.

Il n'y avait pas chez ces malades de troubles cardiaques bien notables, mais des troubles respiratoires particuliers. Notons que le sang qui arrivait aux poumons était moins abondant à chaque ondée sanguine et plus veineux.

Dans les premiers mois de la vie extra-utérine, les troubles cardiaques ont été légers chez tous ces malades. L'enfant observé par Sanders ne présentait pas de cyanose et peu d'hypertrophie du cœur. Tandis que chez les malades qui ont survécu longtemps, on a trouvé une hypertrophie considérable, comme s'il s'était agi d'une insuffisance des valvules sigmoïdes de l'artère pulmonaire.

Ce qui est notable, surtout chez ces malades, c'est la gêne respiratoire toute particulière. Cette gêne respiratoire com-

(1) Almagro, Thèse de Paris, 1862.
(2) Bernutz, *Archives de médecine,* 1849, t. XX, p. 451.
(3) Babington, *London Med. Gazette,* mai 1847.
(4) Duroziez, Société de biologie, 1862.
(5) Luys, *Bulletin de la Société anatomique,* juin 1855.

mence au bout de deux ou trois ans; elle se montre surtout après les efforts, les cris, les pleurs. Au moindre mouvement, ils sont pris de suffocation avec coloration violette des téguments. Mais notons bien ceci, c'est que, malgré le mélange constant des deux sangs, la cyanose n'était pas constante et ne venait que par accès pour disparaître ensuite. Dans le cas observé par M. Duroziez, la cyanose ne s'est produite qu'au moment des accidents ultimes avec l'asystolie.

L'auscultation a permis d'entendre, dans ces cas, des bruits de souffle, mais ils ont été mal déterminés. Dans deux cas, il n'y avait pas de bruits de souffle; dans un autre cas, celui de Sanders, il n'y avait qu'un bruit de souffle systolique; dans les cas d'Almagro et de M. Bernutz, il y avait deux bruits de souffle, mais il ne faut pas oublier que dans ces deux cas l'aorte était rétrécie.

L'évolution de cette affection est celle des maladies organiques du cœur, caractérisée par une insuffisance des orifices auriculo-ventriculaires. La cause de cette lésion tient le plus probablement à une étroitesse relative de l'aorte, soit descendante, soit ascendante.

Dans un cas observé par James Foulis (1), une jeune fille de vingt-deux ans, ayant les apparences de la chlorose avec anémie et souffle systolique de l'artère pulmonaire, présenta, après la guérison de son anémie, une augmentation du bruit de l'artère pulmonaire. Quelques mois plus tard, elle fut prise de dyspnée, de phénomènes d'asystolie avec cyanose, distension des jugulaires et albuminurie, plus un frottement péricardique, et mourut.

L'autopsie montra un cœur hypertrophié partout, avec distension de l'oreillette droite. L'infundibulum de l'artère pulmonaire est dilaté, l'artère pulmonaire mesure 2 pouces anglais 5/8. A ce niveau, le *canal artériel persiste* et communique largement avec l'aorte. Il est constitué par un tronc vasculaire assez court, présentant un renflement cylindrique au niveau de son abouchement dans l'aorte.

(1) James Foulis, *On a case of patent ductus arteriosus, with aneurism of the pulmonary artery* (*Edinb. Med. J.*, p. 17, juillet 1884).

L'artère pulmonaire, très dilatée, l'est irrégulièrement et présente une ampoule anévrysmale formée aux dépens de sa paroi gauche. Ce sac anévrysmal est contenu dans le péricarde. Au-devant de l'oreillette gauche, il est rempli de caillots fibrineux anciens.

Les valvules sigmoïdes de l'artère pulmonaire sont malades, atteintes d'endocardite végétante. On y voit une perte de substance formée par l'érosion du bord libre. Ceci explique le double souffle observé pendant la vie. Le passage du sang dans le canal artériel pouvait contribuer en outre au premier souffle.

ANÉVRYSME DU CANAL ARTÉRIEL.

Le travail d'oblitération du canal artériel se fait par l'organisation successive de caillots stratifiés, et si les deux extrémités du canal artériel se sont rétractées plus que la partie moyenne, le canal artériel donne ainsi toute l'apparence d'un anévrysme sans qu'il y en ait en réalité. C'est là ce qu'ont observé Billard et Thore (1); dans un cas observé par Lüttich (2), il y avait chez un enfant de quatorze jours un anévrysme mesurant 15 millimètres de diamètre, rempli de caillots et s'ouvrant 3 centimètres plus loin dans l'aorte descendante.

DES AFFECTIONS CONGÉNITALES DU COEUR DROIT.

L'étude de ces affections est encore peu avancée par le manque de documents. Cependant, il y a déjà un certain nombre de faits acquis que je vais exposer.

Je passerai d'abord en revue l'anatomie pathologique de chacune des lésions. Nous verrons ensuite à les examiner au point de vue de leurs causes, de leurs manifestations et de leurs conséquences.

(1) Thore, *De l'anévrysme du canal artériel* (*Archives générales de médecine*, 1850).

(2) Lüttich, *Archiv der Heilkunde*, 1876.

1° RÉTRÉCISSEMENT SIMPLE DE L'ARTÈRE PULMONAIRE AVEC FERMETURE DU TROU DE BOTAL.

J'ai rapporté un fait de cette catégorie dans mon mémoire sur le rétrécissement acquis de l'artère pulmonaire. Il s'agissait d'un enfant de quatre ans et demi, observé par Palois (de Nantes), en 1803; l'enfant mourut de phthisie. (Mémoire cité page 36.)

En voici un autre exemple donné par mon ami d'Heilly, dans sa thèse inaugurale. Le sujet a été observé à l'Hôtel-Dieu, dans le service de M. Vigla.

Un point est à discuter. L'affection est-elle bien congénitale? Cela est probable, en raison de l'irrégularité du développement du sujet.

Observation CIV (1). — M. X..., âgé de vingt et un ans, commis de bureau, entré à l'Hôtel-Dieu, salle Saint-Benjamin, le 1er septembre 1863, mort le 15 octobre suivant. Père et mère bien portants. N'a jamais eu de maladies graves; sujet, depuis l'enfance, à l'essoufflement et aux palpitations; s'enrhume très facilement l'hiver; n'a jamais eu d'atteinte de rhumatisme. Il y a trois ans, il a eu à plusieurs reprises des crachements de sang et des épistaxis. Depuis trois mois, il s'est aperçu d'une augmentation dans sa dyspnée, dans ses palpitations; il a commencé à éprouver du malaise, de la perte d'appétit. Il y a six semaines, il a éprouvé de la difficulté à entrer ses pieds dans ses chaussures; il a constaté de l'enflure autour des chevilles, puis les jambes se sont prises.

A son entrée, on constate l'état suivant: aspect vieillot, maigreur des bras et du thorax contrastant avec le volume des parties inférieures; face congestionnée, mais n'ayant pas cette coloration spéciale qui constitue la cyanose. Dyspnée très marquée, respiration pénible et fréquente, palpitations fréquentes, surtout quand le malade se lève et pendant le travail de la digestion; le malade tousse un peu.

A la percussion de la poitrine, en arrière, son obscur dans les deux tiers supérieurs, complètement mat inférieurement.

A l'auscultation de la poitrine, on trouve le murmure vésiculaire faible et obscur, mélangé de râles fins et humides; en arrière et en bas, silence complet.

A la région précordiale, voussure marquée. Par l'application de la main,

(1) D'Heilly, *Des oblitérations et rétrécissements congénitaux de l'artère pulmonaire* (thèse de Paris, 1864).

on perçoit des battements inégaux, irréguliers et assez violents. La percussion dénote une hypertrophie considérable.

A l'auscultation, bruits sourds et éloignés; à la base du cœur, double bruit de souffle très faible, mais néanmoins bien net; le bruit disparaît quand on s'éloigne de la base. Pas de pouls veineux des jugulaires.

Le pouls radial est faible.

La percussion du foie ne révèle pas d'augmentation de volume. L'abdomen est volumineux et mat sur les côtés; la matité se déplace par le changement de position. Les fonctions digestives sont languissantes; pas d'appétit, digestions laborieuses, constipation. L'examen des urines décèle une proportion considérable d'albumine. Le liquide se prend en masse par la chaleur. Sous l'influence du traitement, ce symptôme disparaît radicalement au bout de quatre ou cinq jours.

Après des alternatives nombreuses de mieux et d'aggravation dans son état, le malade, après un repas, est pris de syncope et meurt.

Autopsie. La cavité thoracique est en grande partie occupée par le péricarde; ce sac séreux, distendu par une énorme quantité de sérosité, a refoulé les poumons, qui sont petits et exsangues, crépitent à peine et sont décolorés et œdémateux. Quelques tubercules crus au sommet du poumon droit; les plèvres contiennent une petite quantité de sérosité.

Le péricarde pariétal et celui qui revêt le cœur n'offrent pas trace d'inflammation. Le cœur est considérablement hypertrophié; le ventricule gauche, plus épais que normalement, a 20 à 22 millimètres; les parois du ventricule droit sont relativement plus hypertrophiées, elles ont à peu près la même épaisseur. La cavité ventriculaire droite est très dilatée. L'orifice auriculo-ventriculaire droit est normal, le gauche également. L'orifice aortique est un peu rétréci.

L'ouverture de l'artère pulmonaire est occupée par un diaphragme horizontal qui a la forme d'une calotte sphérique; la face concave regarde les ventricules; la convexité répond à la cavité de l'artère.

La circonférence de cette artère mesure 67 millimètres; la face inférieure est parfaitement lisse, régulière, d'aspect homogène, revêtue par la séreuse, et n'offrant pas de traces de divisions. A la face supérieure, trois saillies divergentes, vestiges de la séparation des valvules. Le relief, à peine indiqué près du centre, va en croissant jusqu'à la circonférence. Au centre de ce diaphragme, se trouve une ouverture de 4 millimètres de diamètre. Cet orifice est revêtu d'une sorte de bord circulaire parfaitement régulier, qui fait saillie dans la cavité de l'artère. La face supérieure de cet opercule est, à part les brides divergentes, parfaitement lisse; la séreuse la revêt, et paraît passer d'une face à l'autre à travers la perforation, qui ne présente aucune dentelure.

L'artère pulmonaire, au-dessus de son orifice, a ses dimensions normales; elle se divise comme à l'ordinaire.

La face interne du cœur ne présente aucune trace d'inflammation; les cloisons sont intactes, le canal artériel a disparu. Les veines caves supérieure et inférieure sont volumineuses et manifestement dilatées, surtout au voisinage de leur embouchure.

Rien d'important dans les autres viscères.

Nous relevons dans cette observation les particularités suivantes :

1° L'isolement de la lésion de l'artère pulmonaire ;

2° La fermeture du trou de Botal;

3° L'absence de cyanose jusqu'à la fin de la vie;

4° La présence d'un double souffle à l'origine de l'artère pulmonaire, indiquant à la fois le rétrécissement et l'insuffisance ;

5° La durée de la vie, vingt et un ans ;

6° La mort par syncope;

7° La présence de tubercules crus au sommet des poumons.

2° RÉTRÉCISSEMENT DE L'ARTÈRE PULMONAIRE AVEC PERSISTANCE DU TROU DE BOTAL ET OBLITÉRATION OU MÊME DISPARITION DU CANAL ARTÉRIEL.

Ces cas sont plus fréquents que le précédent ; ils se développent sans doute comme les précédents dans les derniers moments de la vie intra-utérine.

Dans ces cas, le rétrécissement siège en général à la naissance de l'artère pulmonaire et est formé par une soudure des valvules. Il en résulte, comme dans le cas précédent, un septum convexe faisant saillie vers la cavité artérielle et perforé au centre d'un trou arrondi muni au bord d'un bourrelet, de sorte qu'il y a presque toujours en même temps rétrécissement et insuffisance de l'orifice. L'artère peut avoir un calibre normal. L'infundibulum est en général petit, et le ventricule droit est le siège d'une hypertrophie concentrique avec épaississement des parois et diminution considérable de sa cavité. L'oreillette garde ses dimensions normales et communique plus ou moins largement avec l'oreillette droite par le trou de Botal qui persiste.

Cet état est compatible avec la vie. On a vu des malades ainsi conformés vivre assez longtemps. J'en rapporterai un exemple curieux observé par Bertin, dans lequel on vit le sujet vivre d'une manière assez régulière jusqu'à l'âge de cinquante-sept ans.

Observation CV. — V... (Marie-Gabrielle), dès sa plus tendre enfance, a présenté quelque chose d'insolite dans sa physionomie. Aussitôt qu'elle se livrait à un exercice un peu pénible, sa figure se colorait d'un rouge violacé; sa respiration était habituellement gênée, surtout lorsqu'elle montait un escalier. A quarante-sept ans, elle cessa d'être réglée, et commença à se plaindre de palpitations accompagnées d'une douleur aiguë dans la région précordiale. Elle s'arrêtait souvent pour laisser battre son cœur, et disait qu'elle mourrait bientôt; enfin, ses lèvres et sa figure devinrent tellement bleuâtres, même quand elle ne marchait qu'à pas lents, qu'elle n'osait pas se montrer dans les rues; elle était sujette à de fortes hémorrhagies nasales, dont une surtout fut très effrayante par son abondance et sa durée. Elle éprouvait souvent des crampes dans les membres. Sa constitution fut toujours assez faible; sa taille prit peu de développement; elle resta fille et mena toujours une vie régulière.

Le 1er juillet 1821, vers midi (âgée alors de cinquante-sept ans), elle se plaignit d'une espèce de crampe qu'elle éprouvait dans la main et le pied gauches. Bientôt elle s'aperçut d'une grande gêne dans les mouvements de ces deux membres; enfin, peu de temps après, elle perdit entièrement le mouvement et le sentiment de tout ce côté du corps. Cependant, elle conserva toute sa raison et même l'usage de la parole.

Le troisième jour de sa maladie, elle entra à l'hôpital Cochin et présenta les symptômes suivants: face animée, d'un rouge violacé; yeux saillants et brillants; lèvres bleuâtres; respiration gênée au point d'exiger une position presque verticale du tronc; pouls petit, facile à déprimer au bras gauche, mais dur et assez fort au bras droit; perte complète du sentiment et du mouvement dans les membres du côté gauche. Pendant la nuit, les membres paralysés furent tout à coup affectés de convulsions; ces mouvements spasmodiques pouvaient être comparés à ceux que détermine la noix vomique; ils étaient accompagnés d'une gêne plus grande dans la respiration; la face était plus animée, les yeux plus brillants; les lèvres, qui, auparavant, étaient bleuâtres, présentaient alors une teinte couleur de rose; les battements du cœur étaient tumultueux; en appliquant la main sur la région précordiale, on sentait une espèce de frémissement semblable à celui que fait éprouver un corps élastique qu'on fait vibrer fortement. Tous ces symptômes se calmèrent bientôt, et, quand le jour vint, ils étaient à peine sensibles. Pendant cet accès, la malade ne perdit pas connaissance.

Du 5 au 12 juillet, elle a offert plusieurs accès semblables au premier, à cela près que les symptômes étaient moins intenses et duraient moins longtemps; mais, le 12, vers midi, la malade perdit tout à coup connaissance; la face devint tout à coup très animée; les yeux, extrêmement saillants et brillants, furent agités de mouvements convulsifs, accompagnés de dilatation de la pupille; la respiration s'embarrassa de plus en plus, et la paralysie s'étendit à toutes les parties du corps. En même temps, les battements du cœur et des artères carotides étaient devenus plus forts et plus fréquents. A l'instant même de cet accès, on pratiqua une saignée du bras, à la suite de laquelle la malade recouvra quelques mouvements dans le bras droit; elle semblait même comprendre ce qu'on lui disait; mais cette amélioration ne dura qu'un instant; les symptômes s'aggravèrent de plus en plus, et la mort survint le lendemain vers midi, treizième jour de la maladie.

L'ouverture du cadavre fut faite par MM. Bertin et Breschet. On trouva, dans la partie antérieure de l'hémisphère droit du cerveau, un foyer purulent renfermé dans un kyste, etc. Le cœur avait un volume énorme ; il pesait 12 onces. L'oreillette droite était très développée et contenait plusieurs onces de sang; la fosse ovalaire était très profonde; une ouverture résultant du défaut d'oblitération du trou de Botal, de quatre lignes environ, existait dans son fond et établissait une communication entre les deux oreillettes. On voyait, dans les deux cavités, des vestiges de valvules qui, dans des sujets bien constitués, ferment le trou de Botal. L'orifice de communication entre la cavité de l'oreillette droite et celle du ventricule du même côté, était étroite; la capacité de ce ventricule était à peu près celle d'un œuf de pigeon et ne devait, par conséquent, recevoir que quelques gros de sang. Les parois de ce ventricule avaient une épaisseur qui variait de 11 à 16 lignes. Les valvules étaient petites, mais leurs cordes étaient fortes et d'apparence charnue. L'artère pulmonaire offrait, à son ouverture de communication avec le ventricule droit, une cloison horizontale, convexe du côté de la cavité artérielle, concave du côté de la cavité ventriculaire, percée à son centre d'une ouverture de 2 lignes et demie de diamètre parfaitement circulaire. Elle offrait sur sa convexité trois petits replis ou rides. Mais on ne voyait, ni sur sa face supérieure, ni sur l'inférieure, aucune trace de séparation de cette cloison en trois valvules. Au-dessus de cette cloison, l'artère pulmonaire ne présentait rien de particulier.

L'oreillette gauche, de grandeur à peu près ordinaire, présentait l'orifice du trou de Botal décrit ci-dessus.

Le ventricule gauche, dont la capacité était plus grande qu'à l'ordinaire, avait aussi des parois plus épaisses. L'aorte présentait çà et là des plaques osseuses et cartilagineuses. Le canal artériel était petit et entièrement oblitéré. (Bertin, in *Recherches anatomiques sur l'encéphale,* par Lallemand, t. II, p. 7.)

A l'égard de cette variété et de la précédente, on s'est demandé si le rétrécissement de l'artère pulmonaire était réellement congénital, et s'il ne s'était pas développé peu de temps après la naissance, c'est-à-dire si ce n'était pas, en réalité, un rétrécissement pulmonaire acquis. Kussmaul, pour fixer les idées, dit qu'on reconnaîtra le rétrécissement congénital aux caractères suivants :

1° Lorsque la mort a lieu peu de temps après la naissance ;

2° Lorsque la cyanose apparaît de bonne heure, ainsi que les autres maladies du cœur, et que l'on constate en particulier, peu de temps après la naissance, les symptômes d'un rétrécissement de l'artère pulmonaire ;

3° Lorsque le trou de Botal reste ouvert, et surtout lorsque le canal artériel de Botal reste perméable ;

4° Lorsque le trou de Botal reste ouvert largement ;

5° Lorsque le rétrécissement de l'artère pulmonaire est formé par un vice de conformation évident ;

6° Lorsque l'artère pulmonaire est rétrécie et ses parois trop minces ;

7° Si le ventricule droit est très petit et revenu sur lui-même.

Quant aux symptômes et à la marche de cette affection, ils sont les mêmes que ceux du rétrécissement acquis de l'artère pulmonaire qui a été décrit plus haut avec tous les détails nécessaires, et la terminaison se fait fréquemment par la phthisie pulmonaire. Cette terminaison par la phthisie n'est pourtant pas fatale, comme le montre l'observation citée plus haut.

3° RÉTRÉCISSEMENT DE L'INFUNDIBULUM DE L'ARTÈRE PULMONAIRE AVEC DÉVELOPPEMENT INCOMPLET DE LA CLOISON VENTRICULAIRE ET COMMUNICATION DES DEUX VENTRICULES.

Dans ce cas, le rétrécissement de l'infundibulum peut se montrer à la base de ce conduit, et l'infundibulum, ainsi séparé du ventricule droit, semble former un ventricule supplémentaire ou troisième ventricule, très petit à la vérité. L'artère pulmonaire qui reçoit peu de sang ne se développe pas, et souvent ses valvules sigmoïdes présentent des vices de conformation. Il n'y a, par exemple, que deux valvules. Les parois de l'artère pulmonaire sont minces et ont plutôt l'aspect de veines que d'artères.

Au-dessous de l'obstacle, au contraire, le ventricule droit est hypertrophié, comme dans les cas de rétrécissement acquis. Le trou de Botal n'est pas toujours ouvert.

Ce rétrécissement de l'infundibulum est le plus souvent le résultat d'une myocardite intra-utérine, et ressemble beaucoup, par conséquent, à ce que j'ai décrit chez l'adulte sous le nom de *rétrécissement pulmonaire préartériel*, ou rétrécissement de l'infundibulum par cicatrice de myocardite. Tels sont les cas de Peacock (1) et de Oldham (2).

Cependant, Kussmaul (3) croit que cette forme de rétrécissement peut tenir à une sorte d'hypertrophie d'un ou de plusieurs faisceaux musculaires de la base de l'infundibulum. On sait que ce mode de rétrécissement préaortique a été reconnu chez l'adulte par M. Vulpian, et cité plus haut à propos du rétrécissement de l'origine de l'aorte.

Dans ces cas, l'aorte est presque toujours dilatée et émerge des deux ventricules.

4° RÉTRÉCISSEMENT CONGÉNITAL DE L'ARTÈRE PULMONAIRE, OU MÊME OCCLUSION COMPLÈTE DE CET ORIFICE AVEC PERSISTANCE DE LA COMMUNICATION DES DEUX VENTRICULES.

Cette affection est de beaucoup la plus fréquente des affections congénitales. Il ne serait pas difficile d'en réunir plus de cent observations.

Disons tout de suite que cette affection, qui se produit de bonne heure, dans les trois premiers mois de la vie intra-utérine, reste souvent stationnaire après sa production, et une fois le processus inflammatoire éteint, elle peut s'immobiliser et être souvent compatible avec une vie extra-utérine assez longue.

Kussmaul (4), qui, après Peacock (5) et d'autres, l'a étudiée à fond, indique la survie suivante : Sur 64 cas de rétrécissement

(1) Peacock, *Report of the Proceedings of the Pathological Society of London*, seconde session, 1847-1848.

(2) Lebert-Schrœtter, *Angeborene Herzkrankheiten*, p. 746, 1879.

(3) Kussmaul, *Ueber angeborene Enge und Verschluss der Lungenarterienbahn* (*Zeitschrift für rationelle Medicin*. Leipzig, 1866).

(4) Kussmaul, *id.*, *ibid.*

(5) Peacock, *Med.-chir. Transact.* (*Monthly Journal*, 1847).

congénital avec inocclusion du septum interventriculaire, il a vu la vie durer :

De 0 à 1 an.	8	fois, soit	12	pour 100.
De 1 à 5 ans..	14	—	21	—
De 5 à 10 ans..	19	—	29	—
De 10 à 20 ans..	14	—	21	—
De 20 à 30 ans..	9	—	14	—

Dans les cas d'atrésie, c'est-à-dire d'oblitération complète ou presque complète, la survie a été moindre.

Kussmaul, sur 25 cas d'atrésie, a vu la vie durer :

De 0 à 6 mois.	10	fois, soit	40	pour 100.
De 6 mois à 1 an.	4	—	16	—
De 1 à 5 ans..	5	—	20	—
De 5 à 10 ans.	3	—	12	—
A 21 ans..	1	—	4	—
A 37 ans..	1	—	4	—

Cependant, on a vu des cas de survie se prolonger au delà. M. Roger (1) a vu une dame arriver à la cinquantaine et encore bien portante.

Dans le cas d'oblitération complète de l'artère pulmonaire, l'enfant meurt dans la première année ; sur 15 cas semblables, comme une fois seulement l'enfant a vécu neuf mois. Dans un cas de Léo, rapporté plus loin, la vie a été de huit mois ; dans tous les autres cas, elle a été seulement de quelques jours.

LÉSIONS ANATOMIQUES.

L'artère pulmonaire est rétrécie ; son calibre, au lieu des dimensions normales, est réduit au calibre d'une plume d'oie (2), d'autres fois à celui d'une plume de corbeau (3) ; si la lésion est plus avancée, on peut à peine y introduire un stylet (4), et

(1) Roger, *Recherches cliniques sur la communication congénitale des deux cœurs par inocclusion du septum ventriculaire* (Académie de médecine, 1879).

(2) Landouzy, Société anatomique, 1838.

(3) De Guise, Société anatomique, 1842.

(4) N. Chevers, *London Medic. Gazette*, 1847. — Ollivier, Société anatomique, 1861.

enfin, le rétrécissement peut aller jusqu'à l'oblitération complète (1).

Les parois de l'artère sont en général en même temps amincies et ressemblent à des parois veineuses.

Lorsque le rétrécissement n'est pas considérable, on peut trouver les valvules en nombre normal avec leur développement complet. Cependant, il arrive encore assez souvent qu'il y ait une sorte d'arrêt de développement, deux valvules seulement au lieu de trois (Landouzy, N. Chevers).

Les valvules sont, en général, soudées par une partie de leurs bords, et sont libres dans leur partie la plus interne; elles forment alors une sorte de cône, ou plutôt de cupule à convexité tournée vers l'artère et à concavité tournée vers le ventricule.

Si les valvules sont libres à leur centre, elles forment un orifice rétréci qui réduit la quantité de sang qui passe en un temps donné; mais elles se ferment bien ensuite et forment alors un rétrécissement sans insuffisance. Mais il arrive encore souvent que ces valvules aient été enflammées, que leur bord soit épaissi et induré, et alors il y a une sorte de diaphragme refoulé vers l'artère et percé d'un orifice plus ou moins petit et induré formant rétrécissement et par suite insuffisance (Chevers, Deguise). Enfin, les valvules peuvent être tout à fait rabougries et même calcifiées (N. Chevers).

Dans ces cas, s'agit-il toujours d'un arrêt de développement et d'une inflammation consécutive, ou l'arrêt de développement est-il toujours le fait d'une phlegmasie antérieure ? Peacock a soutenu la première hypothèse, et Kussmaul la dernière. Ces deux processus existent (1). M. Cadet de Gassicourt (2) a montré successivement à la Société des hôpitaux un exemple de chacun d'eux.

Si l'oblitération de l'orifice est presque complète, l'artère peut être oblitérée presque complètement et transformée en un simple cordon perméable, et quelquefois même en un cordon imperméable jusqu'à sa bifurcation.

(1) W. Hunter, *Med. Obs. and Inquiries*, t. VI, p. 291, july 1783.
(2) Cadet de Gassicourt, Société médicale des hôpitaux, 7 juillet 1882.

M. Léo (1) a communiqué à la Société de médecine interne de Berlin l'observation d'un enfant atteint d'une oblitération complète de l'artère pulmonaire.

OBSERVATION CVI. — Cet enfant, chez lequel la cloison interventriculaire était complète, était fortement cyanosé dès sa naissance, mais ni l'auscultation ni la percussion du cœur n'expliquaient la cause de cet état; il mourut à l'âge de huit mois.

A l'autopsie, le volume du cœur était normal, sa forme était aplatie et presque ronde, de sorte qu'on ne pouvait guère en distinguer la pointe. Les embouchures des veines caves pulmonaires occupaient leur siège normal. Les deux oreillettes communiquaient entre elles.

De l'oreillette droite on pénétrait par l'orifice auriculo-ventriculaire droit dans un diverticulum de la grandeur d'une fève qui était le rudiment du ventricule droit. Entre ce ventricule et l'artère pulmonaire, il n'existait aucune communication, le tronc de cette artère ayant été oblitéré à une période fœtale plus reculée par un processus myocardique. On retrouvait les traces de ce processus dans la présence de tissus lamineux et fibreux.

L'artère pulmonaire naissait par un cul-de-sac de la grosseur d'une plume d'oie qui se dilatait un peu à sa partie supérieure. Tout près de sa bifurcation se voyait l'orifice du trou de Botal non oblitéré qui, par sa communication avec l'aorte, permettait au sang de se rendre dans les poumons. Il existait entre les deux oreillettes une membrane perforée à la manière d'un tamis qui doit être considérée comme une cloison secondaire. Il y avait donc une atrésie avec imperforation de l'artère pulmonaire consécutive à une myocardite fœtale.

Au-dessous, le cœur varie; tantôt il est atrophié (Kussmaul), tantôt il est volumineux (N. Chevers); d'autres fois, l'un des deux cœurs est dilaté, et l'autre, épaissi, est ratatiné; tantôt, la dilatation porte sur le cœur droit, tantôt elle porte sur le cœur gauche. Si l'on ouvre le cœur, on trouve que souvent le rétrécissement n'est pas borné à l'orifice, mais qu'il occupe l'infundibulum de Cruveilhier (*conus* des Allemands), et on a vu en pareil cas les fibres musculaires de l'infundibulum augmentées de volume. La valvule tricuspide est souvent opaque et épaissie (Kussmaul), preuve que la lésion première a été souvent l'endocardite; d'autres fois, elle est mal formée, imparfaite ou même rudimentaire (Landouzy, Guy, N. Chevers).

En cas d'oblitération de l'artère pulmonaire avec passage

(1) Société de médecine interne de Berlin, 15 mars 1886, in *Semaine médicale*, 24 mars 1886.

direct du sang de l'oreillette droite dans l'artère, le ventricule droit est considérablement atrophié.

Au contraire, l'oreillette droite est presque toujours agrandie, dilatée, avec épaississement de ses parois.

Le cœur gauche est moins atteint ; le ventricule gauche est, en général, plus petit et plus mince que le droit ; cependant, on a vu quelquefois le contraire, surtout dans les cas d'atrésie ou d'oblitération presque complète. L'aorte est en général dilatée, faisant issue de l'un ou l'autre ventricule, très souvent des deux [Gintrac (1), Haase (2), Travers, Simonnot (3)] ; elle conserve presque toujours sa position normale par rapport à l'artère pulmonaire.

La perforation de la cloison est située constamment à la base, c'est-à-dire près de l'orifice aortique. Elle est plus ou moins grande, souvent assez large pour y passer le petit doigt (4), mais quelquefois plus étroite, ne livrant passage qu'à un stylet [Féréol (5)]. Les bords en sont plus ou moins rugueux. Le reste de la cloison est souvent musculaire, mais quelquefois il est réduit à l'endocarde ; il est constitué pour ainsi dire par une seule membrane.

Le trou de Botal reste ouvert dans les trois quarts des cas ; il peut être tellement large qu'il n'y ait, pour ainsi dire, pas de cloison interauriculaire [Cheever (6)] ; mais il peut être simplement ouvert, même réduit à un simple vestige (Deguise) ou enfin tout à fait fermé [Chevers, Lediberder (7)].

Le canal artériel ou conduit de Botal est le plus ordinairement fermé, il peut même manquer tout à fait [Lediberder (8)] ; mais aussi il peut quelquefois persister, et Seiler l'a trouvé encore perméable sur un sujet de vingt-trois ans.

Quand le canal artériel manque, il est remplacé par un déve-

(1) Gintrac, *De la cyanose*, Paris, 1824.
(2) Haase, *Diss. inaug.* (*De Morbo cæruleo*, Leipzig, 1813).
(3) Simonnot, *Gazette des hôpitaux*, 2 avril 1870.
(4) Denucé, Société anatomique, 1849.
(5) Féréol, Société médicale des hôpitaux, 11 mars 1881.
(6) Cheever, *New England Journal of Med.*, t. V, p. 218, 1821.
(7) Lediberder, Société anatomique, 1834.
(8) Seiler, *Horn's Archiv*, 1805, cité par d'Heilly.

loppement remarquable des artères bronchiques (Peacock, Jacobson, N. Chevers).

En dehors de ces vices de conformation, les autres organes sont en général intacts. Ainsi, la séparation de l'aorte et de l'artère pulmonaire est toujours complète, les oreillettes sont toujours séparées des ventricules par une cloison, quand même les ventricules ne sont pas complètement développés. L'artère pulmonaire naît toujours du ventricule droit, tandis que l'aorte naît tantôt du ventricule gauche, tantôt des deux ventricules, quelquefois même du ventricule droit.

SYMPTÔMES ET DIAGNOSTIC.

Les troubles causés par ce vice de conformation commencent d'autant plus tôt que la lésion est plus prononcée. Ainsi, dans les cas d'atrésie ou d'oblitération complète, les troubles circulatoires et respiratoires commencent dès la naissance.

Quand le rétrécissement est moindre, les symptômes se montrent plus tard. Dans le cas de Landouzy, par exemple, ils n'ont commencé qu'à partir de la cinquième année. Nous avons vu qu'ils peuvent commencer beaucoup plus tard quand le rétrécissement ne s'accompagne pas de perforation de la cloison.

Le premier symptôme qui frappe les observateurs est, en général, la *cyanose* ou coloration bleue et livide des téguments. Il semble que le sujet continue à présenter ce fait si commun de l'asphyxie des nouveau-nés.

Mais, tandis que l'asphyxie des nouveau-nés cède promptement aux efforts d'inspiration à mesure que l'air et par conséquent l'oxygène pénètrent dans les voies aériennes et de là dans le sang, la cyanose dont il s'agit ici persiste ; elle est surtout marquée sur les lèvres, les joues, le nez, les oreilles, les mains et les pieds, les parties génitales, et elle augmente par les mouvements du malade, et surtout par ses efforts et ses cris. La respiration est souvent courte, elle peut être gênée jusqu'à la suffocation, s'il y a des convulsions. La peau est froide, couverte d'une sueur qui mouille la peau et rapproche ces enfants des animaux à sang froid. L'enfant, dans ces conditions, peut rester asphyxié et mourir dans le collapsus.

Si la lésion est moins avancée et qu'il ne survienne pas d'affection aiguë qui emporte l'enfant, il peut survivre ; et j'ai montré au commencement de ce chapitre que la survie peut être de longue durée. On constate les phénomènes suivants :

Les enfants qui survivent sont en général apathiques ; ils redoutent les mouvements et surtout les efforts qui augmentent leur asphyxie ; aussi restent-ils volontiers au lit. Morgagni a vu une jeune fille qui a vécu ainsi jusqu'à seize ans sans quitter le lit (1).

La coloration bleue des traits s'accompagne d'une sorte de bouffissure, avec saillie des yeux et souvent injection des conjonctives. Les muqueuses sont également cyanosées, les gencives sont livides et saignantes, la langue volumineuse et froide. Les veines, surtout celles des parties supérieures, sont turgescentes. Malgré cela, les muqueuses ne fournissent pas de sang, comme cela a lieu chez les *bluters*, et si, plus tard, il survient des hémoptysies, elles sont presque toujours occasionnées par la tuberculose pulmonaire. La calorification est affaiblie ; non seulement on constate un abaissement de plusieurs degrés au thermomètre, mais les enfants sont frileux et se plaignent souvent d'une sensation de froid, surtout aux extrémités. Cependant, s'ils viennent à prendre une maladie fébrile, le thermomètre monte aussi haut que chez les autres enfants (Schrötter).

On a beaucoup discuté sur la cause de cette cyanose. Dépend-elle seulement du fait du rétrécissement de l'artère pulmonaire ? Je puis affirmer que non, car dans les cas de rétrécissement de l'artère pulmonaire que j'ai pu observer, il n'y avait pas de cyanose ; et si d'autres observateurs l'ont constatée, ce n'a été qu'à la fin de la vie, alors que la cyanose se produit dans toute cachexie cardiaque.

La cyanose dépend-elle du mélange des deux sangs ? C'était l'opinion de Gintrac, qui a été le promoteur de cette théorie, et

(1) Gautier du Défaix, *Études sur les communications des cavités droites et gauches du cœur* (thèse de Paris, 1860).

elle a été tellement accueillie, que, pour beaucoup de médecins, cyanose et communication des deux cœurs sont devenues synonymes ; mais bientôt on a cité des observations où la communication des deux cœurs existait sans cyanose : celles de Fouquier, Miquel (1), Blake (2), Guillon (3). L'opinion de Louis (4) et de Cruveilhier est aujourd'hui plus généralement acceptée : c'est que cette cyanose est due ici, comme dans toutes les maladies du cœur, au défaut d'oxygénation par la stase ; et, par conséquent, que tout obstacle à la circulation y contribue, les obstacles passifs d'une part, et la faiblesse de contraction d'autre part.

La mensuration du cœur n'apprend pas grand'chose en pareil cas. La palpation fait constater assez souvent du frémissement cataire.

L'auscultation, en effet, fait percevoir presque constamment un bruit de souffle qui offre des caractères particuliers. En pareil cas, le bruit qu'on entend ne siége guère à l'orifice de l'artère pulmonaire, où on l'entend peu ou pas, mais au milieu de la région cardiaque. Il n'occupe, en effet, le lieu d'élection ni de ceux de l'artère pulmonaire à gauche du sternum dans le deuxième espace intercostal, ni le siége des bruits aortiques à droite du sternum, ni de ceux de la mitrale à la pointe du cœur, ni même de ceux de la tricuspide à l'appendice xiphoïde. C'est un souffle *médian* sous-sternal placé au niveau de l'insertion des troisièmes cartilages costaux. Suivant M. Roger, il est fixe et rayonne également dans tous les sens. M. Féréol l'a vu, au contraire, se prolonger plus particulièrement dans le sens de la pointe du cœur.

Comme temps, il est systolique, commence avec la systole et finit avec elle, couvrant le premier bruit et le petit silence, mais ne pénétrant pas dans la diastole.

Comme timbre, il est fort vibrant, il est rude et intense ; aussi M. Roger le désigne-t-il plus volontiers par le mot de *bruissement* plutôt que par celui de *souffle*.

(1) Miquel, *Archives gén. de méd.*, t. XVIII, p. 430.

(2) Blake, *Journal du progrès*, t. XII, p. 271.

(3) Guillon, *De la cyanose dans la perforation de la cloison interventriculaire* (thèse de Paris, 1873).

(4) Louis, *Archives gén. de méd.*, 1823.

Le malade se plaint presque perpétuellement de dyspnée, même en dehors de la dyspnée d'effort, et il éprouve très souvent des palpitations avec des prédispositions aux lipothymies et aux syncopes. D'autre part, il est très sujet à contracter des bronchites pour la moindre cause, et ces bronchites prennent facilement l'aspect de catarrhe suffocant avec asphyxie.

Le pouls est variable, tantôt normal, tantôt fréquent.

On observe aussi très fréquemment dans ces cas les doigts hippocratiques, c'est-à-dire que la dernière phalange des doigts se gonfle en baguette de tambour.

Par suite de cet état, le développement de ces enfants est, en général, au-dessous de la moyenne. Les filles se règlent assez normalement et ne perdent qu'une quantité de sang modérée.

Ces enfants sont prédisposés à plusieurs maladies : j'ai parlé de la susceptibilité catarrhale des bronches, il faut y ajouter le gonflement du foie et de la rate, l'albuminurie, et par suite les hydropisies de toute sorte.

Mais, de toutes ces complications, la plus importante est la tuberculose.

Il résulte, en effet, de mes recherches qu'il y a plus qu'une coïncidence entre le rétrécissement de l'artère pulmonaire et la tuberculisation. Ce rapprochement, en effet, avait été soupçonné. Norman Chevers avait déjà indiqué que les affections de l'artère pulmonaire (rétrécissement et insuffisance) prédisposaient à la phthisie. Oppolzer l'avait indiqué également ; mais c'est Lebert, de Breslau, qui a insisté tout particulièrement sur ce point dans un travail intitulé : *Ueber den Einflus der Stenose des Conus arteriosus, des Ostium pulmonale und der Pulmonal arterie auf Entstehung von Tuberculose*, in *Berliner klinischen Wochenschrift*, 1867, n° 22.

On sait que Lebert admet, comme Reinhart et Virchow, que le tubercule est un produit de l'inflammation ; il regarde la pneumonie caséeuse comme une pneumonie chronique disséminée, et quant à la granulation tuberculeuse ou prolifération lymphoïde de Virchow, il en fait encore un produit inflammatoire, une prolifération cellulaire inflammatoire, mais non suppurative. Contrairement à Laënnec, il admet que le tubercule est un résultat et non une cause du processus inflammatoire du poumon.

Lebert ne croit pas à la nature scrofuleuse de la pneumonie caséeuse, et, ne regardant pas le tubercule comme le résultat d'une altération dyscrasique, il a recherché si certaines conditions mécaniques ne pourraient pas suffire à la production de la tuberculose.

Telle est l'idée qui a dirigé le professeur Lebert dans la recherche de la relation qui existe entre le rétrécissement pulmonaire et la tuberculose, comme il a étudié dans le même esprit la phthisie des tailleurs de pierre, des mineurs de charbon et de ceux qui travaillent à faire des couleurs ferrugineuses.

Lebert indique en outre que, dans une thèse soutenue à Berne par le docteur Stœlker (*Ueber angeborne Stenose der Arteria pulmonalis*, 1864), sur 116 cas de rétrécissement congénital de l'artère pulmonaire, il y a 16 cas de phthisie consécutive.

Il montre en outre que, si cette coïncidence n'est pas indiquée par les auteurs, c'est qu'on ne voyait pas là une relation de cause à effet, et que plus on y regarde, plus on en trouve. Il fait observer que, dans tous les faits rassemblés par Chemineau, et qui vont de 1699 à 1815, on n'a pas noté une seule fois la complication de tuberculose, que, de 1815 à 1844, cette complication est indiquée 5 fois sur 52 cas, c'est-à-dire environ 10 fois pour 100.

De 1845 à 1864, sur 38 cas, on la retrouve 11 fois, c'est-à-dire à peu près 30 fois pour 100; le professeur Lebert croit cette proportion encore au-dessous de la vérité.

Mes recherches personnelles, tout en me faisant admettre comme fréquente la tuberculose consécutive, ne me permettent pas de fixer de proportion à cet égard.

Il est d'abord à remarquer que les enfants qui viennent au jour avec une affection de l'artère pulmonaire meurent généralement de bonne heure.

Pour rester dans la vérité, il faut dire que le rétrécissement pulmonaire, lorsqu'il est congénital et qu'il laisse vivre, prédispose singulièrement à la phthisie pulmonaire, et qu'il en est de même du rétrécissement acquis. Toutefois, il ne faut pas conclure de là qu'en examinant les phthisiques on va les trouver atteints fréquemment de rétrécissement pulmonaire. Le rétrécissement pulmonaire est une maladie rare ; la phthisie, au contraire, est fréquente ; il faut tout simplement conclure que c'est un des nombreux moyens d'arriver à la phthisie secondaire, et ce qui est vrai pour le diabète, comme cause de phthisie, me paraît vrai pour le rétrécissement pulmonaire.

Ce fait est d'autant plus remarquable que la phthisie est rare comme complication du rétrécissement aortique en particulier et des affections organiques du cœur en général, et que Rokitansky avait cru pouvoir dire qu'il y a, entre la phthisie et la cyanose, une sorte d'exclusion ; on dirait aujourd'hui d'antagonisme.

Ce premier point établi, que la phthisie est une complication fréquente du rétrécissement pulmonaire, reste à savoir si cette phthisie a une marche ou un siège spécial.

Cette phthisie est, en général, lente : c'est la pneumonie caséeuse avec ses poussées successives, comme cela se voit si bien dans la phthisie des scrofuleux, où l'on voit les pneumonies caséeuses se succéder, superficielles et résolutives d'abord, puis de plus en plus exsudatives, comme le font, du reste, toutes les manifestations des maladies constitutionnelles, ainsi que l'ont montré MM. Pidoux et Bazin.

Or, on sait que ces sortes de pneumonies sont beaucoup plus fréquentes à droite qu'à gauche, et que, quand les deux côtés se prennent, c'est le plus souvent le poumon droit qui est atteint le premier, ou qui l'est le plus gravement. Ici, les choses sont un peu différentes. Sur les 16 observations de phthisie consécutive au rétrécissement de l'artère pulmonaire, congénital ou acquis, que j'ai rapportées, les deux poumons sont constamment atteints.

Mais il n'y a pas lieu, à mon avis, d'admettre, avec le professeur Lebert, que c'est d'ordinaire le poumon gauche qui se prend le premier ou qui se prend le plus ; la répartition est à peu près égale.

Ce qui me confirme dans cette opinion que les deux poumons sont également exposés, c'est que, dans le cas de Villigk (obs. 11), où le rétrécissement portait uniquement sur la branche droite de l'artère pulmonaire, les deux poumons ont été atteints par la phthisie, ainsi que le larynx et l'intestin. Si l'obstacle mécanique avait sur la production de la phthisie l'importance que lui attribue le professeur Lebert, il est vraisemblable que la différence entre les deux poumons aurait été plus accusée.

Quant au mécanisme qui produit la phthisie en pareil cas, je me garderai bien de l'établir. Les hypothèses qui viennent à l'esprit sont nombreuses, mais, aucune de celles que j'ai pu faire ne m'ayant paru convaincante, je m'abstiendrai de les faire connaître ; la science n'aurait, à mon avis, rien à y gagner. Le nombre des hypothèses qui encombrent la médecine est si grand que je me garderai bien d'en ajouter de nouvelles.

ENDOCARDITE DU CŒUR DROIT ; INSUFFISANCE DE LA VALVULE TRICUSPIDE.

Il n'existe que très peu d'exemples de cette lésion dans la science.

Ebstein (1) et Rokitansky (2) en ont cité des exemples. En voici un très bien observé par M. le professeur Peter, qui est un des plus complets.

OBSERVATION CVIII. *Endocardite fœtale, reconnue avant la naissance par la constatation d'un bruit de souffle au premier temps. — Mort de l'enfant pendant l'accouchement. — Autopsie : endocardite du cœur droit ayant déterminé une insuffisance tricuspidienne ; énorme hypertrophie cardiaque, portant principalement sur les cavités droites.* — La fille J..., âgée de dix-sept ans, s'est présentée pour accoucher à l'hôpital de la Pitié, dans les derniers jours du mois de janvier 1880 ; elle fut reçue salle Notre-Dame, dans le service de M. le professeur Peter, où je la vis le lendemain matin.

Cette jeune femme, vigoureuse et bien constituée, ne présentait aucun antécédent morbide digne d'être noté ; elle n'avait jamais eu d'accidents rhumatismaux. Bien réglée depuis l'âge de treize ans, elle était devenue enceinte au mois de mai 1879, et sa grossesse, qui avait marché régulièrement, paraissait arrivée à son terme. Quand je l'examinai pour la première fois, il n'y avait aucun commencement de travail ; la matrice, bien

(1) Ebstein, *Verhandlungen der Schw. Gesellschaft für vaterlandische Cultur*, 16 février 1866.

(2) Rokitansky, *Die Defecte der Scheidewand des Herzens* (*Pathol.-anat Abhandlung*, Vienne, 1875).

développée et de forme régulière, se laissait déprimer sans difficulté et permettait de reconnaître la présence d'un fœtus volumineux, doué de mouvements énergiques.

L'auscultation permettait de reconnaître les doubles battements du cœur fœtal, qui offraient leur maximum d'intensité au lieu d'élection, un peu à gauche de la ligne blanche, à quatre travers de doigt au-dessous de l'ombilic. Un peu d'attention suffisait pour faire voir que ces battements n'offraient ni le timbre ni le rythme habituels. Au lieu du *tic-tac* régulier, on percevait un bruit de souffle intense et d'une rudesse manifeste, presque immédiatement suivi d'un claquement sec et bref comme le second bruit normal; puis venait un silence appréciable. Cette succession se répétait environ 130 fois par minute. En promenant le stéthoscope sur la région hypogastrique, on pouvait suivre les bruits suivant une ligne oblique allant de l'ombilic à la fosse iliaque gauche; plus loin ils disparaissaient avec les pulsations fœtales elles-mêmes. En s'écartant un peu à droite de cette zone, vers la ligne médiane, on ne percevait plus qu'un bruit de souffle unique et très intense, qui s'éteignait progressivement à quelques centimètres plus loin.

En présence de ce fait, je me demandai un instant si je n'avais pas affaire au *souffle ombilical* de Nægele, qui est parfois déterminé par la compression du cordon entre le fœtus et les parois utérines. Mais la limitation précise du phénomène morbide au foyer des battements cardiaques du fœtus, l'impossibilité de percevoir ceux-ci indépendamment du bruit de souffle, enfin l'absence de toute contraction utérine capable de provoquer la compression du cordon, tout cela contribuait à éloigner cette hypothèse. Je crus donc pouvoir admettre l'existence d'une endocardite ou, pour mieux dire, d'une lésion d'orifice, et je me promis de rechercher après la naissance la confirmation de ce diagnostic.

Je ne tardai pas à être satisfait : le lendemain matin, le travail de l'accouchement commençait à se manifester. Je constatai de nouveau la présence d'un bruit de souffle fœtal, occupant le premier temps et se prolongeant dans le petit silence; le second bruit était normal. Les battements, forts et réguliers, se faisaient entendre 128 à 130 fois par minute.

A quatre heures du soir, la dilatation du col était à peu près achevée, et la tête descendait dans l'excavation, en position occipito-iliaque gauche antérieure.

Le travail continua régulièrement, bien qu'avec lenteur, les contractions utérines se maintinrent énergiques, et enfin, à onze heures du soir, la fille J... accouchait, sans accident, d'un enfant du sexe masculin, bien conformé, pesant 3 550 grammes. Mais cet enfant était pâle, décoloré, en état de mort apparente, et, malgré tous les efforts, ne put être rappelé à la vie; il avait évidemment succombé pendant la dernière période du travail.

L'autopsie fut faite vingt-quatre heures après, et ses résultats confirmèrent entièrement le diagnostic qui avait été porté avant la naissance. Le fœtus, comme je l'ai déjà dit, pesait 3550 grammes ; il était grand, vigoureux, parfaitement conformé ; tous ses organes étaient sains, à l'exception du cœur, que je présente à la Société. Ce cœur, comme on peut le voir, est énormément hypertrophié ; il semblait remplir, presque à lui seul, la cavité thoracique. Sa forme est élargie, presque globuleuse, et surtout remarquable par la prédominance considérable de la moitié droite sur la moitié gauche. Si on incise les diverses cavités, on constate que les valvules du cœur gauche et celles de l'artère pulmonaire sont saines, mais que la valvule tricuspide est le siège d'une endocardite végétante et plastique très manifeste : son bord libre est épaissi, couvert de petits bourgeons saillants, disposés en forme d'ourlet : sa surface supérieure est rugueuse, crispée et inégale ; les cordages tendineux, raccourcis et épaissis, maintiennent la valvule appliquée contre les parois ventriculaires et l'empêchent absolument de remplir sa fonction d'opercule ; il y a, en un mot, une *insuffisance tricuspidienne* considérable. La cavité du ventricule droit est dilatée ; mais en même temps ses parois sont considérablement épaissies, et dépassent de beaucoup en puissance les parois du ventricule gauche. Pour donner une idée de cette hypertrophie cardiaque, résultat pathologique de l'endocardite, nous avons pris le cœur d'un enfant du même poids, qui est décédé peu de temps après dans le service, après avoir vécu cinq semaines : nous avons mesuré comparativement les principales dimensions de ces deux cœurs, et nous avons obtenu les résultats suivants :

	Enfant mort-né (endocardite du cœur droit).	Enfant de 5 semaines.
Poids du cœur.	25 grammes.	16 grammes.
Diamètre vertical. . . .	45 millimètres.	32 millimètres.
Diamètre transversal à la base des ventricules	40 —	25 —
Épaisseur de la paroi du ventricule droit. . . .	6 —	2 —
Épaisseur du ventricule gauche	4	4 —

On le voit, la lésion valvulaire du cœur droit et l'entrave circulatoire qui en était résultée avaient suffi à déterminer une hypertrophie qui avait renversé complètement la proportion normale entre la puissance musculaire du cœur droit et celle du cœur gauche. Cette hypertrophie avait dû se produire bien rapidement, car l'endocardite tricuspidienne, évidemment développée après l'achèvement du cloisonnement du cœur, ne pouvait remonter à une date éloignée. L'extrême activité du mouvement nutritif dans un organe en voie de développement peut seule expliquer un processus aussi rapide.

J'ajouterai encore un mot : la lésion cardiaque, qui a pu être reconnue avant la naissance grâce à la stéthoscopie, a été certainement la cause de la mort, dans un accouchement dont la lenteur n'aurait offert aucun péril pour un enfant normalement conformé. Si un pareil cas se présentait de nouveau, peut-être y aurait-il lieu, en présence d'un trouble circulatoire bien constaté chez le fœtus à naître, de se tenir sur ses gardes afin de hâter la terminaison de l'accouchement, pour peu que le travail parût se prolonger au-delà du minimum normal. (Observation recueillie par le docteur H. Barth.)

RÉTRÉCISSEMENT ET OBLITÉRATION DE L'ORIFICE AORTIQUE.

Corvisart et Meckel ont observé de petites malformations de l'aorte; elles sont, du reste, très rares; elles se rencontrent dans des cas où l'artère pulmonaire est rétrécie et sa cloison ventriculaire incomplète. La lésion se prolonge souvent assez loin dans l'aorte. Le sang passe alors par les arcs aortiques conservés, pour se rendre aux artères du corps. Si la cloison est complète, le trou ovale est ouvert, et le sang qui arrive des veines pulmonaires passe dans le ventricule droit et de là revient aux poumons, et, d'autre part, passe par le canal artériel pour rejoindre l'aorte.

Cette lésion est toujours le résultat d'une endocardite avec myocardite ; elle amène un tel trouble de la circulation, que la vie extra-utérine est de peu de durée. Cependant, Corvisart et Meckel ont vu des sujets survivre jusqu'à douze, quatorze et même trente ans.

RÉTRÉCISSEMENT DE L'ORIFICE MITRAL.

Le rétrécissement et l'oblitération de cet orifice sont extrêmement rares : dans ces cas, le trou reste largement ouvert. La cloison interventriculaire fait complètement défaut, ou est, du moins, très incomplète.

TRANSPOSITION DES TRONCS ARTÉRIELS.

Dans certains cas, l'aorte naît du ventricule droit, et l'artère pulmonaire du ventricule gauche. Dans ces cas, le trou ovale reste ouvert, la cloison interventriculaire est incomplète, le mélange des deux sangs a lieu. La circulation pulmonaire et la circulation générale ne sont plus séparées, et le sang venu des veines s'en va en partie directement dans les artères sans passer par les poumons. De même, le sang venu des poumons y retourne en partie avant d'être lancé dans la circulation.

La vie est néanmoins encore possible dans ces conditions, et Peacock (1) a vu un sujet ainsi conformé vivre jusqu'à trente-deux ans.

TRANSPOSITION DES TRONCS VEINEUX.

Dans ces cas, la persistance du trou de Botal permet aux deux sangs de se mélanger et répare en partie le vice de conformation. On a vu des sujets dans ces conditions vivre encore longtemps.

(1) Lebert-Schrœtter, *Angeborne Herzkrankheiten*, p. 751.

THÉRAPEUTIQUE

CHAPITRE XLIV

DE LA THÉRAPEUTIQUE EN GÉNÉRAL. SON BUT. SA MÉTHODE.

Au début de toutes les sciences comme de tous les arts, il est deux problèmes qui s'imposent d'abord et que je dois résoudre. Quel est le but de la thérapeutique ? quelle méthode faut-il suivre pour l'étudier avec fruit ?

Voyons d'abord quel est le but de la thérapeutique :

Il semble, au premier abord, que rien n'est plus simple. La thérapeutique, a-t-on dit de tout temps, est l'art de guérir les malades ou tout au moins de les soulager. Cela est évident. Mais si l'on cherche quelles sont les limites de la thérapeutique et ses rapports avec les autres sciences médicales, la confusion ne tarde pas à paraître.

Beaucoup d'auteurs, je pourrais dire presque tous, l'ont définie : *l'art d'employer les médicaments*. Ils se sont vus aussitôt arrêtés par la définition du médicament qu'ils n'ont pu donner, et, au lieu d'arriver à une classification des médications ou des actions thérapeutiques, ils n'ont pu fournir qu'une classification des médicaments empruntés à une science différente de la thérapeutique, c'est-à-dire à l'histoire naturelle, à la chimie ou à la toxicologie.

Il nous faut donc préciser exactement le but de la thérapeutique et la différencier particulièrement de la pharmacologie, de la chimie et de la toxicologie.

Au début de la médecine, au temps d'Hippocrate, la définition de la thérapeutique se confondait avec celle de la médecine elle-même, qu'on définissait également l'art de guérir, car, à cette époque, la thérapeutique était toute la médecine ; mais, peu à peu, les connaissances acquises qui n'avaient pas pour but immédiat le traitement des malades ont tellement grandi, qu'il a fallu diviser la médecine en un certain nombre de sciences différentes qui ont chacune leur but et leur méthode.

Parmi ces sciences, il en est qui ont été créées de bonne heure, mais il en est aussi qui n'ont pu établir leur indépendance et leur autonomie que dans ces temps derniers. Je veux parler, par exemple, de la physiologie, qui ne date, en réalité, que de notre siècle, et dont l'affranchissement ne s'est fait que par une série de progrès que devra accomplir la thérapeutique pour conquérir l'indépendance qu'on lui refuse encore.

Au siècle dernier et dans ceux qui l'ont précédé, la physiologie ne constituait pas une science indépendante, elle n'était qu'un appendice de l'anatomie. On faisait connaître en détail tous les aspects des organes, puis on se bornait à dire quelques mots de leur usage.

Ce n'est que depuis les travaux de Bichat, de Pourfour-Dupetit, de Magendie et de Claude Bernard surtout, que la physiologie a posé ses bases.

Jusque-là, les anatomistes prétendaient qu'eux seuls étaient les physiologistes, puisqu'ils connaissaient mieux que les autres la forme et les rapports des organes.

Au commencement du siècle, cette prérogative leur a été disputée par les chimistes, qui sont venus réclamer en disant que la vie n'était autre chose que la transformation perpétuelle des substances en rapport avec l'organisme et qu'ils étaient mieux que personne en état de connaître les mutations dans la composition des aliments, de nos humeurs, de nos tissus et de nos excreta.

Les physiologistes, en créant la méthode expérimentale, se sont affranchis des anatomistes et des chimistes et sont allés étudier eux-mêmes ces sciences voisines qui ne sont plus aujourd'hui que les auxiliaires de la physiologie. Ils ont donc créé leur méthode, et, de ce jour, la physiologie n'a plus été une dépendance de l'anatomie ou de la chimie, elle a eu son domaine propre.

Eh bien ! c'est cette indépendance qu'il nous faut conquérir pour la thérapeutique ; et, au lieu d'aller emprunter à l'histoire naturelle, à la chimie, à la toxicologie, les bases d'une classification thérapeutique, comme l'ont fait tous nos devanciers et même nos contemporains, il nous faut les trouver dans les actions thérapeutiques elles-mêmes.

Personne ne me contredira si je viens dire que, quelles que soient nos connaissances au sujet de la place qu'un de nos médicaments tient dans la nature, je n'en pourrai conclure son action thérapeutique. On sait qu'une même famille peut renfermer des substances inoffensives tout aussi bien que des substances éminemment toxiques. Par conséquent, ce n'est pas la notion de l'espèce, du genre ou de la famille d'une substance végétale qui nous fera connaître sa valeur thérapeutique. Il nous faut donc déjà repousser toute classification des agents thérapeutiques en minéraux et végétaux, et de ceux-ci en mono ou dicotylédonées, etc.

J'en dirai autant des propriétés chimiques, qui ne sont pas de nature à nous faire préjuger des actions thérapeutiques. Toute classification des agents thérapeutiques fondée sur la classification adoptée par les chimistes est donc inacceptable. J'aurais cru pouvoir me dispenser de le dire si je n'avais entre les mains un traité de thérapeutique anglais parvenu à sa cinquième édition et traduit en allemand, le *Manuel de thérapeutique* de M. Sydney Ringer (1). En effet, cet auteur a pris pour base de sa classification la liste des corps telle que les chimistes la donnent. Ainsi, le premier médicament est l'eau ; puis le second, l'oxygène ; le troisième, le peroxyde d'hydrogène ; le quatrième, le charbon ; le cinquième, l'acide carbonique ; le sixième, l'azote, etc. Pour les végétaux, l'ordre n'est plus suivi également. On y trouve l'opium entre le cyanure de potassium et la noix vomique, etc. Il en est de même du traité de Nothnagel et Rosbach (*Nouveaux éléments de matière médicale et de thérapeutique,* traduction de J. Acquier avec une introduction du professeur Bouchard).

Aussi l'on voit dans la même classe la potasse caustique, le carbonate de soude, le sulfate de soude, le nitrate de potasse, etc.

(1) Traduit par Oscar Thamayn, médecin à Halle (Stuttgard, F. Enke, 1877, in-8° de 670 pages).

Caustiques, purgatifs, diurétiques, etc., tous confondus dans la même catégorie. Je ne m'y arrêterai pas davantage.

Il faut nous appesantir davantage sur la distinction qu'il y a à faire entre la toxicologie et la thérapeutique, car la plupart des traités de thérapeutique ont pris pour base l'action physiologique ou plutôt l'action toxicologique des médicaments. Ici, je n'ai que l'embarras du choix. Je pourrais citer à peu près tous les traités de thérapeutique d'Angleterre, d'Allemagne, d'Italie et même de France.

Je prendrai pour exemple la classification de M. le professeur G. Sée. Je le cite textuellement :

« Chaque *poison* agissant sur un système ou sur un organe important dans la hiérarchie vitale, ses localisations sont spéciales comme son mode d'action, et l'élimination elle-même se fait par des voies électives. Ce sont ces données acquises à la science qui nous guideront dans l'appréciation des médications de l'asthme (1). »

Voilà donc une classification hardiment basée sur la toxicologie ; aussi trouvons-nous : 1° les anesthésiques ; 2° les médicaments cardiaques et vasculaires ; 3° les poisons soporifères et tétaniques ; 4° les poisons des nerfs moteurs et des muscles, etc.

Je cite cette classification moins pour en critiquer l'auteur que pour montrer la difficulté du problème. Cette classification est, en grande partie, calquée sur celle de Giacomini, comme je le montrerai plus loin ; et, si M. le professeur G. Sée l'a adoptée, c'est qu'il n'en connaissait pas de meilleure.

Comment se fait-il donc que l'on confonde chaque jour la toxicologie et la thérapeutique ? Leur but et leur méthode sont complètement opposés, bien qu'elles puissent s'éclairer l'une par l'autre.

La thérapeutique prend l'homme malade et cherche à le ramener à la santé ; son point de départ, c'est l'état pathologique, son but, c'est l'état normal physiologique.

La toxicologie, ou la connaissance des propriétés physiologiques des médicaments, prend, au contraire, des organismes

(1) G. Sée, art. ASTHME (*Dictionnaire de médecine et de chirurgie*).

sains, les trouble peu à peu par ses drogues et les dérange jusqu'à ce que l'organisme cède et que le sujet de l'expérience succombe. Son point de départ, c'est l'état physiologique ou la santé; son but, c'est la maladie et la mort, car il faut aller jusque-là pour se rendre compte de toute la puissance d'une substance.

Le médecin qui fait de la thérapeutique vit au milieu des malades et n'arrive qu'après bien des années à établir le diagnostic et le pronostic des maladies qu'il veut modifier. Le savant qui poursuit, au contraire, la connaissance des propriétés physiologiques des médicaments, vit dans un laboratoire au milieu des animaux qu'il soumet à ses expériences ; il s'habitue peu à peu à connaître leurs mœurs, leurs besoins, leurs allures, sans quoi il risquerait fort de ne voir qu'une seule chose, c'est-à-dire l'agonie, l'affaiblissement sur le train postérieur, les convulsions et la mort.

Dans cette erreur qui force le médecin à aller du médicament à la maladie et non pas de la maladie au médicament, il arrive qu'on ne peut comprendre dans les agents de la thérapeutique les aliments comme l'eau, le lait, le bouillon, le vin, etc., et bien moins encore des forces négatives comme le *repos*, la *diète* et l'*isolement*, qui sont pourtant des agents si actifs.

Les agents physiques tels que le chaud, le froid, l'électricité, la pesanteur, les actions mécaniques n'y ont pas place, pas plus que l'hydrothérapie.

L'histoire de la matière médicale, de son rôle dans la nature, de ses propriétés chimiques et pathogénétiques peut bien éclairer la thérapeutique, mais elle en est complètement distincte par son but et par sa méthode. Elle constitue une science à part et ne doit être nullement confondue ave la thérapeutique. La thérapeutique pourra y trouver des connaissances précieuses, mais elle ne doit lui emprunter ni sa méthode, ni ses classifications.

Quel avantage la thérapeutique a-t-elle retiré de la connaissance aujourd'hui si complète des accidents produits par le plomb, le mercure, le phosphore, l'opium, l'alcool, etc. ?

Quelle est la médication qui découle directement de la connaissance de ces diverses intoxications ? Le traitement de la syphilis n'a pas attendu pour s'établir que nous connussions les maladies des étameurs de glace, et nous ne savons même pas aujourd'hui si ces malheureux sont, par le fait de cette intoxication, à l'abri de la vérole.

Il a bien fallu l'abandonner, cette classification basée sur les actions dites physiologiques et qu'il faut appeler pathogénétiques, et le professeur Gubler, qui l'avait acceptée un instant, l'a abandonnée pour se résigner, faute de mieux, dans le Commentaire thérapeutique du Codex à une simple classification alphabétique.

Il en est de cette confusion comme des lettres qu'on écrit dans une langue étrangère. Si un Anglais, un Allemand, un Italien vous écrit une lettre en français, cette lettre pourra être bien écrite en français, mais elle sera pensée en anglais, en allemand ou en italien. Si un Français écrit, au contraire, une lettre dans une langue étrangère, elle pourra bien être écrite en anglais, en allemand ou en italien, mais elle sera pensée en français. C'est ce qui arrive pour la matière médicale et la thérapeutique : on écrit sur la thérapeutique et l'on pense en toxicologiste.

Cette confusion de la toxicologie et de la thérapeutique n'est pas un fait rare. En France, et plus encore à l'étranger, elle est à l'ordre du jour ; on la reconnaît aux caractères suivants : Les médecins qui confondent ainsi la thérapeutique avec la matière médicale s'intéressent moins souvent aux modifications produites dans les maladies qu'aux traces de l'action de leur médicament ; tournant pour ainsi dire le dos au malade, ils n'ont d'yeux que pour le médicament, et vous les trouvez à l'affût des portes de sortie par lesquelles s'en fait l'élimination pour y saisir au passage, dans l'urine, la sueur, la salive, etc., la substance au sort de laquelle ils s'intéressent.

Pendant qu'ils guettent ainsi au passage le médicament qui n'arrive pas encore, leur imagination invente toute une odyssée pour leur objet chéri. Ils le voient arriver dans l'estomac ; là, dans ce milieu à réaction variable, ils le voient résister aux faibles, céder aux forts, s'allier à ceux qui ont avec eux une certaine efficacité. Puis ils le voient franchir le pylore, arriver au milieu alcalin où il prend définitivement la forme de solution ou d'émulsion. Il peut ainsi se présenter aux origines glandulaires du système lymphatique, arriver dans le courant sanguin, puis pénétrer dans l'intimité des tissus où Dieu seul sait ce qui se passe et d'où ils reviennent plus ou moins altérés pour se présenter définitivement à leur émonctoire d'élection. Si vous leur demandez ce qu'ils concluent de toutes ces transformations où le réel fait défaut, ils vous disent avec un grand air de conviction que décidément le médicament agit par action réflexe sur les vaso-moteurs.

Un autre caractère auquel on reconnaît encore les médecins physiologistes est le suivant : Aussitôt qu'il est question d'un remède nouveau, ils l'essayent sur tous leurs malades pour en connaître la valeur et, quelle que soit la maladie pour laquelle on vient les consulter, ils ordonnent le médicament à la mode. Si bien qu'il est à peu près inutile d'aller les trouver et qu'on pourrait aller directement acheter les médicaments en vogue.

En résumé, il ne faut nullement confondre l'expérimentation physiologique ou toxicologique avec la thérapeutique. L'une est une science, l'autre est un art; l'une s'exerce surtout sur les animaux, l'autre sur l'humanité; la première détruit, la seconde conserve et soulage. Ce n'est donc pas dans la toxicologie qu'il faut chercher les bases de la thérapeutique; mais alors où sont-elles? Ici, je demande la permission d'exposer un fragment d'histoire contemporaine.

Lorsqu'en 1832, Trousseau, âgé de vingt-neuf ans, vint partager avec Récamier le service des salles Saint-Bernard et Sainte-Monique, à l'Hôtel-Dieu, il rapportait de Tours la thérapeutique traditionnelle que Broussais avait rompue et que la Faculté méconnaissait, si bien que, lorsqu'en 1839, il conquit la chaire de thérapeutique, c'est à Alibert qu'il succéda.

L'Ecole n'enseignait alors que la matière médicale. Ecoutez ce qu'en disent les auteurs du *Traité de thérapeutique*, dans la préface de la huitième édition (1868) :

« Les ouvrages de Cullen, de Krantz, de Desbois de Rochefort, de Swilgué, d'Alibert, de Barbier (d'Amiens), de Martinet servaient moins aux médecins qu'à la préparation du quatrième examen de doctorat.

« Ces traités spéciaux n'avaient, en effet, rien de vraiment médical. L'influence de l'observation clinique ne s'y faisait pas sentir. Après l'histoire naturelle et pharmacologique des médicaments, après l'indication nominale des maladies dans lesquelles on les emploie, et la nosologie, on n'y trouve presque plus rien. L'*Apparatus medicaminum* de Murray leur était supérieur, mais il était écrit en latin. Le *Dictionnaire de matière médicale* de MM. Mérat et Delens n'offrait qu'un compendium des ouvrages que nous venons de citer. La *Bibliothèque de Thérapeutique* de Bayle, travail de pure érudition, bornée à la monographie exacte de quelques médicaments, ne répondait pas aux besoins de la pratique et de l'enseignement. »

N'oublions pas qu'à cette époque la doctrine physiologique était en pleine faveur et que si la matière médicale existait dans l'enseignement et dans les livres, elle avait disparu de la pratique. « Des sangsues, des émollients, quelques révulsifs, un peu d'opium en faisaient tous les frais (1) ».

Tandis qu'à Paris, la thérapeutique reprenait ses droits sous l'influence de MM. Trousseau et Pidoux, elle était encore remplacée en province par la matière médicale.

L'idée que la thérapeutique n'est que l'emploi des médicaments avait pour conséquence, il y a quelques années à peine, que les chaires de matière médicale et de thérapeutique de nos écoles de province étaient en grande partie occupées par des pharmaciens. Ils décrivaient de leur mieux les médicaments et leurs usages ; mais il n'en résultait pas moins que celui qui enseignait la thérapeutique, c'est-à-dire l'art de guérir les malades, n'en avait souvent jamais vu de sa vie (2).

Trousseau, avec son grand bon sens, comprit de suite qu'il fallait renverser les termes du problème et que la matière médicale ne fût plus qu'une annexe de la thérapeutique.

(1) Préface de la huitième édition, p. I.

(2) Depuis la création des nouvelles facultés, les écoles secondaires ont été remaniées, et les chaires de thérapeutique données non plus à des pharmaciens, mais à des médecins et à des toxicologistes.

Avec le *Traité de thérapeutique* commença donc une ère nouvelle. La clinique apparut dans la thérapeutique et y tint la première place. La matière médicale n'y fut pas négligée pour cela, et, à côté de la thérapeutique, on créa un chapitre pour l'action physiologique, mieux vaudrait dire l'action pathogénétique des médicaments.

A MM. Trousseau et Pidoux revient donc l'honneur d'avoir fait faire à la thérapeutique son premier pas pour gagner son indépendance. Dorénavant, la thérapeutique s'appuie sur la clinique ; elle ne néglige pas pour cela la matière médicale, elle l'étudie avec soin et, pour chaque médicament, donne l'histoire détaillée de tout ce qu'on sait de son action sur l'homme sain ; mais, ne perdant pas de vue qu'il s'agit d'un traité de thérapeutique, nos auteurs étudient surtout l'action des doses faibles et, s'ils vont jusqu'à parler des accidents produits par un agent médicamenteux, ils insistent sur les premiers accidents, sur ceux qui indiquent au médecin qu'il est dangereux de pousser plus loin l'action du médicament.

Dans la première édition, pour bien montrer le parallèle de l'action physiologique et de l'action thérapeutique d'un médicament, on avait compris ces deux actions sous le titre de thérapeutique. Dans la neuvième et dernière édition, un nouveau pas a été franchi.

Chargé par ces messieurs de continuer leur ouvrage et de le tenir au courant de la science à partir de la huitième édition, j'ai fait, dans la neuvième et dernière édition, une réforme considérable qui, pourtant, a passé inaperçue pour beaucoup de médecins. L'action physiologique des médicaments n'a plus été comprise dans le chapitre consacré à la thérapeutique, elle a été réintégrée à bon droit dans la matière médicale.

La neuvième édition est donc ainsi logiquement divisée : d'une part, la thérapeutique qui donne la modification des maladies par les médicaments, d'autre part, la matière médicale qui indique les caractères naturels, les propriétés physiques, chimiques et pathogénétiques des médicaments. Dans cette classification, les propriétés de la matière médicale expliquent, s'il est possible, les actions thérapeutiques, mais elles ne les préjugent pas comme le croit l'école physiologique.

Maintenant que nous avons affranchi peu à peu la thérapeutique de la matière médicale, et que nous avons ainsi montré nettement le but formel de la thérapeutique, quelle méthode devrons-nous suivre et comment devons-nous classer les actions thérapeutiques? C'est le deuxième problème qui nous reste à résoudre.

DE LA MÉTHODE EN THÉRAPEUTIQUE.

Si l'on jette un coup d'œil rapide sur l'évolution de la médecine, on s'aperçoit bientôt que les écoles de thérapeutique qui se sont succédé peuvent se diviser en deux groupes. D'une part, celles qui ont voulu fonder la thérapeutique *à priori* et, d'autre part, celles qui l'ont basée sur l'expérience. Il convient de ranger les premiers sous la classification de méthodistes ou de systématiques, et les autres sous le nom d'empiriques. Nous pouvons dire déjà que toutes les écoles méthodistes ou systématiques qui ont voulu fonder la thérapeutique sur un principe établi *à priori* ont négligé absolument l'observation et l'expérience. Leur système, réduit presque toujours à un très petit nombre de moyens, et souvent à un seul, a pu briller pendant quelque temps, mais il a succombé sous le contrôle de l'observation et n'a rien produit d'utile. Nous ajouterons même que les inventeurs se sont presque toujours copiés, et que leurs théories se sont presque toujours réduites à un antagonisme mesquin.

Leur seul rôle utile a été de protester contre les théories sans nombre et sans fondement qui encombraient la thérapeutique, et de faire abandonner la polypharmacie.

Nous sommes, en France, débarrassés de la polypharmacie, mais les théories hypothétiques renaissent à chaque découverte scientifique nouvelle remplaçant une théorie reconnue fausse par une autre qui ne tardera pas à le devenir.

La thérapeutique, comme toutes les sciences, ne peut être fondée que sur l'observation et l'expérimentation. Je montrerai plus loin comment se sont bâties peu à peu les fondations de cet édifice qui sort à peine de terre.

Mais, avant d'aborder les écoles empiriques, je dois faire justice de toutes les écoles stériles des doctrinaires qui avaient la prétention de fonder la thérapeutique *à priori*.

PREMIÈRE ÉCOLE MÉTHODISTE.

Themison.

(63 ans avant J.-C.)

L'aphorisme créé par Themison : *Contraria contrariis curantur*, a composé presque toute la thérapeutique pendant quatorze siècles. Themison rejeta la méthode d'observation d'Hippocrate ; pour ne plus faire que de la théorie, il n'était pas besoin de distinguer les maladies par leurs symptômes. Tout se réduisait à savoir si le corps était dans un état de *strictum* ou de *laxum*, mais comme il arrivait souvent que la nature se pliait mal à ce dichotomisme, il admit, pour répondre aux objections, un troisième état, le *mixtum*.

Il admettait donc que le corps était en état de *strictum* quand il n'y avait pas d'excrétion.

Quum in adstricto totum corpus densatum esset, omnisque evidens excretio prohibita.

Il admettait au contraire le *laxum*, quand les excrétions étaient faciles et abondantes.

In laxo, quum corporis superficies relaxata et excretiones quæ in sensum cadant intensiores existant.

(Ackermann, *Institutiones historiæ medicinæ*. Nuremberg, 1792, p. 156.)

La thérapeutique était ainsi bien facile : si le corps était resserré, il fallait le relâcher, et réciproquement. Il n'y avait pas d'autre indication, c'était de l'antagonisme mathématique et réduit à sa plus simple expression. *Hinc duplicem, hac generales corporis affectiones indicare ; laxationem, si in adstrictione ; adstrictionem, si in laxatione affectio consistat.*

Ainsi, la pathologie ne comprenait que deux classes de maladies antagonistes. La matière médicale renfermait des moyens de produire des effets semblables aux maladies, mais qu'on appliquait en les opposant. Telle est l'origine de cet aphorisme : **contraria contrariis curantur.**

Puisque la thérapeutique se réduisait à deux indications, la matière médicale n'avait pas besoin d'être bien variée, aussi se composait-elle de peu de chose.

Pour combattre le *strictum*, il employait les émissions sanguines et les fomentations faites avec l'eau chaude, l'huile et les cataplasmes.

Nous devons cependant rendre justice à Themison, c'est lui qui eut l'idée le premier d'employer les sangsues, concurremment avec la saignée, qui était bien plus ancienne.

Contre le *laxum*, il employait le froid et surtout le plantain, dont il était très fier d'avoir découvert les propriétés astringentes, le myrte, les roses, le suc de joubarbe et le vin rouge.

Si ces astringents ne suffisaient pas, il en prenait de plus puissants : l'alun et le plomb brûlé.

Quand on ne pouvait déterminer si le corps était dans le *strictum* ou le *laxum*, alors on faisait comme on pouvait.

In mixto vitio, ei occurrendum quod urget.

Cependant, l'esprit ne suggérait pas toujours à propos ce qu'on devait faire, et ce troisième cas, le *mixtum*, se présentait si souvent avec des conditions variées, qu'il fallut bien chercher autre chose que les médicaments resserrants. On retourna peu à peu à l'hippocratisme, et l'on fit de l'hygiène.

Dans tous les cas, Themison et ses disciples craignaient les remèdes énergiques et surtout les poisons. On reconnaît déjà les ancêtres de l'homéopathie.

Ils rejetaient tous les évacuants et surtout les purgatifs, les diurétiques, les somnifères (1), et ne voulaient pas qu'on fît la paracentèse dans l'ascite.

On voit que les homéopathes, dont je parlerai plus loin, ont conservé toutes ces traditions, bien qu'ils aient travesti l'enseigne de l'école.

(1) Themison ne voulut même pas qu'on employât le diacode, dont il était l'inventeur.

DEUXIÈME ÉCOLE MÉTHODISTE.

Galien.

(131 ans après J.-C.)

Galien, qui vint deux siècles après Themison, lui était de beaucoup supérieur. C'était un anatomiste et un chirurgien des plus remarquables. Il était, en outre, un nosologiste éminent, fit des descriptions remarquables de certaines maladies, et fit même la distinction entre les maladies locales (*instrumentorum morbi*) et les maladies générales (*similiarium partium morbi*). Mais, au point de vue de la thérapeutique, il tomba dans le même système que Themison.

Il déclare que, de même que dans le macrocosme, il n'y a que quatre éléments; l'organisme ou microcosme ne peut aussi contenir que ces quatre éléments : le chaud, le froid, le sec et l'humide.

De même que dans la nature, ces quatre éléments ne sont pas toujours convenablement équilibrés, la même chose arrive pour l'organisme, et alors il y a des excès de chaud, de froid, de sec et d'humide, ce qui constitue la maladie.

Comme dans la nature, les différents corps ne se ressemblent pas et qu'ils ne sont formés que de quatre éléments, il faut aussi, de toute nécessité, que l'un des éléments domine. Les maladies ont donc, dans la nature, des médicaments qui leur correspondent, et la thérapeutique consistera à les opposer les uns aux autres : *contraria contrariis*.

L'hygiène se fait de la même façon. La santé consiste à faire de toutes choses un usage tel, que chacun des quatre éléments du corps, sang, bile, atrabile, phlegme, ne vienne pas à dominer ; mais, comme l'équilibre parfait est presque irréalisable, il y a toujours un des éléments qui domine. De là les quatre tempéraments.

L'hygiène consiste donc à se servir des éléments, en insistant de préférence sur celui qui est opposé à l'élément dominant dans l'organisme.

Pour Galien donc, la vie, la santé et la maladie sont des choses antagonistes, qui restent plus ou moins en équilibre. La thérapeutique découle de tout cela de la manière la plus claire.

Il faut, pour rétablir l'équilibre, opposer le chaud au froid, le sec à l'humide; c'est, sous une autre forme, la doctrine de Themison : *contraria contrariis*.

Cependant Galien, plus respectueux pour l'œuvre d'Hippocrate, faisait une différence suivant la gravité de la maladie, et quand il s'agissait d'une maladie mortelle, on n'employait pas les *contraria*, mais seulement les *convenientia*, c'est-à-dire l'hygiène.

Le diagnostic de la qualité dominante froide ou chaude, sèche ou humide, n'était pas toujours facile; il admit donc des diathèses mixtes (*compositas affectiones*).

Quand il avait cru déterminer la qualité dominante ou l'élément principal, il opposait le contraire, mais avec mesure. Il admettait 4 degrés de chaud, 4 degrés de sec, etc.

La matière médicale se trouvait donc répartie en quatre classes : les médicaments chauds, les froids, les secs et les humides, et dans chaque catégorie, les médicaments étaient encore classés en quatre groupes selon leur activité.

La matière médicale était donc plus riche que celle de Themison.

Dans la catégorie des médicaments chauds, nous trouvons d'abord le poivre, regardé comme le plus puissant, la cannelle et le cumin n'étaient que des remèdes chauds de la troisième classe, et la graine de lin était le plus faible de cette série.

En outre, de ces quatre sortes de médicaments, les évacuants étaient rangés en quatre catégories, suivant l'humeur qu'ils devaient évacuer, soit le sang, soit la bile, soit le phlegme, soit l'atrabile. C'est de là que nous est venue la distinction des purgatifs en cholagogues, hydragogues, etc.

Enfin, Galien associait les médicaments entre eux, soit pour augmenter leur force, soit pour les modérer. Ces médicaments surajoutés portaient le nom d'*altérants*, ce qui ne correspond nullement à ceux qu'on désigne encore aujourd'hui par altérants, et qui sont supposés modifier les fonctions de nutrition.

Il est regrettable de voir qu'un médecin aussi remarquable, qui a fait faire à la médecine tant de progrès en anatomie et en pathologie, soit tombé, en thérapeutique, dans un système aussi déplorable.

Dans la pratique, Galien était certainement moins absolu que son système. Nous en avons pour preuve le soin qu'il prend de se renseigner sur l'état des forces du malade avant de saigner, au lieu de ne considérer que le jour de la maladie (1). Je pourrais également montrer comment il tenait compte de l'âge, de l'habitude, du tempérament du malade et même du milieu, etc. (2).

Malheureusement, ses sectateurs n'ont envisagé que ce que Galien a déclaré le fondement suprême de la thérapeutique : *una sola erit curationum maxime generalis indicatio, nempe* CONTRARIETAS (3). Et ce système exagéré, comme toujours, par ses adeptes, a dominé la thérapeutique pendant quatorze siècles, au grand détriment de notre art.

TROISIÈME ÉCOLE MÉTHODISTE.

Brown (Jean).

(Né en 1735 à Bunckle, comté de Berwick (Écosse), mort à la fin du dix-huitième siècle.)

Themison avait admis d'une manière générale le *strictum* et le *laxum*, mais il ne lui avait pas donné de support déterminé, soit organique, soit fonctionnel.

La découverte récente de l'irritabilité devient pour Brown un support pour fixer de nouveau le système de Themison. Son système est facile à comprendre.

L'irritabilité est la faculté dominante de l'organisme. Si elle est trop excitée par les agents qui constituent le milieu, c'est-à-dire les stimulants, il se produit des maladies *sthéniques;* si elle ne l'est pas assez, il se produit des maladies *asthéniques ;*

(1) *Methodus medendi,* liv. IX, chap. V.
(2) *Loc. cit.,* chap. XIV et XV.
(3) Chap. XV.

mais l'organisme peut également arriver à *l'asthénie* par l'épuisement que produit l'excès des stimulants.

Brown se voit donc réduit, comme Themison, à deux ordres de remèdes : les stimulants ou fortifiants, les hyposthénisants ou débilitants.

La matière médicale ne comprenait donc que deux moyens : l'alcool comme stimulant, la saignée et la diète comme débilitants.

On le voit, c'est le dichotomisme de Themison ayant seulement pour support une propriété vitale, *l'irritabilité*, et le rejet complet ou à peu près de la pathologie comme de la matière médicales. Ce système, stérile et improductif comme les précédents, n'a pas tardé à disparaître.

Cependant, transporté en Italie, il donna lieu à des découvertes importantes.

QUATRIÈME ÉCOLE MÉTHODISTE.

Rasori.

(1766-1837.)

Ce qui est remarquable, c'est que le système de Brown ne fit que peu de partisans en Ecosse (on n'est pas prophète dans son pays), mais qu'il prit en Italie un développement remarquable.

Rasori, imbu des idées de Brown, remarqua, en faisant des expériences sur l'émétique, que si, à petite dose, il faisait vomir, à forte dose il ne faisait plus vomir, mais qu'il était doué d'une propriété sédative qu'il appela CONTRO-STIMULISME.

Reconnaissant alors que les stimulants à petite dose avaient, à haute dose, une action contraire, il donna les médicaments à haute dose, et plaça dans la classe des contro-stimulants tous les remèdes que Brown avait indiqués comme stimulants ; mais, au lieu d'administrer, comme Brown, les médicaments à petites doses, il les donnait à doses énormes.

Il divisa également les maladies en maladies à *stimulus* et maladies à *contro-stimulus ;* seulement, il rangea dans les maladies à *stimulus* tout ce que Brown avait rangé dans les asthéniques et inversement. Il les soigna, comme Themison et Brown, par les contraires.

Il donnait donc l'émétique contre les phlegmasies, et, dans le même ordre d'idées, l'acide cyanhydrique et la belladone contre les affections cérébrales; la strychnine contre les convulsions; la digitale contre les maladies du sang et les hydropisies; la gomme-gutte contre l'entérite, et le fer contre les maladies utérines. Ceci n'était pas encore le *similia similibus*, c'était simplement le *contraria contrariis* de Themison et de Brown, mais, cette fois, retourné; mais Rasori avait remarqué un fait bien important, et qui est une des grandes acquisitions de la thérapeutique moderne : c'est que presque tous les agents thérapeutiques qui ont une action donnée à petite dose ont, à haute dose, une action opposée. A petites doses, on a donc la *réaction* de l'organisme; et à haute dose, l'action directe. Voilà pourquoi, dans l'étude de la matière médicale et de la toxicologie, il faut presque toujours pousser jusqu'à la mort pour avoir l'action directe.

CINQUIÈME ÉCOLE MÉTHODISTE.

Broussais.

(1772-1838.)

En France, la doctrine de Brown fut acceptée presque sans modification par Broussais, qui la soutint avec une verve et un talent qui l'imposèrent à toute une génération de médecins. La saignée et la diète, qui formaient les débilitants destinés à combattre les maladies sthéniques de Brown, servirent exclusivement à combattre l'IRRITATION, mot que Broussais prononçait d'une manière particulière, presque violente.

Cette thérapeutique fut aussi déplorable que les précédentes, et nous avons pu recueillir de la bouche des contemporains quels en étaient les résultats détestables. Les convalescences étaient interminables; en un mot, les résultats en étaient si désastreux que les médecins ont pris la saignée en horreur, et qu'ils l'ont abandonnée et condamnée presque absolument, beaucoup trop, à notre avis. Il y faudra revenir, mais avec mesure.

SIXIÈME ÉCOLE MÉTHODISTE.

LES HOMÉOPATHES ET LE SIMILIA SIMILIBUS.

S. Hahnemann.

(1755-1843.)

La loi thérapeutique *Contraria contrariis* et la polypharmacie n'avaient pas satisfait tous les médecins, et quelques protestations s'étaient fait entendre au seizième siècle. Thomas Erastus (1) soutenait que la méthode de guérir, selon la règle *similia similibus*, était la seule préférable.

Detharting, Bertholon, Thoury (2) l'avaient suivie. De Stoerk et surtout Stahl furent plus explicites. Voici le passage relevé par Hahnemann :

Que la règle adoptée dans la médecine, qu'il fallait guérir par des remèdes opposés aux effets de la maladie (*contraria contrariis*) était tout à fait fausse et absurde. Qu'il était convaincu, au contraire, que par un remède, qui produit une souffrance semblable à celle de la maladie (*similia similibus*), celle-ci doit être réprimée et guérie. Que c'était ainsi qu'on guérissait des brûlures par l'approchement du feu de la partie brûlée, des membres gelés par l'application de la neige ou de l'eau la plus froide, des inflammations et des meurtrissures par des esprits distillés, et que c'est ainsi qu'on guérissait la disposition aux aigreurs de l'estomac par une très petite dose d'acide vitriolique, tandis que d'autres employaient dans de tels cas, d'une manière inutile, une quantité de poudres absorbantes.

(1) Thomas Erastus, *Disputationum et epistolarium medicinalium volumen doctissimum,* Tiguri, 1595, in-4°. Thomas Erastus avait pour nom Liebert; mais, dès qu'il se vit en état de figurer parmi les savants, il suivit la coutume de ceux de son temps en changeant de nom ; le sien était Liebert, il lui donna une tournure grecque en prenant celui d'Erastus (*Bibliographie médicale,* par Bayle et Thillaye). Nous avons vu reprendre cet usage par certain savant contemporain.

(2) Hahnemann, *Organon,* trad. de G. de Brunnow, p. 50. Dresde, 1824.

Hahnemann indique par là qu'il n'est pas l'auteur de la formule *Similia similibus*, mais qu'elle est la seule rationnelle.

Mais quelle que soit la thérapeutique qu'on essaye, il n'y a jamais à établir qu'une *thérapeutique de symptômes*. Hahnemann est là-dessus très explicite.

« On peut bien concevoir que chaque maladie suppose un changement dans l'intérieur de l'organisme humain. Cependant ce changement ne peut être que soupçonné d'une manière obscure et trompeuse par les symptômes de la maladie, mais jamais il ne saurait être reconnu dans toute sa réalité d'une manière infaillible. Les changements invisibles opérés par la maladie dans l'intérieur de l'organisme, et les changements perceptibles à nos sens, c'est-à-dire la somme des symptômes, forment ensemble une image complète de la maladie ; mais cette image n'est visible dans son entier qu'à l'œil du Créateur. Ce n'est que la totalité des symptômes qui forme la partie accessible au médecin, mais *c'est aussi dans cette somme des symptômes qu'il trouve tout ce qu'il doit connaître de la maladie pour la guérir.* »

Le second point examiné par Hahnemann est celui-ci : Pour bien étudier l'action d'un remède, il ne faut pas l'observer sur un malade, parce qu'il est trop difficile de faire la part des symptômes de la maladie et de ceux du remède. Il faut étudier d'abord l'action des remèdes sur des organismes sains, c'est là ce qu'il appelle l'*expérience pure*, qu'il a décrite dans son traité qu'il a appelé *matière médicale pure* (1).

Ceci établi, Hahnemann ne conçoit que trois manières de faire la thérapeutique :

1° **La méthode antipathique**, ou celle qui emploie des médicaments produisant des effets spécifiques *opposés* aux symptômes de la maladie naturelle (*contraria contrariis*) ;

2° **La méthode homéopathique**, ou celle qui se sert de remèdes excitant des effets spécifiques *semblables* à ceux de la maladie en question (*similia similibus*) ;

3° **La méthode allopathique**, ou celle qui use de médicaments produisant des effets spécifiques *étrangers* aux symptômes

(1) *Reine Arzneimittellehre*, Dresde, 1817.

de la maladie naturelle, c'est-à-dire ni semblables, ni opposés.

C'est bien simple, et comme, lorsqu'on bâtit un système *a priori*, on ne rencontre pas d'obstacle, il affirme que le médicament qui excite dans des hommes sains des symptômes semblables à la plupart de ceux de la maladie en question, anéantit aussi la totalité des symptômes de cette maladie, c'est-à-dire toute la maladie présente d'une manière rapide, radicale et durable, et que cela réussit dans toutes les maladies sans exception (1).

Un système *a priori* est toujours absolu, l'expérience est plus modeste.

Hahnemann, on le voit, ne connaissait que les symptômes et niait l'unité de la maladie et son évolution, il ne tenait aucun compte du sujet. Les symptômes produits par le médicament indiquaient ceux que le remède devait guérir.

D'autre part, son *similia similibus* diffère-t-il beaucoup du *contraria contrariis* ? Non, puisqu'il ne donnait que de petites doses qui déterminent non pas l'action directe du médicament, mais bien la réaction de l'organisme.

Quoi qu'il en soit, il faut reconnaître que le système de la médecine homéopathique recommandait au médecin d'étudier préalablement l'action d'un remède sur un organisme sain, et créait par là ce qu'on appelle aujourd'hui l'action physiologique, et qu'il convient d'appeler action pathogénétique, en même temps qu'il luttait contre la polypharmacie. « Il ne faut donner au malade qu'un seul et simple médicament à la fois (2). »

Du reste, ajoute Hahnemann, si l'on se trompe de médicament, il n'y a pas grand mal. « Quand même, par une erreur pardonnable à la faiblesse humaine, un véritable médecin aurait choisi un remède inconvenant, le dommage qui en résultera sera si insignifiant qu'il pourra être bientôt réparé par la force vitale et par un second médicament plus homéopathique que le médecin fera prendre au malade dans une dose également petite. » (*Organon*, p. 254.)

(1) *Organon*, p. 64.
(2) *Organon*, p. 245.

Jusque-là, l'homéopathie n'est qu'un système aussi absurde que les précédents, mais qui va devenir tout à fait chimérique par sa méthode des doses infinitésimales.

Hahnemann prétend d'abord qu'en diminuant la dose d'un médicament on ne diminue pas proportionnellement son action. Ainsi, d'après lui, une goutte d'une teinture fait la moitié de l'effet de dix gouttes, et, la diminution d'action ne progressant pas comme la dose, « *de façon qu'une goutte de la dernière dilution (Verdunnung) fait encore toujours un effet considérable* (1), » le médicament voit son action grandir si l'on augmente le véhicule. « Par la même raison, l'effet d'une dose homéopathique augmente si l'on grandit le volume de la liqueur dans laquelle on la résout pour la faire prendre au malade, quoique le contenu médicinal reste le même (2). »

Enfin, Hahnemann n'admet que la forme liquide. « L'effet des médicaments liquides sur notre corps se fait d'une manière si pénétrante, la rapidité et la généralité avec laquelle ils se propagent du point de la fibre sensible et douée de nerfs qui en est touchée la première, par contre les autres parties du corps, est si inconcevable, qu'on est presque tenté de le nommer un effet *spirituel* (dynamique, virtuel). »

Il n'y a qu'en Allemagne qu'un tel système pût être inventé, et il n'a été surpassé que par les mystiques catholiques qui sont allés jusqu'à l'eau de Lourdes.

SEPTIÈME ÉCOLE MÉTHODISTE.

Giacomini et les toxicologistes contemporains.

M. G. Sée, Gubler.

Si l'on considère Giacomini au point de vue de l'action pathogénétique des médicaments, il est certainement le modèle des expérimentateurs actuels.

En effet, il donne à cet égard les meilleures recommandations :

(1) *Organon*, p. 255.
(2) *Organon*, p. 256.

« L'expérience est, sans contredit, la seule voie propre à découvrir l'action des remèdes, mais on ne peut expérimenter primitivement chez l'homme, lorsque leur mode d'action et leur degré d'énergie sont inconnus. Aussi est-il convenable d'en constater les effets d'abord chez les animaux de différentes espèces et à doses variées (1). »

Giacomini fait observer que toute substance se comporte différemment chez les animaux ; il cite, à cet égard, un grand nombre d'exemples : que le sucre est un poison pour les grenouilles, que certaines plantes servent d'aliment au bœuf (*lolium temulentum*) et tuent le cheval, etc.

Giacomini accepte ensuite l'expérience sur l'homme sain, si l'on sait la diriger avec prudence, méthode et perspicacité.

Il distingue qu'il faut décrire les actions physiques et chimiques et les actions dynamiques (physiologiques) de ces médicaments, et enfin qu'il faut les classer selon leur action *pharmaceutique, intrinsèque et primitive*. C'est là, en effet, une classification de matière médicale et non pas une classification thérapeutique.

Il ne faut pas s'y tromper, *toute classification qui repose sur l'action pathogénétique des substances n'est au fond qu'une classification toxicologique et non pas thérapeutique.*

Giacomini en est donc réduit à une classification dichotomique en hypersthénisants et hyposthénisants, suivant que les agents médicamenteux excitent ou dépriment la fonction qu'ils atteignent.

La première classe comprend les hypersthénisants : cardio-vasculaires, vasculo-cardiaques, céphaliques, rachidiens et gastro-intestinaux.

La seconde classe comprend de même les hyposthénisants : cardio-vasculaires, vasculaires et cardiaques, artériels, lymphatico-glandulaires, vasculo-veineux, gastriques, entériques, céphaliques et spinaux.

Enfin, Giacomini, ne pouvant arriver à ranger tous les médi-

(1) Giacomini, *Traité philosophique et expérimental de matière médicale et de thérapeutique*, traduction Majon et Rognetta (*Encyclopédie des sciences médicales*, p. 10).

caments dans ses deux catégories, avait dû en inventer une troisième qu'il appelait *spécifiques ou empiriques*.

C'est cette classification qu'a reproduite M. G. Sée, en y ajoutant les progrès réalisés dans la toxicologie par les toxicologues contemporains.

En effet, M. G. Sée, reconnaissant qu'on ne peut classer les médicaments ni d'après les caractères botaniques, ni d'après leur influence sur l'économie, ni d'après leur action curative, en arrive à une classification *organique* ou, pour parler plus correctement, *systématique*.

Il y a alors : 1° les médicaments modificateurs de la sensibilité ; 2° les médicaments cardiaques et vasculaires ; 3° les poisons soporifères et tétaniques ; 4° les poisons des nerfs moteurs et des muscles ; 5° les modificateurs de la nutrition et des tissus ; 6° les gaz du sang ; 7° les modificateurs des épithéliums et des sécrétions ; 8° les médicaments complexes.

On le voit, ce n'est en somme que la classification de Giacomini, augmentée et développée par les progrès de l'expérimentation moderne. C'est une classification absolument empruntée à la toxicologie ; elle ne classe que des actions pathogénétiques et non des actes thérapeutiques. Malgré tout le respect que j'ai pour son auteur, pour les efforts qu'il a faits pour entourer cette classification de tous les progrès des sciences modernes, il faut bien en convenir, c'est une classification pour des toxicologistes et non pour des médecins.

Le professeur Gubler est resté dans la même école que M. G. Sée, mais avec des compromis. Cependant, il dit, dans la leçon d'ouverture de son cours de thérapeutique : « Quand l'action physiologique des médicaments sera mieux connue, la thérapeutique ne sera plus qu'un corollaire de la physiologie (1). » C'est toujours la confusion de la matière médicale et de la thérapeutique.

Il nous faut donc, en résumé, affranchir la thérapeutique des naturalistes, des chimistes et des toxicologues, et étudier la thérapeutique pour elle-même ; c'est une science à élever.

(1) *Commentaires thérapeutiques du Codex*, 1re édition, préface, p. IX, et Leçon d'ouverture du cours de thérapeutique, 17 mars 1869, p. 10.

Trousseau et Pidoux ont commencé cette réforme en y faisant dominer la clinique, car celui qui ne connaît pas la marche spontanée d'une maladie ne peut savoir s'il l'a modifiée. La thérapeutique exige donc avant tout que celui qui l'entreprend soit préalablement un clinicien. C'est à lui à s'instruire suffisamment pour aller chercher dans l'histoire naturelle, dans la physique, dans la chimie et dans la toxicologie les connaissances dont il a besoin.

CHAPITRE XLV

DE LA THÉRAPEUTIQUE EN GÉNÉRAL. — LA MÉTHODE.

J'ai défini, dans le chapitre précédent, le but de la thérapeutique, qui est l'art de guérir. J'ai montré comment cette définition nous permettait de ne pas confondre la thérapeutique avec la matière médicale et la toxicologie.

J'ai montré, en outre, que toutes les tentatives faites pour constituer une thérapeutique *à priori* avaient échoué dans le dichotomisme de Themison et avaient été directement stériles; qu'elles n'avaient rendu de services qu'en protestant contre les abus d'un certain nombre d'écoles ou plutôt de modes thérapeutiques.

La thérapeutique ne peut se fonder, comme toutes les sciences, que sur l'expérience.

Nous n'avons en somme, dans les sciences, qu'un moyen d'établir des lois et de les contrôler, c'est la répétition continuelle des expériences. Les mêmes causes dans les mêmes conditions produisent les mêmes effets.

Donc, on ne pourra venir dire que telle médication rend tels services dans une maladie déterminée comme période, comme forme ou comme intensité, que si cette même médication, appliquée dans les mêmes conditions, produit toujours le même résultat. Or, cette affirmation ne peut être portée sérieusement qu'après que la tentative aura été répétée un grand nombre de fois.

Il n'y a donc pas de thérapeutique *à priori*, il n'y a de thérapeutique qu'*a posteriori*, et non pas après une seule tentative ou un petit nombre d'exemples, mais par la répétition constante et continue du même résultat.

Tout médecin qui, se reposant sur la notion des effets pathogénétiques d'un médicament, annonce que dorénavant telle maladie va guérir par son moyen, ressemble beaucoup au barbier qui avait mis sur sa porte : « Aujourd'hui, on paye pour se faire raser ; mais demain, on rasera pour rien. » Ces promesses se valent absolument.

Voyons maintenant sur quelles bases doit se constituer la thérapeutique. Eh bien, il est de toute évidence que, pour savoir si la thérapeutique a, oui ou non, rendu service au malade, il faut d'abord connaître la marche naturelle de la maladie.

Telle est la première condition imposée par Hippocrate, qui a fondé ainsi du premier coup, en thérapeutique, l'école du bon sens.

PREMIÈRE ÉCOLE EMPIRIQUE OU EXPÉRIMENTALE.

Hippocrate.

(460 ans avant J.-C.)

Hippocrate comprit du premier coup que la première condition était d'observer la marche des maladies. Mais il faut tenir compte des maladies qu'il avait à observer. Déjà, avant lui, Herodicus de Selembrya traitait les maladies chroniques dans les gymnases (comme on le fait aujourd'hui dans les établissements d'hydrothérapie et d'eaux minérales), tandis que les Asclépiades ne traitaient dans les temples que les malades atteints de maladies aiguës et les blessés (1). C'est un peu ce qui se passe aujourd'hui dans nos hôpitaux.

Le premier problème posé par Hippocrate était de savoir si une maladie relevait de la thérapeutique. Sa conduite se basait sur les principes suivants :

A. Quand une maladie doit guérir spontanément, observer par quels procédés elle guérit.

B. Imiter le procédé qu'emploie la nature pour arriver à la guérison.

C. Quand une maladie ne guérit jamais spontanément, elle est incurable par l'art.

(1) Littré, *Œuvre complète d'Hippocrate*, traduction nouvelle, 1839, t. Ier, p. 23.

D. Quand une maladie doit guérir spontanément, laisser faire.

E. Dans l'agonie, il n'y a rien à faire.

Cette première loi de la thérapeutique est encore aujourd'hui celle qui s'impose la première. *La maladie qu'on se propose de traiter, est-elle guérissable par l'art?* Car il est des conditions où la thérapeutique n'a pas lieu de s'exercer. Dans l'agonie, il n'y a rien à faire. D'autre part, si la maladie a terminé son évolution et est devenue une infirmité, elle n'est pas du ressort de la thérapeutique.

Enfin, quand une maladie ne guérit jamais spontanément, il n'y a rien à faire.

Si, au contraire, la maladie est légère et doit guérir d'elle-même promptement, le médecin n'a pas à la guérir.

La thérapeutique est donc limitée aux maladies curables. C'est bien, en effet, la première question que nous adresse un client de bon sens. Docteur, je viens voir si vous pouvez quelque chose pour moi. En avez-vous, ou en a-t-on guéri de semblables à moi?

Nous voici donc en plein dans la réalité et nous allons voir peu à peu se dérouler ainsi la conduite qu'on doit tracer au médecin.

Hippocrate connaissait pourtant les méthodistes, il les combattait avec son bon sens par des arguments irrésistibles.

« Je reviens à ceux qui, suivant la nouvelle méthode, cherchent l'art d'après une hypothèse. Si c'est le chaud ou le froid, ou le sec ou l'humide qui nuit à l'homme, il faut que le médecin habile guérisse le froid par le chaud, le chaud par le froid, l'humide par le sec, le sec par l'humide. Supposons un homme d'une constitution non pas robuste, mais faible, qui mange du blé tel qu'il sort de l'aire, cru et sans préparation, des viandes également crues, et qu'il boive de l'eau. En suivant un pareil régime, il éprouvera, j'en suis sûr, des incommodités graves et nombreuses; les douleurs le saisiront, le corps s'affaiblira, le ventre se dérangera, et certes, il ne pourra vivre longtemps.

(1) Hippocrate, édition Littré, t. Ier, p. 599, *De l'ancienne médecine.*

Quel remède administrer dans de pareilles circonstances? Le chaud ou le froid, le sec ou l'humide? Evidemment, l'un ou l'autre, car si c'est l'une de ces quatre choses qui le rend malade, il faut y remédier par le contraire, suivant leur propre raisonnement. Or, le remède le plus simple et le plus évident, c'est de changer le genre de vie dont il usait, de lui donnerdu pain au lieu de blé, des viandes cuites au lieu de viandes crues, et du vin à boire après son repas. Avec ce changement, il est impossible qu'il ne se rétablisse pas, à moins que sa constitution n'ait été profondément altérée par la durée du mauvais régime. Que dirons-nous donc? Sont-ce des substances froides qui l'ont rendu malade, et des substances chaudes qui l'ont guéri? ou bien est-ce le contraire? Je pense qu'on serait embarrassé de répondre à ces questions; car, est-ce le froid ou le chaud, ou l'humide ou le sec, qu'on ôte au pain en le faisant; le pain, qui est soumis au feu et à l'eau, qni subit plusieurs préparations, dont chacune a une vertu particulière, qui prend une partie de ses principes, et qui se combine avec d'autres?

« Pour moi, quand j'écoute ceux qui font ces systèmes et qui entraînent la médecine loin de la vraie route vers l'hypothèse, je ne sais comment ils traiteront les malades en conformité avec leurs principes (1). »

D'autre part, Hippocrate réfute encore le système de *contraria contrariis*, de Themison, par une observation importante qu'il a faite. C'est la **réaction** de l'organisme qui rend complexe l'action des contraires :

« Mais, dans le moment même où le froid survient et cause de la souffrance, tout d'abord, et par cela seul, le chaud arrive, fourni par le corps, sans qu'il soit besoin d'une autre aide ni préparation. Et cela s'opère aussi bien chez l'homme sain que chez l'homme malade. En effet, d'un côté, si en santé l'on veut, pendant l'hiver, se refroidir soit par un bain froid, soit de toute autre manière, plus on essayera de le faire, sans toutefois se geler complètement, plus, après s'être rhabillé et mis à couvert, on éprouvera un effet considérable. D'un autre côté, si l'on veut

(1) Hippocrate, édition Littré, t. Ier, p. 605.

se procurer une forte chaleur, soit par un bain chaud, soit par un grand feu, puis demeurer avec le même vêtement et dans le même lieu qu'après s'être refroidi, on éprouvera un froid bien plus vif et l'on frissonnera bien davantage, etc. (1). »

En cherchant comment les maladies guérissent spontanément, Hippocrate constate que souvent l'économie rejette des humeurs. Il faut donc observer quelles sont ces humeurs, et par quelles voies elles s'éliminent. Ce qu'il dit dans cet aphorisme : « Les humeurs qu'il faut évacuer, les évacuer du côté où elles tendent le plus et par les voies convenables (2). »

Les premiers médicaments dont nous avons à nous occuper sont donc les vomitifs.

Voici d'abord le traitement de l'embarras gastrique :

« Étant sans fièvre, l'anorexie, la cardialgie, les vertiges ténébreux, l'amertume de la bouche, indiquent qu'on a besoin d'être évacué par le haut (3). »

Les vomitifs employés par Hippocrate étaient de plusieurs sortes. C'était d'abord l'ellébore blanc (*veratrum album*, de la famille des colchicacées, identique au *veratrum viride*, plus employé aujourd'hui), puis l'isopyrum (*isopyrum halictroides* de Linné), plante appartenant à la famille des renonculacées. On en mettait près de 5 grammes dans la potion, dans de l'oxymel ; enfin, l'*euphorbia characias*.

Les purgatifs comprenaient d'abord le petit lait (5), puis l'ellébore noir (*elleborus niger*, L., de la famille des renonculacées), et comme ce purgatif donnait beaucoup de coliques, on y ajoutait des aromatiques : le daucus de Crète (*athamanta cretensis*, L., de la famille des ombellifères), le cumin, l'anis ou quelque autre des plantes odorantes; enfin, l'euphorbe et le suc d'asa fœtida. L'euphorbe était surtout employé pour provoquer l'expulsion des gaz (5). Hippocrate prescrivait, en outre, les lavements.

(1) *Aphorismes*, sect. I, XX, p. 469.
(2) *Aphorismes*, sect. IV, XVII.
(3) Hippocrate, édition Littré, t. II, p. 227, *Du régime dans les maladies aiguës.*
(4) Hippocrate, édition Littré, t. Ier, p. 600, *De l'ancienne médecine.*
(5) Littré, t. II, p. 273.

Les diurétiques comprenaient l'ail pris avant ou après l'ivresse (1), certains vins, la cantharide, qu'on préparait de la manière suivante : « Prenez trois cantharides, ôtez-en la tête, les pieds, les ailes, broyez-en le corps dans trois verres d'eau. Lorsque celui qui a bu ce médicament souffre, on lui fait des onctions huileuses, puis des affusions chaudes. La potion doit être bue à jeun, puis on mange des pains chauds avec de la graisse. »

Enfin, les autres purgatifs étaient la scille et la garance.

Les excitants aromatiques étaient destinés surtout à provoquer les sueurs et les règles. Ils se composaient d'origan, de cumin, de safran, de garance et de myrrhe.

« Les fumigations aromatiques sont emménagogues, et elles seraient fréquemment utiles en d'autres cas si elles ne causaient des pesanteurs à la tête. » (Aphorisme V, série 28.)

Les stupéfiants étaient représentés par le pavot blanc.

Enfin, Hippocrate employait la saignée avec une grande modération : 1° quand la maladie est peu intense ; 2° que le malade est dans la vigueur de l'âge ; 3° que ses forces sont conservées (2).

Dans la pleurésie, il faut d'abord saigner, puis donner des clystères et enfin purger.

A côté de ces médications générales, il y avait les médications locales, qui comprenaient :

1° Les hémostatiques. Pour arrêter les hémorrhagies veineuses, on appliquait de la laine imprégnée du lait du figuier (ce suc est un caustique-coagulant). De même pour l'épistaxis, on bouchait la narine avec un tampon fait avec de la présure ou du coaltar, puis on pressait les deux cartilages du nez ; en même temps on purgeait le malade avec du lait d'ânesse et on lui rasait la tête.

Hippocrate employait aussi les antiphlogistiques sous forme de lavements, d'onctions huileuses chaudes, de bains, de fomentations, de cataplasmes. A l'intérieur, on donnait le miel et la tisane (décoction d'orge dans laquelle on laissait ou non les grains).

Voici comment s'appliquaient ces fomentations :

(1) Hippocrate, édition Littré, t. II, p. 485.

(2) Hippocrate, édition Littré, *Appendice au régime dans les maladies aiguës*, t. II, p. 398.

MÉDICATIONS LOCALES D'HIPPOCRATE.

Fomentations (1). — La plus puissante est l'eau chaude renfermée dans une outre, ou dans une vessie, ou dans un vase d'airain, ou dans un vase de terre cuite. Il faut interposer quelque corps mou pour que le contact n'en soit pas douloureux.

Il est bon aussi d'appliquer une grosse éponge molle que l'on trempe dans l'eau chaude et que l'on exprime, on recouvrira d'un linge la fomentation. De cette façon la chaleur s'en conservera plus longtemps et la vapeur n'ira pas dans la respiration du malade, à moins que cette inspiration de vapeur chaude n'ait quelque utilité, car il est des cas où elle en a.

On peut encore prendre de l'orge, de l'*ers* pilée, l'*orobe, ervum ervilia*, de la famille des légumineuses, qu'on délayera dans une eau vinaigrée un peu plus acide qu'il ne faudrait pour qu'on la boive. On fera bouillir ce mélange, on le coudra dans un sac et on l'appliquera sur le côté ; on se servirait du son de la même manière.

Embrocations. — Quant aux embrocations sèches, ce qui convient le mieux, c'est du sel ou du sorgho torréfié que l'on met dans des sachets de laine.

Il faut y joindre certaines graines mucilagineuses. Le *nymphea nelumbo* (*nelumbo speciosum*, ou lis rose du Nil, *la fève* d'Égypte, le *tamara* des livres saints), espèce de racine mucilagineuse qui se rapproche de la pomme de terre.

Enfin les astringents comprenaient le cuivre brûlé (les scories de cuivre et le colcothar).

Si j'ai donné quelques détails sur la matière médicale d'Hippocrate, c'est qu'elle est peu connue. La thérapeutique peut donc se résumer par cette phrase : *Quo natura vergit, eo ducendum.*

C'est, en effet, par là qu'il faut commencer toute thérapeutique.

Si la maladie a une tendance spontanée vers la guérison, il

(1) Hippocrate, *Régime dans les maladies aiguës*, Littré, II, 269.

faut favoriser cette tendance en imitant les moyens que prend la nature. C'est la première indication.

L'hygiène y tient la première place, puis les évacuants, et enfin quelques topiques.

DEUXIÈME ÉCOLE EMPIRIQUE OU EXPÉRIMENTALE.

Paracelse.

(1493.)

Hippocrate était un véritable artiste ; il avait été frappé par le côté pittoresque des maladies, il fit beaucoup de descriptions, acquit le juste sentiment de la marche et de la durée de la maladie, mais il ne fit pas de système.

Or, ce que le public rêve, c'est un système, c'est une formule, et cela aujourd'hui comme au temps d'Hippocrate. Une formule, et surtout une formule absolue, est si commode. Au lieu de passer des années à observer, en un instant on est passé maître. On adopte la formule et tout est dit ; si on ne l'adopte pas, on se met dans le camp opposé et l'on combat en affirmant la formule inverse. La paresse des hommes les a de tous temps livrés aux formules absolues et, quoique toutes fausses, elles ont eu et auront toujours du succès. Voilà pourquoi le système de Galien, fondé sur des erreurs, a dominé l'école d'Hippocrate, et cela seulement parce qu'elle était un système et un système facile. Cela a duré ainsi du premier au quinzième siècle.

Survint Paracelse, qui remit tout en question et démolit le système artificiel de Galien. Paracelse s'élève contre la doctrine des quatre éléments de Galien (sang, bile, atrabile, phlegme). Il se demande comment de ces quatre éléments, que personne ne comprend, on a pu tirer l'origine des maladies. Paracelse demande qu'on retourne à l'observation de la nature. Il voudrait voir revivre l'idée d'Hippocrate sur la nature de l'air, des eaux et des lieux.

Paracelse reprend la lutte d'Hippocrate contre le *Contraria contrariis* de Galien par des arguments excellents. Paracelse ne croit pas non plus qu'on fera cesser la maladie en donnant un médicament dont l'effet sera le même que celui de la maladie, il fait entrer une autre donnée, la plus précieuse sans aucun doute que la thérapeutique ait jamais acquise. *Dans l'organisme*, dit-il, *c'est la santé qui est opposée à la maladie* et non pas le moyen qui est opposé au mal, parce qu'il a une propriété contraire.

« Que le chaud chasse le froid n'a jamais été vrai en médecine. La pluie ne féconde pas le champ, parce que l'humidité est opposée au sec, mais parce que l'humidité vivifie le germe et nourrit les racines. De même le médicament n'agit pas parce qu'il a une propriété extérieure opposée au mal. Si le germe de la santé n'y est pas, la prescription n'est bonne à rien (1). »

Cette affirmation étant fondamentale, je donnerai le texte même de Paracelse :

« *Contraria contrariis curantur, das ist Heiss vertreibt Kaltes, das ist falsch, in der Arzney nie var gevesen. Sonder also, Arcanum und Krankheit sind contraria. Arcanum ist die Gesundheit, und die Krankheit ist der Gesundheit viderwertig, diese zwei vertreiben einander* (2). »

Puis Paracelse reprend le vieil adage hippocratique : *Quæ faciunt in corpore sano actiones sanas, eadem in ægro morbosas.* « Indeme da wir krank werden, in dem selbigen werden wir auch gesund (3). »

On le voit, Paracelse n'a pas fondé le *similia similibus*, comme des homéopathes l'ont prétendu pour se couvrir de son autorité. Bien plus, au lieu d'affirmer comment le médicament agit sur les organes, Paracelse déclare franchement qu'il n'en sait rien, et que le médecin ne sait pas ce qui se passe dans cette lutte, que son rôle se borne à celui du héraut qui, dans les tournois, vient apporter les armes aux combattants. « *Die Art und die Weise, wie die Arzney gesund mache, sey unbekannt; sie sey eine Fechtmeisterin* (4). »

L'action du mal et du remède n'étant plus considérée comme

(1) Paracelse, *De l'origine du mal français*, liv. III, ch. II (chirurgie), p. 207. *In* Marx, p. 118.

(2) Marx, *Zur Würdigung des Theophrastus von Hohenheim*, Gœttingen, 1842, p. 110.

(3) Paracelse, *Paragranum*, 1er traité, 2e partie, p. 39.

(4) Paracelse, *Paramirum*, liv. IV, *De origine morborum*, 1re partie, p. 234.

directement antagoniste, il n'est plus nécessaire, comme dans le *contraria contrariis* de Galien, d'opposer le médicament au mal en quantité correspondante. Ce n'est donc pas tant la quantité du médicament qu'il faut considérer, mais son mode d'action. Paracelse compare le médicament au feu dont une étincelle suffit pour dévorer son opposé. La maladie et le médicament ne sont donc plus des choses matérielles que l'on oppose l'une à l'autre. Enfin, suivant Paracelse, chaque maladie a son médicament propre ; c'est le *specificum*.

Voici donc ce qu'il nous faut retenir de cette seconde école : c'est qu'indépendamment des efforts que l'on fait pour diriger la maladie vers la guérison, selon la première indication ou l'indication hippocratique, il faut soutenir le malade, relever ses forces, faire en sorte qu'il survive à l'évolution de la maladie. Quant à l'idée du remède, dit spécifique, elle n'a été que présentée par Paracelse, Van Helmont nous la donnera avec netteté.

TROISIÈME ÉCOLE EXPÉRIMENTALE.

Van Helmont.

(1577-1644.)

Van Helmont, voulant devenir médecin, dévora d'abord tous les ouvrages connus dans son pays ; puis, mécontent de n'y trouver que des théories, il parcourut les Alpes, la Suisse, l'Italie, pour y étudier les ouvrages de médecine. Il n'en fut pas satisfait. Il en fut d'autant moins content qu'il eut l'occasion de voir que la théorie ne servait en rien pour la pratique.

Après deux ans de pérégrinations il rentra à Louvain, sa patrie (1602), et pendant son séjour en Belgique il contracta la gale. Voici comment il raconte son observation (1).

Etant allé faire une visite à une jeune demoiselle qui souffrait d'une gale occulte et sèche, je mis ses gants et serrai sa main pendant quelques instants. Par ce seul contact peu prolongé, je fus bientôt atteint, non pas de la gale sèche, mais de la gale sanieuse.

(1) *Études sur J.-B. Van Helmont*, par le docteur W. Rommelaere, 1868 ; ouvrage couronné par l'Académie de médecine de Belgique.

J'appelai deux fameux médecins de notre ville, heureux d'éprouver sur moi-même si la pratique répondait à la théorie. Ceux-ci, en voyant cette gale purulente, pensèrent aussitôt qu'il y avait abondance de bile brûlée avec une pituite salée et que l'hématose était troublée dans le foie. Cette réponse me satisfit beaucoup, en me montrant, confirmée par deux praticiens expérimentés, les axiomes des vieux auteurs, axiomes que je croyais aussi vrais que ceux des mathématiques, pensant qu'ils étaient ce qu'ils devaient être. Mais une curiosité, qui m'était naturelle, me fit aussitôt demander quelle était cette intempérie du foie, qui du même coup enflammait la bile jaune et produisait un excès de pituite ; car, dans le même temps, il ne pouvait se former deux produits aussi différents, une pituite froide et une bile ardente. Ces savants hésitèrent longtemps en fronçant le sourcil, et après s'être regardés longtemps avec stupéfaction, le plus jeune répondit que la même intempérie du foie échauffé donnait, non une vraie pituite, mais une pituite salée et que la nature du sel est chaude et sèche.

Je demandai alors si le sel de l'urine était dû aussi à un vice du foie et à un excès de chaleur, et j'objectai que le jus des viandes non salées n'était pas salé du tout malgré l'ébullition.

Le plus vieux me répondit : Ce sont des choses qu'il faut proposer dans les écoles et non à des praticiens dont les heures sont comptées.

Il me demanda aussitôt quels auteurs j'avais étudiés, et ce que, d'après mes études, je croyais convenable de faire dans ce cas. Je répondis que pour rafraîchir le foie et le sang, il fallait ouvrir la veine du bras droit au-dessous de la céphalique, pour procéder par des apozèmes réfrigérants, à cause de la bile ardente, de telle sorte cependant qu'on mêlât les incisifs et les insinuantes modérées, à cause de la salure de la pituite. Je leur montrai dans Rondelet un apozème qui contenait environ cinquante ingrédients et qui promettait de remplir ces deux indications ; ils furent de cet avis.

En effet, après une abondante saignée faite dans toute la force de la jeunesse et de la santé, à part la gale, je pris pendant trois jours l'apozème de Rondelet ; le quatrième et le cinquième, j'y ajoutai de la rhubarbe et de l'agaric, si bien que l'économie commença à obéir à l'appel du remède et que les deux humeurs peccantes furent mises en mouvement. Mes médecins approuvèrent tout et me louèrent d'être docile et aussi avide d'instruction. Le soir du cinquième jour, je pris des pilules de *fumaria* sur la foi de Cordus. Le sixième jour, j'eus au moins quinze selles. On me félicita beaucoup d'avoir si bien préparé les voies.

Deux jours après, la gale n'ayant rien perdu de sa violence, je recommençai le même traitement. Les médecins disaient que l'âge de dix-sept ans est propre à la génération de la bile ; et voyant que les pustules et la démangeaison ne diminuaient pas, ils prescrivirent, deux jours après, un troisième purgatif. Mais, le soir, j'étais épuisé, mes joues s'affaissaient ; ma voix était rauque, ma maigreur extrême ; la descente du lit et la marche m'étaient difficiles, parce que les genoux ne me soutenaient plus.

Cette épreuve fut décisive, et le dégoûta à jamais des doctrines de Galien, contre lesquelles il nourrissait depuis longtemps une haine sourde.

Il eut un instant de découragement, fut sur le point d'abandonner la médecine, finalement partit pour un voyage en Espagne, en France et en Angleterre. A son retour, il se dévoua dans une épidémie de fièvre maligne à Anvers, puis vint se fixer à Bruxelles, en 1605, pour y exercer la médecine ; mais il l'exerça uniquement sur les pauvres, refusant tous les honneurs et toutes les distinctions qu'on lui proposait.

Il rejeta alors tous les livres et ne reconnut plus que la méthode expérimentale, il s'adonna surtout à la chimie et s'intitula lui-même *philosophus per ignem.*

Après six années de reclusion, dans son laboratoire, il publia son premier ouvrage renfermant ses doctrines sur la physiologie et la pathologie (1), et, dans lequel il attaqua avec la dernière violence et les termes les plus grossiers la doctrine humorale de Galien.

Van Helmont ne place pas la vie dans les organes, mais dans un principe immatériel, l'*archeus faber*, qui a sous ses ordres d'autres archées secondaires qui dirigent le fonctionnement des organes.

De même, dans les maladies, les lésions des organes et des fonctions sont produites par une altération de l'archée, cette altération donne à la maladie son cachet, *nota sigillaris*, sa spécificité. *Quidquid in natura fit aut nascitur, fit ex necessitate seminum efficientium* (2). Il cite comme exemple la diathèse goutteuse, syphilitique, scrofuleuse, il ne comprenait pas ces diathèses d'une manière abstraite, mais incarnées dans les organes.

Quare apoplexia, lepra, hydrops vel amentia, quatenus qualitates in abstracto, penes me non sunt morbi; sed quatenus in apo-

(1) *Dagheraad ofte nieuwe opkomst der Geneeskonst, in verbogen grond regulen der nature.* Leyde, 1615, in-4°.

(2) Van Helmont, *Ortus medicinæ*, p. 133. Amstelodami, Elzévir, 1648.

plecticum, leprosum, maniacum, etc., scopum et causas ipsas morborum in se complectitur.

Comme la lésion des organes n'est que le produit de la maladie par les troubles de l'archée, c'est l'archée qu'il faut modifier (*archei pacatio*), pour obtenir la guérison.

Le médicament agit d'une manière spécifique et c'est l'organisme qui se débarrasse de la maladie. Il ne s'agit ni de contraires ni de semblables, mais d'une action particulière connue seulement de la Providence : *Semina autem ipsa nulla tenus operantur ob scopum similitudinis aut contrarietatis, ut alioqui vulgo putatur; sed duntaxat quia sic sunt jussa operari a rerum Domino, qui solus scientias, fines, seminibus dedit, sibi soli cognitas a priori* (1).

Dieu seul connaît donc, *à priori*, l'action des médicaments, et le médecin ne l'apprendra que par l'expérience. Si le médicament a été bien choisi, il guérira la maladie parce qu'il aura produit l'effet dont l'organisme avait besoin et l'archée se réjouira du retour à la santé.

Quapropter censeo medicamen proprie, immediate atque efficienter consistere in competenti sine appropriativo (2).

En résumé, la matière n'est point passive, elle est douée de propriétés auxquelles le médicament doit s'adresser. Le médicament a une action spéciale déterminée par la Providence que le médecin ne peut connaître que par l'expérience ; ce sont les *empirica aut specifica*. C'est Van Helmont qui est, en effet, le père du *déterminisme*.

C'est là la troisième indication thérapeutique. Lorsque le médecin a, d'une part, tenté d'imiter la nature pour diriger l'évolution de la maladie et qu'il a soutenu les forces du malade, il n'a plus d'autres ressources que d'y ajouter les remèdes empiriques, c'est-à-dire ceux que l'expérience lui a montrés utiles sans qu'il puisse encore s'en rendre compte. On peut citer ici comme exemples : le sulfate de quinine, le mercure, l'iodure de potassium, etc., etc.

On voit, par cet exposé, que les idées originales et fondamen-

(1) Van Helmont, *Ortus medicinæ*, p. 133.
(2) *Id.*, *ibid.*, p. 134.

tales, en thérapeutique, ne sont pas nombreuses. Les théoriciens n'ont eu guère qu'une idée : le *contraria contrariis* dont le *similia similibus* n'est qu'un corollaire. Ils n'ont changé que leur point d'appui qui, fondé d'abord sur les quatre éléments, a pris un corps avec l'irritabilité et a donné alors la sthénie et le stimulus; enfin, dans ces derniers temps, la même école a mis le strictum et le laxum dans les nerfs vaso-moteurs sans plus de succès.

La thérapeutique empirique ou expérimentale n'a eu que trois idées : 1° imiter la nature dans les procédés qu'elle emploie pour guérir les maladies (Hippocrate); 2° soutenir le malade (Paracelse); 3° ajouter les médicaments que l'expérience a consacrés (Van Helmont); 4° une dernière idée appartient à Barthez, c'est que quand la thérapeutique ne peut diriger la maladie, il faut décomposer cette maladie en un certain nombre d'*éléments* que l'on combattra séparément par les moyens éprouvés : c'est la désintégration de la maladie et la *thérapeutique analytique*.

QUATRIÈME ÉCOLE EMPIRIQUE OU EXPÉRIMENTALE.

Barthez et la thérapeutique analytique.

Lorsque par les méthodes précédentes, que Barthez appelle les méthodes naturelles et empiriques, on n'arrive pas à guérir, il faut recourir aux méthodes *analytiques*.

« Les méthodes analytiques sont celles où, après avoir décomposé une maladie dans les affections essentielles dont elle est le produit, ou dans les maladies plus simples qui s'y compliquent, on attaque directement ces éléments de la maladie par des moyens proportionnés à leurs rapports de force ou d'influence (1). »

Il ne faut pas confondre la thérapeutique analytique s'adressant aux éléments, avec la thérapeutique de symptômes. Un élément est un groupe de symptômes comprenant un état organopathique et des troubles fonctionnels.

(1) Barthez, *Traité des maladies goutteuses*, préface, p. xj.

Le nombre des éléments dans lesquels peut se décomposer une maladie varie beaucoup (1); il y en a autant qu'il y a d'organes atteints dans la maladie. Par exemple, un rhumatisme articulaire aigu peut comprendre des arthrites, de l'endo-péricardite, de la pleurésie, du catarrhe bronchique, un état hépatique dit *état saburral.* Eh bien, en dehors du traitement destiné à la maladie tout entière, il faudra traiter chacun de ces états organopathiques soit simultanément, soit successivement. C'est là la dernière idée thérapeutique qui ait quelque valeur.

CINQUIÈME ÉCOLE EXPÉRIMENTALE.

Pasteur.

L'atténuation des virus. — Les vaccinations préventives et curatives.

Pasteur, en cherchant à établir la constitution moléculaire des corps, était arrivé à cette première découverte fondamentale, que tous les produits formés artificiellement ne donnent que des cristaux semblables à eux-mêmes; tandis que les mêmes produits, formés par les corps vivants, donnent en cristallisant des formes dyssymétriques, non superposables à elles-mêmes, et que ces deux genres de produits, artificiels ou naturels, dévient la lumière polarisée dans un sens différent. Même arrivées à la forme de cristal, les substances qui ont vécu se distinguent encore des produits artificiels.

Puis de là, passant aux fermentations, il reconnut que les ferments sont des êtres organisés, issus de parents semblables, et transformant par leur nutrition et leur reproduction le milieu où ils se trouvent.

Il le démontra pour la levure de bière, pour le ferment lactique, le ferment de l'acide butyrique ; c'était, comme disait Dumas, un troisième règne d'êtres vivants; la microbiologie était constituée.

Puis vint la découverte du ferment acétique. Alors fut résolue la question des générations spontanées. D'après Pasteur, il n'y a

(1) Bérard en admettait trente (*Dict. des sciences médicales*, t. XI, art. ÉLÉMENTS, p. 333, 1815).

pas de génération spontanée. Tout être, si petit qu'il soit, a des parents.

Puis vinrent les études sur le vin, la découverte du *mycoderma vini* complétant celle du *mycoderma aceti*.

A partir de ce moment, Pasteur aborda la pathologie; d'abord celle des vers à soie; il caractérisa nettement la pébrine et la flâcherie, puis le charbon et la septicémie.

Ces recherches ne tardèrent pas à amener à leur suite la découverte de l'*atténuation des virus*. « Si toutes les maladies virulentes ne récidivent pas, disait Pasteur, pourquoi ne trouverait-on pas des maladies différentes ou analogues qui, agissant sur elles ainsi que le vaccin sur la variole, auraient la vertu d'une prophylaxie? » Ce n'est donc pas dans une maladie voisine ou analogue que Pasteur a trouvé le remède, c'est dans le virus lui-même.

D'abord, en faisant des cultures pures, Pasteur prouvait d'une manière évidente que les microbes infectieux sont les seuls auteurs des maladies qui leur correspondent. Puis, en modifiant les conditions de la culture, soit en rapprochant ou éloignant les semailles, soit en changeant la température, on peut rendre les virus plus ou moins actifs.

Or, l'inoculation d'un virus faible ou atténué permet l'inoculation inoffensive d'un virus plus actif ou moins atténué. On peut ainsi graduellement inoculer sans danger des virus de plus en plus actifs, jusqu'à ceux dont la virulence dépasse l'activité du virus pathogène habituel; l'animal est mis ainsi en état de résister aux chances des inoculations communes.

Pasteur a démontré ces vérités fondamentales pour le choléra des poules, pour le charbon, pour le rouget du porc et pour la rage; mais ce n'était encore que de l'hygiène, de la prophylaxie. Pasteur avait pu rendre des chiens réfractaires à la rage; mais le chien, une fois mordu et en incubation de la rage, pouvait-on le guérir, c'est-à-dire le mettre à l'abri des accidents qui en seraient la suite presque fatale?

Cette méthode thérapeutique nouvelle, aussi belle dans sa découverte que merveilleuse dans ses résultats, je l'exposerai en détail.

Pasteur ayant inoculé à un lapin, sous la dure-mère cérébrale, une parcelle de la moelle d'un chien mort de la rage, le lapin mourut au bout de quinze jours. En inoculant la moelle rabique de ce lapin sous la dure-mère cérébrale d'un second lapin, et ainsi de suite, d'un second à un troisième lapin, Pasteur constata qu'au bout du vingtième au vingt-cinquième passage, la durée de l'incubation de la rage n'était plus que de huit jours, et, au bout du quatre-vingt-dixième passage, la durée de l'incubation fut à peine de sept jours. A partir de ce moment, le virus était fixe; il tuait en sept jours.

Les moelles de ces derniers lapins, suspendues dans un bocal dans l'air desséché par un morceau de potasse, montrèrent un phénomène singulier. Plus l'on tardait pour se servir de ces moelles pour les inoculer, plus elles perdaient de leur virulence. On avait donc ainsi du virus progressivement atténué.

En inoculant à des chiens un petit fragment de ces moelles délayé dans un peu de bouillon stérilisé, et en commençant par une moelle de quinze jours, et en prenant chaque jour pour l'inoculation une moelle plus fraîche, Pasteur put inoculer peu à peu à des chiens des virus de plus en plus actifs et les mit ainsi à même de subir sans accidents ultérieurs l'inoculation de la rage des rues. Le vaccin était créé. La thérapeutique n'allait pas tarder à paraître.

Un enfant de Steige, en Alsace, le jeune Joseph Meister, âgé de neuf ans, fut mordu, le 4 juillet 1885, par un chien enragé qui lui fit quatorze blessures. Le docteur Weber, de Villé, cautérisa les plaies à l'acide phénique, mais conseilla à la mère de conduire son enfant à Paris auprès de Pasteur.

Pasteur fit venir MM. Vulpian et Grancher, qui pensèrent que l'enfant était à peu près condamné et qu'on devait tenter les inoculations progressives. L'enfant subit treize inoculations jusqu'au 18 juillet. Le 27 juillet, l'enfant retourna en Alsace. Le petit Meister vit toujours et n'a pas eu à subir les terribles conséquences de ses morsures!

Telle est la relation du premier fait de guérison de la rage après morsure, le plus beau certainement que la thérapeutique ait jamais enregistré!

Après lui vint le berger Jupille (de Villers-Farlay), un jeune garçon de quinze ans qui s'était jeté bravement à la tête d'un chien enragé pour sauver un groupe d'enfants et qui, mordu cruellement par le chien dans la lutte, avait fini par le lier avec son fouet et l'assommer avec son sabot. Je ne puis ici énumérer un à un tous les cas de rage ainsi guéris successivement au laboratoire de Pasteur. Les vérités scientifiques ne se prouvent que par la répétition perpétuelle des mêmes phénomènes; mieux vaut donner le total des observations au 31 décembre 1886.

On y verra deux séries. Dans la première, les malades ont été traités par la méthode première, celle qui a servi à guérir le petit Meister. Elle était faite avec les moelles du quinzième au septième jour. La seconde série, traitée par la méthode intensive, a été faite avec des moelles plus actives jusqu'aux moelles d'un jour. On va voir quels en sont les résultats.

Enfin, pour dernière preuve de la confiance qu'on peut avoir dans la méthode, tous les médecins associés à Pasteur pour ces inoculations ont été eux-mêmes inoculés par la méthode intensive, afin de se mettre à l'abri des dangers que pourrait leur faire courir une inoculation accidentelle.

STATISTIQUE GÉNÉRALE DES PERSONNES FRANÇAISES ET ÉTRANGÈRES

TRAITÉES A L'INSTITUT PASTEUR JUSQU'AU 31 DÉCEMBRE 1886.

Personnes mordues et traitées.	2682	
Morts.	31	
Mortalité.		1,15 0/0

1° Personnes mordues par des animaux dont la rage a été reconnue expérimentalement ou par des observations vétérinaires. (Tableaux A et B de la statistique.). 2164

Morts. 29

Mortalité. 1,34 0/0

2° Personnes mordues par des animaux suspects de rage. (Tableau C.). 518

Morts. 2

Mortalité. 0,38 0/0

STATISTIQUE DES PERSONNES FRANÇAISES ET ALGÉRIENNES

Traitées à l'Institut Pasteur jusqu'au 31 décembre 1886.

Personnes mordues et traitées. 1 929 (1)
Morts. 18
Mortalité 0,93 0/0

1° Personnes mordues par des animaux dont la rage a été reconnue expérimentalement ou par des observations vétérinaires. (Tableaux A et B). 1 538
Morts. 16
Mortalité. 1,04 0/0

2° Personnes mordues par des animaux suspects de rage. (Tableau C.). 391
Morts. 2
Mortalité. 0,51 0/0

STATISTIQUE DES MORSURES A LA TÊTE ET AU VISAGE.

Personnes françaises et étrangères mordues et traitées. 214
Morts. 10
Mortalité 4,66 0/0

1° Personnes mordues par des animaux dont la rage a été reconnue expérimentalement ou par des observations vétérinaires. (Tableaux A et B.). 186
Morts. 9
Mortalité. 4,83 0/0

2° Personnes mordues par des animaux suspects de rage. (Tableau C.). 28
Morts. 1
Mortalité. 3,57 0/0

COMPARAISON DES TRAITEMENTS SIMPLE ET INTENSIF.

Morsures à la tête ou au visage.

Personnes mordues par des animaux reconnus enragés expérimentalement ou par des observations vétérinaires. (Tableaux A et B.

Personnes françaises et étrangères mordues et traitées. 186
Traitement simple. 136
Morts. 10
Mortalité. 6,66 0/0
Traitement intensif. 50
Morts. . . . . »
Mortalité. . . . . »

(1) L'écart entre ce nombre (1 929) et le nombre 1 956 donné par M. Grancher à la séance de l'Académie du 11 janvier 1887, s'explique par le retranchement, du tableau définitif, des personnes dont le traitement n'a pas été achevé.

STATISTIQUE DES PERSONNES MORDUES PAR DES LOUPS ENRAGÉS.

Personnes mordues.	48
Morts.	7
Mortalité	14 0/0

Trois des personnes mortes ont été prises de rage pendant le traitement. Elles sont maintenues dans la statistique et comptent dans le pourcentage de la mortalité.

PERSONNES MORTES APRÈS AVOIR ÉTÉ TRAITÉES.

Français.

Pelletier, Videau, Lagut, Bouvier, Clédière, Peytel, Leduc, Magneron, Astier, Moulis, Moërmann, Clergeot, Jansen, Grand, Sodini, Léteng, Née, Gérard.

Nota. Pelletier et Moërmann sont venus se faire traiter plus de trente-cinq jours après la morsure. Ils figurent dans la statistique et comptent dans le pourcentage de la mortalité.

PERSONNES TRAITÉES AYANT SUCCOMBÉ A DES MALADIES DIVERSES.

Christin, méningite. Docteur Genoud.

Duresset, affection pulmonaire. Docteur Yot.

Rouyer, urémie. (Rapport du docteur Brouardel et inoculation négative du bulbe.)

Réveillac, affection inconnue.

Goriot (Paul), mort le 16 janvier 1887, mordu à l'index droit premiers jours de décembre (date non précisée) par un chat. Traitement du 22 décembre au 1er janvier. N'a pas subi le traitement intensif, parce que la rage du chat n'était pas certifiée. A été pris de rage quatorze jours après le traitement. N'est pas compté dans la statistique; figurera dans celle de 1887.

Étrangers.

Ivanowa (Russe); Gagou (Roumain); Zotof (Russe); Mjasnikoff (Russe); Glutza (Roumain); Leendet (Hollandais); Nikiforoff (Russe); Guardia Ribès (Espagnol de Reus); Pita (Espagnole); Requejo (Espagnol); Berqui (Italien); Collinge (Anglais); Smith, dit Goffi (Anglais).

Nota. Ivanowa a été prise de rage six jours après le traitement;
Gagou a été pris de rage le jour qui a suivi la fin du traitement;
Nikiforoff, venu un mois après la morsure;
Requejo, venu trente-quatre jours après la morsure,
sont maintenus dans la statistique et comptent dans le pourcentage de la mortalité.

PERSONNE TRAITÉE AYANT SUCCOMBÉ A DES MALADIES DIVERSES.

Wilde (Arthur), affection pulmonaire. Docteur Foote.

Tels sont les résultats merveilleux de cette nouvelle méthode thérapeutique, partie de l'atténuation des virus. Il n'en est pas qui ait de plus beaux résultats à son actif. Aussi garderai-je comme un des meilleurs souvenirs de ma vie scientifique les trois mois que j'ai passés au laboratoire de Pasteur, où j'ai eu le bonheur d'apprendre de lui-même les méthodes sévères de la microbiologie. J'y joins, aux témoignages de ma reconnaissance pour le maître, tous mes remerciements pour MM. Roux, Duclaux, et surtout pour M. Loir, qui a pris la peine de m'initier à tous les détails de ces méthodes si fécondes en résultats.

RÉSUMÉ DE LA MÉTHODE THÉRAPEUTIQUE.

1° Les méthodes naturelles (*quo natura vergit, eo ducendum*). Méthode d'Hippocrate, comprenant l'hygiène et l'imitation de la nature dans les procédés qu'elle prend pour conduire à la guérison ;

2° Puis, soutenir les forces du malade (Paracelse) ;

3° Méthode empirique (Van Helmont), consistant dans l'emploi des médications que l'expérience a sanctionnées sans que nous en ayons encore d'explication scientifique réelle et démontrée ;

4° Méthode analytique, décomposition de la maladie dans ses éléments, et traitement de ceux de ces éléments qu'on peut faire disparaître, comme dans une équation algébrique on dégage successivement les inconnues ;

5° Méthode de Pasteur par l'inoculation des virus atténués et progressifs.

Tout ceci bien décidé, il reste encore certains problèmes à résoudre pour appliquer la médication décidée. Ce sont : 1° *l'opportunité ;* 2° *la voie d'introduction ;* 3° *la forme du remède ;* 4° *la dose ou la mesure.*

1° *L'opportunité.* Il faut décider à quel moment la médication devra être appliquée (exemple : l'heure la plus favorable pour donner la quinine dans une fièvre intermittente), en un mot, quel est le moment le plus favorable de la maladie ou de la journée pour appliquer la médication.

En outre, préparer le malade à être dans les meilleures conditions pour appliquer la médication (exemple : faire diète avant d'administrer un purgatif ou un vermifuge).

Enfin, faire cesser un état qui gênerait la médication (exemple : faire cesser un état saburral hépatique avant de donner le sulfate de quinine, calmer ou guérir les plaies avant d'administrer le traitement de la gale, etc.) ;

2° *La voie d'introduction.* Il ne faut pas oublier que, suivant les voies d'introduction, le médicament passe ou ne passe pas par tel organe (exemple : les médicaments introduits par l'injection sous-cutanée ne sont pas altérés par les organes digestifs ; ils ne subissent guère l'action du foie ; ils peuvent être éliminés par les poumons ou par les reins avant de pénétrer dans la circulation générale, etc.) ;

3° *La forme* du médicament, soluble ou insoluble, etc. ;

4° *La dose* ou la mesure. Cette dernière condition varie avec l'âge et la résistance du sujet. On ne connaît ce dernier facteur que quand on a l'habitude de traiter son malade, les uns obéissant à des doses faibles, d'autres à des doses massives, etc.

Telle est la méthode et par conséquent la classification thérapeutique que je propose. C'est bien là une classification thérapeutique, et non plus une classification chimique ou toxicologique. Ce n'est qu'une ébauche comme je l'ai indiqué. Cette méthode pourra se développer et se perfectionner. Elle laisse la porte ouverte à tous les progrès, et ne demande qu'à profiter des découvertes nouvelles.

Elle s'impose à tous les praticiens, et dans chaque cas. La tradition l'a créée peu à peu dans un ordre logique.

Comme tous les arts, elle demande, pour être exercée d'une manière supérieure, trois qualités chez le praticien : des aptitudes, de l'étude et de l'expérience.

Natura facit facilem, ars habilem, usus potentem.

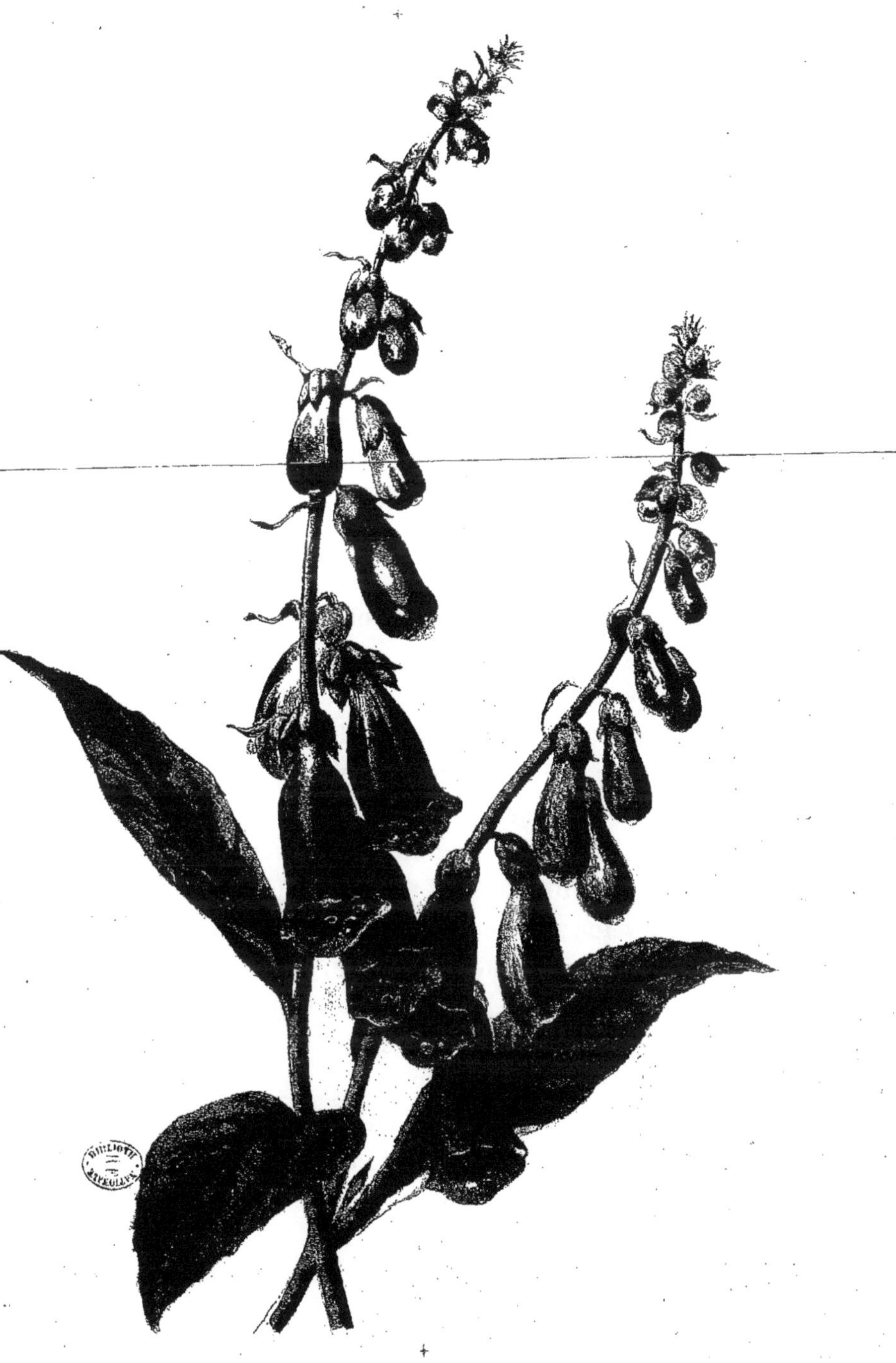

CHAPITRE XLVI.

DES PRINCIPAUX MÉDICAMENTS QUI AGISSENT SUR LES MOUVEMENTS DU CŒUR. MODÉRATEURS DU CŒUR.

LA DIGITALE.

La digitale, dont je donne ici une reproduction fidèle d'après nature, est une jolie plante répandue sur la plus grande partie de l'Europe. On la trouve presque partout en France, sauf dans le Jura et dans les Alpes suisses. Cependant, elle pousse très bien en Alsace, en Allemagne, en Italie, en Espagne et dans les Iles-Britanniques, dans le sud de la Suède et en Norwège, jusqu'au 62e degré de latitude nord.

Elle pousse dans les terrains siliceux ou argileux, et manque dans les terrains calcaires. On la trouve dans les taillis en colline, au bord des bois et des buissons, dans les terrains un peu sauvages et les endroits déserts.

La digitale est une plante bisannuelle; la seconde année, sa tige est haute de 60 centimètres à 1 mètre et plus; elle est droite, simple, arrondie, velue; ses feuilles, qui ressemblent à celles du bouillon-blanc et de la grande consoude, sont alternes, lancéolées, grisâtres en dessous, denticulées, un peu torses; frottées dans les doigts, les feuilles ont une odeur nauséeuse qui se perd à la dessiccation.

Les feuilles qui sont employées en médecine doivent être choisies parmi les plus grandes, plutôt celles du haut que celles du bas de la tige, et cueillies au moment de la floraison. On doit les faire sécher à l'ombre.

La digitale pourprée (*digitalis purpurea*, de L.) appartient à la famille des scrofulariées; elle forme avec la scrofulia, le verbascum et la gratiole, le groupe des digitalées.

Ses caractères botaniques sont les suivants :

Les feuilles caulinaires sont de plus en plus petites et se transforment graduellement en bractées dans l'aisselle desquelles naissent les fleurs.

L'inflorescence occupe ainsi tout le haut de la tige et forme une longue grappe simple et lâche.

Le calice est formé de cinq sépales, unis à la base, oblongs, à peu près égaux.

La corolle est longuement campanulée ; son tube est d'abord cylindrique sur une faible hauteur, puis se renfle beaucoup et s'évase peu à peu jusqu'au niveau de son ouverture.

La corolle est glabre au dehors, en général colorée en rose pourpré, quelquefois blanche.

L'androcée est composé de quatre étamines incluses didynames.

Le gynécée est formé d'un ovaire biloculaire.

Le fruit est une capsule biloculaire à déhiscence septicide, à graines albuminées.

La partie habituellement employée en médecine est la feuille ; cependant Wöhrling a extrait sa digitaline des semences de la digitale.

PROPRIÉTÉS PATHOGÉNÉTIQUES DE LA DIGITALE.

ACTION DITE PHYSIOLOGIQUE.

Cette action est loin d'être connue aujourd'hui pour plusieurs raisons :

I. La première est que les substances administrées ont varié constamment ;

II. Les animaux ne réagissent pas tous de la même façon en présence de la même substance tirée des feuilles de la digitale ;

III. Les fonctions des nerfs cardiaques ne sont pas encore complètement connues.

I. Examinons d'abord les variations qu'a subies le produit administré aux animaux et à l'homme.

A. La première *digitaline* qui a été expérimentée sur les animaux, a été préparée en 1824, par A. Leroyer, pharmacien à Genève. C'était une substance retirée des feuilles de la digitale pourprée. Elle était très amère, brune, déliquescente, poisseuse, susceptible pourtant de cristalliser dans certaines circonstances, soluble dans l'eau et l'éther et à réaction alcaline.

Magendie, qui en rend compte dans son formulaire, dit qu'un demi-grain de cette substance, mis en solution en l'eau et injecté dans les veines d'un chat, l'a tué en un quart d'heure. Un grain et demi a suffi pour tuer, en cinquante minutes, un chien de moyenne taille.

B. M. Dulong, d'Astafort, a préparé, vers la même époque, une *digitaline* différente de la précédente. C'est une substance amère non azotée, soluble dans l'eau et l'alcool, insoluble dans l'éther et non alcaline, précipitant les sels métalliques et l'infusion aqueuse de noix de galle.

C. M. Pauquy, à la même époque, a préparé une *digitaline* se présentant sous la forme d'aiguilles blanches, d'une saveur âcre, insoluble dans l'eau, soluble dans l'alcool et l'éther, alcaline (1).

D. La *digitaline* d'Homolle et Quévenne (1841). Cette digitaline, adoptée par les auteurs du Codex de 1866, est retirée de la solution aqueuse des feuilles de la digitale, puis on reprend par l'alcool et le chloroforme.

Cette digitaline se présente sous la forme d'une masse d'apparence résineuse, friable, douée d'une odeur aromatique *sui generis*, et d'une amertume extrême, neutre au papier de tournesol, soluble en toutes proportions dans l'alcool et le chloroforme.

Cette substance se ramollit à 90 degrés et entre en fusion à 100 degrés. Elle n'est pas précipitée de ses solutions par les sels de plomb, elle forme avec le tannin un composé insoluble. Au contact de l'acide chlorhydrique, elle se colore en vert-émeraude, propriété qui la caractérise.

La digitaline qui a été purifiée par dissolution dans le chloroforme, est environ deux fois plus active que le produit qui n'a pas subi ce traitement (Codex).

E. La *digitaline* de Walz, nommée d'abord *digitalorésine* (1846-1858), a pour formule $C^{28}H^{48}O^{14}$.

(1) Nicolle, thèse de Paris, 1824.

Elle est amorphe, faiblement soluble dans l'eau froide, plus soluble dans l'eau chaude, très soluble dans l'alcool. Elle se décompose sous l'influence des acides dilués en *digitalirésine* et en *paradigitalétine;* ces deux corps sont amorphes.

F. La *digitasine* de Kosmann est décrite comme formant des écailles cristallisées, faiblement soluble dans l'eau, facilement soluble dans l'alcool et insoluble dans l'éther.

G. La *digitaline cristallisée* de Nativelle, présentée par ce chimiste à l'Académie de médecine de Belgique, le 26 mars 1866, sous forme d'aiguilles cristallines, blanches; solubles en toute proportion dans l'alcool, mais à peine solubles dans l'eau.

M. Nativelle avait isolé en outre : la *digitaléine amorphe*, et la *digitaléine cristallisée*. Après avoir purifié son produit, M. Nativelle l'a présenté à l'Académie de médecine pour le concours; l'Académie de médecine de Paris lui a décerné le prix Orfila (6000 fr.), le 30 janvier 1872.

L'ancien procédé d'Homolle et Quévenne faisait rechercher la digitaline dans la macération aqueuse de la poudre de feuilles de digitale et rejetait le résidu. M. Nativelle a démontré que c'était justement dans le résidu de la macération que se trouvait, en totalité, la *digitaline* unie à un principe amer non cristallisable. Aussi a-t-il substitué le traitement alcoolique au traitement aqueux. Il concentre par évaporation la teinture alcoolique obtenue, il traite ensuite par l'eau qui ne précipite pas la *digitaléine*, mais précipite deux substances presque insolubles: la *digitaline* et la *digitine* sous forme d'un dépôt poisseux. Puis le dépôt est traité par l'alcool bouillant, qui dissout la *digitaline* et la *digitine* et les abandonne par le repos, après refroidissement, sous la forme de cristaux formés à la surface du liquide et contre les parois du récipient.

Pour séparer la *digitine* de la *digitaline*, M. Nativelle traite le mélange cristallisé par le chloroforme qui ne dissout que la *digitaline* et la fait déposer par évaporation. Il la purifie par cristallisation dans l'alcool.

En opérant suivant les indications de M. Nativelle, on obtient la *digitaline* pure cristallisée sous l'aspect d'une substance blanche inodore, qui, vue au microscope, se montre formée de petits cristaux lamellaires et prismatiques. Elle est complètement insoluble dans l'eau, à laquelle elle a donné cependant une saveur très amère. Elle est peu soluble dans l'éther et dans la benzine, mais très soluble dans l'alcool et surtout dans le chloroforme. Elle donne, par la fusion, un liquide incolore qui brunit et se décompose à une température élevée, en donnant des fumées blanches. La *digitaline* de Nativelle donne, comme celle d'Homolle et Quévenne, une belle couleur vert-émeraude en contact avec l'acide chlorhydrique.

H. Schmiedeberg, directeur de l'Institut pharmacologique de Strasbourg, a isolé en 1875 les substances suivantes :

1° La *digitonine*, corps amorphe, assez semblable à la saponine, soluble dans l'eau, insoluble dans l'alcool absolu froid, la benzine, l'éther et le chloroforme. La solution de digitonine mousse comme celle de la saponine.

Schmiedeberg lui assigne la formule $C^{62}H^{52}O^{34}$, très voisine de celle de la saponine $C^{54}H^{55}O^{18}$, donnée par Rochleder.

Sous l'influence de l'acide sulfurique étendu, elle se colore en rouge grenat. Il se produit du sucre et une matière floconneuse. Celle-ci, agitée avec de l'éther, lui abandonne la *digitorésine* et garde la *digitonéine*. Cette décomposition peut s'obtenir sans réactif en laissant une solution de digitonine fermenter pendant quelques mois à une température de 35 degrés. Il se forme en outre un précipité considérable dont on retire, par le chloroforme, la *paradigitogénine*, Schmiedeberg compare cette substance de la *digitaline cristallisée* de Nativelle à la *digitose* d'Homolle et Quévenne.

2° La *digitaline* à laquelle il donne la formule $C^{10}H^{8}O^{4}$. Cette substance insoluble dans l'eau, peu soluble dans l'eau bouillante, soluble dans le mélange d'alcool et de chloroforme, peu soluble dans le mélange d'éther et de chloroforme, lui paraît l'élément actif de la *digitaline* d'Homolle et Quévenne, et de la *digitalétine* de Walz.

3° La *digitaléine* se présente en une masse jaune donnant une solution aqueuse, mousseuse, peu soluble dans le chloroforme : l'ébullition avec les acides étendus la dédouble en sucre et en *digitalirésine*.

4° La *digitoxine*, substance insoluble dans l'eau et la benzine, peu soluble dans l'éther, abondamment mais lentement soluble dans l'alcool absolu, surtout à chaud.

Notons que Schmiedeberg, pour obtenir ces produits, ne s'est pas servi des feuilles de la digitale pourprée, mais bien de la digitaline commerciale de Wöhrling, qui est faite, non avec des *feuilles*, mais avec des *semences* de digitale (1).

Tout ceci est plein de contradictions. Schmiedeberg indique la digitaline qu'il a retirée comme complètement insoluble dans l'eau et il dit que cette digitaline représente à peu près la digitaline d'Homolle et Quévenne. Or, la digitaline d'Homolle et Quévenne a été retirée de la plante par macération dans l'eau et ces deux produits sont forcément différents.

Schmiedeberg trouve, en outre, que le corps qu'il a pu faire cristalliser, qu'il nomme *la digitoxine*, est identique à la digitaline cristallisée de Nativelle, ce qui est douteux.

I. Les digitalines commerciales renferment de tous ces produits en quantités variables. Elles diffèrent donc beaucoup entre elles. De là une cause de variation dans les résultats des expériences faites sur les animaux ou sur l'homme, pour établir les propriétés pathogénétiques qu'on nomme improprement l'action physiologique de la digitale.

II. Une seconde cause d'erreur, dans ces recherches, tient, comme je l'ai dit, à ce que les différentes espèces animales réagissent différemment devant une même préparation de digitale.

La grenouille est l'animal dont le cœur est le plus sensible à l'action de la digitale; aussi est-ce l'animal qui a le plus servi aux expériences.

D'après Giacomini, Montgiardi avait trouvé que la digitale donne difficilement la mort aux oiseaux. Les pigeons qui moururent à la suite de l'ingestion de la teinture de digitale périrent probablement par l'alcool. Schiemann, par exemple, administra à une grosse poule 500 grammes de teinture en

(1) *Neues Repertorium für Pharmacie*, 1875, p. 89, traduit par Méhu, et *Bulletin de thérapeutique*, 1875, t. Ier, p. 454.

quarante-six jours sans voir la mort survenir, car la maladie provoquée se borna aux symptômes suivants : le volatile souffrait de la soif, refusait parfois toute espèce d'aliments, ses excréments étaient liquides ; il était devenu tranquille, morose ; il changea de plume, et tout fut dit.

Schiemann, Traube et d'autres ont regardé le chien comme un réactif plus sensible. J'en doute. Le chien montre très difficilement le pouls raréfié sous l'influence de la digitale, et on ne l'y observe que d'une manière passagère. Je citerai, parmi mes expériences, les deux suivantes :

J'ai pris un chien terrier, robuste et adulte ; je lui ai injecté dans le tissu cellulaire sous-cutané 5 milligrammes de digitaline cristallisée, dissous dans une solution alcoolique, en 4 injections aux quatre membres. Le chien a eu des vomissements, de la diarrhée, de l'affaiblissement, même une hémiplégie ; il a refusé toute nourriture, et il est mort au bout de dix jours sans modification de la fréquence du pouls. Il avait 120 pulsations avant l'expérience ; il a conservé le même nombre pendant tout le temps de sa maladie et est mort en présentant 120 pulsations presque jusqu'au dernier moment.

D'autre part, un jeune chien auquel je n'injectai que 2 milligrammes de digitaline cristallisée est mort au bout de deux heures sans présenter non plus la rareté du pouls.

Je noterai, comme Schiemann, que les chiens meurent avec le cœur mou, flasque, dilaté en diastole et rempli de sang caillé ; tandis que les grenouilles meurent avec le ventricule rigide, dur, rétracté par la systole et vide de sang, alors que les oreillettes sont dilatées, distendues par un sang rouge clair. D'autre part, chez les grands mammifères, comme le cheval et le bœuf, les expérimentateurs ont noté que la digitale à dose toxique augmente le nombre des pulsations au lieu de les diminuer.

Le lapin et le cobaye paraissent être de bien meilleurs réactifs, et ce qu'on observe sur eux se rapproche beaucoup de ce qu'on observe sur la grenouille. Sur le lapin, par exemple, on voit très bien ce que Sanders avait noté : que la digitale amène d'abord une augmentation de fréquence des pulsations ; mais cette accélération est passagère, et bientôt survient la diminution de fréquence. Le pouls tombe à moitié; il ne se fait plus qu'une pulsation sur deux, phénomène qu'on observe constamment chez la grenouille, où il n'y a plus qu'une systole ventriculaire pour deux systoles auriculaires.

Chez l'homme également, il y a de grandes différences, et certains états, comme l'alcoolisme, donnent à l'homme une résistance considérable à la digitale. Ainsi dans le delirium tremens, le traitement de Jones (de Jersey) consiste à administrer la teinture de digitale à la dose de 15 grammes par jour, et l'expérience a montré que cette dose, loin d'être toxique, est souvent insuffisante.

III. La troisième difficulté qui s'oppose à la connaissance de l'action pathogénétique de la digitale est l'ignorance où nous nous trouvons encore aujourd'hui des fonctions des nerfs cardiaques. Tout le monde répète que le pneumogastrique est un nerf d'arrêt, et pourtant cette propriété du pneumogastrique disparaît quand on arrache le rameau du spinal qui s'y joint. Donc, la fonction d'arrêt paraît appartenir au nerf spinal bien plus qu'aux pneumogastriques. On a dit encore que le pneumogastrique était un nerf de sensibilité. Cela se peut; mais l'endocarde est si peu sensible que, lorsqu'on introduit dans les cavités du cœur des sondes ou des tiges de manomètre, les animaux ne paraissent guère s'en apercevoir, et très souvent le rythme du cœur n'est nullement troublé. Quant au grand sympathique, il est accélérateur du cœur; mais il est bien difficile de l'isoler, en raison de ses nombreuses anastomoses, avec tous les nerfs qu'il rencontre sur son passage.

On ne s'étonnera donc pas si nous n'avançons qu'avec les plus grandes précautions sur un terrain aussi peu solide.

ACTION PATHOGÉNÉTIQUE DE LA DIGITALE.

1° *Action sur les voies digestives.* — Les premiers effets pathogénétiques de la digitale sur l'homme qu'on ait constatés sont ceux de l'irritation des voies digestives : aussi, de 1535 à 1770, quand la digitale fut employée, ce fut à titre d'éméto-carthartique; mais les doses auxquelles on l'administrait dans ce but avaient pour résultat de produire souvent des phénomènes toxiques, si bien qu'après l'avoir inscrite, en 1721, dans la pharmacopée de Londres, on l'en retira à cause de ses dangers. Elle n'y fut replacée qu'en 1788, quand Withering eut montré ses propriétés hydragogues. On peut cependant, comme l'a fait M. Rabuteau, mâcher des feuilles de digitale pendant deux heures sans qu'il se produise une inflammation de la muqueuse buccale; mais il en est autrement quand la digitale arrive dans l'estomac.

A dose thérapeutique, la poudre de feuilles détermine souvent de l'anorexie et de la pesanteur de l'estomac; mais, pour peu que cette dose soit un peu forte, il se produit des nausées et des vomissements. A dose toxique, les vomissements sont la règle; à dose faible, il y a de la constipation; à dose forte, il y a de la diarrhée.

Cette action sur les voies digestives est moins marquée avec la macération et l'infusion qu'avec la poudre de feuilles; elle l'est moins encore avec la teinture. Il est vraisemblable qu'il s'agit là d'une action irritante directe sur la muqueuse digestive, car ces accidents se produisent surtout quand la préparation a été introduite par la bouche. Cependant l'intolérance se montre encore quand la digitale a été introduite directement, soit dans le tissu cellulaire sous-cutané, soit dans les veines; ce qui tend à faire croire que la digitale se comporte comme la morphine et l'émétine, et s'élimine par l'estomac.

2° *Action sur les organes de la circulation. Modifications de la fréquence du pouls.* — Dès 1785, Withering, dans une première monographie faite en collaboration avec Cullen, avait établi cette première loi, que *la digitale administrée à l'homme sain à doses modérées diminue la fréquence du pouls.* Cette première loi a été confirmée depuis par Schiemann en 1786, Joret et Andral en 1834, Homolle en 1841, puis par Germain (de Château-Thierry), Bouchardat, Sandras, Strobl, Bouillaud, Trousseau, Pidoux et nous-même en 1867 (1).

(1) Germain (de Château-Thierry), *De la digitale* (*Gazette hebdom.*, 1860). — Bouchardat et Sandras, *Expériences physiologiques sur la digitaline* (*An-*

Lorsqu'on fait l'expérience sur un sujet jeune et sain, dont le système vasculaire n'a pas encore été altéré par l'âge, et qu'on donne la digitale à dose modérée et progressivement, on voit que la diminution de fréquence des pulsations se produit toujours. Mais il faut que l'observateur sache bien que cette diminution se produit lentement, qu'elle ne se montre que le deuxième ou le troisième jour de l'administration du médicament. On peut ainsi, sans déranger autrement l'organisme, faire tomber le pouls de 60 à 50 et même à 40 sans troubler la santé du sujet. Si l'on cesse alors d'administrer de la digitale, soit brusquement, soit progressivement, on voit que cette diminution du nombre des pulsations se maintient encore pendant deux jours après la cessation de la digitale; puis le pouls revient peu à peu à l'état normal. Il faut ajouter que, dans ce cas, la diminution du nombre des pulsations en laisse le rythme intact et qu'il ne se produit aucune intermittence, comme en fait foi le tracé sphygmographique. *Donnée à dose toxique, la digitale altère le rythme et produit des intermittences.* En pareil cas, le pouls n'est pas seulement rare, il est irrégulier et intermittent, et cette intermittence a quelque chose de périodique. Après une pulsation qui manque à peu près une fois sur quatre ou même sur trois, la première pulsation est grande, puis les suivantes vont en diminuant. Cette irrégularité périodique du rythme dure, en général, depuis le commencement de l'empoisonnement jusqu'à la mort du sujet.

Y a-t-il une accélération préalable du pouls? — Quelques observateurs, Sanders entre autres, et M. Hirtz (1) prétendent que la digitale, avant de diminuer la fréquence du pouls, commence par l'accélérer. M. Homolle (2) dit également l'avoir observée,

nuaire de thérapeutique, Paris, 1845). — Strohl, *De l'action thérapeutique de la digitaline* (*Gaz. de Strasbourg*, 1849). — Bouillaud, *Traité de nosographie médicale*, 1846. Rapport à l'Académie de médecine sur la digitaline, 1850 et 1851. — C. Paul, *De l'influence de la digitale sur le pouls* (Société de thérapeutique, 7 février 1868).

(1) Hirtz, *Étude clinique sur la digitale pourprée* (*Bulletin de thérapeutique*, 1862. — *Dictionnaire de médecine et de chirurgie pratiques*, 1869, t. XI, art. DIGITALE).

(2) Homolle et Quévenne, *Principe actif de la digitale pourprée* (*Annuaire*

mais d'une manière exceptionnelle. J'ai cherché bien souvent à le constater. A dose thérapeutique, je l'ai rencontrée quelquefois ; mais j'ai dû me demander si cette accélération n'était pas produite par l'émotion que provoque toujours chez les malades une exploration très attentive de leurs fonctions. Dans les cas d'empoisonnement que j'ai pu observer ou dont j'ai lu les relations je ne l'ai jamais constatée. Si cette accélération préalable se montre, ce n'est donc que d'une manière passagère, fugace et inconstante.

3° *Action de la digitale sur la tension du pouls.* — Selon certains auteurs, Kinglake par exemple, le pouls en perdant de sa fréquence conserve sa force et son énergie. Beddoès, au dire de M. Legroux (1), aurait fait la même observation au moyen d'un sphygmographe de son invention. M. Bidault et Villiers disent également que le pouls conserve de la force, de la plénitude et de la régularité. Schwilgué disait, en 1805, que l'artère était résistante. MM. Legroux et Lelion (2) se rangent à cette opinion.

En Italie, on est d'un avis contraire. Tomasini et Fanzago en 1810, Rasori, après dix ans d'études, en 1811, démontrèrent l'action contro-stimulante de la digitale, si bien que Giacomini, après avoir examiné les travaux de ses compatriotes, ajoute : « Ce qui n'a échappé à personne, c'est le ralentissement, la diminution, l'affaiblissement combinés à l'irrégularité du pouls. »

Ces deux affirmations opposées ne sont pas contradictoires, comme on va le voir, c'est une question de doses.

Si l'on donne la digitale à faible dose ou à dose très modérée chez un sujet sain, on trouvera en tâtant le pouls que l'artère paraît conserver de la force et de la plénitude.

Si, au contraire, il s'agit de malades fébricitants auxquels les Italiens ont donné des doses plus actives, de manière à obtenir la diminution de la chaleur et du pouls, on constate alors très

de thérapeutique, 1845) ; — *Mémoire sur la digitaline et la digitale* (*Archives de physiologie*, par Bouchardat, 1834) ; — *Expérimentation sur quelques préparations de la digitale* (*Soc. des hôpitaux*, t. VI) ; — *Moniteur scientifique*, juin 1864.

(1) Legroux, thèse de Paris, 1867.

(2) Lelion, *Étude physiologique et thérapeutique de la digitale*, 1867.

facilement la diminution de l'énergie du pouls. Le fait est encore plus marqué si la dose administrée a produit des phénomènes toxiques. Alors le pouls est faible et irrégulier. Le sphygmographe de M. Marey montre, par la hauteur de l'ascension de l'aiguille et par sa chute rapide, que la tension a beaucoup diminué, et ce phénomène s'accentue surtout le deuxième, le troisième et le quatrième jour de l'administration du médicament.

Pour juger cette question, on a employé l'hémodynamomètre; cet instrument, qui n'est applicable que sur les mammifères d'une certaine taille, le chien et au-dessus, n'a pas donné grand résultat. Traube (1), Ackermann, M. Gourvat (2), qui ont fait de nombreuses recherches à l'hémodynamomètre, ne sont arrivés à aucun résultat précis. En effet, nous voyons sur les tracés de M. Gourvat que la pression changeait à peine, alors que le nombre des pulsations variait du simple au double et au triple. M. Lombard (3) a observé un abaissement de la tension avec l'hémodynamomètre appliqué chez des chiens, mais cela sans aucun rapport avec le changement dans le nombre des pulsations.

Il résulte de toutes ces recherches que la digitale, à dose modérée, augmente la tension du pouls, mais qu'à hautes doses elle la diminue.

4° *Action de la digitale sur le cœur.* — L'action de la digitale sur le cœur ne peut se juger que par des expériences faites sur des animaux. Les premières ont été faites par Stannius sur des grenouilles, puis par Traube en 1851, par M. Vulpian (4) (1855) et M. Gourvat (1871), sur des chiens.

Si l'on dépose de la digitaline sur le cœur d'une grenouille, on voit immédiatement le ventricule se contracter au point touché; mais, comme le contact de la digitaline est très irritant,

(1) Traube, *Mémoire sur les effets de la digitale dans les maladies fébriles* (*Annales de la charité de Berlin*, 1850 et 1851).

(2) Gourvat, thèse de Paris, 1871.

(3) Lombard, thèse de Nancy, 1876.

(4) Vulpian, *De l'action de la digitaline sur les batraciens* (Société de biologie, 1855; Société philomathique, 1864).

il faut, pour éviter cette sorte de traumatisme, faire pénétrer la solution de digitaline par une injection sous-cutanée faite le plus loin possible du cœur, c'est-à-dire à la partie inférieure des pattes postérieures.

On peut constater alors, ainsi que l'établit M. Vulpian, que la digitaline produit l'arrêt du cœur en systole, avant que la motilité volontaire, la sensibilité et les autres fonctions de l'animal aient été touchées.

Dans ces conditions, il est facile de constater, comme je l'ai fait bien des fois, que la contraction commence par la pointe du cœur de la grenouille, ce qui est le contraire de l'état normal, où la contraction progresse de la base à la pointe. Klug (1) a constaté le même fait sur des lapins digitalisés, et il a remarqué que la contraction de la pointe précédait celle de la base de 3 à 4 centièmes de seconde. Après s'être montrée à la pointe, la contraction musculaire se montre par places isolées qui, bientôt, se réunissent pour constituer une sorte de mouvement péristaltique. Une fois contracturé, le ventricule reste un certain temps dans cet état. A la systole suivante des oreillettes, il ne bouge pas et ne se met en marche qu'à la seconde systole auriculaire. Alors, le ventricule ne donne plus qu'une systole pour deux systoles de l'oreillette. Un peu plus tard, le ventricule contracturé ne répond plus à la systole auriculaire, il reste en contracture, tout pâle et raccorni, alors que les oreillettes sont distendues par un sang rouge clair.

Mais ici se pose un problème de la plus haute importance et en même temps des plus difficiles à résoudre.

La digitale agit-elle primitivement sur le cœur, ou agit-elle d'abord sur les nerfs cardiaques?

Traube, à la suite de ses nombreuses expériences faites sur des chiens, avait cru que la digitale agissait d'abord sur les centres nerveux. Il pensait que la digitale agit d'abord sur la moelle allongée et consécutivement sur le nerf pneumogastrique. Il supposait qu'à petite dose la digitale excite le pneumogastrique, nerf modérateur, et qu'à haute dose elle le paralyse, amenant alors une accélération du pouls. Il s'appuyait

(1) Klug, *Revue des sciences médicales*, 15 octobre 1881.

pour bâtir cette théorie, sur ce fait que quand le pneumogastrique est coupé, le pouls ne diminue pas chez le chien en expérience sous l'influence de la digitale. Or, j'ai déjà montré que le chien peut mourir empoisonné par la digitale sans que ses pulsations soient diminuées, quand même le pneumogastrique a été respecté. C'est donc une théorie qu'il faut abandonner.

Une seconde théorie a placé l'action primitive de la digitale dans les extrémités périphériques des nerfs cardiaques et les ganglions intra-cardiaques. M. Vulpian a fait justice de cette théorie en montrant que chez l'animal curarisé l'action de la digitale ne se fait pas moins sentir sur les fibres cardiaques, avec cette différence seulement que, chez l'animal curarisé, l'absorption est plus lente à se faire et que l'intoxication se fait plus lentement.

Une dernière théorie reste la plus vraisemblable ; elle consiste à admettre que la digitale agit primitivement sur la fibre cardiaque ; elle est corroborée par des expériences récentes faites par M. Cadiat (1). Les expériences de M. Cadiat ont été faites sur la roussette (*scyllium canicula*).

Si l'on fait agir la digitale sur ce squale, après avoir coupé l'un des pneumogastriques en déposant la digitaline directement sur le cœur, le cœur s'arrête en systole, mais l'anima n'en continue pas moins à nager, preuve que son système nerveux n'a pas été atteint. Si l'on applique la digitaline après que le bulbe a été détruit, le cœur est influencé de même ; il en est encore ainsi si l'on a coupé préalablement les deux nerfs pneumogastriques. M. Cadiat en conclut que l'action n'arrive pas au cœur par les centres nerveux ni même par les nerfs.

Guido Cavazzini (2) admet de même que le cœur est le premier atteint et que les vaisseaux ne sont influencés que secondairement.

Enfin, une dernière preuve que le muscle cardiaque est atteint directement, c'est que l'on n'observe pas seulement une diminution de la fréquence des battements, mais une altération du

(1) Cadiat, Académie des sciences, juin 1879.
(2) Guido Gavazzini, *Annales d'Omodei*, 1868, t. CCXLV, p. 115.

rythme, et l'on sait que le rythme est précisément un des attributs du myocarde.

5° *Action de la digitale sur les nerfs vaso-moteurs.* — M. Legroux rapporte, dans sa thèse, qu'ayant administré 1 centigramme de digitaline à un lapin, l'artère centrale de l'oreille était devenue filiforme. Il en avait conclu que la digitale agit d'abord sur le grand sympathique, et en avait déduit toute une théorie séduisante qui avait été acceptée par un grand nombre de physiologistes. Mais M. Vulpian (1) s'est élevé contre cette théorie, qui plaçait ainsi l'action primitive de la digitale sur les vaisseaux périphériques.

Pour terminer avec les organes de la circulation, nous dirons que M. Vulpian a montré que la digitaline est sans influence sur les cœurs lymphatiques de la grenouille, et que ceux-ci ne sont nullement influencés alors que le cœur a cessé de battre.

6° *Action de la digitale sur la moelle et les nerfs spinaux.* — A dose modérée, la digitale n'a pas d'action bien manifeste sur le système nerveux; tout se borne à des bourdonnements d'oreille, à quelques étourdissements, des bâillements et de l'insomnie. A dose toxique, la digitale produit un mal de tête atroce, des vertiges, du délire et une douleur vive le long de la colonne vertébrale. Ces symptômes ont été attribués à l'anémie cérébrale (2) produite par la contracture des vaisseaux périphériques. A la moelle, on a constaté le contraire, c'est-à-dire une congestion plus ou moins intense.

Quant au pouvoir réflexe, il ne paraît pas atteint par les doses modérées ni même par les doses toxiques; c'est là ce qui ressort de mes expériences sur les grenouilles.

A. Weill et M. Gourval ont parlé de paralysie de la moelle et des nerfs moteurs; mais M. Vulpian fait toutes réserves à cet égard.

7° *Action de la digitale sur les muscles striés à insertions osseuses.* — Stannius, puis MM. Bouchardat et Sandras, Bouley (3) et

(1) Vulpian, Société de biologie, 1856.

(2) Duroziez, *Gaz. hebdomad.*, 4 décembre 1874, p. 780.

(3) Bouley et Reynal, *Expériences toxicologiques et thérapeutiques sur la digitale* (*Recueil de médecine vétérinaire*, 1849).

Reynal, Homolle, Tardieu, etc., avaient noté dans presque toutes leurs observations que les animaux empoisonnés par la digitale étaient pris de lassitude, d'abattement, de faiblesse, de prostration, et parfois de tremblements spasmodiques. Le fait étant bien constaté, il était intéressant de rechercher si, dans ce cas, la digitale avait agi sur les muscles par l'intermédiaire du système nerveux, ou, au contraire, directement sur le tissu musculaire.

M. Vulpian et M. Gourvat (1) ont montré que des grenouilles auxquelles on injecte 1 à 3 milligrammes de digitaline perdent la contractilité musculaire d'une manière directe sans que cette action puisse être mise sur le compte de l'arrêt du cœur ou d'une altération des nerfs moteurs. On en a pour preuve que les grenouilles dont le cœur est arrêté ou dont le curare a paralysé les nerfs moteurs, conservent encore assez longtemps les muscles intacts, tandis que ces mêmes grenouilles, digitalisées, perdent promptement la contractilité musculaire. Ces résultats ont été confirmés par Klug (de Clausenbourg) (2).

8º *Action de la digitale sur les muscles à fibres lisses.* — L'action de la digitale sur les muscles lisses des viscères est des plus douteuses, et j'ai dû, à cet égard, faire toutes mes réserves (3). Quant aux muscles lisses des vaisseaux, il n'en est probablement pas de même, et c'est à cette élection élective que Klug (4) attribue la contraction tétanique des petits vaisseaux.

9º *Action de la digitale sur la température.* — La température s'abaisse à mesure que la circulation périphérique se réduit. J'ai pu observer, dans un cas d'empoisonnement, que la température était tombée au-dessous de 36 degrés, alors que le pouls était à peine sensible, rare et intermittent. Le cas n'était pourtant pas des plus graves, car le malade a guéri.

Il n'est question ici que de l'action pathogénétique sur un organisme sain, ce qu'il ne faut pas confondre avec l'abaissement de température qui peut se produire chez un fébricitant atteint de pneumonie, par exemple.

(1) Gourvat, Société de thérapeutique, 1871.
(2) Klug, *Archives de Dubois-Raymond*, 1880.
(3) Paul, *Rapport sur le travail de M. Gourvat* (Société de thérapeutique, 1871).
(4) Klug, *loc. cit.*

10° *Action de la digitale sur la respiration.* — Quand la dose de digitale est modérée, la respiration est peu troublée, elle est seulement ralentie, et cela s'observe aussi bien chez l'homme que chez les animaux. Mais, quand il s'agit de doses toxiques, on voit, chez les animaux et surtout chez les mammifères, la respiration s'accélérer vers la fin de l'empoisonnement (Bouley et Reynal, 1849).

11° *Action de la digitale sur les phénomènes de nutrition.* — On a vu, au commencement de ce chapitre, que les fonctions digestives étaient profondément troublées, alors que la digitale n'avait pas été introduite par la bouche. Au bout de peu de temps, l'appétit disparaît, et surviennent les vomissements et la diarrhée. Ces phénomènes, joints à la rétraction des vaisseaux et au retrait consécutif des organes, donnent aux malades empoisonnés l'aspect de cholériques. Aussi l'amaigrissement est-il rapide.

12° *Action sur la sécrétion urinaire.* — C'est en 1788 que Withering avait constaté l'action antihydropique et urinaire, mais cela chez des malades atteints d'hydropisie. Cette action sera étudiée plus tard, quand nous étudierons la thérapeutique des hydropisies cardiaques. Mais, si l'on considère ici seulement l'action pathogénétique sur un sujet sain, il en est tout autrement avec l'aspect cholérique que prend le malade atteint d'empoisonnement par la digitale, et l'on constate souvent la diminution considérable et presque la suppression des urines.

13° *Action sur l'appareil de la vision.* — Cette influence ne se fait sentir que lorsqu'on arrive aux doses toxiques. La dilatation de la pupille est l'un des premiers symptômes de l'intolérance, selon Stannius et M. Hervieux (1). Il y a, en même temps, de l'obnubilation, qui peut aller jusqu'à la cécité complète. Les yeux sont injectés et saillants ; la pupille reste dilatée et immobile. Appliquée directement sur la conjonctive, la digitale l'irrite comme la muqueuse stomacale.

14° *Action sur les organes génitaux.* — Jœrg (2) attribuait à la

(1) Hervieux, *De l'emploi de la digitaline, de ses effets physiologiques et de ses avantages en thérapeutique* (*Archives de médecine*, 1849).

(2) Jœrg, *Archives de médecine*, 1831.

digitale la propriété d'exciter les érections et de provoquer des pollutions, en même temps que de produire, chez la femme, des phénomènes analogues à ceux de la production des règles. Tout ceci est faux.

Brughmann (1) et, après lui, MM. Corvisart, Laroche, Legroux, etc., regardent la digitale comme anaphrodisiaque.

Bien au contraire, la digitale provoque la contraction des capillaires utérins et en fait un hémostatique aussi puissant que l'ergot de seigle pour arrêter les hémorrhagies de la ménopause et des femmes atteintes de corps fibreux, sauf sa lenteur d'action. Cette analogie d'action avec l'ergot aurait été constatée également par Delpech, qui aurait vu, chez des femmes en travail, la digitale provoquer des contractions efficaces, séparées par des intervalles réguliers. Mais il aurait fallu, pour cela, que la digitale eût été donnée depuis un jour ou deux.

Tardieu est bien autrement dans le vrai quand il affirme que cette propriété de la digitale a été utilisée pour provoquer des avortements (2).

Telles sont les propriétés pathogénétiques de la digitale. Nous verrons, peu à peu, ce qu'on a pu en obtenir au point de vue thérapeutique.

A côté de la digitale, je dois classer certaines substances qui ont sur le cœur une action évidente, mais dont on ne connaît que très imparfaitement les propriétés, et qui n'ont pas pu être encore employées en thérapeutique ; ce sont :

1° Le venin de la salamandre aquatique ou triton (*salamandra cristata*), dont les effets toxiques sur le cœur ont été étudiés par M. Vulpian (3) ;

2° L'*upas antiar* (*antiaris toxicaria*, de la famille des artocarpées), dont l'extrait et l'alcaloïde (antiarine) sont des poisons du cœur très énergiques, et ont été étudiés par Brodie, Emmert, Pelikan et Dybkouski (4);

(1) Brughmann, *Bulletin de thérapeutique*, 1853.

(2) Tardieu, *Étude médico-légale et clinique sur l'empoisonnement*.

(3) Vulpian, *Sur le venin du crapaud commun* (Société de biologie, 1859).

(4) Pelikan et Dybkouski, *Recherches physiologiques sur l'action des différents poisons du cœur* (Société de biologie, 1861).

3° Les poisons des flèches : L'*inée* ou *ouage* (*strophantus hyspidus*, de la famille des apocynées). L'extrait alcoolique des graines de cette plante arrête très promptement les mouvements du cœur, à petites doses. Ce poison a été étudié, au point de vue toxicologique, par MM. Pelikan (1), Fraser, Carville et Polaillon ;

Le *tanguin* (*tanghinia veneniferá*, de la famille des apocynées), étudié par M. Pelikan, Kölliker et Chatin fils ;

Le *vao*, le *corowal*, deux poisons de flèches de l'Amérique du Sud (2) ;

Le poison de Malacca, poison de *jakun* ou miatras (3) ;

Le *dājaksh*, ou poison des flèches de Bornéo (4).

A ces poisons des flèches, il faut joindre :

Le *nevium oleander*, dont l'extrait est rapidement toxique pour le cœur (5) ;

L'*ellébore vert ;*

L'*aconitine* et la *saponine*.

Je dirai quelques mots de deux de ces substances : l'*ellébore vert* et l'*aconitine*, parce qu'elles ont été employées en thérapeutique. Quant à la *saponine*, c'est un glycoside extrait de la racine du *polygala seneca*, qui se présente sous la forme d'une poudre amorphe, incolore, soluble dans l'eau, avec laquelle elle donne un liquide mousseux.

Cette substance est très irritante au contact ; si l'on en respire des fragments, elle provoque des éternuements ; dans la bouche, elle est âcre et amère ; injectée sous la peau, elle provoque des abcès ; ingérée, elle paralyse l'estomac et les intestins, et le cœur, bientôt paralysé, s'arrête en diastole ; injectée sous la peau, elle paralyse les nerfs sensibles et moteurs dans son voisinage, puis la moelle se paralyse à son tour.

(1) Pelikan, *Sur un nouveau poison du cœur, provenant de l'inée ou ouage et employé au Gabon comme poison de flèche* (Académie des sciences, juin 1865).

(2) W.-A. Hammond et S. Weir Mitchell, *The American Journal of Med. Sciences*, july, 1859.

(3) Rosenthal, *Archives de Reichert et Dubois-Raymond*, 1865. — Hermann Meyer, *id.*, 1866.

(4) P. Braidwood, *Edinb. Med. Journal*, août 1864.

(5) Pelikan, Acad. des sciences, 1866, et *Gaz. des hôpitaux*, 13 février 1866.

Si l'injection a été faite près de la moelle, celle-ci se paralyse d'abord, et la paralysie s'étend de là à tous les nerfs et les muscles de l'organisme, striés ou non.

VÉRATRINE.

La *vératrine* (*veratrina*, $C^{64}H^{52}Az^{2}O^{16}$) est un alcali végétal, qui a été découvert, par MM. Pelletier et Caventou, dans la *cevadille*, fruit du *veratrum sabadilla*, dans la racine de l'*ellébore blanc* (*veratrum album*), et dans le bulbe du *colchique* (*colchicum autumnale*). On en trouve de même dans l'ellébore d'Amérique, le *veratrum viride*. Toutefois, Dragendorf (2) croit que ces différents produits ne sont pas identiques. Cependant leurs effets pathogénétiques sont assez semblables pour qu'on puisse les confondre dans la même description.

Effets pathogénétiques de la vératrine. — On connaissait depuis longtemps les propriétés irritantes de la vératrine, qui en faisaient un purgatif drastique ; mais les dangers liés à son emploi à une pareille dose y ont fait renoncer.

Ce qu'on a cherché à utiliser depuis, c'est l'action de cette substance sur le système nerveux, sur les muscles et particulièrement sur le muscle cardiaque.

En 1854, MM. Faivre et Leblanc (3) ont confirmé l'action sur le tube digestif, mais avec cette remarque que l'hypersécrétion salivaire et intestinale, qui est le résultat de son introduction dans l'organisme, ne tient pas à une irritation locale, mais à une action élective, si bien que le même effet se produit si la vératrine est injectée dans les veines.

Après cette première action, les chiens, comme les chevaux, tombent dans un état de prostration marquée, avec ralentissement notable de la circulation, en même temps que la sensibilité est diminuée ; plus tard, surviennent les accidents tétaniques, qui finissent par faire périr l'animal par asphyxie.

Depuis cette époque, l'étude de la vératrine a fait des pro-

(1) H. Köhler, *Handbuch der Physiologischen Therapeutik*, p. 1283, 1876.
(2) Dragendorf, *Beitrag zur gerichtliche Chemie*. Saint-Pétersbourg, 1872.
(3) Faivre et Leblanc, Académie des sciences, décembre 1854.

grès. On a constaté d'abord que tous les animaux en subissent l'influence à la dose de quelques milligrammes.

Une première question a été posée : La vératrine peut-elle être absorbée par la peau? C'est vraisemblable, témoin l'irritation des nerfs superficiels, sous l'influence de pommades à la vératrine. Les muqueuses l'absorbent, mais lentement. L'élimination a lieu par les reins.

La vératrine, administrée à un homme, détermine des effets très variables sous le rapport de la dose. Chez quelques-uns, 3 à 4 milligrammes suffisent pour produire l'intolérance ; d'autres fois, j'ai pu donner 20 et même 30 milligrammes sans même constater d'effet produit.

L'intolérance s'accuse par une chaleur à l'estomac, suivie bientôt d'une sensation de brûlure accompagnée souvent de nausées et de vomissements; puis surviennent des coliques, et enfin de la diarrhée, qui est souvent sanguinolente.

Bientôt apparaissent des fourmillements dans les membres en même temps que le pouls devient rare et irrégulier avec abaissement de la température et dilatation des pupilles, puis le sujet tombe dans le collapsus.

Lorsqu'on cherche à se rendre compte de ces phénomènes par des vivisections, on est témoin de faits remarquables.

Kolliker a remarqué le premier que l'action sur les muscles était singulière. La grenouille, en expérience, paraît exténuée ; elle contracte ses membres sans pouvoir avancer. C. Bezold, en y regardant de plus près, c'est-à-dire en inscrivant la courbe de la contraction musculaire, a constaté un fait singulier : c'est que ce qui est troublé, ce n'est pas la contraction, mais la décontraction. Le début de la contraction est normal dans sa période de mise en train comme de contraction. Puis, lorsque la contraction doit cesser et que le muscle doit retourner à sa forme première, cette seconde période est d'une longueur excessive. La première période est, au contraire, énergique et développe plus de chaleur que d'ordinaire (Rossbach et Harteneck).

Cet état de contraction prolongée n'est pas un tétanos, car le muscle mis en rapport avec les nerfs d'une patte de grenouille ne donne pas de tétanos secondaire (Bœhm et Fick). De plus, cet état n'est pas le résultat d'une action nerveuse ; car si la grenouille est préalablement curarisée, et que le muscle soit, par le fait, isolé physiologiquement du système nerveux, l'action de la vératrine sur la fibre musculaire ne s'en montre pas moins. Il en est de même si l'on a sectionné le nerf ou détruit la moelle.

Quel est, en somme, l'état du muscle vératrinisé ? Fick pense que la contraction du muscle plus énergique et la plus grande chaleur produite prouvent que le muscle est excité par la vératrine. D'autres pensent que la présence de la vératrine retarde le processus de restitution qui fait reprendre au muscle sa forme première.

A dose plus élevée, le muscle est paralysé.

Les expériences de von Bezold et de Closter Meyer montrent que la vératrine n'agit pas sur les nerfs moteurs. Ce n'est qu'à haute dose, quand le tissu musculaire est atteint, que les terminaisons des nerfs moteurs sont atteintes, comme par le curare.

La vératrine, portée directement sur le cœur, y détermine les mêmes effets que sur les autres muscles striés (Bœhm) ; cependant, la mort du cœur n'arrive que deux ou trois heures après que la vie a cessé dans le reste de l'organisme.

L'influence sur le système nerveux est mal connue ; tout ce qu'on sait, c'est qu'il finit par se paralyser ; la respiration, d'abord accélérée, se ralentit.

Un point important, au point de vue de la thérapeutique, est le suivant : Peut-on espérer d'obtenir un effet d'augmentation de contractilité du cœur sans que le médicament provoque des symptômes pénibles ou nuisibles ? Le plus souvent, on est gêné par l'intolérance du tube digestif ; le malade éprouve des coliques, de la diarrhée et même des vomissements. On avait fondé de grandes espérances sur l'emploi de la vératrine dans le rhumatisme articulaire aigu, où l'on espérait faire cesser à la fois les douleurs et la fièvre. Piedagnel, l'auteur de ce traitement, puis Trousseau, Aran, la préconisèrent ; mais, malgré cela, elle fut bientôt abandonnée. Nous verrons, dans la partie thérapeutique, le parti qu'on en peut tirer.

BROMURE DE POTASSIUM, KBr (*Bromuretum potassicum*).

Le bromure de potassium est un sel blanc, incolore, cristallisé en prismes rectangulaires ou en cubes souvent accolés les uns aux autres ; il a une saveur âcre, il est très soluble dans l'eau ; une partie de bromure de potassium se dissout dans 1,55 d'eau à 20 degrés et sensiblement dans son poids d'eau à 100.

Le bromure de potassium est peu soluble dans l'alcool froid à 87 degrés (1 partie pour 200).

Le bromure de potassium livré par le commerce n'est pas toujours pur; mais quand il est altéré, ce n'est pas, comme on l'a dit, parce qu'on y introduit en fraude de l'iodure de potassium, c'est d'autant plus faux que l'iodure de potassium coûte plus cher que le bromure. M. Adrian (1) a montré que quand ce bromure de potassium est altéré, on y rencontre des produits qui indiquent que la purification n'en a pas été portée assez loin. Cette somme de matières étrangères atteint souvent 15 pour 100 et elle a été trouvée s'élevant à 35 pour 100.

M. Adrian y a trouvé du chlorure de potassium (3 à 30 pour 100), du sulfate de potasse (0,50 à 3,50 pour 100), de l'iodure de potassium (0,50 à 2 pour 100), de la potasse carbonatée ou non (1 à 4,25 pour 100).

Or, il résulte de ces analyses que le bromure de potassium peut être plus ou moins pur, mais qu'il ne renferme pas de substances antagonistes.

Propriétés pathogénétiques. — Les expériences de Clarke et Amory (2) ont démontré que le bromure de potassium est absorbé par toutes les muqueuses ; si l'on met dans l'estomac vide une solution de bromure de potassium dans l'eau, elle est absorbée au bout d'une demi-heure.

La muqueuse rectale absorbe également la solution de bromure de potassium, mais avec beaucoup plus de lenteur.

La peau, au contraire, ne paraît pas absorber ce sel.

(1) Adrian, Société de thérapeutique, 7 mai 1869.

(2) Clarke et Amory, *The physiological and therapeutical action of the bromid of potassium*. Boston, 1872.

L'élimination s'en fait avec une grande rapidité. M. Rabuteau (1) en a constaté dans l'urine dix minutes après l'ingestion. Puis l'élimination continue et au bout de douze heures la plus grande partie est éliminée. Le reste s'en va plus lentement et il n'est pas rare d'en rencontrer encore le troisième jour dans l'urine.

Le bromure de potassium s'élimine encore par d'autres voies : par exemple, par la peau. Bill (2) l'a constaté en lavant la surface du corps avec de l'eau, et Bowditch (3) dans la sueur provoquée par un bain d'étuve ; M. Rabuteau en a trouvé dans la salive et le mucus nasal. Bill en a rencontré dans le mucus pharyngé et dans les fécès.

Le bromure de potassium une fois entré dans l'organisme, que devient-il? Est-il décomposé par les acides de l'estomac de manière à mettre du brome en liberté? comme le pense Clarke ; c'est peu probable. Est-il transformé en bromure de sodium par l'acide chlorhydrique qui formerait du chlorure de potassium? C'est possible, mais ce n'est qu'une hypothèse, car le brome est éliminé à l'état de bromure.

Le bromure de potassium possède une saveur salée, amère, désagréable, déjà sensible dans une potion qui en renferme 1 pour 100. Il n'agit pas sur la peau intacte ; mais sur la peau dénudée, sur les plaies et les muqueuses ; il est franchement irritant suivant le degré de concentration de ces solutions. Aussi, quand la dose est assez forte, ressent-on dans l'estomac une sorte de démangeaison qui suit de près l'ingestion du médicament.

Toutefois, ces désagréments sont facilement surmontés par le malade et jamais on ne voit un traitement entravé par ces petits ennuis.

Une fois ingéré, le bromure de potassium est facilement absorbé, comme je l'ai dit. Il détermine d'abord, comme les substances fortement sapides, un peu de salivation, mais plus tard les sécrétions sont plutôt diminuées.

(1) Rabuteau, *Gaz. hebdom.*, 1868.

(2) Bill, *Experimental Researches into the action and therapeutical use of bromid of potassium* (*American Journal of med. sciences*, Philadelphia, july 1868).

(3) Bowditch, *Boston Med. Journ.*

Le bromure de potassium détermine bientôt une diminution de la sensibilité, et surtout de la sensibilité réflexe du pharynx, ainsi que l'ont démontré MM. Puche, Rames et Huetté (1).

Cette anesthésie s'étend quelquefois à la muqueuse nasale et à la conjonctive oculaire.

Le bromure s'élimine, ai-je dit, surtout par les voies urinaires; il produit d'autre part une certaine anesthésie de la vessie et du canal de l'urèthre, mais ce n'est probablement pas par le fait de son passage, car une solution de bromure de potassium au centième injectée dans le canal de l'urèthre y provoque une douleur intense.

A dose modérée, il agit sur la circulation, il la ralentit, et chez certains malades atteints de dégénérescence graisseuse du myocarde, il régularise le rythme.

Ce ralentissement du pouls, qui est le résultat d'une action probable du bromure de potassium sur le muscle cardiaque, est aidé par ce fait, qu'il resserre les petits vaisseaux et élève ainsi la tension du sang dans les vaisseaux.

Cette contraction des petits vaisseaux et l'anémie locale qui s'ensuit rendent assez bien compte des phénomènes cérébraux que produit le bromure de potassium quand on en élève la dose. Ces phénomènes consistent dans du vertige, de la titubation, de la somnolence et de l'incapacité cérébrale.

L'attention, la mémoire, l'intelligence, sont manifestement atteintes et constituent une sorte de langueur spéciale qu'on a appelée l'*ivresse bromique*.

Enfin, le bromure ralentit les phénomènes de nutrition et diminue la quantité d'urée des urines, tant la quantité relative que la quantité absolue (2).

L'élimination par la peau rend compte dans une certaine mesure de l'acné bromique (3). Enfin ce médicament diminue la virilité ou la supprime tout à fait (Voisin) (4).

(1) Huette, *Recherches sur les propriétés physiologiques et thérapeutiques du bromure de potassium* (thèse de Paris, 1850).

(2) Bouchard, *Diminution de l'urée sous l'influence du bromure de potassium* (Société de biologie, 1873).

(3) Voisin, *Gazette des hôpitaux*, 31 décembre 1868.

(4) Voisin, *Annales médico-psychologiques*, 1867.

Les expériences qui ont été faites sur les animaux pour permettre de se rendre compte de ces symptômes ont montré surtout que le bromure de potassium diminuait de beaucoup les actions réflexes.

Mais il est difficile d'en établir le mécanisme.

En effet, toutes les fois qu'un muscle strié est mis en contact avec du bromure de potassium solide ou dissous, il perd au bout de quelques minutes son irritabilité, et cela est vrai pour les muscles à insertion osseuse comme pour les muscles cardiaques (1).

Le contact du bromure fait perdre également l'irritabilité aux nerfs mixtes, il en est de même de la moelle épinière. Mais lorsque le bromure n'arrive aux éléments nerveux que peu à peu par l'intermédiaire de la circulation, les fonctions nerveuses ne sont abolies que successivement.

Les premières atteintes sont les fonctions centripètes, puis le pouvoir réflexe de la moelle, puis les fonctions motrices, en allant du centre à la périphérie.

Mais alors que le pouvoir réflexe est tout à fait perdu et que l'animal ne répond plus aux excitations venues de l'extérieur, il peut encore exercer certains mouvements volontaires.

Dans ces cas, le muscle n'est atteint qu'après le nerf. On s'en assure par l'expérience suivante :

Si on vient à lier l'artère principale d'un membre et que le muscle ne puisse recevoir de bromure par la circulation, il conserve son irritabilité tant que le nerf conserve la sienne. Ce n'est que quand le nerf moteur est paralysé qu'il se paralyse à son tour.

Si on a mis le bromure en contact avec le cerveau, c'est le contraire qui se produit : l'animal commence par crier et s'agiter, il semble souffrir, puis il perd toute activité volontaire, mais il conserve encore son pouvoir réflexe de la moelle et répond alors aux excitations du dehors sans en avoir conscience. Il faut pour cela que les excitations portent sur les parties qui n'ont pas été atteintes, par exemple les membres inférieurs.

Plus tard, les animaux s'endorment et tombent dans un véritable sommeil anesthésique.

(1) Martin-Damourette et Pelvet, *Société de thérapeutique*, t. Ier, p. 23.

Lorsque le bromure n'est pas porté directement sur le tissu du cœur et qu'il n'y arrive que par diffusion circulatoire, le cœur commence à se ralentir à partir du moment où apparaissent l'insensibilité, la résolution musculaire et l'arrêt de la respiration. Les contractions du cœur diminuent de fréquence, tombent à huit par minute pendant le sommeil anesthésique, pour remonter avec le réveil ; mais, si l'intoxication est poussée jusqu'à la mort, le cœur s'arrête en systole, comme par la digitale, avec cette différence que cette rigidité cesse quelque temps après la mort et qu'on trouve, plus tard, le cœur distendu par le sang.

En somme, il est difficile de dire, en l'état ordinaire, si le cœur est influencé directement ou seulement par le système nerveux.

Mes observations, faites sur les malades atteints de dégénérescence graisseuse du myocarde où le bromure a pu rétablir le rythme, démontrent qu'il y a, en réalité, une action directe sur le rythme cardiaque, car le rythme ne dépend pas, comme la fréquence, des nerfs cardiaques, mais est une propriété directe du myocarde.

Le bromure de potassium abaisse la température d'une manière proportionnelle à la réduction de la circulation périphérique par le fait de la contraction des petits vaisseaux. Ces deux phénomènes vont ensemble, car, si l'on a agi sur l'innervation d'un membre, c'est sur ce membre seul qu'on observe l'abaissement de température.

Chez l'homme, l'action sur la respiration est à peine perceptible ; mais, sur l'animal intoxiqué, les mouvements respiratoires, d'abord affaiblis, sont détruits, comme tous les autres mouvements.

Ce que l'on constate facilement, chez l'homme, c'est la diminution de la sensibilité bronchique et des réflexes expiratoires. Aussi le bromure de potassium est-il le meilleur moyen de calmer la toux violente et spasmodique des arthritiques, des herpétiques et des alcooliques.

L'augmentation de la quantité d'urine est notable, mais bien peu marquée dans l'état de santé.

Dans cette description, il semble que le bromure de potassium n'ait pas propriété élective sur un appareil, un organe ou un tissu (Martin-Damourette et Pelvet). M. Laborde (1) croyait d'abord à une action primitive sur la moelle épinière, MM. Eulenburg et Guttmann (2), à une action primitive sur la moelle et le cœur.

L'usage continu et prolongé du bromure de potassium n'a pu être examiné sur les animaux, mais sur l'homme ; seulement, ce n'est pas sur l'homme sain que l'expérience a été faite, mais sur des épileptiques, des hystéro-épileptiques ou sur des hystériques. Dans ces cas, on n'est pas dans les conditions normales. Toutefois, on a donné le nom de *bromisme* à un état chronique semblable à celui que produit une intoxication aiguë légère, en y ajoutant quelques phénomènes du côté de la respiration : une sorte de catarrhe chronique, avec une toux spasmodique, rappelant un peu celle de la coqueluche, et des troubles de nutrition entraînant l'amaigrissement et l'anémie.

Il y a quelques années, en 1874, Falck est venu émettre une nouvelle théorie, c'est qu'une partie de l'action du bromure de potassium reviendrait au potassium. Falck s'appuyait sur ce fait que les sels de potassium sont bien plus toxiques que les sels de sodium (3).

Il a fait remarquer que les sels de sodium, donnés à dose toxique, n'ont aucune action ni sur le cœur, ni sur la température, ni sur les centres nerveux, ni sur les muscles, ni sur les nerfs périphériques.

Les sels de potassium ont, au contraire, une action toxique sur le cœur, les nerfs et les muscles.

D'après Falck-Hermans, le chlorure de potassium, injecté dans les veines des chiens, a une action 53 fois plus intense que le chlorure de sodium injecté dans les mêmes conditions.

(1) Laborde, Académie des sciences, 1867.

(2) Eulenburg et Guttmann, *Ueber die physiologische Wirkung der Bromkalium* (*Virchow's Archiv*, 1867).

(3) Grandeau (*Leçons*, Soc. chim. de Paris, 1863) a montré qu'il suffit d'injecter 50 centigrammes de chlorure de potassium dans les veines d'un lapin pour le tuer. — Podcopaew, avec 8 à 10 grammes de chlorure de potassium dans l'estomac d'un chien de 6 kilogrammes, le tue en quelques heures. Il faudrait donc de 80 à 100 grammes de chlorure de potassium pour tuer un homme de petite taille.

Cette théorie, qui a eu quelque faveur en Allemagne et que M. G. Sée (1) paraît avoir acceptée, n'est pas admissible pour les raisons que voici : d'abord, dans le bromure de potassium, il y a 67 pour 100 de brome et seulement 33 pour 100 de potassium. Secondement, si on remplace du bromure de potassium par du bromure de sodium, on obtient sensiblement les mêmes effets, tandis que, si on remplace par un sel de potasse l'acétate, le sulfate, le nitrate ou le chlorure de potasse, on n'obtient plus rien de semblable. On a dit : alors, « le brome agit sur l'innervation, mais le potassium agit sur le cœur » ; c'est encore faux, car ni l'acétate, ni le sulfate, ni le chlorate de potasse ne sont des dépresseurs du cœur.

Si nous voulons nous rendre compte de ce que peut faire la potasse du bromure de potassium, prenons un malade prenant 3 grammes de bromure de potassium par jour. Voyons ce que va devenir dans son régime 1 gramme de potasse.

Le corps d'un adulte est ainsi composé, en moyenne :

Eau	49k,359
Gélatine	6 ,757
Graisse	5 ,364
Albumine	3 ,796
Phosphate de chaux	2 ,610
Carbonate de chaux	0 ,448
Chlorure de sodium	0 ,081
Sels divers	0 ,205
Total	69k,220

Il faut donc que les aliments contiennent de la potasse et des sels. Or, l'homme perd chaque jour, dans ses excreta, 16 grammes de sels, dont 8 grammes de chlorure de sodium (2) ; il lui faut donc, dans sa ration d'entretien, 8 grammes de sels de potasse et de chaux. L'homme trouve la chaux dans l'eau qu'il boit, et la potasse, en grande partie, dans le vin. Un litre de vin renferme 4 à 5 grammes de potasse.

(1) G. Sée, *Diagnostic et Traitement des maladies du cœur*, 1879, p. 377.

(2) Gautier, *Chimie appliquée à la physiologie, à la pathologie et à l'hygiène*, t. Ier, p. 124.

La viande renferme 2g,50 de potasse, à peu près, par livre; or, si la ration ordinaire d'un homme renferme 4 à 5 grammes de potasse, le gramme que renferme le bromure sera bien loin d'expliquer l'action si énergique de ce médicament.

On en peut seulement conclure que le bromure de potassium est préférable pour les maladies du cœur, et peut-être le bromure de sodium pour les épileptiques, mais non pour les hystériques.

TONIQUES DU CŒUR, CORDIAUX.

LE MUGUET (CONVALLARIA MAÏALIS).

Le muguet (*convallaria maïalis* et, dans les anciens formulaires, *lilium convallium*) a été autrefois employé en médecine. Ses fleurs, séchées et réduites en poudre, étaient employées comme sternutatoires. On en faisait également un extrait employé comme purgatif succédané de la scammonée. On en faisait encore une eau distillée, qui était employée comme cordiale et portait le nom d'*eau d'or*. Sous cette forme, elle n'a été qu'en partie abandonnée, car j'ai quelque raison de croire qu'elle entre pour une bonne partie dans certain alcoolat de mélisse.

Ce médicament était complètement tombé dans l'oubli, lorsque les médecins russes l'ont remis en honneur, en voyant l'usage qu'en faisaient les empiriques.

Le docteur Ary vit, un jour, un paysan russe atteint d'affection organique du cœur avec hydropisie, se servir avec avantage du muguet, comme hydragogue et comme tonique du cœur (1).

Le docteur Ary se procura une teinture de fleurs de muguet et se mit à faire des expériences. Il a été bientôt suivi, en Russie, par Troitsky, Bogayavlenski, Botkin, Walz et Marmé.

En France, la nouvelle de ces faits nous étant parvenue au commencement de l'année, nous attendîmes, M. le professeur G. Sée et moi, la saison favorable, et, dès le 15 avril, nous avons commencé nos expériences, chacun de notre côté, sans nous les communiquer. Je n'ai connu les siennes que par sa communication à l'Académie de médecine (2).

(1) L.-M. Reuss, *Journal de thérapeutique*, 25 décembre 1881.
(2) G. Sée, Académie de médecine, 4 juillet 1882.

La partie de la plante expérimentée par les médecins russes est la fleur; c'est également celle qui avait fait l'objet des préparations anciennes, et de celles que j'ai employées.

J'ai employé d'abord l'infusion à la dose de 50 à 70 centigrammes, comme l'avait fait Troitsky (1). Je n'en ai rien obtenu; j'ai porté la dose à 5 grammes sans succès. Je pense donc, comme M. le professeur Sée, que c'est une préparation à abandonner; j'ai prescrit ensuite de l'alcoolature; ici, je me rapproche du médecin russe, de Botkin (2) en particulier, qui donnait 40 gouttes, c'est-à-dire 2 grammes par jour. Cette dose est insuffisante; je l'ai portée à 5 grammes, où elle commence à agir. Je suis conduit à penser, par cette différence d'action dans les doses, que le muguet de Russie serait plus actif que le nôtre.

M. Sée regarde comme étant plus actifs : 1° les extraits des fleurs, qui exercent une action très active sur les animaux, moindre sur l'homme; 2° l'extrait de la plante en totalité, comprenant fleurs, feuilles et racines; 3° l'extrait de feuilles, qui est moins actif.

L'analyse chimique de cette plante a été faite plusieurs fois. Valz (3) aurait retiré de cette plante, en 1858, deux principes : un glycoside provenant de l'extrait aqueux des fleurs et des racines desséchées, qu'il nomme *convallaramine*, et un autre principe provenant de l'extrait alcoolique, la *convallarine;* ce dernier a peu d'action.

M. Stanislas Martin (4), qui a fait une analyse de cette plante en 1865, a trouvé que l'infusion des fleurs est très acide. Il en a retiré un alcaloïde qu'il a appelé l'*acide maïalique* (est-ce l'équivalent de la *convallaramine?* M. Tanret, qui l'a recherché, n'a pu le retrouver), et un acide qu'il a appelé l'*acide maïalique*.

Cette analyse a été reprise dernièrement par M. Hardy, chef du laboratoire d'analyse à l'Académie ; mais il n'a pu encore isoler complètement la *convallaramine* de Valz.

(1) Troitsky, *Allgemeine med. Central Zeitung*, p. 292, 1881.

(2) Botkin, *Allgemeine med. Central Zeitung*, p. 467, 1881.

(3) Cité par M. G. Sée.

(4) Stanislas Martin, *Composition chimique de la fleur du muguet des bois* (*Bulletin de thérapeutique*, 1865, t. II, p. 128).

D'après Skifassowski (1), il existe dans le muguet deux corps définis par Valz en 1858 :

1° La *convallamarine*, $C^{40}H^{36}O^{16}$, qui est un glycoside provenant de l'*extrait aqueux* de toute la plante prise au moment de la floraison.

La *convallamarine* se présente sous la forme d'une poudre blanche, contenant des petits cristaux ; elle a une saveur douce-amère, que la chaleur développe. Elle est soluble dans l'eau et l'alcool, mais insoluble dans l'éther. L'acide sulfurique lui donne une couleur violette. Soumise à l'ébullition dans l'eau, elle donne du sucre, des acides et de la *convallarétine*. D'après Tanrel (2), la convallamarine dévie à gauche le plan de polarisation ;

2° La *convallarine*, substance qui provient de l'*extrait alcoolique*, cristallise en prismes quadrangulaires, qui ont une saveur forte. La convallarine est peu soluble dans l'eau, mais facilement soluble dans l'alcool. En la chauffant dans l'eau avec des acides faibles, elle se transforme en sucre et en *convallarétine*.

Action pathogénétique du muguet. — Il faut donc nous borner pour le moment, en attendant que les principes actifs aient été plus nettement déterminés, à décrire l'action des infusions, alcoolature, teinture et extrait.

L'infusion de fleurs faite avec 5 grammes pour 250 n'est pas très acide ni très aromatique, elle est supportée par l'estomac ; mais si la dose est plus forte, 30 grammes pour 1 000, ou mieux, de 100 pour 1 000, on obtient une infusion acide qui rougit fortement le tournesol. Cette infusion est, en effet, un émétocathartique, comme l'avaient vu les anciens.

Les premières recherches faites dans ces derniers temps sur l'action pathogénétique du muguet sont dues à Märmé (1867) ; elles ont établi que la convallarine (extraite par l'alcool) n'a qu'un pouvoir purgatif, tandis que la convallamarine (extraite par l'eau) a une action notable sur le cœur. Il établit que la dose

(1) Skifassowski, *Zur Pharmacologie der Convallaria majalis* (*Wratsch*, nos 15 et 18, 1881. Russie).

(1) Tanret, *Bulletin de thérapeutique*, 30 août 1882.

mortelle de convallamarine était, pour les chiens, de 15 à 30 milligrammes; pour les chats, de 5 milligrammes, et pour les lapins, de 5 à 8. La convallamarine était injectée directement dans les veines. L'examen montrait que la mort avait lieu le cœur en systole.

Bogojawlenski (1) a expérimenté d'abord sur les grenouilles en injectant la convallamarine sous la peau de plusieurs espèces de grenouilles. Il a noté le ralentissement et l'accroissement de forces des battements du cœur, et, à la fin, un véritable tétanos du cœur.

Pendant l'action de la convallamarine, l'excitabilité des nerfs vagues était augmentée.

Il a, en outre, expérimenté sur des chiens. Il a noté que d'abord il y avait un ralentissement et une augmentation de force des battements du cœur par le fait de l'excitation des pneumogastriques, puis un affaiblissement de cette excitation, et enfin un affaiblissement notable des battements du cœur.

Au début, pendant que la contraction cardiaque était plus énergique, la tension était plus élevée dans les gros vaisseaux. Elle persista même après qu'on eut fait la section de la moelle et des nerfs pneumogastriques.

Après la mort, il a trouvé des ecchymoses sous l'endocarde, surtout au niveau du ventricule gauche, dans l'épaisseur du muscle cardiaque, sous le péricarde et dans la cavité pleurale.

Ces expériences tendent à faire croire que, comme la digitale, la convallamarine agit directement sur le muscle cardiaque lui-même.

D'autres expériences ont été faites sur les chiens avec l'extrait aqueux par Troitzki (2), de même par le procédé de l'injection sous-cutanée, et à la dose de 10 à 25 milligrammes. L'expérience faite sur des jeunes chiens amena le ralentissement du pouls, mais la mort par arrêt de la respiration. La solution aqueuse donnée par l'injection stomacale produisit de la somnolence et des vomissements.

Chez des moineaux et des coqs, l'injection sous-cutanée d'ex-

(1) Bogojawlenski, thèse inaugurale, Pétersbourg, 1881.

(2) Troitzki, *Vratsch*, n° 18, 1882, en russe.

trait aqueux amena promptement la mort par arrêt de la respiration. L'opération ayant été faite sur des moineaux dont on avait mis le cœur à découvert, on constata un affaiblissement de la force du cœur.

MM. Coze et Simon (1) ont fait des expériences sur la grenouille crurarisée avec de l'extrait de la plante fraîche, de l'alcoolature de la plante entière et de l'alcoolature de fleurs. Toutes ces préparations leur ont paru actives, ralentissant la fréquence, augmentant la force des battements.

D'après M. G. Sée, une goutte d'extrait alcoolique de muguet déposée sur le cœur d'une grenouille agit comme la digitaline. Au bout d'une minute ou deux, le ventricule s'arrête en systole et les oreillettes en diastole, alors que la grenouille conserve tous ses mouvements réflexes et spontanés.

Injecté sous la peau, l'extrait de fleurs agit de même, mais un peu plus tardivement.

D'après M. G. Sée, le crapaud et la tortue résistent beaucoup plus longtemps à l'action de cet agent. Chez le chien, il suffit d'injecter dans les veines 4 gouttes de l'extrait pour obtenir, au bout de dix minutes, la mort par arrêt du cœur.

M. G. Sée caractérise ainsi l'action du muguet sur le chien :

Première période. *a*, le ralentissement des mouvements du cœur ; *b*, l'augmentation de pression de 6 centimètres de mercure ; *c*, en même temps, les mouvements respiratoires deviennent plus amples et moins fréquents.

Deuxième période. Irrégularité extrême dans le rythme, troubles dans l'énergie des pulsations, intermittences du cœur, suivies de systoles rapides. La respiration, de plus en plus ample et ralentie, semble, par moments, s'arrêter dans un mouvement de profonde inspiration.

Le pneumographe indique alors des mouvements d'inspiration, qui sont triplés d'étendue et produits par une série non interrompue de convulsions des muscles inspirateurs. Pendant cette période surviennent des vomissements.

Troisième période. La pression sanguine augmente, le pouls,

(1) Coze et Simon, *Bulletin de thérapeutique*, 1883, t. II, p. 489.

trop fréquent, devient confus et insensible; l'amplitude des mouvements respiratoires augmente. Puis la pression baisse; les respirations, de plus en plus profondes, se ralentissent considérablement. Le cœur, plus faible, s'arrête, la pression tombant à 0. Enfin la respiration s'arrête; l'animal est mort.

La contractilité des muscles persiste encore.

Pendant ce temps, les nerfs n'ont pas perdu leur excitabilité électrique et leur pouvoir réflexe, sauf dans les pneumogastriques, où ce pouvoir est atténué.

Il n'y a pas d'action diurétique chez le chien.

Mais ce qui met ici la confusion, c'est que M. Sée a employé l'extrait alcoolique, qui ne contient que de la *convallarine*, tandis que la *convallamarine*, expérimentée en Allemagne et en Russie, ne se trouve que dans l'extrait aqueux.

J'ai constaté de même chez l'homme que l'extrait aqueux est infiniment plus actif que la teinture de fleurs.

CAFÉINE.

Caféine. — La caféine, $C^{16}H^{10}Az^{4}O^{4}$, découverte par Runge en 1820, est un alcaloïde faible, cristallisable en belles aiguilles blanches, fusible à 178 degrés et même volatilisable. Elle est soluble dans 93 parties d'eau à + 12 degrés; peu soluble dans l'éther, elle se dissout bien dans l'alcool et le chloroforme. On l'extrait de la graine de café, à l'aide du chloroforme, sous forme de cafétannate double de caféine et de potasse. Jobst et Muller l'ont identifiée avec la théine, découverte, en 1827, par Oudry. Aussi, pour plus de commodité, la caféine est-elle retirée du thé pour l'usage commercial. Or certaines recherches récentes permettent de penser qu'il n'y a pas, entre la caféine du café et celle du thé, une identité complète.

Les recherches faites sur les animaux donnent, d'après Bing, les résultats suivants : Elle n'augmente la température du sang qu'à haute dose, et d'une manière passagère même avec des doses mortelles. Cette augmentation de température est due à ce que la caféine agit comme excitant sur les nerfs moteurs, par suite sur les muscles striés, ainsi que sur le pouvoir réflexe.

Parmi ces muscles striés, le muscle cardiaque subit cette excitation avec les fortes doses de caféine. Il en résulte une augmentation dans la tension vasculaire, qui a été constatée sur des chiens à l'hémodynamomètre. Cette excitation cardiaque ne paraît pas dépendre de l'action des nerfs vagues, car elle persiste après leur section.

L'amplitude des mouvements respiratoires augmente également, mais d'une manière passagère. Les autres faits rapportés sur l'action de la caféine sont douteux ou contradictoires.

Nous verrons, plus tard, les effets thérapeutiques qu'on a pu en retirer.

Pour compléter la liste des toniques du cœur, il faut y joindre le vin, l'alcool, l'éther, les excitants généraux, et l'effet moral des paroles et des promesses rassurantes, l'espoir d'un succès, la confiance dans l'avenir, etc.

CHAPITRE XLVII

THÉRAPEUTIQUE SPÉCIALE.

TRAITEMENT DE LA PÉRICARDITE.

Le traitement de la péricardite s'adresse à trois états : la péricardite exsudative pseudo-membraneuse, la péricardite avec épanchement, la péricardite adhésive ou symphyse du péricarde.

TRAITEMENT DE LA PÉRICARDITE PSEUDO-MEMBRANEUSE.

La première condition du traitement est de mettre le malade au repos absolu. En général, le malade reste couché sur le dos, c'est la position qui lui est le moins pénible et dans laquelle il est souvent maintenu par les douleurs articulaires. La tête ne devra pas être très élevée.

Il doit également être mis dans le repos sous le rapport des sens : pas de bruit, pas de lumière, peu de monde, peu de sollicitations à la conversation, et on doit lui assurer le repos moral, en évitant que toute cause d'émotion lui parvienne. En un mot, il faut assurer le repos de la sensibilité, de l'intelligence et des fonctions affectives.

On donnera au malade des boissons acidules (limonades au citron, à la groseille, etc.), fraîches, par petites quantités (un verre à bordeaux, 100 grammes environ), fréquemment répétées. On proscrira les boissons gazeuses. On donnera des boissons alimentaires légères.

Le traitement consistera ensuite dans les moyens suivants, qui ont pour but de diminuer l'intensité de la lésion :

1° ANTIPHLOGISTIQUES.

A. *Saignée générale.* Ce moyen a été autrefois en grande faveur.

Corvisart le prônait (1). Bouillaud formulait ainsi sa pratique : trois ou quatre saignées du bras, de chacune 3 à 4 palettes (375 à 500 grammes), dans les trois ou quatre premiers jours, secondées par l'application de vingt-cinq à quarante sangsues ou de ventouses scarifiées, donnant de 250 à 500 grammes de sang, réitérées deux à trois fois (2). Sous l'influence de ce traitement, Bouillaud dit avoir guéri 12 malades sur 15.

Mais il n'a guère convaincu ses contemporains, et je tiens personnellement, de personnes qui ont assisté à ces pratiques, que le résultat en était déplorable.

Hope croyait à l'heureuse influence de la saignée au début : « La perte de quelques heures, au début de la maladie, peut être irréparable, et les hésitations ou l'indécision du praticien décident parfois du sort du malade. Si la maladie est récente et si l'état des forces le permet, il faut pratiquer d'abord une large saignée ; l'incision de la veine devra être grande, et le malade sera saigné debout, dans le but de déterminer l'imminence d'une syncope. Aussitôt que ce dernier effet a disparu et que la réaction se montre, et c'est ce qui a lieu dans un temps qui varie de dix minutes à deux heures, on fait, sur la région précordiale, une application de vingt-cinq à quarante sangsues.

« Ces évacuations sanguines, tant locales que générales, sont répétées à deux ou trois reprises, et même davantage, suivant l'état du malade, si, la première fois, la douleur n'a pas disparu complètement. Elles seront pratiquées à des intervalles de huit à douze heures, ou mieux aussitôt que le pouls et l'action du cœur indiquent un commencement de réaction (3). »

Mais Hope revient bien vite sur cette pratique, et il dit, un peu plus bas : « L'emploi du mercure fait cesser, en vertu de son action, l'indication des émissions sanguines assez vite pour que la quantité totale du sang enlevé soit rarement bien considérable. »

Puis viennent les protestations énergiques contre la saignée. Gendrin dit qu'il ne faut employer la saignée que s'il y a un état

(1) Corvisart, *Essai sur les maladies du cœur*, p. 27.

(2) Bouillaud, *Traité clinique des maladies du cœur*, t. 1er, p. 481.

(3) Hope, cité par Stokes, *Traité des maladies du cœur et de l'aorte*, p. 84.

angiosthénique, parce que la saignée agit peu sur la lésion locale et qu'il y a danger de collapsus (1).

Stokes la repousse complètement (2).

Depuis ce temps, la saignée a été de plus en plus délaissée ; la faiblesse des malades, le refroidissement des membres inférieurs ont décidé les médecins à l'abandonner complètement.

B. *La saignée locale*, sous forme de ventouses, est encore quelquefois employée. Je pense que c'est là une pratique fâcheuse, attendu que les ventouses ne soulagent pas la douleur, n'ont pas d'action sur la lésion locale et font des plaies qui peuvent gêner, plus tard, dans l'application des vésicatoires.

C. *Mercuriaux*. Les Anglais, trèspartisans du mercure, l'ont préconisé avec insistance. Graves et Stokes vont même trop loin dans ce sens en disant que, si l'on diffère l'emploi du calomel ou si on l'administre à doses insuffisantes, le malade succombera ou restera atteint d'adhérences ou de lésions valvulaires (3).

Tout ceci est excessif, et nous possédons des médications bien plus énergiques, surtout plus rapides que celle du mercure, qui guérissent très bien la péricardite, si elle n'est pas compliquée d'endocardite.

En France, cette médication n'a pas été acceptée. Bouillaud n'en parle que pour mémoire, et Gendrin l'a combattue avec raison (4). En Allemagne, cette médication, prônée par Vogel, y est abandonnée aujourd'hui.

2° RÉVULSIFS.

A. *Vésicatoires*. C'est Corvisart qui a, le premier, insisté sur l'usage des vésicatoires larges et répétés (5), dont il recommande l'usage de toutes ses forces. Gendrin fait de même et recommande surtout de les mettre très larges ; il ne craint pas d'en couvrir la surface antérieure du thorax (6).

(1) Gendrin, *Leçons sur les maladies du cœur*, p. 530.
(2) Stokes, *loc. cit.*, p. 83.
(3) Stokes, *loc. cit.*, p. 86.
(4) Gendrin, *loc. cit.*, p. 350.
(5) Corvisart, *loc. cit.*, p. 27.
(6) Gendrin, *loc. cit.*, p. 547.

Je ne saurais trop appuyer dans ce sens. Il n'est peut-être pas de cas dans la thérapeutique où l'on observe une action aussi prompte et aussi efficace des vésicatoires, si l'on prend soin, comme Corvisart et Gendrin, de les mettre très larges. A la suite d'un large vésicatoire, le stéthoscope flexible, qui peut s'appuyer sans pression sur la plaie, permet de constater l'action rapide et efficace de ces révulsifs. Aussi, je suis étonné de voir que Bauer, qui a fait un si bon article sur le traitement de la péricardite, en regarde l'action comme inutile et peut-être nuisible (Vesicantien sind nicht zu empfehlen) (1).

B. Quant aux autres révulsifs, conseillés lorsque la maladie se prolonge, leur effet est douteux.

Bouillaud cite les cautères, les moxas, la pommade stibiée et l'huile de croton ; Gendrin les sétons. Peut-être vaudrait-il mieux leur préférer les pointes de feu, qui ont une action si franche sur les phlegmasies du poumon et de la plèvre.

A côté de ces moyens locaux, il faut placer les *sédatifs* de la circulation.

A. Le premier à employer, si l'affection est douloureuse, est la *vessie à glace*, proposée par Gendrin (1). « L'effet direct de ce topique est de diminuer immédiatement les douleurs locales, de calmer les battements tumultueux du cœur et l'anxiété extrême du malade ; le plus souvent, l'effet topique réfrigérant a même pour résultat de déprimer en peu de temps la violence de l'état fébrile et d'abaisser la fréquence du pouls au-dessous de son rythme normal. »

La vessie ne doit pas être laissée en place trop longtemps, pour ne pas déprimer le malade ; il faut donc surveiller le pouls et la température et retirer la vessie aussitôt que le pouls et la température reviennent à la normale. Chez certains sujets, l'effet est obtenu en moins d'une heure ; chez d'autres, il faut deux ou trois heures. Après cela, si la réaction est modérée et ne se produit que lentement, il n'est plus nécessaire de faire une nouvelle application, ou, si l'on doit y revenir, on en gradue les effets, en

(1) Bauer, *Krankheiten der Herzbeutels*, p. 687.
(2) Gendrin, *loc. cit.*, p. 548.

faisant des applications moins prolongées ou bien en élevant progressivement la température du mélange. Gendrin n'a jamais eu besoin de recourir à ce moyen pendant plus de deux jours.

Il n'y a de contre-indication à cette médication que s'il y a complication de pneumonie ; la présence d'une pleurésie n'a pas arrêté Gendrin.

Ce moyen a réussi en Allemagne, et Friedreich le recommande comme très efficace (1). Mais, dans la pratique, il diffère de Gendrin, en ce sens qu'il laisse le sac beaucoup plus longtemps. La pratique de Gendrin nous paraît préférable, parce qu'avec le procédé de Friedreich on peut dépasser la mesure et déprimer beaucoup trop le malade.

B. *Digitale* (2). La grande fréquence du pouls, qu'on rencontre souvent dans la péricardite, indique que les douleurs et la sensibilité de la membrane déterminent une action réflexe, qui monte par les pneumogastriques et se réfléchit sur les nerfs accélérateurs du grand sympathique. Cette sensibilité peut être modérée par la digitale. En général, de petites doses suffisent (Gendrin), par exemple, de 5 à 8 centigrammes de poudre de feuilles en infusion dans une petite quantité d'eau. Cela est si vrai, que Stokes ne regarde pas l'emploi de la digitale comme nécessaire, et préfère donner du vin à ses malades (3). Au contraire, en Allemagne, on donne la digitale à haute dose. Friedreich (4) prescrit de 1 à 5 grammes de poudre de feuilles de digitale en infusion dans 120 grammes d'eau, et il y ajoute encore du nitrate de potasse ou de soude, de l'acide phosphorique ou de l'élixir ou liqueur acide de Haller (5).

Je reconnais que de petites doses de digitale peuvent être utiles, mais qu'il vaut mieux employer la vessie de glace ou, à l'intérieur, le vin ou l'opium, et je ne saurais accepter les hautes

(1) Friedreich, *Traité des maladies du cœur*, p. 212.

(2) Je me contenterai d'indiquer ici la pratique ordinaire à propos de la digitale; mais je consacrerai plus loin un chapitre spécial à ce médicament si important.

(3) Stokes, *op. cit.*, p. 87.

(4) Friedreich, *loc. cit.*, p. 211.

(5) L'élixir ou liqueur acide de Haller est composé de parties égales d'acide sulfurique et d'alcool ; on en donne 1 gramme dans une potion.

doses de digitale de Friedreich. Bauer dit bien également que la digitale à haute dose est un remède souverain, mais qu'il faut cesser aussitôt que le pouls est abaissé ou devient irrégulier (1).

C. La *vératrine* a été proposée par Friedreich pour remplacer la digitale. La vératrine jouit, en effet, de la double propriété de calmer les douleurs et de faire baisser le pouls et la température (2). Mais elle ne peut être administrée en solution, parce qu'elle brûle la gorge ; il faut la donner en pilules ou granules de 5 milligrammes. Si elle est bien tolérée par le tube digestif, on peut aller progressivement jusqu'à 30 milligrammes (Piédagnel), et même 50 milligrammes (Bitot) (3).

D. L'acide cyanhydrique a été proposé encore par Stokes (4), mais timidement, car c'est un remède dangereux. Quoi qu'il en soit, on peut sans crainte prescrire 5 à 10 gouttes d'acide cyanhydrique médicinal dans une potion de 125 grammes.

A ces moyens, Gendrin ajoute au bout de quelques jours les bains sulfureux quand l'oppression a diminué.

En dehors de ces indications, on fera de la thérapeutique analytique.

La douleur sera combattue par la poudre de Dower (5) ; mais cette poudre a l'inconvénient d'être nauséeuse et diaphorétique. Or, dans la péricardite rhumatismale, par exemple, les sueurs sont déjà abondantes et ne produisent aucun soulagement.

On donnera également l'extrait thébaïque à l'intérieur en pilules à la dose de 5 centigrammes, ou le chlorhydrate de morphine en injection sous-cutanée, à la dose de 1 centigramme. L'insomnie sera combattue par l'hydrate de chloral à la dose de 1 à 4 grammes en potion, ou mieux en lavement.

(1) Bauer, *loc. cit.*, p. 687.

(2) Faivre et Leblanc, Acad. des sciences, décembre 1854.

(3) Bitot, *Congrès de l'Association française à Bordeaux,* 9 septembre 1872.

(4) Stokes, *loc. cit.*, p. 87.

(5) La poudre de Dower est ainsi composée : extrait d'opium sec, 1 ; sulfate de potasse, 4 ; nitrate de potasse, 4 ; ipéca, 1 ; réglisse, 1. Un gramme de cette poudre renferme 0g,09 (neuf centigrammes) d'extrait d'opium. Dose, 0g,10 à 1 gramme.

L'abattement des forces et la tendance au refroidissement seront combattus par les cordiaux, le vin (Stokes) (1), les alcooliques, le vin d'Espagne ou de Porto, le vin chaud additionné de cannelle, le punch, le champagne, enfin, par le sulfate de quinine, le musc; et, si la tendance au refroidissement est trop marquée, par les injections sous-cutanées d'éther ou même de camphre (2).

Lorsque le malade sera revenu à la santé, on lui prescrira le plus grand repos physique et moral, le séjour à la campagne et l'usage très modéré de l'alcool et du tabac.

TRAITEMENT DE LA PÉRICARDITE SÉREUSE.

Lorsqu'on a pu arriver au diagnostic d'une péricardite avec épanchement, il n'y a plus grand'chose à espérer des antiphlogistiques ou des révulsifs. Il faut arriver aux spoliateurs de toute nature.

A. Les vésicatoires permanents sont employés au début, mais ils sont en général insuffisants.

B. Les diurétiques étaient déjà recommandés par Sénac, qui prescrivait l'oxymel scillitique (3), le vin scillitique (4), le nitrate de potasse. Gendrin donnait également la scille, puis l'aunée, le trèfle d'eau et l'absinthe. En Allemagne, on prescrit les baies de genièvre, l'acétate de potasse, le tartrate de potasse et le borate de soude. On y pourra peut-être joindre bientôt l'extrait aqueux de muguet et la convallaramine.

C. Les purgatifs hydragogues étaient déjà employés par Sé-

(1) Stokes, *loc. cit.*, p. 89.

(2) L'injection sous-cutanée de camphre se fait avec une solution de camphre dans l'éther ou dans l'alcool à la dose de 10 à 20 centigrammes; on peut injecter également 1 à 2 grammes d'huile camphrée (Eulenbourg, *Subcutane Arznei Application*, p. 94, 1880).

(3) L'oxymel scillitique est ainsi composé : vinaigre scillitique, 500; miel, 2000. Or, le vinaigre est fait avec 1 partie de squammes de scille pour 12 de vinaigre. Dose, 10 à 50 grammes.

(4) Le vin scillitique est fait avec 30 grammes de squammes sèches de scille pour 500 grammes de vin de Malaga. Il en contient 6 pour 100, tandis que le vin amer scillitique ou vin diurétique amer de la Charité ne contient guère que 33 pour 100 de scille.

nac (1), c'est-à-dire le jalap, la scammonée, le séné, le turbith végétal, la coloquinte, l'élatérium, la bryone, l'ellébore noir, l'huile de croton, l'épurge, le *fontainea Pancheri*, la gomme-gutte, l'aloès (2).

D. *Ponction ou paracentèse.* — On trouve dans l'histoire de la médecine beaucoup plus de gens qui ont parlé de la paracentèse du péricarde qu'il n'y en a qui l'ont pratiquée.

Riolan (3) l'avait proposée sans l'exécuter. Il engageait à faire la ponction à un pouce du cartilage xiphoïde. Sénac (4) donnait des conseils pour éviter de blesser l'artère pulmonaire, et il engageait à faire la trépanation du sternum. Il en est de même de Richter et de van Swieten, cités par Sprengel, et d'autres cités par Trousseau (5) : Benjamin Bell, Camper, Just, Arneman, Conradi. Quant à Desault (6) et à Larrey (7), ils avaient ponctionné non pas le péricarde, mais un abcès situé au devant, entre le cœur et le poumon.

En réalité, la première ponction du péricarde fut faite en 1840, dans le service du professeur Skoda à Vienne, par Schuh, un des médecins en chef de cet hôpital.

Ce médecin avait publié l'année précédente un travail remarquable sur l'influence que la percussion et l'auscultation sont appelées à rendre à la partie chirurgicale.

Depuis ce temps, la paracentèse du péricarde a été pratiquée bien des fois.

Voici les règles qui doivent guider le médecin en pareil cas.

L'ouverture doit toujours être faite à gauche du sternum. Dans les opérations faites à droite, le long du sternum, les malades sont morts sur le coup. Dans un cas, le trocart enfoncé près du

(1) Sénac, *loc. cit.*, t. II, p. 369.

(2) Tous ces médicaments seront étudiés plus loin à l'occasion du traitement des affections du tube digestif et du foie symptomatiques des maladies organiques du cœur.

(3) Riolan, *Enchiridion anatomicum*, liv. III et IV. Lugduni Batavorum, 1749.

(4) Sénac, *Traité de la structure du cœur*, 1649.

(5) Trousseau, *Clinique médicale de l'Hôtel-Dieu*, t. II, p. 1 et suiv.

(6) Desault, *Œuvres chirurgicales* recueillies par Bichat, t. II, 1778.

(7) Larrey, *Sur une blessure du péricarde suivie d'hydropéricarde* (*Bulletin des sciences médicales*, 1810).

sternum dans le troisième espace intercostal est entré directement dans l'oreillette droite. Dans l'autre cas, le trocart est resté engagé dans des adhérences au-devant de cette oreillette et a amené l'arrêt du cœur (1).

A gauche, le point choisi par presque tous les opérateurs est le cinquième espace intercostal, plus rarement le quatrième ou le sixième, suivant que la région péricardique est plus ou moins grande. On s'écarte plus ou moins du sternum suivant que l'on veut éviter ou non de traverser la plèvre. Jobert, pour ne pas traverser la plèvre, faisait la ponction à 3 centimètres de la ligne médiane, c'est-à-dire à 1 centimètre et demi du bord du sternum. Trousseau opérait de même, en ayant soin d'éviter l'artère mammaire interne, qui passe à 1 centimètre du bord du sternum. Mais si l'on constate avec M. Roger (2) qu'on ne risque pas grand'chose à traverser la plèvre, on s'éloignera davantage de la ligne médiane ; et, en effet, plus on se rapprochera de la pointe, moins on aura de chance de blesser le cœur.

Aran a ponctionné à 5 centimètres de la ligne médiane, M. Frémy (3) et Heger à 6 centimètres, M. Chairou (4) à 7 centimètres et M. Rendu (5) à 8 centimètres dans le sixième espace.

Je crois, comme M. Rendu, qu'il faut s'écarter de la ligne médiane le plus possible ; c'est à la pointe, et en dehors de la pointe, si c'est possible, qu'il faut faire la ponction. C'est là qu'on trouvera le péricarde le plus éloigné du cœur.

Peut-on espérer, comme le pense M. Bucquoy (6), qu'on trouvera le cœur soulevé par la nappe de sérosité et qu'on pourra aller faire la ponction entre le cœur et le foie ? Je ne le crois pas. D'abord, les adhérences sont fréquentes et, quand il n'y en a pas, le cœur, qui est d'un poids spécifique plus lourd que la sérosité (car elle renferme 30 pour 100 de gaz), s'appuie sur le foie et sur le médiastin postérieur et ne flotte pas comme le fœtus au

(1) *Bulletin de thérapeutique*, 1878, I, p. 428.
(2) Roger, Académie de médecine, novembre 1875.
(3) Frémy, *Bulletin de thérapeutique*, 1871, t. Ier, p. 125.
(4) Chairou, *Bulletin de thérapeutique*, 1872, t. II, p. 469.
(5) Rendu, Société médicale des hôpitaux, 24 février 1882.
(6) Bucquoy, Société médicale des hôpitaux, 24 février 1882.

sixième mois. On n'a jamais constaté sur le cœur le phénomène du ballottement.

Le lieu étant choisi pour l'opération, comment faut-il procéder? Trousseau, Jobert, Aran, Roux, Heger faisaient d'abord une incision couche par couche ; et, arrivés au péricarde, ils s'assuraient que la membrane était soulevée par du liquide avant de l'ouvrir. Cette pratique était raisonnable et elle a permis à Aran et à Roux de s'arrêter précisément parce qu'ils n'ont pas trouvé au dernier moment le péricarde soulevé par du liquide.

Pour assurer le diagnostic de l'épanchement et pour reconnaître que le point choisi pour l'opération est convenable, je ne saurais trop recommander de faire tout d'abord une ponction exploratrice avec la seringue de Pravaz.

Aujourd'hui, grâce au faible diamètre des aiguilles (2 millimètres) qui servent à faire l'aspiration, on pénètre d'emblée par une ponction.

Il est vrai que l'acuité de ces aiguilles, et par suite leur facile pénétration, permet de s'avancer lentement sans secousse et de s'arrêter, ou même de reculer, si le moindre symptôme alarmant se produit. M. Roger a rappelé en outre que les expériences sur les animaux permettent de penser que si l'aiguille atteignait le cœur, la piqûre ne serait que superficielle et n'aurait pas toute la gravité qu'on paraît redouter.

Une fois la canule introduite, si l'on ne fait pas d'aspiration, le liquide sort d'abord en jet saccadé, puis en bavant. Ce caractère permet de s'assurer qu'on est bien dans le péricarde et non pas dans la plèvre. En effet, dans la ponction de l'hydrothorax, c'est le contraire qui a lieu : le jeu est d'abord continu ; c'est plus tard qu'il devient saccadé, puis intermittent. Puis ces saccades correspondent dans le premier cas au pouls et dans le second à la respiration.

Il ne faut pas oublier que dans la péricardite il y a presque constamment des adhérences qui forment un tissu feutré ; aussi faut-il laisser le trocart en place pendant une heure et même une heure et demie pour donner au liquide le temps de s'écouler.

Cela est préférable à l'aspiration, qui détermine une sorte de symphyse cardiaque après que le gros de l'épanchement est sorti. Aussi faut-il cesser aussitôt l'aspiration.

La quantité de liquide qu'on a pu retirer a varié de 300 grammes (Trousseau) à 950 (Rendu) et même 1500 (Hindenlang) (1).

Le liquide est formé par une sérosité légèrement sanguinolente, ressemblant à de la gelée de groseille et se coagulant avec une grande rapidité, aussi promptement que le sang et plus rapidement que la sérosité pleurale. Dans deux cas, l'un appartenant à Aran et l'autre à C. Reisz et F. Levison (2) (de Copenhague), c'est du pus qu'on a recueilli. Dans ce cas, Aran a injecté une solution iodée ainsi composée : eau, 50 ; teinture d'iode, 15 ; iodure de potassium, 1 gramme. C. Reisz et Levison ont fait de même, ainsi que Moore (3).

En général, le malade éprouve un soulagement presque immédiat, mais ce soulagement n'est pas toujours définitif ; souvent le liquide se reproduit, et cela en abondance plus grande que la première fois. On a vu par exemple une première ponction amener 350 à 400 grammes et la seconde de 500 à 1350, au bout d'une période de douze à quarante jours.

Que sont devenus les malades ? Il faut l'avouer, il y a eu peu de guérisons ; on en peut citer appartenant à Trousseau, Heger, Romero (de Barcelone), Aran, Frémy, Burder (4), Commegys (5), mais on ne peut accepter la proportion de 32 pour 100 de guérisons donnée par Hindenlang, qui a pris la peine cependant de faire le recensement de presque toutes les opérations publiées.

Ainsi donc, dans certains cas on a fait des ponctions blanches ; dans d'autres, faites à droite, il y a eu mort subite ; d'autres fois, reproduction du liquide ; une fois, une attaque d'éclampsie dans un cas opéré par Trousseau.

Il en résulte que la paracentèse du péricarde est non pas une opération curative, mais une ressource d'urgence quand l'épanchement menace de suffoquer le malade.

(1) Hindenlang, *Gazette hebdomadaire*, 19 mars 1880, n° 12, p. 187.
(2) C. Reisz et Levison, *Schmidt's Jahrb.*, 1879, III, p. 23.
(3) Moore, *Giornale Acad. di Torino*, 1870.
(4) Burder, *The Lancet*, 8 janvier 1875.
(5) Commegys, *Bulletin de thérapeutique*, 1880, t. Ier, p. 47.

Une dernière remarque, c'est le nombre imprévu de tuberculeux qui ont été opérés (cas de Trousseau, Aran, Frémy, Chairou), et qui nous font voir que si la péricardite tuberculeuse est ordinairement une péricardite adhésive de l'angle supérieur du péricarde, elle peut, comme la pleurésie tuberculeuse, donner lieu de temps en temps à une forme sécrétante.

TRAITEMENT DE LA PÉRICARDITE PURULENTE.

Lorsque la ponction avec le trocart de la seringue de Pravaz a démontré la purulence du liquide, il vaut mieux faire une incision, comme pour l'empyème (1), afin d'obtenir un écoulement plus facile et plus complet du liquide. Il faut ensuite faire un lavage antiseptique et établir comme pour l'empyème un large tube à drainage qui plonge dans un bocal renfermant un liquide antiseptique. On peut alors faire un pansement antiseptique, qui peut être un pansement rare.

Quant au traitement de la péricardite adhésive ou symphyse cardiaque, il n'y a rien à faire pour rompre les adhérences; il faut surveiller pour voir s'il y a des affections concomitantes, endocardites ou myocardites, et les soigner.

(1) Samuel Wert, *A case of purulente pericarditis treated by paracentesis and by free incision with recovery* (*Medico-chirurgical Transactions*, LXVI, p. 236, 1883).— Brinton et J. Collyns, *Note on a case of pyœmia with suppurative pericarditis* (*S.-Barth. Hosp. Rep.*, XIX, p. 271, 1883).

CHAPITRE XLVIII

TRAITEMENT DES ENDOCARDITES.

L'endocardite peut se montrer d'emblée et représenter à elle seule la maladie, ou bien n'être que la première manifestation d'un rhumatisme aigu qui envahira peu de jours après les articulations. D'autres fois, l'endocardite apparaît plus tard comme l'une des affections symptomatiques du rhumatisme, de la blennorrhagie, de la scarlatine, de la variole, de la rougeole, de l'érysipèle, de la diphthérie, de la néphrite albumineuse.

Lorsqu'on se trouve en présence de l'une de ces maladies, et plus particulièrement du rhumatisme articulaire aigu, y a-t-il quelque mesure à prendre pour empêcher la maladie d'envahir l'endocarde? Faut-il seulement compter sur le traitement général de la maladie ou faire quelque chose de spécial? Il n'a pas manqué de médecins pour prétendre que le traitement par le sulfate de quinine, le nitrate de potasse, le tartrate de soude, empêchait l'endocardite de se produire et constituait par là le traitement préventif de l'endocardite. Stricker a avancé de même que le salicylate de soude avait cette heureuse propriété. Malheureusement, il n'en est rien, et le salicylate de soude n'agit nullement sur le cœur ni avant, ni pendant, ni après l'endocardite. Peut-être, en atténuant les douleurs, évite-t-il des réflexes pénibles sur les nerfs cardiaques.

Herbert Davies (1) a été plus loin : il dit qu'en mettant des vésicatoires sur les articulations envahies par le rhumatisme, en aussi grand nombre qu'il y a d'articulations envahies, on fait une sorte de dérivation qui empêche l'endocardite. Je ne saurais me prononcer à cet égard.

(1) Herbert Davies, *Clinical Lectures and Reports of London Hospital*, 1864.

L'endocardite une fois déclarée, il faut d'abord la combattre localement. Ici, les saignées locales n'ont plus d'action; le sachet de glace, si utile dans la péricardite, n'a plus ici la même activité. Le mieux est d'appliquer immédiatement un vésicatoire de la grandeur de la surface cardiaque. On peut y ajouter, comme le faisait Bouillaud, chaque jour, 40 à 60 centigrammes de poudre de feuilles de digitale, dont l'action irritative entretiendra le vésicatoire, et peut-être y en aura-t-il d'absorbé.

On peut encore se contenter d'une large friction répétée tous les jours deux fois avec de la teinture de digitale. J'ai pu m'assurer que l'absorption se faisait, en pareil cas, dans une certaine mesure, et que l'agitation cardiaque se calmait.

Quant au traitement général, il comprend d'abord le repos, comme pour la péricardite, le repos et *l'abstimulation*, c'est-à-dire l'absence de toute excitation par le bruit, la lumière, la conversation, etc., puis des boissons fraîches, acidulées ou neutres.

Doit-on, maintenant, continuer le traitement déjà prescrit, consistant dans l'administration du salicylate de soude et du sulfate de quinine? Oui, si ce traitement paraît agir sur la marche du rhumatisme et si l'agitation cardiaque n'est pas grande, si le pouls n'est pas trop fréquent et s'il est régulier et sans altération du rythme.

Les antiphlogistiques, ici, ont peu d'action. La méthode des saignées coup sur coup, de Bouillaud, est justement abandonnée, ainsi que les mercuriaux conseillés par les Anglais, et cela à cause de la facilité avec laquelle le rhumatisme produit l'anémie. Mais si le pouls est fréquent, et surtout s'il est irrégulier, il faut arriver aux modérateurs du cœur.

La digitale est, ici, le premier médicament à employer; il reste à déterminer la forme et la mesure.

On a justement abandonné la poudre de feuilles donnée en pilules, à cause de la difficulté de la tolérance par l'estomac. La macération et l'infusion, qui sont surtout diurétiques, ne sont pas aussi utiles, et, de plus, elles ont un peu l'inconvénient des pilules. Il vaut mieux recourir à la teinture. On l'emploie à la dose de 20 gouttes, répétée d'abord deux fois dans la journée, et on peut aller à 3 et même 4 grammes en augmentant progressivement ; mais il ne faut pas oublier que la teinture de digitale met au moins vingt-quatre heures pour faire sentir son action ; il faudra donc attendre deux jours pour augmenter. Une fois l'effet obtenu, au bout de trois ou quatre jours, on diminuera ou on suspendra tout à fait la digitale et l'on attendra, pour la reprendre, que son action qui se maintient pendant quelques jours commence à disparaître.

Les autres dépresseurs du cœur : vératrine, bromure de potassium, chloral, sont loin de rendre les mêmes services.

Il n'en est pas de même des préparations de muguet. L'alcoolature de *convallaria maialis*, à la dose de 5 grammes par jour, m'a paru régulariser le cœur en pareil cas, tout en soutenant le malade ; mais mon expérience à cet égard ne date que de six mois, et j'ai besoin de nouvelles observations pour la confirmer.

Une fois la sédation obtenue par ces moyens, il faut se hâter d'arriver aux toniques, et en particulier aux préparations ferrugineuses, qui sont des sédatifs du cœur. En pareil cas, les préparations solubles sont les meilleures : le tartrate ferrico-potassique (1), l'eau martiale de Rousseau (2), l'eau ferrée gazeuse de Mialhe (3). On peut employer encore la solution de perchlorure de fer à 30 degrés (4), le citrate de fer (5) et le pyrophosphate de fer citro-ammoniacal (6).

(1) Le tartrate ferrico-potassique est soluble dans l'eau et l'alcool et n'a qu'une saveur styptique peu marquée; il s'associe très bien aux eaux alcalines, en particulier à l'eau de Vals (Saint-Jean), 25 à 40 centigrammes pour une bouteille. Le tartrate ferrico-potassique se donne à la dose de 25 centigrammes à 1 gramme par jour.

(2) L'eau martiale de Rousseau est ainsi composée : tartrate ferrico-potassique, 1 gramme; eau de Seltz factice, 1 000.

(3) L'eau ferrée gazeuse de Mialhe est ainsi composée : eau, 650 grammes; bicarbonate de soude, 5 ; tartrate ferrico-potassique, 1 ; acide citrique transparent, 4.

(4) La solution de perchlorure de fer à 30 degrés (Adrian) se donne à la dose de vingt gouttes, répétées deux ou trois fois par jour dans de l'eau distillée édulcorée avec du sirop de cannelle. Les Anglais donnent la teinture de sesquichlorure de fer à la même dose.

(5) Le citrate ferrique ou citrate de peroxyde de fer est un sel très soluble dans l'eau, donnant une solution stable ; sa saveur est peu accusée et disparaît facilement dans les eaux minérales alcoolisées de Soulzmatt, Bussang, Vals, etc. On peut employer encore le citrate de fer ammoniacal.

(1) Le pyrophosphate de fer citro-ammoniacal de Robiquet se donne à la

Après le fer vient le quinquina, qui s'administre surtout sous forme de vin.

Il existe encore deux moyens thérapeutiques basés plus sur la théorie que sur la pratique, et qui sont recommandés par les Anglais et les Allemands : c'est, d'une part, le traitement de Richardson, qui consiste dans l'administration de l'ammoniaque à l'intérieur, dans le but de faire dissoudre les dépôts fibrineux de l'endocardite, et d'autre part, le traitement de Gerhardt, qui consiste dans les aspirations d'une eau chargée de carbonate de soude (1). Cette médication jouit d'une certaine vogue en Allemagne ; mais je n'ai pas d'expérience à cet égard.

TRAITEMENT DE L'ENDOCARDITE ULCÉREUSE OU INFECTIEUSE.

Cette maladie, d'une gravité exceptionnelle, qu'elle emprunte en partie à l'état général du sujet atteint déjà de fièvre puerpérale, de phlébite suppurée, de fièvre grave, typhoïde ou autre, se termine presque constamment par la mort. On lui a opposé comme thérapeutique les remèdes suivants :

1° A l'extérieur, la vessie de glace de Gendrin ;

2° A l'intérieur, les antiseptiques :

A. Le salicylate de soude, à la dose de 6 à 12 grammes (2).

B. Le benzoate de soude (Kleber), à la dose de 4 à 10 grammes (3).

C. Le sulfate de quinine, à la dose de 2 à 4 grammes.

D. La digitale en teinture, à la dose de 2 grammes, ou en infusion, à la dose de 50 à 75 centigrammes.

E. Le camphre, à la dose de 50 centigrammes à 1 gramme en lavement, dans une émulsion faite au moyen d'un jaune d'œuf.

dose de 25 centigrammes à 1 gramme par jour, comme les précédents, ou dans du sirop de quinquina.

(1) La dose est en général de 4 à 5 grammes de carbonate de soude pour 500. Cette dose peut être doublée.

(2) Potion au salicylate de soude : salicylate de soude, 6 à 12 grammes; rhum, 30; sirop de limon, 30 ; julep gommeux, 30. A prendre en quatre fois. L'ingestion de chaque dose doit être suivie d'un demi-verre d'eau de Vichy.

(3) Potion au benzoate de soude : benzoate de soude, 5 grammes; rhum, 30; sirop de limon, 30 ; eau distillée de menthe, 30.

F. Le musc en potion (1), ou en teinture (2), ou en lavement (3).

G. Le carbonate d'ammoniaque (4).

H. Le sublimé corrosif (Friedreich), sous forme de liqueur de van Swieten (5), ou de solution de peptone mercurique ammonique de Delpech (6).

I. Enfin, Lender a conseillé les inhalations d'ozone.

(1) Potion : musc, 1 gramme; sucre, 200; essence de menthe anglaise, 25 centigrammes; gomme pulvérisée, 10; glycérine pure, 20; eau distillée de menthe, 120.

(2) La teinture de musc en renferme 10 pour 100; on peut l'administrer dans une potion contenant du camphre ou de l'essence d'amandes amères pour en détruire l'odeur.

(3) Lavement de musc : racine de guimauve, 4 grammes; eau pour décoction, 200; musc, 50 centigrammes à 1 gramme; jaune d'œuf n° 1.

(4) Potion au carbonate d'ammoniaque : carbonate d'ammoniaque, 2 grammes; eau-de-vie, 30; eau de fleur d'oranger, 40; sirop de gomme, 20; sirop de Tolu, 20; sirop de morphine, 20.

(5) La liqueur de van Swieten a pour formule : bichlorure de mercure, 1 gramme; alcool, 100; eau, 900.

(6) Il vaudrait mieux injecter la liqueur de peptone mercurique ammonique de Delpech : peptone sèche pulvérisée, 15 grammes; chlorure d'ammonium, 15; sublimé, 10. Prenez de cette peptone 50 centigrammes; eau distillée, 25; glycérine pure, 5 grammes; une seringue d'un centimètre cube pesant 1g,20 contient 5 milligrammes de sublimé combiné à la peptone.

CHAPITRE XLIX

HYGIÈNE DES MALADES ATTEINTS DE MALADIES DU CŒUR.

Lorsqu'un malade se trouve convalescent d'une maladie aiguë qui lui a laissé une lésion cardiaque et plus particulièrement une lésion valvulaire, si les autres organes de la circulation sont en bon état et fonctionnent d'une manière satisfaisante, tout va bien au repos.

Mais si l'équilibre est troublé par une émotion, ou mieux encore si l'organisme doit accomplir un travail qui exige un certain effort, l'insuffisance de la force du cœur se manifeste aussitôt par la dyspnée et les palpitations. C'est la **dyspnée d'effort** comme je l'ai appelée.

Pour ne pas surmener cet organe qui est condamné à ne jamais se reposer et qui n'a pas de suppléant, il faut donc choisir pour le malade les conditions où il aura le moins d'efforts à faire supporter à son cœur.

De même nous verrons que dans le traitement des accidents consécutifs aux maladies du cœur, accidents qui se révèlent souvent au malade par la détresse cardiaque, le traitement consiste moins à fortifier le cœur qu'à supprimer les nouveaux obstacles qu'il doit surmonter.

Lorsqu'une machine à vapeur fatiguée et usée ne peut plus supporter qu'une pression de 2 atmosphères, tant que le travail qu'on lui demandera ne dépassera pas cette tension, elle paraîtra fonctionner comme une machine intacte ; mais qu'un obstacle se produise dans les tubes de circulation de la vapeur et fasse monter la pression à 3 ou 4 atmosphères, la machine sautera. Elle sautera surtout si, au lieu de dégager les obstacles des tuyaux, on surchauffe la machine pour surmonter les résistances. Si l'on veut que la machine puisse servir encore longtemps, il faut surtout veiller à ce que rien ne vienne dépasser la tension modérée qu'elle peut supporter.

Ce n'est là qu'une comparaison, et non pas une identité; mais c'est en somme l'idée qui doit dominer dans le traitement des maladies du cœur. Il y a là pour la pratique beaucoup plus de ressources utiles que de chercher le médicament qui viendra résorber les végétations de l'endocarde ou assouplir les cicatrices rétractées.

On verra du reste, par la suite, que cette indication reste constante dans le traitement des maladies du cœur.

Reprenons l'hygiène du malade pendant la période de tolérance, et voyons comment il doit se gouverner.

Suivons donc l'hygiène de chaque jour.

Le premier conseil à donner au malade est de se lever de bonne heure; c'est la première règle d'hygiène pour éviter l'obésité ou la surcharge graisseuse qui est l'un des principaux fléaux des cardiaques.

A. *Toilette, hydrothérapie.* — Une fois levé, le malade préside à sa toilette. Doit-il redouter l'eau froide, comme le croyaient Priessnitz et les premiers hydropathes? Non.

Le tout est de s'habituer progressivement au contact de l'eau froide en la rafraîchissant graduellement chaque jour.

L'impression réflexe sur le cœur produite par l'eau froide cesse très promptement, comme le prouvent les observations des malades soumis à l'hydrothérapie par Fleury, Bouillaud, Auburtin, Hirtz et d'autres.

Donc, le malade atteint de lésion cardiaque peut faire sans crainte chaque matin, des lotions froides (+ 12 à + 16 degrés) (Tub). Si l'on veut arriver à l'hydrothérapie complète, il faut commencer par des frictions pendant quelques secondes avec le drap mouillé très fortement tordu (1). Au bout de quelques jours, on peut aborder la douche en jet de quelques secondes de durée pour éviter la suffocation; on peut même donner la douche alternative chez ceux qui ont peu de réaction; car on a observé, dans tous les établissements d'hydrothérapie, que

(1) Fleury, *Hydrothérapie*, p. 385.

l'impression produite par la douche froide est beaucoup atténuée si cette douche a été précédée d'une douche chaude (30 à 32 degrés) (1). C'est même le procédé qu'on emploie presque constamment aujourd'hui avec les nouveaux malades qui redoutent l'impression du froid.

L'accoutumance se fait du reste si vite, qu'au bout de huit jours ces malades peuvent supporter une douche froide (+ 12 à + 16 degrés) d'une minute et même d'une minute et demie de durée en jet sur la région précordiale.

L'âge n'est pas un obstacle, et Fleury cite des cas de malades âgés de soixante ans qui ont fait usage de l'hydrothérapie avec succès dans ces conditions (2).

L'hydrothérapie est donc utile aux malades atteints d'affections du cœur, elle leur donne tous les avantages de cette mesure hygiénique. Mais il ne faut pas lui demander de faire disparaître les lésions cardiaques.

Notons seulement une dernière loi de l'hydrothérapie, trop souvent méconnue dans les établissements. L'eau froide agit d'autant plus qu'elle est plus froide ; mais il faut que l'air des salles et des cabinets ou habilloirs soit chaud.

Eau froide; air chaud : telle était la formule si juste de Fleury.

Enfin, si la chambre ne peut être chauffée, faire usage, comme aux bains de mer, du bain de pieds chaud pour faire la réaction.

B. *Bains d'eau.* — Les bains doivent être classés selon leur température. Fleury, dont la division est la seule acceptable, les a classés en trois catégories : froids, de 0 à 25 degrés ; tièdes, indifférents ou neutres, de 25 à 30 degrés ; chauds, de 30 à 40 degrés.

Le bain froid ne convient pas aux cardiaques, il refoule le sang dans les viscères centraux qu'il congestionne, il amène le ralentissement de la circulation et la gêne de la respiration. Puis, au moment de la réaction, le pouls prend un peu d'ampleur et de fréquence.

En somme, le bain froid amène une perturbation dans la cir-

(1) Beni-Barde, *Traité d'hydrothérapie*, p. 126, 1874.
(2) Fleury, *Hydrothérapie*, p. 912.

culation, perturbation toujours défavorable au cardiaque, si bien qu'on ne peut l'autoriser à prendre des bains froids qu'à la condition que l'eau ait 25 degrés, que l'air soit très chaud et très calme, et que le bain dure très peu ; enfin, si l'on se baigne dans l'eau courante, il faut que l'immersion soit très rapide et que le bain soit très court.

On aura soin de faciliter la réaction par une chambre chaude, un bain de pieds, des vêtements chauds, etc.

Ce n'est donc que d'une manière exceptionnelle que le bain froid pourra être accordé. Quant au bain tiède (25 à 30 degrés) et au bain chaud (30 à 40 degrés), ils pourront être permis à titre de bains de toilette, c'est-à-dire à la condition de ne pas durer plus d'un quart d'heure et de n'être renouvelés qu'une fois par semaine.

C. *Bain d'étuve, bain d'air chaud, Hammam.* — Ce bain est relativement bien supporté par les vieillards et les malades atteints de maladies du cœur, à la condition, toutefois, qu'on n'y enverra pas des malades atteints de myosclérose. Le malade atteint de maladie du cœur peut aller à l'étuve sèche, à la condition que l'étuve ne passera pas 55 degrés (température du Hammam de Paris) et qu'on n'ira pas dans les étuves surchauffées soit à 71 degrés, soit à 91 degrés. Il sera bon d'y faciliter la transpiration par l'ingestion d'eau fraîche et de terminer par les lavages et frictions et, au besoin, une douche en pluie de quelques secondes. Il sera bon de s'abstenir de l'immersion froide et du massage. Ce n'est pas que le massage ne soit bon pour les cardiaques, au contraire, mais il faudra le faire dans un autre moment, pour ne pas amener trop de fatigue, et selon les règles qui seront indiquées.

D. *Bain de vapeur.* — Il ne faut pas songer, pour nos malades, au bain d'étuve humide, où ils sont suffoqués par la pénétration dans les bronches d'un air chaud, saturé de vapeur, où les battements du cœur deviennent précipités et tumultueux ; mais il est permis de donner des bains de vapeur, par encaissement, dans la boîte à fumigation, c'est-à-dire que la tête est hors de la caisse et respire l'air de la chambre et non plus celui de l'étuve. Dans ces conditions, les malades peuvent prendre des bains de vapeur soit simples, soit aromatisés par le genièvre, la térébenthine, etc.

E. *Bains d'air comprimé.* — Ces bains, qui sont si utiles aux emphysémateux et aux catarrheux alors même qu'ils ont une dilatation commençante du cœur droit, doivent être absolument proscrits chez les malades atteints de maladie du cœur.

F. *Vêtements.* — Le malade atteint d'affections cardiaques doit veiller à deux choses au point de vue de ses vêtements. D'abord, il évitera toute constriction par des liens soit au cou, soit à la taille, soit aux membres. Les femmes devront éviter de comprimer le thorax ou le foie par le corset. Cette influence des vêtements est telle, qu'en Angleterre le docteur A. Myers (1) a attiré l'attention sur la fréquence des affections cardiaques dans l'armée anglaise et a regardé comme cause importante la constriction de certaines parties du corps par l'équipement.

G. *Régime.* — Le régime des malades atteints d'affections du cœur doit avoir pour but d'éviter l'obésité. Il s'agit de ne donner aux organes d'assimilation que le travail nécessaire à l'entretien et de ne charger les appareils que des tissus nécessaires, sans les laisser envahir par la surcharge graisseuse.

Le malade doit boire le moins d'eau possible, la proscrire sous toutes ses formes. Le patient ne prendra rien le matin, ou bien un peu de café noir avec du pain grillé ou une biscotte. Aux repas suivants, il s'abstiendra de manger des féculents ou farineux, parce que ces substances exigent, pour leur digestion, une très grande quantité de liquide.

Le malade ne devra pas manger plus de 200 grammes de pain par jour.

Il pourra manger de toutes les viandes, blanches et rouges, du gibier, des poissons, des crustacés, etc. Il pourra manger des pommes de terre frites ou cuites au four, des lentilles et des flageolets. Il devra s'abstenir le plus possible de corps gras, beurre, huile, graisses, crème, pâtisseries.

Au dessert, il pourra prendre des amandes, des fruits secs, des fromages secs.

(1) A. Myers, *On the Etiologie and Prevalence of the heart among soldiers* 1870. Cité par Dujardin-Beaumetz, *Clinique thérapeutique*, t. Ier, p. 17.

Il boira du vin pur ou peu étendu, jusqu'à concurrence d'une bouteille par jour. Il ne boira du café que s'il est léger, et s'il ne provoque pas de palpitations.

Il prendra peu d'épices.

Après le repas, un peu de thé, de coca, de guarana, d'ayapana, de faham.

Il pourra prendre un peu de cognac ou d'une liqueur stimulante, aromatique, comme le curaçao, la chartreuse, etc.

Le malade devra se tenir le ventre libre et y veiller d'autant plus que le régime alimentaire que je viens de prescrire tend à le conduire à la constipation. Il prendra pour cela, le soir en se couchant, une pilule de podophyllin de 1 à 3 centigrammes, des pilules d'aloès de 10 centigrammes, ou les pilules qui en renferment, comme celles de Bontius, de Franck, d'Anderson, etc. ; des follicules de séné, à la dose de 50 centigrammes à 1 gramme; de la scammonée, à la dose de 75 centigrammes à 1 gramme; de la résine de jalap, à la même dose; un verre d'eau de Montmirail, etc.

H. *Tabac.*—On devra fumer avec beaucoup de modération, le tabac pouvant produire à lui seul l'angine de poitrine.

I. *Exercice.* — Au point de vue de l'exercice, nous rappellerons que tout ce qui amène l'effort produit la dyspnée.

Toutefois, il ne faut pas conseiller l'immobilité, qui conduit à l'obésité, ni rester trop longtemps dans la station debout, qui est peu favorable à la circulation veineuse.

Le malade devra faire de l'exercice, mais de l'exercice modéré, par exemple, la marche sur un terrain plat. Quant aux exercices, ils sont presque toujours nuisibles. Je vais les passer en revue.

Le billard est un très bon exercice, à la condition que la salle où il aura lieu n'aura pas l'air infecté par le tabac, comme cela a lieu dans les cafés et dans les cercles.

Les exercices des bras, comme le piano, peuvent être continués; mais tous les exercices qui exigent un effort, comme la course, le saut, la danse, la natation, l'escrime et surtout l'équitation, seront tout à fait défendus.

La gymnastique, sous toutes ses formes, n'est pas supportée.

Quant à la navigation, elle n'est bonne que pour les passagers, mais impossible pour les matelots. La chasse et le jardinage ne peuvent être exercés que dans des proportions très restreintes, alors qu'il n'y aura aucun effort à faire.

J. *Vie sociale.* — Il faudra éviter toute espèce d'émotions aux malades atteints de maladie du cœur.

Les rapports sexuels devront être des plus modérés ; car plus d'une maladie du cœur s'est révélée par un accès de suffocation survenu après le coït (Oulmont).

Il résulte de cette difficulté à subir l'exercice et les émotions que beaucoup de professions ne peuvent être exercées par les malades atteints de maladies du cœur ; ils ne peuvent être ni soldats, ni marins et moins encore médecins, chirurgiens ou même accoucheurs. Ils ne peuvent guère subir les émotions des affaires, comme celles de bourse, etc.

K. *Exercices passifs.* — Quant aux exercices passifs, c'est une autre affaire. La voiture, si elle ne secoue pas trop, ne leur est pas mauvaise. Le massage, surtout s'il consiste à faire des frictions sur les membres dans le sens de la circulation veineuse, leur fournit une *sorte de cœur veineux accessoire* et leur fait le plus grand bien.

L. *Température.* — Les malades atteints d'affection du cœur craignent le froid ; aussi est-il bon qu'ils évitent, lorsqu'ils le peuvent, les climats froids : c'est donc un bon conseil à leur donner que de les envoyer passer l'hiver dans un climat doux et tonique, comme Cannes, Nice, Menton, Hyères, Alger, Madère, d'autant plus que l'atmosphère marine leur est bonne.

M. *Altitude.* — Si les cardiaques ne supportent pas l'augmentation de la pression barométrique, ils supportent au contraire très bien une diminution de pression. Ils peuvent donc aller habiter avec avantage des stations d'une altitude modérément élevée, de 300 à 600 mètres par exemple, comme Gérardmer ; mais cela à une condition, c'est que les cardiaques y trouveront des promenades horizontales, comme il en existe aux Eaux-Bonnes, à Plombières, à Soulzmatt, etc. Sans quoi le séjour leur serait impossible si, pour se promener, ils avaient toujours à monter ou à descendre.

N. *Villégiature.* — L'usage est venu fort à propos de se reposer de la vie à outrance du dix-neuvième siècle en allant chaque année prendre du repos. Pour que ce repos soit complet, on vient souvent demander au médecin où il convient de le passer. Il y a à cet égard quatre ressources principales : la campagne, la mer, la montagne et les eaux minérales.

Au point de vue des cardiaques, le repos à la campagne est le meilleur qu'ils puissent trouver. Plus d'agitation par le mouvement, le bruit et tout ce qui s'agite dans les villes, air sain plus oxygéné et moins chargé de tous les microbes nuisibles. L'intelligence et le cœur y sont plus facilement au repos.

Les bords de la mer sont encore bons pour les cardiaques : ils y trouvent l'atmosphère marine, un air vif et la promenade ; plus la distraction par le mouvement de la pêche et de la navigation. Mais ils ne doivent y participer que comme spectateurs, tout comme pour les bains de mer, qui leur sont tout à fait nuisibles.

La montagne est bonne pour eux comme séjour, mais non comme excursion. Je m'en suis expliqué plus haut.

O. *Eaux minérales.* — Les malades atteints d'une lésion cardiaque peuvent-ils trouver quelque bien à certaines stations d'eaux minérales ?

Nous avons déjà vu que l'hydrothérapie faite avec soin et que même l'étuve n'étaient pas inutiles aux cardiaques ; il est permis de chercher si des pratiques hydro-minérales ne pourraient pas convenir également.

Fleury avait déjà remarqué (1) que des malades qui étaient allés à Aix à cause de leur rhumatisme articulaire s'en étaient bien trouvés sous le rapport des lésions cardiaques.

Vernière (2) avait fait la même remarque pour Saint-Nectaire, de même Bertrand pour les eaux du Mont-Dore, mais ses observations sont loin de porter conviction. Je citerai encore MM. Favart de Mont-Luc à Néris, Dupré à Cauterets, Izarié aux Eaux-Chaudes, Blanc (3) à Aix, Teissier (4) à Lyon, qui ont éga-

(1) Fleury, *Hydrothérapie*, p. 383.

(2) Vernière, *Première lettre sur les eaux de Saint-Nectaire*, 1852.

(3) Blanc, *Rapport sur les eaux thermales d'Aix en Savoie pendant l'année* 1880.

(4) Teissier, *Leçons sur les eaux minérales* (*France médicale*, 26 juillet 1881).

lement montré que certaines eaux minérales pouvaient être utiles.

Mais aucun de ces médecins n'a étudié ce sujet avec la même persévérance que M. Dufresne de Chassaigne (1). Ce praticien, qui a exercé comme médecin inspecteur, d'abord à Bagnols de la Lozère, puis à Chaudes-Aigues (Cantal), a observé bien des cas de maladies du cœur. Il rapporte 46 cas de guérison à Bagnols, 8 à Chaudes-Aigues, 9 guéris par le sulfure de potasse à petites doses et 6 cas seulement de non-guérison. C'est là un résultat bien surprenant, et quand on veut prendre observation par observation pour se rendre compte, on trouve bien des diagnostics douteux non seulement au point de vue de la localisation de la lésion cardiaque, mais au sujet de la réalité même d'une affection cardiaque.

Quoi qu'il en soit, il n'est pas douteux que parmi ces nombreux malades guéris (63) quelques-uns n'étaient réellement atteints d'une maladie du cœur. Il est donc important de savoir comment a procédé le docteur Dufresne de Chassaigne.

Ce praticien commençait par administrer chaque jour pendant quatre à huit jours un bain entier. Le premier jour, le bain est à 34 degrés et la durée de trente à cinquante minutes. On augmente ensuite chaque jour de 1 degré jusqu'à 38 degrés.

Si les bains sont bien supportés, on continue ; dans le cas contraire, on se repose deux jours pour reprendre le troisième.

Après le bain, le malade passe dans une étuve à 40 degrés, c'est-à-dire d'une température à peine supérieure.

Le premier jour, il y reste cinq minutes, et chacun des jours suivants on augmente de quatre à cinq minutes jusqu'à un quart d'heure.

A la sortie de l'étuve, le malade est enveloppé d'un peignoir et d'un caleçon de laine et couché dans son lit, où il commence à transpirer. Cette transpiration est entretenue pendant trois quarts d'heure en faisant prendre un bouillon chaud et un verre d'eau minérale.

(1) Dufresne de Chassaigne, *Du traitement et de la guérison de l'anévrysme du cœur*, Paris, Asselin, 1877.

Au bout de trois quarts d'heure, on le change de linge et on le laisse reposer pendant une demi-heure.

Dans le courant de la matinée, le malade boit deux à trois verres d'eau thermale à 41 degrés ou à 35 degrés à un quart d'heure d'intervalle ; plus un à deux verres dans l'après-midi.

Enfin, à quatre heures du soir, le malade prend un bain de pieds d'eau courante à 40 degrés de quinze minutes de durée.

De temps en temps, on y ajoute un purgatif salin. La durée du traitement est de douze à quinze jours, rarement vingt et un.

En général, au début du premier bain le pouls est agité, mais il se calme après le bain et chaque jour cette période de sédation augmente.

Au bout de dix jours, elle est complète et permanente. Toutefois, il arrivait quelquefois que les malades quittaient la station sans avoir été soulagés ; l'amélioration se produisait alors dans les trois ou quatre mois ultérieurs, et lorsque les malades revenaient l'année suivante, M. Dufresne de Chassaigne constatait chez eux une diminution des bruits de souffle, une diminution du volume du cœur, des palpitations, de l'oppression et de la dyspnée.

A quoi était due cette amélioration? Etait-ce simplement l'effet d'une cure thermale bien dirigée ou la composition chimique de l'eau y jouait-elle un grand rôle ?

Je serais assez disposé à accepter la première hypothèse, mais M. Dufresne de Chassaigne penche au contraire pour la seconde.

Dans le but de contrôler cette opinion, il a traité seize malades atteints d'affections du cœur par le sulfure de potasse en pilules, à la dose de 10 centigrammes le matin, pendant plusieurs mois avec addition d'un peu de fer et d'acétate de plomb (1).

Le sulfure de potasse n'a guère été essayé dans ce sens. Il faut donc que les remarques de M. Dufresne de Chassaigne soient confirmées par d'autres pour être définitivement acceptées.

Lorsqu'on parcourt les nombreuses brochures écrites par les médecins des eaux minérales, on est souvent embarrassé par le

(1) Formule : sulfate de potasse, 10 grammes; fer réduit, 10 grammes; acétate de plomb cristallisé, 12 centigrammes. Pour 100 pilules.

nombre considérable des affections que chaque station est censée guérir. Le chapitre des contre-indications est au contraire des plus restreints et se borne en général à cette mention, les eaux sont contre-indiquées lorsqu'il y a maladie du cœur.

La cause de cette proscription est facile à expliquer : elle tient à ce que, chaque année, des malades atteints d'affections du cœur font un usage imprudent des eaux et meurent, plus ou moins subitement, dans certaines stations et portent l'effroi parmi les baigneurs.

Récemment encore, les rapports des médecins inspecteurs signalent trois cas de mort subite ou tout au moins soudaine.

Ces trois cas ont eu lieu, l'un aux Eaux-Chaudes, où une paysanne abusa de l'eau, malgré la défense du docteur Anglade, et mourut quelques jours après. Le second a eu lieu à Bagnères-de-Bigorre, où un malade, atteint d'affection du cœur, alla prendre un bain d'étuve, malgré la défense qui lui en avait été faite, et mourut subitement. Le troisième cas a été observé à Amélie-les-Bains, sur un capitaine atteint d'emphysème et de dilatation du cœur, qui, lui aussi, mourut subitement.

Si l'on songe que le diagnostic des maladies du cœur est souvent difficile, que la mort subite s'y rencontre de temps en temps, et que cette mort subite peut être provoquée par des pratiques balnéatoires maladroites, on comprend l'extrême réserve des médecins des eaux minérales.

Mais ces accidents sont surtout à craindre pour des maladies du cœur *méconnues*. Et l'on peut se demander s'il n'y a pas moyen de faire du bien aux malades atteints d'affections du cœur reconnues et caractérisées. La réponse à cette question est absolument affirmative.

Fleury avait déjà montré que l'on peut redonner du ton aux cardiaques par l'hydrothérapie, mais à la condition que l'on commencerait à anesthésier la peau par une douche chaude avant d'administrer la douche froide. Puis, peu à peu, la peau s'accoutume à la sensation de l'eau froide et, au bout de huit jours, on peut faire supporter aux malades une douche en jet sur la région précordiale, avec une température de 12 à 16 degrés, pendant une durée d'une minute et même une minute et demie.

Le cardiaque ne doit prendre que des bains tempérés de 25 à 32 degrés ; au-dessous de cette température comme au-dessus, il se fait des congestions locales qui sont loin d'être sans danger.

De même, les cardiaques peuvent aller aux bains d'étuve, mais à la condition que l'étuve sera sèche, que la température ne dépassera pas 55 degrés et que le malade n'y fera pas un séjour trop prolongé ; après l'étuve, le malade ne fera pas d'immersion dans l'eau froide, mais seulement des lotions tièdes, ou recevra une petite douche en pluie.

Quant à l'étuve humide, ou bain de vapeur, elle doit être absolument défendue à ces malades.

On voit donc déjà qu'en observant certaines précautions, les malades atteints d'affections du cœur peuvent profiter de certaines pratiques balnéatoires et hydrothérapiques.

Arrivons maintenant aux eaux minérales proprement dites, et nous allons voir qu'elles ont de fréquentes indications dans les maladies du cœur.

Mais, à cet égard, il faut bien s'entendre : si l'on cherche des eaux qui, par leurs parties constituantes, doivent arriver à dissoudre ou à faire résorber les végétations de l'endocarde, ou assouplir les cicatrices des myocardites, on n'en trouvera pas.

Mais il ne faut pas oublier que les indications, dans les maladies organiques du cœur, consistent d'abord à supprimer les obstacles à la circulation et ensuite, mais seulement après ce premier résultat obtenu, à exciter les contractions du cœur. Une comparaison fera mieux comprendre cette théorie.

Si l'on a à son service une vieille machine à vapeur qui ne peut plus supporter que deux atmosphères de pression, on la fera travailler à une pression moindre. Tant que les choses resteront en cet état, la machine pourra continuer à fonctionner ; mais si les tuyaux viennent à s'engorger, la tension augmentera et la machine fera explosion. La catastrophe sera plus rapide encore si l'on surchauffe la machine pour lui faire vaincre cette résistance.

Si, au contraire, on se hâte de dégager les tuyaux, la machine ne trouvant plus d'obstacle insurmontable pourra servir et fonctionner encore.

Il en est de même dans les maladies organiques du cœur. Tant que les autres organes de la circulation fonctionnent normalement, l'insuffisance du cœur est suppléée par ces autres organes. Mais, lorsque les vaisseaux artériels et veineux viennent à fléchir, non seulement ils n'aident plus le cœur, mais ils lui créent des résistances qui dépassent bientôt ses forces et le troublent de plus en plus. Si, à ce moment, on veut exciter le cœur à surmonter les obstacles, on l'épuise et la mort en est bientôt la conséquence. Tel est le résultat de l'usage intempestif de la digitale, sur lequel nous avons insisté dans un rapport récent.

Si, au contraire, on dégage la résistance, le cœur reprend lui-même de la force, et s'il n'en acquiert pas assez, on peut alors l'exciter et le soutenir sans crainte de le surmener.

Or, si les eaux minérales n'ont pas pour effet de supprimer les lésions cardiaques, elles deviennent fréquemment utiles pour supprimer ces affections secondaires, qui deviennent à leur tour des causes d'aggravation pour la maladie du cœur. Le fait est encore plus vrai, s'il s'agit d'une hypertrophie du cœur consécutive à l'altération d'organes, autres que ceux de la circulation.

Déjà cette application des eaux minérales a tenté un certain nombre de médecins des eaux, qui ont obtenu des résultats des plus satisfaisants. On peut citer à cet égard les résultats obtenus à Aix par Vidal, Fleury et Blanc, à Saint-Nectaire par Vernière, au Mont-Dore par Bertrand, à Néris par Favart de Montluc, à Cauterets par Dupré, aux Eaux-Chaudes par Izarié, à Chaudes-Aigues par Dufresne de Chassaigne, à Bagnols de la Lozère, par Rambaud et Coulomb, enfin les excellents conseils donnés par Lebret et Durand-Fardel, ainsi que ceux donnés par Teissier, de Lyon.

Dans les rapports que nous avons à analyser cette année (1884), nous trouvons que la question a fait quelques progrès.

Plusieurs médecins y indiquent des affections du cœur en particulier, en donnent l'observation, et font connaître en détail les procédés qui leur ont réussi.

Le docteur Blanc, médecin inspecteur des eaux d'Aix en Savoie, déclare que sur quatre cent dix-neuf rhumatisants, vingt-quatre étaient atteints soit de lésion aortique, soit de lésions mitrales, et que les eaux d'Aix, administrées avec prudence à ces malades, les avaient améliorés pour la plupart, et en avaient guéri quelques-uns.

Telle était, du reste, l'opinion de son prédécesseur, le docteur Vidal, qui en avait fait l'objet d'un mémoire spécial.

La première condition pour réussir chez ces malades est de procéder par tâtonnements. Le docteur Belugou, à Lamalou-le-Haut commence par donner des bains de 27 degrés, d'une durée de quinze minutes avec repos au lit après le bain et des douches tièdes. Il a pu arriver ainsi à donner une moyenne de vingt et un bains et près de vingt douches. La condition pour réussir est que la salle de bain soit fraîche et ne soit pas une étuve humide, que le malade se repose dans son lit après chaque bain, et qu'il y ait en général un jour de repos après chaque bain, pour éviter l'excitation thermale.

Dans la station de Bourbon-l'Archambault, la même pratique a été suivie à l'hôpital civil et à l'hôpital militaire. A l'hôpital civil, le docteur Regnault commence par des demi-bains à 20 degrés, et des douches à 28 degrés. Il dit avoir vu le souffle cardiaque disparaître chez ces malades.

Notons qu'en même temps on donne aux malades de l'eau minérale qui amène de la diurèse, et des garde-robes faciles et abondantes. A Bourbon-l'Archambault, on peut encore diminuer la congestion par l'application des cornets, sortes de ventouses qui datent du moyen âge.

On le voit donc : alors même que les congestions et l'hydropisie ont succédé à l'hypertrophie, les eaux minérales peuvent agir en qualité de diurétique et de laxatives, faire disparaître ces affections secondaires.

Il n'en est plus de même lorsqu'il s'agit d'une insuffisance aortique, et surtout d'une insuffisance consécutive à la dilatation athéromateuse de l'aorte, et plus encore si le malade est atteint de myosclérose ou porteur d'un anévrysme. Ici toute médication thermale serait dangereuse. L'eau pulvérisée peut être administrée sans crainte à ces malades, d'après le docteur Bourgarel.

Si l'hypertrophie du cœur n'est plus consécutive à une lésion du cœur lui-même, les indications des eaux minérales deviennent bien plus formelles.

Dans les hypertrophies consécutives aux affections catarrhales des voies respiratoires, les eaux sulfurées des Eaux-Bonnes, Cauterets, Allevard, Saint-Honoré, Pierrefonds, Enghien, viendront ramener la contractilité pulmonaire, tarir la sécrétion bronchique et faciliter la circulation de l'action pulmonaire. Si la cause de l'hypertrophie se trouve dans une néphrite interstitielle, les eaux de Saint-Nectaire pourront rendre des services.

Les hypertrophies consécutives aux lésions d'origine gastro-hépatique se trouvent bien des eaux alcalines faibles : Ems, Carlsbad, Vichy, Royat, Vittel et Contrexéville.

Enfin, si l'hypertrophie est symptomatique de l'endartérite chronique, les eaux qui soulagent les goutteux, c'est-à-dire Vichy, Vittel, Contrexéville, La Réveille, Montrond, et les autres alcalines, seront également indiquées.

On voit donc par ce résumé que non seulement il ne faut pas refuser le secours des eaux minérales aux cardiaques, qu'ils peuvent, au contraire, trouver du soulagement à un grand nombre de sources, et que les maladies du cœur dangereuses en pareil cas, sont les maladies qui n'ont pas été reconnues, parce qu'elles ne permettent pas de prendre les précautions nécessaires.

En Allemagne, les recherches faites par Beneke (1) à Nauheim permettent de penser que les eaux thermales indifférentes peuvent combattre efficacement les stases sanguines pulmonaires et abdominales. Traube recommande également l'usage de la source n° 4 à Soden (sur le Taunus) en même temps que l'usage du petit-lait.

P. *Cure de petit-lait.* — Le petit-lait, *serum lactis*, désigné par Galien sous le nom de *melca*, est nommé en Allemagne *Molken* et en Suisse *Schotten*.

C'est du lait dont on a retiré le beurre et le *caseum* et qui ne

(1) Beneke, *Zur Therapie der Gelenksrhumatismus und die him verbunden Herzkrankheiten*. Berlin, 1872. Hirschwald.

renferme plus que de l'eau, des sels et du sucre de lait. Les sels sont constitués surtout par du chlorure de potassium et du phosphate de chaux.

Préparé avec soin, le petit-lait est un liquide transparent légèrement verdâtre, plus ou moins opalin selon qu'il conserve des traces plus ou moins grandes de beurre ou de caséum.

Il est sucré au goût et rappelle la saveur sucrée du lait bouilli. Ce petit-lait est difficile à digérer, surtout au début, et on est généralement obligé de le couper avec des eaux minérales (Giesshübel près de Carlsbad, Johannisbrunnen, Tatmansdorf, Scliaz), ou bien des eaux chlorurées sodiques, chargées d'acide carbonique (Nauheim, Schwalheim, Oeynhausen, Rehme, Werne et la source Soolsprudel de Soden).

Cette cure, qui se fait très bien dans le midi de la France et à Allevard, se compose de boissons et de bains.

Il est remarquable de voir que le bain de petit-lait fait rapidement tomber le pouls (1). Cette médication est en outre laxative et dégage les congestions secondaires consécutives aux maladies du cœur.

Q. *Cure de raisin.* — La cure de raisin peut remplir à peu près les mêmes indications que la cure de petit-lait.

Le meilleur raisin pour cette cure est le chasselas et plus particulièrement celui de Thomery, près Fontainebleau. Les chasselas de Bourgogne et du Midi peuvent être aussi employés. A l'étranger, on recherche ceux des bords du Rhin et de l'Autriche; en Hongrie, le raisin de Tokai.

Sous l'influence de cette cure, la circulation devient d'abord plus active, le pouls prend de l'ampleur et de la force, le visage se colore, la peau s'anime et l'on sent un état de bien-être et de force croissante.

Puis les sécrétions augmentent, les urines deviennent plus abondantes, les malades ont de la liberté du ventre et quelquefois même un peu de diarrhée.

La cure doit se faire à la campagne près de la vigne. On doit faire cueillir le raisin le matin à la rosée. On met dans un petit

(1) Niepce, *Mémoire sur l'action des bains de petit-lait*, 1840.

panier le poids voulu pour une dose et le malade l'avale peu à peu en se promenant.

La quantité de raisin consommée par jour varie de 1k,500 à 4 kilogrammes.

On commence en général par une petite quantité, un demi-kilogramme ou 1 kilogramme par jour. Quand on en prend davantage, on divise la quantité journalière en trois doses, que l'on prend, la première le matin à jeun, la seconde avant le déjeuner, la troisième avant le dîner, environ une demi-heure avant le repas. Il ne faut pas oublier que les raisins pris le matin à la rosée sont plus diurétiques et plus laxatifs.

Dans quelques localités d'Allemagne on fait prendre le jus de raisin obtenu avec une presse.

Tantôt on fait la diète exclusive par le raisin. Tantôt on y associe des aliments; en pareil cas, on commence par les aliments végétaux, puis la viande blanche. Plus tard on donne la viande noire. Ce n'est qu'à la fin qu'on permet le vin, le café et le thé.

En Allemagne, les endroits renommés pour la cure de raisin sont : Vevey, Montreux, Veytaux, Aigle, en Suisse, Durckeim près Neustadt, Méran dans le Tyrol, etc.

La durée de la cure est de trois à six semaines. Elle est contre-indiquée pendant la grossesse.

CHAPITRE L

TRAITEMENT DE LA FIN DE LA PÉRIODE DE TOLÉRANCE.

Au bout d'un temps plus ou moins long, mais qui, dans certaines conditions, peut durer bien des années, le cœur ne suffit plus à sa besogne, soit parce qu'il est surmené et qu'il commence à dégénérer, soit parce que des troubles sont survenus dans les organes que le sang doit parcourir. Le traitement comprend donc deux indications : la première consiste à soutenir le cœur, faire cesser les palpitations et la dyspnée ; la seconde, à faire disparaître les complications secondaires qui créent de nouveaux obstacles à la circulation et dépassent les forces dont le cœur dispose.

La première indication consiste donc à régulariser l'action du cœur et à faire disparaître les *palpitations ;* la seconde, à modifier le système nerveux et à faire cesser la *dyspnée.*

TRAITEMENT DES PALPITATIONS. — MODÉRATEURS DU CŒUR.

Le premier moyen à employer est d'abord le repos, et le repos horizontal, la tête étant un peu élevée. Par là, le malade, n'ayant plus aucun effort à faire, se sent soulagé.

Il faut ensuite donner des boissons fraîches et des aliments substantiels en petite quantité. Au bout de quelques jours, le rythme cardiaque s'améliore ; on peut juger plus aisément de l'affection du cœur et commencer en connaissance de cause un traitement réglé.

Les médicaments qui régularisent la circulation portent le nom de *sédatifs*. Je vais les examiner successivement au point de vue actuel, c'est-à-dire de la régularisation de la circulation à la fin de la période de tolérance.

A. DIGITALE.

J'ai dit, dans le chapitre consacré à la thérapeutique générale, que lorsqu'on était arrivé à décider qu'il y avait lieu d'administrer un médicament (l'opportunité étant reconnue), il restait à déterminer la voie d'introduction, la forme du médicament et la mesure ou dose.

VOIE D'INTRODUCTION PAR LA BOUCHE.

Les préparations de digitale ne sont pas toutes équivalentes dans le cas présent ; je vais les examiner successivement.

La *poudre de feuilles de digitale* est un médicament infidèle.

D'abord, les feuilles ne contiennent pas toutes la même quantité de digitale. Certains pharmacologues prétendent qu'il faut cueillir les feuilles radicales de la seconde année avant la floraison. Telle est la prescription du Codex de 1866.

D'autres conseillent de prendre les feuilles voisines des fleurs. En fait, c'est ce qui a lieu le plus ordinairement. La digitale est recueillie ordinairement dans les bois par des paysans, et les pharmaciens qui la leur achètent exigent que la plante soit en fleur pour qu'on ne puisse les tromper et leur donner des feuilles d'une autre plante.

Hepp, le pharmacien de Strasbourg qui préparait les médicaments pour le professeur Hirtz, ne prenait que les feuilles de la deuxième année, récoltées un peu avant la floraison ; il faisait sécher ses feuilles à l'ombre d'abord, puis dans une étuve, et les enfermait ensuite dans des boîtes de fer-blanc ou des bocaux de verre, à l'abri de l'air, de la lumière et de l'humidité. On ne les réduisait en poudre qu'au moment de la consommation. Hepp renouvelait sa provision tous les ans et n'employait jamais de feuilles ayant plus d'une année. Hepp évaluait que, dans ces conditions, les feuilles renfermaient environ 5 pour 1 000 de digitaline, soit 5 milligrammes pour 1 gramme.

La poudre de feuilles peut s'administrer en pilules, mais c'est une mauvaise préparation, parce qu'elle est mal tolérée par l'estomac à cause de l'action irritante de la digitale.

Pour avoir des résultats comparatifs, je me suis servi dans toutes mes expériences d'une provision de poudre de feuilles choisie et préparée avec soin. Je dois à la générosité de M. Adrian d'avoir pu les faire d'une manière suivie, et je tiens à l'en remercier ici.

La macération est préférée pour obtenir l'action diurétique, et l'infusion pour obtenir l'effet antithermique. En effet, l'eau froide ne dissout que la *digitonine* ou *digitine* de Nativelle. L'eau bouillante dissout un peu la *digitaline*, mais c'est surtout l'alcool absolu qui la dissout le mieux. C'est donc à la *teinture* qu'il faut s'adresser (1).

Pour calmer les palpitations de cette période, dans laquelle le cœur commence à perdre de sa force et de son rythme, il faut administrer la teinture de digitale à la dose de 25 gouttes, d'abord une ou deux fois par jour, puis on peut aller progressivement, si l'effet n'est pas produit, jusqu'à la dose de 100 gouttes et même 150 gouttes. Il ne faut pas oublier que, depuis les recherches faites par le nouveau Codex, 1 gramme de teinture alcoolique correspond à 53 gouttes. Or, on peut aller au besoin à 3 grammes.

Il faut ici faire plusieurs remarques pour se rendre bien compte de l'action de la digitale.

La première, et sur laquelle je reviendrai encore bien des fois, c'est qu'il faut, avant tout, songer à débarrasser la circulation des entraves qu'elle présente, avant de chercher à renforcer le cœur. Donc il faut, avant de donner la digitale, combattre énergiquement les congestions et les hydropisies, et ne chercher à relever le cœur par la digitale qu'un peu plus tard.

Si l'affection du cœur est moins avancée et qu'elle n'ait pas encore produit ces phénomènes secondaires; s'il s'agit, par exemple, d'une affection artérielle du cœur, on peut d'emblée donner la digitale à petites doses.

On observera alors deux choses : la première, c'est que la digitale est longue à montrer son action sur le pouls. Il faut au

(1) La teinture alcoolique de digitale se fait avec 1 gramme de poudre de feuilles pour 5 grammes d'alcool à 80 degrés; on fait macérer pendant dix jours, puis filtrer.

moins vingt-quatre heures, et quelquefois deux jours ou même trois jours, pour l'obtenir. Il faut donc savoir attendre et ne pas se hâter d'augmenter les doses, comme si l'action n'avait pas lieu. D'autre part, l'action une fois obtenue, si l'on cesse l'administration de la digitale, on voit que l'effet s'en prolonge pendant plusieurs jours. Cela tient à ce que la digitale s'élimine plus lentement qu'elle n'est absorbée, et, par suite, qu'elle s'accumule dans l'organisme, et cela d'autant plus que les reins seront plus malades et la laisseront moins passer.

Il en résulte donc que lorsqu'on a obtenu une diminution notable dans le nombre des pulsations, il faut s'arrêter, ou tout au moins diminuer.

Ici, l'observation est aisée, puisqu'on peut se guider sur le pouls; il sera moins facile de se régler lorsqu'il s'agira de l'action diurétique de la digitale. Il est d'autant plus important de s'arrêter à temps que si l'on attendait, pour diminuer la dose, que le pouls fût ramené trop au dessous de la normale, il pourrait bien ne plus se relever, et l'on verrait qu'ainsi, en faisant tomber le pouls, on a surtout fait tomber le malade.

La teinture peut encore s'employer sous forme de sirop, soit celui du Codex, qui renferme un demi-gramme ou 26 gouttes de teinture par cuillerée à soupe. Le sirop de Labélonye est fait avec 5 grammes d'extrait hydro-alcoolique pour 30 grammes de sirop. C'est un sirop faible qui se donne à la dose de 2 à 3 cuillerées à soupe par jour.

Le vin de Trousseau, qu'il ne faut pas confondre avec le vin scillitique ni avec le vin diurétique amer de la Charité, est un vin digitalique; il est ainsi composé :

Baies de genièvre, 300 grammes; scille, 30 grammes; acétate de potasse, 200 grammes; feuilles de digitale, 60 grammes; vin blanc, 4 000 grammes; alcool à 90 degrés, 500 grammes. Ce vin, très bien composé au point de vue pharmaceutique, est très chargé en digitale; chaque cuillerée à soupe contient 0g,023 de feuilles; un verre à madère, 0g,058, et un verre à bordeaux, 0g,116. A cette dose, il est mal supporté. M. Duroziez (1) engage à ne

(1) Duroziez, Académie de médecine, 20 mai 1879.

le donner que par cuillerée à soupe, et il fait remarquer qu'il est dangereux de l'administrer aux doses ordinaires des vins médicinaux.

La teinture éthérée de digitale n'est plus employée, parce que l'éther ne dissout la digitaline que dans des proportions infimes, et qu'il dissout au contraire la *digitoxine* qui est une substance des plus dangereuses.

On peut encore employer la *digitaline*. Ici, on a le choix dans le commerce entre la digitaline d'Homolle et Quévenne, la digitaline de Merck et la digitaline cristallisée de Nativelle. Toutes ces trois digitalines sont actives, mais elles diffèrent dans la régularité de leur action. J'ai fait, pour juger ces digitalines, de nombreuses expériences comparatives.

Je mettais, sur une même plaque de liège, quatre grenouilles; trois de ces grenouilles recevaient en injection sous-cutanée une même dose de digitaline; la quatrième, servant de témoin, subissait toutes les mêmes opérations jusqu'à l'injection alcoolique sous-cutanée; il n'y manquait que la digitaline. Eh bien, il m'a été facile de constater que la digitaline cristallisée de Nativelle était la plus constante et la plus régulière dans son action, que la digitaline d'Homolle et Quévenne était plus irrégulière, tantôt très active, tantôt très peu, et que la digitaline du commerce avait des irrégularités encore beaucoup plus grandes.

VOIE D'INTRODUCTION PAR LE RECTUM.

On n'a guère essayé d'introduire la digitale par le rectum, parce que les préparations alcooliques sont, en général, bien supportées. Cependant, on peut compter qu'elles seraient absorbées avec plus de lenteur que par la bouche.

Cazin et Méjan ont donné des lavements contenant de 8 à 15 grammes de feuilles pour 150 grammes d'eau, et ont ainsi guéri une anasarque.

VOIE D'INTRODUCTION PAR LA PEAU.

Peut-on agir sur le cœur en déposant des préparations de digitale sur la peau intacte?

J'ai bien souvent fait faire sur la région cardiaque des frictions avec de la teinture alcoolique de digitale sans en donner à l'intérieur, et j'ai vu si souvent les malades soulagés avec un ralentissement appréciable du pouls, que je ne doute pas de la possibilité de l'absorption par cette voie. Mais, il faut le reconnaître, il n'y a aucune comparaison à établir entre l'effet qu'on peut obtenir de cette manière et celui sur lequel on peut compter par l'administration de la teinture à l'intérieur.

Peut-on espérer un effet utile avec des cataplasmes de feuilles de digitale? Brown (1) et Reynols (2) auraient obtenu, au bout d'une heure, une action diurétique et un abaissement notable du pouls en appliquant sur le ventre soit des cataplasmes de farine de lin additionnée de teinture alcoolique, soit des cataplasmes faits avec les feuilles fraîches et de l'eau bouillante.

MM. Tourangin et Dujardin-Beaumetz (3) ont également constaté une action appréciable chez les jeunes sujets.

VOIE D'INTRODUCTION CUTANÉE.

Nous avons vu que Bouillaud faisait placer sur la région du cœur des vésicatoires, et qu'ensuite il faisait saupoudrer le derme dénudé avec de la poudre de feuilles de digitale pour augmenter l'irritation externe. Mais il ne dit pas avoir constaté l'action sédative. Ce moyen est, en somme, très douloureux et peu efficace.

VOIE D'INTRODUCTION SOUS-CUTANÉE.

Les expériences que j'ai faites sur les chiens auxquels j'administrais en injection sous-cutanée de la solution alcoolique de digitaline ont produit constamment une irritation locale et si souvent des phlegmons diffus, que je me suis bien gardé de faire de pareilles injections sur l'homme. Otto (4) et Witkowski (5), qui l'ont osé, ont produit des accidents terribles.

(1) Brown, *Medical Times and Gazette*, 1868.
(2) Reynolds, *The Lancet*, 1869.
(3) Dujardin-Beaumetz, *Clinique thérapeutique*, t. Ier, p. 47.
(4) Otto, *Deutsch Arch. für klin. Med.*, t. XVI, p. 340, 1875.
(5) Witkowski, *ibid.*, t. XVII, p. 313, 1876.

Gerber et Eulenburg (1), qui en ont fait, n'indiquent pas de résultats favorables.

Gubler (2) serait arrivé à rendre cette injection tolérable en prenant la formule ci-jointe : Alcool, 50 grammes ; digitaline d'Homolle et Quévenne, 0g,10. Faites dissoudre et ajoutez : eau, 50 grammes. Un gramme de cette solution contient 1 milligramme de digitaline d'Homolle et Quévenne. Gubler faisait ses injections sous-cutanées dans la région du dos, et ne produisait pas de nodus, bien que l'injection eût été répétée jusqu'à seize fois chez le même malade. Cette injection lui aurait rendu des services, même dans la période la plus avancée.

Contre-indications. — On donne comme dernière recommandation qu'il ne faut plus donner de digitale à ceux qui ont le cœur graisseux (3), qu'en pareil cas on n'agit plus utilement et qu'on s'expose à des empoisonnements. Je crois qu'il y a là une erreur. Lorsque la digitale n'agit plus, ce n'est pas parce qu'il n'y a plus de fibre cardiaque saine, mais parce que les obstacles à la circulation qui existent dans les membres et les viscères sont tels que les fibres restantes n'ont plus le pouvoir de les vaincre, même avec toute leur énergie ; on comprend qu'il est inutile alors de les surmener. Ce qu'il faut faire en pareil cas, c'est de dégager les infiltrations par des piqûres dans les parties déclives, et de remplacer la digitale par l'opium.

On a dit également que la digitale était dangereuse au début de l'insuffisance aortique. On aurait mieux fait de dire qu'elle y est inutile, puisque le pouls est régulier et suffisant. Mais plus tard, quand le cœur hypertrophié commence à se fatiguer, la digitale redevient utile (4).

B. ANTIMOINE.

Sous l'influence de hautes doses de tartre stibié, de kermès et d'oxyde blanc d'antimoine, nous avons vu se calmer la fré-

(1) Eulenburg, *Handbuch der Allgemeine Therapie*, t. Ier, IIIe partie, p. 93, 1880.

(2) Gubler, *Bulletin de la Société de thérapeutique*, séance du 24 juillet 1878.

(3) Bernheim, *Revue médicale de l'Est*, 1875.

(4) Millner Fothergill, *Brit. Med. Journ.*, p. 519, 13 octobre 1877.

quence du pouls et la dyspnée chez les patients atteints de maladie organique du cœur. Mais cette sédation n'était que momentanée, et les accidents reparaissaient bientôt avec autant de violence qu'auparavant.

Mais il faut faire une autre remarque, c'est que, tandis que dans la pneumonie la circulation subissait des modifications beaucoup plus marquées que la respiration, le contraire a lieu dans les maladies du cœur (1).

Dans ces dernières années, un médecin, M. H. Almès, sous le nom de Lucien Papillaud, a préconisé des pilules d'arséniate d'antimoine contenant chacune 0g,0025 (deux milligrammes et demi) à la dose de 1 à 4 par jour. Je l'ai essayé bien des fois sans succès.

C. BROMURE DE POTASSIUM.

Gubler est le premier qui ait employé le bromure de potassium pour combattre les palpitations d'origine organique. Il le donnait à la dose de 2 à 4 grammes. Il a été suivi dans cette voie par MM. G. Sée et Dujardin-Beaumetz, ainsi que je l'ai fait également. Je l'administre également sous cette forme :

Bromure de potassium, 20 grammes ; eau distillée de fleurs d'oranger, 300 grammes.

Chaque cuillerée à soupe en contient 1 gramme ; dose, 2 à 4 cuillerées par jour, immédiatement avant les repas et au commencement de la nuit.

D. VÉRATRINE.

Le docteur Bitot (2), professeur à l'Ecole de médecine de Bordeaux, avait employé la vératrine pour combattre les palpitations symptomatiques de l'hypertrophie par des granules de vératrine d'un milligramme à la dose de 1 à 10 par jour. J'ai essayé après lui cette médication, en poussant même jusqu'à

(1) *Traité de thérapeutique*, par Trousseau, Pidoux et C. Paul, 9e édition, t. II, p. 1125.

(2) Bitot, Congrès de l'Association française tenu à Bordeaux, 9 septembre 1872.

20 pilules par jour, à mesure que la tolérance le permettait, sans en avoir retiré de bénéfice, et j'ai dû y renoncer à la fin, cette médication se montrant sans action utile.

E. CHLORAL.

Le chloral est un médicament dont l'action dépressive sur le cœur est parfaitement connue.

Depuis O. Liebreich (1), on sait qu'un animal empoisonné par l'hydrate de chloral meurt par le fait de la paralysie du cœur, les ventricules et les oreillettes distendus par du sang noir. L'hydrate de chloral, qui a pénétré dans le sang en certaine quantité, altère les globules et rend le sang gris et graveleux, comme si l'on y avait versé de l'alcool (Vulpian) (2).

Par cette action sur le sang, le chloral peut exciter le bulbe ou l'origine centrale des nerfs accessoires dans le centre bulbo-spinal et arrêter les mouvements du cœur, comme si l'on électrisait les nerfs vagues. Il peut agir encore par son influence sur les ganglions cardiaques et sur le myocarde lui-même. Il peut enfin paralyser les vaisseaux périphériques et déterminer par là un affaiblissement notable des mouvements du cœur.

L'action du chloral sur les vaso-moteurs est évidente.

En résumé, le chloral agit sur le cœur en le déprimant, et cette action peut aller jusqu'à produire la paralysie de l'organe.

Il en résulte que le chloral est un médicament précieux pour faire dormir les malades privés de sommeil par la violence des palpitations, mais que ce médicament devient dangereux bien plus que la digitale lorsque le cœur, dégénéré, arrive à l'asystolie.

(1) O. Liebreich, Académie des sciences de Berlin, 22 juin 1869.
(2) Vulpian, Cours de la Faculté, 1874.

CHAPITRE LI

TRAITEMENT DE LA DÉTRESSE CARDIAQUE, DE L'ANGINE DE POITRINE ET DE L'ASYSTOLIE. — CORDIAUX.

Ici, comme dans le chapitre précédent, il faut bien tenir compte de la dyspnée qui appartient réellement à l'affection cardiaque, et ne pas la confondre avec la dyspnée produite par les lésions qui sont la cause ou la conséquence de la maladie du cœur. Ainsi, la dyspnée tenant à une congestion pulmonaire secondaire sera traitée d'abord par les ventouses sèches, la saignée et le tannin; la dyspnée liée à l'œdème pulmonaire sera justiciable des vésicatoires et des diurétiques; la dyspnée liée à l'hydrothorax, réclame la ponction; et la dyspnée urémique, la diète lactée et le bromure de potassium.

Il faut surtout penser à cette dernière, que l'on confond très souvent avec la dyspnée cardiaque proprement dite. On sait que la dyspnée cardiaque s'est accusée d'abord seulement au moment de l'effort. Plus tard, la dyspnée cardiaque s'est montrée au repos d'abord dans le décubitus gauche au moment de l'hypertrophie, puis dans le décubitus droit, quand est survenue l'insuffisance tricuspide par dilatation; enfin, elle est devenue l'orthopnée et a forcé le malade à quitter le décubitus dorsal pour prendre la position assise, alors qu'est survenu un œdème pulmonaire notable.

La dyspnée urémique, au contraire, se montre d'une manière soudaine par des excès de détresse qui ressemblent jusqu'à un certain point à l'asthme. Ces accès se produisent surtout au moment où le malade va s'endormir et cesse de contribuer volontairement à sa respiration. Le patient est pris alors de dyspnée et de cauchemars qui le réveillent en sursaut et le laissent encore quelque temps égaré par la représentation du rêve qui persiste.

Je répéterai donc ici ce qu'il faudra faire, pour ainsi dire, à chaque chapitre : avant de traiter directement le trouble cardiaque, faire disparaître les obstacles morbides de la circulation générale. Le traitement des symptômes cardiaques ne peut se faire sans cela.

Au point de vue thérapeutique, il faut comprendre dans un même chapitre les phénomènes de l'asystolie, c'est-à-dire la dyspnée, la lipothymie, la défaillance et la syncope. Ici, il ne s'agit plus de réprimer la violence des battements du cœur, mais, au contraire, de ranimer les contractions cardiaques et vasculaires. Cette indication est remplie par les *cordiaux* ou excitants du cœur et des vaisseaux. Ces cordiaux s'administrent de trois manières : par la bouche, par les voies respiratoires et par la voie sous-cutanée, c'est-à-dire la voie lymphatique.

Les cordiaux qui s'administrent par la bouche sont : le vin, l'alcool, le café, l'éther et les végétaux aromatiques, à principe volatil, connus en thérapeutique sous le nom de *stimulants diffusibles*.

LE VIN.

Sous la forme de vin, c'est en somme de l'alcool qu'on donne au malade; par conséquent, plus le vin sera riche en alcool, mieux il vaudra pour cet usage. Il est important également qu'il contienne le moins de sucre possible. En cela les vins blancs agissent mieux en ce sens que les vins rouges ; et enfin, le vin chauffé est plus cordial que le vin frais ou froid.

Nous classerons donc les vins cordiaux dans leur échelle décroissante.

Proportion d'alcool (p. s. 0,823 sur 100 de vin en volume).

Marsala	24,09
Lissa	23,41
Porto	23,99
Madère	22,27
Xérès	19,87
Ténériffe	19,79
Lacryma-christi	19,70
Constance blanc	19,75
Constance rouge	18,92
Muscat du Cap	18,25

Roussillon	18,13
Ermitage blanc	17,26
Malvoisie de Madère	16,48
Bourgogne	15,10
Sauterne	14,22
Bordeaux	14,57
Grave	12,27
Côte rôtie	12,32
Vin du Rhin	12,08
Tokaï	9,88
Moselle	8,00

On trouve du reste dans les formulaires un certain nombre de préparations de vin cordial.

Le Codex de 1837 donnait la formule suivante :

Teinture de cannelle	30	grammes.
Vin rouge	300	—

Le Formulaire des hôpitaux civils l'a conservée sous la forme suivante :

Teinture de cannelle	10	grammes.
Vin rouge	90	—

Il donne en outre la formule d'une *potion cordiale*:

Vin cordial	120	grammes.
Sirop d'écorce d'orange	30	—

Le Codex de 1866 a supprimé le vin cordial on ne sait pourquoi et a donné à la *potion cordiale* la formule étrange que voici :

Sirop d'œillet	30	grammes.
Alcoolat de cannelle	15	—
Confection d'hyacinthe	5	—
Eau distillée de menthe poivrée	60	—
Eau de fleurs d'oranger	60	— (1).

On fait dans les montagnes une préparation excellente composée de vin blanc, de sucre, de cannelle, d'écorce de citron et de clou de girofle qui se boit chaude et ranime les forces dans les ascensions.

(1) Le Formulaire pratique des hôpitaux civils de Paris (Ratier, 1832) donne encore deux autres formules de potions cordiales : 1° eau de cannelle spiritueuse, 7,6; sirop d'œillet, 30; vin rouge, 132; 2° teinture de cannelle et eau de mélisse : de chaque, 5; vin rouge, 100; sirop de sucre, 30.

Il existe de même une formule de *sirop cardiaque :*

Cannelle.	11	grammes.
Girofle..	4	—
Gingembre.	2	—
Eau de rose	75	—
Vin généreux..	240	—

Après suffisante digestion, exprimez et ajoutez :

Sucre	540	grammes.

Faites dissoudre (1).

L'ALCOOL.

L'alcool ingéré en boisson doit marquer de 36 à 50 degrés au maximum. A ce degré de densité, il produit une sensation de chaleur, au moment de la déglutition, dans le gosier et dans le pharynx et jusque dans l'estomac. Quand le cognac est vieux et de très bonne qualité, l'action topique sur la bouche et la gorge est à peine marquée et la sensation de chaleur ne se développe que dans l'estomac.

Il est bon qu'il ne soit pas trop concentré pour ne pas troubler la digestion ; car lorsqu'il marque un degré élevé et surtout qu'il est ingéré en grande quantité, il coagule le mucus gastrique, détruit la pepsine, arrête la digestion, et l'indigestion amène le vomissement.

A dose modérée, il facilite la digestion et stimule le plexus solaire, l'un des centres d'action du nerf grand sympathique, c'est-à-dire des nerfs accélérateurs du cœur.

L'alcool est absorbé par l'estomac (2) ; mais si la quantité est considérable, il passe dans l'intestin et là il est absorbé en grande partie par les veines (Magendie, Tiedmann et Gmelin), peut-être en passe-t-il un peu par les chylifères (Longet).

Une fois dans le sang, son action est peu connue. Tout ce qu'on en sait, c'est que si l'alcool est absorbé en grande quantité,

(1) Cadet de Gassicourt (C.-L.), *Formulaire magistral et Mémorial pharmaceutique*, 7e édition, Paris, 1840.

(2) Bouchardat et Sandras, *De la digestion des boissons alcooliques et de leur rôle dans la nutrition.*

l'artérialisation des globules au contact de l'oxygène est diminuée (Brouardel, Joffroy (1).

A doses modérées, l'alcool active la circulation et la respiration en rendant les inspirations plus amples et plus fréquentes ; en même temps, la dose d'acide carbonique exhalée diminue.

L'alcool à dose modérée augmente également la calorification et l'on se rappelle ce mot de Desgenettes racontant la retraite de Russie : « Quand j'avais pu trouver un petit verre d'eau-de-vie, il me semblait que j'avais dérobé un rayon au soleil. »

L'alcool active la circulation périphérique et stimule les forces musculaires. C'est dans ces conditions de doses modérées qu'il est un cordial. Lorsqu'il est pris à assez haute dose pour produire la première période de l'ivresse, c'est-à-dire l'excitation douce et l'hilarité, cela va encore; mais si la dose absorbée pousse à l'excitation violente et surtout va jusqu'au coma, l'effet produit n'est plus le même, toutes les fonctions sont déprimées.

De même, s'il s'agit de l'alcoolisme chronique et plus encore de l'alcoolisme produit par les mauvais alcools (2).

A propos de la tolérance ou de l'intolérance de l'alcool, il faut faire les remarques suivantes :

Lorsqu'on voyage dans les montagnes et qu'on emporte comme cordial du cognac ou un alcoolique analogue, on est tout étonné de voir la tolérance étonnante qu'on éprouve pour l'alcool. Non seulement les hommes, mais les femmes et les enfants en boivent impunément des quantités qu'ils ne pourraient boire sans inconvénient dans d'autres conditions.

Cela tient très probablement à ce qu'à la hauteur de 1 000 ou 1 500 mètres et au delà, la diminution considérable de la pression atmosphérique permet une rapide élimination de l'alcool par la

(1) Joffroy, *De la médication par l'alcool*, 1875.

(2) MM. Dujardin-Beaumetz et Audigé ont démontré dans leur mémoire : *Recherches expérimentales sur l'action toxique des alcools* (1879), que pour les alcools par fermentation l'action toxique s'élève avec le poids atomique. Pour les alcools commerciaux, ils ont montré que plus on s'éloigne de l'alcool de vin, plus les eaux-de-vie commerciales sont toxiques. Ils les groupent dans l'ordre suivant : alcool de vin, alcool de marc, alcool de cidre, alcool de mélasse, alcool de betteraves, alcool de grains, alcool de pommes de terre. (Ce dernier est le plus toxique de tous.

voie pulmonaire et que de cette manière il n'y en a qu'une très petite partie qui entre dans le système à sang rouge pour être portée jusqu'au système nerveux.

Inversement, il est une condition d'intolérance qu'il faut connaître. Lorsque les soldats ont veillé la nuit au poste et que le matin ils ressentent péniblement le froid, ils prennent volontiers de l'eau-de-vie pour se réchauffer, alors qu'ils sont à jeun depuis la veille. Si, à ce moment, ils sortent d'un poste chaud pour aller à l'air froid, ils sont pris presque aussitôt d'ivresse avec vertiges et titubation, mais fort heureusement cette ivresse est passagère et s'efface à mesure que l'élimination de l'alcool se fait.

ÉTHER.

L'éther ne peut être avalé pur que sous la forme de capsules ou de perles.

On peut se rendre parfaitement compte de ce qui se passe en pareil cas dans l'estomac, en mettant une perle d'éther dans une éprouvette contenant de l'eau à 40 degrés. Au bout de quelques instants, sous l'influence de cette température, il se forme au dedans de la capsule un peu de vapeur d'éther qui fait céder la portion de gélatine la moins épaisse ou la plus ramollie par l'eau, et un jet de liquide filiforme se produit ; mais ce liquide est transformé brusquement en vapeur, et il se produit une sorte d'explosion.

Lorsque cette énorme production de vapeur se fait dans l'estomac, on en est averti par une sensation de chaleur et de tension, en même temps que par quelques renvois de vapeur d'éther. Mais ce n'est pas sous cette forme que l'éther agit le mieux comme cordial ou comme stimulant diffusible, c'est sous la forme de sirop d'éther (1), qu'on administre par cuillerée à soupe, jusqu'à concurrence de cinq à six dans les vingt-quatre heures.

On peut remplacer le sirop d'éther par des potions éthérées, dont voici plusieurs formules :

(1) Le sirop d'éther est ainsi composé : sirop de sucre, 800 ; eau distillée, 100 ; alcool à 90 degrés, 50 ; éther sulfurique, 50 (Codex de 1866). — Une cuillerée à soupe ou 20 grammes renferme 1 gramme d'éther, si le sirop est récemment préparé.

POTION ÉTHÉRÉE.

A. Éther sulfurique.	XVIII gouttes.		
Potion gommeuse	125 grammes		(1).
B. Éther sulfurique.	2	—	
Eau de menthe poivrée.	90	—	
Miel.	30	—	(2).
C. Éther sulfurique.	XXXVI gouttes.		
Eau de fleurs d'oranger.	90 grammes.		
Sirop de menthe poivrée	15	—	(3).
D. Éther sulfurique.	25	—	
Laudanum de Sydenham.	15	—	
Alcoolat de menthe poivrée. . . .	185	—	(4).

Une cuillerée à café de quart d'heure en quart d'heure.

On peut répéter ici ce qui a été dit de l'alcool. L'éther est un excitant de la circulation et de la calorification ; il est en même temps un excitant de la respiration. A voir la promptitude avec laquelle il soulage les malades atteints d'asystolie, on peut supposer que la rapidité de sa diffusion en est la cause ; et le peu de durée de son action paraît s'expliquer par sa facile élimination par les voies respiratoires.

CAFÉ, CAFÉINE, THÉ.

A côté de ces substances, il convient de citer le thé et le café, puis tous les aromatiques.

Je n'ai pas à m'étendre sur ces deux premiers moyens, qui sont entrés dans les usages domestiques.

La caféine a été employée par plusieurs médecins pour combattre l'asystolie. Lépine l'emploie fréquemment à Lyon à la dose de 1 à 2 grammes et quelquefois au delà. Mais c'est surtout Franz Riegel (5) qui l'a doué de propriétés remarquables. Selon cet auteur, il augmente la force du cœur, ralentit ses battements, augmente la tension vasculaire ; il augmente la

(1) *Formulaire pratique des hôpitaux civils de Paris*, 1832, par Ratier.

(2) *Formulaire pharmaceutique à l'usage des hôpitaux militaires de France*, Paris, 1839.

(3) *Dispensaire des bureaux de charité de Paris*, 1819.

(4) Cadet de Gassicourt, *Formulaire magistral*.

(5) Franz Riegel, Congrès de Wiesbaden, 1884.

diurèse à la dose de 1 gramme à 1g,50. Il a sur la digitale cet avantage qu'il agit vite et ne s'accumule pas dans l'organisme. Associé aux salicylates, il devient soluble et peut être employé en injection sous-cutanée.

M. Huchard (1) s'est fait en France l'écho de tous ces avantages.

M. Becker (2) l'emploie de préférence sous la forme de bromhydrate de caféine.

J'ai bien souvent essayé de mon côté la caféine dans ces conditions et je l'ai trouvée peu active et par contre très souvent mal supportée, donnant de la gastralgie, de l'anxiété et de l'insomnie, agitant les malades au lieu de les calmer en faisant cesser leur oppression.

ADONIS VERNALIS, ADONIDINE.

Dès 1860, le docteur Hoss (de Moscou) écrivait, dans la *Gazette médicale de Moscou*, qu'il avait soigné une cardiaque en lui faisant prendre trois fois par jour une tasse de tisane faite avec une décoction de 3 à 4 grammes de racines d'Adonis. Plusieurs jours après, la diurèse s'établit et, au bout de plusieurs semaines, la malade était guérie de son hydropisie.

Plus tard, en 1880, le docteur Bubnow entreprit des études semblables à Saint-Pétersbourg, sous la direction de Botkin. Il constata que, chez les malades atteints de palpitations nerveuses, l'effet était nul; mais que, chez les cardiaques atteints de complications séreuses, l'adonis relevait la force du cœur, diminuait la fréquence des battements, en les régularisant. Le cœur diminuait de volume, les bruits cardiaques devenaient plus nets, le foie diminuait de volume, l'urine augmentait et arrivait à la quantité de 2 à 3 litres par jour, l'albumine et les cylindres disparaissaient.

Il fit alors des expériences sur les animaux et les résuma ainsi :

Chez les grenouilles, l'adonis agit comme excitant sur les nerfs d'arrêt du cœur.

(1) Huchard, *Progrès médical*, 1884, n° 46, p. 952.
(2) C. Becker, *Wiener med. Blatt*, 1884, n° 24, p. 639.

Elle augmente l'élasticité et la contractilité du cœur. Elle augmente le travail du cœur dans la proportion de 1 à 3. Les petits vaisseaux sont contracturés, et cette action est indépendante du centre vaso-moteur.

Les expériences pour les animaux à sang chaud ont porté sur le lapin et sur le chien. Bubnow trouva l'action identique à celle de la digitale, avec cette différence que l'adonis s'accumule moins que la digitale, mais qu'elle est moins bien supportée que la digitale et qu'elle provoque plus facilement le vomissement et la diarrhée. Un peu plus tard, en 1880, le docteur Cervello (de Turin) retira de l'*adonis vernalis* un alcaloïde actif : l'*adonidine*.

Cet alcaloïde est amorphe, incolore, inodore, mais a une saveur très amère. Il est soluble dans l'alcool, moins dans l'éther et moins encore dans l'eau. Bouillie avec l'eau, l'adonidine se décompose en sucre et en corps soluble dans l'éther. C'est, en somme, une substance analogue à la digitaline et à la scillaïne.

Il suffit de 0,15 de milligramme de cette substance pour arrêter le cœur en systole.

Essayée sur des chats, des lapins et des chiens, elle a ralenti les battements en leur donnant plus de force.

Depuis ce temps, un certain nombre de médecins en ont vanté les avantages. Gluzinski l'a prescrite à Cracovie. Altmann (1) l'a employée en décoction de 4 grammes de la plante entière pour 180 grammes et en a donné une cuillerée à soupe toutes les deux heures. Il lui trouve sur la digitale deux avantages. Elle agirait plus vite et ne s'accumulerait pas. Dans le même journal, on trouve des affirmations semblables de Michaelis, Lublinski, Leukartz, Seiler, Leyden. Lublinski insiste sur ce fait, déjà constaté par Bubnow et Botkin, que la quantité d'urine augmente, ainsi que celle des urates et des chlorures.

Leukartz confirme l'action diurétique, mais n'a pas constaté le ralentissement du cœur.

En France, l'adonidine a été l'objet d'un travail étendu de la

(1) Altmann, *Sur l'adonis vernalis*. *Deutsch med. Wochenschrift*, 1884, n° 28, p. 445.

part de M. Eugène-Armand Durand (1), élève du professeur Desplats, à la Faculté libre de Lille. Cette thèse rapporte les faits ci-dessus mentionnés et y ajoute quelques observations personnelles. L'auteur, dans son enthousiasme, arrive à ne plus voir que des inconvénients à la digitale.

Pour moi, je ne conteste aucun des résultats ci-dessus mentionnés, mais je n'ai pu les obtenir. Peut-être cela tient-il à la nature des produits qui m'ont été fournis. Dans tous les cas, je ferai de nouveaux essais.

HELLÉBORÉINE.

L'*helléboréine*, $C^{26}H^{44}O^{15}$, est un glycoside qui se trouve en abondance dans les rhizomes et les feuilles radicales de l'*helleborus viridis*, et en moindre quantité dans l'*helleborus niger* et le *fœtidus*. Ces trois plantes contiennent encore une autre substance : l'*helléborine*, mais celle-ci ne paraît pas avoir d'action sur le cœur.

L'helléboréine, découverte en 1864 par Husemann et Marmé, se présente sous la forme de fines aiguilles incolores, d'une saveur amère douceâtre. Elle est facilement soluble dans l'eau, moins dans l'alcool et pas dans l'éther. Bouillie avec des acides faibles, elle donne du sucre et de l'*helléborétine*. D'après Manné, il suffit d'un centigramme d'helléboréine pour tuer une grenouille avec le cœur en systole. Chez les mammifères, l'helléboréine produit un ralentissement des battements du cœur avec augmentation de la force du pouls.

Gurtz (2) a étudié à nouveau l'helléboréine de Marmé et est arrivé à obtenir de très beaux cristaux. Cette nouvelle substance est beaucoup plus active que l'helléboréine amorphe, et il suffit d'un milligramme pour tuer une grenouille en quelques minutes. Un chat auquel on en injecta sous la peau un demi-centigramme mourut en une demi-heure.

Leyden pensait qu'il était dangereux d'employer cette sub-

(1) Armand Durand, thèse de Paris, 1885.
(2) Gurtz, Dissertation inaugurale, Strasbourg, 1882.

stance chez l'homme. Falkenheim (1) l'a tenté sur sept malades et a donné l'helléboréine de Merck à la dose de 4 à 10 centigrammes. On reconnaît là le peu d'activité des alcaloïdes de Merck. Il y aurait danger à essayer sur la foi de ces expériences.

OLÉANDRINE ET NÉRÉINE.

Pelikan avait découvert en 1866 que l'oléander contenait une substance qui pouvait être considérée comme un poison du cœur. Le fait avait été confirmé par Landerer (1840), Latour (1857), Lacornski (1858), Lukomski (1861), Pelikan (1866), Girard (1869), Beletti (1875). Mais cette substance était mal définie. Schmiedberg vient de faire de nouvelles recherches à ce sujet. Il a trouvé deux substances : l'oléandrine et la nérianthine.

L'*oléandrine* est une substance soluble dans l'eau et le chloroforme. Elle cristallise en tables irrégulières. Un quart de milligramme de cette substance suffit pour tuer une grenouille, avec arrêt du cœur en systole.

La *nériine*, que Schmiedberg propose de nommer la *nérianthine*, à cause de son analogie avec la digitaléine, est une substance qui se colore en rouge par l'acide sulfurique et le brome.

Les autres stimulants diffusibles appartiennent pour la plupart à la famille des labiées et à la famille des ombellifères. Les premières comprennent la lavande, la menthe, le thym, le romarin, la mélisse, la sauge. Toutes ces plantes renferment une huile essentielle qu'on retire par distillation et qui est composée d'un hydrocarbure et d'une sorte de camphre.

La famille des ombellifères comprend le fenouil, l'ammi, le carvi, l'anis, l'aneth, la coriandre, le cumin, dont les fruits fournissent une huile essentielle aromatique ; et, d'autre part, le galbanum, la gomme ammoniaque, le sagapenum et l'opoponax, qui renferment une gomme-résine comprenant une huile volatile, une résine et de la gomme.

(1) Falkenheim, *Ueber Ersatzmittel der Digitalis* (*Deutsches Archiv. für klinische Medicin*, Bd. XXXVI, 1884).

Je ne puis songer à entrer dans des détails sur toutes ces plantes ; je ne m'occuperai que des principales.

L'ALCOOLAT VULNÉRAIRE ET L'ARQUEBUSE.

Bien longtemps avant que M. Pasteur découvrît les microbes dans l'air et que Lister créât la méthode antiseptique, on savait deux choses : c'est que les plaies exposées à l'air guérissaient moins bien que les plaies non exposées, et d'autre part, c'est que les substances aromatiques préservent les matières animales de la putréfaction. Cette dernière vérité, connue depuis les temps historiques, avait fait adopter, comme *espèces vulnéraires*, des plantes aromatiques. Le Codex, en effet, désigne comme espèces vulnéraires les plantes suivantes :

Feuilles et sommités d'absinthe, de bétoine, de bugle, de calament, de chamœdrys, d'hysope, de lierre terrestre, d'origan, de pervenche, de romarin, de sanicle, de sauge, de scolopendre, de scordium, de thym, de véronique, les fleurs d'arnica, de pied-de-chat et de tussilage.

Lorsque les Arabes eurent inventé l'alcool, on distilla ces plantes et l'on en fit une teinture qui porta le nom d'*alcoolat vulnéraire*, ou *eau d'arquebusade*, ou *eau vulnéraire spiritueuse* (1).

Mais les blessés ne se bornèrent pas à se panser avec cette eau d'arquebusade, ils en burent et trouvèrent que c'était un excellent cordial. Aussi l'usage s'en est-il conservé, et, quand un homme du peuple vient à être blessé, il va relever ses forces opprimées par le choc produit par le traumatisme, en allant boire un verre de *vulnéraire*. Ce vulnéraire porte encore dans beaucoup de contrées, à Lyon par exemple, le nom d'*eau d'arquebusade* ou, plus couramment, d'*arquebuse*. Ce mot d'*ar-*

(1) L'alcoolat vulnéraire est fait avec les plantes suivantes : feuilles fraîches de : absinthe, angélique, basilic, calament, fenouil, hysope, marjolaine, menthe poivrée, origan, romarin, rue, sarriette, sauge, serpolet, thym; de chaque, 100 grammes. Ajoutez : sommités fleuries d'hypéricum, 100; lavande, 100; alcool à 80 degrés, 1000. Macérez dix jours. Pour faire l'alcoolat vulnéraire, on prend les espèces précédentes employées pour la teinture vulnéraire, on met macérer pendant six jours dans 4500 grammes d'alcool à 60 degrés, et l'on distille pour obtenir 3000 grammes d'alcoolat.

quebuse est probablement l'origine d'une autre locution : *boire un canon*. En effet, quand l'un buvait une arquebuse, il la buvait dans un verre de petit calibre, et celui qui buvait du vin buvait dans un verre de gros calibre. Le petit calibre s'appelait *arquebuse*, le gros calibre s'est appelé *canon*. De là l'expression populaire de l'homme qui va boire un verre de vin : *il va prendre un canon*.

L'arquebusade est, en effet, une liqueur aromatique ; quand elle est bien distillée, elle a une saveur homogène qui se termine par un bouquet aromatique. Les dégustateurs de profession expriment cette unité par cette phrase : « Ça va d'un train, ça finit bien. »

Plus tard, on a sucré l'arquebuse, qui est devenue la chartreuse et, par contrefaçon, la bénédictine, la trappistine, etc., etc.

L'eau de mélisse des Carmes, ou alcoolat de mélisse composé, se rapproche beaucoup de l'arquebuse ; c'est une liqueur non sucrée (1).

A côté de ce cordial, nous en avons un nouveau à ajouter :

LE MUGUET (*convallaria maïalis*).

Dans le chapitre consacré à la matière médicale, j'ai dit tout ce qu'on sait du muguet à l'heure qu'il est. On peut voir, par la relation que j'ai donnée de son action pathogénétique, que le muguet est un véritable tonique du cœur et surtout un tonique du myocarde.

Il faut seulement l'employer à haute dose. J'ai l'habitude de prescrire l'alcoolature à la dose d'une cuillerée à café (4 grammes) dans un demi-verre d'eau sucrée à prendre en une fois. Cette dose peut être répétée deux fois par jour, en cas d'ataxie cardiaque ou d'arythmie.

C'est un cordial que je crois appelé à beaucoup d'avenir et qui remplacera probablement l'alcoolat de mélisse des Carmes.

(1) L'alcoolat de mélisse composé est le produit de la distillation des plantes suivantes : mélisse fraîche en fleur, 900 ; zestes frais de citron, 150 ; cannelle de Ceylan, 80 ; giroflée, 80 ; muscades, 80 ; coriandre, 40 ; racine d'angélique, 40 ; alcool à 80 degrés, 5 000. Macérez quatre heures et distillez.

Mais le véritable cordial du muguet, c'est l'extrait aqueux donné à la dose de 2 grammes par jour. C'est le meilleur tonique du myocarde, alors même que les reins sont altérés. Mais il faut bien savoir que, comme la digitale, l'extrait aqueux de convallaria m'a fait attendre ses effets. Ce n'est qu'au bout de cinq jours qu'on commence à les constater et qu'à partir de huit jours qu'ils sont à leur maximum. L'observation en a été faite également par Troitski, non seulement dans les affections organiques du cœur, mais dans le cas de palpitations nerveuses.

On voit en effet l'arythmie se modifier et cesser même quelquefois complètement dans le cas de cardio-sclérose par athérome généralisé. Dans ces dernières années, j'en ai eu de nombreux exemples.

Cette action tonique sur le myocarde a été constatée également par Smith (1) sur deux malades, par Hurd (2), par Kalmyk (3) et surtout par Pel (4).

Si Berthold Stiller (5) n'a pas obtenu les mêmes effets, c'est qu'il a donné des doses trop faibles.

Quant à l'action diurétique annoncée par M. Germain Sée et par Hiller (6) et par Kalmyk, je ne l'ai pas constatée et je crois, d'après ce que j'ai pu savoir qu'on ne l'a généralement pas retrouvée.

ACIDE NITRIQUE.

Enfin, je dois signaler un cordial que mon maître, F. Bouley, affectionnait particulièrement dans le cas de détresse cardiaque, c'est l'acide nitrique alcoolisé.

Voici la formule qu'il employait :

Julep gommeux.	100	grammes.
Cognac.	50	—
Acide nitrique.	1	—

(1) Smith, *Archiv of medicin*, VIII, 3, p. 293, dec. 1882.
(2) Hurd, *New-York Medical Record*, XXII, 11 sept. 1882.
(3) Kalmyk, *Therapeutic Gazette*, n. s. III, p. 254, july 1882.
(4) Pel, *Centralblatt die fur die gesam. Ther.*, Vienne, 1-2 février 1883.
(5) Stiller, *Wien. Med. Wochenschrift*, XXXII, 44-46, 1882.
(6) Hiller, *Deutsche Med. Wochenschrift*, VIII, 9, p. 125, 1883.

J'ai bien souvent employé ce cordial avec succès et, pendant longtemps, il m'a donné à la longue des résultats inespérés dans des cas d'hypertrophie par lésions valvulaires.

SPARTÉINE.

La spartéine est une base volatile, découverte par Stenhouse, dans le *spartium scoparium* (citysus scoparius), genêt à balais, de la famille des légumineuses papilionacées.

C'est un alcool liquide incolore, plus dense que l'eau et privé d'oxygène.

La spartéine bout à 287 degrés.

D'après Laborde et G. Sée, ce serait un régulateur du cœur, à la dose de 2 à 40 centigrammes. Le sulfate est un liquide huileux, qu'il donne en solution à la dose de 10 centigrammes. C'est, selon M. Sée, un puissant tonique du myocarde.

GRINDELIA ROBUSTA.

Le docteur Vasili Dobroklowski, chef de clinique du professeur Botkin, à Saint-Pétersbourg, a expérimenté l'extrait fluide du *grindelia robusta*, plante aromatique à feuilles persistantes, de la famille des composées, croissant en Californie.

Donné à la dose de 1 à 4 grammes, ce médicament aurait pour effet de diminuer la fréquence des battements du cœur et d'en diminuer la force. Des expériences sur les animaux lui auraient montré que le médicament agit sur l'appareil modérateur du cœur dans la moelle allongée. Il n'y a pas eu de diurèse; d'après Bartholow, ce serait en outre un hypnotique. (*Gazette hebdomadaire*, 10 nov. 1886.)

CORDIAUX ADMINISTRÉS EN INHALATIONS.

Pour stimuler les fonctions cardiaques, on respire des vapeurs irritantes comme celles de l'acide acétique enfermé dans un flacon qu'on appelle *flacon de vinaigre anglais*.

Ce flacon renferme soit du sulfate de potasse en fragments,

soit une éponge et de l'acide acétique glacial. Le corps solide est là pour augmenter la surface d'évaporation du liquide.

On en fait encore avec de l'ammoniaque ; mais l'ammoniaque irrite tellement la muqueuse nasale, qu'on s'abstient de respirer, et les vapeurs ne pénètrent pas dans les bronches.

On se sert encore de liquides spiritueux aromatiques : l'*eau de la reine de Hongrie*, ou esprit de romarin composé, et l'*eau de Cologne*.

L'eau de la reine de Hongrie a pour formule :

Romarin	360	grammes.
Lavande	120	—
Eau-de-vie	2169	—

Au bout de douze heures, redistiller pour avoir 1080 grammes de produit.

L'*eau de Cologne* est ainsi composée d'après le Codex de 1866 :

Huile volatile de bergamote	100	grammes.
— de cannelle	25	—
— de citron	100	—
— de cédrat	100	—
— de lavande	50	—
Huile de fleurs d'oranger	50	—
— de romarin	50	—
Alcool à 90 degrés	12000	—
Alcoolat de mélisse composé	1500	—
— de romarin	1000	—

Après huit jours de contact, distillez pour obtenir les quatre cinquièmes du produit.

ÉTHER.

L'éther sulfurique ou oxyde d'éthyle, C^4H^5O, est un liquide incolore d'une densité de 0,71 ; il bout à 38 degrés et se volatilise rapidement à la température ordinaire.

Lorsqu'on fait respirer des vapeurs d'éther en petite quantité pour éviter d'arriver jusqu'à l'anesthésie chirurgicale, on voit qu'un des premiers effets de l'éther est de rendre plus active la circulation périphérique. Le visage se colore, puis le cerveau est excité en même temps que les actes réflexes diminuent ; c'est cette action que l'on cherche à obtenir avec l'inspiration des vapeurs d'éther. Ce moyen est bon, mais il a peu de durée et s'use au bout d'un certain temps.

CHLOROFORME.

M. Vergely (de Bordeaux) a employé de même les inhalations de chloroforme pour combattre les dyspnées cardiaques accompagnées de palpitations violentes.

M. Vergely conclut de ses expériences : 1° que les maladies du cœur ne sont pas une contre-indication à l'emploi des anesthésiques ; 2° que le chloroforme est un sédatif dans ces affections ; 3° qu'il doit, dans ces cas, être administré avec prudence. M. Vergely a pu s'en servir pour calmer des accès d'angine de poitrine (Société médicale des hôpitaux, 10 janvier 1879, rapport de M. Dieulafoy).

IODURE D'ÉTHYLE.

L'éther iodhydrique, ou mieux l'iodure d'éthyle, C^4H^5I, découvert par Gay-Lussac, est un liquide incolore, d'une odeur éthérée, pénétrante, d'une densité de 1,976, bouillant à 70 degrés, se volatilisant facilement à la température ordinaire, et mieux encore si on verse l'iodure d'éthyle dans la paume de la main.

Pour l'employer, on l'enferme dans de petits tubes de verre ayant une ampoule au milieu et ressemblant à de gros tubes à vaccin. Au moment de s'en servir, on en casse les deux extrémités ; on reçoit le liquide sur un linge, ou mieux sur la paume de la main, où il se volatilise, et l'on en aspire fortement la vapeur. Cette substance, vantée par M. G. Sée (1) dans la dyspnée produite par l'asthme, n'a qu'une action faible sur le cœur et la circulation. Cependant, elle peut faire cesser la dyspnée.

LE NITRITE D'AMYLE.

Le *nitrite d'amyle* a été découvert par Balard, en 1844, en faisant réagir l'acide azotique sur l'alcool amylique.

(1) G. Sée, *Du traitement de l'asthme par l'iodure d'éthyle* (*Bulletin de thérapeutique*, 1878).

Le *nitrite d'amyle* ou *azotite d'amyle* (éther amylnitreux) a pour formule $C^5H^{11}AzO^2$. C'est de l'alcool amylique $C^5H^{11}OH$ dans lequel 1 équivalent d'H a été remplacé par le groupe azotite AzO.

Le nitrite d'amyle est un liquide mobile jaune pâle, dont la couleur se fonce si on le chauffe plusieurs fois, mais qui revient à sa teinte première par le refroidissement (Balard). Son odeur et sa saveur rappellent celles des poires mûres (Richardson), ou celle de la pomme de reinette (Veyrières) (1). Sa densité est égale à 0,877 ; sa vapeur est un peu rutilante ; elle est aussi irritante et caustique et possède une densité de 4,03 (Balard), de 58,2 rapportée à l'hydrogène ; elle détone à 260 degrés (2). Le nitrite d'amyle bout à 99 degrés sous la pression de 756 millimètres (Guthrie), à 95 degrés (Rieckher), à 96 degrés (Balard).

Cet éther rougit fortement le tournesol (3).

Action pathogénétique. — Peu de temps après la découverte du nitrite d'amyle par Balard, Guthrie (4) avait reconnu à cette substance la propriété d'amener rapidement la coloration de la face, de rendre plus évidentes les pulsations des carotides et d'accélérer les battements du cœur ; il le proposait déjà pour ressusciter les *noyés*, les *suffoqués* et les *défaillants*.

Depuis cette époque, le nitrite d'amyle a été étudié par un grand nombre de médecins et de physiologistes : Richardson (5), Gamgee, L. Brunton, Wood (Horatio), Jones (Talfort) (6), Wood (Goadhort), etc.

(1) Veyrières, *Recherches sur le nitrite d'amyle, action physiologique et thérapeutique*, thèse de Paris, 1874, n° 98.

(2) Wurtz, *Dictionnaire de chimie.*

(3) Dugau, *Recherches critiques et expérimentales sur le nitrite d'amyle*, thèse de Paris, 1879.

(4) Guthrie, *Quarterly Journal of the Chemical Society*, London, 1859.

(5) Richardson, *Med. Times and Gazette*, 1863, 1864, et *Brit. and For. Med. Review*, t. XXXI, janvier 1868.

(6) Gamgee, *Combinaison du nitrite d'amyle avec l'hémoglobine* (*Philosoph. Transact.*, 1868). — *Action physiologique du nitrite d'amyle*, Leipzig, 1869. — L. Brunton, *De l'emploi du nitrite d'amyle dans l'angine de poitrine* (*The Lancet*, vol. I, p. 9, 1865). — *De l'action du nitrite d'amyle sur les vaisseaux.* Travaux du laboratoire de Leipzig, 1868.— *Action simultanée de la strychnine et du nitrite d'amyle* (*Journal of Anatomy and Physiol.*, 1870-71, p. 92). — Wood (H.), *Recherches expérimentales sur l'action du nitrite d'amyle* (*Ame-*

En 1873, le docteur Amez-Droz (1), de la Chaux-de-Fonds, publia sur cette substance un travail étendu qui fut le premier dont j'eus connaissance.

J'engageai alors un de mes élèves, M. Veyrières, à faire une étude de cette substance. M. Veyrières s'est mis à en préparer une certaine quantité avec l'aide de M. Adrian, et en a consigné les résultats dans sa thèse inaugurale de 1874. Du reste, j'en ai eu plusieurs échantillons à ma disposition, les uns préparés par M. Bougarel, aujourd'hui pharmacien à Fontainebleau ; d'autres, par M. Adrian et par M. Petit. J'ai consigné les résultats de mes recherches thérapeutiques dans le *Traité de thérapeutique* (2).

Depuis, l'étude du nitrite d'amyle a été faite par un très grand nombre de médecins dont les noms viendront peu à peu, et qui sont fort bien recueillis dans la thèse de M. le docteur Dugan.

Le nytrite d'amyle est très volatil ; et si on le conserve dans un flacon, il s'en échappe une odeur de pomme de reinette très forte; à plus forte raison, si le nitrite d'amyle a été mis dans un flacon rempli de sulfate de potasse, comme on le fait pour l'acide acétique. Le mieux est de l'enfermer dans des capsules de verre, comme l'iodure d'éthyle. On les brise au moment de s'en servir.

Il suffit de verser sur la paume de la main 8 à 10 gouttes de nitrite d'amyle pour obtenir des phénomènes très accusés. L'odeur du nitrite d'amyle est fraîche, rappelant celle de l'amylène. Sa vapeur, en arrivant dans les fosses nasales, y détermine une sensation de fraîcheur. Mais cette sensation de fraîcheur s'arrête à la gorge et ne se fait pas sentir, comme celle du chloroforme, jusque dans les dernières ramifications bronchiques. Au niveau du pharynx et du larynx, la sensation éprouvée est plutôt celle d'un chatouillement; aussi provoque-t-il souvent la toux. Presque aussitôt, on éprouve un sentiment de plénitude dans

rican Journal of med. scienc., juillet 1871, p. 39). — Jones (T.), *Emploi du nitrite d'amyle contre le collapsus et les crampes du choléra* (*Brit. Med. Journal*, 1871, et *Practitioner*, oct. 1871, p. 213).

(1) Amez-Droz, *Étude sur le nitrite d'amyle* (*Archives de physiologie*, 1873, p. 467).

(2) *Traité de thérapeutique*, par Trousseau, Pidoux et C. Paul, 9e édition, t. II, p. 836, 1877.

la tête, mais plus encore au visage, comme si l'on avait bu des spiritueux. La face ne tarde pas à s'injecter, les yeux deviennent brillants ; l'expression du visage s'illumine et prend un caractère gai. La turgescence du visage s'accentue bientôt davantage ainsi que la coloration rouge, qui dépasse de beaucoup celle que produisent les émotions. Il est facile de constater à ce moment que non seulement les capillaires superficiels, mais que tous les vaisseaux de la tête, artères, capillaires et veines, sont dans un état de tension érectile très manifeste. Les carotides battent avec force ; en même temps le pouls est accéléré et dépasse souvent 100 pulsations.

Ce qui est frappant, c'est que ces phénomènes sont limités à la tête exclusivement. A part cette excitation d'une région des vaisseaux périphériques, les autres organes de la circulation restent calmes, tant le cœur que les vaisseaux des membres et des viscères.

Au bout d'un temps assez court, quatre à cinq minutes environ, cette excitation diminue, et, au bout de dix minutes au plus, tout a disparu.

Il est remarquable que pendant le temps où cette excitation vasculaire céphalique est portée à son maximum, on n'éprouve pas de vertiges, à moins de prolonger trop longtemps les inspirations de vapeurs de nitrite d'amyle.

Tels sont les phénomènes qu'on peut produire à volonté sur l'homme, et qui ne manquent presque jamais.

Il s'agit maintenant de voir par quel mécanisme cette action se produit, et quels éclaircissements à cet égard donnent les expériences faites sur les animaux.

L'examen microscopique de la membrane interdigitale de la grenouille a permis à Richardson et à Gamgee de voir chez la grenouille la dilatation des capillaires. Il y a chez cet animal, par conséquent, une action générale, peut-être due à ce que la dose administrée à la grenouille était proportionnellement plus grande.

En même temps que cette distension des vaisseaux capillaires, Gamgee, Amez-Droz, Mayer et Friedrich (1) ont vu la tension

(1) Mayer et Friedrich, *Action physiologique du nitrite d'amyle* (*Archiv f. exper. Pathologie und Pharmacie*, t. V, p. 55, 1876).

sanguine s'abaisser. Cet abaissement de la pression sanguine a été constaté de même chez le lapin par Lauder-Brunton, Wood (H.), de Philadelphie, et Amez-Droz. Cette diminution a été de 30 millimètres.

Chez le chien, l'abaissement de la tension a été constaté également par Amez-Droz, qui l'a vue baisser de 80 à 100 millimètres.

L'examen du cœur a montré, comme chez l'homme, une augmentation dans la fréquence des battements chez le lapin (Lauder-Brunton, Amez-Droz, S. Mayer et J. Friedrich).

Ces trois faits : dilatation des capillaires, abaissement de la tension, augmentation des battements du cœur, sont corrélatifs depuis les lois établies par M. Marey. Disons que seuls Guttmann (1) et Eulenbourg n'ont pas constaté cette augmentation de fréquence du pouls.

Notons que Robert Fick, examinant les vaisseaux rétiniens pendant l'excitation vasculaire, ne les aurait pas trouvés dilatés.

Par quel mécanisme se produit cette dilatation vasculaire? A. Hunt, Filehne, Huizinga, R. Fick, Mosso (de Turin) (2), admettent une paralysie des vaso-moteurs. Cependant, si l'on a pris la précaution de paralyser d'avance les nerfs vaso-moteurs par une section préalable de la moelle au-dessous de l'atlas, comme l'a fait Lauder-Brunton, ou une section des nerfs vagues (Filehne), le phénomène ne se produit pas moins. On est amené à penser, comme Amez-Droz, que cette dilatation vasculaire, qui se fait en dehors de l'action de la moelle, indique une action directe du nitrite d'amyle sur les nerfs vaso-dilatateurs, ou bien que cette action sur les nerfs vaso-dilatateurs est le résultat de l'action du nitrite d'amyle sur le sang, action qui consiste dans une moindre oxygénation des globules et une augmentation de

(1) Guttmann, *Des effets de quelques nouveaux médicaments* (Société médicale de Berlin, 23 juillet 1873).

(2) A. Hunt, *De l'emploi du nitrite d'amyle* (*Brit. Journal of Dental Sc.*, vol. XVI, 1873). — Filehne, *Influence du nitrite d'amyle sur la tonicité vasculaire* (*Pfluger's Archiv*, t. IX, p. 470). — Huizinga, *id.*, t. XI, 1876. — Mosso, *Variations du pouls sous l'influence du nitrite d'amyle*, Turin, 1878.

l'acide carbonique. On sait combien sont fragiles toutes ces théories; l'avenir seul nous dira ce qu'il en est.

C'est cette action vaso-dilatatrice que j'ai utilisée bien des fois, tant à l'hôpital qu'en ville, chez des cardiaques avancés ayant des lipothymies, et surtout dans les accès d'angine de poitrine; et je dois dire que j'ai toujours eu l'occasion de m'en louer. Malheureusement, l'action du nitrite d'amyle est fugace et ne peut être utilisée que de temps en temps pour agir contre des accès de défaillances ou de syncopes.

Dans ces conditions, c'est un médicament d'urgence dont l'action est rapide et inoffensive, et par conséquent, à l'occasion, un auxiliaire précieux.

DES CORDIAUX ADMINISTRÉS PAR LA VOIE SOUS-CUTANÉE.

Ici, nous rencontrons deux médications précieuses : les injections sous-cutanées de morphine et les injections sous-cutanées d'éther.

La méthode des injections sous-cutanées date de 1855, où elle fut inventée par Wood (d'Edimbourg), pour combattre les névralgies localisées et superficielles. On en a bien réclamé la priorité pour Rynd, qui, en 1844, avait pratiqué à Dublin des injections de morphine et de créosote. Mais, pour moi, les véritables inventeurs de la méthode sous-cutanée sont les sauvages de l'Amérique du Sud, qui imprégnaient leurs flèches de curare. Quelle merveilleuse découverte! imprégner une flèche d'un poison qui paralysera l'animal touché en un endroit quelconque du corps, et quel poison! un poison qui laissera la victime comestible et sans danger pour celui qui doit la manger.

Si l'on pouvait trouver de même pour nos armes de guerre un poison qui mettrait l'ennemi hors de combat sans le tuer, ce serait un autre prodige. Il a fallu à cette méthode trois années pour pénétrer en France, introduite par Béhier, et trois autres années pour la faire pénétrer en Allemagne (1861).

Qu'est-ce donc que le tissu cellulaire sous-cutané dans lequel nous injectons des substances actives, et quel bénéfice y trouvons-nous? Si nous donnons à cette voie d'introduction une importance capitale, ce n'est pas seulement parce qu'elle demande une moins grande quantité de substance, c'est parce que l'action est plus rapide que par la voie digestive et plus sûre que par la voie pulmonaire.

Nous n'avons plus lieu de nous étonner de cette rapidité d'action, elle nous est démontrée expérimentalement et expliquée anatomiquement.

Expérimentalement, l'action est plus rapide et à moindre dose, sans altération de la substance par les sucs digestifs, comme cela se voit pour certains médicaments (l'extrait aqueux d'ergot). Anatomiquement, nous pouvons nous en rendre compte.

Virchow considérait les corpuscules du tissu conjonctif comme de véritables cellules ; il supposait que toutes ces cellules formaient un réseau parcouru par une véritable circulation. Il admit ainsi, à côté de la circulation sanguine et de la circulation lymphatique, une troisième circulation qu'il appela *circulation plasmatique.*

Cette idée fut soutenue par l'un de ses élèves, Recklinghausen, mais fut bientôt combattue par Kühne et Henle.

Kühne, élève de Claude Bernard, a pu montrer que ces corpuscules de tissu conjonctif n'ont pas de membrane d'enveloppe, qu'ils ne forment pas de réseau et qu'ils sont libres dans les espaces compris entre les faisceaux de fibrilles du tissu conjonctif. Henle a soutenu d'autre part que ces corps ne sont pas des cellules, mais seulement les intervalles des faisceaux de fibrilles.

M. Ranvier et M. Renaut ne repoussent pas l'idée d'une circulation plasmatique, elle peut se faire dans les espaces très dilatables existant entre les vaisseaux. M. Ranvier assimile les cellules plates qui tapissent les faisceaux aux cellules des membranes séreuses, et l'on sait que ces membranes absorbent les substances qu'on leur confie.

On peut donc considérer le tissu cellulaire sous-cutané comme l'origine du système lymphatique.

Injecter un liquide dans le tissu cellulaire sous-cutané, c'est donc, en réalité, l'injecter dans le système lymphatique, c'est-à-dire dans l'antichambre du système sanguin.

DES INJECTIONS SOUS-CUTANÉES DE CHLORHYDRATE DE MORPHINE.

L'opium est la première substance qui ait été injectée dans le tissu cellulaire sous-cutané. Wood avait pris, pour cet usage, de la liqueur de Battley, qu'il avait étendue d'eau. Lobel (de Vienne) avait injecté d'abord une solution d'opium brut, puis une solution d'extrait d'opium. Le sel qu'on emploie le plus ordinairement est le chlorhydrate, sous la formule suivante :

Chlorhydrate de morphine.	20 centigrammes.
Eau distillée bouillie.	20 grammes.

Cette solution est relativement stable, il ne s'y développe pas de conferves et de cristaux. En pareil cas, il suffit de faire bouillir la liqueur pour redissoudre les cristaux, détruire les conferves et filtrer. De cette manière, la solution redevient active.

On peut employer encore les petits morceaux de gélatine imprégnés de chlorhydrate de morphine qu'on peut faire dissoudre au moment de s'en servir.

On en injecte une seringue, c'est-à-dire 1 centigramme, 2 au besoin, dans les cas graves.

Les injections sous-cutanées de morphine dans les accès de détresse cardiaque ont été employées d'abord par Levy (1) (de Venise), puis par Al. Renault (2), 1874, puis par le docteur Vibert (du Puy), 1875 (3), enfin, par M. Huchard, 1877 (4). Ce dernier a insisté surtout sur l'utilité de combattre les anémies cérébrales consécutives aux affections aortiques et à l'asystolie par la morphine. Selon lui, la morphine congestionne le cerveau et par conséquent fait cesser l'anémie cérébrale et, par suite, la dyspnée. Il semble que chaque injection de chlorhydrate de morphine dans la peau soit une injection de sang dans le cerveau et le résultat le plus rapide de cette injection est de ranimer les mouvements respiratoires. La même année, Gubler a

(1) Société de médecine de Strasbourg, 1868.

(2) Al. Renault, *Influence des injections sous-cutanées de morphine contre la dyspnée* (*Union médicale*, 1874).

(3) Vibert, *Journal de thérapeutique*, 1875.

(4) Huchard, *Journal de thérapeutique*, 1877.

fait, dans son journal (1), le parallèle des indications des injections sous-cutanées de morphine et de la digitale. Il arrive à dire également que la digitale est utile à la fin de la période de tolérance et que, plus tard, c'est à la morphine qu'il faut avoir recours.

En effet, au moment de la cachexie cardiaque, ces injections de morphine soulagent tellement les malades qu'ils les réclament avec instance et que malgré soi on est obligé de les multiplier. On a commencé par 1 centigramme par jour et peu à peu il faut arriver à 2, 3, 4 et même 5 injections par jour. Puis l'unité thérapeutique de 1 centigramme devient insuffisante et il faut faire des injections de 2 centigrammes, qu'on ne pourra plus suspendre jusqu'à la fin de l'agonie du malade.

Au point de vue de la théorie, on peut supposer que la morphine constitue un excellent vaso-dilatateur (2) qui amène, par suite de la dilatation des vaisseaux périphériques, l'abaissement de la tension intravasculaire et une diminution du nombre des battements du cœur. Cette théorie, soutenue en partie par MM. Dujardin-Beaumetz et Bucquoy (3), n'est pas acceptée par M. Ferrand, qui croit à une action directe sur la cellule cérébrale.

Quoi qu'il en soit, les injections sous-cutanées de morphine rendent les plus grands services dans les cas de dyspnée cardiaque et d'asystolie, et ces injections sont entrées aujourd'hui dans la pratique journalière.

INJECTIONS SOUS-CUTANÉES D'ÉTHER.

On peut de même employer les injections sous-cutanées d'éther, recommandées dans ces derniers temps par le professeur Verneuil. On en fait quatre à la fois de chacune 1 centimètre cube et on les répète au besoin deux et même trois fois par jour.

Ces injections ont le pouvoir de réveiller la calorification et la circulation, mais elles n'ont pas l'activité des injections de morphine.

(1) Gubler, *Journal de thérapeutique*, 1877, p. 361 et suiv., et 1878.
(2) Picart et Rebelet, Société de biologie, 4 mai 1878.
(3) Société de thérapeutique, 13 novembre 1878.

CHAPITRE LII

TRAITEMENT DE L'HYPERTROPHIE.

Dans les chapitres précédents, j'ai déjà fait connaître :

1° L'hygiène que doivent suivre les malades atteints d'affection organique du cœur ;

2° Les moyens de calmer les palpitations et l'excitation cardiaque ;

3° Les cordiaux ou moyens de réveiller l'énergie des contractions cardiaques ;

4° Il ne faut pas oublier ce point capital, c'est que l'hypertrophie est toujours secondaire. Par conséquent, lorsque l'hypertrophie aura pour cause une affection d'un autre organe que le cœur, cette affection devra en même temps être traitée avec la même énergie.

Il ne reste donc plus à dire ici quelle est la conduite que doit tenir le médecin en face d'une hypertrophie dont la cause est une lésion du cœur lui-même, soit dans ses valvules, soit dans son tissu musculaire. On a dit et répété que le cœur sollicité par l'obstacle qu'il avait à vaincre s'hypertrophiait pour établir une sorte de *compensation*, et l'on a même qualifié cette hypertrophie de *providentielle*. Cette manière de voir serait juste, si cette hypertrophie une fois acquise restait stationnaire ; mais l'expérience a montré que ce surcroît de travail imposé au cœur finit par user ses fibres, qui s'altèrent soit par la dégénérescence graisseuse, soit par le travail d'irritation du tissu conjonctif qui se développe outre mesure et finit par étouffer les fibres musculaires.

S'il est vrai que cette dégénérescence se montre surtout alors que les autres organes de la circulation perdent, par l'âge, leur élasticité et leur contractibilité, il faut ajouter que la diathèse arthritique, alcoolique ou syphilitique hâte souvent cette sorte de sénilité de l'organe, et qu'enfin le cœur peut rapidement s'altérer si l'obstacle cardiaque est considérable.

Il faut donc, tout en respectant ce travail d'hypertrophie, le modérer pour faire qu'il arrive le plus tard possible à la dégénérescence.

Quels sont les moyens que nous avons à notre disposition? Pendant longtemps, on a compté sur les révulsifs et nous voyons souvent, dans la pratique, des malades porter la cicatrice de vésicatoires, de cautères, de moxas, de pointes de feu qui ont été placés dans ce but; mais l'expérience est loin d'avoir ratifié cette thérapeutique, qu'on abandonne de plus en plus.

Faut-il compter sur l'iodure de potassium, qu'on oppose d'une manière banale à toutes les hypertrophies? Non certainement; cependant, l'iodure de potassium est un succédané du bromure de potassium qui peut rendre quelques services.

Il en est de même du tartre stibié à petites doses, 5 à 6 milligrammes, 10 au plus par jour, et du *veratrum viride*. Il faut aussi abandonner l'espoir théorique de voir réduire les végétations cardiaques par l'usage des alcalins et des mercuriaux.

Reste donc l'emploi des modérateurs du cœur. Peut-on espérer qu'ils feront à la longue disparaître les lésions cardiaques et que le passage continuel du sang d'une manière régulière et modérée finira par les polir et les user? On n'y peut pas compter. Et, cependant, il n'est pas de médecin qui, déjà avancé dans la carrière, n'ait vu disparaître des bruits de souffle liés à des lésions organiques qu'il croyait définitives.

Pour ma part, j'ai vu, à mon grand étonnement, chez des personnes à vie calme et régulière, des bruits de souffle de cet ordre s'amoindrir et finir par disparaître à la longue, sous l'influence de l'hygiène et du traitement. C'est là un résultat exceptionnel, je l'avoue, et sur lequel on ne peut compter. Mais ce fait, si exceptionnel qu'il soit, est réel et positif, et puisqu'il se présente quelquefois, on doit toujours tenter de l'obtenir ou de s'en rapprocher le plus possible.

Il faut maintenant faire une certaine distinction entre les diverses hypertrophies d'origine cardiaque.

Les hypertrophies consécutives aux lésions de la mitrale sont celles qui laissent vivre le malade le plus longtemps quand ces lésions ne sont pas très étendues. On sait qu'elles prédisposent aux stases sanguines et, par suite, aux congestions et aux hydropisies. Dans ces cas, les modérateurs du cœur ont une grande action, et l'on en peut user longtemps.

Lorsque, au contraire, l'hypertrophie est consécutive à une lésion de l'orifice de l'aorte ou du commencement de son trajet, il n'en est plus de même, et l'anémie, qui se présente souvent, indique qu'il y a bien plus lieu de s'adresser aux préparations ferrugineuses ; et comme les préparations ferrugineuses, poussées à doses fortes, calment la circulation, c'est à elles qu'il faut s'adresser et non pas à la digitale, qui est mal supportée par ces malades.

Les préparations les meilleures, en pareil cas, sont les préparations solubles : le tartrate de fer et de potasse, dont on donne 30 à 60 centigrammes par jour et même davantage, le perchlorure de fer à la dose de 50 à 60 gouttes par jour en deux ou trois fois, le protochlorure de fer, le pyrophosphate de fer citro-ammoniacal, l'arsénite de fer sous cette forme :

Sirop d'arséniate de fer.

Sirop simple	260g,00
Sirop de fleurs d'oranger	60 ,00
Pyrophosphate de fer citro-ammoniacal	3 ,00
Liqueur de Fowler	1 ,50

Enfin, les carbonates et les iodures de fer.

Les malades qui souffrent d'athérome de l'origine de l'aorte sont, en outre, soulagés par l'iodure de potassium à petites doses, 30 à 50 centigrammes, à moins que la lésion ne soit de nature syphilitique, auquel cas il faut porter la dose à 2 grammes.

Lorsqu'il s'agit de l'hypertrophie consécutive au rétrécissement de l'artère pulmonaire, les dangers ne sont plus de même ordre, et la phthisie est la complication la plus à craindre. Ici, il faut mettre le fer absolument de côté et prendre toute une autre série de médicaments : le chlorure de sodium, l'arsenic à petite dose, sous forme d'eau du Mont-Dore par exemple, ou les deux réunis dans l'eau de la Bourboule, les phosphates, l'huile de foie de morue, les sulfures alcalins faibles, comme dans le traitement de la phthisie torpide.

Il faut enfin songer à la diathèse et à la constitution du malade, éloigner les causes toxiques, comme le tabac, l'alcool, etc. Reste le traitement de la diathèse : le rhumatisme, la goutte ou la syphilis.

CHAPITRE LIII

TRAITEMENT DES ACCIDENTS QUI SUIVENT L'HYPERTROPHIE.

DES ACCIDENTS PULMONAIRES.

Les accidents pulmonaires qui suivent l'hypertrophie sont produits par la stase sanguine, c'est-à-dire la congestion, l'œdème, l'apoplexie et les épanchements pleuraux.

Ici, on suivra les lois ordinaires de la révulsion ; aux congestions internes, on opposera des congestions externes, les ventouses sèches en grand nombre et répétées chaque jour. Ces ventouses ont l'heureux privilège de ne causer aucune douleur au malade et de le soulager immédiatement. On les appliquera en grand nombre, lorsqu'elles sont de petit calibre, comme les ventouses appliquées dans les hôpitaux de Paris : vingt, trente, quarante, qu'on renouvellera soit toutes les vingt-quatre heures, soit même toutes les douze heures. Elles devront former une belle ecchymose violette persistante, et ne pas rester appliquées plus de huit à dix minutes. On les renouvellera fréquemment, mais on devra cesser de les appliquer si le malade est atteint d'anasarque, et si la peau ou tout simplement le tissu cellulaire sous-cutané est infiltré. En pareil cas, la succion sanguine n'aurait plus lieu, et la ventouse ne produirait que des phlyctènes qui ne soulageront en aucune manière le malade, mais formeront des plaies qui, tout en étant superficielles, seront vite enflammées, douloureuses au contact des vêtements, et particulièrement des gilets de flanelle, et deviendront pour le malade l'occasion d'une série de petites douleurs qui l'énerveront et contribueront à le priver du sommeil, si difficile déjà en pareil cas.

A côté des ventouses sèches, il faut placer les ventouses scarifiées ; mais celles-ci n'ont aucune utilité. S'il y a tendance à l'asphyxie et stase veineuse, on soulagera beaucoup mieux les malades par des saignées de deux ou trois palettes, c'est-à-dire de 250 à 300 grammes, qui, au début, soulageront bien, mais qu'il faudra répéter, et dont l'effet bienfaisant ira en diminuant chaque fois.

Tant que le malade pourra marcher et sortir, on pourra user avec avantage des bains d'air comprimé. La compression devra être faite lentement en un quart d'heure ou vingt minutes, et la pression ne devra guère dépasser la surpression d'une demi-atmosphère. La séance devra durer une heure, et la décompression devra être lente, presque aussi lente que la compression.

Il faudra prévenir en outre les malades, qu'en sortant de l'appareil ils éprouveront facilement du froid et manqueront de réaction. Ce phénomène est loin d'être aussi marqué au sortir des appareils médicaux à air comprimé, qu'au sortir des tubes dans lesquels on travaille sous l'eau à 3, 4 atmosphères et au delà. Mais, comme les malades offrent peu de résistance, ils doivent, s'il fait froid et surtout s'il fait du vent, attendre quelque temps pour sortir de l'établissement et surtout bien se couvrir.

Le nombre des séances de bain d'air comprimé peut être porté assez loin ; il n'est pas rare de voir des malades se trouver bien d'y aller pendant quinze jours, un mois et même deux mois.

Lorsque de la congestion on a passé à l'œdème ou à l'apoplexie, il faut arriver aux révulsifs spoliateurs, comme les vésicatoires. Seulement il y a ici des précautions à prendre en raison de l'état des reins qui en même temps laisse souvent à désirer.

Il sera bon de mettre des vésicatoires assez grands ($12^c \times 12^c$, $12^c \times 15^c$, $15^c \times 15^c$) et de les recouvrir de papier huilé; non seulement pour que l'action du vésicatoire ne soit pas brutale, mais surtout pour que lorsqu'on retirera l'emplâtre il n'en reste pas de fragments attachés à la peau, et que par conséquent l'action de l'emplâtre cesse quand on jugera à propos de l'enlever.

Il est bon de ne pas laisser ces vésicatoires en place trop longtemps, il est convenable de retirer l'emplâtre aussitôt que l'épiderme est décollé, ce qui se reconnaît à ce qu'il est ridé et très légèrement soulevé.

On évitera presque toujours le cantharidisme par ce moyen,

surtout si le vésicatoire ne dépasse pas les dimensions de 12c×12c.

Il faut y joindre le moyen conseillé par Cullen, qui consiste à faire boire beaucoup les malades pendant le temps de la vésication, pour que la cantharidine qui s'élimine par les urines soit emportée au fur et à mesure et ne se trouve pas en trop forte quantité à la fois dans l'urine.

Enfin, il est une dernière précaution qu'on ne saurait trop recommander :

Le cardiaque atteint de dyspnée, auquel on met un vésicatoire, est presque toujours à demi assis dans son lit, ou du moins on lui a relevé beaucoup la tête ; par le fait de la pesanteur il tend toujours à glisser dans son lit. Il en résulte qu'il se fait un glissement dans lequel le malade descend, mais les pièces de pansement adhérentes au linge et aux oreillers descendent moins, par suite l'épiderme est arraché et le derme mis à nu vient frotter contre des linges secs. Cette plaie mise à nu et en contact avec des corps plus ou moins rugueux devient rouge et douloureuse et constitue une aggravation de peine.

Pour y obvier, il suffit de faire au pansement la petite modification suivante : on appuie sur la peau un papier maigrement cératé qui s'applique exactement sur la plaie et sur la peau saine environnante. On met par-dessus un second papier grassement cératé du côté du malade qui s'applique par-dessus le premier, puis les compresses et le bandage de corps ordinaire. Il s'ensuit que quand le malade viendra à descendre dans son lit, la surface où le glissement sera le plus facile se trouvera entre les deux papiers par suite de l'abondance du cérat. Le corps du malade en descendant conserve appliqué à sa surface le premier papier, et les autres pièces du pansement, en s'écartant, ne laisseront plus une plaie à nu, mais une plaie couverte.

Ceci n'est qu'une pratique de pansement de bien peu d'importance au point de vue de l'évolution et de l'issue de la maladie ; mais elle évitera au pauvre cardiaque de nouvelles souffrances et il s'en montrera reconnaissant à celui qui lui aura évité de nouvelles douleurs.

Dans ces conditions, les vésicatoires soulagent beaucoup et

promptement, mais bientôt leur effet diminue, et après les avoir réitérés un certain nombre de fois avec un succès décroissant, il faut les abandonner.

Pour compléter ce tableau du traitement externe, il faut parler de la thoracentèse pour combattre l'hydrothorax.

Lorsque l'hydrothorax existe seulement en nappe et surtout lorsqu'il est double, il n'y a pas lieu de faire une thoracentèse à cause de la reproduction immédiate du liquide. Mais quand cet épanchement, tout en étant double, existe beaucoup plus abondant d'un côté et si par la mensuration et par les autres procédés d'exploration de la poitrine on est en droit de supposer qu'un des côtés en renferme plus de 1 litre et demi, il pourra être avantageux de faire la ponction soit avec le trocart de Reybard, soit avec les trocarts capillaires munis ou non d'aspirateurs.

En dehors de ces médications externes, on appellera à son secours tous les cordiaux cités dans le chapitre précédent, attendu que tous combattent plus ou moins heureusement la dyspnée.

Il faut y joindre deux autres médicaments : la *teinture de lobélia* et l'*oxygène*.

La teinture de *lobelia inflata* (1) ou *tabac indien* est recommandée en Amérique et en Allemagne contre toutes sortes de dyspnées, même celles qui sont du ressort d'une maladie du cœur. Elle a été recommandée en France par M. Barallier (2), de Toulon. En effet, elle calme dans une certaine mesure la dyspnée et peut rendre quelques services. Il faut y joindre l'extrait fluide de *grindelia robusta*; dose : 4 grammes par jour.

L'oxygène. — Grâce aux efforts persévérants de M. Limousin, l'oxygène est entré dans la pratique thérapeutique et il nous est aussi facile de faire respirer aux malades de l'oxygène que de leur administrer tout autre médicament. Or, à la fin de la ca-

(1) *Lobelia*, genre de la famille des campanulacées (tribu des lobéliacées), dédié à Lobel, botaniste allemand. Ce genre renferme plusieurs espèces, entre autres le *lobelia inflata*. Cette plante croît en Amérique et en Angleterre, où elle a reçu le nom de *asthma-weed* (herbe à l'asthme). Toute la plante est employée pour faire une teinture au sixième. Elle s'administre à la dose de 10 à 25 gouttes trois à quatre fois par jour. Elle paraît agir sur les nerfs pneumogastriques.

(2) Barallier, *Des effets physiologiques et de l'emploi thérapeutique de la lobelia inflata* (*Bulletin de thérapeutique*, 1846, t. Ier, p. 72 et 103).

chexie cardiaque, alors que les poumons sont œdématiés, qu'il y a de l'épanchement dans les plèvres, souvent des infarctus dans les poumons, quelquefois même de l'épanchement dans le péricarde, l'oxygène constitue une ressource précieuse pour diminuer la dyspnée des malades, et cela arrive d'autant plus à propos qu'à cette époque de leur maladie les cardiaques, dont les reins sont altérés, ont souvent de la dyspnée urémique. L'oxygène est précieux alors parce que non seulement il soutient les actes respiratoires, mais encore parce que l'oxygène diminue la quantité d'albumine qui s'échappe par les urines.

PUPITRE DES CARDIAQUES.

J'ai déjà eu plusieurs occasions de dire que quand le cœur s'est hypertrophié le malade ne peut plus se coucher sur le côté gauche, parce que le cœur alourdi tire sur ses attaches et comprime le poumon gauche, tandis que dans le décubitus droit le cœur repose sur sa base et ne tire pas sur ses ligaments. Plus tard, quand sont survenues la dilatation du cœur droit et l'insuffisance tricuspide, le malade ne peut plus se coucher non plus sur le côté droit, il est obligé de rester assis ; mais bientôt, l'hydropisie gagnant les poumons et les plèvres, le malade ne peut plus se pencher en arrière et par conséquent repose sur ses oreillers. Pour dormir, le malade laisse tomber sa tête sur sa poitrine, alors il asphyxie.

Une dernière ressource consiste alors à faire faire une table de bois qui repose sur le lit, mais dont la face supérieure inclinée vers le malade s'offre à lui comme un pupitre ; on met dessus un oreiller, le malade y croise ses bras et dort penché en avant en appuyant sa tête sur ses mains. Si le malade est assis dans un fauteuil, on appuie cette sorte de pupitre sur un cadre en bois qui entoure le fauteuil et qui, muni de deux charnières, peut se replier contre le mur pendant que le malade veille. C'est la dernière ressource qui permet au malade de prendre un peu de repos dans ses derniers jours.

CHAPITRE LIV

TRAITEMENT DES AFFECTIONS SECONDAIRES DES VOIES DIGESTIVES.

Les accidents dont il est question dans ce chapitre sont produits par la tension qui s'établit dans la veine sus-hépatique et la veine porte et produit la congestion du foie, la stase veineuse intestinale et finalement l'ascite.

On combat ces accidents par des purgatifs. Les médecins ont pensé depuis longtemps que les purgatifs pouvaient être rangés à cet égard en deux catégories : ceux qui agissent sur le foie et ceux qui agissent sur l'intestin grêle et font rendre à l'organisme une certaine quantité de liquide et que, par cela même, on a appelés *hydragogues*. Cette définition est très bonne, et Rutherford (1) (d'Edimbourg) a montré dans ces derniers temps qu'il y a une sorte d'antagonisme entre l'action exercée sur la sécrétion de la bile et l'action exercée sur l'intestin grêle. Quand l'action exercée sur l'intestin grêle est active, il y a peu d'augmentation dans la sécrétion biliaire ; ce n'est que dans des cas exceptionnels que les deux sécrétions ont été augmentées à la fois.

Parlons d'abord de l'action des sels purgatifs sur l'intestin.

1° *Théorie de l'irritation locale.* — Bretonneau avait essayé de se rendre compte de l'action des purgatifs en comparant leur énergie purgative à leur action irritante locale et il avait vu qu'un certain nombre de substances avaient une action purgative intense en ne faisant qu'irriter légèrement les tissus ; que d'autres avaient besoin, pour purger, d'exercer une action irritante locale très intense, par exemple les euphorbiacées, enfin

(1) Compte rendu des expériences de Rutherford par M. Noël Gueneau de Mussy : *De l'action physiologique des médicaments sur la sécrétion biliaire* (Société de thérapeutique, séances du 24 mars et du 14 avril 1880).

que les purgatifs drastiques les plus intenses n'avaient pas d'action locale, par exemple la gomme gutte, l'aloès, le jalap, la scammonée, le turbith, le séné, etc.

Il fallait donc chercher une explication ailleurs, puisque le pouvoir purgatif n'était pas en rapport avec l'irritation locale.

2° *Théorie de l'exosmose.* — On chercha alors dans l'expérience de Dutrochet sur l'endosmose et dans celle de Graham sur la dialyse l'explication de l'action purgative des sels neutres. Poiseuille et Liebig croyaient qu'en portant dans l'intestin une solution saline concentrée on agissait vis-à-vis du sang pauvre en sels par la force de l'endosmose et qu'alors il sortait du sang une quantité de liquide jusqu'à ce que le titre de la solution fût le même des deux côtés des membranes vasculaires. Mais Aubert, en mettant dans l'intestin une solution de sulfate de soude ou de magnésie extrêmement diluée, obtint le même effet purgatif. Claude Bernard (1) fait observer que si cette théorie était vraie, on devrait s'attendre à ce que les substances minérales et cristallisables auraient un pouvoir, comme purgatifs, proportionnel à leur équivalent exosmotique. Le sucre, par exemple, dont le pouvoir exosmotique est considérable, devrait avoir une action purgative très prononcée. Claude Bernard conclut ainsi : Quelque ingénieuses que soient les explications mécaniques des phénomènes de la vie ; quelque satisfaisantes que soient les expériences sur lesquelles elles s'appuient, elles n'expliquent quelques actions qu'à la condition d'en négliger un plus grand nombre.

Buckheim a fait remarquer, de son côté, que le chlorure de sodium, qui passe rapidement au dialyseur, agit moins comme purgatif que le phosphate et le sulfate de soude, qui ont un pouvoir de diffusion beaucoup moindre.

Par là, la théorie de l'endosmose fut ruinée.

3° *Théorie de l'élimination élective.* — En 1867, Headland (2) émit une nouvelle théorie. Il pensa que les sels neutres étaient absorbés par l'estomac, qu'ils passaient dans la circulation et

(1) Claude Bernard, *Leçons sur les substances toxiques et médicamenteuses*, 1857, p. 85.

(2) Headland, *Of the actions of medecines on the system*, 1867.

qu'alors ils étaient éliminés en petite quantité par les reins, mais en grande quantité par l'intestin. Il se formait ainsi une sorte d'état catarrhal de l'intestin. La théorie de Headland s'appuyait sur ce qu'on trouve dans l'intestin du sulfate de magnésie en plus grande quantité au bout de plusieurs heures qu'au bout d'une demi-heure. On pouvait supposer seulement qu'il lui avait fallu ce temps pour y arriver. Mais la théorie de Headland reçut un fort appui d'une expérience de Carpentier (1). En effet, Carpentier fit la ligature du pylore et introduisit dans l'estomac du sulfate de soude et l'action purgative se produisit. Malgré cela, la théorie de Headland ne fut pas acceptée en Allemagne. On pensa que le sel placé dans l'estomac avait agi par action réflexe, les nerfs splanchniques n'ayant pas été liés dans l'opération. D'autre part, Aubert et Rabuteau (2), et Buckheim ensuite, ont montré qu'en injectant 50 grammes de sulfate de soude dans la veine jugulaire d'un chien on n'obtenait pas de selles liquides. De même, les injections de solutions salines dans les vaisseaux des cholériques n'ont pas produit de diarrhée. La même expérience a été reproduite avec le même résultat par A. Moreau, Vulpian (3), Jolyet et Cahours.

4° *Théorie de l'arrêt de la résorption des sucs digestifs.*— En 1864, M. Thiry (de Vienne) (4), et peu de temps après Radziejewski (de Berlin), ont soutenu la théorie suivante : Au lieu d'accepter l'hypothèse ancienne qui supposait que les purgatifs produisaient une transsudation des glandes de l'intestin, ils ont pensé que l'action du purgatif consistait d'une part à arrêter la résorption des produits de sécrétion glandulaire versés dans l'intestin et, d'autre part, à précipiter les mouvements péristaltiques de manière à vider en peu de temps les liquides qu'il contenait.

Le procédé employé par Thiry et reproduit par Radziejewski, et plus tard par Schiff, était assez original : il consistait à prendre une anse intestinale, à la séparer en deux sections pour l'isoler, puis à rétablir la continuité de l'organe en cousant les

(1) Huseman, *Pharmakologie*, t. Ier, p. 55.
(2) Rabuteau, *Mémoires de la Société de biologie*, 1868, p. 21.
(3) Vulpian, *Leçons sur les vaso-moteurs*, p. 514 et 516.
(4) Thiry, Académie des sciences de Vienne, 1864.

deux bouts extrêmes; l'anse détachée était ensuite fermée par un bout et attachée à la paroi par son extrémité béante. On avait ainsi une sorte de cæcum dans lequel on déposait des substances pour en examiner les fonctions à l'œil nu. Malheureusement, cette anse détachée ne tardait pas à s'atrophier et restait inerte sous les divers excitants.

Radziejewski, en constatant le peu de succès de ces moyens, en essaya un autre ; il fit l'analyse comparée des fèces normales et des produits rejetés par les purgatifs. Il trouva bien que les fèces normales ne contenaient que 52 pour 100 d'eau, tandis que les garde-robes liquides en renfermaient 85 pour 100 à la suite d'une purgation par le sulfate de magnésie. Il constata encore que les fèces naturelles étaient plus riches en potassium qu'en sodium, tandis que les garde-robes de la purgation renfermaient plus de sodium que de potassium. Radziejewski, ne trouvant en somme aucune différence entre les deux espèces de selles, en conclut qu'elles ne renfermaient que des produits de sécrétion normaux et qu'ils étaient purement et simplement rejetés par l'accélération du mouvement péristaltique.

Il y a là une erreur : l'expérience acquise sur l'homme nous montre que quand une substance se borne à activer les mouvements intestinaux, il y a une évacuation de l'intestin sans purgation, une garde-robe normale, solide d'abord, molle et non moulée à la fin, mais non pas une selle de purgation ; c'est ce qu'on obtient tous les jours avec le podophyllin, le séné à petite dose, le thé, le café et le tabac.

La quantité de liquide semblait encore une objection à cette théorie, mais elle a été réfutée par Kühne, qui prétend que les sucs fournis normalement par le pancréas et l'intestin représentent une quantité de liquide plus considérable que celle qui peut se trouver dans les selles diarrhéiques les plus abondantes.

Armand Moreau (1) a repris l'expérience de Thiry, en diminuant les mutilations ; il se contente de séparer une anse intestinale par deux ligatures après y avoir injecté 20 centimètres cubes d'une solution de sulfate de magnésie. Au bout de quelques

(1) A. Moreau, Société de thérapeutique, 23 juillet 1870.

heures, il sacrifie l'animal et y trouve une quantité de liquide bien supérieure à celle qu'il y a mise (dix à quinze fois autant); il en conclut qu'il y a une hypersécrétion intestinale.

M. Vulpian (1) a répété la même expérience chez des chiens curarisés et morphinisés ; il a constaté d'une part que les mouvements péristaltiques n'étaient pas augmentés, qu'une partie de la solution avait été absorbée et avait passé par les urines, enfin, que l'intestin renfermait une grande quantité de liquide catarrhal. Mais, dans ce cas, l'action n'est probablement pas une action irritative directe, il est croyable que le système des nerfs splanchniques y joue un rôle, car il a suffi à A. Moreau d'énerver par section une anse intestinale pour y faire transsuder une masse de liquide.

Nous voilà donc revenus à la théorie première : le sel purgatif fait affluer les liquides glandulaires par l'intermédiaire du système nerveux, comme les liquides sapides font affluer la salive à la bouche. Il suffit de penser à un mets savoureux pour que l'eau vienne à la bouche, et l'on sait que de même la peur produit la diarrhée.

Du reste, le rôle du système nerveux en pareil cas peut être soutenu par toutes sortes de preuves. Traube a montré que toute irritation des nerfs gastriques détermine par action réflexe des mouvements péristaltiques des intestins. Les dysentériques le savent bien, il leur suffit de boire quelques gouttes d'eau froide pour avoir immédiatement du ténesme et une garde-robe. L'huile de croton détermine des garde-robes alors qu'elle est encore dans l'estomac (Radziejewski). Après la section du pneumogastrique, l'huile de croton ne purge plus (Wood).

Buckheim et Köhler font exception pour certains purgatifs, tels que le jalap, l'élatérium, qui n'agissent qu'après avoir été en contact avec la bile et les sécrétions intestinales ; ceux-ci agiraient peut-être par irritation directe.

Quoi qu'il en soit, nous avons donc plusieurs sortes de purgatifs, les uns qui agissent sur les sécrétions de l'intestin grêle par action réflexe, d'autres qui agissent tardivement et peut-être

(1) Vulpian, Société de biologie, 1873.

directement, et aussi ceux qui provoquent la sécrétion biliaire.

Au début des accidents abdominaux symptomatiques des affections du cœur, les premiers qu'on doit employer sont les purgatifs salins.

A. La *crème de tartre, bitartrate de potasse* ($KO,HO,C^6H^4O^{10}$), est un purgatif peu actif et peu usité aujourd'hui.

B. La *crème de tartre soluble ou tartrate borico-potassique* ($KO,BoO^3,1^5H^4O^{10}$) se donne à la dose de 30 à 60 grammes.

C. Le *tartrate de potasse et de soude, sel de Seignette ou de la Rochelle* ($KO,NaO,C^6H^4O^{11}$,8 Az), se donne à la dose de 30 à 60 grammes.

D. Le *sulfate de soude (sel de Glauber)* ($NaO,SO^3,10HO$) est le plus sûr des purgatifs salins, il se donne à la dose de 15 à 30 grammes dans du bouillon d'herbes ou dans un verre d'eau sucrée. On peut se servir de même des eaux minérales composées de sulfate de soude.

Rubinat (Espagne)	96g,00	par litre.
Marienbad (Autriche)	4 ,91	—
Franzensbad (*id.*)	3 ,15	—
Carlsbad (*id.*)	2 ,37	—
Miers (France	2 ,67	—
Saint-Gervais (*id.*)	2 ,03	—
Châtel-Guyon (*id.*)	1 ,70	—
Brides (*id.*)	1 ,03	—
Aulus (*id.*)	1 ,01	—

E. Le citrate de soude se donne à la dose de 15 à 30 grammes.

F. Le sulfovinate de soude se donne à la même dose. Le sulfovinate est peu employé parce qu'il est altérable.

G. Le phosphate de soude est un purgatif très doux, un peu moins actif que le sulfate de soude; dose, 20 à 60 grammes.

H. Le sulfate de potasse est peu employé, parce qu'il donne trop de coliques.

I. Le chlorure de sodium est inconstant comme purgatif et fatigue l'estomac.

J. La magnésie lourde de Henry (oxyde pyromagnésique); 4 grammes.

K. Le sous-carbonate de magnésie, magnésie blanche ou magnésie anglaise.

L. Le sulfate de magnésie (sel d'Epsom ou de Sedlitz); dose, 40 à 60 grammes. On en fait disparaître la saveur en le dissolvant dans l'eau gazeuse ou mieux en faisant bouillir quelques minutes la solution saline avec 10 grammes de café torréfié.

Le sulfate de magnésie entre dans la composition de presque toutes les eaux minérales purgatives, il y est joint au sulfate de soude.

L'eau minérale purgative française de Montmirail (Vaucluse) renferme : sulfate de magnésie, 9g,31 par litre; sulfate de soude, 5g,06.

Les autres eaux purgatives sont étrangères; en Angleterre, Epsom, source froide, contient par litre 30 grammes de sulfate de magnésie.

Voici la composition des principales eaux allemandes :

EAUX.	SO^3,MgO.	SO^3,NaO.	ClMg.	ClNa.	TOTAL.
Gran nº 1	45,60	»	»	»	48,75
Gran nº 2	93,60	»	»	»	96,75
Pullna	12,12	16,1	2,46	»	32,72
Saidchutz	10,96	0,09	0,28	»	23,21
Frederichshall	5,15	6,05	3,98	7,95	25,67
Sedlitz	13	»	0,39	»	16,40
Birmenstorf	12,13	6,75	0,44	»	29
Mergentheim	1,98	2,73	»	6,40	8,45

Parmi ces eaux, deux d'entre elles, Frederichshall et Mergentheim, ont le tort de renfermer une notable quantité de chlorure de sodium, qui les rend dures et fatigantes.

Quant aux eaux de Buda-Pesth, c'est-à-dire Hunyadi-Laslo, François-Joseph, Hunyadi-Janos, Rakoczy, Arpad et autres, c'est à tort qu'on les emploie en France, attendu que ce sont des eaux d'infiltration dont la composition varie suivant la quantité d'eau tombée. Elles n'ont qu'un caractère constant, c'est la densité, parce qu'on attend une densité voulue pour faire marcher la pompe qui les amène à la surface.

PURGATIFS QUI AGISSENT SUR LA SÉCRÉTION BILIAIRE.

Nous devons nos meilleurs renseignements sur ce point à une commission formée en 1866 à Edimbourg, sous la présidence d'Hugues Bennett, et dont les expériences furent confiées à Rutherford et Gamgee.

Ces expériences ont été continuées avec persévérance pendant quatorze ans, et Rutherford en a donné, dans ces dernières années, le résultat, qui a été communiqué à la Société de thérapeutique par M. Noël Guéneau de Mussy.

Voici le procédé qu'a employé Rutherford. Il a pris des chiens n'ayant pas mangé depuis seize à dix-sept heures, pour éliminer l'action cholagogue du travail digestif.

Les animaux une fois curarisés, on a fait une incision sur la ligne blanche, cherché le canal cholédoque près de son insertion au duodénum, et l'on y a adapté un tube de caoutchouc conduisant la bile hors du ventre. La bile a été reçue dans un vase gradué dont on a noté le degré de plénitude à des intervalles de temps réguliers. Les médicaments ont été injectés dans le duodénum.

La quantité moyenne de bile sécrétée par un chien a été de 0,15 à 0,35 de centimètre cube par heure et par kilogramme du poids de l'animal.

La moyenne étant de 0,20, les substances expérimentées ont donné les chiffres suivants :

	Moyennes.
Aloès	0,51
Podophyllin	0,46
Salicylate de soude	0,45
Extrait de physostigma	0,44
Benzoate de soude	0,42
Sanguinarine	0,40
Iridin	0,39
Bichlorure de mercure	0,32
Évonymin	0,30
Benzoate d'ammoniaque	0,30
Acide nitro-chlorique	0,28
Ipéca	0,25
Juglandin	0,22
Colchique	0,21
Hydrastin	0,18
Phosphate de soude	0,17
Baptisin	0,16
Leptandrin	0,15
Jalap	0,15

	Moyennes.
Rhubarbe	0,15
Sulfate de potasse.	0,15
Phytolaccin	0,14
Coloquinte	0,13
Sulfate de soude	0,14
Sel de Seignette	0,10

Quelques-uns de ces purgatifs étant peu connus encore, il va être question de chacun d'eux en particulier.

A. L'aloès a été donné au chien à très fortes doses, et à la dose moyenne d'un gramme ; chez l'homme, il serait moins bon cholagogue. Il reste un très bon agent excitateur des mouvements péristaltiques à petites doses. Voici l'une des meilleures formules, due à Wilson :

Aloès succotrin.	0,050
Extrait de jusquiame	0,050
Bisulfate de quinine	0,025
Sulfate de fer	0,0125
Extrait de noix vomique	0,004

Pour une pilule.

B. Le *podophyllin*, extrait alcoolique du *podophyllum peltatum* (berbéridacées), est l'un des meilleurs excitants de la sécrétion biliaire ; malheureusement il donne quelques coliques. Cependant, à la dose de 1 à 3 centigrammes, il est un des évacuants les plus précieux parce qu'il reste efficace pendant des mois et des années.

C. Le salicylate de soude tient ici une place tout à fait imprévue. Il en résulte que c'est un adjuvant précieux des purgatifs salins.

D. L'extrait de *physostigma venenosum*, ou fève de Calabar, n'a agi chez le chien qu'à une forte dose. Les doses thérapeutiques chez l'homme n'auraient pas une action semblable.

E. Le benzoate de soude, par son action sur la sécrétion biliaire, pourra remplacer, à la dose de 60 centigrammes à 1g,80, dans les formules de purgatifs, les aromatiques qu'on y ajoute depuis Hippocrate pour diminuer les coliques.

F. Le *sanguinarin*, résine du *sanguinaria canadensis*, est un vomitif.

G. L'*iridin*, oléo-résine tirée de l'*iris versicolor*, a été administré à l'homme comme purgatif à la dose de 6 à 30 centigrammes.

Le docteur Rutherford donne le soir une pilule de 25 centigrammes d'iridin avec de la conserve de roses pour remplacer le podophyllin; il lui a semblé que l'iridin donne moins de coliques. Mais il a sur le podophyllin l'inconvénient de ne pouvoir être employé souvent; il fatigue, et d'ailleurs irrite la prostate.

H. Le sublimé corrosif ou bichlorure de mercure est un bon stimulant de la sécrétion biliaire, mais il donne trop de coliques.

I. L'*évonymin* est une résine tirée de l'écorce de l'*evonymus atro-purpureus*.

Le docteur Rutherford se loue beaucoup de l'évonymin contre la constipation; il en donne 12 centigrammes dans une pilule avec de la conserve de roses au commencement de la nuit.

J. Le benzoate d'ammoniaque se donne comme le benzoate de soude, mais à une dose double, 60 centigrammes à 1g,50.

K. L'acide nitro-chlorhydrique, ce mélange qui rappelle l'eau régale, se compose de 3 parties d'acide azotique et de 4 parties d'acide chlorhydrique. Au bout de vingt-quatre heures, le mélange est dilué dans 25 parties d'eau. Cette solution, recommandée par Scott et Annelsey, aux Indes, pour combattre les congestions hépatiques, se donne à la dose de 5 à 25 gouttes. Rutherford, qui l'a essayée comme les autres cholagogues, lui accorde quelque valeur.

L. Le *juglandin*, extrait résineux de l'écorce de racine du *juglans cinerea*, est employé en Amérique comme un succédané de la rhubarbe; il n'a qu'une action modérée. On le prend à la dose de 12 à 30 centigrammes.

M. Le *colchique*, recommandé par Garrod, se donne, chez l'adulte, sous forme d'extrait, jusqu'à la dose de 12 centigrammes; il a une action marquée sur la sécrétion biliaire, mais il est trop irritant pour l'intestin.

N. L'*hydrastin* est un extrait alcoolique résineux de l'*hydrastis canadensis*, il est laxatif et cholagogue; il a été préconisé dans la dyspepsie hépatique.

O. Le *phosphate de soude* purge bien à la dose de 7 à 30 grammes. Sans irriter l'intestin, il fait rejeter de la bile plus aqueuse.

P. Le *baptisin* est une résine impure tirée de la racine de l'indigo sauvage, *baptisia tinctoria*, employée à la dose de 6 à 30 centigrammes par les médecins américains. Rutherford pense que c'est un purgatif qui pourra entrer dans la pratique.

Q. Le *leptandrin* est un extrait résinoïde préparé avec l'écorce de racine de *leptandria* ou *veronica virginica*. Il est employé à la dose de 30 centigrammes à 1g,80 chez l'adulte et plus souvent chez l'enfant.

R. Le *jalap*, résine extraite de la racine du *convolvulus jalapa*, a cet avantage d'être à la fois cholagogue et hydragogue; aussi est-il le meilleur des drastiques qu'on ordonne pour combattre les congestions hépatiques et intestinales des affections du cœur. On l'ordonne sous la forme de teinture de jalap ou de teinture de jalap composée nommée *eau-de-vie allemande* (1), à la dose de 15 à 30 grammes, ou sous forme d'élixir de Guillé (2), à la dose d'une cuillerée à soupe ou deux le soir. On l'administre encore sous forme de résine de jalap, à la dose de 1 gramme dans 100 grammes d'émulsion d'amandes sucrée. Cette potion se prend par cuillerée à soupe d'heure en heure et peut être arrêtée quand les garde-robes sont regardées comme suffisantes.

S. La *rhubarbe*, racine du *rheum palmatum*, agit mieux comme hydragogue à la dose de 1 gramme à 1g,50, mais a peu d'action sur la sécrétion biliaire.

T. Le *sulfate de potasse* (sel de duobus) est un faible purgatif irritant l'intestin et donnant peu de sécrétion biliaire.

U. Le *phytolaccin*, extrait du *phytolacca decandra*, très employé aux Etats-Unis contre le rhumatisme chronique, se donne chez l'homme à la dose de 6 à 18 centigrammes; il est à la fois un laxatif et un cholagogue. Il mérite également d'être étudié.

V. La *coloquinte*, pulpe ou partie charnue du fruit (péponide)

(1) La teinture de jalap ou eau-de-vie allemande est ainsi composée : racine de jalap, 80; racine de turbith, 10; racine consommée d'Alep, 20; alcool, 960.

(2) L'élixir de Guillé est composé de : racine de jalap, 1 500; racine de colombo, 90; racine d'iris de Florence, 60; racine de gentiane, 8; aloès succotrin, 12; safran, 60; sulfate de quinine, 16; tartre stibié, 8; nitrate de potasse, 16; santal citrin, 30; sirop de sucre, 11 000; alcool à 28 degrés, 11 000; eau distillée, 11 000.

du *cucumis colocynthis*, se donne chez l'homme à la dose de 25 à 50 centigrammes. Il a cette propriété d'être, comme le jalap, à la fois hydragogue et cholagogue. Le vin de coloquinte (1) s'administre à la dose de 4 à 16 grammes; la teinture (2), à la dose de 1g,50 à 8 grammes.

X. Le *sulfate de soude*, qui est un bon purgatif hydragogue, jouit en même temps d'un pouvoir cholagogue. C'est le plus sûr des purgatifs. Dose, 15 à 30 grammes.

Y. Le *sel de Seignette*, tartrate de soude et de potasse, est un purgatif doux employé dans la médecine des enfants; il est également cholagogue.

On remarquera que dans cette série il n'est pas question du calomel. En effet, les expériences ont été répétées plusieurs fois par Hugues Bennett et Rutherford à des doses même massives et n'ont pas amené de sécrétion de la bile. On sait encore que Fraser attribuait la couleur verte des garde-robes à la présence d'un sous-sel de mercure. Mais, d'autre part, il est évident que le calomel ramène la coloration bilieuse des selles chez des sujets qui avaient des selles décolorées par l'absence de la bile. La pratique des médecins de l'Inde est unanime pour proclamer l'action du calomel dans les affections du foie. Certaines congestions hépatiques et certaines constipations avec hémorrhoïdes ne cessent que par l'usage des pilules bleues. Il y a là une contradiction apparente entre l'expérimentation et la clinique. Mais elle peut, à la rigueur, s'expliquer. Le calomel est un purgatif bien plus sûr avec les doses fractionnées qu'avec les doses massives; 5 centigrammes en cinq paquets purgent plus sûrement que 50 centigrammes et même que 1 gramme donné en une fois. Or, le calomel a été administré aux chiens à doses massives; le résultat eût peut-être été tout différent avec des doses fractionnées.

Il résulte de ce long examen que quand le foie est conges-

(1) Le vin de coloquinte est ainsi composé : coloquinte incisée, 28 grammes; alcool à 56 degrés, 64 grammes; vin blanc, 940 grammes.

(2) La teinture est ainsi préparée : poudre de coloquinte, 45 grammes; clous de girofle n° 6, 4 grammes; anis étoilé, 4 grammes; safran, 60 centigrammes; acétate de potasse, 30 grammes; alcool, 600 grammes.

tionné, on ne manque pas de ressources. Les purgatifs salins qui avaient d'abord réussi pour combattre l'œdème des membres et la stase veineuse intestinale doivent être abandonnés en raison de cette sorte d'antagonisme entre l'action intestinale et l'action cholagogue. Le sulfate de soude, la coloquinte pourront servir de transition, et on arrivera au jalap et à la scammonée, et enfin à ces purgatifs nouveaux que Rutherford recommande, et plus particulièrement l'évonymin, l'iridin, l'hydrastin, le baptisin, le phytolaccin; on peut y joindre l'eau régale. Le benzoate et le salicylate de soude leur seront utilement associés.

Ces purgatifs pourront être encore employés avec avantage pour combattre l'œdème des membres inférieurs. On peut y joindre le séné.

Enfin, à mesure que la tension se produira, l'ascite se prononcera et augmentera; il faudra faire la ponction. Mais cette opération n'est que palliative, aussi ne se trouve-t-elle indiquée que lorsque l'épanchement, devenu considérable, refoule le diaphragme et contribue à la dyspnée.

Lorsqu'on se décide à faire la paracentèse, il faut prendre la précaution de placer d'avance le bandage de corps qui devra, après l'opération, entourer le malade. Cette précaution est importante pour ne pas faire faire au malade, après la ponction, des mouvements qui pourraient entraîner une syncope, et une syncope mortelle.

Autre observation. Quand on a vidé l'abdomen par la ponction, il ne faut pas s'étonner de le voir presque rempli au bout de deux ou trois jours. Ce sont les œdèmes voisins qui, trouvant une décompression dans l'abdomen, s'y déversent aussitôt. On est obligé de faire à bref délai une seconde ponction; mais alors on a débarrassé l'abdomen, le tronc et les membres de leur trop-plein, et l'on peut attendre un certain temps avant d'en faire une nouvelle.

CHAPITRE LV

TRAITEMENT DES AFFECTIONS RÉNALES SECONDAIRES ET DES HYDROPISIES : DIURÉTIQUES.

DIÈTE LACTÉE.

La *diète lactée* est la première médication à prescrire en pareil cas.

Le lait, dit M. A. Gautier (1), est une solution de caséine, de lactine et de sels minéraux tenant en suspension une multitude de petits globules graisseux.

Le lait est un liquide blanc plus ou moins opaque, de consistance un peu crémeuse, douceâtre, d'une odeur fade rappelant celle de l'animal qui l'a sécrété.

Quand on fait bouillir le lait, il se forme à sa surface une pellicule qui tient à ce que, à l'air, une partie de la caséine devient insoluble. C'est à cause de cette pellicule que le lait en ébullition se gonfle.

La densité du lait est de 1,020 à 1,034; moyenne : 1,028.

Le lait des animaux domestiques donne les densités suivantes :

AUTEURS.	VACHE.	CHÈVRE.	BREBIS.	ANESSE.	JUMENT.
Filhol et Joly.	1,032	1,030	1,037	1,029	1,030
Brisson..	1,032	1,034	1,040	1,035	1,034
Quevenne..	1,032	»	»	1,033	»
Schübler.	1,032	»	»	»	»
Simon.	1,034	»	»	»	»

La couleur varie avec l'alimentation ; certaines plantes rendent le lait bleu quand on l'expose à l'air, ce sont : le *sainfoin*, l'*equisetum arvense*, l'*anchusa officinalis*.

(1) A. Gautier, *Chimie appliquée à la physiologie*, t. II, p. 246, 1874.

D'autres le rougissent : la *garance*, le *safran*, le *gallium rubioïdes*. Au microscope, on y trouve des globules graisseux variant de 1 à 10 millièmes de millimètre.

Millon et Commaille ont démontré qu'il y a en outre des granulations d'une matière albumineuse insoluble.

Composition chimique. — Le lait est alcalin, surtout celui de femme ; ceux de vache et d'ânesse peuvent devenir légèrement acides quand l'animal a été privé d'exercice (Quévenne, Darcet, Petit et Peligot). Le lait se coagule sous différents réactifs, c'est-à-dire que la caséine passe à l'état de grumeaux insolubles. Cette action est produite surtout par les acides acétique et lactique, puis par le tannin, la gomme, le sucre, les solutions des sels, des métaux lourds et même les sels neutres à base alcaline ou terreuse, mais ils ne le font qu'en partie.

La présure ou liquide sécrété par le quatrième estomac du veau coagule le lait avec une très grande facilité, il suffit de 1 gramme de présure pour cailler 3 litres de lait. Cette coagulation a cela de particulier, c'est qu'elle ne coagule qu'une partie de la matière caséeuse et laisse au lait sa réaction alcaline.

Le lait exposé à l'air absorbe en trois jours plus que son volume d'oxygène, une partie de la caséine se transforme en beurre et de l'acide lactique se forme.

Voici un tableau qui représente la moyenne de constitution du lait :

DÉSIGNATION.	EAU.	RÉSIDU sec.	CASÉINE	BEURRE.	SUCRE.	SELS et extractif.
Vache	86,50	13,50	3,60	4,05	5,50	0,40
Chèvre.	87,60	12,40	3,70	4,20	4,00	0,56
Brebis	82,00	18,00	6,10	5,33	4,20	0,70
Anesse.	90,70	9,30	1,70	1,55	5,80	0,50
Jument.	89,00	11,00	2,70	2,50	5,50	0,50
Femme.	87,70	12,30	1,90	4,30	5,30	0,80

Si l'on compare ces chiffres à la ration quotidienne pour rechercher combien il faut de lait pour équivaloir cette ration, on trouve que l'homme adulte doit consommer par jour :

Eau	2635	grammes.
Albumine sèche.	137	—
Graisse.	117	—
Hydrate de carbone.	352	—

Trois litres de lait, qui, par l'expérience, se montrent suffisants pour un malade au repos, donnent :

Eau.	2593,00
Albumine et caséine..	108,80
Beurre..	121,50
Sucre.	165,00

On voit que c'est là une ration équivalente : si le malade marche ou travaille, il faut ajouter 1 litre pour le travail déposé.

La dose ainsi fixée, il reste à établir le mode d'administration. Si le malade est à la diète lactée exclusive, il faut absolument régler ses prises, sans quoi il en boira trop par moments, pas assez dans d'autres et finalement ne tardera pas à s'en dégoûter.

J'ai l'habitude de faire boire le lait par fractions de 100 à 200 grammes toutes les deux heures ou toutes les heures suivant les malades, mais toujours par quantité égale, à intervalles égaux.

Pour ne pas dégoûter le malade, il faut, si l'on peut, se procurer du lait bourru, c'est-à-dire du lait qui n'a pas encore perdu sa chaleur première, le donner tel quel. Si le lait est trait depuis un certain temps, on le fait bouillir, puis refroidir. Le lait est en général plus agréable frais, c'est-à-dire à la température de 11 à 12 degrés.

Pour éviter la saveur fade et un peu pâteuse du lait, on peut y ajouter des eaux faiblement alcalines et un peu gazeuses, comme de l'eau de Soulzmatt ou encore de l'eau de Vals, ou même de l'eau de Seltz naturelle. Enfin, on peut même y mettre de l'eau de Seltz artificielle.

Certains malades demandent à y mettre du sucre, d'autres du lait, d'autres du café, du cognac ou du kirsch. Serre (1) (d'Alais) y joignait de l'oignon cru. Toutes ces additions sont possibles à la condition que les substances ajoutées ne le soient qu'en petites quantités.

(1) Serre (d'Alais), *Bulletin de thérapeutique,* 1853.

Quand on diminue le régime exclusif pour aller au régime mitigé, on donne, à midi, un repas composé d'œufs, de poisson et de viande blanche. Puis on permet un léger repas le soir en diminuant la ration de lait du jour, mais en conservant le plus longtemps possible la ration de nuit.

Toutes ces pratiques se rapportent au lait de vache, le plus ordinairement employé dans les maladies du cœur; elles s'appliqueraient de même au lait des autres animaux domestiques.

Le lait de vache arrivé dans l'estomac y est presque aussitôt coagulé, soit par le suc gastrique acide, soit par la pepsine.

Tout n'est pas cependant coagulé : l'albumine dissoute et la caséine soluble ne sont pas coagulées, mais subissent néanmoins la transformation en peptones. La lactose se transforme pour une petite partie en acide lactique. Il ne faut, du reste, qu'une faible quantité de suc gastrique pour déterminer la fermentation lactique (Ch. Richet).

Une fois dans l'estomac, le lait n'y séjourne pas plus d'une à deux heures [Gosse (1), de Beaumont (2), Ch. Richet (3)], tandis que les autres aliments et en particulier les graines y restent au moins deux heures et quelquefois jusqu'à cinq heures. Dans les cas d'indigestion, le vomissement ne vient quelquefois que huit heures après.

La digestion, commencée dans l'estomac, se termine dans l'intestin, probablement sous l'influence du suc pancréatique.

On a constaté également (4) que les gaz renfermés dans l'intestin varient, tandis que dans l'alimentation azotée, c'est l'azote qui domine; dans l'alimentation végétale, c'est l'hydrogène protocarboné, et dans le régime lacté, l'hydrogène.

La partie qui forme les matières fécales semble constituée surtout par du caséum, de la graisse et des cellules épithéliales. Je ne sais pourquoi M. Debove dit qu'il ne reste pas de résidu.

(1) Gosse, *in* Spallanzani, *Opuscules de physiologie animale et végétale* (trad. Sembier), t. II, p. 379, cité par Debove, *Du régime lacté* (thèse d'agrégation, 1878).

(2) Beaumont, *Experiments and Obs.*, 1833.

(3) Ch. Richet, thèse de doctorat et Acad. sciences, 1878.

(4) Ruge, *Kenntniss des Darmgase*, Acad. des sciences de Vienne, 1862.

Les matières fécales dans l'alimentation lactée sont neutres ou faiblement alcalines; chez les enfants qui rendent des selles vertes, les matières sont acides et l'acidité est due en partie à l'acide lactique.

Lorsque j'étais chargé du service des nourrices (1873), je me suis occupé de rechercher ce que c'était que les selles vertes et j'ai pu m'assurer que la garde-robe normalement jaune devenait verte par la présence d'une matière bleue, sorte d'indigo qui, mélangé à la couleur jaune de la garde-robe, donnait du vert.

Quand cet indigo n'existe qu'en petite quantité, il ne se montre pas au moment de la défécation; mais si on conserve la garde-robe à l'air, l'indigo se montre à la surface et d'une couleur tout à fait bleue; on arrive, dans le sens de la profondeur, à du jaune pur en passant par tous les degrés du vert que donnent les différentes proportions de bleu et de jaune. La matière colorante est bleue et non pas verte, comme on le dit partout.

Un autre caractère des selles dans le régime lacté est celui-ci : les garde-robes sont formées par une masse blanche faiblement colorée en jaune par la bile. De sorte que le régime lacté a la propriété de ne faire sécréter au foie qu'une bien minime quantité de bile, tandis que l'alimentation animale ou mixte fait sécréter une quantité énorme de bile, qui colore la garde-robe en brun; et cette matière colorante est bien due tout entière à la bile, car, dans le cas d'obstruction du canal cholédoque, les fèces n'ont plus qu'une couleur grise. De là l'utilité de la diète lactée dans les maladies à ictère.

Je viens de décrire, autant que possible, ce que devient le lait dans l'organisme; mais il faut se demander maintenant ce que devient le sujet soumis à la diète lactée.

Remarquons d'abord les avantages du lait. Pas besoin de mastication, pas besoin d'insalivation. Une très faible quantité de suc gastrique et de pepsine suffit pour le faire digérer. L'émulsion toute faite ne demande pas la formation de bile et il s'en fait peu. Toutes les matières principales, sucre, sels, albumine, beurre, eau, sont toutes prêtes à entrer dans les chylifères. La caséine seule demande plus de travail, aussi forme-t-elle la majeure partie du résidu. Cela est surtout facile à voir quand la garde-robe, un peu liquide, montre que les grumeaux sont blancs et n'ont pas été pénétrés par la bile.

Sous l'influence du lait, en général le pouls diminue de fréquence et reprend de l'ampleur, les urines augmentent, les épanchements séreux diminuent. Voilà pourquoi la diète lactée est supérieure chez les malades atteints d'hydropisie cardiaque et surtout chez ceux qui ont des lésions rénales ou hépatiques.

La diète lactée a été prescrite depuis les temps les plus reculés, c'est-à-dire depuis Hippocrate, dans les maladies hectiques avec hydropisie (Raymond Restaurant (1), un savant du dix-septième siècle, a rassemblé avec une pieuse persévérance toutes les indications de la diète lactée qu'Hippocrate avait posées). Je ne m'occuperai ici que de celles qui concernent les maladies du cœur.

M. Potain en a parfaitement résumé les indications dans une communication faite, à Reims, au congrès de l'Association pour l'avancement des sciences en 1880.

La diète lactée ne convient pas aux affections nerveuses du cœur, aux palpitations nerveuses ou hyponchondriaques, ni même à la maladie de Basedow.

Dans les maladies aiguës du cœur, endocardites et péricardites, le lait peut faire partie de la boisson, mais ne peut suffire comme agent curatif.

Dans les cas d'hypertrophie avec lésions valvulaires, dégénérescence graisseuse du myocarde et asystolie, il n'y a plus grand'chose à attendre d'une médication quelconque, mais le lait peut servir d'adjuvant. Les cas les meilleurs pour l'administration du lait sont d'abord ceux où l'hypertrophie cardiaque est consécutive à la néphrite interstitielle (maladie de Bright et de Traube). Dans ces cas, le lait diminue les hydropisies et soulage par le fait les fonctions cardiaques, et bien qu'il n'ait pas le pouvoir de diminuer beaucoup la quantité d'albumine qui passe dans l'urine, il soulage les malades d'une manière des plus remarquables.

Il en est de même dans le cas d'hypertrophie cardiaque con-

(1) Raymond Restaurant, *Hippocratis de natura lactis et de usu in curationibus morborum*. Arausioni, 1667.

sécutive aux affections gastro-hépatiques. Ici la cause de l'affection cardiaque se trouvant modifiée, l'affection elle-même se trouve soulagée.

M. Pécholier (1) a signalé les bons effets de la diète lactée dans l'hypertrophie simple. Mais il n'y a pas d'hypertrophie simple, ce mot veut dire seulement sans lésion valvulaire; ajoutons même que cela veut dire : sans albumine dans l'urine et sans grosse affection hépatique. Que peut-on penser de cette hypertrophie ? C'est qu'il s'agit d'une hypertrophie goutteuse ou simplement nerveuse ; or, dans ces cas, le lait peut rendre des services.

D'autre part, le lait redevient un moyen de premier ordre pour combattre les hydropisies secondaires des maladies du cœur, que ce soit simplement l'œdème des membres inférieurs, l'anasarque ou l'ascite. Le lait diminue ces affections secondaires et enlève des obstacles à l'action du cœur; par là, il peut le rendre propre à sa tâche pour quelque temps.

DES AUTRES DIURÉTIQUES.

Les diurétiques sont de deux ordres : les uns sont des dissolvants qui entraînent au passage des matériaux de déchet et les emportent par les urines. Les liquides qui agissent dans ce sens sont des eaux minérales fraîches (11 degrés), à peine chargées de matières solides, et contenant un peu de silice, par exemple les eaux d'Evian, Contrexéville, Vittel, mais surtout les eaux de Repertweiler ou *eau nitrée d'Alsace* (source César), qui contient une petite quantité, 15 centigrammes, de nitrate de potasse ; elles sont réellement diurétiques et sont les meilleures qui puissent rendre des services dans les maladies du cœur.

Les autres diurétiques, qui sont les diurétiques hydragogues, sont ceux qui font évacuer une quantité de liquide, et par conséquent sont des éliminateurs d'eau.

(1) Pécholier (de Montpellier), *Des indications de la diète lactée*, Asselin, 1866.

DIGITALE.

Le meilleur de tous les diurétiques est assurément la digitale, mais toutes les préparations de digitale n'ont pas cette propriété au même degré.

Bouillaud regardait la *macération de digitale* comme le meilleur diurétique ; il pensait que la macération à froid dissolvait un principe diurétique et l'alcool un principe sédatif du cœur, et en cela il ne se trompait pas de beaucoup, car la *digitaline* est surtout soluble dans l'alcool et très peu soluble dans l'eau, tandis que la *digitonine* ou *digitine de Nativelle* est soluble dans l'eau froide et dans l'eau bouillante, mais n'est pour ainsi dire pas soluble dans l'alcool.

Bouillaud faisait macérer 0,30 de poudre de feuilles de digitale pendant douze heures dans 1 litre d'eau, et faisait boire ce liquide comme tisane.

M. Bucquoy fait faire une macération de 0,30 à 0,75 de feuilles dans 200 grammes d'eau.

Cette formule était celle qu'employait autrefois M. Hérard. Aujourd'hui, M. Hérard a constaté qu'il obtient le même effet avec 0,25 de feuilles dans 200 grammes d'eau. M. Moutard-Martin et beaucoup de praticiens ont adopté cette dernière formule.

A quel moment faut-il l'administrer? M. Moutard-Martin fait prendre cette potion par gorgée toutes les heures, sauf le moment du repas. Cependant, cette préparation, prise dix minutes avant les repas en trois fois (trois repas), est bien tolérée (1) (Blondeau et E. Labbé).

Pour mon compte, j'ai fait pendant très longtemps usage de la formule de Bouillaud et à l'hôpital je la trouve excellente. Cette énorme dilution de la poudre la fait bien tolérer par l'estomac. En ville, quand les malades peuvent sortir, je préfère la formule de M. Hérard, c'est-à-dire que je donne 0,30 dans 200 grammes d'eau à prendre avant le repas.

Quant à la *teinture de digitale*, elle est bien moins diurétique

(1) Société de thérapeutique, 1877, 26 novembre, 12 et 26 décembre.

qne la macération, quoi qu'en ait dit Gubler; il en est de même des différentes sortes de *digitaline*.

Une fois qu'on a donné de la macération de digitale, il faut savoir que l'action diurétique est lente à se produire, qu'elle n'apparaît que le quatrième jour de l'administration du médicament; mais, en revanche, par ce fait de la lente élimination de la digitale, l'action diurétique continue encore pendant quatre ou cinq jours.

Pendant combien de temps faut-il administrer la digitale comme diurétique? Il est une remarque importante à faire. Quand l'action diurétique se prononce chez un malade atteint d'hydropisie et surtout d'anasarque, si les reins ne sont pas très altérés, la diurèse monte facilement à 4 et 5 litres par jour, et l'hydropisie diminue à vue d'œil; les jours suivants, l'action hydragogue continue, mais en diminuant, à mesure que l'hydropisie diminue. On serait tenté de continuer l'administration de la digitale à la même dose, jusqu'à la disparition complète de l'hydropisie. Ce serait une faute grave, car, en pareil cas, le malade reste digitalisé et a grand'peine à se relever, souvent même il ne se relève pas.

Il faut donc cesser plus tôt l'administration du médicament, mais sur quel caractère se régler? J'avais songé à me régler sur le pouls, et tant que le pouls ne descend pas au-dessous de 60 par minute, je continue. M. Hérard continue même au delà, si la digitale est bien tolérée, et en effet c'est là la pratique pour les cas ordinaires.

Cependant beaucoup de médecins ont une frayeur telle de l'accumulation des doses, qu'ils cessent la digitale dès que la diurèse est établie (Moutard-Martin, Bucquoy, Gubler) ou diminuent progressivement la dose (Dujardin-Beaumetz).

Quand la digitale donnée par la bouche cesse d'agir, on peut essayer de la donner en injection sous-cutanée, selon la formule de Gubler :

Eau, 10 grammes; digitaline d'Homolle et Quévenne, 0,02.

Un millimètre cube de cette solution renfermerait, selon Gubler, 1 milligramme de digitaline. Mais les preuves de l'efficacité de cette méthode sont restées bien douteuses.

SCILLE (1).

La scille fraîche est irritante et produit sur la peau de la rougeur et même de la vésication.

Son action pathogénétique après l'administration interne est mal connue. D'après Huseman et Kœnig, elle agirait sur les grenouilles tout comme la digitale.

Donnée à l'homme, la scille est surtout diurétique chez les hydropiques et en même temps expectorante; mais, si les doses sont trop élevées, elle irrite l'estomac et produit des vomissements.

On emploie quelquefois la scille en pilules (2), et plus souvent sous la forme de vin connu sous le nom de *vin diurétique amer de la Charité* (3), qu'on donne à la dose de 50 à 100 grammes tous les matins, soit pur, soit avec un peu de sirop des cinq racines (4). Gubler la prescrivait sous la forme d'oxymel

(1) La scille paraît avoir été connue dès l'origine de la médecine. Épiménide (né en 584 avant J.-C.) en fit connaître l'utilité aux médecins grecs; aussi a-t-elle porté le nom d'*Epimenidea*. L'*oignon marin* est commun sur toutes les côtes de la Méditerranée. Le bulbe, qui est souvent plus gros que le poing et pèse souvent 2 kilogrammes, est récolté au mois d'août, alors que les feuilles sont tombées. On enlève les écailles extérieures, qui sont sèches et rouges, et l'on prend les écailles internes, qui sont charnues et succulentes, qu'on coupe par tranches et qu'on fait sécher. Au microscope, on trouve que les feuilles renferment des cristaux d'*oxalate de cérium*, soit en faisceaux d'aiguilles, soit en gros prismes carrés ayant quelquefois 1 millimètre de long. Ce sel forme 3 pour 100 du bulbe. La scille contient encore, d'après Schroff, un principe amer, la *scillitine* ou *skuléine*, qui n'a pas encore été isolé. Il suppose que la scillitine est un glycoside.

(2) Pilules scillitiques : poudre de scille, 3 parties; gomme ammoniaque, 1 partie; oxymel scillitique, q. s. pour faire des pilules de 0,20.

(3) Vin amer scillitique (vin diurétique amer de la Charité) : racine d'asclépias, 15 grammes; racine d'angélique, 15 grammes; squames sèches de scille, 15 grammes; écorce de quinquina huanuco, 60 grammes; écorce de citron, 60 grammes; écorce de Winter, 60 grammes; feuilles d'absinthe, 30 grammes, feuilles de mélisse, 30 grammes; baies de genièvre, 15 grammes; macis, 15 grammes; alcool à 80 degrés, 200 grammes; vin blanc, 4000 grammes. Faire macérer dix jours. Il ne faut pas confondre ce vin avec le vin scillitique du Codex, qui en renferme bien davantage.

(4) Sirop des cinq racines, sirop diurétique : racines d'ache, d'asperge, de fenouil, de persil et de petit houx, de chaque, 100 grammes; eau bouillante, 3000 grammes; sucre blanc, 2000 grammes.

qu'il désignait sous le nom d'*oxymel diurétique de l'hôpital Beaujon* (1), et qu'il faisait prendre à la dose d'une à quatre cuillerées à soupe.

La teinture de scille est peu employée, ainsi que l'extrait.

J'ai vu quelquefois l'action diurétique se produire par l'application d'une ceinture de toile trempée dans une forte décoction de bulbe de scille.

On a étudié depuis quelques principes retirés de la scille.

1° La *scilline* est un poison du système nerveux d'après Moeller (2) et ne doit pas être employée en thérapeutique ; d'autre part, Fronmüller (3) fait observer que la scilline n'existe qu'en petite quantité dans la scille, qu'elle est très chère et qu'elle a besoin d'être employée à grande dose.

2° La *scillitoxine* paraît être le principe diurétique de la scille. Mais Fronmüller redoute son activité pour les malades. D'après Lipinski (4), deux dixièmes de milligramme suffisent pour tuer promptement une grenouille avec arrêt du cœur en systole. L'atropine, d'après lui, diminuerait l'intensité de son action.

3° La *scillipikrine* est recommandée par Moeller pour l'usage thérapeutique, parce que son action sur le cœur est aussi nette que celle de la scillitoxine. Pour Fronmüller, la scillipikrine dissoute dans l'eau et employée en injection sous-cutanée est un diurétique par excellence.

4° La *scillaïne*, d'après Jarmersted (5), est un glycoside privé d'oxygène qui, par son action, se rapproche de la digitale. Elle est peu diurétique.

(1) Oxymel scillitique, 500 grammes ; teinture alcoolique de digitale, 10 ; extrait aqueux d'ergot de seigle, 10 ; bromure de potassium, 30 ; eau de laurier-cerise, 30 ; acide gallique, 5 ; sirop de groseille, 415.

(2) Moeller, *Ueber Scillipikrin, Scillitoxin, und Scillin*, dissert. inaugur., Gœttingen, 1878.

(3) Fronmüller, *Scillin, Scillipikrin und Scillitoxin Antreibung der Diurese auf subcutanem wege* (*Memorabilien*, 6, p. 247, 1879).

(4) Lipinski, *Sur l'action physiologique de la scillitoxine, thérapeutique contemporaine*, p. 437, 10 juillet 1881.

(5) Jarmersted, Dissertation inaugurale à Strasbourg, 1879.

NITRATE DE POTASSE (1).

Le nitrate de potasse à la dose de 1 à 5 grammes est un diurétique au-dessous de sa réputation ; il s'administre dans du vin blanc ou dans une tisane.

Je ne dirai rien de son action pathogénétique, que je ne connais pas. Tout ce qu'on sait, c'est que des expériences de Goll (de Wurzbourg) ont montré qu'une augmentation dans la tension vasculaire augmente la diurèse ; et on a voulu bâtir sur ce fait une classification des diurétiques. Gubler distinguait la tension passive de la tension active, mais cela, comme toujours, sans contrôle ; d'autres ont expliqué la diurèse par l'endosmose de Dutrochet ou la dialyse de Graham, mais ces hypothèses n'ont pas été confirmées par l'expérience.

Les autres diurétiques sont peu actifs.

A. Le *vin blanc,* surtout les vins de Moselle, puis les vins de Châblis et de Sauterne.

B. La *bière*, et surtout la bière du Nord, suivie d'un petit verre de genièvre.

C. Le *café vert.* On fait infuser 80 grains dans 1 litre d'eau bouillante et on laisse macérer toute la nuit.

D. Le *genévrier* s'emploie en faisant macérer les baies dans du vin blanc, 20 pour 1 litre. L'essence de genévrier en capsules donne le médicament connu sous le nom de *gouttes de Harlem.* Dose, 2 à 6 par jour.

E. L'*acide carbonique.* Les boissons acidules gazeuses sont également diurétiques.

F. La *racine d'asperge*, la *pariétaire*, la *racine de cainça*, la *ballota inflata*, l'*ulmaire* ou *reine des prés*, le *gaultheria* ou *wintergreen*, le *chimaphila umbellata*, etc., sont des diurétiques très faibles.

G. Les *barbes de maïs.* On en met 15 grammes par litre, on fait une décoction dont on prend deux à trois verres par jour.

H. Enfin, quelques sels à base de potasse et de soude : le bi-

(1) Le nitrate de potasse est un sel blanc cristallisé en prismes hexagones, solubles dans 30 parties d'eau froide et dans 335 parties d'eau bouillante.

carbonate, le phosphate, l'acétate, le benzoate, l'eau oxyazotique, etc.

I. Dans ces derniers temps, on a proposé comme diurétique la caféine à l'intérieur, 0,25 à 0,75 de citrate ou de bromhydrate de caféine ; mais il faut bientôt élever la dose et l'on ne tarde pas à arriver à 2 grammes par jour ; aussi observe-t-on qu'avant qu'on ait atteint cette dose, il s'est produit de l'agitation et du délire.

Peut-être parviendra-t-on à trouver une solution pour injection sous-cutanée.

J. L'extrait aqueux de muguet, préconisé par M. Germain Sée, est un diurétique des plus infidèles. Il en est de même de la convallamarine.

K. La cainça est la racine du *ciococca anguifuga* (Martins) ou *chainça racemosa* (Linné), de la famille des rubiacées, est un diurétique très employé au Brésil. On l'emploie en décoction, 6 à 8 grammes pour 500 grammes d'eau, ou en extrait aqueux, 0,60 à 1,20.

NITRO-GLYCÉRINE.

L. La *nitroglycérine*, découverte en 1847 par Sobrero, a été expérimentée par Héring, Field, Thorowgood, Braldy, Fuller, Hanley. W. Murrel l'a administrée, dit-il, avec succès dans l'angine de poitrine. Il suffit de deux gouttes d'une solution au centième, pour ramener, au bout de quelques instants, une activité circulatoire dans les vaisseaux du cou et de la tête.

Korcyuski l'a employée avec du succès dans des cas d'atonie de myocarde accompagnant des anévrysmes.

Elle peut s'administrer en pilules d'un quart de milligramme.

NITRITE DE SODIUM.

M. Mathew Hay a commencé en 1881 à remplacer l'eau régale par le nitrite de sodium, dans le traitement des névralgies (1). Il en a pris lui-même jusqu'à 1 gramme par jour et notait à chaque

(1) Mathew Hay, *The Practitioner*, 1882, et *Bulletin de thérapeutique*, 1884, t. CVII, p. 430.

dose un accroissement de la force du pouls. Mais il serait dangereux de l'administrer à pareille dose. William Murrel, Sidney Ringer, Law (1), recommandent de ne pas dépasser la dose de 15 à 20 centigrammes, sans quoi, le malade accuse des vertiges.

LE MASSAGE.

Le massage était déjà conseillé par Galien pour faire cesser les infiltrations séreuses. Il consiste, en pareil cas, à faire des frictions dans le sens de la circulation veineuse. Il forme, comme dit M. Gendrin, une sorte de cœur veineux accessoire. Je l'ai employé très souvent avec succès pour faire disparaître l'œdème des membres inférieurs. (Voir la thèse d'un de mes élèves, le docteur Perrussel, Paris, 1869, n° 125, et la neuvième édition du *Traité de thérapeutique*, par Trousseau, Pidoux et Constantin Paul, t. II, p. 122 et 129.)

PIQURES, SCARIFICATIONS.

Lorsque l'hydropisie est considérable, que les reins sont malades et que le patient suffoque, on ne peut espérer faire passer par les reins la masse du liquide ; on peut alors lui donner une issue directe par des solutions de continuité faites à la peau. On y est souvent conduit parce que la peau s'est infiltrée, enflammée et que, distendue, elle s'est laissé érailler, et que par là il se fait un suintement de liquide.

1° *Position à donner au malade.* Pour que les piqûres soient efficaces, il faut que le malade soit assis, afin que la déclivité entraîne les liquides par la pesanteur. Ce n'est que dans certains cas qu'on laissera le malade couché, et nous verrons quelles précautions il faudra prendre.

2° *Lieu d'élection des piqûres.* Il semblerait que les lois de la pesanteur forcent à faire les piqûres aussi bas que possible, par exemple aux talons. Il n'en est rien. Il faut surtout choisir les endroits où la peau résiste le moins à la pression par les liquides.

(1) *Lancet*, 17 novembre 1883; *Bulletin de thérapeutique*, 1884, I, p. 40.

On peut faire des piqûres sur la partie la plus saillante de la région tarsienne boursouflée, mais l'écoulement dure peu, à moins que la piqûre ne soit faite au thermocautère.

La lymphe plastique contenue dans la sérosité réunit la plaie par première intention et l'écoulement cesse bientôt.

De même, il est inutile de faire des piqûres dans le bas de la jambe, au-dessous du mollet. Dans cette région, le tissu conjonctif est trop serré, et la sérosité s'y écoule difficilement.

Le lieu d'élection pour ces piqûres est à la face interne de la jambe, à 3 ou 4 centimètres du tibia et à une hauteur qui correspond à la fin du mollet. On peut encore en faire à la partie supérieure de la jambe, à la hauteur de la jarretière.

Aux cuisses, on les fait à la partie la plus déclive, toujours à la face interne, soit au tiers inférieur, soit au tiers supérieur.

Aux bourses, on les fait à 1 centimètre ou 2 du raphé, à 2 centimètres au moins au-dessus de la partie qui repose sur le lit ou le fauteuil, pour que, quand les bourses seront désemplies, la piqûre ne se trouve pas cachée à la face inférieure, et par conséquent fermée par la compression.

A l'abdomen, les piqûres se font dans la région sus-pubienne, dans le pli formé par la peau de la région hypogastrique.

3° *Le procédé opératoire* consiste le plus souvent à faire des piqûres avec une aiguille un peu forte, flambée à la flamme d'abord, puis trempée dans l'huile. On l'enfonce de 2 ou 3 centimètres, jusqu'à ce qu'on rencontre l'aponévrose. On la laisse une minute environ pour qu'elle fasse son passage.

Mais ce procédé tend à disparaître pour être remplacé par les piqûres au thermocautère ou au galvanocautère.

Le docteur Southey (1) (de Londres) a proposé, pour cet usage, un petit trocart muni d'une canule en argent. Cette petite canule, longue de 21 millimètres, porte à son extrémité un petit renflement de 3 millimètres pour l'arrêter à l'extérieur. Son diamètre extérieur est de 13 dixièmes de millimètre ; il est percé sur les côtés de deux trous.

On ajoute à la partie renflée un tube de caoutchouc d'une

(1) Association française pour l'avancement des sciences, session du Havre, 1877.

longueur variable et d'un diamètre extérieur de 23 dixièmes de millimètre. Ce trocart a pour but de ne pas laisser la sérosité couler le long des membres et de la conduire dans un vase qui la recueille et permet, par conséquent, d'en mesurer la quantité.

Quand les malades sont levés ou fixés dans un fauteuil, cet appareil n'est pas utile; mais il en est autrement si le malade est confiné au lit, alors on évite, par ce moyen, de mouiller la literie. Mais il faut que les malades soient tranquilles et dociles, sans quoi le caoutchouc se détache, et le liquide, gagnant les parties les plus déclives, va inonder draps et matelas.

On peut encore faire des piqûres avec une lancette ou un bistouri, mais les plaies faites par l'instrument tranchant ont cet inconvénient qu'elles se réunissent souvent par première intention et ne fournissent plus de liquide.

Le meilleur procédé consiste à faire les piqûres avec la pointe du thermocautère. Ce sont celles qui fournissent les résultats les plus satisfaisants. Elles ne donnent pas lieu à des hémorrhagies, elles sont plus larges et donnent issue à une quantité bien plus abondante de liquide. Enfin, elles ne s'enflamment pas et ne donnent lieu ni à l'érysipèle, ni aux lymphangites, soit réticulées, soit longitudinales.

Les piqûres une fois faites, le liquide s'écoule goutte à goutte et cela d'une manière continue. La peau est souvent irritée, tant par la distension qu'elle a éprouvée que par le contact du liquide. En pareil cas, le mieux est d'envelopper les jambes avec de la toile rendue imperméable par une couche de caoutchouc.

La quantité de liquide qui s'écoule par ces plaies varie beaucoup; elle est quelquefois considérable et peut monter à plusieurs litres dans les vingt-quatre heures. Elle diminue ensuite avec la tension de la sérosité infiltrée. En général, l'écoulement s'arrête au bout de quelques jours, et quelquefois de vingt-quatre heures, parce que la sérosité s'est coagulée et a fermé la plaie. Cela arrive plus tôt encore si, au moment de la piqûre, la sérosité s'est trouvée mélangée de sang; le sang se coagule assez rapidement et l'écoulement est arrêté. Il faut donc surveiller ces piqûres et les renouveler.

En général, à chaque écoulement nouveau de liquide, le malade est soulagé et redemande de nouvelles piqûres qu'on renouvelle. Cependant il arrive quelquefois que cet écoulement, trop abondant, qui appelle la reproduction nouvelle du liquide, devient une cause d'épuisement pour le malade, et l'on doit y renoncer.

D'autres fois, la peau s'enflamme, devient rouge et érysipélateuse. Il se produit alors un érysipèle ambulant qui donne peu de fièvre, malgré l'étendue de sa surface, mais qui est une nouvelle cause d'épuisement pour le malade. Cependant, ces érysipèles sont loin d'être toujours mortels, et bien des malades survivent, bien que l'érysipèle ait parcouru rapidement la moitié de la surface du corps.

Il faut bien savoir que le liquide qui sort par les piqûres n'est pas irritant pour la peau au moment où il sort, mais qu'il le devient après son séjour à l'air. Il faut donc changer très fréquemment les linges pour que le liquide n'ait pas le temps de devenir irritant.

Trousseau avait eu l'idée, à un moment, de remplacer les piqûres par une exsudation provoquée par l'huile de *croton tiglium*. Il prenait cette huile à pleines mains et en enduisait les deux membres inférieurs jusqu'au tiers supérieur des cuisses. Tantôt, l'huile restait sans effet, et d'autres fois amenait une sécrétion d'une abondance extrême. Il se produisait même des plaques très étendues de gangrène superficielle, mais ne dépassant pas les parties profondes de l'épiderme, c'est-à-dire la couche de Malpighi. Au moment de cette énorme spoliation, le malade tombait dans un état de faiblesse des plus alarmants, puis, en général, tout se réparait et le malade était guéri pour un temps de son hydropisie. Mais ce procédé, des plus douloureux, presque barbare et toujours dangereux, a été abandonné par Trousseau lui-même, avant sa mort (1).

(1) *Traité de thérapeutique*, par Trousseau, Pidoux et C. Paul, 9e édition, t. Ier, p. 638.

CHAPITRE LVI

TRAITEMENT DES AFFECTIONS SECONDAIRES DU SYSTÈME NERVEUX ET DU GOITRE OPHTHALMIQUE.

Ainsi que je l'ai exposé dans un chapitre précédent, les affections secondaires du système nerveux ont pour cause presque constante le défaut d'énergie du cœur, qui n'envoie plus assez de sang au cerveau et à la moelle. Dans ce cas, l'indication consiste à donner des cordiaux, qui sont des stimulants directs du cœur et même du système nerveux.

Je prie donc le lecteur de se reporter au chapitre de la *Thérapeutique*, où sont décrits les cordiaux.

Il faudra également s'assurer si cette anémie cérébrale n'est pas produite par une action trop dépressive de la digitale ou de toute autre médication, auquel cas il faudra cesser l'emploi des modérateurs du cœur pour revenir aux cordiaux.

Dans le cas où les accidents cérébraux consistent dans la thrombose, l'embolie ou l'apoplexie, le traitement consiste :

1° A mettre le malade dans une position demi-assise, pour lutter par la pesanteur, de manière à retarder la circulation artérielle et aider la circulation veineuse. Ce moyen, sur lequel insistait surtout Trousseau, a pour résultat de modérer l'encéphalite consécutive;

2° A faire sur la tête des lotions fraîches avec de l'eau alcoolisée pour soustraire de la chaleur par l'évaporation, ou à entretenir sur la tête des compresses imbibées d'eau fraîche à mesure qu'elle s'échauffe. Le meilleur moyen d'y entretenir une basse température consiste à introduire, entre les feuillets de la compresse, des petits fragments de glace gros comme des amandes. La vessie de glace et la poche de caoutchouc ont l'inconvénient de gêner par leur poids et de se déplacer, de sorte qu'elles sont presque toujours à côté du malade.

J'ai essayé, dans ces derniers temps, un appareil qui consiste dans une calotte formée par un tube de caoutchouc enroulé. Dans ce tube circule lentement de l'eau à la température de la chambre (15 degrés environ), et, par conséquent, à 22 degrés au moins au-dessous de la température animale. Ce procédé paraît avoir de l'avenir; mais je ne l'ai pas encore assez essayé pour être fixé sur ses avantages et ses inconvénients.

J'ai essayé, à une certaine époque, de refroidir la région malade en faisant raser cette région et en y faisant, à plusieurs reprises, une réfrigération locale en projetant de l'éther pulvérisé par l'appareil de Richardson. Le résultat local immédiat a été obtenu, mais les malades ont gardé pendant plusieurs jours une douleur de tête et n'ont pas paru en retirer un grand bénéfice;

3° Il faut faire une dérivation intestinale avec des purgatifs drastiques. Les pilules d'aloès de toutes sortes conviennent très bien en pareil cas. On obtient, par là, non pas tant une évacuation alvine qu'une dérivation intestinale, qui amène une grande quantité de sang dans le réseau vasculaire mésentérique.

On peut obtenir le même effet avec des lavements purgatifs au séné (20 grammes pour 250). C'est là le plus grand bénéfice que nous ayons retiré de la découverte du nerf dépresseur de M. E. Cyon. Elle sert à nous expliquer l'heureuse influence du clystère par la dérivation intestinale dans les maladies aiguës comme dans les maladies chroniques;

4° On aura recours ensuite aux médicaments qui calment le cerveau sans le congestionner, c'est-à-dire le chloral et le bromure de potassium, tandis que l'opium aurait des inconvénients.

TRAITEMENT DU GOITRE EXOPHTHALMIQUE.

Bien que cette maladie nous soit encore mal connue, l'empirisme a montré que certains médicaments ont une action utile; ce sont le muguet, l'iode, le bromure de potassium, la duboisine, la *grindelia robusta*, et surtout l'hydrothérapie.

LE MUGUET ET LA CONVALLAMARINE.

L'extrait aqueux de muguet et son principe actif, la convallamarine ont une action calmante remarquable dans certains cas de palpitations violentes, surtout dans les cas de palpitations de croissance et dans les palpitations liées à la maladie de Basedow. C'est également l'opinion de Troïtski. Mais il faut savoir que cette action ne se montre réellement évidente que du sixième au neuvième jour.

L'IODE.

On sait que le goitre est la maladie contre laquelle Coindet a donné l'iode pour la première fois ; il n'est donc pas étonnant qu'on ait essayé ce remède contre le goitre exophthalmique. M. Noël Gueneau de Mussy (1) a obtenu par ce médicament des succès prompts et inespérés, et il est certain que l'iode donné à petites doses agit d'une manière très efficace pour enlever chez ces malades les palpitations et l'agitation nerveuse. J'ai adopté, pour ma part, la méthode de M. Noël Gueneau de Mussy. Elle consiste à administrer la teinture d'iode, ou plutôt l'iodure d'amidon, au moment de sa formation. On donne pour cela, trois fois par jour, 3 à 6 gouttes de teinture d'iode dans un peu d'eau de riz.

BROMURE DE POTASSIUM.

Le bromure de potassium a été prescrit contre toutes les affections nerveuses et, par suite, contre la maladie de Basedow. Gubler est un de ceux qui l'ont prôné contre cette maladie ; mais, en somme, il a peu d'action, et il rend peu de services. Il en est de même de la digitale, qui calme par moments les palpitations ; mais ces deux médicaments sont très inférieurs à l'iode et à l'hydrothérapie.

LA DUBOISINE.

La duboisine (2) est extraite du *duboisia myoporoïdes*.

(1) *Traité de thérapeutique*, par Trousseau, Pidoux et C. Paul, 9e édition, t. Ier, p. 354.

(2) Le *duboisia myropoïdes* est un arbuste de l'Australie et de la Nouvelle-Calédonie, dont les caractères sont intermédiaires à ceux des familles des

Gerrard (1), qui a extrait cet alcaloïde, dit qu'il se présente sous la forme d'une masse visqueuse jaune, très soluble dans l'alcool, le chloroforme, l'éther, l'eau, à laquelle il donne une réaction alcaline.

Cet alcaloïde est très voisin chimiquement de l'atropine, et Ladenberg (2) (de Kiel) le déclare identique chimiquement à l'hyosciamine.

La duboisine jouit des principales propriétés de l'atropine; elle produit la paralysie du muscle ciliaire à une dose moitié moindre que l'atropine, mais son action dure moitié moins longtemps. Elle se recommande donc pour corriger les altérations de la réfraction, mais elle irrite la conjonctive plus souvent que l'atropine (3).

Gubler (4) a fait des expériences pour connaître son action pathogénétique. Il l'a introduite en injections sous-cutanées, sous forme d'une solution de *sulfate de duboisine* à la dose de 1 milligramme. Il a obtenu, au bout de quelques minutes, de la sécheresse de la gorge et de la soif, comme avec l'atropine, de même la mydriase, puis une accélération du pouls et de la rougeur de la peau. Il a de même fait cesser par ce moyen les sueurs d'un phthisique. En résumé, la duboisine lui a produit les phénomènes de l'atropine. M. Dujardin-Beaumetz (5) a employé ces mêmes injections, à la dose d'un quart et d'un demi-milligramme, dans de l'eau distillée de laurier-cerise. Chez deux malades atteintes de goitre exophthalmique, elles ont notablement amélioré leur état. Les battements dans le goitre ont diminué et les palpitations ont disparu presque entièrement. Mais, au bout de huit jours, il y eut des phénomènes d'ivresse et de délire passagers, preuve de l'accumulation de doses; il a fallu cesser pour reprendre plus tard.

scrofulariacées et des solanées, dont les fleurs blanches et petites persistent pendant la majeure partie de l'année. Ses caractères botaniques ont été décrits par Panché et de Lanessan (*Bulletin de thérapeutique*, 1878, t. Ier, p. 362).

(1) Holmer et Gerrard, *le Duboisia myropoïdes, son alcaloïde*. Extrait du *Pharmaceutical Journal* des 9 mars et 6 avril 1878, par M. Méhu.

(2) Ladenberg, *Pharmaceut. Zeitung*, XXV, nº 20, 1880.

(3) S. D. Risley, *American Journal*, n. s., CLVIII, p. 410, avril 1880.

(4) Gubler, *Bulletin de thérapeutique*, t. Ier, 1878, p. 426.

(5) Dujardin-Beaumetz, Société de thérapeutique, 1880, séance du 23 juin.

GRINDELIA ROBUSTA.

La *grindelia robusta*, arbrisseau de la famille des composées, semblable à notre soleil commun et nommée *soleil sauvage* en Californie, où elle croît dans les marécages, sécrète au niveau des sommités fleuries une matière résinoïde soluble dans l'alcool. L'alcoolature et l'extrait fluide de *grindelia robusta* ont une action très marquée sur le système nerveux cardiaque et rendent de grands services dans le goitre exophthalmique.

L'HYDROTHÉRAPIE.

L'eau froide est, en somme, le meilleur traitement de la maladie de Basedow. M. Béni-Barde (1) formule ainsi le traitement hydrothérapique.

La meilleure méthode consiste dans l'emploi de la douche mobile; elle doit être générale, froide, courte et légèrement percutante, surtout au début du traitement. Si elle est mal supportée, on donne la douche tiède, ou on se contente de faire des lotions. Peu à peu, on augmente l'énergie de la douche et on baisse la température. On y joint au besoin des bains de siège froids, des douches utérines, des bains de pieds chauds ou froids contre l'aménorrhée ou contre les métrorrhagies, des douches écossaises contre les douleurs, des demi-maillots ou des ceintures humides contre les troubles des organes digestifs. On a pu ainsi, par un traitement de quatre à huit mois, et même davantage, obtenir des guérisons complètes.

DES EAUX MINÉRALES.

Le docteur Valentiner a fait connaître que les eaux de *Pyrmont* (2) sont utiles dans cette maladie. On en donne à boire de petites quantités et des bains très espacés. Les résultats s'en font ressentir surtout dans l'hiver suivant. Enfin, dans certains cas, la thyroïdectomie a été pratiquée avec succès par M. Tillaux.

(1) Béni-Barde, *Traité d'hydrothérapie*, p. 846, 1874.

(2) Les eaux de Pyrmont, dans la principauté de Waldeck, sont des eaux ferrugineuses qui contiennent 0g,077 de bicarbonate de fer et des sulfates alcalins.

CHAPITRE LVII

TRAITEMENT DES ANÉVRYSMES DE L'AORTE.

La plupart des traitements des anévrysmes en général, et des anévrysmes de l'aorte en particulier, ayant pour but de faire coaguler le sang dans la poche, je rappellerai ici ce que l'on sait du mécanisme de cette coagulation. A l'état normal, lorsque le sang circule dans des canaux sains et à température normale, il reste liquide; mais si les parois des vaisseaux viennent à s'altérer, il se coagule.

La coagulation consiste en ce fait qu'une substance dissoute dans le sang, et connue sous le nom de *fibrinogène*, se précipite en filaments (1) et emprisonne les globules, en laissant suinter le sérum.

Mais quel est le mécanisme de cette coagulation? Autrefois, en voyant que le sang qui s'écoule des vaisseaux se coagule promptement, on croyait que les conditions de cette coagulation étaient l'immobilité, le froid et le contact de l'air. La cause n'est pas là, car on peut conserver du sang dans une veine séparée du corps et ouverte à l'air, sans que le sang se coagule.

D'autre part, le sang se coagule dans les vaisseaux; donc il n'est pas besoin du contact de l'air.

La première condition de la coagulation a été démontrée par Brücke; c'est le contact avec un corps étranger. Il suffit, en effet, de faire pénétrer dans une veine un fragment de verre ou de cristal, ou même des parties organiques, comme des fragments d'os ou de tendons, pour que la fibrine se dépose sur ces corps.

C'est pour cette raison que, lorsque la paroi de la veine ou de

(1) Fibrine de Fourcroy.

l'artère s'altère, le sang s'y coagule. M. Frédéricq (1), professeur à l'université de Liège, le démontre par l'expérience suivante. Il prend une veine jugulaire sur un cheval qu'on vient d'abattre; après l'avoir liée aux deux extrémités, il fait de nouveau trois autres ligatures pour diviser la cavité de la veine en quatre parties. Dans deux de ces sections, il enfonce des stylets de verre effilés à la lampe, et, plusieurs heures après, il ouvre la veine. Dans les deux segments libres, le sang est liquide; dans les deux autres, un caillot s'est formé autour des stylets de verre.

Si l'on examine un caillot au microscope, on constate de même que le dépôt de fibrine a toujours pour point de départ des amas de globules blancs.

Pour se rendre compte plus facilement du processus de la coagulation, on a soin de la retarder; pour cela, on reçoit le sang dans un vase à large surface, mais de faible contenance et entouré de glace ou d'un mélange réfrigérant. Les globules tombent au fond et le plasma surnage; mais dès qu'on soustrait ce plasma au froid, il se coagule.

Un second moyen de retarder la coagulation consiste à conserver le sang dans une veine.

Le troisième est un moyen chimique. Au moment de la saignée, on mélange au sang des solutions concentrées de chlorure de sodium, de sulfate de sodium ou de magnésium, et en y joignant le froid on suspend complètement le phénomène de la coagulation.

Dans ces conditions, le plasma se sépare complètement des globules, qui tombent au fond.

Denis (de Commercy), qui a découvert ce moyen, jetait dans le sang du chlorure de sodium en poudre. Il se formait un précipité floconneux qu'il recueillait sur un filtre. Il obtenait ainsi une pâte molle et floconneuse, qui se redissout parfaitement dans l'eau et forme une solution parfaitement limpide après filtration. Cette solution abandonnée à elle-même se coagule complètement au bout d'une heure ou deux et donne une belle

(1) Frédéricq, *Leçon sur la coagulation du sang* (*Revue scientifique*, 4 décembre 1880).

gelée hyaline. Si, avant la coagulation, on la soumet au battage, elle dépose de la fibrine sur la baguette de baleine comme le sang lui-même. Denis (de Commercy) avait donné à la substance extraite par le chlorure de sodium le nom de *plasmine;* il supposait que dans la coagulation elle se dédoublait en *fibrine concrète* et en *fibrine dissoute* ou *paraglobuline;* aujourd'hui on donne le nom de *fibrinogène* à la substance liquide qui se coagule, et l'on a conservé le nom de *paraglobuline* à la partie qui reste liquide. Ces deux substances si voisines ne peuvent être réellement séparées que par des précipitations fractionnées (Hoppe-Seyler, Hammarsten); le *fibrinogène* se précipite par le chlorure de sodium avant la *paraglobuline.*

Ces deux substances ne diffèrent pas seulement par la facilité de leur coagulation par le chlorure de sodium, la chaleur les coagule à des températures différentes : le fibrinogène à 56 degrés, la paraglobuline à 75.

Selon M. Frédéricq, ces deux substances, *fibrinogène* et *paraglobuline,* ne sont pas des produits artificiels nés sous l'influence des réactifs employés à les préparer; elles préexistent à côté de l'albumine dans le plasma sanguin.

Reste à savoir sous quelle influence le *fibrinogène* se transforme en *fibrine.* La découverte en est due à Alexandre Schmidt (de Dorpat). Il a démontré que le fibrinogène seul était incapable de fournir de la fibrine. Mais le corps qui amène cette transformation n'est pas la paraglobuline, c'est une sorte de ferment qu'il a appelé le *ferment de la fibrine.* Ce ferment n'existe pas dans le sang qui circule, il se forme au moment où le sang vient subir le contact des corps étrangers, il dérive des globules blancs.

Ce ferment, qui reste intact après la coagulation, peut être extrait, soit du sérum, soit du sang coagulé, par les procédés ordinaires qui servent à extraire les ferments : précipitation par l'alcool, puis traitement du résidu insoluble dans l'alcool par une petite quantité d'eau. Le ferment précipité par l'alcool se redissout et fournit un liquide très actif.

Il suffit de quelques gouttes de cette solution de ferment pour faire coaguler rapidement du fibrinogène maintenu en solution par du chlorure de sodium. Pour obtenir la meilleure solution de ferment, il faut l'extraire du sang coagulé dans lequel on trouve le ferment entièrement développé. Enfin la preuve que ce ferment provient des globules blancs, c'est que si l'on parvient à isoler par filtration une certaine quantité de leucocytes, on fait avec ces globules blancs des solutions de ferment très actives.

M. Frédéricq résume ainsi l'état de nos connaissances sur la coagulation du sang :

« Tant que le sang circule, le fibrinogène du plasma sanguin reste en solution parce que l'élément de sa transformation en fibrine (le ferment) n'existe pas encore dans le liquide. Le plasma contînt-il d'ailleurs une certaine quantité de ferment, qu'une coagulation du fibrinogène n'en serait pas une conséquence fatale ; on a prouvé, en effet, que des solutions de ferment injectées chez l'animal vivant dans le torrent circulatoire y étaient promptement détruites. Ainsi s'explique peut-être ce fait que la transfusion du sang défibriné, contenant par conséquent du ferment, n'est pas nécessairement suivie de coagulation dans les vaisseaux.

« Au moment où le sang sort des vaisseaux, il arrive en contact avec des corps étrangers qui semblent exercer sur les globules blancs une action irritante, sous l'influence de laquelle ces organismes élémentaires produisent ce ferment de la fibrine. Ce ferment, se répandant dans le liquide environnant, y provoque la transformation du fibrinogène en fibrine. »

CURE SPONTANÉE.

L'anévrysme de l'aorte n'est pas une maladie fatalement mortelle, bien qu'elle le soit dans la grande majorité des cas.

Hodgson (1) cite en effet trois observations de guérison spontanée avec autopsie, les malades étant morts d'une autre affection. Ces observations sont très concluantes ; depuis il en a paru un certain nombre d'autres, mais celles de Hodgson suffisent parfaitement à établir le fait.

(1) Hodgson, *Maladies des artères et des veines*, traduct. Breschet, t. Ier, p. 159 et suiv., 1819.

Dans ces derniers temps, M. Thorens a montré à la Société anatomique un anévrysme de l'aorte guéri. L'oblitération de la poche par les caillots actifs était complète (1).

TRAITEMENT.

1° Méthode d'Albertini et de Valsalva.

C'est Morgagni (2) qui nous a fait connaître ce traitement en nous apprenant qu'il lui aurait été inspiré par un passage d'Hippocrate (3) sur les varices des veines internes ou du poumon.

Voici en quoi consiste ce traitement :

Le malade doit rester au lit pendant quarante jours dans le repos physique et moral le plus absolu. On lui fait d'abord deux saignées, puis on le réduit peu à peu au minimum d'aliments possible.

On arrivait ainsi graduellement à ne donner pour tout aliment que le matin une demi-livre de bouillie, le soir moitié moins et pour toute boisson de l'eau. On arrivait même à ne donner que 125 grammes d'aliments solides et 250 grammes d'eau. Encore purgeait-on le malade de temps en temps.

On ajoutait à l'eau de la gelée de coings ou de la pierre ostéocole réduite en poudre (carbonate de chaux des fontaines pétrifiantes).

Le malade allait ainsi maigrissant et faiblissant jusqu'à ce qu'il pût à peine soulever la main du lit. A partir de ce moment, on augmentait peu à peu la nourriture jusqu'à ce que le malade eût repris assez de force pour se lever.

Dans ce traitement, les pulsations de la tumeur disparaissaient complètement. Quand le malade se levait, elles reparaissaient, mais, en général, elles cessaient bientôt pour ne plus revenir.

Par ce moyen, Valsalva a guéri une malade ; peu de temps après, Scarenzio a guéri par le même procédé une jeune reli-

(1) Thorens, *Bulletin de la Société anatomique*, 1873, p. 637.

(2) Morgagni, Epist. XVII, art. 30, 31, et Epist. XIV, art. 37 ; XXVI, art. 30.

(3) Hippocrate, *De Morbis*, liv. I, nº 10.

gieuse. Lancisi (1), Guattani (2), Hodgson (3), Corvisart (4), Laennec, Sabatier (5), Pelletan (6), ont employé avec persévérance cette méthode; leurs observations prouvent qu'ils ont réellement soulagé leurs malades et qu'ils les ont fait vivre, mais ils n'ont pas pu donner de guérison réelle.

Hope a obtenu également des succès en alternant le traitement: il ne faisait que des saignées de 180 à 220 grammes et ne les renouvelait que toutes les six semaines.

Aujourd'hui, ce traitement est abandonné et on lui préfère la diète sèche de Stokes, qui est beaucoup moins pénible et peut-être moins dangereuse.

2° Diète sèche.

Dès 1819, Kirby en Angleterre prenait le contre-pied de la méthode d'Albertini et de Valsalva, et donnait à ses malades des aliments substantiels et des alcooliques; il fut bientôt imité par Proudfoot et Beatty, puis par Stokes, qui fit une règle de donner aux malades atteints d'anévrysme une diète réparatrice et même généreuse.

Il y a, en effet, moyen de concilier ces deux théories en apparence contradictoires. Le traitement de réduction par la saignée tendait surtout à diminuer la masse de liquide que le sang avait à mouvoir. Le cœur trouvait devant lui des vaisseaux trop grands pour la quantité de sang restante et traversant des organes amaigris; on peut arriver à un résultat analogue par la privation d'eau. Un homme sain perd par jour de l'eau en assez grande quantité, qu'on peut évaluer ainsi :

Eau rendue par les urines.	1200
— par la sueur.	800
— par la respiration..	500
Total.	2500

(1) Lancisi, *De motu cordis et ancurysmatibus*, lib. II, prop. XXIV, XXVII et XXXIII.

(2) Guattani, *De externis anevrysmatibus*, p. 107.

(3) Hodgson, t. Ier, p. 192 et suiv.

(4) Corvisart, *Essai sur les maladies du cœur*, p. 548.

(5) Sabatier, *Médecine opératoire*, t. Ier, p. 364.

(6) Pelletan, *Clinique chirurgicale*, t. Ier, p. 54.

Il faut donc, dans la ration quotidienne, rendre à l'organisme 2500 grammes d'eau; il suffit pour cela de régler les boissons et les aliments du malade.

On donnera donc du pain rassis et du pain très cuit, plutôt de la croûte que de la mie, qui exige une grande quantité d'eau pour être digérée; on réduira ou supprimera les potages, les herbages, les fruits. On se nourrira de consommés, d'œufs, de viandes, de poissons, de friture, de fromages secs et de fruits secs. On boira du thé léger en petite quantité, 250 grammes par repas, ou du vin léger en même quantité, un peu de café et de cognac.

Ce régime amenant de la constipation, on emploiera de temps en temps des purgatifs hydragogues, la scammonée, le jalap, l'aloès.

On arrivera ainsi, sans épuiser les forces du malade, à réduire de beaucoup la masse du sang que le cœur doit mettre en mouvement.

3° Iodure de potassium.

Les premières observations d'anévrysmes de l'aorte traités par l'iodure de potassium remontent à 1862 et sont dues au docteur Chukerbutty (de Calcutta) (1). Il avait soulagé considérablement ses malades en leur donnant 0g,60 par jour. Depuis ce temps, l'iodure de potassium a été prescrit en pareil cas par un certain nombre de médecins, mais on a beaucoup augmenté la dose; j'ai été jusqu'à 2 grammes et à cette dose j'ai obtenu des résultats satisfaisants. Dreschfeld a été jusqu'à 6 grammes par jour (2); W. Balfour (3) a obtenu de même un très grand soulagement chez un malade; mais, ce malade étant mort d'une maladie pulmonaire intercurrente, on ne trouva pas le sac oblitéré par des caillots (donc l'iodure n'a pas d'action coagulante); mais ce qu'on trouva, c'est une rétraction énorme de la poche.

Le succès de l'iodure de potassium en pareil cas a fait penser

(1) *Bulletin de thérapeutique*, 1862, t. LXIII.

(2) Dreschfeld, *Revue mensuelle de médecine et de chirurgie*, août 1877, p. 563.

(3) Balfour, *Edinb. Med. Journ.*, p. 1141, 1876.

qu'il s'agissait peut-être de malades syphilitiques. J'ai donné plus haut l'observation d'un anévrysme vrai chez un syphilitique, guéri par l'iodure de potassium. Cependant, chez deux malades du docteur Byrom Bramwell (1), qui n'avaient eu antérieurement ni syphilis ni rhumatisme, il y eut chez tous deux une amélioration remarquable à deux reprises.

Le même observateur ayant donné l'iodure de potassium à la dose de 6 grammes par jour en trois fois, à un malade qui avait contracté la syphilis neuf ans auparavant, il y eut guérison au bout de six mois. Malheureusement, chez deux autres syphilitiques traités de la même manière, il n'en fut pas de même : chez l'un, l'anévrysme, gros à l'extérieur comme une orange, se rompit au dehors; chez l'autre, il y eut d'abord une grande amélioration, puis mort subite, par rupture dans la plèvre.

Il résulte de tout ceci que l'iodure de potassium est le meilleur médicament à donner aux malades atteints d'anévrysme de l'aorte. Si, par hasard, il y a des accidents spécifiques antérieurs oubliés, l'iodure n'agira que mieux. La dose est ordinairement de 50 centigrammes à 2 grammes par jour et peut être portée exceptionnellement à 6 grammes.

Quelques médecins américains avaient prétendu que les anévrysmes pouvaient être dus à l'abus qu'on faisait de l'iodure de potassium dans le traitement du rhumatisme et de la syphilis. Mais il leur a été répondu que si l'anévrysme était si fréquent en Californie et, par suite, la mort subite, il fallait bien plutôt en chercher la raison dans l'alcoolisme (2).

4° Glace.

Beaucoup de praticiens, en appliquant de la glace, croyaient faciliter la formation de caillots (3) dans la poche, mais ils se trompaient du tout au tout. On a pu voir plus haut, dans l'examen des conditions favorables ou défavorables à la coagulation

(1) Byrom Bramwell, *Edinb. Med. Journ.*, avril 1878, p. 873.

(2) *Bulletin de thérapeutique*, 1868, t. II, p. 332.

(3) Guérin (de Bordeaux), *Recueil périodique de la Société de santé de Paris*, n° 111.

du sang, que le froid est précisément un moyen de retarder ou d'empêcher la coagulation du sang. Ajoutons que cette application est douloureuse et presque toujours mal supportée par les malades (1). C'est un moyen qu'on doit absolument mettre de côté.

5° Saignées locales.

En cas de douleur ou de dyspnée, les émissions sanguines locales, par des sangsues ou des ventouses scarifiées, amènent presque toujours un grand soulagement, et il est tel, que Stokes s'étonne du grand bien qu'on obtient avec peu de sangsues.

6° Cautères.

Stokes rapporte que des cautères appliqués sur la colonne vertébrale à un malade atteint d'anévrysme avec douleur vertébrale ont pu agir utilement pour retarder la marche de l'anévrysme.

7° Narcotiques.

Les narcotiques employés à l'extérieur ont également soulagé des malades de leurs douleurs. On employait pour cela les liniments et les pommades. Aujourd'hui nous avons dans l'injection sous-cutanée de morphine un moyen beaucoup plus précieux. Il faudra seulement faire attention à ne pas faire de piqûre trop près de la tumeur, mais dans une région voisine où le tissu cellulaire sous-cutané aura toute sa souplesse.

8° Béquilles.

Lorsque l'anévrysme tend à se porter vers la colonne vertébrale et détruit le corps des vertèbres, il arrive souvent que la colonne vertébrale, devenue moins solide, s'affaisse et amène des douleurs par gêne ou compression des nerfs. Il faut, en pareil

(1) Schule, *Beitrag zur Casuistik und Symptomatologie der Aorten aneurysmen* (*Berlin. klin. Wochenschrift*, 29 juillet, 5 et 12 août 1878).

cas, soutenir la colonne par des béquilles ou un corset orthopédique.

Stokes (1) rapporte qu'un homme de trente-neuf ans, dans ces conditions, ne soulageait sa dyspnée qu'en s'appuyant sur des béquilles.

9° Autres médicaments.

Quant aux autres médicaments, l'acétate de plomb prescrit par J. Franck et Laennec, l'alun et le petit-lait, prescrits par Kreysig, les injections sous-cutanées d'ergotine, faites par Scheele, Langenbeck, Schneider, etc., ils ont une action des plus douteuses.

TRAITEMENT CHIRURGICAL.

10° Compression des artères.

La compression des artères, qui rend de si grands services dans le traitement des artères des membres parce qu'elle peut se faire entre le cœur et la tumeur, n'a plus sa raison d'être dans les tumeurs anévrysmales de l'aorte thoracique. Ce n'est que dans le cas d'imminence de rupture qu'il y a lieu de faire une douce compression sur la tumeur, non pour la réduire, mais seulement pour maintenir les parois et empêcher la rupture. Dans un cas semblable, Pelletan appliqua une lame de plomb par-dessus un morceau de flanelle avec le plus grand succès. Broca (2) avait soulagé deux malades par l'application de plusieurs couches de collodion.

Je disais qu'il ne faut pas faire de pression pour tenter la réduction. Dans un cas d'anévrysme ayant perforé le sternum et où M. Tillaux faisait une douce pression pour montrer aux élèves l'étendue de la destruction de l'os, tout à coup le facies du malade subit une transformation inquiétante, il devint pâle avec les yeux vitreux, sans expression ; le bras gauche, puis le bras droit devinrent inertes. Au bout d'une demi-heure, l'intel-

(1) Stokes, *Maladies du cœur*, p. 588.
(2) Broca, *Gazette des hôpitaux*, 1878.

ligence revint, mais le malade était aphasique. Au bout de trois heures, le malade put se lever et uriner volontairement; enfin, l'aphasie cessa le septième jour (1).

11° Acupuncture.

C'est Velpeau qui innova, le premier, l'acupuncture, en 1830, pour un anévrysme poplité; son cas fut malheureux.

Moore remplaça l'aiguille par une pointe de fer, dont son malade mourut cent trente-deux heures après l'opération.

Ayant fait, depuis 1878, de nombreuses applications de l'acupuncture avec des aiguilles japonaises, c'est-à-dire avec des aiguilles littéralement fines comme des cheveux, je fus convaincu de l'innocuité de ces piqûres, et je pensai, comme Bretonneau et Cloquet, qu'on pouvait les implanter impunément dans tous les organes, même les plus nécessaires à la vie.

Je fis donc, en 1878, sur un malade dont j'ai rapporté l'observation (page 700), une première série de piqûres. L'application n'en fut pas douloureuse; les aiguilles, enfoncées à 1 centimètre de distance l'une de l'autre, au nombre de cinq, pliaient comme des roseaux, sous l'influence du courant sanguin. C'étaient des aiguilles d'or, et lorsque je les ai retirées, au bout d'un quart d'heure, elles n'étaient pas altérées et ne portaient pas trace de coagulation de fibrine; il est vrai que l'aiguille serrée dans les tissus avait pu être essuyée; mais, le poli de l'aiguille n'ayant pas disparu, il est probable qu'il n'y en a pas eu en réalité.

Voici le procédé opératoire :

Je plante dans la tumeur un certain nombre d'aiguilles japonaises aussi fines que possible, aussi fines qu'un cheveu, à la distance de 1 centimètre l'une de l'autre. Pour y arriver, il suffit de prendre un conducteur et de donner avec le doigt une petite secousse sur le bout de l'aiguille opposé à la pointe. Cette petite secousse suffit pour lui faire franchir la peau, puis, en prenant avec les doigts l'aiguille tout près de la peau, on la fait progresser peu à peu. Le passage de l'aiguille à travers les parois thoraciques n'est pas douloureux; mais quand on vient à traverser

(1) Tillaux, *Bulletin général de thérapeutique,* 1873, t. LXXXV, p. 231.

la poche, il y a quelquefois de la douleur; cela a lieu quand la poche est enflammée. Cette douleur cesse, du reste, au bout de quelque temps, avant qu'on ait retiré les aiguilles. Je les laisse, en général, un quart d'heure. Je pourrais les laisser plus longtemps. Crist. Healt (1) en a mis de plus grosses dans une tumeur de l'artère sous-clavière et les a laissées quatre jours. La tumeur s'est solidifiée et les battements ont disparu.

Dans ce cas, ce qui se passe, ce n'est pas une coagulation du sang; mais, par le fait de la piqûre, la poche subit une certaine inflammation; elle s'épaissit dans le point qui a été percé par les aiguilles.

En effet, à chaque nouvelle séance d'acupuncture, j'éprouvais une résistance plus grande à traverser la poche, et à la fin, l'introduction est devenue impossible.

On obtient ainsi, par l'acupuncture, non pas la formation de caillots passifs, ce qui serait dangereux, mais l'inflammation de la partie saillante avec production de caillots actifs.

On obtient donc par ce procédé *une digue contre la rupture extérieure*.

12° Introduction de corps étrangers.

Dans le but de provoquer la formation des caillots dans la poche anévrysmale, Lewin, de Philadelphie, avait introduit dans un anévrysme 8 mètres de crin. Bacelli (2) a fait pénétrer dans deux sacs d'anévrysmes aortiques, d'abord du fil de fer, puis, suivant une modification apportée par Montevenosi, des ressorts de montre, par une plaie faite avec un trocart. Il s'agissait de deux anévrysmes à petites ouvertures. Il n'y a pas eu d'accidents, les ressorts de montre ont été bien supportés, mais la formation de caillots ne s'est pas produite.

13° L'électropuncture.

M. Dujardin-Beaumetz, qui a fait plusieurs opérations d'électropuncture pour des anévrysmes de l'aorte, a rapporté en détail

(1) Crist. Healt, *the Brit. Med. Journ.*, 7 février 1880.
(2) Bacelli, Congrès médical international à Genève, 1877.

l'histoire de cette méthode (1), qui a pris naissance à Lyon de 1838 à 1846 entre les mains de Pravaz, Liston, Gérard et finalement Pétrequin; puis elle a été reprise, en Italie, d'abord par Strambio, puis par Ciniselli (de Crémone).

L'opération consiste à enfoncer dans la tumeur une aiguille d'acier que l'on met en rapport avec le pôle positif d'une pile assez énergique, puis on ferme le courant par une plaque métallique large sur un autre point du corps. Que se passe-t-il dans cette opération? Il peut se former des caillots. Mais ce n'est pas la fibrine qui se coagule, c'est l'albumine, et l'on obtient des sortes de caillots spongieux à cause du dégagement des gaz. Il est très heureux que dans ce cas on n'ait pas obtenu des caillots de fibrine durs et résistants, car ces caillots, adhérant à l'aiguille dans sa partie découverte, n'adhèrent pas à la poche. Pour ne pas faire de cautérisation à la paroi et par suite d'ouvertures dangereuses, on a enfoncé l'aiguille de manière à ce que l'enduit isolant pénètre dans la poche; si bien que, lorsque l'opération est finie, il reste dans la poche un caillot sans adhérence et tout prêt à être emporté par le courant sanguin, surtout si l'ouverture de la poche est large.

Fort heureusement, les choses se passent tout autrement, et Broca nous a montré qu'en pareil cas on n'avait d'action que parce que le traumatisme de l'aiguille enflammait légèrement la poche et la faisait s'épaissir par des exsudats inflammatoires. Il résulte donc que l'électricité n'ajoute rien à l'acupuncture et qu'il est bien plus simple de faire de l'acupuncture sans ajouter l'embarras d'appareils électriques difficiles à manier et dont l'intensité ne peut être mesurée encore d'une manière positive.

14° Opérations palliatives.

La trachéotomie n'a de raison que s'il y a un spasme du larynx, puisque, s'il s'agit d'une compression, l'obstacle est placé trop bas. Le laryngoscope nous permet aujourd'hui de remplir cette indication avec connaissance de cause.

(1) Dujardin-Beaumetz, *Clinique thérapeutique*, t. Ier, p. 207, 1880.

Stokes avait proposé, en outre, quand l'anévrysme vient passer sous la clavicule, de faire la section des ligaments qui attachent cet os au sternum; c'est là une opération palliative comme toutes les sections de tendons ou de muscles qu'on fait pour soulager le malade en cas de goitre rentrant, et qui peut donner un peu de survie, mais probablement pour bien peu de temps.

TABLE ANALYTIQUE DES MATIÈRES

A

B

C

TABLE DES AUTEURS

A

B

E

F

G

H

I

J

R

S

PARIS. — TYPOGRAPHIE A. HENNUYER, RUE DARCET, 7.

www.ingramcontent.com/pod-product-compliance
Ingram Content Group UK Ltd.
Pitfield, Milton Keynes, MK11 3LW, UK
UKHW020146250726
13967UKWH00002B/889